Image Guided Interventions of the Spine
Principles and Clinical Applications

影像引导脊柱微创介入技术

主译 孙 钢 倪才方 宋 超

原著 [美] Majid Khan　　[美] Sergiy V. Kushchayev　　[美] Scott H. Faro

中国科学技术出版社
·北 京·

图书在版编目（CIP）数据

影像引导脊柱微创介入技术 /（美）马吉德·汗 (Majid Khan),（美）谢尔盖·V. 库什查耶夫 (Sergiy V. Kushchayev),（美）斯科特·H. 法罗 (Scott H. Faro) 原著；孙钢，倪才方，宋超主译 . —北京：中国科学技术出版社，2024.6

书名原文：Image Guided Interventions of the Spine: Principles and Clinical Applications

ISBN 978-7-5236-0486-1

Ⅰ .①影… Ⅱ .①马… ②谢… ③斯… ④孙… ⑤倪… ⑥宋… Ⅲ .①脊柱病—显微外科学—介入性治疗 Ⅳ .① R681.5

中国国家版本馆 CIP 数据核字 (2024) 第 042946 号

著作权合同登记号：01-2022-6673

First published in English under the title
Image Guided Interventions of the Spine: Principles and Clinical Applications
edited by Majid Khan, Sergiy V. Kushchayev, Scott H. Faro
Copyright © Springer Nature Switzerland AG 2021
This edition has been translated and published under licence from Springer Nature Switzerland AG.
All rights reserved.

策划编辑	孙　超　焦健姿
责任编辑	孙　超
文字编辑	方金林
装帧设计	佳木水轩
责任印制	徐　飞

出　　版	中国科学技术出版社
发　　行	中国科学技术出版社有限公司
地　　址	北京市海淀区中关村南大街 16 号
邮　　编	100081
发行电话	010-62173865
传　　真	010-62179148
网　　址	http://www.cspbooks.com.cn

开　　本	889mm×1194mm　1/16
字　　数	535 千字
印　　张	22.5
版　　次	2024 年 6 月第 1 版
印　　次	2024 年 6 月第 1 次印刷
印　　刷	北京盛通印刷股份有限公司
书　　号	ISBN 978-7-5236-0486-1 / R·3195
定　　价	268.00 元

（凡购买本社图书，如有缺页、倒页、脱页者，本社销售中心负责调换）

译者名单

主　译　孙　钢　解放军联勤保障部队第 960 医院
　　　　倪才方　苏州大学附属第一医院
　　　　宋　超　昆明理工大学附属安宁市第一人民医院
译　者　（以姓氏笔画为序）
　　　　王　爽　锦州医科大学
　　　　王志国　解放军联勤保障部队第 960 医院
　　　　印　于　苏州大学附属第一医院
　　　　冯　阅　昆明理工大学附属安宁市第一人民医院
　　　　刘　健　解放军联勤保障部队第 960 医院
　　　　刘　锴　解放军联勤保障部队第 960 医院
　　　　孙　军　解放军联勤保障部队第 960 医院
　　　　孙　钢　解放军联勤保障部队第 960 医院
　　　　李明明　苏州大学附属第一医院
　　　　李宗玉　解放军联勤保障部队第 960 医院
　　　　杨绪森　苏州大学附属第一医院
　　　　宋　恩　昆明医科大学附属第一医院
　　　　宋　超　昆明理工大学附属安宁市第一人民医院
　　　　张　帅　苏州大学附属第一医院
　　　　张　焰　解放军联勤保障部队第 960 医院
　　　　陈　珑　苏州大学附属第一医院
　　　　陈雪松　昆明理工大学附属安宁市第一人民医院
　　　　周国忠　昆明理工大学附属安宁市第一人民医院
　　　　赵东旭　苏州大学附属第一医院
　　　　胡继红　昆明医科大学附属第一医院
　　　　倪才方　苏州大学附属第一医院
　　　　徐家晨　苏州大学附属第一医院
　　　　高福存　昆明理工大学附属安宁市第一人民医院
　　　　程子珊　解放军联勤保障部队第 960 医院

内容提要

本书引进自 Springer 出版社，是一部聚焦于目前广泛应用的影像引导脊柱微创介入治疗技术的实用参考书。著者基于临床评估、药理学、微创介入技术的适应证和禁忌证，阐释了脊柱及其周围组织器官的解剖结构、影像表现、介入治疗操作方法与技巧等丰富内容，涵盖了脊柱相关疾病影像诊断及影像引导肿瘤消融、血管介入、神经调节、硬膜外类固醇注射、骶髂关节与关节突关节注射、选择性神经根阻滞、药物输送系统等多种微创介入技术相关知识。书中还介绍了一些虽未普及但预期有重大突破的介入治疗新技术，如腰椎管狭窄症经皮治疗和椎间盘退变经皮治疗等技术。本书特点鲜明，实用性强，且图文并茂，适合介入科、神经外科、脊柱外科、骨科等相关学科医生、医学生参考阅读。

主译简介

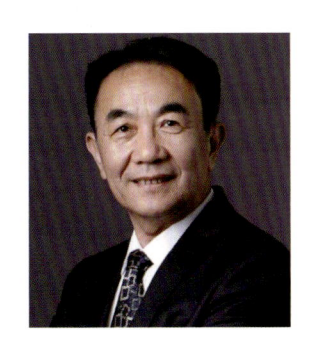

孙　钢

主任医师，教授，博士研究生导师。全国优秀科技工作者，中国医师奖获得者，享受国务院政府特殊津贴。中国研究型医院学会放射学专业委员会主任委员，中国人民解放军放射医学专业委员会主任委员，中国人民解放军放射诊断设备质量安全控制专业委员会主任委员，中国医师协会放射医师分会副会长，《中华消化病与影像杂志（电子版）》总编辑，《介入放射学杂志》《实用放射学杂志》《医学影像学杂志》及 Journal of Interventional Medicine 副主编。作为课题负责人承担"863 计划"重点项目、国家重点研发计划、国家自然科学基金及省部级科研基金等多项课题。获省部级科技进步一等奖 1 项、二等奖 4 项，申领国防发明专利 2 项、国家发明专利 4 项。主编专著 2 部，主译专著 2 部，副主编专著 3 部，以第一作者及通讯作者身份发表 SCI 期刊收录论文 100 余篇。

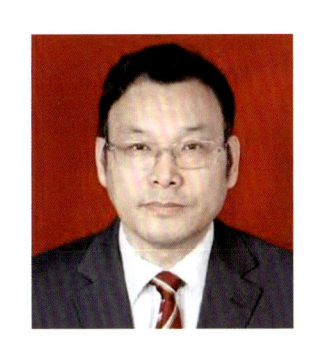

倪才方

主任医师，教授，博士研究生导师。苏州大学附属第一医院介入科临床首席专家，江苏省医学创新团队领军人才。中国研究型医院学会介入医学专业委员会副主任委员，中国医师协会介入医师分会常务委员、综合介入专业委员会主任委员，中华医学会放射学分会骨关节介入专业委员会主任委员，江苏省医学会介入医学分会候任主任委员，《介入放射学杂志》及 Journal of Interventional Medicine 副主编。承担各级科研课题 20 余项。获省部级科技进步一等奖 1 项、三等奖 2 项，申领国家实用新型专利 3 项。主编专著 6 部，主译专著 4 部，以第一作者及通讯作者身份发表 SCI 期刊及中文核心期刊收录论文 200 余篇。

宋 超

主任医师，教授，硕士研究生导师。云南省有突出贡献优秀专业技术人才，享受云南省政府特殊津贴。中国中医药研究促进会软组织疼痛分会副主任委员，中国老年学和老年医学学会骨质疏松分会脊柱微创专家委员会常务委员及全国脊柱微创诊疗技术规范化培训基地工作委员会副主任委员，中国民族卫生协会放射学分会常务委员，中国医师协会疼痛科医师分会脊柱疼痛微创工作组委员、骨科医师分会脊柱疼痛专业委员会委员，云南省医师协会疼痛医师分会主任委员、介入医师分会副主任委员、放射医师分会副主任委员，云南省医学会放射学分会及疼痛学分会副主任委员。获全国"白求恩式好医生"称号、云南省五一劳动奖章，申领国家实用新型专利4项。主编专著2部，副主编专著3部，以第一作者及通讯作者身份发表SCI期刊及中文核心期刊收录论文30余篇。

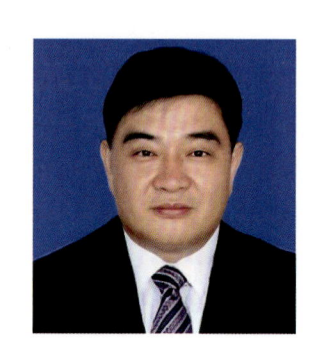

译者前言

影像引导脊柱微创介入技术是多学科知识的集成、是创造力和想象力的结晶，是跟随时代前进而持续改进的新兴技术，已成为多种复杂脊柱疾病的重要诊疗手段。

脊柱微创介入技术在我国的应用日益广泛，从事该领域的专业人员已初具规模，受益人群也越来越多。然而，由于专业人员的教育背景和培训程度不同，脊柱疾病的临床评估和诊疗方案存在差异，亟须系统性的全面规范化。

Image Guided Interventions of the Spine: Principles and Clinical Applications 一书通过多维度视角，审视脊柱微创介入技术，寻找技术的核心，引导读者系统性学习脊柱微创介入治疗的关键要素，该书不仅提供了丰富的理论知识，更提供了各类介入技术的详细操作及临床实践内容。该书全面介绍了具体诊疗方法的临床评估、药理学、适应证和禁忌证，并在其中穿插描述了脊柱大体解剖、血管解剖和影像解剖相关知识。

对于快速发展的脊柱介入领域，该书是一部具有指南意义的参考书，有利于规范脊柱疾病的临床评估和诊疗流程，为患者提供更为专业的服务。该书中文版的翻译出版，初衷是为国内同行提供借鉴参考。

本书译者均为具有丰富临床经验的专业人员，在翻译过程中我们尽量忠于原著，并兼顾中文表达习惯，希望帮助读者深入理解原著精髓。本书的编写形式非常适合医学生和青年医师阅读和学习，也利于医学院校教师和相关资深医师的阅读。读者可根据"是什么"和"做什么"的逻辑思维，按照脊柱微创介入技术所需掌握内容的顺序，来阅读相关内容；也可根据"为何做"和"如何做"的逻辑思维，阅读相关章节，并串联所有内容，带着拟解决的问题在书中寻找答案。真诚希望该书能够成为脊柱疾病临床诊疗的实用参考书，对我国脊柱微创介入技术的发展起到一定推动作用。

解放军联勤保障部队第 960 医院

原书前言

影像引导脊柱介入技术已从最初主要用于活体组织检查，逐步发展成为可治疗脊柱多种复杂疾病的微创诊疗方式。随着方法的不断改进，研究的持续深入，许多新型和有效的微创技术相继问世，促使神经外科、骨科等学科领域的临床诊疗方式发生了重大变革，越来越多的微创治疗方式在临床得到广泛应用。目前骨质疏松和肥胖人群不断增加，致使椎体压缩性骨折发病率显著上升，腰痛和脊柱退行性变的发病年龄降低。此外，由于化学治疗和定向放射治疗技术的改进，脊柱恶性肿瘤患者的生存期得到延长，但也伴随着脊柱和脊柱外肿瘤转移的发生率上升。对于此类患者，需多学科综合治疗，而介入医学是其中不可或缺的一部分。20 世纪 90 年代至 21 世纪初，随着椎体骨水泥增强装置的改进和脊柱肿瘤消融技术的发展，此种治疗方式已成为治疗脊柱骨转移瘤的重要手段。目前，脊髓神经调节术和镇痛泵置入已成为慢性疼痛患者的镇痛常规治疗方法，其可减少口服麻醉药的用量，并在一定程度上起到防止麻醉药品滥用的作用。

本书旨在让读者快速了解并掌握各种影像引导脊柱介入治疗技术及相关知识。在脊柱疾病治疗中，此类技术主要作为辅助治疗手段，但有时也可作为常规治疗的替代方法。本书详细介绍了脊柱介入治疗的方式和方法、临床评估、药理学相关知识、适应证和禁忌证、相关脊柱解剖和血管解剖。此外，本书涵盖了脊柱强化术、肿瘤消融术、血管介入技术、神经调节术、硬膜外类固醇注射术、骶髂关节和关节突关节注射术、选择性神经根阻滞术、缓释性药物置入术、自发性脑脊液漏的硬膜外血液和纤维蛋白贴片术等一系列脊柱介入治疗技术，并介绍了具体步骤与操作技巧。一些介入治疗技术，如腰椎管狭窄和椎间盘退行性变的经皮治疗，目前虽尚未在美国实施，但随着此类技术的进一步发展，有望在未来几年里在美国得到临床应用。

希望本书能够成为从事腰背部疼痛治疗医生的实用工具，包括疼痛科医生、神经外科医生、骨科医生、神经放射科医生、放射科医生、肌肉骨骼介入放射科医生，其中某些技术对民营医院的放射科医生具有独特价值。我已在三所大型教学医院建立了脊柱介入治疗优化流程，见证了随着转诊患者增加，该领域的快速发展。可以肯定的是，无论大型教学医院还是民营医院，对脊柱介入医师的需求将呈指数级增长。然而，脊柱介入领域尚缺乏一部综合性指南，本书将在一定程度上弥补这方面的缺失。本书既有助于初步踏入脊柱介入领域的医生学习专业知识，又可作为资深从业者的参考资料。本书的每一章节均以不同介入技术的简要发展史开篇，并配有大量典型病例的影像资料。大多数章节详细描述了相关介入技术的操作步骤及所需的设备和药物。

希望本书能够对脊柱微创介入治疗的所有从业者有所帮助。本书的编写过程对我来说是一次非常有益的经历，使我能够更好地将诊断与介入治疗深度融合，为患者提供更佳的医疗服务。

Majid Khan

致　谢

感谢约翰斯·霍普金斯大学和托马斯·杰斐逊大学神经放射学部的全体教师、研究生和工作人员，正是大家的无私帮助，使我有充分的时间撰写书稿。当然，我更要感谢我一生挚爱的妻子 Israh、两个孩子 Mehak 和 Sameer，她们的支持使我在写作过程中精力充沛、思维敏捷，如果没有她们的鼓励，我不可能完成这项工作。

Majid Khan, MBBS, MD

谨以此书献给为我带来无尽灵感和无限欢乐的美妙家庭：了不起的妻子 Yevgeniya、美丽的女儿 Kseniya 和 Sophia、伟大的父母 Klavdiia 和 Valerian。

Sergiy V. Kushchayev, MD, PhD

首先，感谢我的家人对我学术事业的永恒支持；其次，感谢所有神经放射学部的同事。正是他们的支持和帮助，使我能够在繁忙临床工作之余抽时间追求学术创新。同时，也非常感谢本书其他的参编者，耗费大量宝贵时间为这部重要的、前沿的、适时的著作编写出高质量的内容。最后，感谢我的朋友们，该书的共同主编 Majid Khan 和 Sergiy V. Kushchayev，感谢他们为推动非血管介入神经放射学领域的发展而不懈努力，以及在教育、科研、临床诊疗中做出的卓越贡献。

Scott H. Faro, MD, FASFNR

目 录

第 1 章　影像引导脊柱介入诊疗技术简史 001
　　一、影像引导脊柱穿刺入路 001
　　二、化学髓核溶解术 004
　　三、椎间盘激光切除术 005
　　四、椎间盘内热治疗 006
　　五、经皮椎体成形术和后凸成形术 007

第 2 章　脊柱的骨与韧带影像解剖 014
　　一、临床解剖 014
　　二、影像技术及其主要特点 019
　　三、影像解剖 021
　　四、伪影 027

第 3 章　脊柱介入诊疗相关胸腰段脊柱动脉解剖 031
　　一、脊髓动脉系统 031
　　二、典型病例简要介绍 046

第 4 章　脊柱骨质疏松的治疗策略 052
　　一、骨质疏松症的筛查 053
　　二、抗骨质疏松药概述及药物选择 054
　　三、骨密度对脊柱手术的影响 056
　　四、抗再吸收治疗前的评估 063
　　五、骨质疏松症管理 064
　　六、长期糖皮质激素治疗患者的骨质疏松症 067

七、恶性肿瘤的骨健康管理 069

八、骨密度减低的非药物治疗 074

第 5 章　围术期 084

一、术前 084

二、术中 088

三、术后 090

第 6 章　经皮骨水泥强化术治疗良性椎体病变 094

一、概述与流行病学 094

二、椎体压缩性骨折的影像特征 095

三、椎体成形术和后凸成形术的适应证和禁忌证 098

四、术前评估 098

五、介入手术 100

六、专用装置 100

七、骨水泥 100

八、操作技术 100

九、并发症 104

十、基于循证医学证据的支持和争议 105

十一、非骨质疏松性压缩性骨折的应用 108

第 7 章　经皮椎体成形术治疗侵袭性椎体血管瘤 111

一、分类 112

二、病理学 113

三、诊断关键 113

四、典型（非侵袭性）血管瘤 114

五、非典型血管瘤 116

六、侵袭性血管瘤 116

七、上皮样血管瘤 117

八、治疗方案 118
　　九、椎体成形术 120
　　十、管理 125

第 8 章　骶骨成形术 129
　　一、概述和流行病学 129
　　二、Denis 分类 129
　　三、骶骨骨折的影像学表现 130
　　四、骶骨成形术的适应证和禁忌证 133
　　五、术前评估 133
　　六、骶骨成形术的操作步骤 134
　　七、随访处理 137
　　八、并发症 137
　　九、基于循证的支持和争议 139

第 9 章　经皮椎体强化术的不良反应、不良事件和并发症 142
　　一、不良反应 142
　　二、不良事件 143
　　三、并发症 144

第 10 章　脊柱转移的神经影像学 151
　　一、背景 151
　　二、脊柱转移性肿瘤的影像学检查 151
　　三、治疗后评估的成像技术选择 157
　　四、治疗后的影像学观察 158

第 11 章　脊柱恶性病变与椎体强化术 163
　　一、发病机制 163
　　二、疼痛 163

三、脊柱恶性病变：实体瘤转移 …………………………………………………………………… 164

四、脊柱恶性病变：骨髓瘤 ………………………………………………………………………… 166

五、恶性转移性病变的影像学表现 ………………………………………………………………… 167

六、基于经皮椎体成形术的经皮强化术 …………………………………………………………… 172

第 12 章 影像引导脊柱肿瘤消融术现状 ……………………………………………………………… 177

一、基本原则 ………………………………………………………………………………………… 177

二、肿瘤消融目标 …………………………………………………………………………………… 177

三、热消融模式 ……………………………………………………………………………………… 178

四、患者选择指南 …………………………………………………………………………………… 181

五、热保护 …………………………………………………………………………………………… 182

六、并发症 …………………………………………………………………………………………… 182

第 13 章 经皮骨水泥强化术在脊柱恶性病变中的应用：转移性骨肿瘤及多发性骨髓瘤 ……… 185

一、骨水泥 …………………………………………………………………………………………… 185

二、围术期注意事项 ………………………………………………………………………………… 186

三、骨水泥强化技术 ………………………………………………………………………………… 187

四、椎体强化术并发症 ……………………………………………………………………………… 191

第 14 章 脊柱肿瘤的影像学检查进展 ………………………………………………………………… 195

一、常规和高级影像学成像方法 …………………………………………………………………… 195

二、骨转移性疾病的多学科管理 …………………………………………………………………… 203

第 15 章 脊柱肿瘤的经皮治疗技术 …………………………………………………………………… 211

一、常见脊柱肿瘤的介入治疗 ……………………………………………………………………… 211

二、患者评估 ………………………………………………………………………………………… 211

三、适应证和禁忌证 ………………………………………………………………………………… 213

四、麻醉与影像引导 ………………………………………………………………………………… 215

五、介入技术 ………………………………………………………………………………………… 218

六、手术步骤 ··· 223

七、术中面临的挑战 ·· 225

八、并发症 ·· 227

九、临床随访 ··· 227

十、预期结果 ··· 228

第 16 章　立体定向放射外科在脊柱转移性肿瘤中的应用 ·· 233

一、概述和流行病学 ·· 233

二、解剖与历史沿革 ·· 233

三、脊柱转移瘤的治疗方法 ··· 234

四、影像学评估 ·· 234

五、寡转移性病灶 ··· 234

六、脊柱转移瘤与立体定向放射外科 ··· 234

七、脊柱立体定向放射外科/立体定向体部放射治疗的临床应用 ································ 235

八、不良反应及其处理 ··· 241

九、随访和反应评估 ·· 242

十、未来的方向 ·· 242

第 17 章　自发性颅内低压与脑脊液漏 ·· 247

一、临床表现 ··· 247

二、脑脊液漏的发病机制 ·· 249

三、脑成像 ·· 254

四、脊髓成像 ··· 256

五、治疗 ··· 264

六、反弹性颅内高压 ·· 267

第 18 章　背部疼痛常规影像引导介入治疗 ·· 271

一、药物治疗 ··· 271

二、皮质类固醇 ·· 271

三、局部麻醉药 272
　　四、富血小板血浆和干细胞 272
　　五、影像引导模式 274
　　六、硬膜外注射 275
　　七、小面关节注射 280
　　八、滑膜囊肿破裂 281
　　九、骶髂关节注射 283

第19章　腰椎间盘退行性疾病和椎管狭窄症的经皮微创治疗 289
　　一、疾病与临床诊断 289
　　二、退行性腰椎管狭窄的影像引导经皮治疗技术 292
　　三、椎间盘退行性变的影像引导经皮治疗技术 299
　　四、影像引导经皮椎间盘治疗技术 302

第20章　脊髓血管介入技术 310
　　一、诊断性脊髓血管造影 310
　　二、治疗性脊髓血管造影 312
　　三、并发症 314

第21章　辐射暴露和防护 321
　　一、透视引导脊柱手术和患者辐射剂量 321
　　二、CT引导脊柱介入和患者辐射剂量 324
　　三、参与手术工作人员的辐射剂量 326
　　四、辐射生物学与辐射效应 329
　　五、辐射安全法规和要求 334
　　六、医疗机构和公众的辐射安全要求 336
　　七、患者辐射安全要求 336
　　八、设备年度评估 338

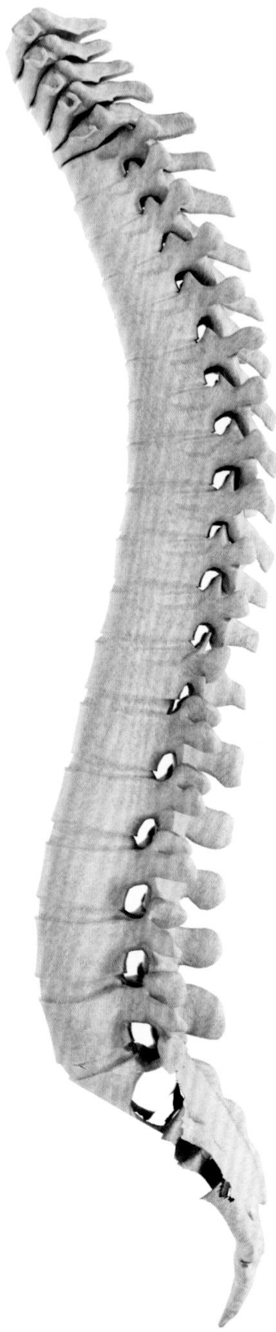

第 1 章 影像引导脊柱介入诊疗技术简史
A Brief History of Image-Guided Spinal Interventions

Liudmila Bardonova Evgenii Belykh Sergiy V. Kushchayev Vadim A. Byvaltsev Mark C. Preul 著

概述

微创脊柱介入技术的历史和发展主要基于技术的推陈出新，包括照明和影像放大技术的改进，新仪器、新技术的研发及旧技术的淘汰。直至 20 世纪 60 年代末的数十年间，脊柱外科手术仍是在顶棚照明下，应用普通手术器械以大切口方式实施进行。尽管影像引导脊柱介入技术的常规应用仅有 30 年历史，但此概念和具体流程却经历了上百年的发展、测试和改进。微创脊柱介入技术的进步扩大了脊柱介入手术的应用范围，并且大大降低了术中和术后的风险，缩短了术后患者的恢复时间。数种影像引导的微创脊柱技术的发展几乎与神经血管治疗技术的发展同步。这两个专业间许多手术原则相同，事实上，两者都采用了相似的技术。

William Halsted 首先提出了微创外科的概念和核心原则，强调最小化组织损伤、精细化止血，以及根据解剖逐层吻合切口更为重要，而不是缩短手术时间，这些因素至今对于优化患者预后仍具有重要作用[1]。微创手术的基本原则是注重减小手术入路的切口大小，减少不必要的组织损伤，维持正常解剖结构，减轻患者的整体压力，实现改善患者预后、加速患者康复的目标[2]。

随着计算机断层扫描和磁共振成像进入常规临床实践，脊柱疾病的诊断得到了革命性的提高，影像引导开始在微创手术中发挥重要作用。术中脊柱病变定位困难的问题推动了术中成像技术的发展，如 C 形臂透视、术中计算机断层扫描和其他技术。尽管微创脊柱手术开始使用平片摄影和透视检查而尚未使用计算机断层扫描或磁共振成像，但术中成像技术已经促使微创脊柱手术技术取得了显著的改进。在本章中，我们将回顾这些技术进步对微创脊柱介入技术发展的促进作用。

一、影像引导脊柱穿刺入路

为了达到诊断或治疗目的而进行的经皮脊柱穿刺技术具有较长的历史。1934 年，病理学家 Ball 描述了一种通过穿刺针抽吸进行经皮脊柱活检的方法[3]，后来他及其同事 Robertson 共同率先将穿刺活检用于诊断椎体破坏性病变（表 1-1）[4-16]，并依据 15 例患者的数据，介绍了在局部麻醉下的操作：将一根长套管针插入肿瘤区域后并取出针芯，连接带有锁定接头的 50ml 玻璃注射器，

表1-1 影像引导脊柱介入诊疗技术简史

研究者	首次实施年度	研究对象	方法	总结
Robertson 和 Ball[4]	1935	15例脊柱肿瘤患者	经皮脊柱穿刺针抽吸活检	一种用于诊断椎体破坏性病变的穿刺活检新方法
Lindblom[5]	1941	尸体	铅丹对比剂椎间盘造影	首次对比剂椎间盘造影
Siffert 和 Arkin[6]	1949	硬化性椎体病变患者	影像引导经皮脊柱活检	首次腰椎椎体X线辅助活检
Wise 和 Weiford[7]	1951	43例椎间盘突出患者	碘奥酮（Iodopyracet）注射椎间盘造影	首次椎间盘造影的病例系列报道
Smith[8]	1964	10例椎间盘突出症并坐骨神经痛患者	经皮髓核化学溶解术	凝乳蛋白酶髓核化学溶解术的首次临床应用
Ottolenghi[9]	1969	28例胸椎病变患者	透视引导经皮椎体活检	透视引导脊柱活检的首次临床系列病例报道
Adapon 等[10]	1981	22例脊柱占位或破坏性病变患者	计算机断层扫描引导经皮脊柱活检	CT引导脊柱活检的首次报道
Kambin 和 Gellman[11]	1983	9例腰椎间盘突出症患者	经皮后外侧入路腰椎间盘穿刺	一种新颖的经皮后外侧入路穿刺的椎间盘突出切除方法
Choy 等[12]	1986	$L_5 \sim S_1$椎间盘突出症患者	经皮激光椎间盘减压术	经皮激光椎间盘减压术的首次报道
Galibert 等[13]	1984	巨大椎体血管瘤侵及整个C_2椎体并累及硬膜外患者	经皮椎体成形术	首次用1根或2根活检针将聚甲基丙烯酸甲酯骨水泥注入骨折椎体
Saal 等[14]	1997	10例下腰背部疼痛患者	椎间盘内电热疗法	一种新颖的透视引导椎间盘内电热治疗技术
Garfin 等[15]	2001	340例椎体骨折患者	经皮后凸成形术	正在进行的经皮后凸成形术临床研究技术和结果的介绍
Finch 等[16]	2005	46例下腰背部疼痛患者	射频纤维环成形术	以单极射频装置，用离子加热方式在椎间盘内施加热量

在保持注射器恒定负压的状况下，将针尖在肿瘤内前后移动，尽量获取肿瘤边缘的组织[4]。作者指出，因为缺乏影像引导，术者无法观察深部病变，该操作存在很大的局限性。Valls 等认为应基于每个脊柱节段具有差异性的认识，方可进行经皮脊柱活检，并详细描述了颈椎和腰椎的各节段椎体的活检技术[17]。1949年，Michele 和 Krueger 描述了经椎弓根穿刺椎体的环钻法，该

方法不仅可用于活检，还可注射材料和药物[18]。同样在 1949 年，Siffert 和 Arkin 首次介绍了在 X 线摄影辅助下，经后外侧入路的腰椎活检[6]。1956 年，Craig 描述了一套新式长形活检器械，包括 2 个直径 3.5mm、长 11.5cm 的套管针，套管针前端带锯齿和切刃以及锋利的 S 形钩以便于获取组织[19]。该套器械已广泛应用于经皮椎体手术[20]。

1941 年，瑞典放射专家 Lindblom 首次在 1 具尸体上完成了椎间盘造影术，通过向椎间盘内注射铅丹对比剂，观察到可能导致疼痛综合征的椎间盘破裂和突起[5]。美国学者 Wise 和 Weiford 于 1951 年报道了椎间盘造影术的首次临床应用，采用 Lindblom 方法，通过向椎间盘内注射碘奥酮使椎间盘在 X 线下显影[7]。Cloward 依据 3 年的椎间盘造影的工作经验，制订并优化了该技术的临床适应证[21]。1952 年，Erlacher 介绍了椎间盘造影术（图 1-1），将不透射线的碘溶液注射到尸体脊柱的髓核内，然后用放射线成像观察[22]。

尽管 20 世纪 50 年代和 60 年代，椎间盘造影研究有所增加，但有些报道质疑其安全性和可信度，特别是在 Holt 报道了椎间盘造影存在 37% 的假阳性率之后，人们对该检查持批判态度[23, 24]。20 世纪 60 年代，基于经皮穿刺路径技术的发展，通过与电子压力计相连的压敏套管针可以直接测量椎间盘内压[25, 26]。椎间盘内压力的直接测量在加深对脊柱生物力学的理解方面具有重要的作用。影像引导经皮穿刺脊柱入路的优化及对椎间盘安全进入区的识别，如 Kambin 安全三角[27-29]（图 1-2）、经椎弓根至椎体穿刺路径，推动了经皮脊柱介入相关技术的迅速发展，其中多种技术已经在外科手术中占有一席之地。例如，椎间盘造影术[23]、化学髓核溶解术、激光椎间盘减压术、椎间盘内热疗法和置入椎间融合器（interbody cage fusion）[29] 均通过经皮腰椎后外侧入路实施。影像引导经椎弓根入路技术的典型案例包括经皮椎体成形术、球囊扩张后凸成形术，以及使用机械植入物（如可膨胀钛网）后凸

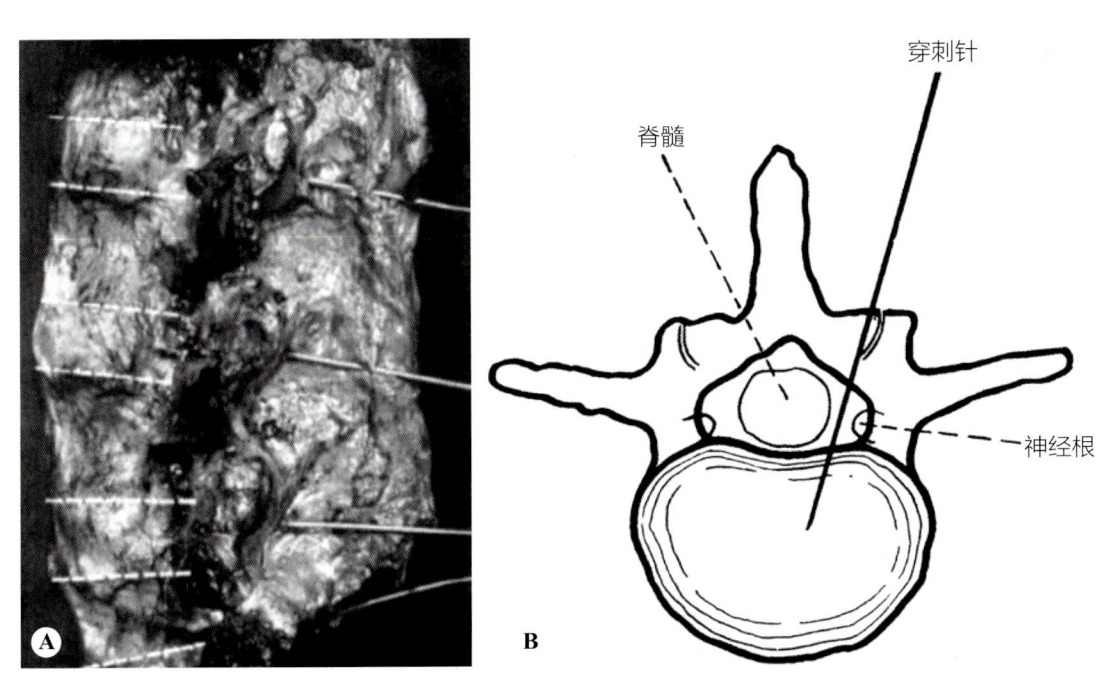

▲ 图 1-1 Erlacher 于 1952 年首次描述的经皮穿刺椎间盘造影入路
A. 穿刺针插入的解剖标本；B. 穿刺入路示意（经许可转载，引自 Erlacher[22]，British Editorial Society of Bone and Joint Surgery，©Clearance Center, Inc. 版权所有）

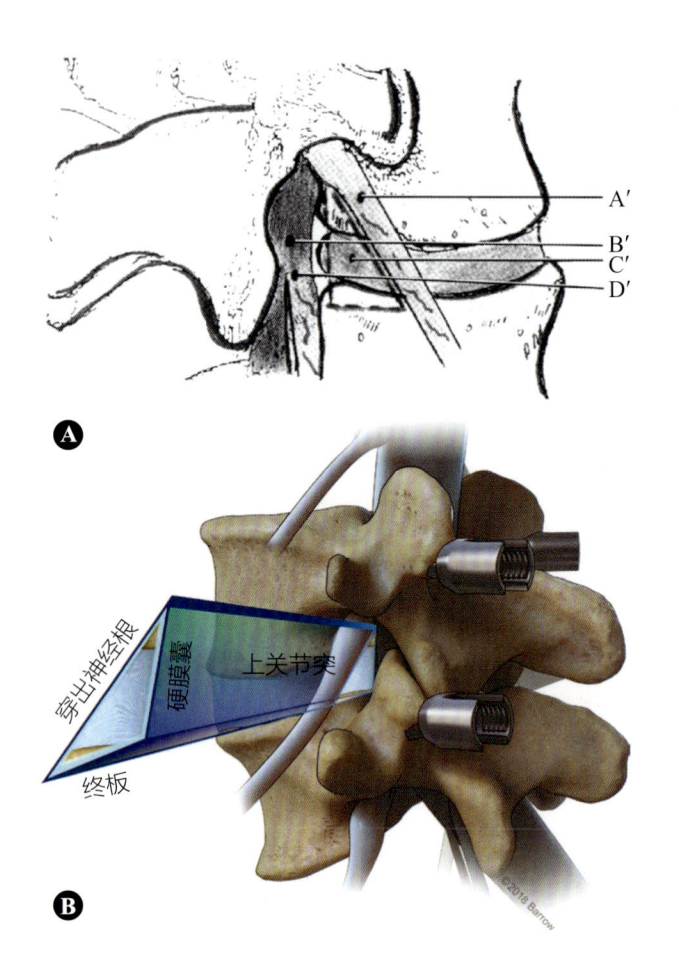

▲ 图 1-2　A. Kambin 描绘的进入椎间盘安全区的原始绘图，A′ 为穿出的腰椎神经根，B′ 为硬膜囊，C′ 为椎间盘，D′ 为过往神经根[28]；B. 现代立体视角中 Kambin 安全区呈一个棱形柱，下节脊椎的上关节突形成棱柱体后壁

图 A 经 Springer Nature 许可转载，引自 Kambin；图 B 由 Barrow Neurological Institute, Phoenix, Arizona 提供

成形的椎体强化术[30, 31]。

二、化学髓核溶解术

美国整形外科医师 Smith 于 1964 年进行了首次临床化学髓核溶解术[8]，该手术被列为治疗椎间盘病变的首批微创技术之一。该手术使用的凝乳蛋白酶是 1941 年首次从番木瓜果实中分离出的一种蛋白水解酶[32]。1956 年，Thomas 观察到静脉注射木瓜蛋白酶可导致兔耳可逆性塌陷，并且相同变化也发生于兔子的其他所有软骨组织[33]。

受到软骨基质可逆性损耗这一发现的启发，Smith 等推测木瓜蛋白酶在治疗软骨母细胞肿瘤方面可能很有价值，但此假设没有得到证实[34]。1963 年，Smith 在兔子模型实验中，通过向突出的椎间盘内注射凝乳蛋白酶，成功治疗了兔坐骨神经痛[34]。其效果基于髓核溶解降低了椎间盘内的压力，缓解了神经根压迫，从而神经症状减轻。纤维环比髓核含有更多的胶原蛋白，因此纤维环没有受损，而是使凝乳蛋白酶局限于髓核内持续引起非胶原多肽的水解[35, 36]。

Bradford 等发现向犬类模型椎间盘内注射凝乳蛋白酶可产生再生作用[37]，在凝乳蛋白酶诱导的水解导致蛋白多糖完全丧失后，髓核由新合成的细胞外基质取代。化学溶解后，髓核保留了合成蛋白多糖的能力，术后 6 个月可见椎间盘的组织学恢复正常，椎间盘高度增加[37]。

尽管有上述研究结果，髓核溶解术的应用仍存争议。巴克斯医疗器材公司（Baxter Travenol）在美国和加拿大招募了 17 000 例患者进行了椎间盘内凝乳蛋白酶（商品名 Discase）Ⅲ期临床试验，于 1975 年终止。因结果的不确定性，该公司撤回了由美国食品药品管理局（Food and Drug Administration，FDA）认证的申请[38]。此外，FDA 随后进行的单中心Ⅲ期临床研究显示，Discase 与安慰剂相比没有显著的临床优势（58% vs. 49%）[39]。尽管这些结果因对照组比对不充分、使用剂量小及缺乏注射技术经验而受到批评[40]，但对照组极高的成功率表明，安慰剂效应可能起到重要作用。

虽然 FDA 基于多项研究报道于 1975 年撤销了凝乳蛋白酶用于人体的批准[40-42]，但该药物仍然在加拿大、澳大利亚和英国进行临床使用。该新药的停用，引起了已经具有化学髓核溶解术治疗患者经验，并获得了良好临床结果的医生们的抵制[41]。1977 年年初，这些医生成立了提倡发展和使用凝乳蛋白酶以消除非必要手术委员会

（Committee Advocating the Development and Use of Chymopapain to Eliminate Unnecessary Surgery，CADUCEUS）[43]。美国的几个州也试图通过州级立法批准凝乳蛋白酶使用，以绕过 FDA。然而，只有得克萨斯州获准生产以凝乳蛋白酶为原药的药物，并继续临床使用。出现这一结果可能是因为得克萨斯州有足够的木瓜种植农业来支持大量药物的生产，此因素是获得批准的关键，因为根据 FDA 的规定，所有原材料必须在州内均能提供[40]。

凝乳蛋白酶的新配方于 1979 年引入临床试验，包括化学酶（Chemolase，商品名 Ortho-Tex）和木瓜凝乳蛋白酶粉针剂（Chymodiactin，史密斯实验室）。得克萨斯州所完成的椎间盘内注射非对照研究，受试患者 919 例，但其中只有约半数（408 例）接受了长达 6 个月的评估[43]。注射后 1 个月、3 个月、6 个月时的疗效分别为 93%、92% 和 93%。919 例患者中有 5% 发生不良反应，最常见的不良反应是红斑（1.8%），最严重的是变态反应（1.1%），没有死亡报道[43]。木瓜凝乳蛋白酶粉针剂同样被证明对治疗椎间盘突出症有效且安全[44-47]。1984 年，Simmons 等报道了包括 28 项非对照和非盲临床试验中 2845 例患者的试验结果，其中 75% 的患者接受了化学髓核溶解术治疗，术后的阳性转归率为 75%；而在 2 项双盲安慰剂对照研究中，阳性转归率分别为 73% 和 80%[43]。总不良反应发生率为 2.4%，而变态反应发生率为 0.8%[43]，与手术相关的严重不良事件包括截瘫、蛛网膜下腔出血、神经系统损害和变态反应。

另一项随机对照研究显示，基于良好的临床结果和 1 年随访后椎间盘高度的丢失，在治疗腰椎间盘突出症方面，化学髓核溶解术与手术同样有效[48,49]，美国已批准化学髓核溶解术限于腰椎节段的应用。然而，研究发现大约 1% 的人对木瓜蛋白酶或木瓜过敏，这是凝乳蛋白酶注射的主要禁忌证[50,51]。为了减少可能发生的变态反应，相关从业人员制订了皮肤敏感性测试和抗组胺药预处理方案，使变态反应发生率显著降低至 0.25%[38,52]。尽管如此，并发症可能产生的法律和经济责任仍导致了凝乳蛋白酶在美国的使用减少。雅培公司是最后一家拥有生产以凝乳蛋白酶为原药的木瓜凝乳蛋白酶粉针剂执照的公司，但该公司在 2002 年决定因"非科学的商业原因"（non-scientific commercial reasons）停止生产，该药物库存已耗尽[53]。然而，化学髓核溶解新型制剂的探索和开发仍在继续。

1993 年 Chiba 报道，通过多种化学物质，如乙醇、酸和碱，在兔体内的化学髓核溶解实验发现，降解仅局限于髓核，周围结构无损伤[54]。无水乙醇进行化学髓核溶解的效果随后于 2001 年发表[55]。然而其主要的缺陷在于无水乙醇可从椎间盘渗漏导致明显疼痛，并且在透视中无显影。为了解决此缺陷，研究人员在配方中添加了作为增稠剂的乙基纤维素和作为对比剂的钨[56]。X 线下显影的凝胶乙醇已在欧洲上市，并在临床试验中显示出良好的临床效果[56,57]。

胶原酶（又称为核溶素）因为不具有抗原性，作为一种可用于椎间盘化学髓核溶解的潜在药物也受到了极大关注，胶原酶临床应用的首次报道发表于 1981 年[58]。然而，进一步的研究显示，胶原酶的临床有效性低于凝乳蛋白酶[59-61]。

另一种化学髓核水解酶，坎多立酶（Condoliase）是硫酸软骨素 ABC 内切酶（chondroitin sulfate ABC endolyase），于 1968 年从普通变形杆菌中提取纯化[62]，并于 20 世纪 90 年代在动物模型中得到广泛应用研究[63-65]。基于临床研究的成功，坎多立酶在日本被批准用于化学髓核溶解[66,67]。

三、椎间盘激光切除术

自 1960 年第一台激光器问世，激光技术已应用于各种医学领域的诊断和治疗工作。在脊柱外科，激光已被最广泛地用于治疗椎间盘病变。1984 年，Ascher 和 Heppner 报道了激光技术首次用于脊柱疾病治疗的临床病例，该病例使用 CO_2 激光进行了脊髓肿瘤手术治疗[68]。1986 年，Ascher 和 Choy 通过插入 L_4～L_5 椎间盘的 16G 针引入 Nd:YAG 激光器装置，完成了首例经皮激光椎间盘减压术（percutaneous laser disc decompression，PLDD），并取得了良好效果[69]，该技术继续应用于临床的结果发表于 1987 年[12]。Yonezawa 等改进了 Nd:YAG 激光器装置，使用带有光纤和石英纤维尖端的双腔针测量手术前后的压力，使手术更容易、更安全[70]。PLDD 于 1991 年获得 FDA 批准。激光治疗使髓核的水分蒸发，从而降低椎间盘内压力，使突出压迫神经根的椎间盘回缩[71]，随后，髓核逐渐被软骨纤维组织所取代[70]。此外，激光产生的热量据认为还可通过降解炎症细胞因子和脱敏椎间盘内痛觉感受器的机制，使疼痛缓解[72]。

脊柱外科的激光技术不断改进，包括激光能量产生、光导纤维和能量传输，但通过 Kambin 三角区进入腰椎间盘传输激光能量的入路途径基本保持不变。多种类型的激光已获准用于退行性椎间盘的治疗，包括 Nd:YAG 激光器、532nm 磷酸氧钛钾（KTP）激光器、Ho:YAG 激光器和二极管激光器[71]，工作波长为 514（KTP 激光）～10 200（CO_2 激光）nm，总传递能量为 572～4000J。1992 年 Davis 首次报道使用 KTP 激光器进行腰椎间盘消融术，成功率达到了 80%[73]。进一步的改进包括侧向传输探针（side-firing probe），可以更好地控制方向，并降低对周围结构（如下腔静脉、主动脉和髂血管）的损伤风险。

多项研究结果显示，多数患者 PLDD 手术的效果良好。Tassi 等发布了来自多中心 19 880 例 PLDD 手术的结果，基于 MacNab 标准，总体成功率为 65%～89%，平均并发症发生率为 0.2%[74]。参与研究的学者估计，截至 2010 年，全球已完成超过 10 万例 PLDD 手术。其他研究也显示出良好的效果，并发症发生率非常低[75-78]，平均随访 5 年，该手术的成功率约为 70%[79]。尽管报道的成功率较高，但在 PLDD 和传统手术方式对照方面缺乏随机临床试验，并且与常规治疗相比，有效证据不足，因而目前对于该技术仍存有争议。

四、椎间盘内热治疗

热诱导胶原蛋白变性改善肩关节稳定性的研究，促进了热能治疗慢性椎间盘源性下腰背痛的研究进展[80]。肩关节囊组织与纤维环外层组织相同，由 I 型胶原蛋白组成，在可控热能作用下可发生变性。目前已有 3 种经皮微创椎间盘加热技术，包括椎间盘内电热治疗、射频纤维环成形术和双极射频髓核成形术（intradiscal biacuplasty）[81]。

1997 年 Saal 等介绍了电热纤维环成形术（或称为椎间盘内电热治疗）及椎间盘内传送装置[14, 82]。椎间盘内电热治疗需要在透视引导下，将一根由热阻线圈组成的可弯曲导管经套管推送入椎间盘内，沿纤维环内表面环形走行并加热椎间盘后部纤维环[82]。其可能的治疗机制为热能导致 I 型胶原纤维收缩或破坏纤维环外层痛觉感受器[83-85]，但是此两种可能的机制均受到质疑，作用机制尚无定论[86, 87]，此类技术及其有效性仍存有争议[88]。

2005 年，Finch 等研发了一种射频纤维环成形的椎间盘内热治疗技术[16]。该技术由单电极产生并输出射频能量[89]，电极通过高频交流电流（250～500kHz）在活性电极顶端的周围组织内引起离子运动[90]。

2007 年，Kapural 和 Mekhail 报道了第三种在后部纤维环产生热能的技术，即所谓双极射频髓核成形术[91]。该技术将 2 个活性电极顶端与内冷电极体均置于纤维环后外侧，这种电极的排列有助于减少周围组织的损伤，同时维持目标区域的加热功率[88,92]。

2008年，美国医疗保险和医疗补助服务中心（Center for Medicare and Medicaid Service）将此类技术称为椎间盘内热治疗，并认为没有足够的证据表明此类技术具有明显疗效[93]。然而，通过对已发表研究结果的Meta分析，Appleby等于2009年指出，已发表的研究结果为椎间盘内热治疗的相对安全性和有效性提供了令人信服的证据[94]。尽管存在争议，某些医学中心仍在应用椎间盘内热治疗方法。

五、经皮椎体成形术和后凸成形术

经皮椎体成形术的理念是基于以往经皮脊柱活检、血管造影和生物材料进步的经验发展而来的。聚甲基丙烯酸甲酯（polymethyl methacrylate，PMMA）在20世纪30年代初首次被合成，初期仅应用于飞机和军事领域，在第二次世界大战后才开始应用于私营工业[95,96]。1943年，一种在室温下聚合聚甲基丙烯酸甲酯的方法获得专利，并制订了PMMA骨水泥的生产流程[97,98]。PMMA在医学上的首次使用在牙科[99]，1946年，Elkins和Cameron报道了使用PMMA为70例患者成功进行了颅骨成形术，随后PMMA在医学领域获得了广泛应用，尤其是在神经外科。Cleveland与Hamby分别于1956年和1959年在椎间盘切除术后用PMMA填充椎间盘间隙[100,101]，1967年Scoville等报道将丙烯酸可塑体成功用于椎体置换或固定[102]，1981年Harrington在切除肿瘤转移的椎体后，成功地以经皮椎体成形术的方式，用PMMA替代切除的椎体[103]。然而，我们今天所了解的椎体成形术应归功于Galibert及其同事的工作，他们验证了液态丙烯酸水泥注射到椎体的可行性[13]。

1984年，法国神经外科医师Galibert和神经放射科医师Deramond首次对一例患有严重颈部疼痛的54岁女性进行了经皮椎体成形术。经诊断该病例患有一个巨大的椎体血管瘤，病变侵及整个C_2脊椎和硬膜外间隙。在C_2椎板及硬膜外病变的部分切除之后，PMMA骨水泥经前外侧入路通过15G针注射到C_2椎体（图1-3）[104]，根据骨静脉造影计算复合材料的注射量为3ml。术后患者疼痛完全缓解。随后该手术方式治疗了另外6例侵袭性血管瘤患者，相关结果于1987年进行了报道[13]。

长期以来，经皮椎体成形术只在法国用于治疗椎体强度不足的病变，如溶骨性转移和骨质疏松性椎体塌陷[105]。1993年该手术的临床应用引入美国，并被迅速用于椎体疼痛病变的治疗[106]。与欧洲首选CT引导不同，Jensen和Dion在美国首次采用透视引导完成了经皮椎体成形术[107]。

2003年，首次进行了经皮椎体成形术与保守治疗的随机对照研究，强有力的数据显示，经皮椎体成形术可立即缓解疼痛[108]，能够提高急性或亚急性骨质疏松性椎体骨折患者的身体功能，并减少镇痛药物的使用[108]。同年，美国介入放射学会（Society of Interventional Radiology in the United States，SIR）[109]、英国国家卫生与保健评价研究院（National Institute of Health and Care Excellence in the United Kingdom，NICE）[110]、德国放射学会（Radiological Society in Germany，RSD）[111]引入了该技术的实施标准。

尽管椎体成形术应用越来越广泛，并已有多种装置和材料生产用于辅助经皮椎体成形术，但骨水泥外渗（译者注：骨水泥外渗包含骨水泥溢出和骨水泥渗漏。）及其对邻近脊髓和神经的相关损伤仍然是该手术的主要缺点。1994年，Reiley、Scholton及Talmadge研发了一种球囊血管成形技

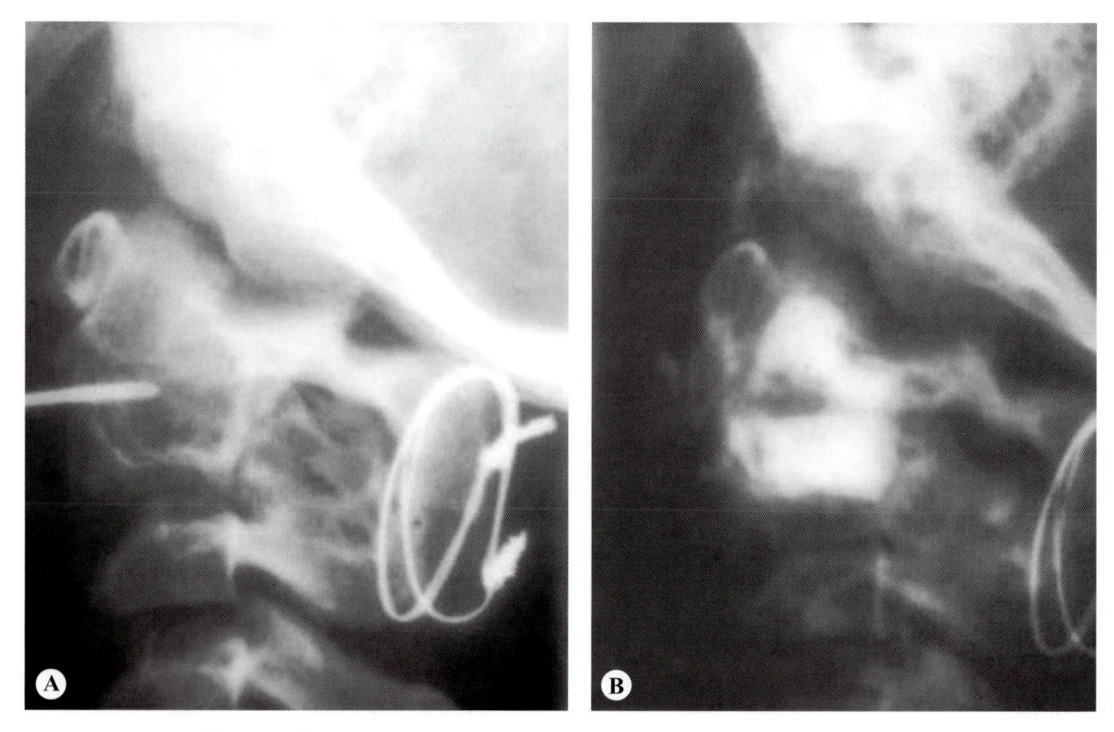

▲ 图 1-3 由 Galibert 和 Deramond 于 1984 年完成的首例经皮椎体成形术

A. 穿刺针进入 C_2 椎体血管瘤体内的侧位影像；B. C_2 椎体聚甲基丙烯酸甲酯合成物注射后的侧位影像（经 Springer Nature 许可转载，引自 Mathis et al.[104]）

术，用于治疗脊柱后凸畸形，此种可扩张球囊骨填塞装置于 1998 年获得 FDA 批准[15, 112]，同年，整形外科医师 Reiley 完成了首例经皮后凸成形术[15]。与经皮椎体成形术的不同之处在于，可扩张球囊可用于恢复椎体高度，并创建一个用于 PMMA 填充的空腔。与经皮椎体成形术的相似之处在于，经皮后凸成形术是在双向透视或 CT 引导下进行的。然而，经济因素对于经皮椎体成形术和经皮后凸成形术的实施有重要影响。拥有球囊装置专利的 Kyphon 公司（现在的 Medtronic Spine，Sunnyvale CA）自 1999 年开始推广此种手术，取得了很大的商业成功，2006 年该公司公布的销售额约 4.08 亿美元[113]。经皮后凸成形术的费用是经皮椎体成形术费用的 10~20 倍，其他额外费用包括装置本身（经皮后凸成形术组套件约 3400 美元，而经皮椎体成形术组套件不到 400 美元）、麻醉费用（经皮后凸成形术通常在全身麻醉下进行）、手术费用和住院费用[96]。经皮椎体成形术和经皮后凸成形术的数个改良类型已经问世[96, 114, 115]，基于椎体成形术影像引导的脊柱增强技术也在持续发展，包括新型生物相容性复合材料、多孔植入物和其他技术[116-118]。

总结

随着新技术的出现，影像引导脊柱手术的发展仍在继续，例如坎多立酶（Condoliase）使化学髓核溶解术再次引人关注。以移动式术中 CT 为代表的新型影像引导技术、手术机器人，可增加操作的准确性，提高人手的灵活性[119]，并最大限度地减少手术医生的辐射暴露。恢复或再生椎间盘和其他相关组织的潜在方法未来可能应用于微创手术。新的研究包括生物活性因子的靶向递送、影响细胞外基质成分生物合成和降解的治疗药物、退行性变或病变椎间盘的细胞群移植及基因工程技术[120,121]。

致谢：感谢 Barrow 神经学研究所的神经科学出版社员工对手稿准备提供的帮助。在撰写本章期间，Bardonova 和 Belykh 博士是 Robert F. Spetzler-Barrow 神经学基金会资助的神经外科研究员。Belykh 博士现在任职于新泽西州纽瓦克罗格斯大学医学院神经外科。此项工作得到 Barrow 神经学基金会和 Preul 博士主持的神经外科研究 Newsome Chair 项目的资助。

声明：作者声明此项工作的进行与任何可能被解释为潜在利益冲突的商业或资金无关。

财政支持：无。

参考文献

[1] Osborne MP. William Stewart Halsted: his life and contributions to surgery. Lancet Oncol. 2007;8(3):256-65.

[2] Yoon JW, Wang MY. The evolution of minimally invasive spine surgery. J Neurosurg Spine. 2019;30(2):149-58.

[3] Ball RP. Needle (aspiration) biopsy. J Tenn Med Assoc. 1934;27:203-6.

[4] Robertson RC, Ball RP. Destructive spine lesions: diagnosis by needle biopsy. J Bone Joint Surg Am. 1935;17:749-58.

[5] Lindblom K. Diagnostic puncture of intervertebral disks in sciatica. Acta Orthop Scand. 1948;17(3-4):231-9.

[6] Siffert RS, Arkin AM. Trephine biopsy of bone with special reference to the lumbar vertebral bodies. J Bone Joint Surg Am. 1949;31A(1):146-9.

[7] Wise RE, Weiford EC. X-ray visualization of the intervertebral disk; report of a case. Cleve Clin Q. 1951;18(2):127-30.

[8] Smith L. Enzyme dissolution of the nucleus pulposus in humans. JAMA. 1964;187:137-40.

[9] Ottolenghi CE. Aspiration biopsy of the spine. Technique for the thoracic spine and results of twenty-eight biopsies in this region and over-all results of 1050 biopsies of other spinal segments. J Bone Joint Surg Am. 1969;51(8):1531-44.

[10] Adapon BD, Legada BD Jr, Lim EV, Silao JV Jr, Dalmacio-Cruz A. CT-guided closed biopsy of the spine. J Comput Assist Tomogr. 1981;5(1):73-8.

[11] Kambin P, Gellman H. Percutaneous lateral discectomy of the lumbar spine. Clin Orthop Relat Res. 1983;174:127-32.

[12] Choy DS, Case RB, Fielding W, Hughes J, Liebler W, Ascher P. Percutaneous laser nucleolysis of lumbar disks. N Engl J Med. 1987;317(12):771-2.

[13] Galibert P, Deramond H, Rosat P, Le Gars D. Preliminary note on the treatment of vertebral angioma by percutaneous acrylic vertebroplasty. Neurochirurgie. 1987;33(2):166-8. (Article in French).

[14] Saal JA, Saal JS, Ashley J. Targeted intradiscal thermal therapy: preliminary feasibility results. Presented at the Annual Meeting of the International Society for the Study of the Lumbar Spine, Singapore, June 2-6. 1997.

[15] Garfin SR, Yuan HA, Reiley MA. New technologies in spine: kyphoplasty and vertebroplasty for the treatment of painful osteoporotic compression fractures. Spine (Phila Pa 1976). 2001;26(14):1511-5.

[16] Finch PM, Price LM, Drummond PD. Radiofrequency heating of painful annular disruptions: one-year outcomes. J Spinal Disord Tech. 2005;18(1):6-13.

[17] Valls J, Ottolenghi CE, Schajowicz F. Aspiration biopsy in diagnosis of lesions of vertebral bodies. J Am Med Assoc. 1948;136(6):376-82.

[18] Michele AA, Krueger FJ. Surgical approach to the vertebral body. J Bone Joint Surg Am. 1949;31A(4):873-8.

[19] Craig FS. Vertebral-body biopsy. J Bone Joint Surg Am. 1956;38-A(1):93-102.

[20] Hartman JT. Needle biopsy of bone. JAMA. 1967; 200(3): 201.

[21] Cloward RB, Buzaid LL. Discography; technique, indications and evaluation of the normal and abnormal intervertebral disc. Am J Roentgenol Radium Therapy, Nucl Med. 1952;68(4):552-64.

[22] Erlacher PR. Nucleography. J Bone Joint Surg Br. 1952;34-B(2):204-10. https://doi.org/10.1302/0301-620X.34B2.204.

[23] Walker J 3rd, El Abd O, Isaac Z, Muzin S. Discography in practice: a clinical and historical review. Curr Rev Musculoskelet Med. 2008;1(2):69-83.

[24] Holt EP Jr. The question of lumbar discography. J Bone Joint Surg Am. 1968;50(4):720-6.

[25] Nachemson A, Morris J. Lumbar discometry. Lumbar intradiscal pressure measurements in vivo. Lancet. 1963;1(7291):1140-2.

[26] Nachemson A, Morris JM. In vivo measurements of intradiscal pressure. discometry, a method for the determination of pressure in the lower lumbar discs. J Bone Joint Surg Am. 1964;46:1077-92.

[27] Tumialan LM, Madhavan K, Godzik J, Wang MY. The history of and controversy over kambin's triangle: a historical analysis of the lumbar transforaminal corridor for endoscopic and surgical approaches. World Neurosurg. 2019;123:402-8.

[28] Kambin P. History of surgical management of herniated lumbar discs from cauterization to arthroscopic and endoscopic spinal surgery. In: Kambin P, editor. Arthroscopic and endoscopic spinal surgery. Totowa: Humana Press; 2005. p. 1-27. https://doi. org/10.1385/1-59259-904-4:001.

[29] Morgenstern R, Morgenstern C. Percutaneous transforaminal lumbar interbody fusion (pTLIF) with a posterolateral approach for the treatment of denegerative disk disease: feasibility and preliminary results. Int J Spine Surg. 2015;9:41.

[30] Ghofrani H, Nunn T, Robertson C, Mahar A, Lee Y, Garfin S. An evaluation of fracture stabilization comparing kyphoplasty and titanium mesh repair techniques for vertebral compression fractures: is bone cement necessary? Spine (Phila Pa 1976). 2010;35(16):E768-73.

[31] Marcia S, Saba L, Marras M, Suri JS, Calabria E, Masala S. Percutaneous stabilization of lumbar spine: a literature review and new options in treating spine pain. Br J Radiol. 2016;89(1065):20150436.

[32] Jansen EF, Balls AK. Chymopapain: a new crystalline proteinase from papaya latex. J Biol Chem. 1941;137:459-60.

[33] Thomas L. Reversible collapse of rabbit ears after intravenous papain, and prevention of recovery by cortisone. J Exp Med. 1956;104(2):245-52.

[34] Smith L, Garvin PJ, Gesler RM, Jennings RB. Enzyme dissolution of the nucleus pulposus. Nature. 1963;198:1311-2.

[35] Stern IJ. Biochemistry of chymopapain. Clin Orthop Relat Res. 1969;67:42-6.

[36] Gesler RM. Pharmacologic properties of chymopapain. Clin Orthop Relat Res. 1969;67:47-51.

[37] Bradford DS, Cooper KM, Oegema TR Jr. Chymopapain, chemonucleolysis, and nucleus pulposus regeneration. J Bone Joint Surg Am. 1983;65(9):1220-31.

[38] Jaikumar S, Kim DH, Kam AC. History of minimally invasive spine surgery. Neurosurgery. 2002;51(5 Suppl): S1-14.

[39] Schwetschenau PR, Ramirez A, Johnston J, Wiggs C, Martins AN. Double-blind evaluation of intradiscal chymopapain for herniated lumbar discs. Early results. J Neurosurg. 1976;45(6):622-7.

[40] Simmons JW, Nordby EJ, Hadjipavlou AG. Chemonucleolysis: the state of the art. Eur Spine J. 2001;10(3): 192-202.

[41] Nordby EJ, Brown MD. Present status of chymopapain and chemonucleolysis. Clin Orthop Relat Res. 1977;129:79-83.

[42] Nordby EJ, Lucas GL. A comparative analysis of lumbar disk disease treated by laminectomy or chemonucleolysis. Clin Orthop Relat Res. 1973;90:119-29.

[43] Simmons JW, Stavinoha WB, Knodel LC. Update and review of chemonucleolysis. Clin Orthop Relat Res. 1984;183: 51-60.

[44] Fraser RD. Chymopapain for the treatment of intervertebral disc herniation. The final report of a double-blind study. Spine (Phila Pa 1976). 1984;9(8):815-8.

[45] Jenner JR, Buttle DJ, Dixon AK. Mechanism of action of intradiscal chymopapain in the treatment of sciatica: a clinical, biochemical, and radiological study. Ann Rheum Dis. 1986;45(6):441-9.

[46] Javid MJ, Nordby EJ, Ford LT, Hejna WJ, Whisler WW, Burton C, et al. Safety and efficacy of chymopapain (Chymodiactin) in herniated nucleus pulposus with sciatica. Results of a randomized, double-blind study. JAMA. 1983;249(18):2489-94.

[47] Feldman J, Menkes CJ, Pallardy G, Chevrot A, Horreard P, Zenny JC, et al. Double-blind study of the treatment of disc lumbosciatica by chemonucleolysis. Rev Rhum Mal Osteoartic. 1986;53(3):147-52. (Article in French).

[48] Wardlaw D, Rithchie IK, Sabboubeh AF, Vavdha M, Eastmond CJ. Prospective randomized trial of chemonucleolysis compared with surgery for soft disc herniation with 1-year, intermediate, and long-term outcome: part I: the clinical outcome. Spine (Phila Pa 1976). 2013;38(17):E1051-7.

[49] Wardlaw D, Rithchie IK, Sabboubeh AF, Vavdha M, Downing M, Eastmond CJ. Prospective randomized trial of chemonucleolysis compared with surgery for soft disc herniation with 1-year, intermediate, and long-term outcome: part II: the radiological outcome. Spine (Phila Pa 1976). 2013;38(17):E1058-64.

[50] Tarlo SM, Shaikh W, Bell B, Cuff M, Davies GM, Dolovich J, et al. Papain-induced allergic reactions. Clin Allergy. 1978;8(3):207-15.

[51] Mayer HM, Wehr M, Brock M, Kaden B. Skin testing for chymopapain allergy in chemonucleolysis. Surg Neurol. 1986;25(3):283-9.

[52] Nordby EJ, Wright PH, Schofield SR. Safety of chemonucleolysis. Adverse effects reported in the United States, 1982-1991. Clin Orthop Relat Res. 1993;(293):122-34.

[53] Wardlaw D. Sciatica caused by disc herniation: why is chymopapain chemonucleolysis denied to our patients? Int J Spine Surg. 2016;10:44.

[54] Chiba K. An experimental study on the pathological changes of the intervertebral disc and its surrounding tissues after intradiscal injection of various chemical substances (the first report). Nihon Seikeigeka Gakkai Zasshi. 1993;67(11):1055-69. (Article in Japanese).

[55] Riquelme C, Musacchio M, Mont'Alverne F, Tournade A. Chemonucleolysis of lumbar disc herniation with ethanol. J Neuroradiol. 2001;28(4):219-29.

[56] Theron J, Guimaraens L, Casasco A, Sola T, Cuellar H, Courtheoux P. Percutaneous treatment of lumbar intervertebral disk hernias with radiopaque gelified ethanol: a preliminary study. J Spinal Disord Tech. 2007;20(7):526-32.

[57] Sayhan H, Beyaz SG, Ulgen AM, Yuce MF, Tomak Y. Long-term clinical effects of discogel for cervical disc herniation. Pain Physician. 2018;21(1):E71-E8.

[58] Sussman BJ, Bromley JW, Gomez JC. Injection of collagenase in the treatment of herniated lumbar disk. Initial

clinical report. JAMA. 1981;245(7):730-2.
[59] Fisher RG, Bromley JW, Becker GL, Brown M, Mooney V. Surgical experience following intervertebral discolysis with collagenase. J Neurosurg. 1986;64(4):613-6.
[60] Hedtmann A, Steffen R, Kramer J. Prospective comparative study of intradiscal high-dose and low-dose collagenase versus chymopapain. Spine (Phila Pa 1976). 1987; 12(4): 388-92.
[61] Zook BC, Kobrine AI. Effects of collagenase and chymopapain on spinal nerves and intervertebral discs of cynomolgus monkeys. J Neurosurg. 1986;64(3):474-83.
[62] Yamagata T, Saito H, Habuchi O, Suzuki S. Purification and properties of bacterial chondroitinases and chondrosulfatases. J Biol Chem. 1968;243(7):1523-35.
[63] Takahashi T, Nakayama M, Chimura S, Nakahara K, Morozumi M, Horie K, et al. Treatment of canine intervertebral disc displacement with chondroitinase ABC. Spine (Phila Pa 1976). 1997;22(13):1435-9. discussion 46-7.
[64] Kato F, Mimatsu K, Iwata H, Miura T. Comparison of tissue reaction with chondroitinase ABC and chymopapain in rabbits as the basis of clinical application in chemonucleolysis. Clin Orthop Relat Res. 1993;288:294-302.
[65] Sugimura T, Kato F, Mimatsu K, Takenaka O, Iwata H. Experimental chemonucleolysis with chondroitinase ABC in monkeys. Spine (Phila Pa 1976). 1996;21(2):161-5.
[66] Matsuyama Y, Chiba K, Iwata H, Seo T, Toyama Y. A multicenter, randomized, double-blind, dose-finding study of condoliase in patients with lumbar disc herniation. J Neurosurg Spine. 2018;28(5):499-511.
[67] Ishibashi K, Iwai H, Koga H. Chemonucleolysis with chondroitin sulfate ABC endolyase as a novel minimally invasive treatment for patients with lumbar intervertebral disc herniation. J Spine Surg. 2019;5(Suppl 1):S115-S21.
[68] Ascher PW, Heppner F. CO2-Laser in neurosurgery. Neurosurg Rev. 1984;7(2-3):123-33.
[69] Choy DSJ. Percutaneous laser disc decompression: history and scientific rationale. Tech Reg Anesth Pain Manag. 2005;9(1):50-5.
[70] Yonezawa T, Onomura T, Kosaka R, Miyaji Y, Tanaka S, Watanabe H, et al. The system and procedures of percutaneous intradiscal laser nucleotomy. Spine (Phila Pa 1976). 1990;15(11):1175-85.
[71] Belykh E, Yagmurlu K, Martirosyan NL, Lei T, Izadyyazdanabadi M, Malik KM, et al. Laser application in neurosurgery. Surg Neurol Int. 2017;8:274.
[72] Byvaltsev V, Belykh E, Panasenkov S, Ivanov N, Tsyganov P, Sorokovikov V. Nanostructural changes of intervertebral disc after diode laser ablation. World Neurosurg. 2012; 77(1):6-7.
[73] Davis JK. Early experience with laser disc decompression. A percutaneous method. J Fla Med Assoc. 1992;79(1):37-9.
[74] Tassi GP, Choy DSJ, Hellinger J, Hellinger S, Lee SH, Longo L. Percutaneous laser disc decompression (PLDD): experience and results from multiple centers and 19,880 procedures. In: Laser Florence 2009: a gallery through the laser medicine world. AIP conference proceedings, vol. 1226. Melville: American Institute of Physics; 2010. p. 69-75.
[75] Casper GD, Hartman VL, Mullins LL. Results of a clinical trial of the holmium:YAG laser in disc decompression utilizing a side-firing fiber: a two-year follow-up. Lasers Surg Med. 1996;19(1):90-6.
[76] Choy DS. Percutaneous laser disc decompression (PLDD): twelve years' experience with 752 procedures in 518 patients. J Clin Laser Med Surg. 1998;16(6):325-31.
[77] Choy DS. Percutaneous laser disc decompression: a 17-year experience. Photomed Laser Surg. 2004;22(5):407-10.
[78] Hellinger J. Complications of non-endoscopic percutaneous laser disc decompression and nucleotomy with the neodymium: YAG laser 1064 nm. Photomed Laser Surg. 2004;22(5):418-22.
[79] Menchetti PP, Canero G, Bini W. Percutaneous laser discectomy: experience and long term follow-up. Acta Neurochir Suppl. 2011;108:117-21.
[80] Tsou HK, Chao SC, Kao TH, Yiin JJ, Hsu HC, Shen CC, et al. Intradiscal electrothermal therapy in the treatment of chronic low back pain: experience with 93 patients. Surg Neurol Int. 2010;1:37.
[81] Helm S, Hayek SM, Benyamin RM, Manchikanti L. Systematic review of the effectiveness of thermal annular procedures in treating discogenic low back pain. Pain Physician. 2009;12(1):207-32.
[82] Saal JS, Saal JA. Management of chronic discogenic low back pain with a thermal intradiscal catheter. A preliminary report. Spine (Phila Pa 1976). 2000;25(3):382-8.
[83] Letcher FS, Goldring S. The effect of radiofrequency current and heat on peripheral nerve action potential in the cat. J Neurosurg. 1968;29(1):42-7.
[84] Wall MS, Deng XH, Torzilli PA, Doty SB, O'Brien SJ, Warren RF. Thermal modification of collagen. J Shoulder Elb Surg. 1999;8(4):339-44.
[85] Shah RV, Lutz GE, Lee J, Doty SB, Rodeo S. Intradiskal electrothermal therapy: a preliminary histologic study. Arch Phys Med Rehabil. 2001;82(9):1230-7.
[86] Freeman BJ, Walters RM, Moore RJ, Fraser RD. Does intradiscal electrothermal therapy denervate and repair experimentally induced posterolateral annular tears in an animal model? Spine (Phila Pa 1976). 2003;28(23):2602-8.
[87] Derby R, Baker RM, Lee CH, Anderson PA. Evidence-informed management of chronic low back pain with intradiscal electrothermal therapy. Spine J. 2008;8(1):80-95.
[88] Gelalis I, Gkiatas I, Spiliotis A, Papadopoulos D, Pakos E, Vekris M, et al. Current concepts in intradiscal percutaneous minimally invasive procedures for chronic low back pain. Asian J Neurosurg. 2019;14(3):657-69.
[89] Helm Ii S, Simopoulos TT, Stojanovic M, Abdi S, El Terany MA. Effectiveness of thermal annular procedures in treating discogenic low back pain. Pain Physician. 2017;20(6):447-70.

[90] Maas ET, Ostelo RW, Niemisto L, Jousimaa J, Hurri H, Malmivaara A, et al. Radiofrequency denervation for chronic low back pain. Cochrane Database Syst Rev. 2015;(10):CD008572.

[91] Kapural L, Mekhail N. Novel intradiscal biacuplasty (IDB) for the treatment of lumbar discogenic pain. Pain Pract. 2007;7(2):130-4.

[92] Kapural L, Vrooman B, Sarwar S, Krizanac-Bengez L, Rauck R, Gilmore C, et al. A randomized, placebo-controlled trial of transdiscal radiofrequency, biacuplasty for treatment of discogenic lower back pain. Pain Med. 2013;14(3):362-73.

[93] Centers for Medicare and Medicaid Services. Decision Memo for Thermal Intradiscal Procedures (CAG-00387N). 29 Sept 2008. https://www.cms.gov/medicare-coverage-database/details/nca-decision-memo.aspx?NCAId=215&bc=AAAAAAAACAA&. Accessed 19 Feb 2020.

[94] Appleby D, Andersson G, Totta M. Meta-analysis of the efficacy and safety of intradiscal electrothermal therapy (IDET). Pain Med. 2006;7(4):308-16.

[95] Nottrott M. Acrylic bone cements: influence of time and environment on physical properties. Acta Orthop Suppl. 2010;81(341):1-27.

[96] Kushchayev SV, Wiener PC, Teytelboym OM, Arrington JA, Khan M, Preul MC. Percutaneous vertebroplasty: A history of procedure, technology, culture, specialty, and economics. Neuroimaging Clin N Am. 2019;29(4):481-94.

[97] Degussa and Kulzer 1943 Deutsches Reichspatent 973 590.

[98] Breusch S, Malchau H. The well-cemented total hip arthroplasty: theory and practice. Berlin, Heidelberg: Springer Medizin Verlag Heidelberg; 2005.

[99] Kinnear RA and Imperial Chemical Industries, Ltd. Patent GB552377 (A) - Improved dentures. 1943-04-05.

[100] Elkins CW, Cameron JE. Cranioplasty with acrylic plates. J Neurosurg. 1946;3:199-205.

[101] Hamby WB, Glaser HT. Replacement of spinal intervertebral discs with locally polymerizing methyl methacrylate: experimental study of effects upon tissues and report of a small clinical series. J Neurosurg. 1959;16(3):311-3.

[102] Scoville WB, Palmer AH, Samra K, Chong G. The use of acrylic plastic for vertebral replacement or fixation in metastatic disease of the spine. Technical note. J Neurosurg. 1967;27(3):274-9.

[103] Harrington KD. The use of methylmethacrylate for vertebral-body replacement and anterior stabilization of pathological fracture-dislocations of the spine due to metastatic malignant disease. J Bone Joint Surg Am. 1981;63(1):36-46.

[104] Mathis JM, Belkoff SM, Deramond H. History and early development of percutaneous vertebroplasty. In: Mathis JM, Deramond H, Belkoff SM, editors. Percutaneous vertebroplasty and kyphoplasty. New York: Springer; 2006. p. 3-7. https://doi.org/10.1007/0-387-36083-2.

[105] Lapras C, Mottolese C, Deruty R, Lapras C Jr, Remond J, Duquesnel J. Percutaneous injection of methylmethacrylate in osteoporosis and severe vertebral osteolysis (Galibert's technic). Ann Chir. 1989;43(5):371-6. (Article in French).

[106] Jensen ME, Evans AJ, Mathis JM, Kallmes DF, Cloft HJ, Dion JE. Percutaneous polymethylmethacrylate vertebroplasty in the treatment of osteoporotic vertebral body compression fractures: technical aspects. AJNR Am J Neuroradiol. 1997;18(10):1897-904.

[107] Jensen ME, Dion JE. Vertebroplasty relieves osteoporosis pain. Diagn Imaging (San Franc). 1997;19(9):68, 71-2.

[108] Diamond TH, Champion B, Clark WA. Management of acute osteoporotic vertebral fractures: a nonrandomized trial comparing percutaneous vertebroplasty with conservative therapy. Am J Med. 2003;114(4):257-65.

[109] McGraw JK, Cardella J, Barr JD, Mathis JM, Sanchez O, Schwartzberg MS, et al. Society of Interventional Radiology quality improvement guidelines for percutaneous vertebroplasty. J Vasc Interv Radiol. 2003;14(7):827-31.

[110] National Institute for Health and Care Excellence. Percutaneous vertebroplasty. London. 24 Sept 2003. https://www.nice.org.uk/guidance/ipg12/resources/percutaneous-vertebroplasty-pdf-52773974734021. Accessed 1 Jan 2020.

[111] Helmberger T, Bohndorf K, Hierholzer J, Noldge G, Vorwerk D, German Radiological S. Guidelines of the German Radiological Society for percutaneous vertebroplasty. Radiologe. 2003;43(9):703-8. (Article in German).

[112] Mathis JM, Ortiz AO, Zoarski GH. Vertebroplasty versus kyphoplasty: a comparison and contrast. AJNR Am J Neuroradiol. 2004;25(5):840-5.

[113] Analysis of agreement containing consent orders to aid public comment. In the matter of Kyphon Inc., Disc-O-Tech Medical Technologies Ltd. (under voluntary liquidation), and Discotech Orthopedic Technologies Inc. Available from: https://www.ftc.gov/sites/default/files/documents/cases/2007/10/071009analysis.pdf.

[114] Yimin Y, Zhiwei R, Wei M, Jha R. Current status of percutaneous vertebroplasty and percutaneous kyphoplasty--a review. Med Sci Monit. 2013;19:826-36.

[115] Bornemann R, Kabir K, Otten LA, Deml M, Koch EM, Wirtz DC, et al. Radiofrequency kyphoplasty-an innovative method for the treatment of vertebral compression fractures - comparison with conservative treatment. Z Orthop Unfall. 2012;150(4):392-6. (Article in German).

[116] He Z, Zhai Q, Hu M, Cao C, Wang J, Yang H, et al. Bone cements for percutaneous vertebroplasty and balloon kyphoplasty: Current status and future developments. J Orthop Translat. 2015;3(1):1-11.

[117] Palmer I, Nelson J, Schatton W, Dunne NJ, Buchanan FJ, Clarke SA. Biocompatibility of calcium phosphate bone cement with optimized mechanical properties. J Biomed

Mater Res B Appl Biomater. 2016;104(2):308-15.

[118] Hargunani R, Le Corroller T, Khashoggi K, Liu DM, Marchinkow LO, Mudri MJ, et al. An overview of vertebroplasty: current status, controversies, and future directions. Can Assoc Radiol J. 2012;63(3 Suppl):S11-7.

[119] Ahern DP, Gibbons D, Schroeder GD, Vaccaro AR, Butler JS. Image-guidance, robotics, and the future of spine surgery. Clin Spine Surg. 2020;33(5):179-84.

[120] Belykh E, Giers M, Bardonova L, Theodore N, Preul M, Byvaltsev V. The role of bone morphogenetic proteins 2, 7, and 14 in approaches for intervertebral disk restoration. World Neurosurg. 2015;84(4):871-3.

[121] Hodgkinson T, Shen B, Diwan A, Hoyland JA, Richardson SM. Therapeutic potential of growth differentiation factors in the treatment of degenerative disc diseases. JOR Spine. 2019;2(1):e1045.

第 2 章 脊柱的骨与韧带影像解剖
Imaging Osseo-ligamentous Spine Anatomy

Matthew D. Alvin　Amirali Modir Shanechi　Matthew Kiczek　Majid Khan　著

一、临床解剖

根据临床适应证，对颈椎、胸椎和腰椎进行所需的成像检查。人体脊柱共有 33 个椎体：颈椎 7 个，胸椎 12 个，腰椎 5 个，骶椎 5 个，尾椎 4 个。这些骨骼的组合为人体活动提供了重要支撑功能，包括站立、弯曲和扭转，并保护脊髓免受损伤。在正常情况下，脊柱从侧面看呈 S 形，包括前凸的颈段和腰段椎骨，后凸的胸段和骶/尾段椎骨。除 $C_{1/2}$、骶骨和尾骨外，椎体由椎间盘分开。椎间盘由周围的纤维环（纤维软骨）和中央的髓核（透明软骨）组成[1]。

（一）颈椎

第 1 颈椎和第 2 颈椎的椎骨结构独特，其余颈椎椎骨大小和形态相似[2]。第 1 颈椎（C_1）称为寰椎（atlas），呈环状，包含前弓、后弓、成对的横突和侧块（lateral mass）。侧块上的椭圆形凹陷与颅底的枕髁形成关节，没有中央椎体。寰椎命名来自于希腊神话，宙斯（Zeus）命令 Atlas 用肩膀支撑天空；与此相似，寰椎支撑着人体的头部。第 2 个颈椎（C_2）称为轴椎（axis）或枢椎（epistropheus），呈环形，有一向上方的齿状突起，称为齿突，位于 C_1 前弓的后方。轴椎一词源于拉丁语，词义为车轴。在人体中，枢椎发挥的车轴作用使其上方的 C_1 转动。成人齿突与 C_1 前弓之间的正常距离（即寰齿间隙），为 2～3mm（最大值为 3mm），儿童为 3～4mm（最大值为 5mm）（图 2-1）[3]。该间隙由寰椎十字韧带（cruciate ligament）维持，该韧带由一条较薄弱的纵束（longitudinal band）和一条较坚固的横韧带（transverse band）组成。纵束位于齿突尖韧带（apical ligament）与覆膜之间，横韧带张于 C_1 两侧块内的小结节之间，十字韧带与翼状韧带是稳定寰枢关节主要的结构（图 2-2 和图 2-3）。寰枢关节使 C_2 之上的 C_1 能够自由旋转，并在上颈段脊柱屈曲、背伸、侧屈的过程保持 C_1 的稳定性。覆膜（tectorial membrane）为后纵韧带的向上延续，位于横韧带的背面。翼状韧带（alar ligament）是一对翼状结构，起于齿突尖后外侧的卵圆平滑区，止于两侧枕髁内侧面。细小呈束状的齿突尖韧带位于寰椎横韧带的深面，连接齿突尖与枕骨大孔前缘中点（颅底点）。齿突尖端位于延髓的前下方。T_1WI 通常可见齿突基底部有线状低强度信号，其与 CT 图像的硬化

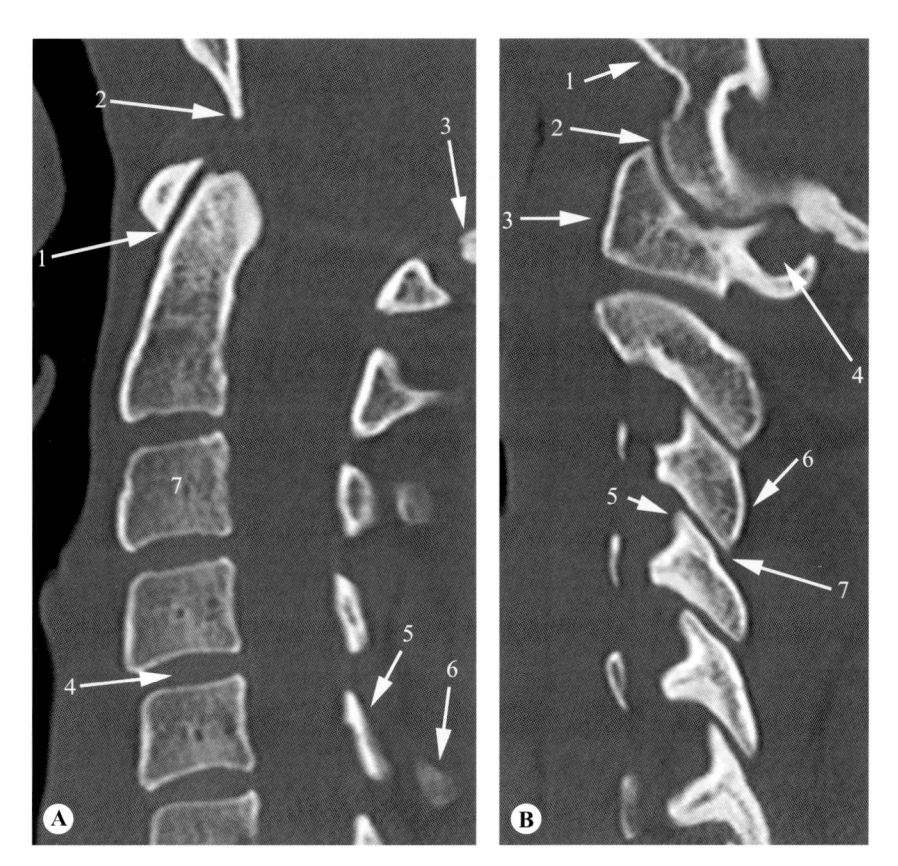

第 2 章 脊柱的骨与韧带影像解剖
Imaging Osseo-ligamentous Spine Anatomy

▲ 图 2-1 A. 颈椎正中矢状位 CT 图像。1. 寰齿间隙；2. 颅底；3. C₁ 后弓；4. C₄₋₅ 椎间盘间隙；5. C₅ 椎板；6. C₅ 棘突；7. C₃ 椎体。B. 颈椎斜位矢状位 CT 图像。1. 枕骨；2. 寰枕关节；3. C₁ 侧块；4. 颈椎横突孔；5. 上关节突；6. 下关节突；7. 小面（关节突）关节

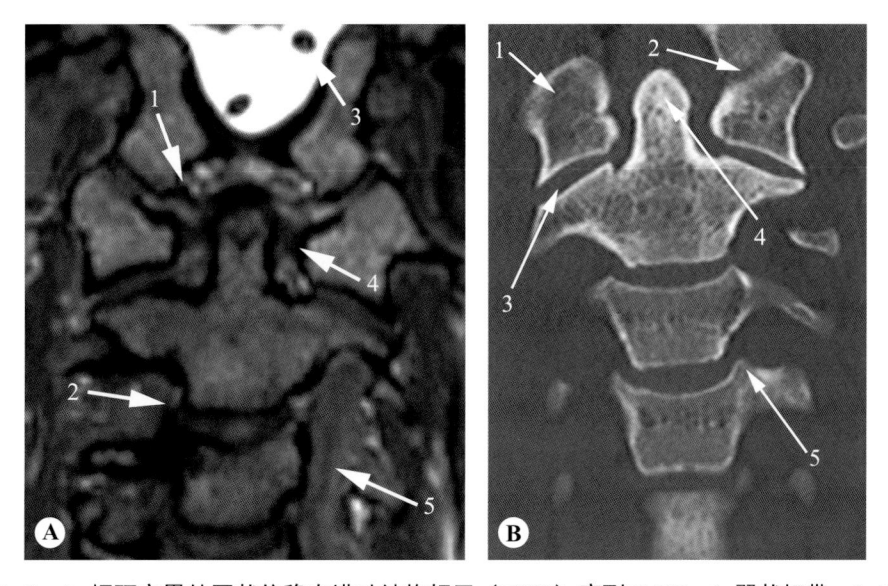

▲ 图 2-2 A. 颅颈交界处冠状位稳态进动结构相干（CISS）序列 T₂WI。1. 翼状韧带；2. C₂₋₃ 钩椎关节；3. 左侧椎动脉 V₄ 段（枕骨大孔段）；4.（十字韧带的）横韧带；5. 左侧椎动脉 V₂ 段（横突孔段）。B. 颅颈交界处冠状位 CT 图像。1. C₁ 右侧块；2. 寰枕关节左侧；3. 寰枢关节右侧；4. 齿突；5. C₄ 左侧钩突

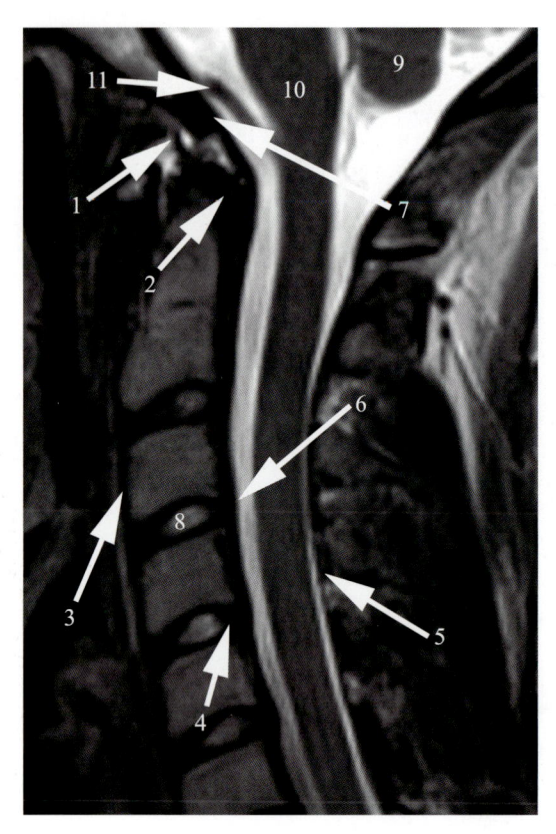

▲ 图 2-3 颈椎矢状位 T₂WI

1. 齿突尖韧带；2.（十字韧带的）横韧带；3. 前纵韧带；4. 纤维环；5. 黄韧带；6. 后纵韧带；7. 覆膜；8. 髓核；9. 小脑；10. 延髓；11. 椎动脉

相对应，为齿突基底部与椎体的软骨结合部，与骨折的区别在于软骨结合部并不延伸至邻近骨皮质。

其余颈椎（$C_{3\sim7}$）具有椎体（呈较小的椭圆形）、椎弓根、横突、椎板、棘突、上关节突和下关节突[4, 5]。颈椎上下关节突形成小面（关节突）关节。钩椎关节又称 Luschka 关节，是颈椎的特有结构，多位于 $C_{3\sim7}$，辅助颈椎的屈曲和背伸，限制侧屈（图 2-2 和图 2-4）。该关节为滑膜关节，由下位椎体的钩突与上位椎体的钩爪相连构成。钩爪是位于各颈椎椎体两侧后下部的杯形凹槽（C_1 除外），而钩突则位于各颈椎椎体两侧后上部（C_1 和 C_2 除外）。颈椎两侧横突具有横突孔，椎动脉 V_2 段（横突孔段）由此穿行。虽然 C_7 椎体也具有横突孔，但椎动脉通常

穿行于 C_6 以上横突孔。由于流空现象（flow-void phenomenon），在 MR 自旋回旋（spin-echo，SE）序列的成像中，椎动脉呈圆形低强度信号结构。颈椎的棘突较短，末端有分叉（C_7 除外）。与腰椎间盘相比，颈椎和胸椎的椎间盘厚度较小，纤维环外层较薄。鉴于颈椎神经孔的前外侧走向形态，采用斜矢状角度方能较好观察颈椎神经孔的矢状位断层解剖[4-6]。MR 检查可根据轴位图像，评估椎间孔的最佳斜矢状位的角度。CT 也可用类似方法，基于原始数据进行最佳斜矢状位的重建，或根据常规应用的薄层进行图像重建，在影像归档和通信系统（picture archiving and communication system，PACS）的影像阅读终端进行任何平面重建，包括穿越椎间孔的斜矢状位重建。

（二）胸椎

12 个胸椎均具有中等大小的椎体和向下倾斜的较长棘突（图 2-5 和图 2-6）[7]。胸椎横突结构独特，具有与肋骨相连（肋横突关节）的横突肋凹。每根肋骨也在肋椎关节处与其对应椎体相连。与颈椎相同，胸椎也具有成对椎弓根和椎板。

（三）腰椎

5 个腰椎的椎体大，棘突短而粗，横突长而宽（图 2-7 和图 2-8）[8]。其他解剖学结构与颈椎和胸椎相似。相互融合的 5 个骶椎和 4 个尾椎，通常分别称为骶骨和尾骨。整个脊柱节段、椎间孔或神经孔包含有神经根及其鞘膜、背根神经节（dorsal root ganglion）、脂肪和血管。神经孔前方为椎体和椎间盘，上下方为上下椎弓根、后方为小面关节（图 2-9 和图 2-10）。脊柱的 3 个主要韧带分别是前纵韧带、后纵韧带和黄韧带。椎管内的硬膜囊外围有硬膜外间隙，该间隙内包含硬膜外脂肪和较大的静脉丛。硬膜囊由硬脊膜形成，该囊内有蛛网膜形成的蛛网膜下腔，蛛网膜

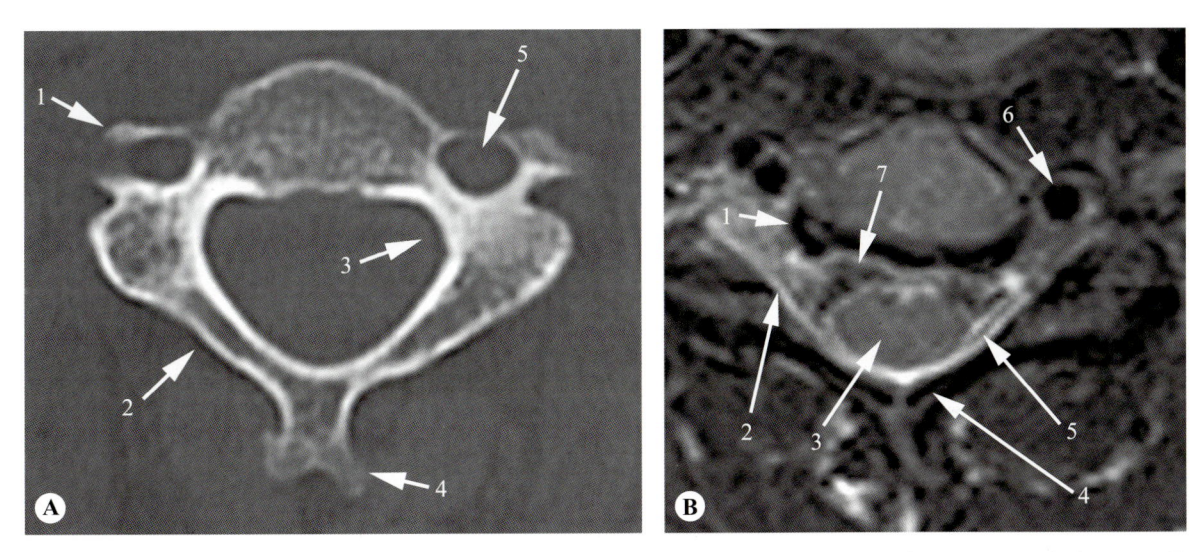

第 2 章 脊柱的骨与韧带影像解剖
Imaging Osseo-ligamentous Spine Anatomy

▲ 图 2-4 A. 颈椎轴位 CT 图像。1. 右侧横突；2. 右侧椎板；3. 左侧椎弓根；4. 棘突分叉；5. 横突孔。B. 颈椎轴位 T₂WI。1. 钩突；2. 右侧神经束；3. 脊髓；4. 黄韧带；5. 神经根背侧支；6. 左侧 V₂ 段椎动脉；7. 脑脊液搏动伪影

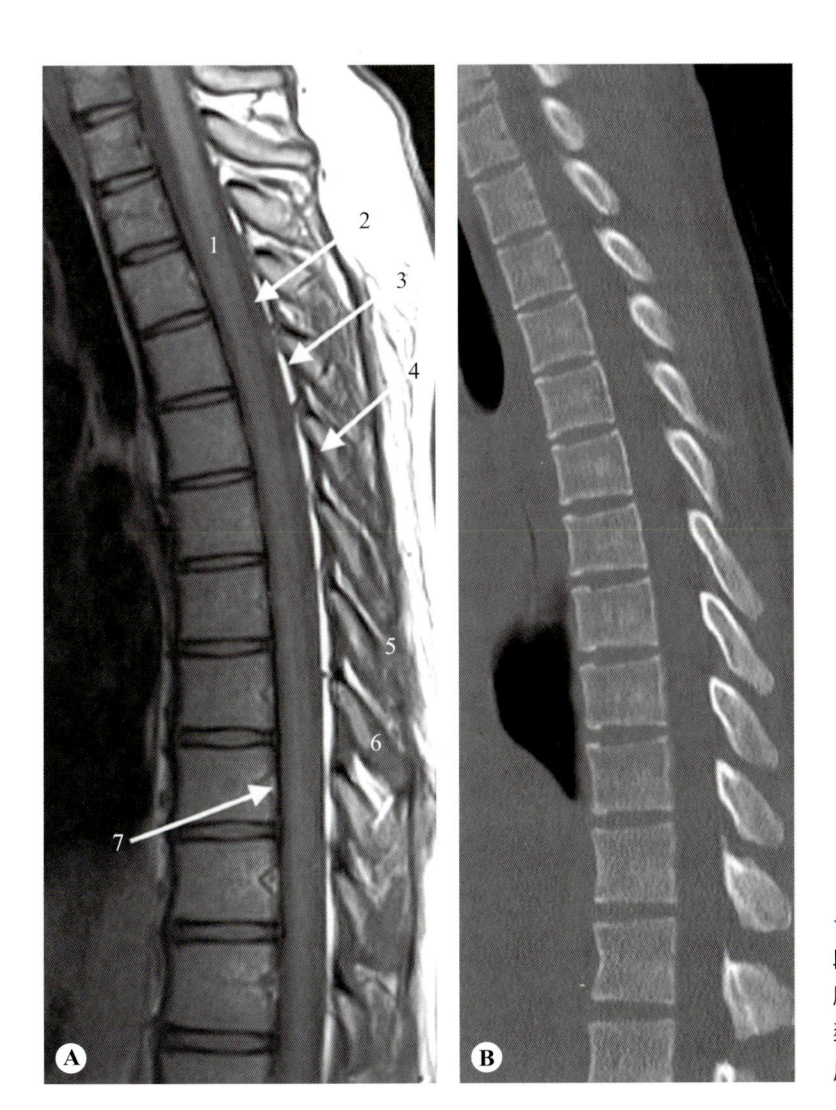

◀ 图 2-5 A. 胸椎矢状位 T₁WI。1. 胸段脊髓；2. 蛛网膜下腔；3. 硬膜外脂肪；4. 黄韧带；5. 横突棘肌（多裂肌）；6. 棘突；7. 硬膜外静脉。B. 对应胸椎矢状位 CT 图像

017

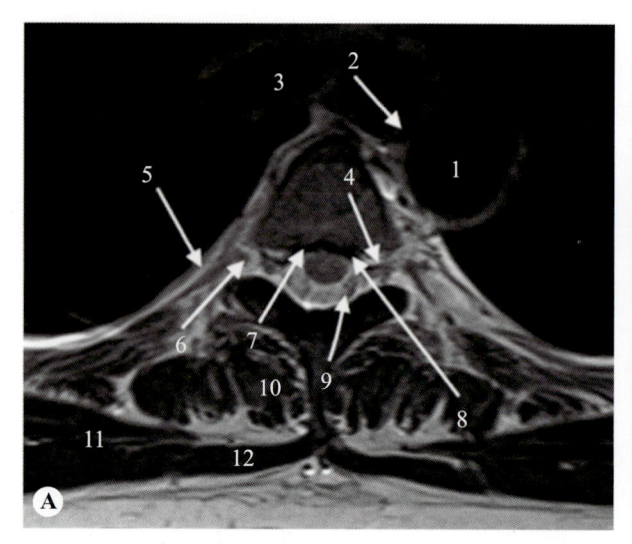

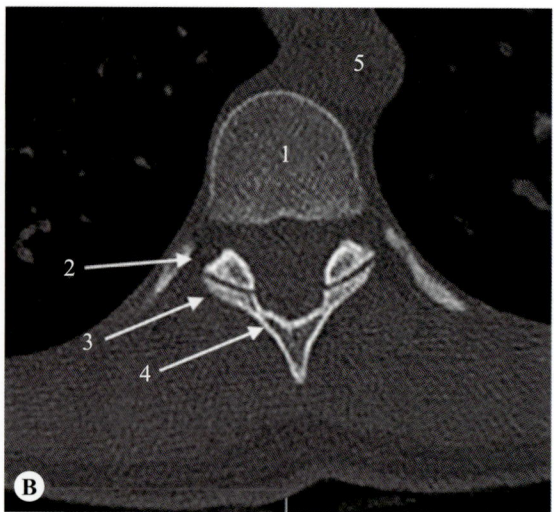

▲ 图 2-6　A. 胸椎轴位 T₂WI。1. 主动脉；2. 半奇静脉；3. 奇静脉；4. 椎间孔静脉；5. 胸部肋间静脉；6. 背根神经节；7. 慢血流的椎体静脉；8. 后纵韧带；9. 脑脊液搏动伪影；10. 横突棘肌（多裂肌）；11. 背最长肌；12. 斜方肌。B. 胸椎轴位 CT 图像。1. T₈ 椎体；2. T₉ 上关节突；3. T₈ 下关节突；4. T₈ 右侧椎板；5. 主动脉

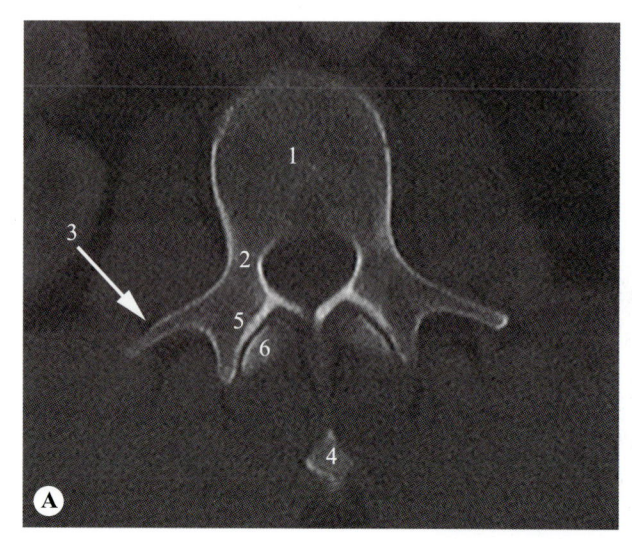

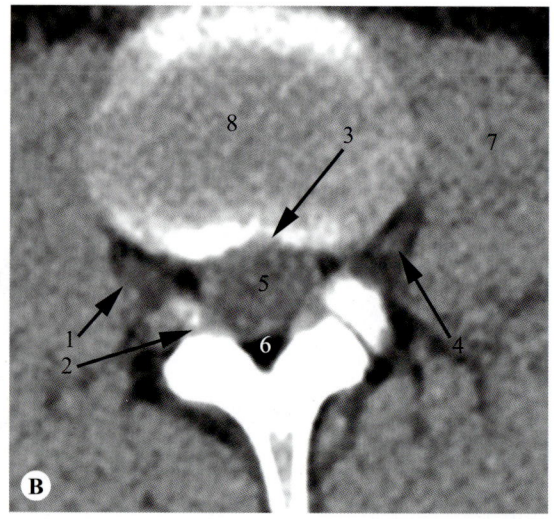

▲ 图 2-7　A. 腰椎轴位 CT 图像。1. 椎体；2. 椎弓根；3. 横突；4. 棘突（上位椎）；5. 上关节突；6. 下关节突（上位椎）。B. 腰椎轴位 CT 图像。1. 脊神经根；2. 黄韧带；3. 后纵韧带；4. 脊神经根；5. 脊髓；6. 硬膜外脂肪；7. 腰大肌；8. 椎间盘

下腔内有脊髓、脊髓圆锥和马尾，以及包围上述结构并流动的脑脊液（cerebrospinal fluid，CSF）。脊髓圆锥为脊髓远端，正常位于 L₁ 椎体水平附近（图 2-10）。仰卧位时，马尾神经根聚集在腰椎椎管的后部[9-11]。以轴位视角观察，几乎所有椎体的后侧均呈平行或略凹状，椎间盘位于相邻椎体的边缘内。然而，在过度背伸的情况下，一些组织结构正常的椎间盘可出现 1～2mm 的膨出。L₅ 椎体的轴位外观呈双凹形，且有髂腰韧带自 L₅ 横突发出，以此轴位特征可区分该椎体和其他椎体。上段腰椎区域的椎管呈圆形，下段腰椎区域的椎管逐渐向三角形演变。硬膜外脂肪持续存在于椎管的后部，而 L₅～S₁ 区有突出的硬膜外脂肪位于椎管前部（图 2-7）[12]。硬膜外脂肪沉积症

是一种超出正常的病理性硬膜外脂肪沉积，严重者可导致硬膜囊受压。

不同于颈椎神经孔的前外侧走行，腰椎神经孔呈侧向走行，因而，腰椎的标准矢状位图像多可显示神经孔（图 2-8 和图 2-10），在轻度旁矢状位观察，腰椎神经孔显示最为清晰，有别于颈椎神经孔最佳显示所需的前斜矢状位。

二、影像技术及其主要特点

（一）常规 X 线摄片

常规 X 线摄片通常用于创伤患者的初期诊断，其识别骨折或脱位的敏感性很高。此外，屈曲 / 背伸和中立位的摄影可对患者进行骨骼不稳定性的评估[13]，例如，对唐氏综合征患者行气管插管前的寰枢间隙不稳定性评估，以及对椎弓峡部断裂导致腰椎滑脱患者在不同体位时腰椎滑脱

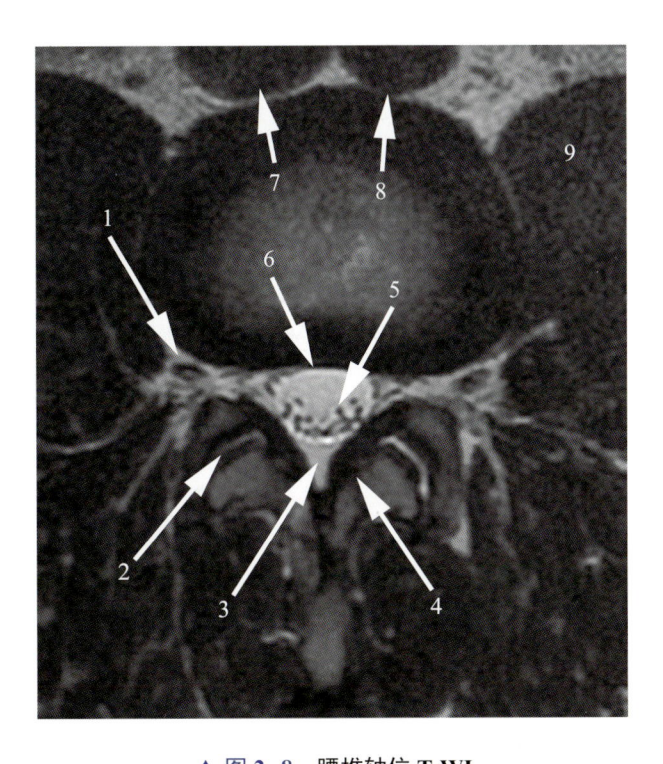

▲ 图 2-8 腰椎轴位 T₂WI
1. 脊神经根；2. 小面关节；3. 硬膜外脂肪；4. 黄韧带；5. 硬膜囊内马尾神经；6. 后纵韧带；7. 下腔静脉；8. 腹主动脉；9. 腰大肌

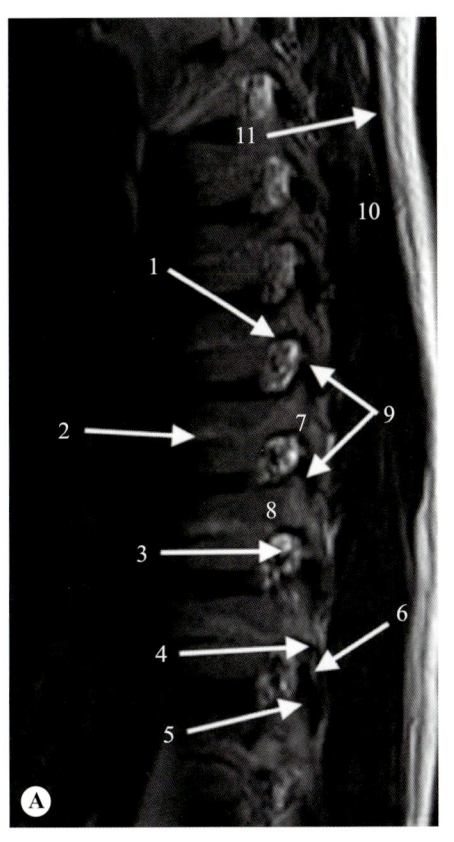

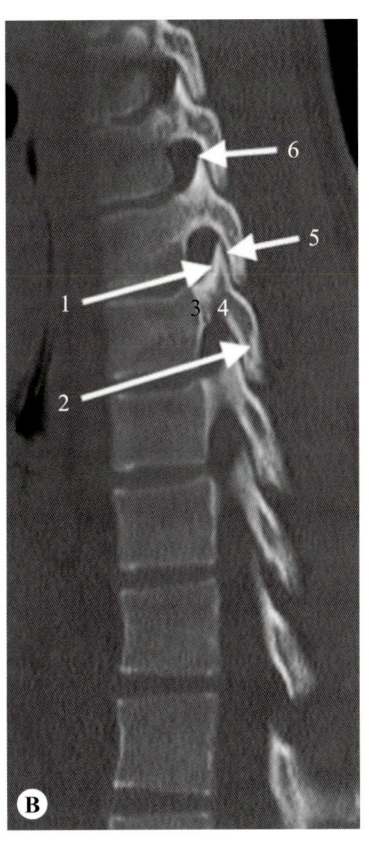

◀ 图 2-9 A. 胸椎旁矢状位 T₂WI。1. 椎间孔静脉；2. 胸椎旁肋间静脉和动脉；3. 椎间孔神经根；4. 下关节突；5. 上关节突；6. 小面关节；7. 椎弓峡部；8. 椎弓根；9. 黄韧带；10. 竖脊肌群；11. 斜方肌。B. 胸椎旁矢状位 CT 图像。1. 上关节突；2. 下关节突；3. 椎弓根；4. 椎弓根峡部；5. 小面关节；6. 椎间孔

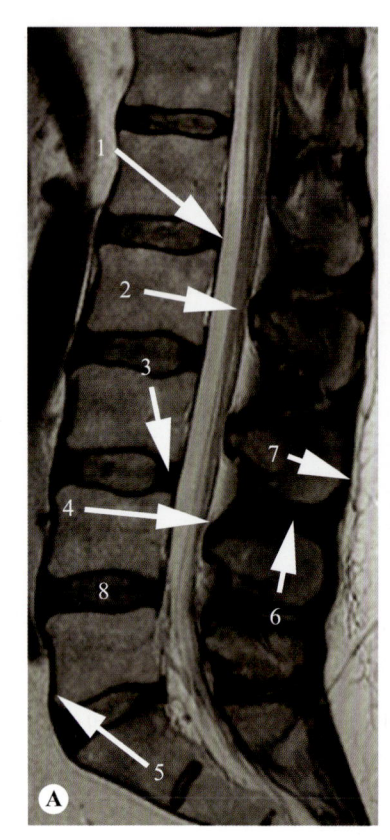

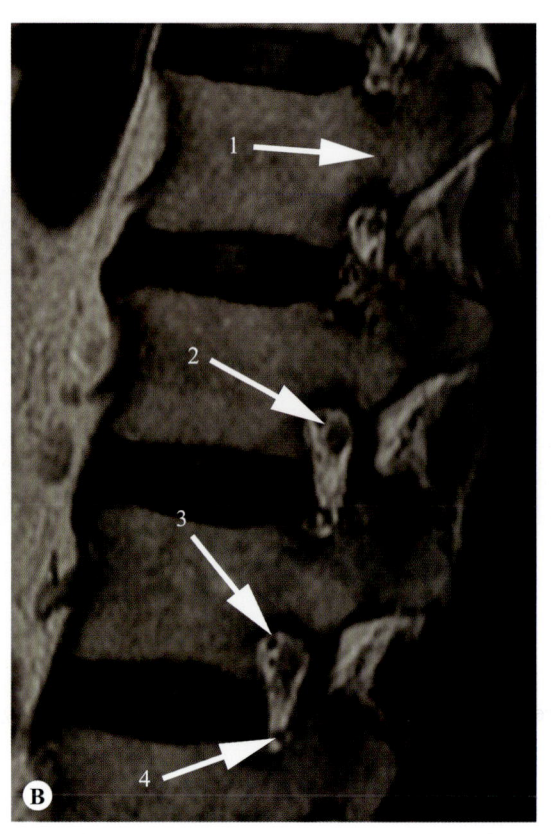

▲ 图 2-10 A. 腰椎矢状位 T₂WI。1. 后纵韧带；2. 马尾神经；3. 纤维环；4. 黄韧带；5. 前纵韧带；6. 棘间韧带；7. 棘上韧带；8. 髓核。B. 腰椎旁矢状位 T₂WI。1. 椎弓根；2. 脊神经根；3. 椎间孔上静脉；4. 椎间孔下静脉

程度变化的观察，判断不进行治疗干预是否可能发生不良后果。

（二）计算机断层扫描

CT 成像是神经放射学重要的常规工具，具有多种适应证，包括骨密度评估（如骨质减少、骨软化症）、常规 X 线摄片或其他影像检查发现的局灶性病变、常规 X 线摄片疑似存在但未显示的隐匿性骨折。可用平扫或静脉注射碘对比剂的强化扫描方式进行 CT 检查，评估骨结构仅需平扫方式。值得注意的是，与 MRI 相比，CT 识别韧带损伤的敏感性有限。

（三）CT 脊髓造影

CT 脊髓造影即基于硬脊膜（通常是腰椎）穿刺，向鞘内注射碘对比剂进行脊髓造影[14]。腰椎穿刺和鞘内注射通常在透视引导下完成，随之进行 CT 脊髓造影成像，CT 脊髓造影可作为 MRI 检查的替代方法。此外，脊髓造影是评估脑脊液漏的首选方法，根据脊髓造影结果，术者进行经验性或靶向性硬膜外血贴片治疗脑脊液漏。值得注意的是，高流量脑脊液漏可能需要动态 CT 脊髓造影，而不是透视脊髓造影。

（四）磁共振成像

因为无辐射和对软组织结构极佳的显示效果，MRI 成为脊髓评估的首选方式。基于强磁场和特定频率脉冲，质子发生共振而生成的磁共振图像，可评估髓内肿瘤、脱髓鞘疾病、血管性疾病和感染/炎症性病变等[15]。对于创伤患者，MRI 是检查韧带完整性的金标准。例如，MRI 显示颈椎区域覆膜或前纵韧带轻微水肿或

微小撕裂，对患者的治疗和预后有显著影响。作为一种敏感的检查方法，MRI 主要依赖于众多不同的序列[15]。T_1 加权序列可用于评估转移性病变或创伤情况下的骨髓状况；在给予钆对比剂后，可对血脑屏障破坏程度进行评估，如肿瘤、感染或脑卒中，或对血脑屏障以外的血管结构进行评估[16]。T_2 加权和 T_2 短时间反转恢复（short tau inversion recovery，STIR）序列可清晰显示水肿和韧带的精细结构。弥散加权成像（diffusion-weighted imaging，DWI）和扩散系数（apparent diffusion coefficient，ADC）序列可评估组织的水分子运动，突出显示水分子运动受到干扰的病变，如脑卒中、肿瘤、感染等。磁敏感加权成像（susceptibility-weighted imaging，SWI）或梯度回波（gradient recalled echo，GRE）序列成像可评估出血和钙化[17, 18]。表 2-1 至表 2-3 提供了 MRI 成像方案的具体细节。

三、影像解剖

（一）骨髓

中轴骨所含的红骨髓是人一生中主要的造血部位，而附肢骨所含的红骨髓通常逐渐转化为脂肪化骨髓，又称黄骨髓，该过程约在 25 岁完成。椎体骨髓通常也经历从红骨髓到黄骨髓的转化，但比附肢骨更加细微。椎体的脂肪含量可随多种原因而变化，如年龄、邻近椎间盘退行性变、全身或局部的放射治疗、造血功能增加（镰状细胞病或其他影响骨髓的全身性疾病等）[19, 20]。在年轻患者中，邻近椎体静脉丛（basivertebral venous plexus）区域呈现代表脂肪骨髓的线状高信号。随着年龄的增长，脂肪骨髓可呈带状、三角状、多灶性/球状高信号，40 岁以上患者的高信号脂肪骨髓可占据椎体的较大部分（图 2-5）[20]。在成人个体之间，骨髓分布模式有明显差异，Ricci 等发现了几种脊柱骨髓的分布模式[20]。

模式 1 表现为除椎体静脉丛周围有 T_1 线状高强度信号外，椎体呈均匀的 T_1 低强度信号；模式 2 表现为终板和椎体角（vertebral body corner）附近有带状和三角状 T_1 高强度信号，可能与终板机械应力作用有关；模式 3 表现为数个毫米级大小并弥散分布的脂肪 T_1 高强度信号灶（模式 3a），或范围大小约 1cm 的局灶性 T_1 高强度信号（模式 3b）。模式 1 主要见于 40 岁以下患者的颈椎，而模式 2 和模式 3 主要见于 40 岁以上患者。模式 2 和模式 3 最先出现于腰椎，随后出现于胸椎，最后出现于颈椎。总的来说，红骨髓经历逐渐由黄骨髓取代的过程，此过程持续终身。健康老年患者整个椎体呈明显的 T_1 高信号，提示以黄骨髓为主。然而，由于个体因素和对机械应力反应的差异，表现有明显不同[20]。

化学位移成像常用于检查肾上腺和肝脏，也可用于检查脊柱骨髓，评估有无转移性病变。同相位/反相位成像可评估组织体素中存在的脂肪和水，由于水和脂肪质子有不同的进动频率，因此在没有重新聚焦脉冲的情况下，掺杂有脂肪质子和水分子的体素在反相位图像表现为信号强度明显降低。在脊柱恶性肿瘤或转移性病变中，骨髓所包含的正常脂肪被肿瘤组织取代，反相位图像的信号强度缺乏抑制[21, 22]。

（二）椎体终板

上、下终板形成椎体与椎间盘的界面。在理想条件下，应在完全水平的情况下对每个节段的终板进行评估，终板发生任何偏离水平面的表现均提示骨折，MRI 发现终板骨折的敏感性显著高于 CT。终板硬化密度表示有慢性疾病，Schmorl 结节（Schmorl node）代表椎间盘穿经终板疝入椎体，可导致无症状的微小高度丢失。侵蚀性终板变化通常代表感染或炎症，如椎间盘炎/骨髓炎。MRI 终板信号强度的评估，有助于鉴别水肿/炎症、红/黄骨髓转化和慢性硬化[23, 24]。

表 2-1 颈椎磁共振成像方案

序 列	定 位	FLAIR	T₂	T₂	GRE	T₁	STIR	增强 T₁	增强 T₁
方位	3个	矢状位	矢状位	轴位	轴位	矢状位	轴位	矢状位	矢状位	轴位
线圈类型	颈	颈	颈	颈	颈	颈	颈	颈	颈
厚度（mm）	10	3	3	3	3	3	3	3	3
TR（ms）	24	1700	3530	4210	32	653	649	4400	653	649
TE（ms）	6	12	106	111	14	10	11	74	10	11
翻转角度（°）	30	150	180	150	5	170	150	150	170	150
NEX	1	1	2	2	1	2	2	1	2	2
矩阵	128×256	250×384	269×384	240×320	216×320	269×384	205×256	192×256	269×384	205×256
重建 FOV（mm）	300	260	240	200	200	240	240	240	240	240
相位方向 FOV（%）	100	100	100	75	75	200	100	100	100	100

FLAIR. 液体衰减反转恢复；FOV. 视野；GRE. 梯度回波；NEX. 激励次数；STIR. 短时间反转恢复；TE. 回波时间；TR. 重复时间

表 2-2 胸椎磁共振成像方案

序列	定位	T₁	T₂	T₂	STIR	增强 T₁	增强 T₁
方位	3个	矢状位	矢状位	轴位	矢状位	矢状位	轴位
线圈类型	脊柱	脊柱	脊柱	脊柱	脊柱	脊柱	脊柱
厚度（mm）	10	4	4	4	4	4	4
TR（ms）	20	641	3000	7360	3220	670	579
TE（ms）	6	17	100	106	74	14	13
翻转角度（°）	30	180	150	150	180	150	130
NEX	1	1	2	1	2	2	2
矩阵	128×256	256×256	307×384	192×256	256×256	269×384	205×256
重建 FOV（mm）	380	300	320	200	320	320	200
相位方向 FOV（%）	100	100	100	100	100	100	100

FOV. 视野；STIR. 短时间反转恢复；NEX. 激励次数；TE. 回波时间；TR. 重复时间

表 2-3 腰椎磁共振成像方案

序列	定位	T₁ FLAIR	T₂	T₂	T₁	STIR	增强 T₁	增强 T₁
方位	3个	矢状位	矢状位	轴位	轴位	矢状位	矢状位	轴位
线圈类型	脊柱	脊柱	脊柱	脊柱	脊柱	脊柱	脊柱	脊柱
厚度（mm）	10	4	4	4	4	4	4	4
TR（ms）	3.27	1600	3150	4250	500	4560	657	539
TE（ms）	1.64	12	95	106	14	79	12	14
翻转角度（°）	55	150	180	150	90	180	90	90
NEX	2	1	2	1	1	2	2	1
矩阵	115×256	256×256	256×256	218×256	205×256	192×256	192×256	192×256
重建 FOV（mm）	450	280	280	200	200	280	280	200
相位方向 FOV（%）	100	100	100	100	100	100	75	100

FLAIR. 液体衰减反转恢复；FOV. 视野；NEX. 激励次数；STIR. 短时间反转恢复序列；TE. 回波时间；TR. 重复时间

（三）椎间盘

在胚胎发育早期和新生儿中，髓核是一个高度胶状、半透明、相对较大的卵形结构。纤维环由密集的纤维组成，排列呈同心圆板层状年轮结构。11—20岁时，椎间盘的外部由实质组织取代，纤维环的外观变得更致密。在发育完全的成人中，髓核由无定形的纤维软骨组成，纤维环更加致密。随着年龄的增长，髓核和纤维环之间的界限变得不明显，成人MRI检查可显示椎间盘中部纤维板的横向低信号带。正常椎间盘可存在同心环状撕裂，横向撕裂虽然是退行性疾病的表现，但在无症状成人中并不少见（T_2高强度信号）[10, 12]。

T_1WI不能区分位于椎间盘中央的髓核和周围的纤维环，椎间盘显示的信号强度略低于邻近的椎体常被作为一个良好的标志，可确定无疑似骨髓组织替代。

（四）骨连接和关节

小面关节（facet joint）是呈中等信号强度的线性结构，信号强度与关节内的透明软骨和滑膜液相关（图2-11）[10, 12, 25]。小面关节由上关节突的凹面和下关节突的凸面构成。腰椎的上关节突关节面位于前外侧，朝向后内侧。下关节突关节面位于后内侧，朝向前外侧。颈椎的小面关节排列与此不同，颈椎的上、下关节突在任一侧或两侧融合形成关节柱，即自椎弓根和椎板的连接处突起侧立骨柱（columns of bone）（图2-1）。CT扫描能较MRI成像更好地显示脊柱骨性突起。覆盖椎板内面两侧和小面关节前部的黄韧带呈中等强度信号，有别于邻近呈高信号的硬膜外中央区脂肪和呈低信号的周围相邻椎板（图2-3）。

（五）黄韧带

黄韧带的字面意思为"黄色韧带"，是一对附着于相邻椎体椎板之间的韧带，直至C_2～C_3水平，并向上延续为位于C_1、枕骨和C_2之间的寰枕后膜/轴膜（posterior atlanto-occipital/axial membrane）[1, 5]。大量弹性纤维导致黄韧带呈黄

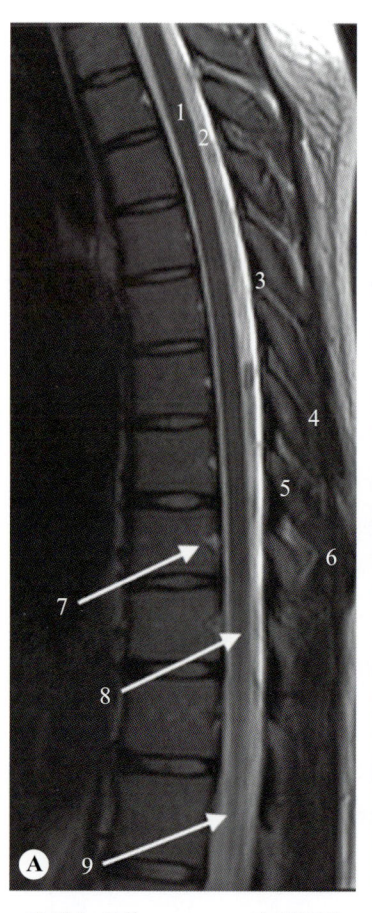

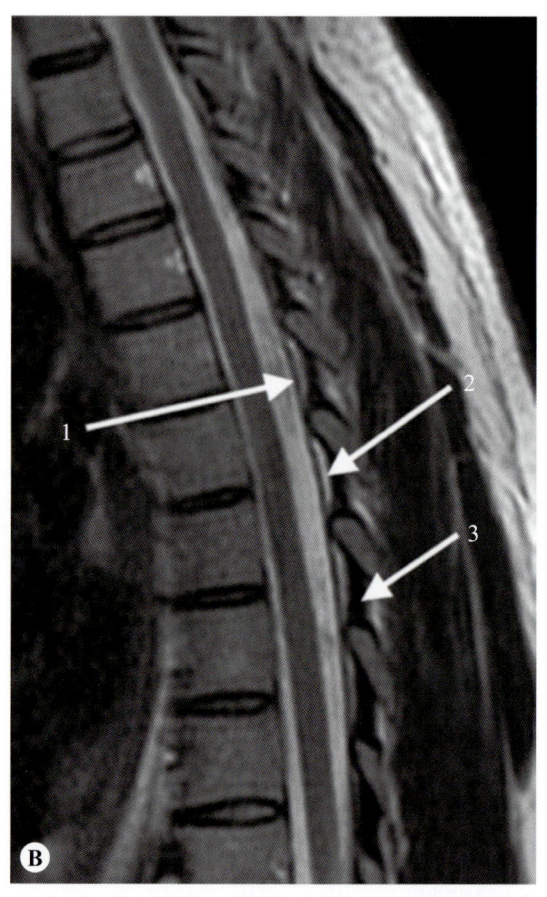

▲ 图2-11　A.胸椎矢状位 T_2WI。1.胸段脊髓；2.蛛网膜下腔；3.黄韧带；4.横突棘肌（多裂肌）；5.棘突；6.棘上韧带；7.椎体静脉；8.脊髓圆锥；9.马尾神经。B.胸椎旁矢状位 T_2WI。1.硬膜囊后部；2.硬膜外后部脂肪；3.黄韧带

色，该韧带在颈椎部位非常薄，难以识别，而在腰椎部位则非常厚，可导致椎管狭窄。

（六）前纵韧带

前纵韧带（anterior longitudinal ligament，ALL）沿着椎体的前表面走行，附着于每个椎间盘纤维环。自 C₁ 向上延续为寰枕膜[1, 5]。ALL 异常骨化是弥漫性特发性骨质增生症（diffuse idiopathic skeletal hyperostosis，DISH）的关键组成部分。

（七）后纵韧带

类似于 ALL，后纵韧带沿整个脊柱的椎体后方走行，自 C₂ 向上延续为覆膜，附着于颅底[1, 5]。

（八）其他重要的韧带

齿突尖韧带提供的稳定性很小，该韧带连接于 C₂ 的齿突尖与枕骨大孔前缘中点。翼状韧带非常结实，连接齿突的外侧与邻近枕骨髁的枕骨大孔外侧。翼状韧带与十字韧带共同为寰枢关节的主要稳定结构。十字韧带（或寰椎十字韧带）由纵束和横韧带组成。纵束连接 C₂ 和斜坡，位于齿突尖韧带和覆膜之间；横韧带位于 C₁ 两侧的侧块内侧，走行于齿突的后方。值得注意的是，横韧带是整个脊柱中最结实的韧带，稳定寰枢关节。项韧带是位于颈部后肌之间的一条较大韧带，走行于 C₁~C₆。该韧带向下延续为棘上韧带，限制颈部过度屈曲。在椎体的棘突和横突之间还分别有较小的棘间韧带和横突间韧带[1, 5]。

（九）正常脊柱解剖的 T₁WI

无论何种 MRI 检查的临床指征，矢状位 T₁WI（TR 300~500ms，TE 20~30ms）作为分析颈椎、胸椎和腰椎的初步检查脉冲序列。矢状位和轴位 T₁WI 序列为评估脊柱及其正常结构提供了极好的解剖学细节[15]。成人骨髓和硬膜外脂肪的 T₁WI 呈高信号强度（图 2-5），正常骨髓信号通常较为均匀，也可呈异质性的，并可随着年龄增加而变化[20]。椎体静脉丛的正中矢状位（midline sagittal）T₁WI 表现为位于椎体后侧的高信号强度，但是因为静脉丛周围有脂肪组织包绕，此区域的 CT 图像表现为相对低信号强度（图 2-5）。由于骨髓腔的骨小梁由质子贫乏（proton-poor）的低信号骨皮质包绕，难以将骨髓腔外周骨皮质与呈 T₁WI 低信号强度的邻近纤维环、脊柱韧带和硬脑膜加于区分[15, 16]。同理，与腰椎相比，颈椎椎管内前硬膜外间隙的脂肪明显减少，SE 序列成像难以区别骨皮质骨赘（cortical osteophyte）和椎间盘，特别是位于椎体后部的此类结构。如前所述，GRE 序列成像常可用于区分骨赘和椎间盘，对于评估神经或脊髓撞击病因，制订手术方案具有重要作用。附着于椎间盘纤维环的前纵韧带和后纵韧带，在所有脉冲序列的正中矢状位成像中，均呈连续不间断的条带状极低信号强度[15, 16]。在创伤条件下，STIR 序列成像可显示局部损伤导致的连续低信号强度带被清晰高信号中断。

脑脊液的 T₁WI 呈低信号强度，并与椎管内呈相对高信号强度的脊髓和所相邻神经根形成对比。高信号强度的硬膜外脂肪分布在硬膜囊的周围，神经根和背根神经节位于神经孔上部，也称为椎弓根下切迹（subpedicular notch），表现为被神经孔内高信号脂肪包围的圆形低信号结构。基于矢状位成像的神经孔，易于识别位于神经孔区域的腰椎神经根；硬膜外静脉丛表现为神经前上方的信号空隙（signal void）。每个椎间管可人为划分为上、下两部分，椎间管上部包含背根神经节、静脉和硬膜外脂肪；椎间管下部包含位于椎间盘下方，并邻近小面关节的上关节突处的神经[2]。

（十）正常脊柱解剖的 T₂WI

T₂WI 的参数包括 TR（2000~3000ms）和 TE

60～120ms。T_2WI 采集时间（acquisition time）是 T_1WI 的 2～3 倍，因此，T_2WI 对运动伪影更敏感，噪声更大[15]。

一般来说，相较于 T_1WI，T_2WI 所显示的结构之间对比度差异更大。在 T_2WI 中，质子贫乏的骨皮质呈低信号强度；含有脂肪的骨髓呈相对高的信号强度。流动现象（flow phenomena）可导致椎体静脉丛的信号强度更高，不应误认为骨折（图 2-5）。在矢状位 T_2WI 中，此类结构中心位置可以预测，椎体静脉脉管常呈中等信号，由水和蛋白多糖组成的水合状态正常的髓核呈椎间盘中央高信号强度，而水合状态较低的纤维环表现为椎间盘外周的较低信号（图 2-3）。纤维环内侧为纤维软骨，外周胶原纤维呈同心圆排列，并由 Sharpey 纤维（Sharpey fiber）连于邻近椎体，此类结构 MRI 不能显示。

由于横向弛豫时间较长，脑脊液的 T_2WI 呈显著高信号强度，使得椎管内具有中等信号强度的结构清晰可见，如脊髓和神经根（图 2-6）。如同大多数脊柱影像一样，由于正常胸椎的轻微后凸，仰卧位状态的胸部中段脊髓位于椎管中央/前部。因为湍流和（或）其他与搏动效应相关的流动伪影因素，脑脊液常出现片状低信号区；在较长回波延迟（longer echo delay）的成像和使用高磁场强度系统的成像中，此现象更为突出。

T_2^* 成像能够提高具有较长横向弛豫时间的相关结构信号强度，如脑脊液、髓核和小面关节软骨。应用 T_2^* 成像可以通过增强椎体后静脉丛的高信号强度，区分后纵韧带和椎体骨皮质。T_2^* 成像也可用于脊髓灰质与白质的区分，T_2^* 成像的脊髓灰质在脊髓中央呈蝴蝶状高信号强度[26]。[译者注：T_2^* 使用自由感应衰减（free induction decay，FID）序列测试，未排除磁体本身不均匀性的影响，T_2^* 成像是采集横向磁化矢量受内部或外部磁场不均匀引起的信号衰减数据生成影像的技术。]

（十一）脊柱的 CT 脊髓造影

CT 脊髓造影是一项应用广泛的成像技术[14]。这种微创技术通过注射碘对比剂，清晰地显示鞘内容物的形状。经腰椎或颈椎穿刺，通过 22G 脊髓穿刺针（spinal needle）经皮鞘内注射对比剂，并通过重力引导对比剂流动至兴趣区的脊柱节段。该技术可用于有 MRI 禁忌证患者的脊柱评估，如患者带有严重影响 MRI 检查质量的心脏起搏器或其他可产生伪影的装置。

早在 20 世纪 20 年代水溶性非离子型对比剂问世之前，脊髓肿瘤成像是以髓鞘内注射空气和碘化油（Lipiodol）并结合 X 线摄影来进行的，但碘化油可导致包括慢性粘连性蛛网膜炎在内的多种并发症的发生[14]。20 世纪 40 年代改用碘苯酯（Pantopaque），但仍可引起蛛网膜炎和其他并发症。直到 CT 得到普及的 20 世纪 70 年代，X 线摄影的脊髓肿瘤成像方法方被淘汰。

CT 脊髓造影的常规适应证包括术后（脊柱融合）椎管狭窄并有 MRI 禁忌证的患者的评估，以及放射治疗计划、脊柱脑脊液漏、蛛网膜囊肿和蛛网膜网带（arachnoid web）的评估。（译者注：蛛网膜网带是一种位于硬膜下的横行束带状蛛网膜组织。蛛网膜网带的牵拉，可引起局部神经组织受压状，并导致脑脊液的液体动力学改变。此病例较为罕见，有发生于胸髓、小脑延髓交界处的病例报道。）影像学的骨性解剖结构与常规 CT 图像相同。在透视引导下，对比剂注入蛛网膜下腔后，促使对比剂以头端至足端的方式弥散，充分显示马尾神经根形态。在透视引导下，腰椎穿刺对比剂注入的 CT 检查能够清晰显示包括脊髓和神经根等在内的鞘内容物（图 2-12）。

使用不同管电压（kVp）的双能 CT 成像技术已应用于脊髓造影。利用脑脊液柱碘基图或去骨算法（bone subtracting algorithm）技术，减去鞘内对比剂柱的周围组织或骨组织，可更清晰显示

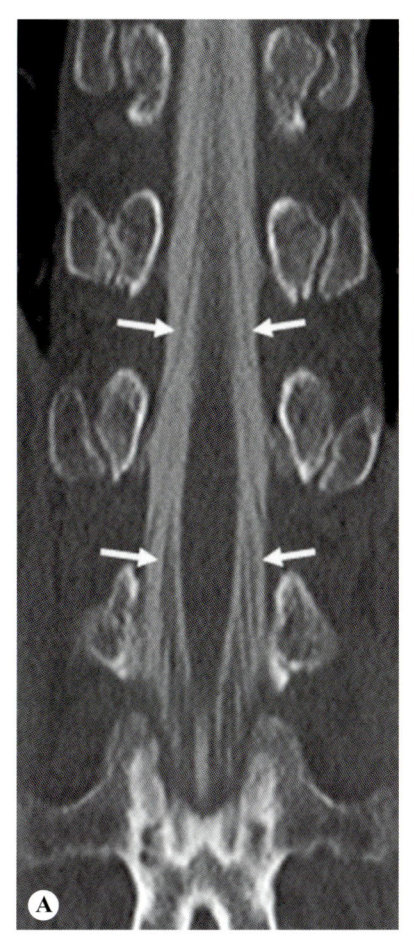

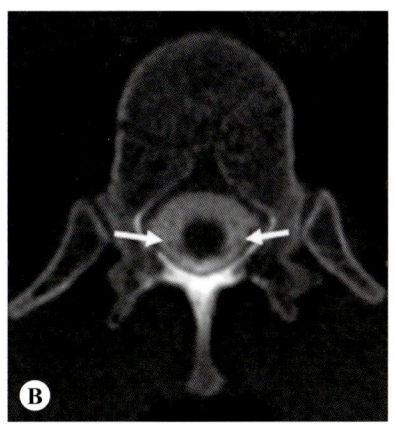

▲ 图 2-12　A. 胸腰段冠状位 CT 脊髓造影图像显示鞘内对比剂勾勒的神经根（箭）；B. 胸段轴位 CT 脊髓造影图像显示鞘内对比剂勾勒的神经根（箭）

鞘内结构，并观察鞘囊和脑脊液漏，有助于少量脑脊液漏或局灶性脑脊液憩室的识别（图 2-13）。

在磁共振成像中，某些异常和正常变异可能与椎间盘突出或游离块相似，最常见的包括滑膜囊肿、神经根袖扩张/蛛网膜憩室（arachnoid diverticula）、神经束膜囊肿、联合神经根和神经鞘瘤。异物和其他材料，如子弹碎片、金属硬件和椎体成形术渗漏的骨水泥也可能位于椎管内。神经根袖扩张与脑脊液信号相同，借此可与椎间盘相区别[3]。

四、伪影

患者的运动伪影是导致图像伪影的最常见原因。对于依从性差或扫描期间难以保持静止不动的患者，需要更快的扫描序列和（或）给予镇静[27, 28]。

（一）搏动伪影

随机运动可导致影像模糊，周期性运动，如脑脊液搏动（图 2-14）和心脏或呼吸运动，可导致相位编码方向的伪影。因为相位信息是从整个扫描（min）中获取，而频率信息是从单次频率（ms）中获取[28-30]，切换相位和频率编码方向可有助于确认伪影并将其从关注区域移除。

（二）射线硬化伪影

射线硬化伪影多发生于脊柱手术植入原子序

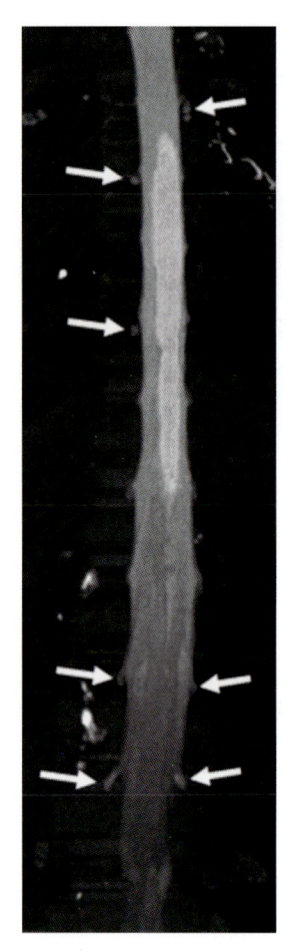

▲ 图 2-13　去骨胸腰段冠状位双能 CT 脊髓造影图像显示鞘内对比剂延伸至多个神经根（箭）

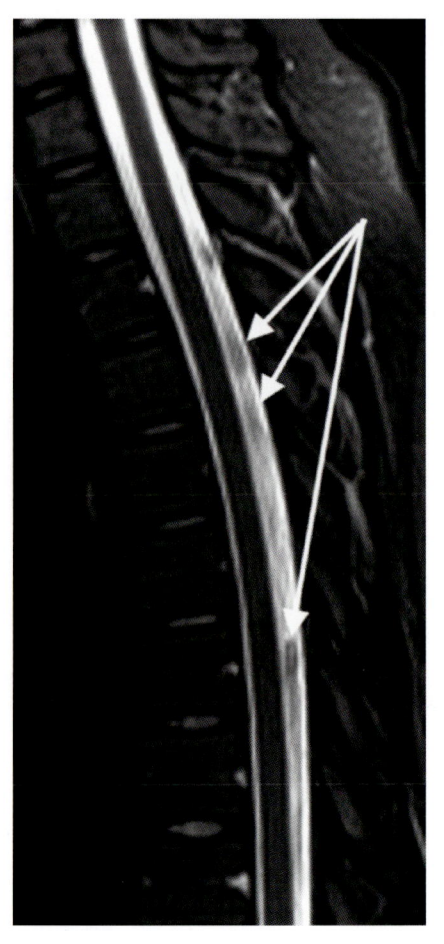

▲ 图 2-14　胸段矢状位 STIR 图像显示鞘囊后部的脑脊液搏动伪影（箭）

数较高材料患者的检查[31]。由于原子序数较高材料对低能光子优先衰减，平均光子能量增加，射线所穿越结构的密度假性降低。双能或增大电压的 CT 扫描可有助于减少伪影。

（三）化学位移伪影

化学位移伪影可影响对终板的成像。在局部磁环境下，水和脂肪质子的进动频率存在差异。最常见的化学位移伪影出现于频率编码方向，导致空间配准错误[28, 30]。脊柱的化学位移伪影表现为沿频率编码轴的伪黑线，矢状位 T_1WI 最为明显，导致椎体终板厚度不对称。由于化学位移伪影的叠加，MRI 难以显示透明软骨终板[28]。通过切换矢状位脊柱成像相位编码和频率编码方向，可以避免位于椎间盘与椎体界面的化学位移伪影对终板和椎间盘成像的影响。化学位移现象与磁场强度成正比。

（四）脑脊液流动相关伪影

可以分为时间飞跃（time-of-flight，TOF）效应伪影和湍流效应伪影。湍流效应伪影产生的信号缺失表现为脑脊液无信号；TOF 效应伪影又分为 TOF 效应的信号缺失导致的脑脊液无信号和 TOF 效应的流动相关增强导致的脑脊液明亮高信号。TOF 效应信号缺失多发生于 SE 和快速自旋回波（fast spin-echo，FSE）序列，主要机制为质子未受到初始的射频脉冲，随后也未受到相位重聚的射频脉冲。成像层面垂直于流入方向、质子流速越快、层厚越薄、TE越长，所导致的TOF效应信号缺失现象越显著。采用较短TE的GRE技术不易受到TOF效应信号缺失的影响。

总结

CT和MRI成像的联合应用可以清晰地显示脊柱骨骼与韧带的解剖结构。通过各种成像方案进行相关检查，有助于各部位的细节评估，包括神经根受压、椎板骨折、椎间盘游离块和骨髓浸润。CT是骨骼的主要评估手段，具有较高密度分辨率的MRI利于评估软组织结构，而CT脊髓造影则作为MRI禁忌患者的重要替代检查方法。对于MRI的运动和脑脊液流动伪影，需要与真正病理状况相区分。基于MRI技术的不断进步，掌握脊柱骨骼与韧带解剖，对神经放射学家进行急性和慢性疾病的评估至关重要。

参考文献

[1] Kaplan PA, Dussault R, Helms CA, Dussault R, Andrson MW, Major MN. Musculoskeletal MRI. Philadelphia: WB Saunders Company; 2001.

[2] Parke WW, Sherk HH. Normal adult anatomy. In: Sherk HH, Dunn EJ, Eismon FJ, et al., editors. The cervical spine. 2nd ed. Philadelphia: JB Lippincott Co; 1989. p. 11-3.

[3] Modic MT, Masaryk TJ, Ross JS, Mulopulos GP, Bundschuh CV, Bohlman H. Cervical radiculopathy: value of oblique MR imaging. Radiology. 1987;163(1):227-31.

[4] Drake RL, Vogl AW, Mitchell AW, Tibbitts RM, Richardson PE. Gray's atlas of anatomy. Philadelphia: Churchill Livingstone; 2008.

[5] Brown BM, Schwartz RH, Frank E, Blank NK. Preoperative evaluation of cervical radiculopathy and myelopathy by surface-coil MR imaging. AJR Am J Roentgenol. 1988;151(6):1205-12.

[6] Yenerich DO, Haughton VM. Oblique plane MR imaging of the cervical spine. J Comput Assist Tomogr. 1986;10(5):823-6.

[7] Chan WP, Lang P, Genant HK. MRI of the musculoskeletal system. Philadelphia: W.B. Saunders Company; 1994.

[8] Boden SD, Davis DO, Dina TS, Patronas NJ, Wiesel SW. Abnormal magnetic-resonance scans of the lumbar spine in asymptomatic subjects. A prospective investigation. J Bone Joint Surg Am. 1990;72(3):403-8.

[9] Yu SW, Haughton VM, Sether LA, Wagner M. Annulus fibrosus in bulging intervertebral disks.Radiology. 1988;169(3):761-3.

[10] Jensen MC, Brant-Zawadzki MN, Obuchowski N, Modic MT, Malkasian D, Ross JS. Magnetic resonance imaging of the lumbar spine in people without back pain. N Engl J Med. 1994;331(2):69-73.

[11] Dooms GC, Fisher MR, Hricak H, Richardson M, Crooks LE, Genant HK. Bone marrow imaging: magnetic resonance studies related to age and sex. Radiology. 1985;155(2):429-32.

[12] Reicher MA, Gold RH, Halbach VV, Rauschning W, Wilson GH, Lufkin RB. MR imaging of the lumbar spine: anatomic correlations and the effects of technical variations. AJR Am J Roentgenol. 1986;147(5):891-8.

[13] McCracken B, Klineberg E, Pickard B, Wisner DH. Flexion and extension radiographic evaluation for the clearance of potential cervical spine injures in trauma patients. Eur Spine J. 2013;22(7):1467-73.

[14] Pomerantz SR. Myelography: modern technique and indications. Handb Clin Neurol. 2016;135:193-208.

[15] Demaerel P, Sunaert S, Wilms G. Sequences and techniques in spinal MR imaging. JBR-BTR. 2003;86(4):221-2.

[16] Breger RK, Williams AL, Daniels DL, Czervionke LF, Mark LP, Haughton VM, et al. Contrast enhance-ment in spinal MR imaging. AJR Am J Roentgenol. 1989;153(2):387-91.

[17] Hedberg MC, Drayer BP, Flom RA, Hodak JA, Bird CR. Gradient echo (GRASS) MR imaging in cervical radiculopathy. AJR Am J Roentgenol. 1988;150(3):683-9.

[18] Wang M, Dai Y, Han Y, Haacke EM, Dai J, Shi D. Susceptibility weighted imaging in detecting hemorrhage in acute cervical spinal cord injury. Magn Reson Imaging. 2011;29(3):365-73.

[19] Loevner LA, Tobey JD, Yousem DM, Sonners AI, Hsu WC. MR imaging characteristics of cranial bone marrow in adult patients with underlying systemic disorders compared with healthy control subjects. AJNR Am J Neuroradiol. 2002;23(2):248-54.

[20] Ricci C, Cova M, Kang YS, Yang A, Rahmouni A, Scott WW Jr, Zerhouni EA. Normal age-related patterns of cellular and fatty bone marrow distribution in the axial skeleton: MR imaging study. Radiology. 1990;177(1):83-8.

[21] Eito K, Waka S, Naoko N, Makoto A, Atsuko H. Vertebral neoplastic compression fractures: assessment by dual-phase chemical shift imaging. J Magn Reson Imaging. 2004;20(6):1020-4.

[22] Baker LL, Goodman SB, Perkash I, Lane B, Enzmann DR. Benign versus pathologic compression fractures of vertebral

bodies: assessment with conventional spin-echo, chemical-shift, and STIR MR imaging. Radiology. 1990;174(2):495-502.
[23] Dagirmanjian A, Schils J, McHenry MC. MR imaging of spinal infections. Magn Reson Imaging Clin N Am. 1999;7(3):525-38.
[24] Maksymowych WP, Crowther SM, Dhillon SS, Conner-Spady B, Lambert RG. Systematic assessment of inflammation by magnetic resonance imaging in the posterior elements of the spine in ankylosing spondylitis. Arthritis Care Res (Hoboken). 2010;62(1):4-10.
[25] Williams RL, Hardman JA, Lyons K. MR imaging of suspected acute spinal instability. Injury. 1998;29(2):109-13.
[26] Czervionke LF, Daniels DL, Ho PS, Yu SW, Pech P, Strandt JA, et al. The MR appearance of gray and white matter in the cervical spinal cord. AJNR Am J Neuroradiol. 1988;9(3):557-62.
[27] Norman D, Mills CM, Brant-Zawadzki M, Yeates A, Crooks LE, Kaufman L. Magnetic resonance imaging of the spinal cord and canal: potentials and limitations. AJR Am J Roentgenol. 1983;141(6):1147-52.
[28] Bellon EM, Haacke EM, Coleman PE, Sacco DC, Steiger DA, Gangarosa RE. MR artifacts: a review. AJR Am J Roentgenol. 1986;147(6):1271-81.
[29] Bronskill MJ, McVeigh ER, Kucharczyk W, Henkelman RM. Syrinx-like artifacts on MR images of the spinal cord. Radiology. 1988;166(2):485-8.
[30] Pusey E, Lufkin RB, Brown RK, Solomon MA, Stark DD, Tarr RW, Hanafee WN. Magnetic resonance imaging artifacts: mechanism and clinical significance. Radiographics. 1986;6(5):891-911.
[31] Hoeffner EG, Mukherji SK, Srinivasan A, Quint DJ. Neuroradiology back to the future: head and neck imaging. AJNR Am J Neuroradiol. 2012;33(11):2026-32.

第 3 章 脊柱介入诊疗相关胸腰段脊柱动脉解剖

Thoracolumbar Spinal Arterial Anatomy, with Special Consideration Given to Spine Intervention

Philippe Gailloud 著

概述

本章全面阐述了脊髓血供调控机制的基本概念，并描述了安全进行血管腔内手术和经皮脊柱手术相关的脊髓动脉特征。

一、脊髓动脉系统

（一）节间动脉

理解脊柱和脊髓主要动脉的血供，需要认识节间动脉（intersegmental artery，ISA）。初级 ISA 是胚胎期背主动脉的后分支，在单条成人主动脉形成后，下腰段以外的配对 ISA 通常共享一个共同干，即双侧节间干（bilateral intersegmental trunk），而开口保持分离。胸段的双侧节间干具有特殊性，通常有多条[1]。

胸腰段 ISA 保持近似机体胚胎期的结构，即包括 1 个主动脉干和 3 个分支（脊髓支、背支和外侧支）（图 3-1）。颈段和骶段次级修饰

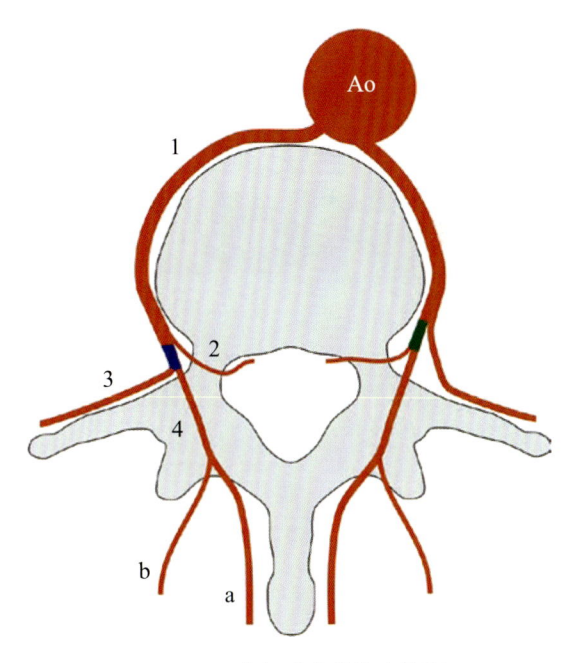

▲ 图 3-1 节间动脉的基本解剖
Ao. 主动脉；1. 主动脉干；2. 脊髓支（内侧支）；3. 外侧支；4. 背支（a. 背内侧支；b. 背外侧支，均负责肌肉血供）；若外侧支开口于内侧支近端，则形成内侧支和背支的一个短共干（左侧绿色节段），即所谓脊髓背动脉；若外侧支开口于内侧支远端，则形成外侧支和背支的一个共干（右侧蓝色节段）；三个分支偶尔可呈三叉形开口（©2021 Philippe H. Gailloud，版权所有）

031

的 ISA 形成椎动脉和骶外侧动脉（图 3-2 和图 3-3）[2,3]。

单侧节间干由一个主动脉干发出 2 个或多个同侧 ISA；肋间最上动脉是一个几乎恒定不变的单侧节间干的典型范例（图 3-4）[4]。一个完整性单侧节间干为每个椎骨段提供了一组完整的节间分支（如脊髓支、外侧支和背支）。一个不完整性节间干是主动脉仅发出一个孤立血管分支，即一个孤立的脊髓背动脉（dorsospinal artery）[5]，并由该动脉发出一个粗大的根髓动脉（radiculomedullary artery，RMA）[6]（图 3-5），此种情况可导致血管造影的错判（pitfall）。

1. 肌支

（1）椎旁肌群：ISA 背支分出内侧肌支、中间肌支和外侧肌支为椎旁肌群供血。肋间动脉和腰后动脉的后穿支直接或通过与背支外侧肌支的吻合同样为椎旁肌群供血（图 3-6）。来自对侧和邻近 ISA 的肌支形成一个复杂的椎旁血管网，通常参与侧支循环的形成，例如主动脉粥样硬化患者的侧支循环，但此种侧支循环也是栓塞治疗过程中可能发生误栓的危险因素（"危险吻合"）。

上胸段肌支具有典型走行方向，包括短的升段，急剧向下的曲线段和长的降段，类似于支气管动脉、根髓动脉，甚至是动静脉瘘的引流静脉

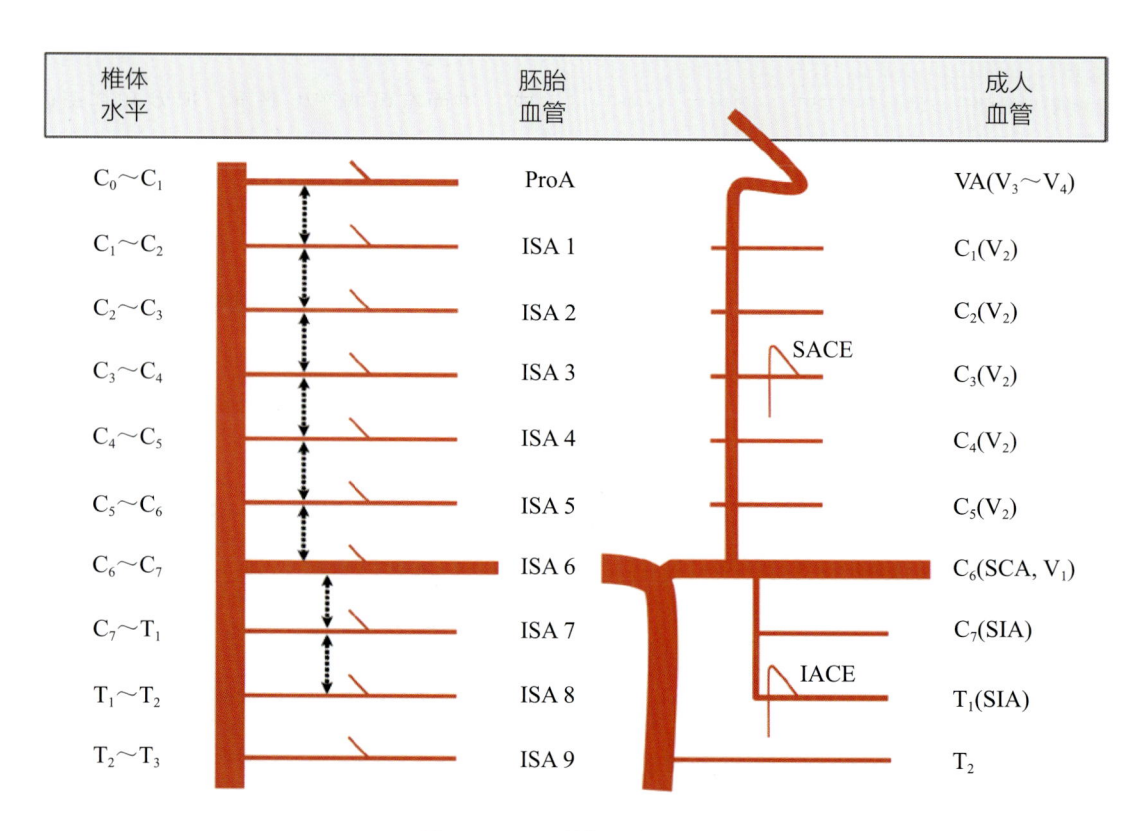

▲ 图 3-2 颈段节间动脉修饰模式

位于枕部与第 1 颈椎之间（$C_0 \sim C_1$），沿第 1 颈神经走行的节间动脉（ISA）是寰前动脉（ProA），其随后发育为成人椎动脉（VA）远端部分（V_3 段和 V_4 段）。位于 $C_6 \sim C_7$ 的第 6 个 ISA（ISA 6）发育为锁骨下动脉（SCA）；在 ProA 和 SCA 之间建立的一系列吻合连接发育为椎动脉 V_2 段。成人椎动脉 V_1 段开口由一个持续存在的颈部或胸部 ISA 构成，通常是 ISA 6。构成 V_1 段的 ISA 可通过其进入横突孔的入口点确定，例如，椎动脉通常穿过 C_6 横突孔，而持续存在的 ISA 5 穿过 C_5 横突孔。多个初级 ISA 的持续存在可导致重复或三倍椎动脉形成[2]。肋间最上动脉（SIA）是由位于 $C_6 \sim C_7$ 的 ISA 7 和第 2 个胸段 ISA（ISA 8 和 ISA 9）之间的横向吻合所构成（第 2 个胸段 ISA 参与较少见）。SIA 构成偶尔可能包括第 3 个胸段 ISA（ISA 10），仅由位于 $C_7 \sim T_1$ 的 ISA 构成，为其最有限构成形式[3]。颈膨大上动脉（SACE）和颈膨大下动脉（IACE）分别位于 C_3 和 T_1（© 2021 Philippe H. Gailloud，版权所有）

第 3 章　脊柱介入诊疗相关胸腰段脊柱动脉解剖
Thoracolumbar Spinal Arterial Anatomy, with Special Consideration Given to Spine Intervention

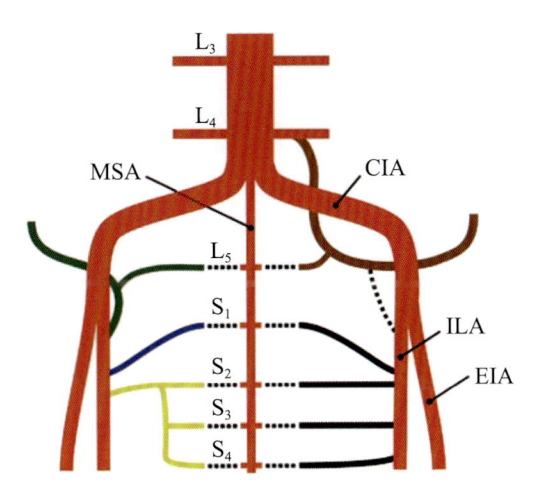

▲ 图 3-3　骶段节间动脉修饰模式

髂总动脉（CIA）起始处近端节间动脉（ISA）解剖结构保持不变（即 L_3 和 L_4）。穿越髂总动脉分叉的主动脉继续延伸成为骶正中动脉（MSA），保持典型的主动脉形态，并发出成对骶节间动脉。根据主动脉的髂总动脉分叉位置，MSA 起自第 4 腰段和第 5 腰段 ISA，或仅起自第 5 腰段，如图所示。在成人期，起源于主动脉和髂动脉的分支供血范围不同。一般而言，L_5 由髂腰动脉的腰支供血（右侧绿色血管），同时也有自 MSA 和 L_4 段 ISA 的供血。骶外侧动脉最常见分支模式由 2 个主干构成，即骶外侧上动脉（右侧 S_1 段蓝色血管）和下动脉（S_2 段、S_3 段和 S_4 黄色血管）。也可能存在如图左侧部分显示的其他模式，如每个骶段 ISA 分别起源于髂内动脉（ILA）。以 L_5 为中心的腰骶吻合环路易发生多种变异，例如，髂腰段和 L_5 段可主要由 L_4 段吻合支供血（左侧棕色血管）；EIA. 髂外动脉（© 2021 Philippe H. Gailloud，版权所有）

（图 3-7）。在栓塞治疗过程中，肌支动脉的闭塞通常无须担心，但是椎旁肌支广泛闭塞导致梗死的病例已有报道[7]。

(2) 腰动脉：腰段 ISA 的外侧支（或腹壁支）走行于腰大肌和腰神经丛之间，营养腰神经及其沿途分支[8]。前外侧肌支通常很小，但供应腰大肌的动脉是一个显著的例外：腰段节间干发出明显的浅支和深支，与腰大肌纤维平行斜向走行，易于识别（图 3-6）。

2. 肌支对脊柱介入诊疗的意义

胸腰段 ISA 的动脉干被紧紧包裹于椎体壁，在脊柱开放手术或经皮介入诊疗过程中可能受损[10, 11]（图 3-8）。节间动脉干的损伤不仅可以导致脊髓缺血和出血，还可导致假性动脉瘤的形成，进而有可能产生严重、迟发和甚至偶尔致命的并发症[12]（典型病例 1）。脊柱手术常可损伤远端肌支，但这些损伤很少引起严重出血[13]。

在椎体强化术中，骨水泥进入 ISA 虽然罕见，但存在远端移行至脊髓或周围动脉而导致严重并发症的潜在风险[14, 15]。ISA 意外栓塞发生于富血管性病变的概率较大[16]，其机制可能包括直

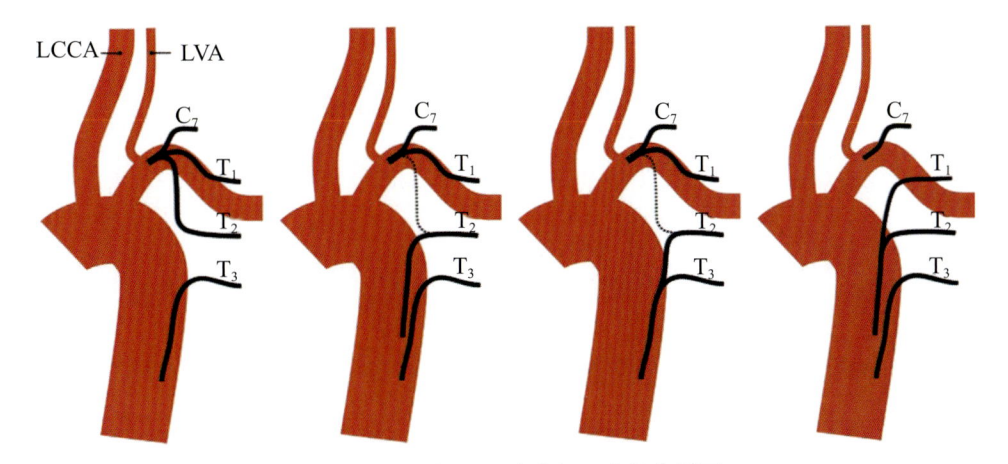

▲ 图 3-4　肋间最上动脉与颈胸段交界区

肋间最上动脉（SIA）和上胸段节间动脉（ISA）的起源变异决定了脊髓血管造影主动脉期所显示的 ISA 数量。从左到右："教科书"式布局为 SIA 发出 C_7 节间动脉、T_1 节间动脉和 T_2 节间动脉，而 T_3 节间动脉来自胸主动脉。常见的变异包括第 2 胸段（T_2）节间动脉独立起源于主动脉，通常与 SIA 之间有少量残余吻合（虚线）；第 2 胸段（T_2）与第 3 胸段（T_3）ISA 共同起源于主动脉，即单侧 T_2～T_3 节间干；少见变异为 SIA 仅分出最下位颈段（C_7）节间动脉，此状态的第 1 胸段（T_1）节间动脉通常起源于 T_1～T_2 节间干或 T_2～T_3 节间干。LCCA. 左颈总动脉；LVA. 左椎动脉（© 2021 Philippe H. Gailloud，版权所有）

033

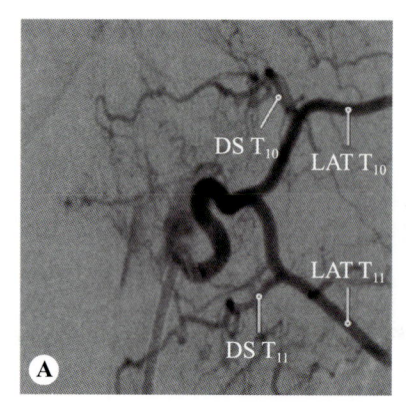

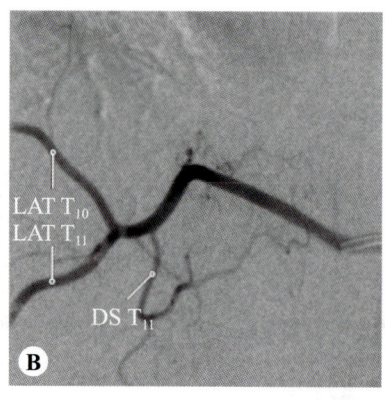

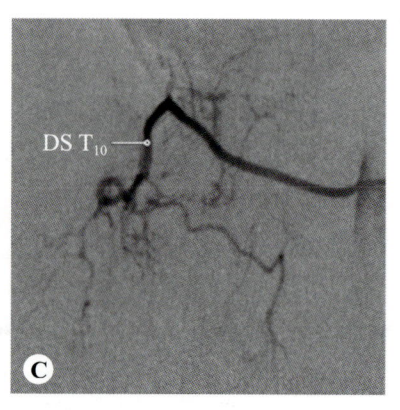

▲ 图 3-5 完整和不完整性单侧节间干的数字减影血管造影影像

A. 完整性左侧 T_{10}~T_{11} 单侧节间干造影的后前位图像，每一节段均显示有外侧支（LAT）和脊髓背动脉（DS）；B. 不完整性右侧 T_{10}~T_{11} 节间干造影的后前位图像，T_{10} 段脊髓背动脉未显示；C. 右侧 T_{10} 段脊髓背动脉造影的后前位图像，右侧 T_{10}~T_{11} 节间干造影未显影的 T_{10} 段脊髓背动脉独立起源于 T_{10} 段（© 2021 Philippe H. Gailloud，版权所有）

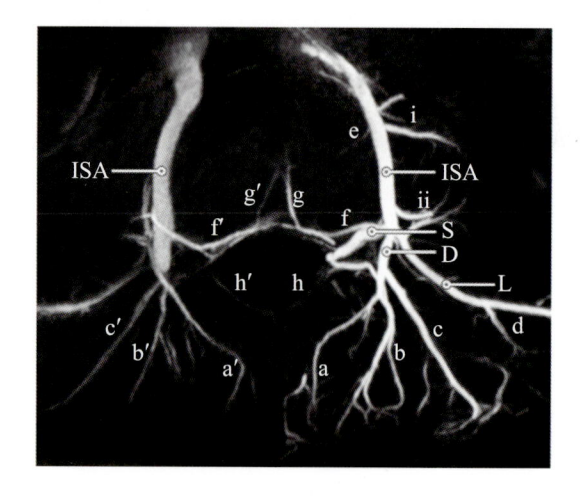

◀ 图 3-6 儿童 L_2 段节间动脉的平板导管血管断层造影（FPCA）轴位重建图像

左侧 L_2 段节间动脉（ISA）分出脊髓支（S）、外侧支（L）和背支（D）；左背支（D）分出内侧肌支（a）、中间肌支（b）和外侧肌支（c）；左外侧支（L）的后穿支（d）也清晰显示；相应的右侧分支通过吻合显影（a′、b′、c′）；这些血管通常参与椎旁肌群的营养；该造影图像还显示出前外侧骨支（e）、双侧椎体后滋养动脉（f、f′）及其后内侧骨支（g、g′）和双侧椎体前动脉（h、h′），营养腰大肌的前外侧肌支较为粗大（i、ii）；ISV. 右侧 L_2 段节间静脉（© 2021 Philippe H. Gailloud，版权所有）

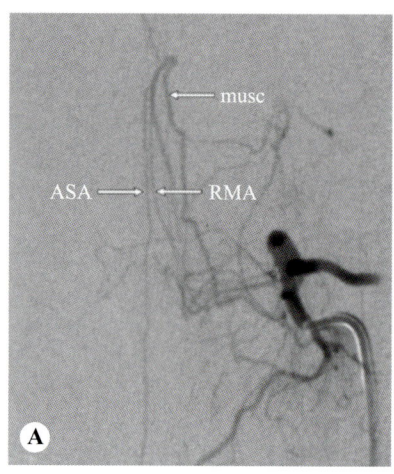

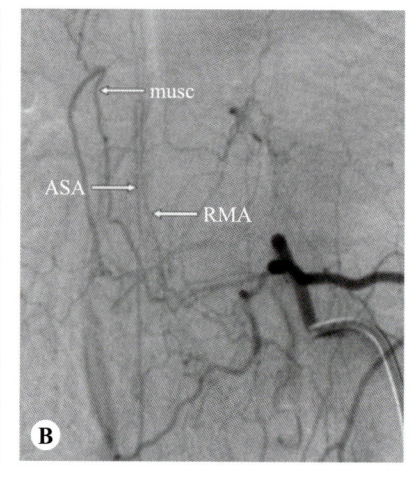

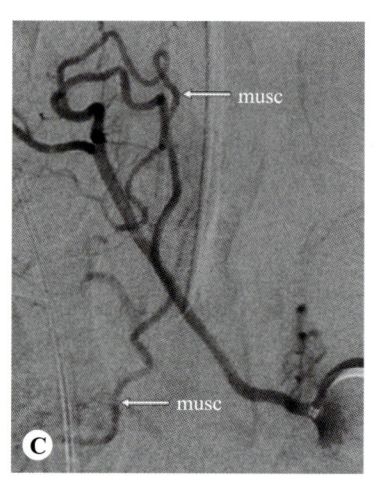

▲ 图 3-7 类似于其他血管的肌支

A. 左侧 T_8 段肋间动脉数字减影血管造影（DSA）的后前位图像，图像显示由前根髓动脉（RMA）发出的脊髓前动脉（ASA）和背侧肌支（musc）。背侧肌支偶尔可能与 RMA 或低流量动静脉瘘的引流静脉相类似；若有怀疑，行斜位透视常有助于鉴别肌支与其他血管。B. 是与图 A 相同部位的斜位透视图像，斜位透视易于区分 RMA、ASA 和肌支。C. 右侧 T_3 段肋间动脉 DSA 的后前位图像，图像显示 2 个明显肌支与支气管动脉相类似（© 2021 Philippe H. Gailloud，版权所有）

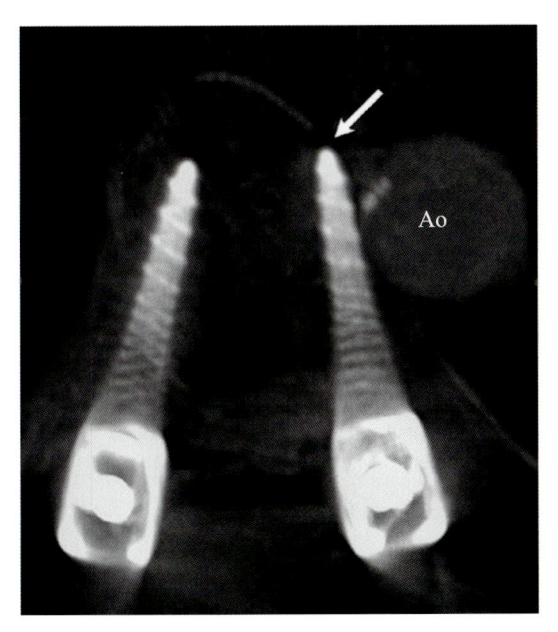

第 3 章 脊柱介入诊疗相关胸腰段脊柱动脉解剖
Thoracolumbar Spinal Arterial Anatomy, with Special Consideration Given to Spine Intervention

▲ 图 3-8 突出于椎体外的椎弓根钉压迫节间动脉干
翻修手术前主动脉（Ao）造影的平板导管血管断层造影，T_8 段轴位图像显示左侧椎弓根钉尖端的椎外位置，左侧 T_8 节间动脉近端变窄并向前扩张（箭）。当受累血管分支为根髓动脉时，除可发生出血外，节间动脉干压迫可导致脊髓缺血。该病例的根最大动脉（Adamkiewicz）起源于右侧 T_{10} 段，所显示的血管损伤未引起严重并发症（© 2021 Philippe H. Gailloud，版权所有）

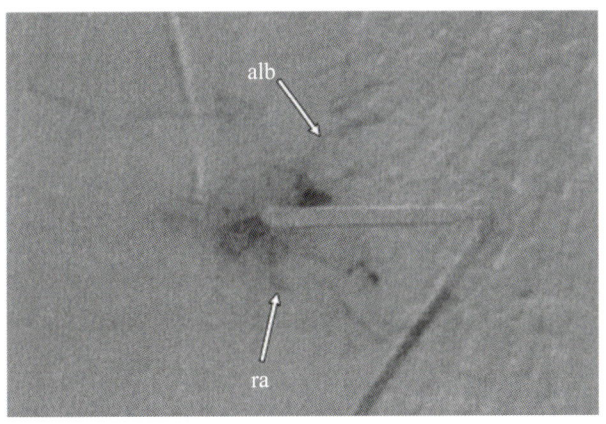

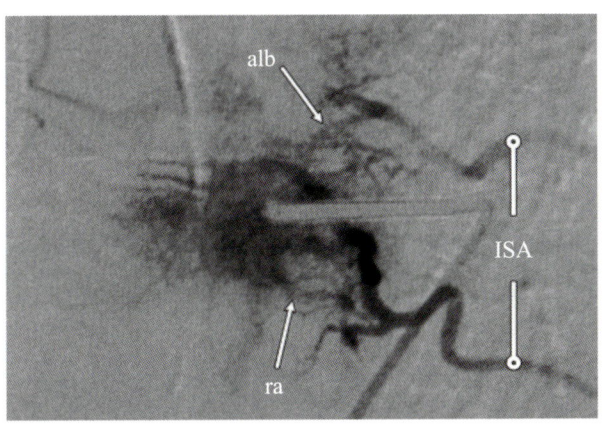

▲ 图 3-9 椎体活检期间的椎体静脉造影
在病理性骨折的 T_{10} 椎体活检过程中，发现动脉血沿活检针快速流出，随之通过活检针进行静脉造影，以评估动脉反流来源。造影显示致密的肿瘤染色，对比剂迅速通过右侧胸段节间动脉（ISA），在 T_{10} 段椎体后滋养动脉（ra）和 T_9 段前外侧骨支（alb）之间的吻合区尤为明显。此病例的小根髓动脉隐藏于染色的肿瘤中，很难被发现。动脉反流通过置入水溶性吸收性明胶海绵颗粒得以控制。组织病理学诊断为来源不明转移性腺癌。该观察结果显示了经皮注射于椎体内材料的动脉逆行途径，此风险存在于血管肿瘤和畸形之中，甚至可能存在于富血管的转移性病变之中（© 2021 Philippe H. Gailloud，版权所有）

接穿刺 ISA 或其分支，或动静脉瘘病变的静脉侧栓塞后，栓塞剂在动脉中的逆向移行（图 3-9）。骨水泥外渗造成的外源性 ISA 受压也可导致神经系统并发症（典型病例 2）。

胸椎动脉是一种单侧节间干变异，由 2 个或多个上胸段 ISA 吻合并穿越肋横间隙而形成[17]。胸椎动脉降支（descending thoracic vertebral artery）起源于正常颈椎动脉近端（图 3-10）。胸椎动脉升支（ascending thoracic vertebral artery）起源于主动脉，在罕见情况下，胸椎动脉可与同侧颈椎动脉一同进入颅内并供血于颅后窝。脊柱手术有可能损伤胸椎动脉，肋横突关节间隙增宽可能是其在无创成像检查中唯一的提示征象[18]。

治疗创伤性和医源性 ISA 损伤的最佳方案是采用血管内技术[10, 19]，但必须重点确认损伤血管对脊髓供血的影响[20]（图 3-11）。

（二）脊髓的动脉

1. 外源性动脉

脊髓由 9 条浅层纵向吻合链供血，而这些吻合链由数个前、后根髓动脉供血（图 3-12）[21]。在发育早期，每个 ISA 通过其脊髓分支参与脊髓血供，纵向脊髓链由这些节间动脉之间的一系列吻合组成（图 3-13）[22, 23]。

初级吻合链即脊髓前动脉和脊髓后外侧动

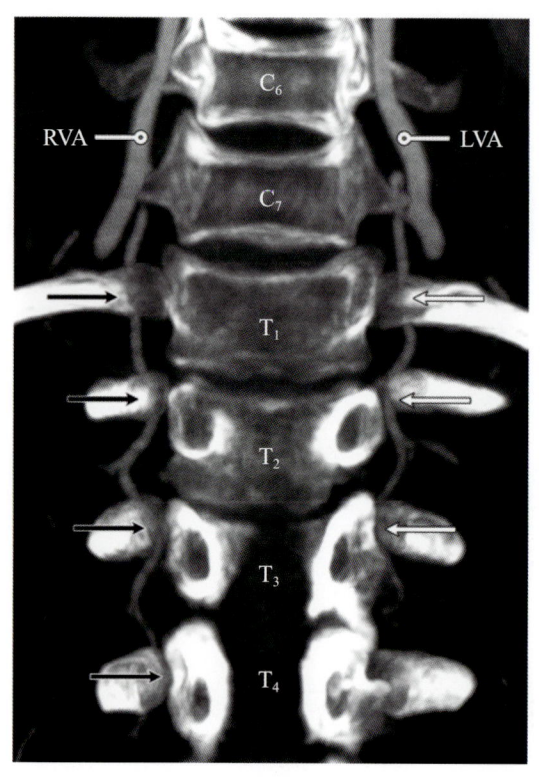

▲ 图 3-10 双侧胸椎动脉

左右两侧椎动脉（LVA 和 RVA）分别正常起源于同侧锁骨下动脉，并自 C_6 进入横突孔；双侧椎动脉分别分出一个胸椎动脉降支，双侧胸椎动脉弯曲下行进入 C_7 横突孔，然后穿过右侧 T_1、T_2、T_3 和 T_4 肋横间隙（黑箭）和左侧 T_1、T_2、T_3 肋横间隙（白箭）（© 2021 Philippe H. Gailloud，版权所有）

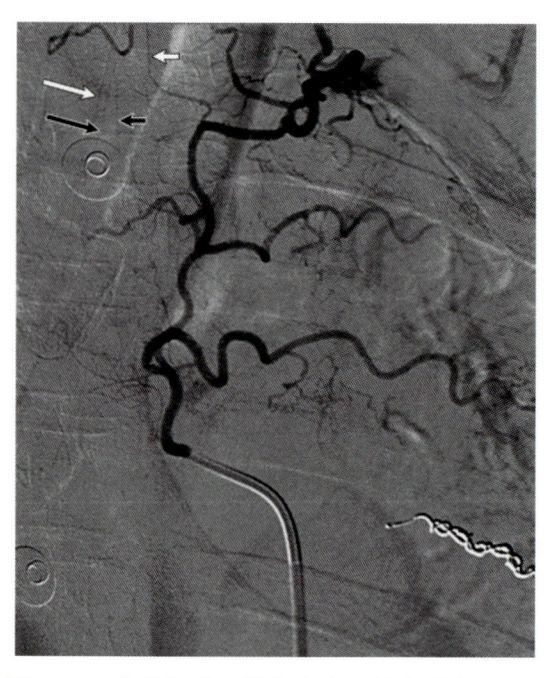

▲ 图 3-11 在节间动脉栓塞治疗过程中观察根髓动脉血供

胸部手术后咯血栓塞治疗的左侧 T_3 段节间动脉造影图像，显示参与构成脊髓前动脉（长白箭）的前根髓动脉（短白箭）和参与构成左侧脊髓后动脉（长黑箭）的后根髓动脉（短黑箭）。在血管内手术过程中，掌握脊髓动脉可能存在的分支至关重要，如本例所示，脊髓动脉分支通常位于视野边缘，部分被减影和运动伪影掩盖（图片由 Kelvin K. Hong, MBBCh, MBBS, Interventional Radiology, The Johns Hopkins University, Baltimore MD 提供）

脉，与前、后根髓动脉相连。次级吻合链分布不恒定且不规则，由初级吻合链的侧支供应，包括脊髓前外侧、外侧和后内侧动脉（图 3-14）。

数量有限而功能重要的根髓动脉供应成人脊髓，包括相对恒定的脊髓前干（anterior vertebrospinal trunk）（C_1）、颈部膨大的上（C_3～C_5）和下（C_7～T_1）动脉、von Haller 动脉（T_3～T_5）和腰骶膨大的动脉（T_6～L_4）（图 3-15）[24]。（译者注：von Haller 动脉是一支上胸段恒定的前根髓动脉。）

2. 外源性动脉对脊柱介入诊疗的意义

掌握神经根动脉在神经孔的位置，对于脊柱介入诊疗穿刺针的安全置入至关重要，必须避开神经孔的上半部分，尤其是前上象限[25]（图 3-16）。低位发出的 Adamkiewicz 动脉、更常见

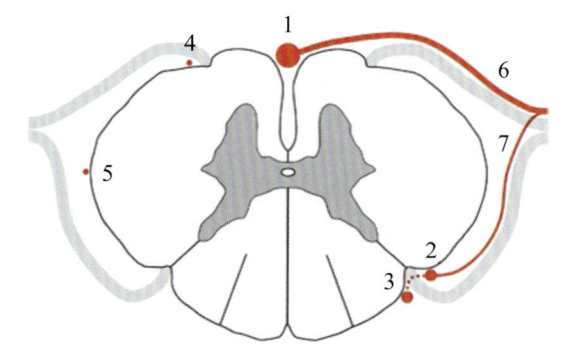

▲ 图 3-12 脊髓外源性循环

脊髓由初级和次级纵向脊髓链供应，初级纵向链包括脊髓前动脉（1）和脊髓后外侧动脉（2），两者直接连接前根髓动脉（6）和后根髓动脉（7）；次级纵向链包括后内侧动脉（3）、前外侧动脉（4）和外侧动脉（5）；在颈椎层面，脊髓后内侧动脉和后外侧动脉的血供均很重要，后者有时被称为"上颈髓外侧动脉"[21]；纵链之间的脊髓表面覆盖有松散的网状动脉，即动脉冠（© 2021 Philippe H. Gailloud，版权所有）

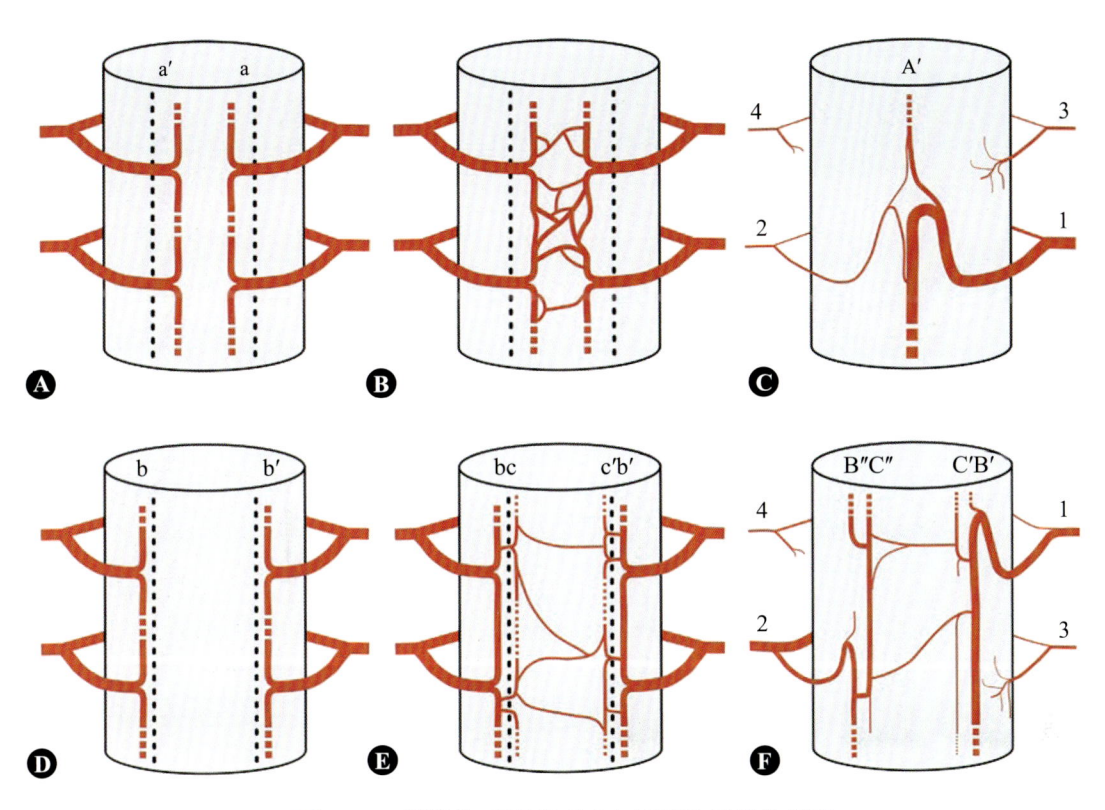

第 3 章 脊柱介入诊疗相关胸腰段脊柱动脉解剖
Thoracolumbar Spinal Arterial Anatomy, with Special Consideration Given to Spine Intervention

▲ 图 3-13 脊髓前（顶部）和后（底部）动脉的发育

A. 初期，每个脊髓分支在腹侧延伸到达神经管，并分出升支和降支，相邻血管建立吻合，这些吻合链形成了初级脊髓前外侧动脉（a 和 a'）。B. 每个初级脊髓前外侧动脉参与形成一个致密的中线网络，并在其中形成一个单一的正中血管，即脊髓前动脉（ASA），这一过程机制尚未完全阐明，但可能涉及原始血管节段的融合，网络内的最佳路径选择，或两者兼有。C. 在成人阶段，ASA（A'）由数量有限的较大的根髓动脉（1）供血，在正常情况下，较小的血管亚分支可能缺乏重要功能作用，但可能仍然与纵向链（2）相连，末端终止于脊髓表面（3）或位于根部（4）的分支被分别命名为软脑膜动脉和根动脉[22]，这种发育模式解释了相对常见的重复 ASA 的观察结果。D. 每个节间动脉脊髓分支的背部延伸也到达神经管，并穿过后神经根的前部，动脉分支的升支和降支形成纵向吻合链，即位于背根进入区（虚线）之前的初级后外侧脊髓动脉（b 和 b'）。E. 初级脊髓后动脉的外侧位置，即背根进入区的腹侧，可能会影响单一中线网的形成，初级神经动脉链的小分支穿过神经根，沿第一对吻合链内侧又形成第二对吻合链 c 和 c'，并穿过中线相互稀疏连接。F. 在成人阶段，生成两对后纵向链，即脊髓后外侧（B″ 和 B'）和后内侧（C″ 和 C'）动脉，并具有不规则的网状外观（即 Gillilan 脊髓后动脉网[23]），后根髓动脉（1, 2）略比前动脉更常见；后分支也可终止于软脑膜表面（软脑膜动脉，3）或沿着神经根（神经根动脉，4）（© 2021 Philippe H. Gailloud，版权所有）（译者注：椎动脉在椎间孔区分支为根动脉，继之分为根软脑膜动脉和根髓动脉，并发出腹侧支、中间支、背侧支。腹侧支和背侧支分布到椎管的前后部，营养硬脑膜和椎骨。中间支滋养邻近椎间孔的硬脑膜。根动脉很短，但在所有节段水平都存在，根软脑膜动脉意味着根动脉分支抵达脊髓表面。根髓动脉根动脉分支滋养几个节段脊髓。）

的副动脉如脊髓圆锥动脉（$L_1 \sim L_4$）[26] 或附加根动脉，即 Desproges-Gotteron 动脉（$L_5 \sim S_2$）[27]，在脊柱手术或介入操作中均有可能损伤[28, 29]，继而出现多种脊髓损伤症状，但多为局限于脊髓圆锥尖端损伤的症状。

3. 固有动脉

Duret 在 1873 年阐述了脊髓固有动脉由中央沟回动脉及其分支和来自脊髓后动脉与动脉冠的穿支组成（图 3-17，右半脊髓）[30]。（译者注：动脉冠是环绕连接脊髓前、后动脉的血管，主要供应脊髓前、侧索的周围区域。）中央沟回动脉穿越前正中沟底部的白质前连合后，延续为沟连合动脉。大多数沟回动脉营养区域是单侧的[31, 32]，单个沟回动脉损伤可导致前灰质的单侧局限性病变，即沟回动脉综合征（sulcal atery syndrome）。（译者注：沟回动脉综合征具有不完

037

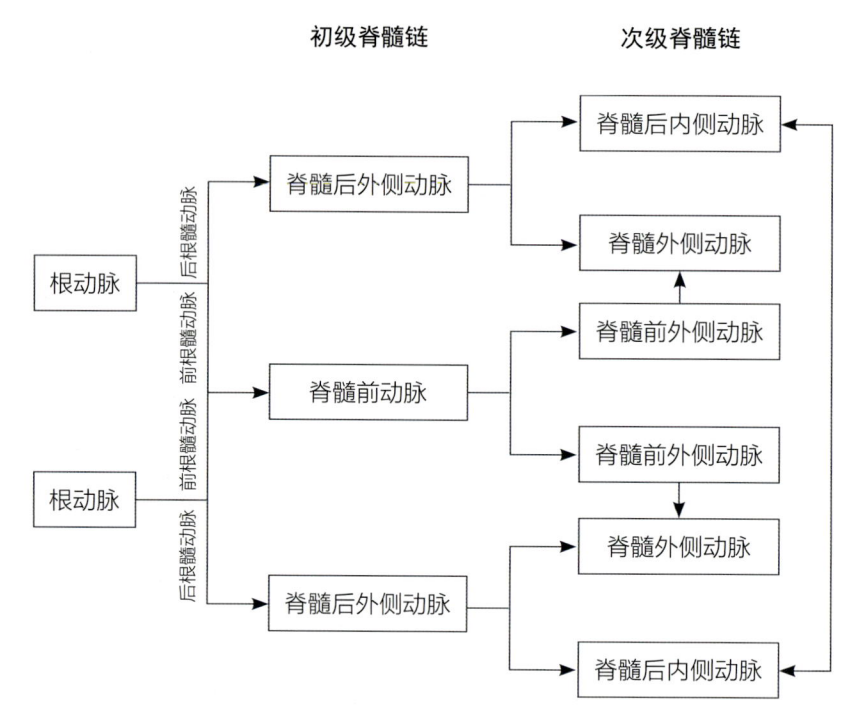

▲ 图 3-14 初级和次级纵向吻合链

根动脉分成前、后根髓动脉（Ant 和 Post RMA），形成初级纵向链；初级纵向链间接供应次级纵向链（© 2021 Philippe H. Gailloud，版权所有）

全性脊髓半切综合征的临床表现，预后较好。）

Adamkiewicz 根据脊髓中央和周边区域固有动脉划分的血流动力学，提出离心循环和向心循环概念[33]。虽然这两个循环在毛细血管水平上相通，但此种解剖的连续性并不具备侧支供血的潜力，从功能角度来看，固有动脉是终末动脉[26]。因此，离心循环和向心循环之间的界面构成了一个分水岭区域。加之灰质对缺血敏感性较高，这个分水岭区域解释了脊髓缺血早期观察到的前角或后角的孤立病变，并称为"蛇眼"状或"猫头鹰眼"状病变（图 3-17，左半脊髓）。

4. 固有动脉对脊柱介入诊疗的意义

血管内或经皮手术导致的脊髓缺血绝大多数涉及前循环，主要是因为脊髓后循环动脉的丛状和重复构型，其中包括由大量根髓动脉供血的 4 个相互连接的纵向链。1908 年所报道的由脊髓前 2/3 梗死导致的典型脊髓前动脉综合征在临床上极少见[34]。相反，局限于脊髓前角的灰质病变却很常见，尤其是由非完全性闭塞或反复性动脉损伤导致的此种病变（典型病例 3）。与常见的误解相反，脊髓后部梗死既可为单侧，也可为双侧，可导致严重的运动神经元性无力（motor weakness）。

大量具有供血功能的前根髓动脉和庞大的椎旁侧支循环为幼儿避免脊髓动脉损伤提供了一定程度的保护，但是这种能力随着年龄的增长而迅速下降。老年人的前循环通常依赖于单支根髓动脉，其损伤可导致严重后果。Lazorthes 于 1971 年提出的理念仍然有效[26]：①"动脉闭塞距离主动脉越近，距离脊髓越远，吻合循环建立的可能性越大。"②"闭塞形成越慢，建立替代途径的介入治疗有效的可能性越大，而突发性闭塞，则可能来不及进行建立替代途径的介入治疗。"

（三）椎骨动脉

椎体由椎骨前外侧支和后内侧支动脉营养

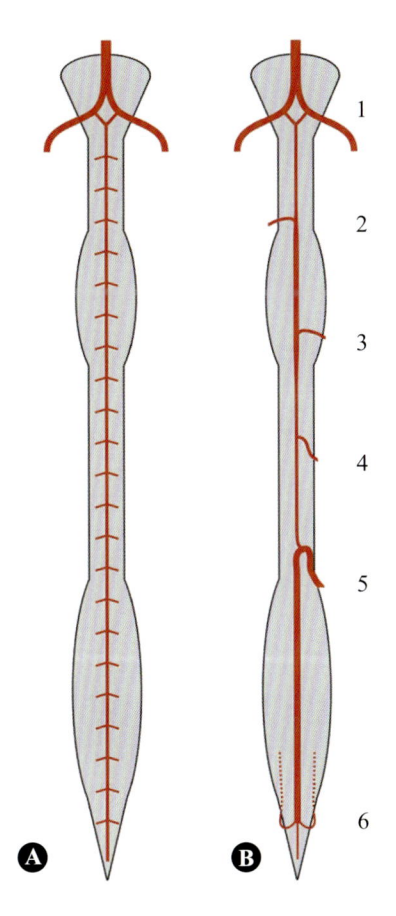

第 3 章 脊柱介入诊疗相关胸腰段脊柱动脉解剖
Thoracolumbar Spinal Arterial Anatomy, with Special Consideration Given to Spine Intervention

▲ 图 3-15 根髓动脉

A. 脊髓前动脉是一条吻合链，而非真正血管，脊髓前动脉最初在每个椎体水平接受节间动脉血供；B. 随着脊髓前动脉对颈部和腰骶部灰质块代谢需求的血供的适应，仅有少数恒定且功能重要的传入血管保留，包括颈脊髓前干（1）、颈膨大上动脉（2）和下动脉（3）、von Haller 动脉（4）、腰骶膨大的动脉（5），以及相当于颅内基底动脉环的圆锥周围动脉吻合环（6），在正常情况下，其是具有连接脊髓前后循环功能的唯一结构[24]（© 2021 Philippe H. Gailloud，版权所有）

（图 3-18）。前外侧支起源于节间动脉干，经椎体外周进入椎体。后内侧支起源于椎体后滋养动脉，穿过椎基静脉孔（basivertebral foramen）进入椎体。两组血管的浅支和深支均可形成侧支吻合。脊椎后部由 ISA 的背支和椎板前动脉（prelaminar artery）供血。若需详细了解脊柱椎骨的动脉血供，可参见 Crock 和 Ratcliffe 的相关论述[8, 35-37]。

1. 椎骨前外侧动脉
椎骨前外侧动脉分为两组[8]。

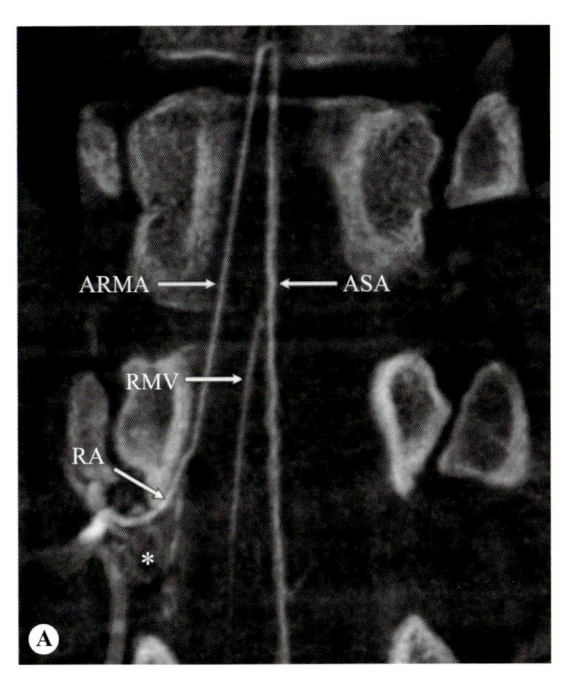

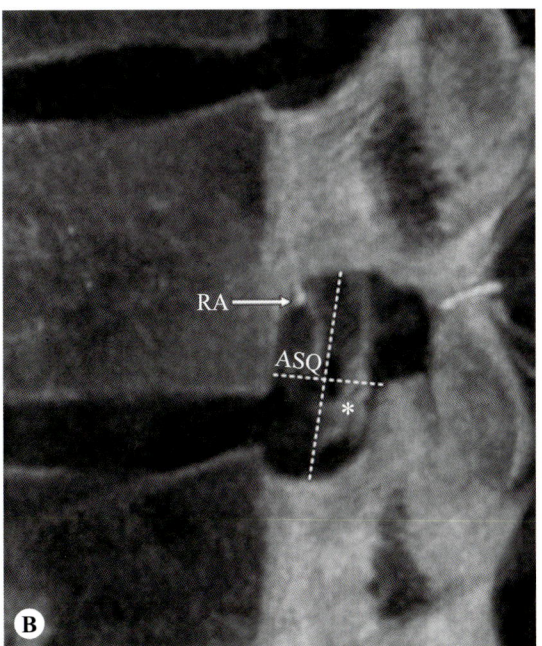

▲ 图 3-16 显示胸腰椎根动脉在神经孔内位置的平板导管血管断层造影（FPCA）图像

A. 右侧 T_{12} 肋下动脉造影 FPCA 冠状位重建图像：显影的右侧 T_{12} 根动脉（RA）延续为脊髓前根髓动脉（ARMA），并给脊髓前动脉（ASA）供血；该重建图像也显示出根髓静脉（RMV）和 $T_{12}\sim L_1$ 处的硬膜外静脉丛（*）。B. 右侧 T_{12} 肋下动脉造影 FPCA 矢状位重建图像：根动脉（RA）紧邻 T_{12} 椎弓根下方通过，走行于神经孔前上象限（ASQ），该重建图像也显示出硬膜外静脉结构（*），最近的一项研究发现 96.2% 的根动脉位于神经孔前上象限，未发现位于后下象限[25]（© 2021 Philippe H. Gailloud，版权所有）

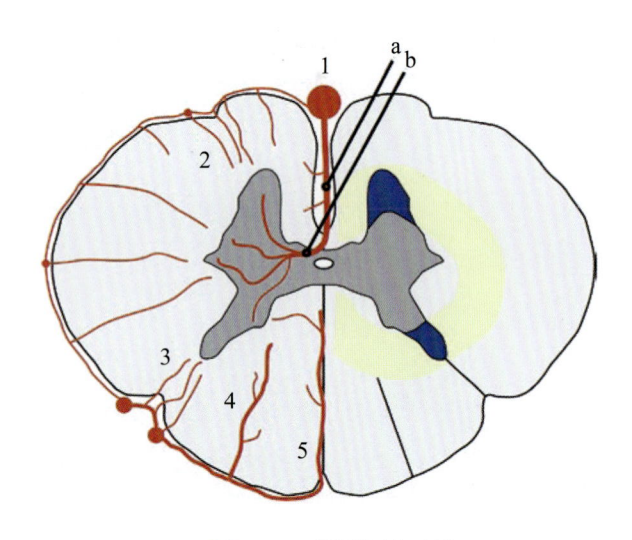

▲ 图 3-17 脊髓固有动脉

右半脊髓：示意图基于 Duret 的原创研究[30]，脊髓前动脉（1）背支延续的中央沟回动脉（a）穿透脊髓白质并位于前正中沟底部的延伸，称为沟连合动脉（b）。中央沟回动脉通常呈单侧分布，但也可能分出 2 个或多个沟连合动脉支，营养双侧[31]。该图还显示了 Duret 提出的前（2）和后（3）根动脉、后外侧裂动脉（4）和后正中裂动脉（5）；左半脊髓：圆形分水岭区域（黄色）位于中央动脉循环和外周动脉循环的交界处，位于该分水岭区域内的灰质部分缺血风险最高，这合理解释了轴位 T_2 加权 MRI 显示的猫头鹰状或蛇眼状的典型双点状现象（© 2021 Philippe H. Gailloud，版权所有）

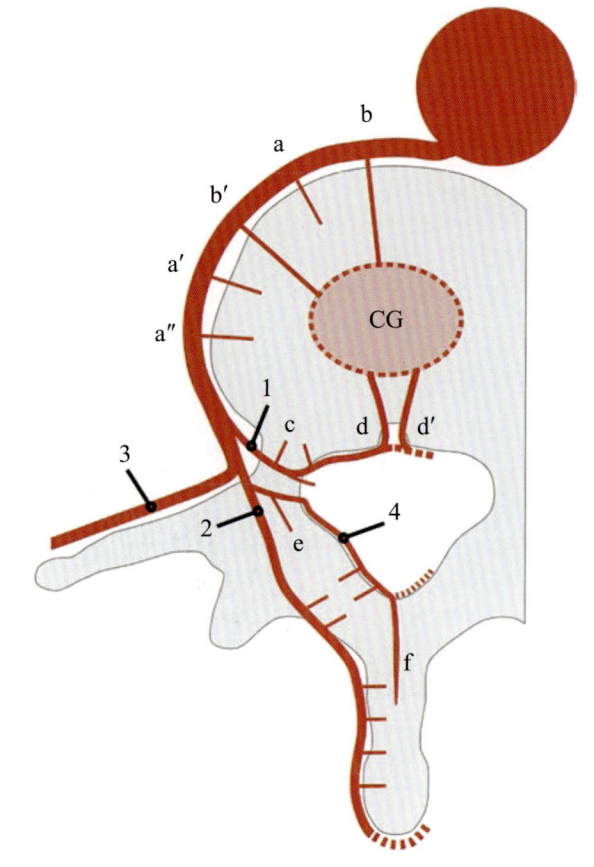

▲ 图 3-18 椎骨动脉生成示意

节间动脉（ISA）发出脊髓支（1）、背支（2）和外侧支（3）。椎板前动脉（4）起源于 ISA 背支，中心支起源于节间动脉干，并发出多个分支径向进入椎体。大多数分支是短支（a, a′, a″），仅有 1 支或 2 支较长分支，即前外侧中心动脉（b, b′）参与供应中央动脉网（CG）。ISA 的脊髓支发出根动脉和椎体后滋养动脉，椎体后滋养动脉由外侧（c）和后正中（d, d′）骨动脉构成，后正中骨动脉经由椎基静脉孔到达 CG。椎骨后部由 ISA 背支（2）和椎板前动脉（4）营养，椎板前动脉的近端通过升支和降支发出一支椎板动脉（e）进入椎板，营养上下关节突。椎板前动脉的终末支为中央动脉（f），该动脉进入棘突基底部。椎体后滋养动脉、椎板前动脉和 ISA 背支的点状延伸表示常出现的吻合途径（© 2021 Philippe H. Gailloud，版权所有）

(1) 通过位于 ISA 下方的椎体小孔（small foramina），中心支的分支穿入椎体；大多数中心支都很短，只有 1 条或 2 条较长的前外侧中心动脉（anterolateral equatorial artery）抵达椎体的中央。

(2) 升支、降支和返支在椎骨前外侧的表面分布（图 3-19）。

由于主动脉的左向位置，右侧胸段节间动脉干长于左侧，发出更多的前外侧骨支[9]。返支先呈短暂上行，随之向内侧弯曲并穿越中线，与对侧分支相互连接[9]。升支和降支或在邻近终板处穿入椎体，或穿越椎间隙，与相邻节段类似分支相互连接，形成前外侧吻合网。Ratcliffe 发现腰椎节段有 10~20 个升支和降支[36]，最外侧的纵向连接吻合是肋间吻合或横突前吻合，其在各节段参与单侧节间干的形成。最典型的粗大吻合支是位于 L_4 段，并参与 L_5 椎骨血供的横突前吻合。

2 个水平走行的吻合血管在干骺端区域与垂直走行的骨膜支吻合连接，头端较尾端明显，称为 Ratcliffe 干骺端吻合（Ratcliffe's metaphyseal anastomose）[36]。营养干骺端区域的椎骨内的动脉（干骺端动脉）起源于前外侧支的升支和降支，

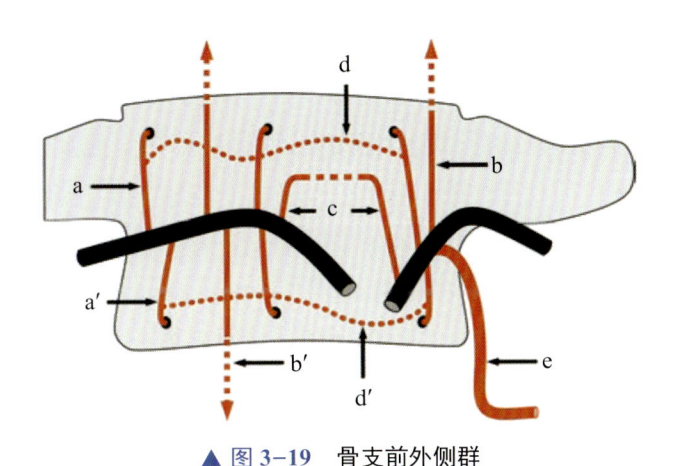

第 3 章 脊柱介入诊疗相关胸腰段脊柱动脉解剖
Thoracolumbar Spinal Arterial Anatomy, with Special Consideration Given to Spine Intervention

或起源于干骺端吻合[36]。

前外侧支可以通过骨内吻合为椎体病变，尤其是富血管性肿瘤生成新生血管。研究认为 ISA 仅为对应椎体提供前外侧分支的观点是不正确的，尤其是在上胸段，该段延伸的主干可以通过旁路分支营养多个椎骨。

2. 椎骨后内侧动脉

每个椎基静脉孔有 4 个椎体后滋养动脉汇合，包括起源于相应 ISA 分支的 2 个升支，来自上节段的 2 个降支（图 3-20A）[38]。从椎体后滋养动脉汇合处发出 1 个或 2 个大的营养动脉穿入椎基静脉孔，偶尔穿入一个小的副管（accessory canal）[36, 39]（图 3-6）。儿童期的椎体后滋养动脉粗大，椎骨后内侧循环占优势，随着年龄的增长，降支趋于消失（图 3-20B 和 C）。

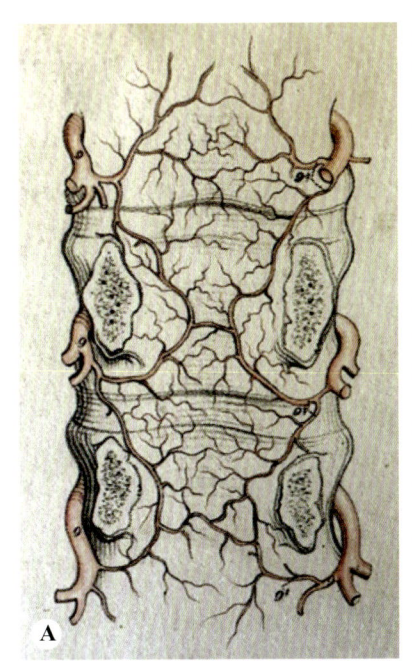

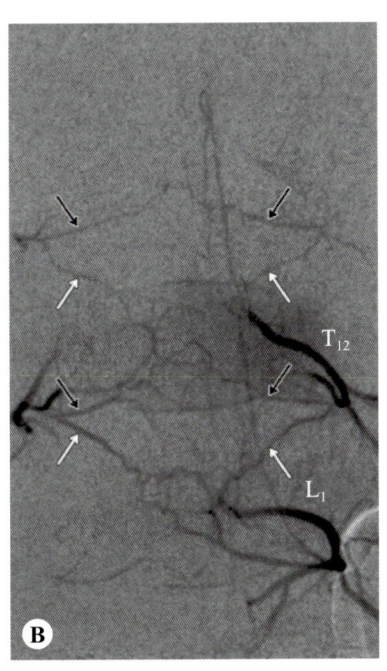

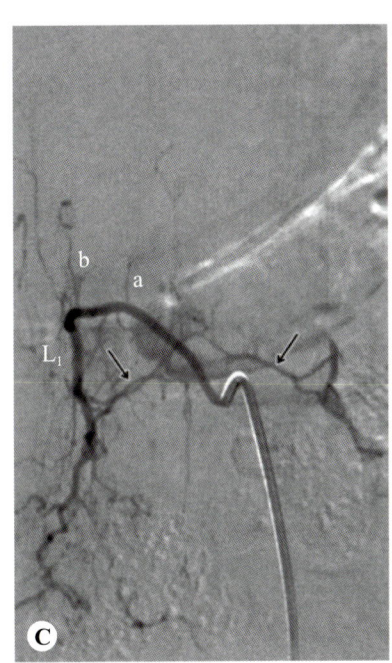

▲ 图 3-19 骨支前外侧群

左侧节间动脉（ISA）和较长的右侧 ISA 以黑色显示；图中去除了双侧 ISA 在主动脉的起始处。短的升支（a）和降支（a′）终末端穿入椎体的干骺端。较长的升支（b）和降支（b′）与相邻节段的类似血管相连，在脊柱表面形成吻合网。返支跨越中线（c）相互连接，骨内的升支和降支通过水平走行的吻合支（d, d′）相连接，即 Ratcliffe 干骺端吻合。粗大而垂直的肋间吻合或横突前吻合（e）可形成单侧节间干（© 2021 Philippe H. Gailloud，版权所有）

▲ 图 3-20 椎体后滋养动脉

A. 插图引自 Quain《人体动脉解剖》（1844）[38]，每个椎体后滋养动脉均发出升支和降支，在椎体后面纵向和横向相互连接，形成一个"菱形"网络。升支发出穿入椎基静脉孔的后椎骨动脉，降支跨过下方的椎间隙，可因椎间盘膨隆受压。B. 3 岁男童的左侧 T_{12} 节间干的数字减影血管造影（DSA）后前位图像显示典型"菱形"模式的椎体后滋养动脉网（白箭为降支，黑箭为升支），注意在 L_1 段左侧有一个后根髓动脉。C. 58 岁男性的右侧 L_1 节间干 DSA 后前位图像仅显示出椎体后滋养动脉升支，椎间盘膨隆可导致降支逐渐消失，这是一种与年龄相关的现象[36]，该造影图像还显示出前外侧动脉的短升支（a）和长升支（b）（© 2021 Philippe H. Gailloud，版权所有）

041

血管畸形或肿瘤的栓塞通常涉及椎体后滋养动脉，该动脉常与根髓动脉的髓支相连（图3-21）。在椎基静脉孔汇合的后内侧动脉分支的血管染色可能类似于病理状况（图3-22）。以血管造影单一投照方位，正常椎体血管染色同样难以与良性病变（如强化的 Schmorl 结节）或侵袭性病变（如骨性或淋巴结转移）相鉴别。在这种情况下，有必要采用斜位投照或三维采集（图3-23和图3-24）。

起源于 ISA 脊柱分支的小部分后外侧动脉偶尔可为椎体病变提供非典型血供。

3. 椎骨后弓动脉血供

椎体的后部由椎板前动脉和 ISA 背支供血，椎板前动脉位于椎板内面，ISA 背支沿椎板和棘突外面走行（图3-6和图3-18）。背支发出多个分支营养椎板、椎骨后连接（posterior vertebral joint）和棘突；上行肌支和下行肌支形成一个复杂的椎旁动脉网[8]。

椎板前动脉有时可作为根动脉的一个分支，更常见的是作为起源于 ISA 背支的一条独特的血

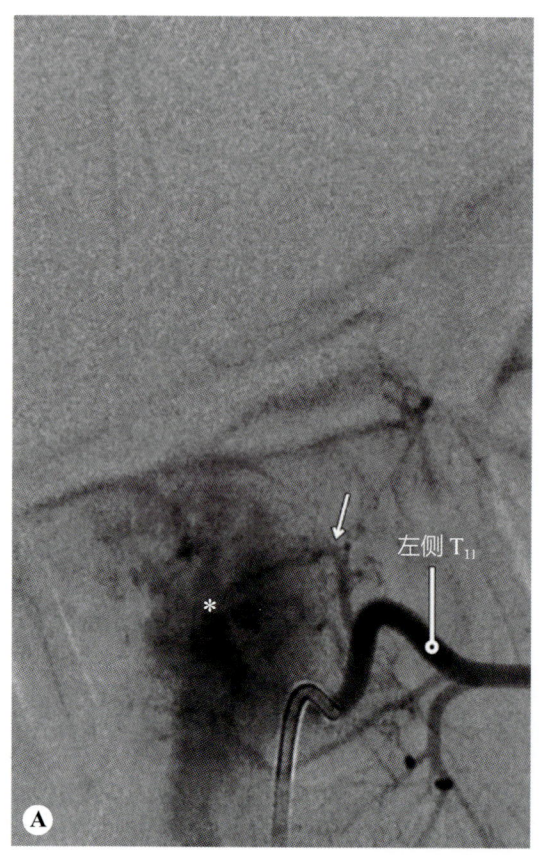

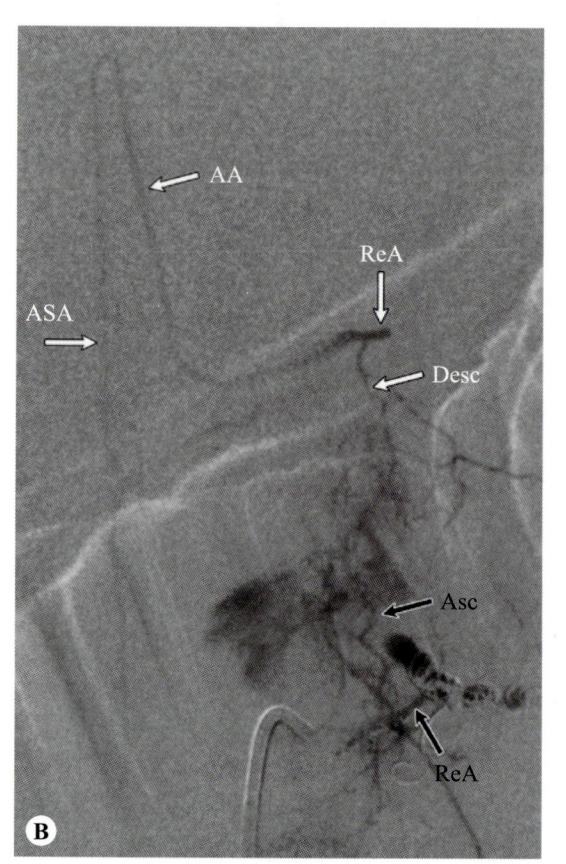

▲ 图3-21 脊椎转移瘤的术前栓塞

A. 左侧 T$_{11}$ 肋间动脉数字减影血管造影（DSA）后前位图像，显示肿瘤血管染色（*），由于对比剂通过旁路侧支进入，左侧粗大的 T$_{10}$ 前根髓动脉，即 Adamkiewicz 动脉显影略模糊（图中未标记）。脊髓和椎旁动脉栓塞术（包括支气管和纵隔介入治疗）期间，必须持续注意根髓动脉具有向中线或中线旁急行呈"发夹样"曲线的特征，以此进行该动脉的识别。注意，病变由一个粗大的椎前外侧返支供血（箭）。B. 栓塞治疗过程中左侧 T$_{11}$ 肋间动脉远端对比剂注射的 DSA 后前位图像，显示 T$_{11}$ 和 T$_{10}$ 椎体后滋养动脉（黑和白 ReA）通过各自的升支（黑 Asc）或降支（白 Desc）相互连接。Adamkiewicz 动脉（AA）和脊髓前动脉（ASA）显示清晰。在此种情况下，非靶点栓塞的脊髓损伤风险高，应避免使用流动性大的液体或颗粒状栓塞剂。由于栓塞期间发生的血流动力学变化，有时可显露最初无法发现的吻合口。因此，应强调重复造影的价值，尤其是在使用液体栓塞剂之前（© 2021 Philippe H. Gailloud，版权所有）

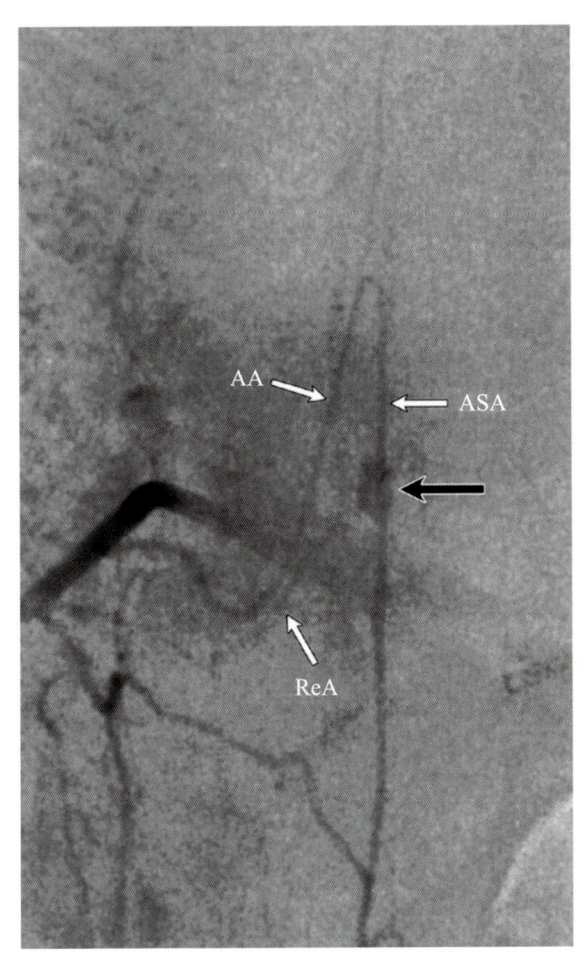

图 3-22 假性病理图像

右侧 T₁₀ 段有显影的 Adamkiewicz 动脉（AA）和脊髓前动脉（ASA），椎基静脉孔汇合的椎体后滋养动脉后内侧分支（ReA）染色类似病理状况，此病例患有脊髓前动脉的动脉瘤（黑箭）（© 2021 Philippe H. Gailloud，版权所有）

程中更容易发生缺血[8]。

4. 骨内动脉结构形态

椎体的动脉结构可分为中央和周围两部分。中央部分主要由后内侧支分支供血的"动脉网"（arterial grid）营养，并由几条粗大的前外侧中心动脉补充（图 3-18）[8]。中央动脉网发出升支和降支到相应部位的终板。

周围部分血供来源于一个表层动脉网，该动脉网前部血供来源于节间动脉干，后部血供来源于椎体后滋养动脉。骨内动脉沿圆周方向穿入椎体，并发出垂直分支抵达非中央动脉网提供营养的终板部分。

5. 椎骨血管染色及其随年龄的演变

选择性 ISA 血管造影的正常表现通常呈局限于同侧半椎体的密集毛细血管染色，即半侧椎体血管染色（hemivertebral blush），血管染色范围和程度取决于椎骨前外侧和后内侧动脉之间连接 [骨内吻合（intraosseous anastomose）] 及相邻和对侧 ISA 之间连接 [骨外吻合（extraosseous anastomose）] 的建立。骨内外吻合的变异性导致其与病理性血管染色的鉴别困难。

新生儿和婴儿椎骨的供血主要来自于后内侧支。人最初只有 1 个或 2 个前外侧分支，其大小和数量随着年龄增长而增加[36]，这种优势转移（dominance shift）导致从儿童椎骨中央血管染色向成人半椎体血管染色的转变。儿童血管染色的另一个特征是沿上、下终板的线性对比剂染色（linear contrast uptake），在 20 岁左右，随着椎骨生长板的闭合，线性染色逐渐变淡直至消失。儿童丰富的椎骨内动脉网在 15 岁前转化为成人的功能性动脉结构，对线性染色的演变也起到了一定作用[37]。在生命后期，脂肪组织替代脊柱骨髓会减弱老年患者的血管染色。因此，年龄相关的血管染色可以分为 4 种模式（图 3-26）：① Ⅰ型，线性终板血管染色为主，椎体中央轻度或缺乏血管染色；② Ⅱ型，终板和椎体中央同步血管

管（图 3-18 和图 3-25）。相邻节段的椎板前动脉在后弓前部形成一个动脉网，与覆盖于椎体后壁的椎体后滋养动脉网络相当。虽然椎板前动脉网的特点是动脉更小且"编织更紧密"[8]，但是这两个动脉网在血管造影上很难区分。近端椎板前动脉向椎板基部发出一支分支，继而分叉为升支和降支，营养小面关节。远端椎板前动脉末端与其对侧对应动脉吻合，由此生成一条贯穿棘突底部的中央动脉。额外的内侧小支营养硬膜外脂肪和鞘囊，并可参与动静脉畸形的血供。与椎体血供相比，椎骨后半部分血供较不稳定，在手术过

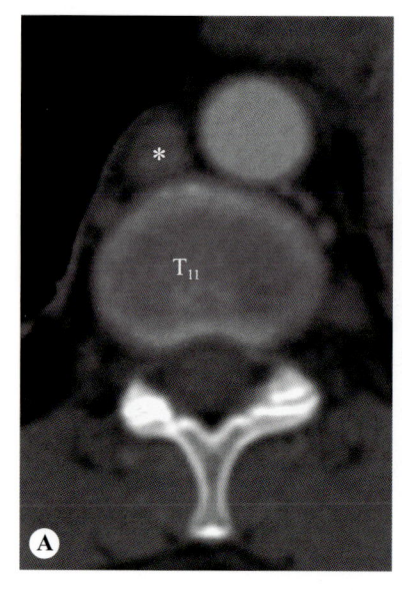

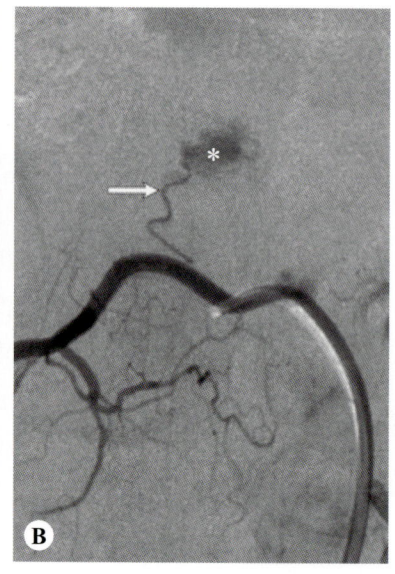

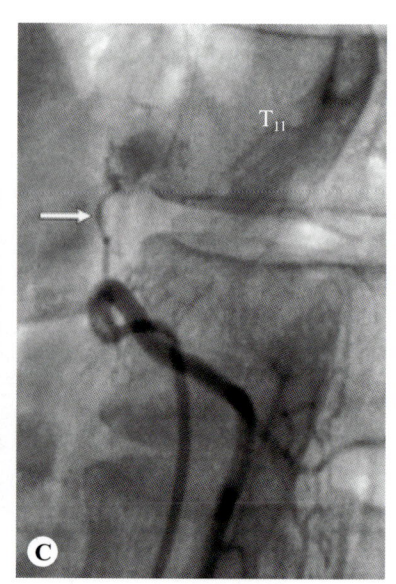

▲ 图 3-23 椎体前腺病的血管造影图像

A. T₁₁ 段 CTA 轴位图像显示椎前腺病（*）；B. 右侧 T₁₂ 肋下动脉数字减影血管造影（DSA）后前位图像显示与腺病相关的血管染色，由骨前外侧支的一个升支（箭）供血，但在此投照方位，并不能鉴别病变位于椎体内还是椎体外；C. 右侧 T₁₂ 肋下动脉 DSA 斜位投照图像显示病变的椎体前位置及异常血管染色的供血动脉（箭），即椎骨前外侧动脉升支（© 2021 Philippe H. Gailloud，版权所有）

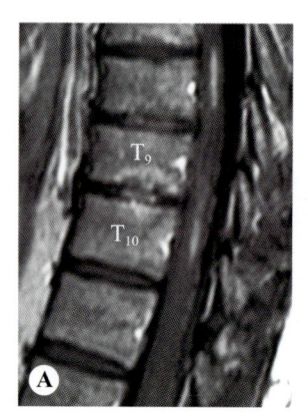

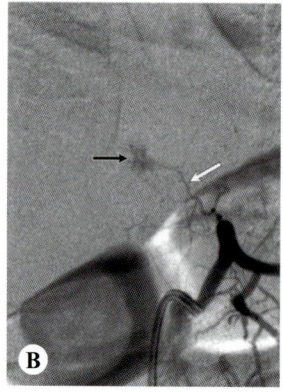

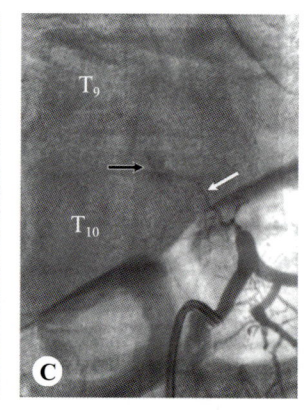

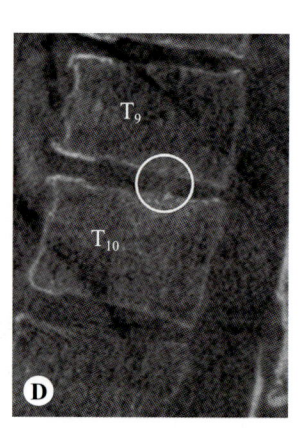

▲ 图 3-24 脊髓栓塞患者的 Schmorl 结节强化

A. 增强 T₁WI 矢状位图像显示脊髓异常不均匀强化，脊髓周围血管扩张，符合亚急性梗死并发的过度灌注表现，注意 T₉～T₁₀ 椎间隙的 Schmorl 结节有强化；B. 左侧 T₁₀ 节间干数字减影血管造影（DSA）后前位图像显示由椎骨前外侧动脉（白箭）供血的局部血管染色（黑箭）；C. 左侧 T₁₀ 节间干 DSA 后前位加带解剖标记的同位图像显示局部血管染色位于椎间隙，与正常椎骨前外侧动脉无关，参照图 3-22；D. 左侧 T₁₀ 节间干平板导管血管造影断层扫描（FPCA）矢状位重建图像显示，局部血管染色位于椎间盘间隙中央部分（圆圈），对应于 MRI 显示强化的 Schmorl 结节（© 2021 Philippe H. Gailloud，版权所有）

染色；③Ⅲ型，半侧椎体血管染色，终板无血管染色（成人典型表现）；④Ⅳ型，尽管注射技术恰当，仍无血管染色。

6. 椎骨动脉对脊柱介入诊疗的意义

任何骨内动脉或骨周围动脉均可参与解剖变异（如单侧动脉干）或侧支通路的形成，血管连接可能涉及同源分支（如动脉的左右返支）、异源血管（如前外侧与后内侧动脉），甚至内脏分支（图 3-27）。掌握这些途径及其与功能重要分支的潜在连接，对于血管内手术操作至关重要。

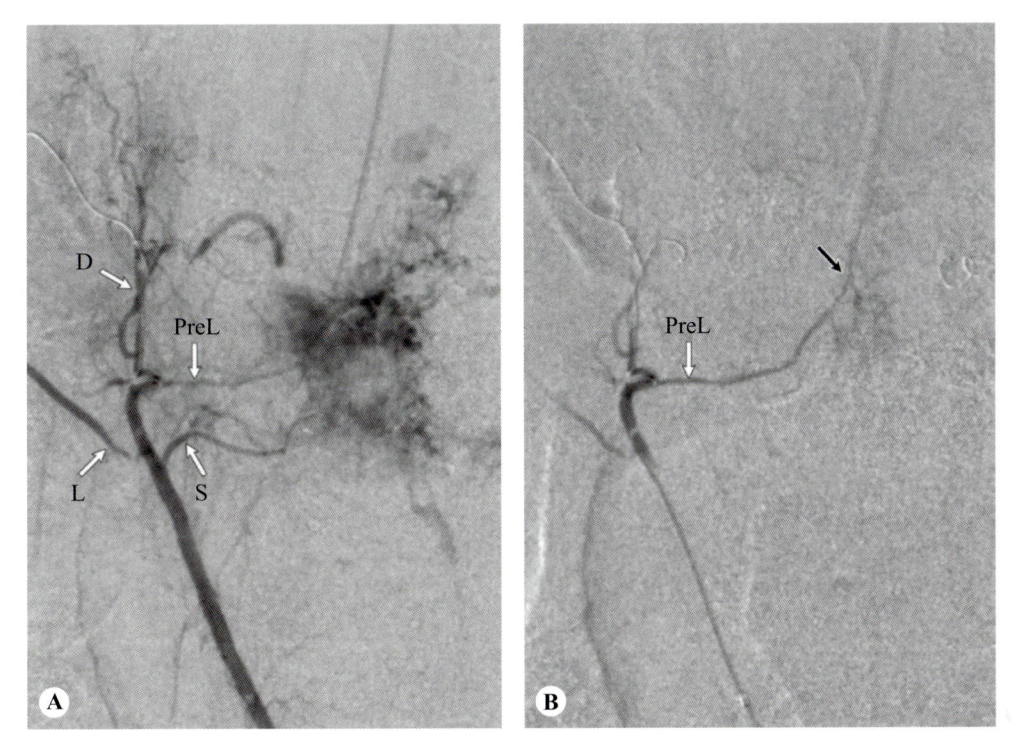

第 3 章 脊柱介入诊疗相关胸腰段脊柱动脉解剖
Thoracolumbar Spinal Arterial Anatomy, with Special Consideration Given to Spine Intervention

▲ 图 3-25 T₄ 椎体转移瘤的术前栓塞

A. 右侧 T₄ 肋间动脉数字减影血管造影（DSA）后前位图像，节间动脉（ISA）分为脊髓支（S）、外侧支（L）和背支（D）。脊髓支继续分支并延续椎体后滋养动脉，无根髓动脉功能。一条粗大的椎板前动脉（PreL）起源于 ISA 背支，供应对侧椎板的肿瘤组织。B. 右侧 T₄ 肋间动脉远端 DSA 后前位图像，这张动脉早期图像显示椎板前动脉（PreL）的解剖，包括在棘突底部通过倒 V 形吻合（黑箭）与对侧椎板前动脉连接（© 2021 Philippe H. Gailloud，版权所有）

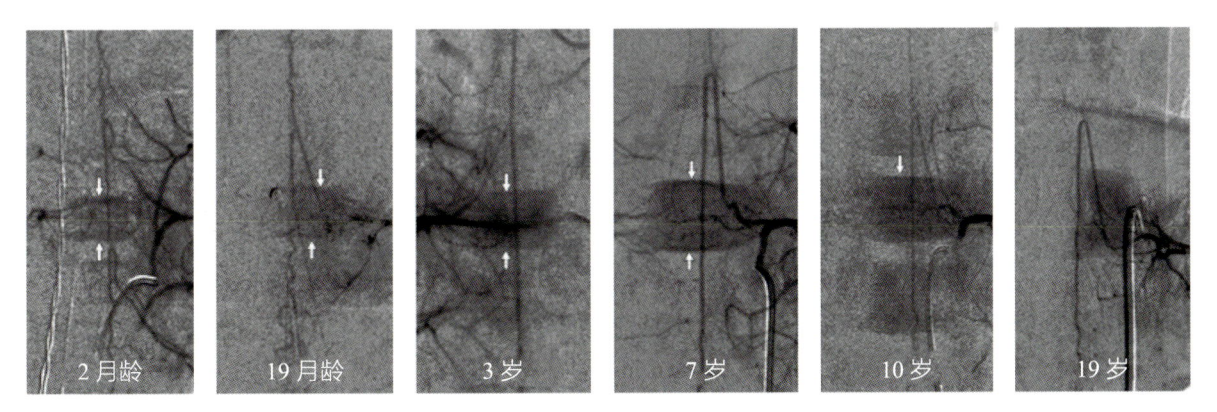

▲ 图 3-26 椎骨血管染色随年龄增长的演变

椎体血管染色演变速度在个体之间和同一个体的椎体之间存在差异。每个病例脊髓前动脉造影用以标记中线。Ⅰ型：最初椎体呈现沿终板的粗线状血管染色（白箭，2 月龄）；Ⅱ型：椎体中央呈局灶性血管染色（19 月龄），随终板增强开始消退，迅速血管染色填充整个椎体（3 岁和 7 岁）；Ⅲ型：在 10 岁时，终板血管染色已不明显；在 19 岁时，随着椎体生长板闭合，中央血管染色退化为成人的半椎体模式（© 2021 Philippe H. Gailloud，版权所有）

椎体血管形成将动脉、毛细血管和静脉共同置于狭窄的空间内，这种血管结构有助于栓塞材料从一个血管腔进入另一个血管腔，例如，椎体强化术和纤维软骨栓子导致的脊髓卒中。另外，创伤或穿刺针置入等引起的椎间异物可导致骨内动静脉瘘形成（典型病例 4）。

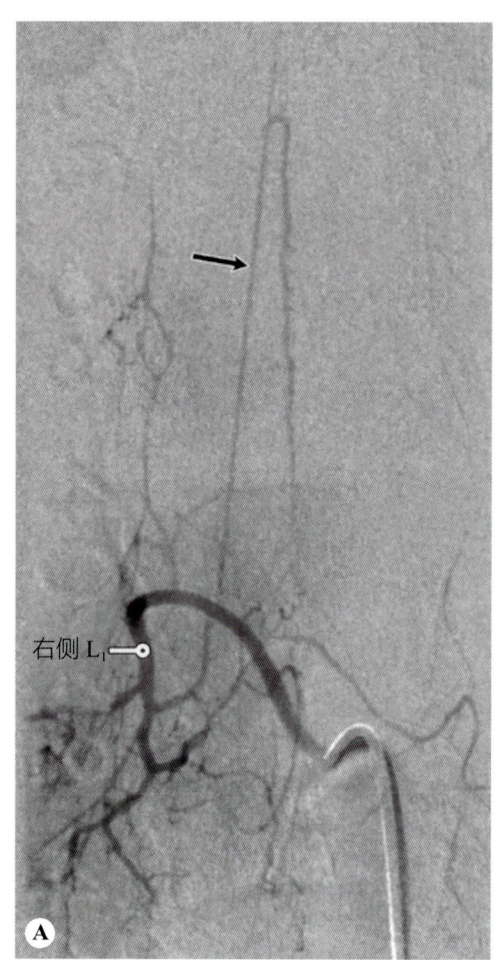

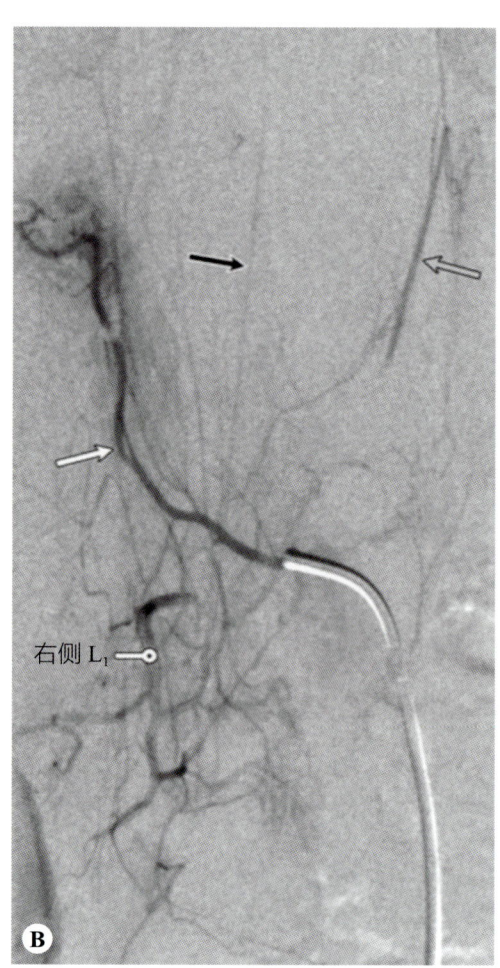

▲ 图 3-27 危险吻合

A. 右侧 L₁ 节间干数字减影血管造影（DSA）后前位图像显示 Adamkiewicz 动脉（箭）。B. 右肾上腺动脉 DSA 后前位图像显示右肾上腺动脉显影（白箭），由于对比剂通过多个侧支吻合，左侧肾上腺动脉（灰箭）、右侧 L₁ 节间干及分支，包括 Adamkiewicz 动脉（黑箭）也显影，但是 Adamkiewicz 动脉显影较淡，易被忽视。此例说明在椎旁结构的栓塞治疗前，无论节间动脉（ISA）是否为治疗血管，均应详细研究局部血管（包括 ISA）解剖（© 2021 Philippe H. Gailloud，版权所有）

二、典型病例简要介绍

（一）典型病例 1：外伤后与术后腰部假性动脉瘤

多发伤并 L₅ 爆裂性骨折患者。外伤后 3 周 CT 检查显示骨折椎体附近有 1 个假性动脉瘤，此前的影像学检查，包括 2 周半前固定术后即刻 CT 检查未显示该病情（图 3-28）。此种状况说明骨折碎片的继发性移位可引起假性动脉瘤，应注意延迟性血管损伤风险。

（二）典型病例 2：椎体强化术后脊髓缺血

乳腺癌 T₇ 转移灶微波消融和椎体强化术后，患者损伤平面以下截瘫。术后 MRI 检查显示急性脊髓缺血（图 3-29A）。5 天后的平板导管血管断层造影（FPCA）显示 T₇ 左侧椎体外有骨水泥外渗，压迫邻近 ISA，该 ISA 供血于粗大的前根髓动脉，导致脊髓前动脉闭塞（图 3-29B 至 D）。

该病例说明，骨水泥血管外渗漏所致占位效应也可导致脊髓损伤和缺血。

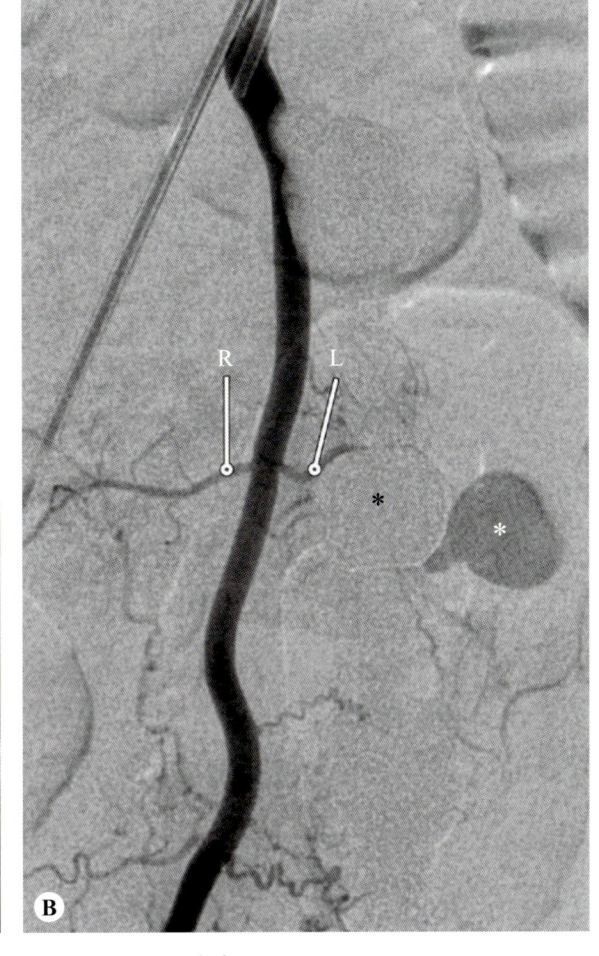

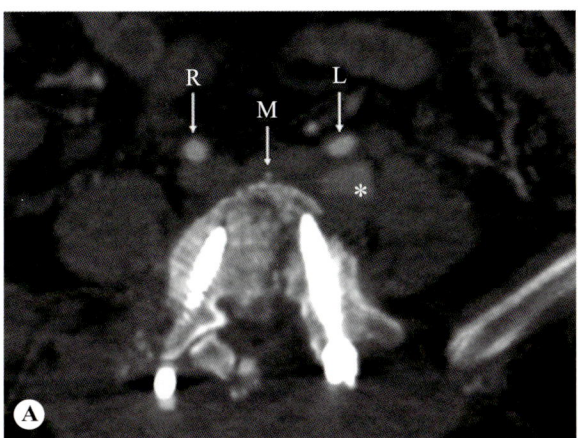

▲ 图 3-28 外伤后和术后腰部假性动脉瘤

A. 增强 CT 动脉期图像显示骨折的 L_5 椎体附近的假性动脉瘤（*），"L"和"R"分别表示左右髂内动脉，"M"表示骶正中动脉；B. 骶正中动脉数字减影血管造影（DSA）后前位图像，字母"L"和"R"分别表示左右 L_5 节间动脉（ISA），假性动脉瘤（白*）源于左侧 L_5 段 ISA，其部分被椎弓根螺钉（黑*）引起的伪影所掩盖（© 2021 Philippe H. Gailloud，版权所有）

（三）典型病例 3：鞘内置管导致脊髓缺血

鞘内置管镇痛治疗车祸后长期持续性疼痛（lingering pain）数周后，患者出现进行性下肢麻木和无力。MRI 检查发现脊髓圆锥灰质呈高信号（图 3-30A），符合脊髓慢性缺血表现。FPCA 发现鞘内置管与 Adamkiewicz 动脉直接接触（图 3-30B 至 D）。

（四）典型病例 4：椎体强化术后骨内动静脉瘘

多节段转移性疾病的术前栓塞治疗。在前期经皮椎体成形术治疗的 T_{11} 椎骨内发现高流量动静脉瘘（图 3-31A 和 B）。该骨内动静脉分流紧邻骨水泥块，很可能由椎体成形术操作中的穿刺针尖损伤所致（图 3-31C）。在无硬膜内引流情况下发生的创伤性或医源性骨内动静脉瘘，成人患者可无症状或者有慢性背部疼痛或神经根性疼痛综合征，骨内动静脉瘘可能是手术过程中严重出血的一个原因。

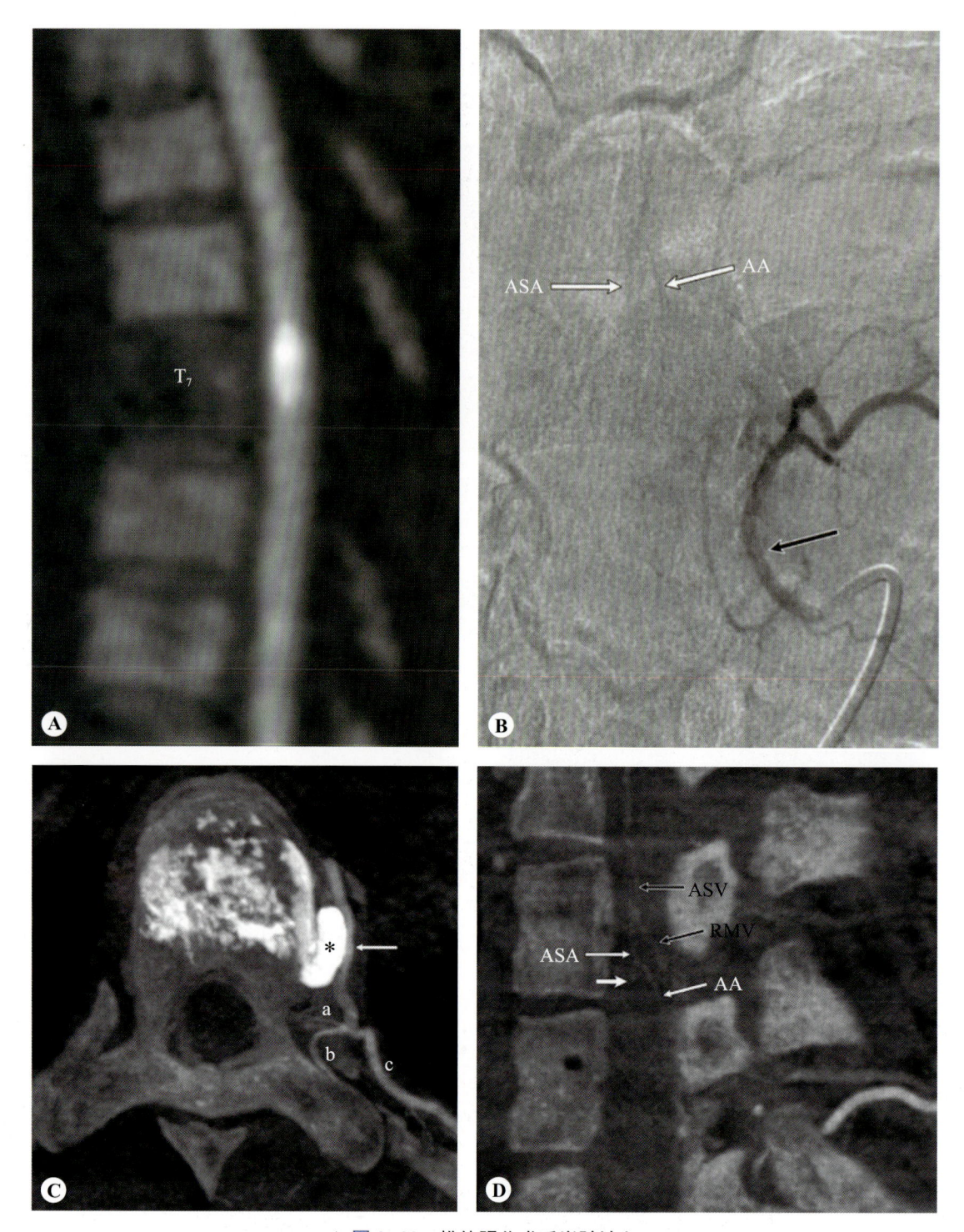

▲ 图 3-29 椎体强化术后脊髓缺血

A. DWI 矢状位图像显示以 T_7 为中心的脊髓弥散受限，表示急性缺血；B. 左侧 T_7 肋间动脉数字减影血管造影（DSA）后前位图像，Adamkiewicz 动脉（AA）和脊髓前动脉（ASA）显影，但 ASA 降支闭塞或部分闭塞，骨水泥引起的伪影导致局部影像模糊；C. 左侧 T_7 肋间动脉平板导管血管断层造影（FPCA）轴位重建图像，左侧 T_7 段节间动脉（ISA）（箭）被椎体外渗漏的骨水泥（*）向外推移，T_7 的 ISA 分支清晰可见，即脊髓支（a）、背支（b）和外侧支（c）分支，血管内或椎管内无骨水泥渗漏；D. 左侧 T_7 肋间动脉 FPCA 斜位重建图像，ASA 降支显示突然截断（短白箭），并有脊髓前内侧静脉（ASV）和左侧 T_7 根髓静脉（RMV）显影，ASA 降支为左侧 T_7 的 ISA 脊髓支发出的 Adamkiewicz 动脉（AA）的分支（图片由 Majid Khan, MBBS, MD, Division of Neuroradiology, Head and Neck Imaging, Department of Radiology, Thomas Jefferson University, Philadelphia, Pennsylvania 提供）

第 3 章 脊柱介入诊疗相关胸腰段脊柱动脉解剖
Thoracolumbar Spinal Arterial Anatomy, with Special Consideration Given to Spine Intervention

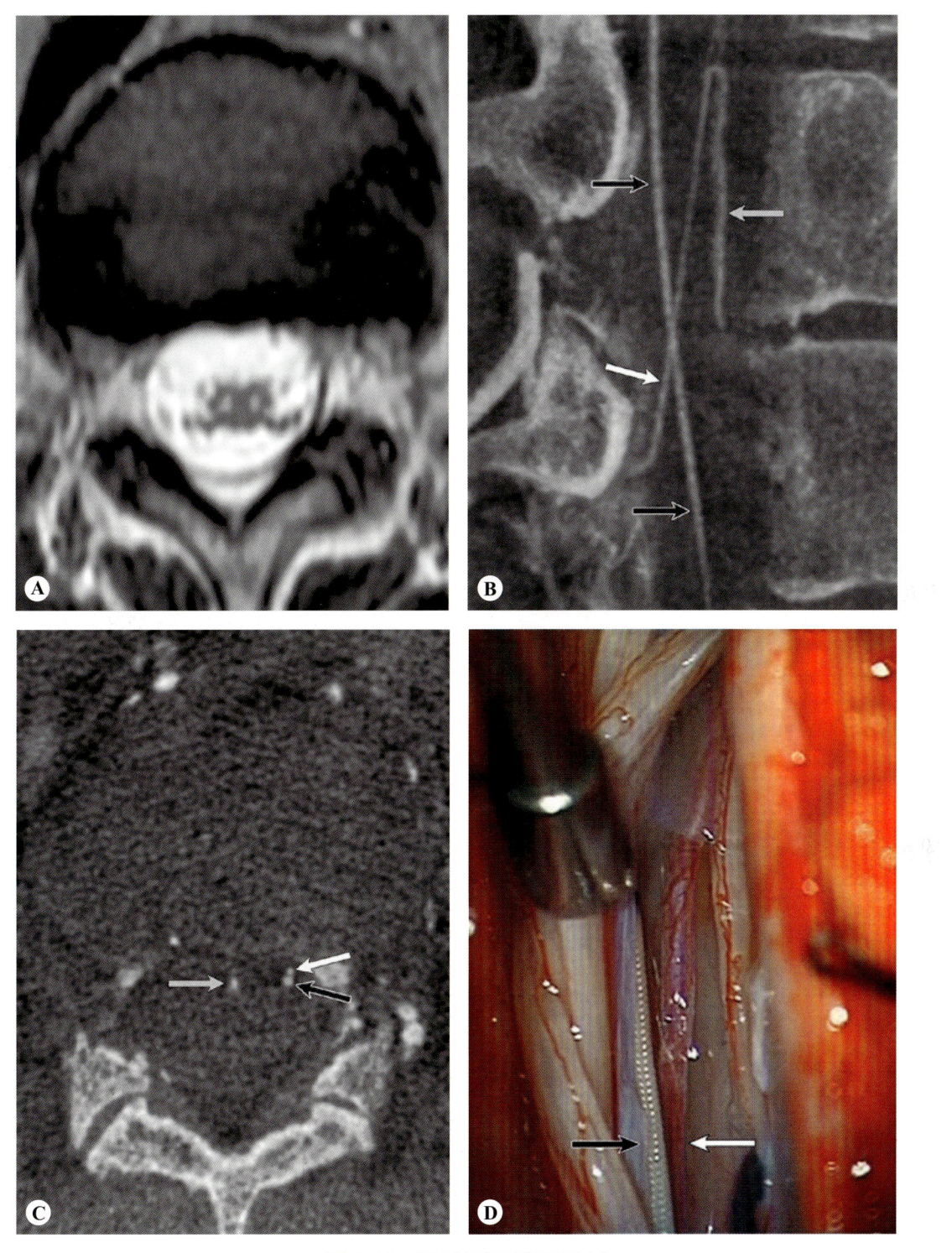

▲ 图 3-30 鞘内置管导致脊髓缺血

A. T₂WI 轴位图像显示脊髓圆锥节段双侧前灰质呈高信号（"蛇眼"状），符合脊髓慢性缺血表现；B. 左侧 T₁₂ 段节间动脉平板导管血管断层造影（FPCA）冠状位重建的后视图像，鞘内导管（黑箭）穿越 Adamkiewicz 动脉（AA）（白箭），该动脉供血脊髓前动脉（ASA）（灰箭）；C. 左侧 T₁₂ 段 ISA 的 FPCA 轴位重建图像显示 AA（白箭）与鞘内导管（黑箭）之间接触，灰箭标注 ASA；D. 导管取出期间的手术视图（后入路），马尾神经根向外侧推移后，显露出 AA（白箭）与导管（黑箭）的接触部位（图 A 至 C © 2021 Philippe H. Gailloud，版权所有；图 D 由 Nicholas Theodore, MD, MS, Department of Neurosurgery, Johns Hopkins University, Baltimore, MD 提供）

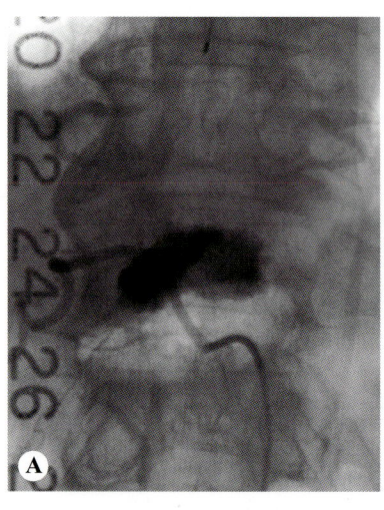

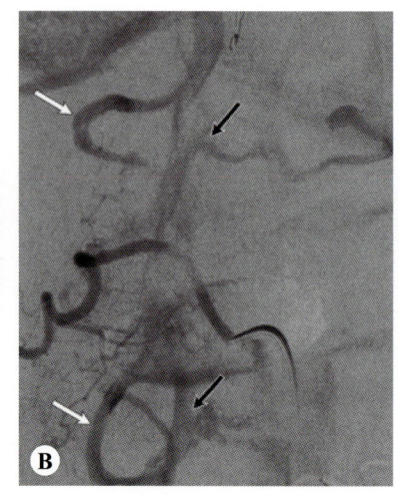

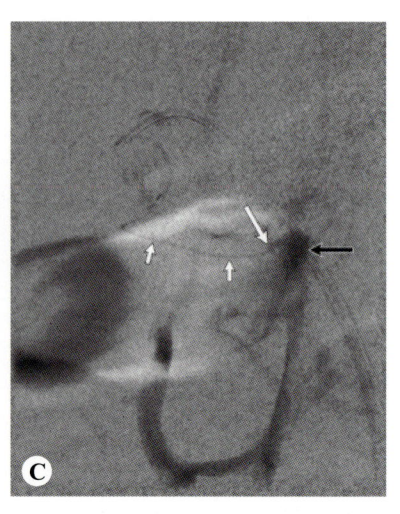

▲ 图 3-31　椎体强化术后骨内动静脉瘘管

A. 右侧 T_{11} 肋间动脉数字减影血管造影（DSA）的后前位非减影图像，显示前期经皮椎体成形术的椎体内骨水泥；B. 右侧 T_{11} 肋间动脉 DSA 图像，显示肿瘤椎体轻度染色，对比剂迅速进入内侧（黑箭）和外侧（白箭）椎骨静脉丛，符合高血流动静脉瘘；C. 右侧 T_{11} 椎体后滋养动脉分支的 DSA 后前位图像，短白箭标注微导管位置，超选择性造影证实在供血动脉（白箭）和瘤样扩张的动脉化静脉（黑箭）之间存在直接动静脉分流，该静脉瘘紧邻骨水泥块，两者之间无肿瘤染色（© 2021 Philippe H. Gailloud，版权所有）

参考文献

[1] Gailloud P. Multiple thoracic bilateral intersegmental arterial trunks. Eur J Anat. 2017;21(2):149-55.

[2] Gailloud P. Vertebral artery triplication. Surg Radiol Anat. 2019;41(7):841-3.

[3] Gailloud P. The supreme intercostal artery in its most rudimentary form does not branch off any intercostal arteries. Anat Rec (Hoboken). 2015;298(5):781-2.

[4] Gailloud P. The supreme intercostal artery includes the last cervical intersegmental artery (C7) - angiographic validation of the intersegmental nomenclature proposed by Dorcas Padget in 1954. Anat Rec (Hoboken). 2014;297(5):810-8.

[5] Chiras J, Merland JJ. The dorsospinal artery. A little known anatomical variant. Its importance in spinal angiography. J Neuroradiol. 1979;6(2):93-100.

[6] Siclari F, Fasel JH, Gailloud P. Direct emergence of the dorsospinal artery from the aorta and spinal cord blood supply. Case reports and literature review. Neuroradiology. 2006;48(6):412-4.

[7] Doppman JL, Di Chiro G. Paraspinal muscle infarction. A painful complication of lumbar artery embolization associated with pathognomonic radiographic and laboratory findings. Radiology. 1976;119(3):609-13.

[8] Crock HV, Yoshizawa H. The blood supply of the lumbar vertebral column. Clin Orthop Relat Res. 1976;115:6-21.

[9] Chiras J, Morvan G, Merland JJ. The angiographic appearances of the normal intercostal and lumbar arteries. Analysis and the anatomic correlation of the lateral branches. J Neuroradiol. 1979;6(3):169-96.

[10] Santillan A, Patsalides A, Gobin YP. Endovascular embolization of iatrogenic lumbar artery pseudoaneurysm following extreme lateral interbody fusion (XLIF). Vasc Endovasc Surg. 2010;44(7):601-3.

[11] Shin HJ, Choi YM, Kim HJ, Lee SJ, Yoon SH, Kim KH. Retroperitoneal hemorrhage from an unrecognized puncture of the lumbar right segmental artery during lumbar chemical sympathectomy: diagnosis and management. J Clin Anesth. 2014;26(8):671-5.

[12] Ntourantonis D, Tsekouras V, Korovessis P. Delayed fatal lumbar artery bleeding following less invasive posterolateral decompression and fusion. Spine (Phila Pa 1976). 2018; 43(16):E976-9.

[13] Biafora SJ, Mardjetko SM, Butler JP, McCarthy PL, Gleason TF. Arterial injury following percutaneous vertebral augmentation: a case report. Spine (Phila Pa 1976). 2006; 31(3):E84-7.

[14] Tsai YD, Liliang PC, Chen HJ, Lu K, Liang CL, Wang KW. Anterior spinal artery syndrome following vertebroplasty: a case report. Spine (Phila Pa 1976). 2010;35(4):E134-6.

[15] Iliopoulos P, Korovessis P, Vitsas V. PMMA embolization to the left dorsal foot artery during percutaneous vertebroplasty for spinal metastases. Eur Spine J. 2014;23(Suppl 2):187-91.

[16] Amoretti N, Hovorka I, Marcy PY, Grimaud A, Brunner P,

Bruneton JN. Aortic embolism of cement: a rare complication of lumbar percutaneous vertebroplasty. Skelet Radiol. 2007;36(7):685-7.

[17] Chiras J, Launay M, Gaston A, Bories J. Thoracic vertebral artery. An anomaly of the vertebral artery. Neuroradiology. 1982;24(1):67-70.

[18] Gailloud P, Gregg L, Pearl MS, San MD. Ascending and descending thoracic vertebral arteries. AJNR Am J Neuroradiol. 2017;38(2):327-35.

[19] Sclafani SJ, Florence LO, Phillips TF, Scalea TM, Glanz S, Goldstein AS, et al. Lumbar arterial injury: radiologic diagnosis and management. Radiology. 1987;165(3):709-14.

[20] Koakutsu T, Aizawa T, Yuzawa H, Itoi E, Kushimoto S. Lumbar artery injury from which the Adamkiewicz artery originated associated with lumbar spine injury: successfully treated by transcatheter arterial embolization. Eur Spine J. 2016;25(Suppl 1):124-8.

[21] Lasjaunias P, et al. The lateral spinal artery of the upper cervical spinal cord. Anatomy, normal variations, and angiographic aspects. J Neurosurg. 1985;63(2):235-41.

[22] Tanon L. Les artères de la moelle dorso-lombaire. Paris: Vigot Frères, Editeurs; 1908.

[23] Gillilan LA. The arterial blood supply of the human spinal cord. J Comp Neurol. 1958;110(1):75-103.

[24] Gailloud P, Gregg L, Galan P, Becker D, Pardo C. Periconal arterial anastomotic circle and posterior lumbosacral watershed zone of the spinal cord. J Neurointerv Surg. 2015;7(11):848-53.

[25] Gregg L, Sorte DE, Gailloud P. Intraforaminal location of thoracolumbar radicular arteries providing an anterior radiculomedullary artery using flat panel catheter angiotomography. AJNR Am J Neuroradiol. 2017;38(5):1054-60.

[26] Lazorthes G, Gouaze A, Zadeh JO, Santini JJ, Lazorthes Y, Burdin P. Arterial vascularization of the spinal cord. Recent studies of the anastomotic substitution pathways. J Neurosurg. 1971;35(3):253-62.

[27] Desprogres-Gotteron R. Contribution à l'étude de la sciatique paralysante. Paris: Thèse pour le doctorat en Médecine; 1955.

[28] Balblanc JC, Pretot C, Ziegler F. Vascular complication involving the conus medullaris or cauda equina after vertebral manipulation for an L4-L5 disk herniation. Rev Rhum Engl Ed. 1998;65(4):279-82.

[29] Wybier M. Transforaminal epidural corticosteroid injections and spinal cord infarction. Joint Bone Spine. 2008;75(5):523-5.

[30] Duret H. Note sur les artères nourricières et sur les vaisseaux capillaires de la moelle épinière. Progrès Médical. 1873;1:284.

[31] Hassler O. Blood supply to human spinal cord. A microangiographic study. Arch Neurol. 1966;15(3):302-7.

[32] Kadyi H. Über die Blutgefässe des Menschlichen Rückenmarkes. Lwów, Poland: Verlag von Gubrynowicz & Schmidt; 1889.

[33] Adamkiewicz A. Die Blutgefässe des menschlichen Rückenmarkes. I. Theil. Die Gefässe der Rückenmarkssubstanz. Sitzungsberichten der Kaiserlichen Akademie der Wissenschaften, Mathematisch-naturwissenschaftliche Classe, vol. 84. Wien, Österreich; 1881. p. 469-502.

[34] Preobraschenski P. Ein Beitrag zur Lehre von der akuten syphilitischen Poliomyelitis. Neurologisches Centralblatt. 1908;27:1069-74.

[35] Crock HV, Yoshizawa H. The blood supply of the vertebral column and spinal cord in man. New York: Springer-Verlag; 1977.

[36] Ratcliffe JF. The arterial anatomy of the adult human lumbar vertebral body: a microarteriographic study. J Anat. 1980;131(Pt 1):57-79.

[37] Ratcliffe JF. An evaluation of the intra-osseous arterial anastomoses in the human vertebral body at different ages. A microarteriographic study. J Anat. 1982;134(Pt 2):373-82.

[38] Quain R. The anatomy of the arteries of the human body, with its applications to pathology and operative surgery. In: Lithographic drawings with practical commentaries. London: Taylor and Walton; 1844. xv, 550 p. and atlas (87 plates in portfolio).

[39] Willis TA. Nutrient arteries of the vertebral bodies. J Bone Joint Surg Am. 1949;31A(3):538-40.

第 4 章 脊柱骨质疏松的治疗策略
Osteoporosis Management with Focus on Spine

Yevgeniya Kushchayeva　　E. Michael Lewiecki　著

缩略词

AAOMS	American Association of Oral and Maxillofacial Surgeons	美国口腔颌面外科医生协会
ADT	androgen deprivation therapy	雄激素剥夺治疗
AI	aromatase inhibitor	芳香化酶抑制药
BMD	bone mineral density	骨密度
Dmab	Denosumab	地舒单抗
DXA	dual-energy X-ray absorptiometry	双能 X 线吸收测定法
FMP	final menstrual period	最终月经
GC	glucocorticoid	糖皮质激素
HRT	hormonal replacement therapy	激素替代疗法
MOF	major osteoporotic fracture（the spine, hip, wrist, or humerus）	主要部位骨质疏松性骨折（脊柱、髋部、腕部或肱骨）
OFS	ovarian function suppression	卵巢功能抑制
ONJ	osteonecrosis of the jaw	颌骨坏死
ROI	region of interest	感兴趣区
SERM	selective estrogen receptor modulator	选择性雌激素受体调节药
TBS	trabecular bone score	骨小梁评分
VTE	venous thromboembolism	静脉血栓栓塞
ZA	Zoledronic acid	唑来膦酸

骨质疏松症是最常见的与年龄相关的骨骼疾病之一。根据美国人口普查局（US Census Bureau）估计，截至 2018 年 7 月 1 日，美国 3.27 亿总人口中，有 1.15 亿人超过 50 岁。预计到 2060 年，美国 65 岁以上的人口数将从 2018 年的 5200 万（16%）增加到 9500 万人（23%）。据报道，2017 年美国的预期人均寿命为 78.6 岁，而 1959 年为 69.9 岁[1]。

骨质疏松症是一种以骨量减少，骨组织微结构破坏、骨脆性增加、易发生骨折为特征的全身性骨病[2]。该病往往是一种前期没有明显症状的沉默性疾病，直到人体遭受轻微创伤，甚至在某些没有创伤的情况下发生一处或多处骨折[3]。脊椎骨折是骨质疏松症最常见的表现之一[4]。影像学资料提示脊椎骨折的患病率随着年龄的增长而增加，50—59 岁的白种人女性（Caucasian women）脊椎骨折的发病率为 5%～10%，80 岁以上的发病率则超过 30%[4, 5]。脊椎和髋部骨折可伴发高死亡率[6]，然而，大多数的脊椎骨折在发生时并未得到诊断。据报道，脊椎骨折发生之后的再次发生脊椎骨折的风险将增加 5 倍，其中近 20% 的女性患者在随后 12 个月之内再次发生脊椎骨折。基线分别为无骨折、≥1 次骨折、≥2 次骨折的患者，在随后 12 个月之内发生新的脊椎骨折的概率分别为 3.6%、21.9% 和 24.0%[7]。

一、骨质疏松症的筛查

骨密度检测

骨密度检测基于国际临床骨密度测定学会 2019 年指南（https://www.iscd.org/official-positions/2019-iscd-official-positions-adult/）。

1. 65 岁以上的女性和 70 岁以上的男性。

2. 65 岁以下的绝经后女性和 70 岁以下男性，伴有以下低骨量危险因素者：低体重，既往骨折，服用高风险药物，以及罹患与骨钙丢失相关的疾病或其他状况。

3. 绝经过渡期的女性，有上述骨折临床危险因素者。

4. 患有脆性骨折的成人（任何从站立高度以下跌落导致的骨折）。

5. 罹患与低骨量或骨钙丢失相关疾病及其他状况的成人。

6. 正在服用与低骨量或骨钙丢失相关药物的成人。

7. 任何考虑准备进行药物治疗的人。

8. 任何正在接受治疗及监测治疗效果的人。

9. 任何没有接受治疗，但有骨丢失的证据，并可能因此需要治疗的人。

10. 停用雌激素的女性应考虑根据上述适应证进行骨密度测试。

骨质疏松性骨折风险预测简易工具（fracture risk assessment tool，FRAX®）独立于股骨颈骨密度，可仅依据临床危险因素的计算方法进行风险评估。骨质疏松性骨折的临床风险因素包括既往骨折、父母有髋部骨折、吸烟、长期糖皮质激素治疗、类风湿关节炎、酒精摄入超过 3 单位 / 日。另外，FRAX® 计算参数还包含骨小梁评分。

与低骨量、骨丢失和（或）增加骨折风险相关的药物包括：长期应用糖皮质激素（GC，每日泼尼松剂量≥5mg 或该剂量的应用≥3 个月）；钙调磷酸酶抑制药（calcineurin inhibitor，CNI）；减少性类固醇激素的药物，如雄激素剥夺治疗（ADT）、芳香化酶抑制药（AI）、促性腺激素释放激素（gonadotropin-releasing hormone，GnRH）激动药 / 拮抗药、阿片类；抗癫痫药，如苯妥英、巴比妥酸盐；噻唑烷二酮类（thiazolidinediones）；卡那利酚嗪（Canaglifozin）；过量使用含铝抗酸药；H_2 受体拮抗药；质子泵抑制药；过量的甲状腺激素；选择性 5- 羟色胺再摄取抑制药及肝素[8]。

双能 X 线吸收测定法（DXA）是临床骨密

度测量的金标准。根据国际临床骨密度测量学会（International Society for Clinical Densitometry，ISCD）2019 年的建议，在择期骨科或脊柱手术之前，应考虑对患者进行骨健康评估[9]。DXA 测量的骨密度应包括腰椎（lumbar spine，LS）及髋关节，在某些情况下，还应包括 1/3（33%）桡骨。对于脊柱手术的患者，应考虑进行椎体骨折评估（vertebral fracture assessment，VFA）。对于患有糖尿病、炎症性关节炎、长期应用皮质类固醇、50 岁以上低创伤（low-trauma）骨折史、慢性肾病（chronic kidney disease，CKD）3～5 期、活动受限的患者和吸烟者，在择期骨科或脊柱手术之前，必须进行 DXA 检测。在有条件情况下，应考虑进行骨小梁评分（TBS）测量，评估患者疾病（如糖尿病）对骨质量的影响[9,10]。对计划进行腰椎融合术的患者，由于手术的混杂骨骼效应（confounding skeletal effect）可能术后无法评估腰椎的骨密度，手术之前应考虑进行髋部和前臂的 DXA 评估。

基于 DXA 的 TBS 能有效评估骨小梁的微结构，通过 FRAX® 的相关参数输入可对骨微结构进行评估（https://www.sheffield.ac.uk/FRAX）。在 55.5—85 岁（中位数 71 岁）的患者中，47%的患者 TBS<1.2，归类为骨微结构受损，因此有学者建议腰椎手术前的 TBS 可能有助于评估骨骼健康状况[11]。此外，TBS 可独立于骨密度，预测非骨质疏松症患者的脊柱脆性骨折[12]。

有学者建议在脊柱手术前，尤其是 50 岁以上女性患者，应进行 DXA 的骨密度评估[13]，并会同初诊医生或骨质疏松症专家共同查找骨密度低的继发原因，制订骨质疏松处理方案[14]。

根据文献报道，74%～85% 的患者在脊柱手术前存在维生素 D 缺乏[15,16]，35.4% 的患者存在甲状旁腺激素（parathyroid hormone，PTH）升高[16]。维生素 D 缺乏可导致继发性甲状旁腺功能亢进，促进骨吸收，应在择期骨手术前纠正维生素 D 缺乏。

具备择期脊柱手术适应证的患者通常需要多种脊柱影像学检查，通常包括 CT 扫描，此类影像学检查可以显示以往未被发现的椎体骨折，并为骨密度的测量提供时机。相关研究证实 L_1 椎体小梁的 CT 值测量是骨密度评估的另一种可靠方法，并建议将 L_1 椎体小梁 CT 值测量作为一种识别骨折高危个体的方法[17]。根据 ISCD 的建议，CT 值的亨氏单位（HU）可用于评估骨质疏松，可能骨质疏松的 L_1 CT 值<100HU，正常为 L_1 CT 值>150HU，该参数可作为评估骨健康方案的重要依据[10]。也有学者建议将 L_1 CT 值 =99HU 和 L_1 CT 值 =136HU 作为诊断骨质疏松症的阈值[18-20]。围术期评估和管理流程见图 4-2。

二、抗骨质疏松药概述及药物选择

药物作用机制（图 4-1）

1. 双膦酸盐类

药物类别：抗骨吸收，抑制骨重塑。

药物性质：小分子药物。

目标细胞/组织：破骨细胞/骨组织。

双膦酸盐类（bisphosphonates，BP）是一种合成的、不可水解的无机焦磷酸盐类似物。作为焦磷酸盐的衍生物，双膦酸盐类对骨组织中的羟基磷灰石晶体具有高度亲和力，可被迅速吸收并进入骨重塑活性部位[21]。

含氮双膦酸盐类口服后通过胃肠道吸收，但生物利用度低，不足 1%[21,22]，只有约 50% 的双膦酸盐类保留在骨骼中，其余部分无须经过肾脏代谢即可迅速清除[21]。双膦酸盐类可能通过细胞旁转运进入骨细胞外间隙，并与骨表面的游离羟基磷灰石结合[23]。体内双膦酸盐类在骨重塑的活

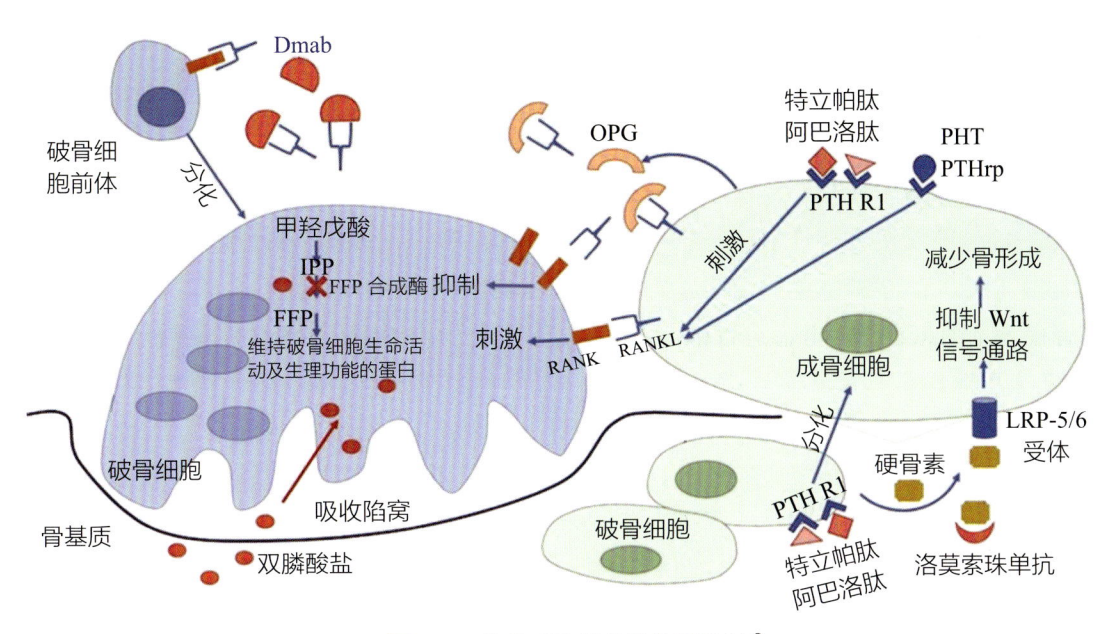

▲ 图 4-1 抗骨质疏松药的作用机制 ❶

Dmab. 地舒单抗；IPP. 异戊烯基二磷酸；OPG. 骨保护素；PTH. 甲状旁腺激素；PTHrp. 甲状旁腺激素相关蛋白；RANK. 核因子 κB 受体活化因子；RANKL. 核因子 κB 受体活化因子配体；LRP-5/6. 脂蛋白受体相关蛋白 5/6

跃部位，尤其是再吸收区域，与骨矿物质表面结合[24]。与骨矿物质结合的双膦酸盐类在骨吸收过程中释放并进入破骨细胞，双膦酸盐类并不穿过细胞膜，在破骨细胞对骨基质吸收所产生的酸性环境中，积聚在破骨细胞内。

积聚在破骨细胞内的双膦酸盐类通过抑制法尼二磷酸（farnesyl diphosphate synthase，FDPS）合成酶破坏细胞内酶促反应，从而抑制维持破骨细胞功能和存活所必需的法尼基化蛋白质和香叶基蛋白的合成[25, 26]。双膦酸盐类对破骨细胞具有高度选择性作用，诱导破骨细胞凋亡，并抑制破骨细胞所介导的骨吸收（图 4-1）。正常骨重建的骨吸收和骨形成具有耦合性，双膦酸盐类减缓骨重建周期，既抑制骨吸收又抑制骨形成，但骨吸收比骨形成更受抑制。

骨骼中双膦酸盐类浓度最高的部位是脊柱和股骨干[27-29]，骨基质中双膦酸盐类的释放取决于骨转换（bone turnover），双膦酸盐类可被骨组织多次循环利用，并在骨组织中留滞数年[30]。

双膦酸盐类无助于骨小梁微结构改善，骨密度的增加是由于现有骨单位的再矿化增强和已存在的骨骼重塑空间闭合[31, 32]。

2. 地舒单抗（Denosumab，Dmab）

药物类别：抗骨吸收，抑制骨重塑。

药物性质：人源单克隆抗体。

目标细胞/组织：破骨细胞、破骨细胞前体细胞。

地舒单抗是一种完全的人源单克隆抗体，可抑制 NFκB（核因子 κB）配体的受体激活物，即核因子 κB 受体活化因子配体（receptor activator

---

❶ 译者注：① 1982 年在小鼠乳腺癌发现了 Wnt 基因，当时被命名为 Int1 基因，之后的研究表明，Int1 基因在小鼠正常胚胎发育中起重要作用，相当于果蝇的无翅（Wingless）基因，可控制胚胎的轴向发育。此后大量研究提示 Int1 基因在神经系统胚胎发育中的重要性，因此将 Wingless 与 Int1 结合，称为 Wnt 基因。Wnt 基因调控的重要信号转导系统即为 Wnt 通路。② 吸收陷窝是位于骨组织表面的、因骨基质被破骨细胞溶解吸收而形成的凹陷。

of nuclear factor-κB ligand，RANKL）。RANKL 由成骨细胞基质细胞表达，并通过与核因子 κB 受体活化因子（RANK）的相互作用来参与破骨细胞前体分化。RANK 可在多种类型细胞上表达，包括破骨细胞前体和成熟的破骨细胞，地舒单抗可以通过阻止 RANKL 与 RANK 的结合，抑制破骨细胞功能，减少并减缓骨吸收。

地舒单抗与双膦酸盐类不同，其在骨组织中无积累，但对 RANKL 具有高度的特异性（图 4-1）。地舒单抗由网状内皮系统清除，半衰期约为 26 天[30]。

3. 特立帕肽（Teriparatide）

药物类别：合成代谢药物。

药物性质：人甲状旁腺激素重组片段（PTH 1~34）。

靶细胞/组织：成骨细胞。

间歇性给予特立帕肽可上调骨重塑，使骨形成速度超过骨吸收速度，改善骨结构[33]。由特立帕肽促进形成的骨组织特征是骨松质体积和连通性增加，骨小梁形态改善并更趋于平台状结构，骨皮质厚度增加[34]。特立帕肽也能激活破骨细胞，但以合成代谢效应为主[35]。

4. 阿巴洛肽（Abaloparatide）

药物种类：合成代谢药物，通过骨构建机制（bone modeling）促进骨形成。

药物性质：PTHrP（1~34）的一种合成类似物。

靶细胞/组织：成骨细胞。

阿巴洛肽与甲状旁腺激素（PTH）（1~34）的同源性为 41%，与甲状旁腺激素相关蛋白（PTHrP）（1~34）的同源性为 76%。阿巴洛肽对骨代谢的作用与特立帕肽相似。然而，相较于特立帕肽，阿巴洛肽对破骨细胞的活化作用较弱[36]（图 4-1）。

5. 洛莫索珠单抗（Romosozumab）

药物种类：合成代谢药物和抗再吸收。

药物性质：人源单克隆抗体。

靶细胞/组织：骨细胞、成骨细胞。

洛莫索珠单抗是一种抗硬化蛋白的人源单克隆抗体。硬化蛋白是一种由骨细胞产生的糖蛋白，是骨形成调节因子 Wnt 通路的抑制剂。抑制硬化蛋白可增加成骨细胞分化、增殖和存活。通过激活 Wnt 信号通路，洛莫索珠单抗可促进骨形成和骨密度增加，并减少骨吸收。洛莫索珠单抗皮下注射后通过淋巴管进入血液循环并与循环中的硬化蛋白结合[37]（图 4-1）。洛莫索珠单抗的代谢可能类似于其他单克隆抗体，机体内的清除主要通过前蛋白的分解代谢，降解为小肽和氨基酸。洛莫索珠单抗也可以通过靶细胞的内吞和细胞内降解进行部分清除，但具有浓度依赖的饱和效应（saturation effect）[38, 39]，肝肾排泄对药物的清除作用很小[40]。

表 4-1 列举了 FDA 批准的骨靶向药物。抗骨质疏松药应用方案和注意事项的建议详见图 4-2 和图 4-3。

三、骨密度对脊柱手术的影响

脊柱手术前的骨骼健康评估是实现最佳手术结果的关键步骤。低骨密度是螺钉固定不良、螺钉松动和固定失败的主要危险因素，因为螺钉抵抗骨拔出的能力与骨密度直接相关[41, 42]。椎骨大部分为骨小梁，由薄壳状骨皮质覆盖[43]。代谢活跃的脊椎骨小梁通常比骨皮质更易受到骨质疏松症的影响[42]。

在需要脊柱手术的患者中，骨量减少和骨质疏松症患病率很高，并随年龄而增加，年龄较大的患者更容易发生椎骨骨折，也更容易出现手术并发症[44]。骨质疏松的骨组织具有骨密度低、血供差、骨小梁不连续并变薄、成骨细胞活性较低和骨髓质量差的特征[42]。一项针对脊柱术前使用 DXA 进行骨密度测试的研究发现，在年龄<50 岁的患者中，2.3% 患有骨质减少，0.3% 患有骨

表 4-1 美国食品药品管理局（FDA）批准的用于治疗骨质疏松症和合并无骨转移恶性肿瘤的药物

药 品	FDA 批准适应证	对骨折的作用	对骨质疏松的作用	预防剂量	治疗剂量
			双膦酸盐类：抗再吸收作用		
利塞膦酸钠 Actonel® Atelvia®	• 女性和男性均可使用 • 预防：绝经及糖皮质激素诱导的骨质疏松症 • 治疗：绝经、糖皮质激素诱导的骨质疏松症及男性 Paget 骨病伴骨质疏松者	降低脊椎骨折的新发和加重及非脊椎骨折的发生率	增加脊柱、髋部和腕部的骨密度（BMD）	5mg/d，口服；每周 35mg，口服；每月 150mg，口服	5mg/d，口服；每周 35mg，口服；每月 150mg，口服；Atelvia® 是一种缓释制剂，不受食物影响，可以用于有上消化道疾病的患者
阿仑膦酸钠 Fosamax® Fosamax Plus D® Binosto®	同上	减少脊椎、髋部和非脊椎的骨折	增加脊柱、股骨颈和转子部位的 BMD	5mg/d，口服；每周 35mg，口服	10mg/d，口服；每周 70mg，口服；70mg 与维生素 D（2800U 或 5600U）口服；Binosto® 70mg 泡腾片
伊班膦酸钠 Boniva®	• 预防：绝经后骨质疏松症 • 治疗：绝经后骨质疏松症	减少新发和恶化脊椎骨折的发生率，对非脊椎骨折无效	增加脊柱（尤其是腰椎）、髋部、股骨颈和转子部位的 BMD	2.5mg/d，口服；每月 150mg，口服	2.5mg/d，口服；每月 150mg，口服；每 3 个月 3mg 静脉注射
唑来膦酸 Reclast®	• 女性和男性均可使用 • 预防：绝经及糖皮质激素诱导的骨质疏松症 • 治疗：绝经、糖皮质激素诱导的骨质疏松症及男性 Paget 骨病伴骨质疏松者	减少脊椎、髋部和非椎骨的骨折	增加脊柱、髋部和股骨颈部位的 BMD	每 2 年 5mg（每 2 年 1 次用于女性的预防；每年 1 次用于治疗 Paget 病，通常只需要 1 次）	每年 5mg；一些供应商建议在骨折风险达到可接受水平时延长给药间隔（Bone TeleECHO，Dr. Lewiecki）
唑来膦酸 Zometa®	恶性高钙血症（Ca²⁺>120mg/L）；恶性瘤的骨转移；前列腺癌在接受至少 1 种激素治疗出现进展；实体瘤和骨髓瘤性 Paget 激素（HPTH）或非肿瘤相关高钙血症中安全性和有效性尚未确定	减少前列腺癌患者的骨相关事件发生		恶性肿瘤伴发高钙血症：至少 7 天后再重复治疗 多发性骨髓瘤和实体瘤骨转移：每 3~4 周 4mg，肾功能损害患者剂量要减少	4mg，静脉注射时间>15min，静脉注射；如果 CrCl>60ml/min，剂量要减少

（续表）

药品	FDA 批准适应证	对骨折的作用	对骨质疏松的作用	预防剂量	治疗剂量
帕米膦酸二钠 Aredia®	中度/重度恶性高钙血症伴或不伴骨转移；中度至重度骨Paget 病；乳腺癌溶骨性骨转移或多发性骨髓瘤溶骨性病变；在 HPTH 或非肿瘤相关高钙血症中的安全性和有效性尚未确定		乳腺癌：降低化疗诱发的骨相关事件和骨病发生率，延迟骨相关事件发生时间；降低激素治疗诱发的骨病发生率 多发性骨髓瘤：减少骨相关事件，病理性骨折、骨辐射效应		中度高钙血症患者在 2~24h 注射 60~90mg，重度高钙血症患者注射 90mg，最少 7 天后可以再次治疗 骨 Paget 病：30mg 输注 4h，连续 3 天 乳腺癌溶骨性骨转移：每 3~4 周 90mg，静脉输注 2h；肾功能恢复后再次治疗 多发性骨髓瘤溶骨性病变：每 4 周 90mg，静脉输注 4h；肾功能恢复后再次治疗
核因子 κB 受体活化因子配体抑制药：抗再吸收作用					
地舒单抗 Prolia®	女性和男性均可使用 绝经后骨质疏松症伴骨折高风险 增加雄性激素剥夺疗法治疗非转移性前列腺癌男性的骨密度 增加乳腺癌辅助芳香化酶抑制药（AI）治疗女性的骨密度	减少脊椎、髋部和非椎骨的骨折	增加腰椎、髋部和股骨颈部位的 BMD	无	每 6 个月 60mg；上臂、大腿或腹部皮下注射（建议由专业保健人员操作）
地舒单抗 Xgeva®	用于实体肿瘤骨转移患者骨相关事件（SRE）的预防 用于骨巨细胞肿瘤不能切除或未切除可能导致严重并发症患者的替代治疗 不能用于多发性骨髓瘤患者 SRE 的预防		预防/延迟实体肿瘤骨转移患者 SRE 发生	每 4 周 120mg，皮下注射（建议由专业保健人员操作）	
硬化蛋白抑制药：抑制骨吸收和刺激骨形成					
洛莫索珠单抗 Evenity®	女性 女性绝经后骨质疏松症伴骨折风险（骨质疏松性骨折史；或有多种骨折危险因素；或对其他治疗方案失败或不耐受的患者）	减少脊椎骨折发生	增加腰椎、髋部和股骨颈部位的 BMD	无	总剂量 210mg，分 2 次给药，间隔 4 周至 12 个月，上臂、大腿或腹部皮下注射（建议由专业保健人员操作） 再次治疗无生存期或禁忌证限制

058

（续表）

药　品	FDA 批准适应证	对骨折的作用	对骨质疏松的作用	预防剂量	治疗剂量
合成代谢类药物：促进骨形成					
特立帕肽 Forteo® Bonsity	• 女性和男性均可使用 • 糖皮质激素诱导的骨质疏松症 • 绝经后骨质疏松症伴骨折高风险 • 提高男性原发性骨质疏松或性腺功能不良骨质疏松的骨量	减少脊椎骨折或非脊椎骨折发生	增加腰椎、髋部和股骨颈部位的 BMD	无	20μg/d，预充注射笔，皮下注射，连续 28 天
阿巴洛肽 Tymlos®	• 女性 • 绝经后骨质疏松症骨折风险高者	减少脊椎骨折或非脊椎骨折发生	增加腰椎、髋部和股骨颈部位的 BMD	无	80μg/d，预充注射笔，皮下注射，连续 30 天，预充量 3120μg
其　他					

降钙素 Fortical® Miacalcin®	• 女性
	• 注射给药
	  - 不适合替代治疗的症状性 Paget 骨病
	  - 高钙血症患者
	• 不适合替代治疗的绝经后骨质疏松症
	• 鼻内喷雾剂
	  - 绝经后骨质疏松症 5 年以上，无合适替代治疗的患者
		减少骨折发生的效果在骨质疏松症中尚未得到证实	无数据资料	无	• Paget 骨病：100U/d
					• 高钙血症：4～8U/kg，每 12 小时 1 次
					• 绝经后骨质疏松症：100U/d；200U/d（鼻内喷雾剂），注意交替鼻孔使用

选择性雌激素受体调节药（SERM）：仅对绝经后女性骨骼有雌激素样作用					
雷洛昔芬 Evista®	• 女性 • 治疗或预防绝经后骨质疏松症 • 降低绝经后骨质疏松女性患侵袭性乳腺癌的风险 • 降低绝经后高风险女性患侵袭性乳腺癌的风险	减少脊椎骨折发生	• 增加腰椎、髋部和股骨颈部位的 BMD	60mg/d，口服	60mg/d，口服

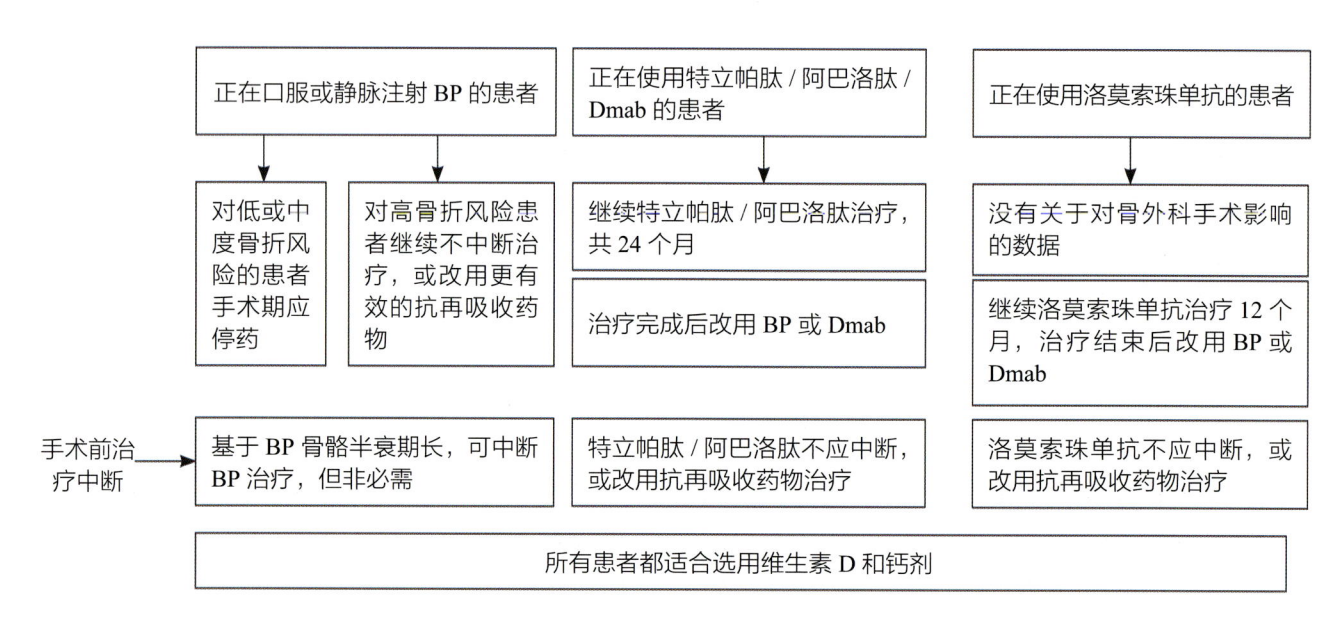

影像引导脊柱微创介入技术
Image Guided Interventions of the Spine : Principles and Clinical Applications

```
                    ┌─────────────────────┐  ┌─────────────────────┐  ┌─────────────────────┐
                    │正在口服或静脉注射BP  │  │正在使用特立帕肽/阿巴洛肽/│  │正在使用洛莫索珠单抗的│
                    │的患者                │  │Dmab的患者            │  │患者                  │
                    └─────────────────────┘  └─────────────────────┘  └─────────────────────┘
                         │         │                │                        │
                    ┌────┴──┐  ┌───┴───┐       ┌────┴────────┐         ┌─────┴──────────┐
                    │对低或中│  │对高骨折│       │继续特立帕肽/ │         │没有关于对骨外科│
                    │度骨折风│  │风险患者│       │阿巴洛肽治疗, │         │手术影响的数据  │
                    │险的患者│  │继续不中│       │共24个月      │         └────────────────┘
                    │手术期应│  │断治疗, │       └─────────────┘         ┌────────────────┐
                    │停药    │  │或改用更│       ┌─────────────┐         │继续洛莫索珠单抗│
                    └────────┘  │有效的抗│       │治疗完成后改用│         │治疗12个月,治疗 │
                                │再吸收药│       │BP或Dmab     │         │结束后改用BP或  │
                                │物      │       └─────────────┘         │Dmab            │
                                └────────┘                                └────────────────┘
手术前治疗中断 →   ┌──────────────────────┐  ┌──────────────────────┐  ┌──────────────────────┐
                   │基于BP骨骼半衰期长,可│  │特立帕肽/阿巴洛肽不应 │  │洛莫索珠单抗不应中断, │
                   │中断BP治疗,但非必需 │  │中断,或改用抗再吸收  │  │或改用抗再吸收药物治疗│
                   └──────────────────────┘  │药物治疗              │  └──────────────────────┘
                                             └──────────────────────┘

                   ┌──────────────────────────────────────────────────────────────────────┐
                   │            所有患者都适合选用维生素D和钙剂                             │
                   └──────────────────────────────────────────────────────────────────────┘
```

▲ 图 4-2 患者术前抗骨质疏松治疗管理的建议
BP. 双膦酸盐类；Dmab. 地舒单抗

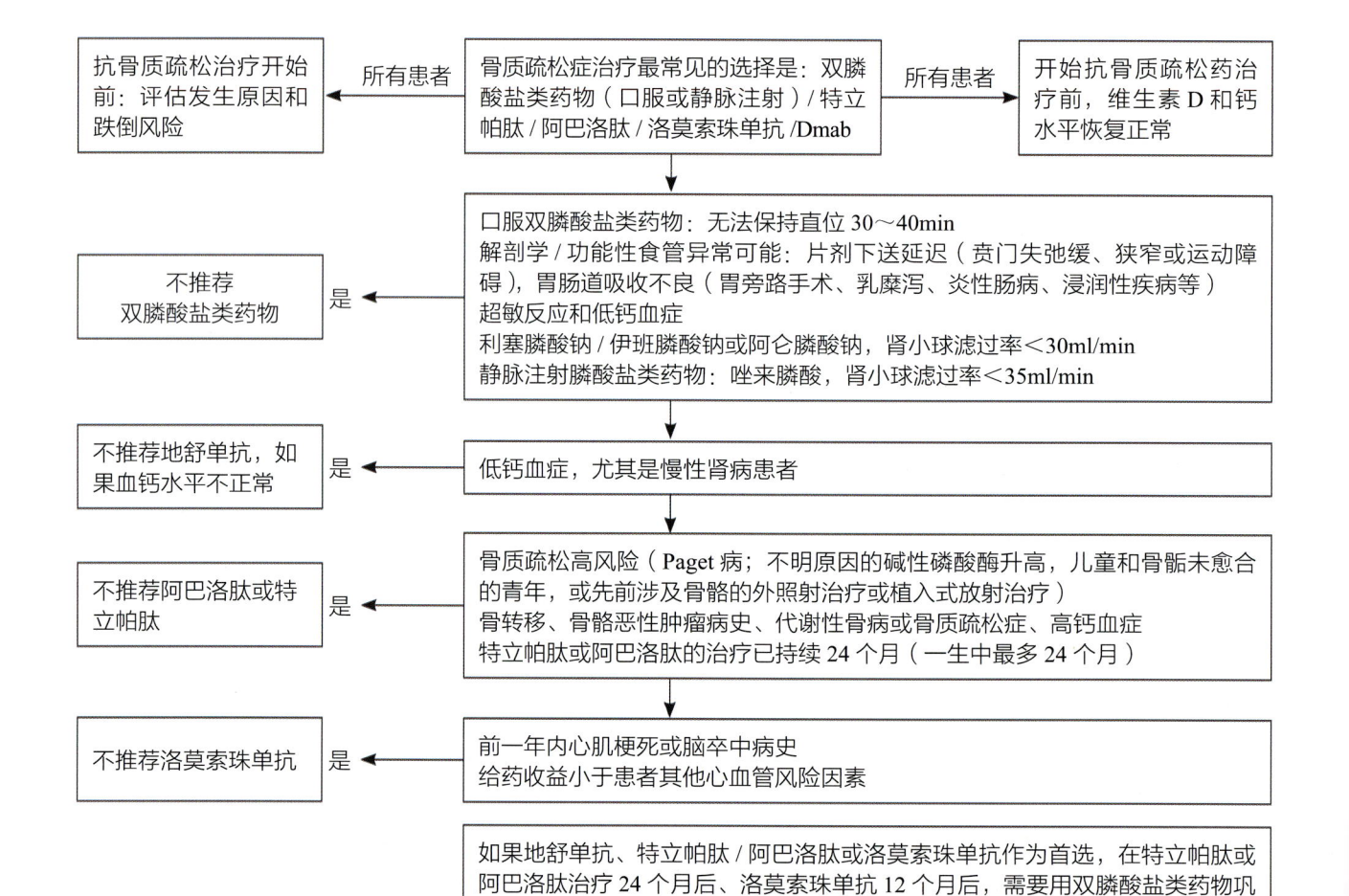

```
┌──────────────┐         ┌────────────────────┐          ┌──────────────┐
│抗骨质疏松治疗│ 所有患者 │骨质疏松症治疗最常见 │ 所有患者  │开始抗骨质疏松│
│开始前:评估发 │◄────────│的选择是:双膦酸盐类 │──────────►│药治疗前,维生 │
│生原因和跌倒风│         │药物(口服或静脉注射)│          │素D和钙水平恢 │
│险            │         │/特立帕肽/阿巴洛肽/  │          │复正常        │
└──────────────┘         │洛莫索珠单抗/Dmab   │          └──────────────┘
                         └────────────────────┘
                                    │
                                    ▼
┌──────────────┐         ┌──────────────────────────────────────────────────┐
│不推荐        │   是    │口服双膦酸盐类药物:无法保持直位30~40min          │
│双膦酸盐类药物│◄────────│解剖学/功能性食管异常可能:片剂下送延迟(贲门失弛│
└──────────────┘         │缓、狭窄或运动障碍),胃肠道吸收不良(胃旁路手术、│
                         │乳糜泻、炎性肠病、浸润性疾病等)                   │
                         │超敏反应和低钙血症                                │
                         │利塞膦酸钠/伊班膦酸钠或阿仑膦酸钠,肾小球滤过率  │
                         │<30ml/min                                         │
                         │静脉注射膦酸盐类药物:唑来膦酸,肾小球滤过率<35ml/min│
                         └──────────────────────────────────────────────────┘
                                    │
                                    ▼
┌──────────────┐    是   ┌──────────────────────────────────────────────────┐
│不推荐地舒单抗│◄────────│低钙血症,尤其是慢性肾病患者                       │
│,如果血钙水平│         └──────────────────────────────────────────────────┘
│不正常        │
└──────────────┘                    │
                                    ▼
┌──────────────┐    是   ┌──────────────────────────────────────────────────┐
│不推荐阿巴洛肽│◄────────│骨质疏松高风险(Paget病;不明原因的碱性磷酸酶升高,│
│或特立帕肽    │         │儿童和骨骺未愈合的青年,或先前涉及骨骼的外照射治疗│
└──────────────┘         │或植入式放射治疗)                                │
                         │骨转移、骨骼恶性肿瘤病史、代谢性骨病或骨质疏松症、│
                         │高钙血症                                          │
                         │特立帕肽或阿巴洛肽的治疗已持续24个月(一生中最多  │
                         │24个月)                                          │
                         └──────────────────────────────────────────────────┘
                                    │
                                    ▼
┌──────────────┐    是   ┌──────────────────────────────────────────────────┐
│不推荐洛莫索珠│◄────────│前一年内心肌梗死或脑卒中病史                      │
│单抗          │         │给药收益小于患者其他心血管风险因素                │
└──────────────┘         └──────────────────────────────────────────────────┘
                                    │
                                    ▼
                         ┌──────────────────────────────────────────────────┐
                         │如果地舒单抗、特立帕肽/阿巴洛肽或洛莫索珠单抗作为 │
                         │首选,在特立帕肽或阿巴洛肽治疗24个月后、洛莫索珠  │
                         │单抗12个月后,需要用双膦酸盐类药物巩固治疗,停用  │
                         │地舒单抗后,也需要应用双膦酸盐类药物,以防止骨质  │
                         │流失                                              │
                         └──────────────────────────────────────────────────┘
```

▲ 图 4-3 抗骨质疏松药的使用注意事项

质疏松症；在年龄＞50岁的患者中，46.1%的男性和41.4%的女性患有骨质减少，14.5%的男性和51.3%的女性患有骨质疏松症[13]。

目前，FDA已经批准抗吸收或合成代谢药物用于预防和（或）治疗骨质疏松症，但尚未批准在脊柱手术前使用此类药物改善手术结果。有以下情况的患者，在脊柱手术前可考虑使用药物治疗：T评分在骨质疏松症范围内（T评分≤-2.5）；骨折概率较高（T评分为-1.0～-2.5，FRAX® 预测10年内发生严重骨质疏松性骨折的概率≥20%或髋部骨折概率≥3%）；既往有一次或多次成人骨折，尤其是在近1年内有髋关节或脊椎骨折。

骨质疏松相关并发症的发生率，如翻修手术、压缩性骨折、近端连接后凸、假关节或后路腰椎融合术后内固定失败，在骨质减少和骨质疏松症患者中发生的概率（分别为33%和50%）显著高于骨密度正常的患者（23%），骨质疏松症患者的骨不连率明显较高[45]。

值得注意的是，骨质疏松症获得成功治疗后，T评分可提高到-2.5以上，但并不能改变骨质疏松症的诊断，因为抗再吸收治疗并不能恢复破坏的骨组织微结构，而后者正是骨质疏松症定义的核心[46]。尽管合成代谢药物可以部分改善微结构，但如果不进行巩固治疗，这种效果将很快消失。

研究显示，在5年内曾接受唑来膦酸（Zoledronic acid，ZA）治疗的患者具有长期的抗再吸收作用，可能不需要额外的抗骨质疏松治疗。一项开放扩大随机对照临床试验发现，在腰椎或全髋关节基线T评分介于-1.0和-2.0之间的年龄较大绝经后女性中，于基线和5.5年时间点分别给予5mg唑来膦酸治疗，可防止骨质丢失近11年[47]。在HORIZON-PFT和HORIZON-RFT试验中，对参与女性进行的析因分析结果显示，接受多个计划年度剂量治疗的女性患者与仅接受其中一个年度剂量治疗的女性患者相比，骨折风险降低效果相似，而此两组与安慰剂组相比，3年内的骨折风险均有显著降低[48]。另外，有研究证明，应用单次剂量的唑来膦酸治疗腰椎或全髋关节发现，基线T评分介于-1.0和-2.5之间的绝经后期女性2年和5年后时间节点的腰椎骨密度分别增加了5.7%和5.1%。该结果与应用5mg唑来膦酸的抗再吸收作用至少持续5年的研究结果一致[49]。

多项研究表明，合成代谢药物特立帕肽（Teriparatide）对需要脊柱手术的患者有良好效果。研究证实应用特立帕肽治疗12个月和24个月，腰椎骨密度可分别增加9%和14%[50]。据报道，对绝经后骨质疏松症患者采用特立帕肽治疗，可有效减少腰椎内固定融合术后的椎弓根螺钉松动[51,52]。与对照组（27.3%）相比，特立帕肽组螺钉松动的风险为10%[51]。与口服利塞膦酸钠（Risedronate）相比，术后注射特立帕肽能够显著减少脊柱手术后6～12个月内的椎弓根螺钉松动（分别为2.3%和9.2%）[52]。关于脊柱手术后12个月的骨愈合率，应用利塞膦酸钠为68%，而特立帕肽为82%；特立帕肽组的小面关节融合率为79%，双膦酸盐组的小面关节融合率为65%[53]。

最近一项随机对照临床试验析因分析报道表明，阿巴洛肽（80μg/d，皮下注射）在降低绝经后骨质疏松女性脊椎骨折的风险方面优于阿仑膦酸钠（每周70mg，口服），而且从阿巴洛肽转换到阿仑膦酸钠后，其骨折风险进一步降低[54]。在另一项对从地舒单抗转换到阿仑膦酸钠的评估研究中，研究人员发现随后1年期间的骨密度得到维持或增加，仅有16%患者的腰椎骨密度减少[55]，术前应重视此因素。上述研究与其他研究说明，在治疗高危患者时，不同药物的有效性差异和治疗顺序的重要性[56]。

一项回顾性研究对45例完成腰椎后外侧融

合术的绝经后骨质疏松症患者进行分析，比较了术前3种药物治疗方案对CT显示的横突融合和小面关节骨愈合的影响[57]。特立帕肽20μg/d，术前连续3个月，用药时间平均13个月的患者为特立帕肽长期治疗组；特立帕肽20μg/d，术前连续3个月，应用药物时间平均5.5个月的患者为特立帕肽短期治疗组；利塞膦酸钠2.5mg/d，术前连续3个月，用药时间平均13个月的患者为利塞膦酸钠治疗组。在术后12个月横突融合率方面，特立帕肽长期治疗组为86%，特立帕肽短期治疗组为78%，利塞膦酸钠治疗组为70%。在术后12个月的小面关节愈合率方面，特立帕肽长期治疗组为81%，特立帕肽短期治疗组为61%，利塞膦酸钠治疗组为50%。上述结果表明，在腰椎融合术后骨愈合方面，特立帕肽优于利塞膦酸钠，且特立帕肽的长期应用优于短期应用。

近期，在一项开放性随机对照试验中，对大剂量（40μg/d）或标准剂量（20μg/d）特立帕肽的治疗组患者，在3个月和9个月节点分别给予总剂量60mg的地舒单抗，观察治疗9个月的骨密度反应，结果显示两组患者的腰椎骨密度均比基线增加＞3%[58]。该项研究表明特立帕肽的大剂量治疗方案较标准剂量可获得更大和更快的骨密度增加，提示特立帕肽的大剂量治疗对于高危患者的临床应用价值，并可能也适用于脊柱手术患者。

药物治疗的顺序很重要（图4-2）。DATA转换研究发现从特立帕肽转换到地舒单抗的治疗可增加绝经后女性患者的骨密度，而从地舒单抗转换到特立帕肽治疗则可能发生脊柱、髋关节和桡骨的一过性骨丢失[59]。在一项随访长期使用双膦酸盐类患者的观察性研究中，转换到地舒单抗或特立帕肽均可增加脊柱骨密度，其中转换到特立帕肽的治疗效果更佳。然而，与转换到地舒单抗的髋关节骨密度增加效果相比，转换到特立帕肽1年后，髋关节骨密度会出现一过性下降，因此在2年内总体没有增加。上述结果提示应谨慎选择从双膦酸盐类转换到特立帕肽的治疗方案，特别是髋部骨折高危患者[60]。

在最近的一项系统性综述和Meta分析中，对照分析了双膦酸盐类和特立帕肽对胸腰椎融合术后影像学和功能结果的影响[61]。与双膦酸盐类相比，特立帕肽有更高的融合率和相似的螺钉松动风险。与对照组相比，双膦酸盐类降低了椎间融合器沉降（cage subsidence）和脊椎骨折的风险，两者在融合率或螺钉松动方面没有差异。另一项系统性综述和Meta分析对接受腰椎融合术的患者进行分析，结果显示双膦酸盐类治疗与椎间融合器沉降和脊椎骨折的发生概率降低有关，但双膦酸盐类与对照组之间的螺钉松动无明显差异[62]。

在一项研究中，对腰椎融合术后分别输注唑来膦酸3天和1年的患者随访2年，结果显示治疗组的实体融合率为75%，对照组为56%，并在随后发生的压缩性骨折（治疗组和对照组分别为19%和51%）、椎弓根螺钉松动（治疗组和对照组分别为18%和45%）、＞2mm的椎间融合器沉降（治疗组和对照组分别为28%和54%）等指标中，治疗组均优于对照组[63]。

目前尚无关于洛莫索珠单抗对脊柱手术患者结果影响的临床研究数据。根据动物研究，抗硬化蛋白抗体增强骨形成、骨折愈合和极限负荷，并诱导骨折部位周围的新生血管增加[64,65]。研究显示，骨形成的负性调节因子硬化蛋白在骨折后48周随着生理愈合而升高，同时在制动诱导的骨丢失（immobilization-induced bone loss）患者中也有升高[66,67]。因此，洛莫索珠单抗在围术期和术后注射12个月可能是有效的治疗方法，但目前尚缺乏相关临床验证。

四、抗再吸收治疗前的评估

1. 口腔卫生

绝大多数颌骨坏死（osteonecrosis of the jaw，ONJ）（在许多研究中约占 95%）发生于癌症患者，此类患者接受的抗再吸收药剂量远高于骨质疏松症患者，并且通常有许多并发症。与骨质疏松症治疗的剂量相比，癌症患者的双膦酸盐类年剂量约为其 10 倍，地舒单抗剂量高出 12 倍[68]。此外，即使未用骨靶向治疗的癌症患者，发生 ONJ 的风险也高达 1%～2%[69]。相比之下，在口服或静脉注射抗再吸收的双膦酸盐类治疗骨质疏松症的情况下，ONJ 是一种非常罕见的并发症。因此，对于癌症患者，建议在开始骨改善治疗（bone-modifying therapy）之前，进行全面的牙科检查和适当的预防性牙科治疗[70]。骨质疏松症患者在开始治疗前并不需要额外关注口腔健康，但建议保持良好的口腔卫生，并且任何口腔有创手术都应在开始使用抗吸收药之前完成并完全愈合[68]。

ONJ 较为罕见，其风险因素尚不明确，但包括 65 岁以上、使用糖皮质激素、牙周炎和长期使用双膦酸盐类[71-73]。拔牙是最常见的 ONJ 直接原因（48%），其次是边缘和根尖牙周炎（24%）和义齿不匹配（8%）。有研究发现自发性 ONJ 占 13.6%[74, 75]。来自苏格兰的一个病例系列显示，在患有年龄相关或激素相关骨质疏松症的男性和女性中，服用阿仑膦酸钠的 ONJ 的发病率为每药物患者年（per drug patient-years）＜0.004%，而 GC 诱导的骨质疏松症患者的 ONJ 发病率较高（＞0.1%）[76]。双膦酸盐类治疗的持续时间与 ONJ 的风险相关，一项针对大型医疗保健服务系统患者的调查显示，双膦酸盐类药物治疗≥4 年的 ONJ 患病率高于治疗＜4 年的患者（分别为 0.21% 和 0.04%，P=0.03）[73]。静脉注射双膦酸盐类患者 3 年后 ONJ 发生风险为 0.017%，6 年后没有增加（616 例参与者中有 1 例）[77]。相比之下，使用静脉注射双膦酸盐类的癌症患者拔牙后发生 ONJ 的发生率为 1.6%～14.8%[78, 79]。地舒单抗也与 ONJ 有关，尤其是在应用高于骨质疏松症治疗剂量治疗的情况下。一项对 8963 例患者的分析显示，应用地舒单抗的 ONJ 发生率为 1.7%，高于双膦酸盐类组和对照组[74]。

在 FRAME 试验中，绝经后骨质疏松症女性接受洛莫索珠单抗或安慰剂治疗 12 个月，然后接受地舒单抗治疗 12 个月[80]。干预组仅 1 例发生 ONJ（0.03%，1/3581 例患者），应用地舒单抗治疗后有 2 例发生 ONJ（0.06%）。所有病例均与牙齿问题有关，如义齿装配不当（ill-fitting denture）、拔牙和并发的下颌骨骨髓炎。

特立帕肽和阿巴洛肽尚未显示与 ONJ 有关。一般来说，应尽可能在治疗前解决存在的相关牙齿或口腔健康问题。应告知患者骨靶向治疗可能出现的、甚至罕见的并发症，并应协同牙科医师共同制订治疗计划[81, 82]。

在治疗期间，患者应保持良好的口腔卫生，尽可能避免创伤性牙科手术[70]。如果必须进行创伤性牙科手术治疗，且患者仅接受了低累计剂量的双膦酸盐类（＜2 年）或地舒单抗，则可以继续进行抗骨质疏松治疗[83]。对于因骨质疏松症长期使用双膦酸盐类（＞4 年）的患者，美国口腔颌面外科医生协会（American Association of Oral and Maxillofacial Surgeons，AAOMS）建议在手术前停药（drug holiday）2 个月，但该建议目前的支持数据有限[69]。

所有创伤性牙科手术均应在开始双膦酸盐类或地舒单抗治疗之前完成，如果发生 ONJ，可以考虑停止抗再吸收药的治疗，直到病变区软组织愈合[69]。

2. 肾功能检查

根据双膦酸盐类制剂说明书，当肌酐清除

率<30ml/min（伊班膦酸钠、利塞膦酸钠）或<35ml/min（阿仑膦酸钠、唑来膦酸）时，不推荐使用上述制剂治疗骨质疏松症。在每次给予唑来膦酸前，应监测血清肌酐[70]。按照推荐使用，肾安全性能良好，没有证据表明肾功能长期下降[82]。唑来膦酸用于治疗肾功能受损患者的癌症相关疾病，可以减少剂量和（或）延长输注时间。

地舒单抗不需要监测肾功能和剂量调整[70]。特立帕肽和阿巴洛肽等合成代谢药尚未显示出对肾功能有影响。对严重肾功能损害（CrCl<30ml/min）患者使用特立帕肽并不增加特立帕肽的最大血清浓度。

3. 维生素 D 和钙水平

应定期评估血清钙和 25- 羟基维生素 D 水平。患者在开始治疗前应补充钙和维生素 D，因为低钙血症是抗吸收治疗的并发症之一。地舒单抗可导致一些患者出现症状性低钙血症，特别是给药前就存在钙、维生素 D 缺乏或严重的慢性肾功能不全的患者[84]。医学研究机构称维生素 D 4000U/d 为摄入量上限[85]。然而，在 Calgary 的一项研究中，对连续 3 年使用维生素 D，剂量分别为 400U/d、4000U/d 和 100 000U/d 的患者进行对照观察，结果显示在评估剂量范围内得到的安全性结果类似[86]。

有关围术期骨质疏松症评估和管理的建议详见图 4-4。

五、骨质疏松症管理

（一）绝经后骨质疏松症的管理

雌激素在骨生长、骨成熟和骨转换中起着重要作用，而雌激素缺乏会导致骨丢失加速。50 岁的白人女性终身有 15%～20% 的风险发生髋部骨折和 50% 的风险发生骨质疏松性骨折[8]。更年期骨密度平均每年下降为 1.9% ± 0.7%（DXA 测量数据）[87]。绝经后腰椎和股骨颈的年骨质流失率分别为 1.3%～1.5% 和 1.4%[88, 89]。SWAN 研究表明，在最终月经（FMP）前 1 年和 FMP 后 2 年的跨更年期（trans-menopause）之间，累计骨质流失量最大[90]。

表 4-1 列出了抗骨质疏松药、剂量、适应证和对骨密度的影响。

在绝经后女性中，骨折风险高或非常高的患者应积极接受治疗，中度骨折风险患者也可以考虑接受治疗（表 4-2）[91, 92]。建议最初使用阿仑膦酸钠、利塞膦酸钠、唑来膦酸等双膦酸盐类或地舒单抗治疗，以降低髋部、非脊椎骨和脊椎骨的椎折风险[68]。伊班膦酸钠（Ibandronate）尚未被证明能减少非脊椎骨或髋关节骨折的发生[93]。

对于骨折风险极高的患者，推荐使用阿巴洛肽、特立帕肽、地舒单抗、洛莫索珠单抗或唑来膦酸。极高危患者定义为近期骨折的患者（如过去 12 个月内）、规范化骨质疏松治疗过程发生骨折、多发性骨折史、有药物性骨损害（如糖皮质激素长期治疗）、非常低的 T 评分（如<-3.0）、跌倒风险高或跌倒受伤史、骨折风险预测简易工具 FRAX® 预测骨折概率非常高（如严重骨质疏松性骨折>30%，髋部骨折>4.5%）[68]。

建议每 1～2 年进行一次骨折重新评估，直到参数稳定[68]。如果骨密度下降或未达预期的反应，可能需要评估和调整治疗方案。监测也可以重新评估骨折风险，同时评估患者是否能够达到可接受的风险水平。

最近提出了一种新的靶向治疗（treat-to-target）替代疗法[94]。其治疗策略是先确定所要达到的可接受骨折风险治疗目标，并选择可能达到目标的药物。以 T 评分表示的骨密度是治疗目标的主要指标，因为 T 评分与骨折风险之间存在着稳健（robust）关系，与正常值相比，骨密度每下降一个与正常值的标准差单位（1.0T-score unit），骨折的风险约增加 1 倍[95]。骨质疏松症

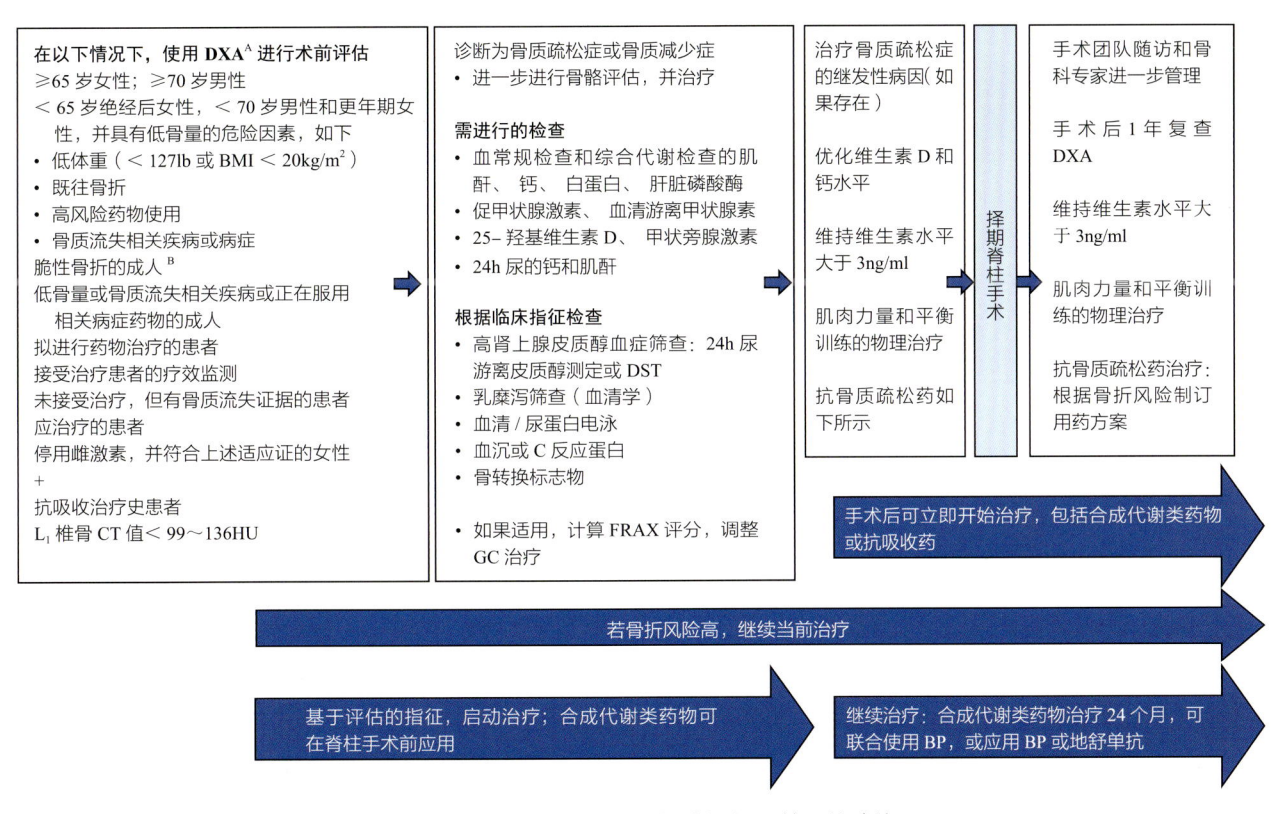

第 4 章 脊柱骨质疏松的治疗策略
Osteoporosis Management with Focus on Spine

| 在以下情况下，使用 DXA[A] 进行术前评估
≥65 岁女性；≥70 岁男性
＜65 岁绝经后女性，＜70 岁男性和更年期女性，并具有低骨量的危险因素，如下
• 低体重（＜127lb 或 BMI＜20kg/m²）
• 既往骨折
• 高风险药物使用
• 骨质流失相关疾病或病症
脆性骨折的成人[B]
低骨量或骨质流失相关疾病或正在服用相关病症药物的成人
拟进行药物治疗的患者
接受治疗患者的疗效监测
未接受治疗，但有骨质流失证据的患者应治疗的患者
停用雌激素，并符合上述适应证的女性
＋
抗吸收治疗史患者
L₁ 椎骨 CT 值＜99～136HU | 诊断为骨质疏松症或骨质减少症
• 进一步进行骨骼评估，并治疗

需进行的检查
• 血常规检查和综合代谢检查的肌酐、钙、白蛋白、肝脏磷酸酶
• 促甲状腺激素、血清游离甲状腺素
• 25-羟基维生素 D、甲状旁腺激素
• 24h 尿的钙和肌酐

根据临床指征检查
• 高肾上腺皮质醇症筛查：24h 尿游离皮质醇测定或 DST
• 乳糜泻筛查（血清学）
• 血清/尿蛋白电泳
• 血沉或 C 反应蛋白
• 骨转换标志物

• 如果适用，计算 FRAX 评分，调整 GC 治疗 | 治疗骨质疏松症的继发性病因（如果存在）

优化维生素 D 和钙水平

维持维生素水平大于 3ng/ml

肌肉力量和平衡训练的物理治疗

抗骨质疏松药如下所示 | 择期脊柱手术 | 手术团队随访和骨科专家进一步管理

手术后 1 年复查 DXA

维持维生素水平大于 3ng/ml

肌肉力量和平衡训练的物理治疗

抗骨质疏松药治疗：根据骨折风险订用药方案 |

➡ 手术后可立即开始治疗，包括合成代谢类药物或抗吸收药

➡ 若骨折风险高，继续当前治疗

➡ 基于评估的指征，启动治疗；合成代谢类药物可在脊柱手术前应用

➡ 继续治疗：合成代谢类药物治疗 24 个月，可联合使用 BP，或应用 BP 或地舒单抗

▲ 图 4-4 围术期骨质疏松症评估和管理的建议

骨质疏松症的危险因素：糖尿病控制不良（糖尿病的长期持续时间＞10 年）；炎性关节炎；长期使用糖皮质激素史（＞5mg/d，治疗≥3 个月）；50 岁后有低创伤骨折史；CKD 3～5 期；活动受限的患者；吸烟者
A. DXA 加 TBS 优选，因为吸烟可影响 FRAX 评分计算的结果；B. 脆性骨折：从站立高度或更低高度坠落导致的骨折；DST. 地塞米松抑制试验；BMI. 体重指数；GC. 糖皮质激素；BP. 双膦酸盐类

可以根据 T 评分进行诊断，也可依据 T 评分而选择患者的治疗方法，治疗后骨密度增加与骨折风险降低相关[96]。例如，当基线 T 评分为 -2.5 时，可以通过口服双膦酸盐类实现＞-2.0 的 T 评分目标。然而，如果治疗前 T 评分为 -3.0 或更低，则可能需要在合成代谢治疗后再使用抗再吸收药才能达到目标。若患者未达到目标或经初始治疗的患者无达标趋势，则应重新考虑治疗方案[94]。

双膦酸盐类具有较长的骨骼半衰期，该骨骼半衰期与长期治疗后一段时间内抗再吸收作用的持续存在有关，由此产生双膦酸盐类"空窗期"的概念。如果患者骨折风险为低度或中度，在双膦酸盐类口服 5 年或静脉治疗 3 年后可考虑暂时停止双膦酸盐类治疗（表 4-2）[68,91]。相比之下，由于骨密度迅速下降和骨折风险增加，地舒单抗的最长使用间隔不能超过 7 个月。地舒单抗延迟用药 1 年左右，可导致骨转换标志物（bone turnover marker，BTM）增加，骨密度下降到基线[97]。地舒单抗注射停止 7～20 个月内，对于有多发脊椎骨折的患者，特别对于单发或多发脊椎趋势的患者，脊椎骨折的风险可回归基线水平。对于在治疗后仍处于高或非常高骨折风险类别的患者，应继续当前治疗或药物更换治疗。

对于如上所述高危患者，建议进行合成代谢治疗，如特立帕肽（合成代谢效应）、阿巴洛肽（合成代谢效应）或洛莫索珠单抗（双重抗吸收和合成代谢效应）[68,93]。特立帕肽和阿巴洛肽获准终身可接受不超过 24 个月的治疗，而洛莫索珠单抗单次可以进行 12 个月的治疗，重复治疗无限制。

表 4-2 骨质流失的风险分层

A. 绝经后骨质疏松风险分层	骨折史	DXA 评估，T 评分	髋部骨折 10 年骨折风险（%）	骨质疏松骨折 10 年骨折风险（%）
低风险	无髋部和脊椎骨折史	髋部和脊椎均在 -1.0 分以上	< 3	< 20
中风险	无髋部和脊椎骨折史	髋部和脊椎均在 -2.5 分以上	< 3	< 20
高风险	有髋部和脊椎骨折史 或	髋部和脊椎均在 -2.5 分及以下 或	≥3 或	≥20
非常高风险	有多次脊椎骨折史 和	髋部和脊椎都在 -2.5 分及以下		
B. GC 诱发的骨质疏松风险分层	**40 岁以上成人 GC 校正 FRAX® 评分**		**40 岁以下成人 GC 校正 FRAX® 评分**	
低风险	• FRAX 10 年 MOF 风险＜10% • FRAX 10 年髋部骨折风险＜1%		除 GC 治疗外，上述危险因素均无	
中风险	• FRAX 10 年 MOF 风险 10%～19% • FRAX 10 年髋部骨折风险 1%～3%		• 髋部或脊椎骨密度（BMD）Z 评分＜-3.0 • 骨量迅速丢失（髋部或脊椎≥10%，超过 1 年） • 持续 GC 治疗，剂量≥7.5mg/d，用药时间≥6 个月	
高风险	• 骨质疏松骨折史 • 髋部和脊椎 BMD T 评分＜-2.5（＞50 岁男性和绝经后女性） • FRAX 10 年 MOF 风险≥20% • FRAX 10 年髋部骨折风险≥3%		既住骨质疏松性骨折史	

糖皮质激素(GC)校正 FRAX® 评分：如果 GC 治疗剂量＞7.5mg/d，建议增加主要部位骨质疏松骨折 FRAX® 风险 1.15 倍，增加髋部骨折 FRAX® 风险 1.2 倍；例如，如果髋部骨折风险率 2.0%，校正后的风险率为 2.4%
MOF. 主要部位骨质疏松性骨折（症状性脊椎骨折、髋部骨折、腕部骨折或肱骨骨折）
A. 绝经后骨质疏松症（数据引自 Eastell et al.[91]）；B. GC 诱发的骨质疏松症（经 John Wiley & Sons 许可转载，引自 Buckley et al.[92]）

如果因禁忌证或不耐受而不能给予双膦酸盐类、地舒单抗、合成代谢类药物或洛莫索珠单抗，则应给予激素替代疗法（HRT）、选择性雌激素受体调节药（SERM）、HRT/替博酮（Tibolone）或降钙素。根据国际更年期协会（International Menopause Society）（2016）和北美更年期协会（North American Menopause Society）（2017）建议，在 60 岁以下或绝经后 10 年内的女性中激素替代疗法受益大于风险，可作为预防骨质流失和骨折的一线疗法[98, 99]。无症状的更年期患者可以使用 SERM 治疗，如雷洛昔芬（Raloxifene）或巴兹多昔芬（Bazedoxifene）。对于 60 岁以上的患者，治疗方案为 SERM、HRT/替博酮、降钙素和维生素 D 加钙补充剂（按顺序）（表 4-2）。

（二）慢性肾病患者的骨质疏松症管理

根据肾脏疾病改善全球预后组织（Kidney Disease Improving Global Outcomes，KDIGO）

指南，慢性肾病根据肾小球滤过率（glomerular filtration rate，GFR）分期如下：GFR≥90ml/min（G_1期，正常）；GFR 60～89ml/min（G_2期，轻度降低）；GFR 45～59ml/min（G_{3a}期，轻度中度降低）；GFR 30～44ml/min（G_{3b}期，中重度降低）；GFR 15～29ml/min（G_4期，严重降低）；GFR＜15ml/min（G_5期，肾衰竭）。

一般来说，对于伴有骨质疏松和（或）骨折高危的慢性肾病G_1期和G_2期（GFR≥60）的患者，以及甲状旁腺激素水平正常、骨质疏松症和（或）高骨折风险的G_{3a}期和G_{3b}期（GFR 30～59）的患者，建议采用通用治疗方法[84]。由于双膦酸盐类由肾脏排出且缺乏相应大规模临床数据，对于GFR＜30～35ml/min的患者，不建议应用双膦酸盐类；对于GFR＜35ml/min的患者，不建议应用阿仑膦酸钠；对于GFR＜30ml/min的患者，不建议应用利塞膦酸钠和伊班膦酸钠；对于肌酐清除率＜35ml/min的患者，不建议使用唑来膦酸。地舒单抗和洛莫索珠单抗不受肾功能影响。对于重度慢性肾病患者（CrCl＜30ml/min）应用特立帕肽并未显示药物血清浓度的增加。研究发现，在慢性肾病G_4期和G_5期合并骨质疏松症的患者中，特立帕肽给药24个月可增加骨密度和骨形成标志物（P1NP），且没有新的安全性问题[100]。在该项研究中，对1882例患者进行分析，包括慢性肾病G_4期和G_5期患者（33例），结果显示应用特立帕肽24个月后，腰椎和髋部骨密度显著增加。在24个月的治疗中，对照基线值，腰椎骨密度增加幅度最大可达12%[101]。

在肾移植后的12个月内，对于GFR＞30ml/(min·1.73m²)，且骨密度较低的患者，可选择维生素D、骨化三醇/阿法骨化醇和（或）抗再吸收药物治疗[84]。治疗方案应根据慢性肾病矿物质和骨密度状况制订，如异常的生化检查结果（钙、磷酸盐、PTH、碱性磷酸酶和25-羟基维生素D水平），必要时也可以考虑进行骨活检以指导治疗[84]。监测骨转换标志物（BTM）通常无助于区分骨组织疾病，例如PTH介导的高转运性骨病、无动力性骨病（如果PTH＜100pg/ml）、疑似骨软化、不明原因的骨痛或脆性骨折，或在接受抗再吸收剂治疗期间骨密度进行性丢失。

六、长期糖皮质激素治疗患者的骨质疏松症

术前长期糖皮质激素（GC）治疗是围术期多种并发症的独立危险因素，包括表层和深层手术部位感染、刀口裂、尿路感染、肺栓塞、医院外护理和再入院[102]。接受长期GC治疗患者的住院时间更长，再次手术率更高，易发生感染并发症如尿路感染、败血症和术后肺炎[103]。软骨内骨化抑制和骨愈合延迟与长期GC治疗相关[104]。

由于GC治疗对骨小梁的影响大于骨皮质，且脊椎的骨小梁成分较高，因此接受超生理GC剂量的患者发生脊椎骨折的风险特别高。鉴于GC使用的前3～6个月是骨丢失的高峰期，美国风湿病学会（American College of Rheumatology）对40岁及以上的患者，在GC治疗开始后6个月内进行初始骨密度检查[92]。对于有骨质疏松性骨折或骨质疏松症其他重要因素的年轻患者，应检测骨密度并使用FRAX®工具计算，评估主要部位骨质疏松性骨折（MOF）的风险。如果泼尼松剂量＞7.5mg/d（相当于30mg氢化可的松、1.1mg地塞米松或倍他米松、6mg甲泼尼龙或曲安奈德），则MOF风险增加1.15倍，髋部骨折风险增加1.2倍[92]。例如，如果髋部骨折风险为2.0%，则调整后的风险为2.4%；对于采用高剂量GC（泼尼松＞7.5mg/d或同等剂量）的患者，应将FRAX®预测值向上调整15%，则MOF风险为20%，再次以1.15倍调整后的风险为23%[105]。对于任何年龄段的中高危患者，建议采用口服双

膦酸盐类治疗（表4-1）。如果口服双膦酸盐类有不适，可静脉注射双膦酸盐类、特立帕肽或地舒单抗（按顺序选择）[92]。

最近一项网络 Meta 分析（4328例患者）表明，在预防 GC 诱导脊椎骨折方面，特立帕肽和地舒单抗比双膦酸盐类更有效，安全性和耐受性与目前作为一线治疗的口服双膦酸盐类相似[106]。静脉注射伊班膦酸钠对 GC 诱导的骨质疏松症有一级预防作用。口服利塞膦酸钠也能有效降低 GC 治疗患者的骨折风险。口服阿仑膦酸钠（而非伊班膦酸钠）可以降低接受 GC 治疗（≥7.5mg/d）患者发生骨折的风险[106]。

虽然地舒单抗理论上存在不良免疫反应的风险，但尚未在人类中得到明确的证据。在一项Ⅲ期临床关键性骨折试验（pivotal fracture trial，PFT）中，对接受地舒单抗治疗数年的超过 10 000 例患者进行观察分析，结果显示对照组和地舒单抗组的感染的总发生率没有显著差异[107]。关于地舒单抗治疗时间节点或持续时间的关系及其对感染防御机制的影响，目前尚缺乏明确的研究结论[107]。

抗骨质疏松治疗效果的监测

推荐应用 DXA 监测腰椎和髋部的骨密度，以评估治疗反应并进行骨折风险分层。根据 2020年美国临床内分泌学会骨质疏松症指南（American Association for Clinical Endocrinology steoporosis guidelines），建议每1~2年复查 DXA，直到病情稳定，根据临床情况 DXA 检测间隔时间可根据临床情况适当延长[68]。对于骨密度低和接受抗骨质疏松治疗期间仍具有高或非常高骨折风险的绝经后女性，2020年内分泌学会指南建议每1~3年重新评估骨折风险[93]。低骨密度和中低骨折风险的患者可每2~4年重新评估一次[93]。

骨密度是监测临床治疗反应的最佳工具，骨密度的增加与骨折风险的降低正相关[108, 109]。理想情况下，重复的 DXA 评估应该使用相同 DXA 装置，测量相同的感兴趣区（ROI），尽可能由相同的技术人员进行[68]。

骨转换标志物（BTM）的监测有助于对治疗效果的评估[68]。目前能够体现骨重塑中发生的骨吸收和骨形成的两类 BTM 均已应用于临床实践，广泛应用的骨吸收标志物是 1 型胶原氨基或羧基末端肽（NTX、CTX）；而骨形成标志物包括 1 型前胶原氨基或羧基末端肽（P1CP、P1NP）、骨钙素（osteocalcin，OC）和碱性磷酸酶（alkaline phosphatase，ALP）。国际骨质疏松症基金会和国际临床化学联合会（International Osteoporosis Foundation and the International Federation of Clinical Chemistry，IFCC）骨标志物标准工作组推荐血清 P1NP 和 CTX 作为骨转换参考标志物，用于骨折风险预测和骨质疏松治疗监测[110]。

在抗骨再吸收治疗和骨合成代谢治疗期间，分别推荐采用血清 CTX 和 P1NP 监测治疗的不良反应或依从性[93]。

值得注意的是，一些骨形成标志物如骨钙素和再吸收标志物，如吡啶啉（pyridinoline, PYD）、脱氧吡啶啉（deoxypyridinoline, DPD）、CTX、NTX 可受肾功能的影响。但骨碱性磷酸酶（bone alkaline phosphatase，BAP）、P1NP 和抗酒石酸酸性磷酸酶（tartaric resistant acid phosphatase，TRAP-5b）不受肾功能的影响，可用于 CKD 患者[111]。

近期骨折和骨骼手术可显著影响 BTM 水平。BTM 在骨折发生后最初数小时内处于骨折前水平，随后在第一周内急剧增加，并可能持续升高超过 1 年[112, 113]。脊椎骨折后 3 天可显示 BTM 升高，较大的骨折裂隙可导致 BTM 显著升高[113]。峰值的范围因 BTM 类型而异，骨钙素和 CTX 的峰值出现在 12~24 周，P1NP 出现在 4~24 周，ALP 出现在 2~4 周[113]。值得注意的是，较低水平的血清 P1NP 是预测脊柱手术后骨愈合不良的新型标志物[114]。

抗再吸收治疗的患者依从性对 BMD 变化和骨折预防至关重要。停药或患者对某些药物依从性差，如特立帕肽/阿巴洛肽或地舒单抗，将导致已经获得的骨组织治疗效果迅速逆转。患者地舒单抗的依从性在 24 个月后开始下降，36 个月时下降至 28%，48 个月时下降至 13%，60 个月时下降至 8%[115]。患者的依从性可分为三类，依从性差（两次用药间隔≥10 个月），依从性一般（两次用药间隔 7～10 个月），依从性良好（两次用药间隔≤7 个月）。研究结果显示，依从性差、依从性一般和依从性良好患者的脊椎年化骨密度百分比分别为 1.4%、3% 和 3.9%，髋关节年化骨密度百分比分别为 0.6%、1.3% 和 2.1%[115]。如果频繁给药（如口服双膦酸盐类）存在依从性问题，选择注射制剂可能有助于改善患者的依从性。如果患者对合成代谢药或地舒单抗依从性差，可导致快速骨质流失，则有必要改用双膦酸盐类。

七、恶性肿瘤的骨健康管理

多发性骨髓瘤、乳腺癌、前列腺癌、甲状腺癌、肾癌和肺癌是易发生骨转移的常见恶性肿瘤，脊椎是最常见的骨骼侵及部位之一。双膦酸盐类（唑来膦酸、帕米膦酸二钠）和地舒单抗能有效降低转移癌引起的骨骼相关疾病的发病率[116]，双膦酸盐类通过抑制癌细胞的生长、迁移、侵袭和诱导凋亡而具有抗癌作用[117]。

特立帕肽、阿巴洛肽和洛莫索珠单抗目前尚未获准用于癌症患者。然而，动物实验结果显示，对骨转移小鼠使用硬化蛋白抑制药塞特鲁单抗（Setrusumab），可以缓解骨肿瘤生长和骨质破坏，抑制癌症导致的肌纤维萎缩和肌肉功能减退，延长动物寿命。此结果表明该方法可能有助于乳腺癌患者的治疗[118]，但是硬化蛋白抑制药在于癌症患者中的临床应用尚需进一步的研究。

骨质改良药和一些已发布的癌症患者的用药方案见表 4-3[70, 81, 119-131]。

（一）多发性骨髓瘤

多发性骨髓瘤（multiple myeloma，MM）是一种浆细胞疾病，伴有克隆性浆细胞骨髓浸润、病变蛋白产生、溶骨性病变骨髓瘤骨病（myeloma bone disease，MBD）、肾功能损害、高钙血症和贫血[132]。80%～90% 的多发性骨髓瘤可出现影响中轴骨和四肢骨的溶骨性病变[133]。骨受累可表现为溶骨性病变（射线可透性浆细胞瘤）、广泛性骨质疏松或多发溶骨性病变，最常见累及部位为脊椎、颅骨和长骨[134]。与前列腺癌和乳腺癌等破骨细胞和破骨细胞活性增加的其他癌症相比，在 MM 中，随着破骨细胞生成增加和成骨细胞活性抑制，破骨和成骨的耦合机制消失[135, 136]。

许多患者（70%～80%）由于骨受累而出现骨性疼痛、骨折（50%～60%）和高钙血症（15%）[137]。双膦酸盐类治疗是 MM 骨症状的主要标准治疗方案之一，静脉给药优于口服途径[138]。根据对癌症（包括 MM）患者的治疗数据，唑来膦酸输注 1 次/12 周和 1 次/4 周的治疗方案，随访患者 2 年并未发现骨相关事件（skeletal related event，SRE）增加[128]。2018 年 FDA 批准地舒单抗（Xgeva®）用于 MM 的辅助治疗（表 4-3）。

（二）乳腺癌

根据现行早期乳腺癌（breast cancer）治疗的推荐意见，对于接受卵巢功能抑制（ovarian function suppression，OFS）或绝经后状态的女性，预防性使用双膦酸盐类可以延长无病生存期（disease-free survival，DFS）和乳腺癌特异性生存率（specific survival）。双膦酸盐类治疗也可用于相关骨丢失和骨折的治疗[81, 139, 140]。然而，目前尚无数据支持双膦酸盐类对于绝经前女性的治疗优势[140]。

表 4-3 恶性肿瘤患者的特定骨靶向治疗

疾 病	骨靶向治疗适应证	剂量、间隔、治疗周期	说 明
多发性骨髓瘤	• 影像学显示溶骨性病变 • 无溶骨性病变的骨质减少 • 溶骨性病变和接受其他干预治疗的骨折或即将发生骨折的辅助疼痛控制 • 骨质减少（骨质疏松），无溶骨性病变的影像学证据 • 多发性骨髓瘤患者和实体瘤骨转移患者 SRE 的预防 • 恶性肿瘤高钙血症的治疗，双膦酸盐类治疗无效者	• 建议每 3~4 周静脉注射帕米膦酸二钠 90mg（至少 2h 给药时间）或唑来膦酸 4mg（至少 15min 给药时间） • 替代治疗包括使用地舒单抗[70] • 如果病情缓解且没有活动性骨病，可以在 1 年内停止治疗；如果部分反应不佳，可以在 2 年内停止治疗；如果骨病持续，可以使用更长时间[119] • 地舒单抗：每 4 周 120mg	• 严重肾功能损害（血清肌酐水平＞30mg/L 或 CrCl＜30ml/min）：帕米膦酸二钠 90mg 输注至少 4~6h；可考虑减少帕米膦酸二钠初始剂量 • 避免帕米膦酸二钠注射＜2h 或唑来膦酸注射＜15min • CrCl＜30ml/min 或透析患者有低钙血症的风险
乳腺癌	• 非转移性早期乳腺癌[8]患者 – 绝经后患者 – 治疗因卵巢抑制而绝经并适合于辅助治疗的绝经前患者	辅助骨重塑治疗 • ZA 每 6 个月 4mg，静脉注射，疗程 3~5 年[81] • 氯膦酸二钠 1600mg/d，口服，疗程 2~3 年[81] • 伊班膦酸钠 50mg/d，口服[120] • 氯膦酸二钠 1600mg/d[120] • 伊班膦酸钠每个月 6mg，静脉注射[121] • 地舒单抗每 6 个月 60mg，皮下注射	• 如果癌症复发的风险较低，使用双膦酸盐无诱发癌症复发作用 • 最佳持续时间没有定义
前列腺癌	• 非骨转移性 ADT 治疗患者[123] • 骨转移，去势抵抗性患者 • 骨转移，不适于去势治疗的患者	预防各种治疗导致的骨量丢失 • 地舒单抗每 6 个月 60mg，皮下注射[124,125]；口服双膦酸盐类，或 ZA 每年 5mg（静脉注射），或地舒单抗每 6 个月 60mg（皮下注射） 骨相关事件预防 • ZA 每 3~4 周 1 次，静脉注射，根据肾小球滤过率(GFR)调整剂量 – ＞60ml/min，4mg – 50~60ml/min，3.5mg – 40~49ml/min，3.3mg – 30~39ml/min，3mg	每次给药前应测量血清 Cr，肾功能恶化时应停止治疗 • 正常基线 Cr，进展上升 5mg/L • 异常基线 Cr，进展上升 10mg/L • 只有当 Cr 恢复到基线值的 10% 以内，ZA 治疗才能恢复 • 重新开始：与治疗中断前相同剂量（FDA 说明书）
乳腺癌和前列腺癌[126]	• ADT 或者 AI 治疗诊断明确的骨质疏松症或者 T 评分＜-2.0，或 T 评分 -2.0~-1.5，同时髋部骨折家族史或 10 年 FRAX® 预测要骨质疏松性骨折概率＞15%	• ZA 或地舒单抗	• 所有的患者应每 1~2 年检查 1 次骨密度（BMD）；对于那些由于强效的 ADT（如阿帕鲁胺和阿比特龙联合泼尼松龙），存在 CTIBL 快速进展风险的患者，建议更高频次的 BMD 检查

（续表）

疾　病	骨靶向治疗适应证	剂量、间隔、治疗周期	说　明
多发性骨髓瘤、乳腺癌和前列腺癌[127]	• 骨转移	• ZA 每 12 周 1 次[128] vs. 每 4 周 1 次注射	• ZA 每 12 周给药的患者与对照组在骨相关事件、疼痛评分、行为状态评分、颌骨骨坏死发生率、肾功能不全、骨骼发病率方面无显著差异，但 C 端肽水平高于对照组
分化型甲状腺癌、未分化甲状腺癌、髓样甲状腺癌	• 考虑高危患者，如围绝经期或绝经后接受 LT4 抑制治疗（无已知骨转移） • 多发性进展和（或）症状性分化型甲状腺癌骨转移 • 已知有骨性转移患者 • 疼痛明显的骨性转移患者	• ATA 指南未推荐剂量和给药间隔 • ZA 每年 5mg，静脉注射 • 地舒单抗每 6 个月 60mg（广泛使用）[129] • ZA 每 3 个月 1 次静脉注射[129] • 双膦酸盐类或核因子 κB 受体活化因子配体（RANKL）抑制药（地舒单抗），未推荐给药间隔[127, 130]	• 专家共识：对于弥漫性骨转移，正在进行或计划进行 TKI 治疗的患者，也应使用骨靶向治疗
肺癌	• 骨转移疾病	• 地舒单抗每个月 60mg，皮下注射；或 ZA 每个月 4mg，静脉注射	• 地舒单抗增加总生存时间[131]

AI. 芳香化酶抑制药；ADT. 雄激素剥夺疗法；Cr. 肌酐；CrCl. 内生肌酐清除率；CTIBL. 癌症治疗导致骨质流失；SRE. 骨相关事件；TKI. 酪氨酸激酶抑制药；ZA. 唑来膦酸；LT4. 甲状腺素

日本骨和矿物研究协会（Japanese Society for Bone and Mineral Research）推荐，对于 T 评分 <-2、在 T 评分为 -2~-1.5 并有髋部骨折家族史、严重骨质疏松性骨折风险概率在 15% 以上的乳腺癌合并骨质疏松症的患者，在采取的芳香化酶抑制药（AI）治疗乳腺癌的同时，应启动唑来膦酸或地舒单抗进行联合治疗[126]。

与采用他莫昔芬（Tamoxifen）治疗乳腺癌相比，芳香化酶抑制药可导致骨折风险增加约 2 倍[126]。乳腺癌患者的雌激素剥夺治疗也可加速骨转换而导致骨密度下降，骨折发生率增加（40%~50%）[141, 142]。

芳香化酶抑制药导致绝经前和绝经后女性的骨质流失和骨折发生率增加。据报道，与他莫昔芬治疗相比，芳香化酶抑制药导致骨折风险增加约 2 倍。

1. 绝经前女性

奥地利乳腺癌和结直肠癌研究组（Breast and Colorectal Cancer Study Group，ABCSG）试验表明，对于激素反应性乳腺癌的绝经前女性患者，给予唑来膦酸的辅助治疗，唑来膦酸剂量为每 6 个月 4mg，持续 3 年，可以预防癌症治疗引起骨质流失。阿那曲唑 / 戈舍瑞林（Anastrozole/Goserelin）组的 3 年治疗，骨密度下降 17.3%；平均 T 评分降低 2.6；他莫昔芬 / 戈舍瑞林（Tamoxifen/Goserelin）组的 3 年治疗，骨密度下降 11.6%；平均 T 评分降低 1.1，两组均有严重的总体骨质流失。在 36 个月的他莫昔芬治疗，46% 的患者出现腰椎骨质减少，而基线检查仅有 16% 的患者存在骨质减少。然而，唑来膦酸与他莫昔芬的联合治疗仅 23% 的患者出现骨质减少，4% 的患者出现骨质疏松症；而基线检查的骨质减少和骨质疏松患者的比例分别为 23% 和 1%。阿那曲唑的 36 个月治疗，54% 的患者出现腰椎骨质减少，25% 的患者出现骨质疏松，而基线检查仅有 24% 的患者存在骨质减少，1% 的患者存在骨质疏松。然而，在联合唑来膦酸治疗的患者中，骨密度保持稳定[143]。阿那曲唑与唑来膦酸的联合用药显示 44% 的骨质减少，比基线有 15% 的绝对增长，没有患者出现腰椎骨质疏松[143]。

2. 绝经后女性

唑来膦酸与芳香化酶抑制药来曲唑（Letrozole）同时启动的联合应用，唑来膦酸剂量为每 6 个月 4mg，持续 5 年，可增加腰椎和全髋关节的骨密度。而如果在骨密度恶化或非创伤性骨折发生后方开始应用唑来膦酸，骨密度仍可降低[144]。AZURE 试验中的亚组分析表明，绝经后女性（绝经后 5 年）乳腺癌患者的无浸润性疾病生存率（invasive disease-free survival）和 5 年总生存率（overall survival，OS）有显著性差异，但在远处骨骼复发没有差异[145]。

在 ZO-FAST 试验中，进行了乳腺癌治疗同时和延迟启动唑来膦酸治疗的骨密度对照研究，两组在治疗 3 年时间的差异为 9.29%，同时启动的唑来膦酸组骨相关事件的相对风险降低了 41%[146]。

试验结果显示，唑来膦酸参与辅助治疗可降低骨折发生率，对早期乳腺癌患者的无病生存期和总生存率无影响[145]。

有研究发现持续 2 年口服氯膦酸二钠（Clodronate）1600mg/d，5 年内骨转移风险降低了 31%，总生存率提高，尤其是 Ⅱ/Ⅲ 期患者[147]。

对早期乳腺癌辅助内分泌治疗的患者应用利塞膦酸钠和伊班膦酸钠，与安慰剂相比，可使患者腰椎的骨密度有所增加。

在 SWOG S0307 试验中，根据静脉注射唑来膦酸、口服氯膦酸二钠和口服伊班膦酸钠的三组对照，发现三组之间的乳腺癌早期无病生存期或总生存率无显著差异。然而，氯膦酸二钠组（9.3%）的骨折率（主要在腰椎中）明显高于伊班膦酸钠组（7.4%）和唑来膦酸组（7.1%）[120]。

ABCSG-18 临床试验结果显示，地舒单抗每 6 个月注射 1 次能够显著改善绝经后早期乳腺癌患者的无病生存期，且与芳香化酶抑制药治疗的毒性作用无明显差异[122]。然而，D-CARE 试验结果显示，地舒单抗每 3~4 周注射 120mg 的早期乳腺癌患者，5 年的无骨转移生存率（bone metastases-free survival）和无病生存期无改善[148]。

（三）前列腺癌

睾酮可促进前列腺癌（prostate cancer）中雄激素敏感型肿瘤细胞的生长和增殖，睾酮剥夺导致前列腺癌细胞发生凋亡[149]。药物去势（medical castration）的 ADT 定义为控制睾酮水平在 500ng/L 以下[150]。ADT 使血清睾酮水平降低到正常范围的 5% 以下，血清雌二醇降低到正常水平的 20% 以下，雌激素缺乏是骨丢失的主要因素之一[123]。研究表明雄激素剥夺疗法可以使骨折风险增加 3 倍（雄激素剥夺组 10.8%，对照组 3.2%），其中雄激素阻断和双侧睾丸切除术联合使用 ADT 药物患者的骨折风险最高[151]。ADT 诱导骨转化增高，年骨质丢失率为 4%~4.6%，显著高于老年性骨质丢失[123]。

根据国际骨质疏松基金会（International Osteoporosis Foundation）的最佳方案，无骨转移的前列腺癌患者的继发性骨质疏松预防措施与原发性骨质疏松的一级预防相同[123]。抗再吸收方案包括口服双膦酸盐类（阿仑膦酸钠或利塞膦酸钠，1 次/周），静脉注射唑来膦酸（每年 5mg）或皮下注射地舒单抗（每 6 个月 60mg），首选注射剂型。

前列腺特异性抗原（prostate specific antigen，PSA）≥8μg/L和PSA倍增时间≤10个月（或两者兼有）是去势抵抗性前列腺癌（castration-resistant prostate cancer，CRPC）发生骨转移的危险因素[152]。研究表明地舒单抗能显著增加高危患者的无骨转移生存率，症状性转移风险降低33%。在前列腺癌骨性转移患者中，42%的患者在2年内发生骨相关事件[153]，而使用唑来膦酸可将发生率降低至36%[154]。唑来膦酸治疗骨性转移的CRPC，可降低骨相关事件发生率，延迟骨相关事件的首发时间，较好地控制转移相关疼痛[154]。在去势敏感性前列腺癌中，尚无证据支持唑来膦酸可延迟骨相关事件发生或改善总生存率[155-157]。

对于ADT患者，唑来膦酸的最佳方案尚未确定。唑来膦酸剂量为每月4mg、每2个月4mg、每3个月4mg或每6个月4mg的各组间骨密度增量没有显著差异[158]。每4周服用唑来膦酸患者与每12周服用唑来膦酸患者2年内的骨相关事件发生无显著差异[128]。

（四）其他实体肿瘤（乳腺癌和前列腺癌除外）

1. 肺癌

鳞状细胞癌和腺癌脊椎转移常常累及多个脊柱节段，明确有椎体转移的患者一般平均生存期仅为7个月[159]。研究结果显示，唑来膦酸可显著延迟骨相关事件的发生（唑来膦酸组39%，对照组46%）和骨相关事件的首发时间（唑来膦酸组236天，对照组155天），并降低骨相关事件的年发生率（唑来膦酸组1.74%，对照组2.71%）[160]。对实体瘤（主要是非小细胞肺癌）或骨髓瘤患者的地舒单抗和唑来膦酸的治疗效果显示，地舒单抗疗效不劣于唑来膦酸，地舒单抗有利于延迟骨相关事件的首发时间[161]。地舒单抗皮下注射每月120mg与唑来膦酸每月4mg相比，可提高生存率（非小细胞肺癌的地舒单抗组9.5个月，唑来膦酸组8个月；鳞状细胞肺癌伴骨转移的地舒单抗组8.6个月，唑来膦酸组6.4个月）[131]。

2. 甲状腺癌

对30 063例各类型甲状腺癌（thyroid cancer）的患者数据分析显示，3.9%的患者有骨转移，5.5%发生骨相关事件[162]。一般来说，与甲状腺乳头状癌的骨转移发生率（1.4%~7%）相比，滤泡性甲状腺癌（7%~28%）和甲状腺髓样癌（16%~19%）的骨转移发生率更高[163]。首次骨转移的分化型甲状腺癌患者5年和10年总生存率分别为61%和27%，而低分化型甲状腺癌5年总生存率仅为15%[164, 165]。

(1) 分化型甲状腺癌：对于正在接受甲状腺激素抑制疗法的绝经前和绝经后分化型甲状腺癌（differentiated thyroid cancer，DTC）女性患者，应使用钙、维生素D和骨增强药（如双膦酸盐类或地舒单抗）进行辅助治疗[129]。对于多发性进展性和（或）症状性骨转移的DTC患者，应首选骨导向治疗，建议每3个月进行一次唑来膦酸治疗。对于正在进行或计划进行激酶抑制剂治疗的患者，也应采用骨导向治疗[129]。应用唑来膦酸每月4mg的治疗可以减少DTC患者新发生的骨相关事件[166]。有研究表明，每个月的唑来膦酸治疗可显著降低骨相关事件发生（唑来膦酸组14%，对照组50%）和延迟骨相关事件的首发时间，但是在定期牙科随访检查的情况下，唑来膦酸治疗的ONJ发生率为9.1%（2例）[167]。有学者建议另一种治疗方案，即第一年每3个月给予4mg唑来膦酸，之后改为每6个月4mg，对于骨转移且无病理性骨折的患者，每6个月4mg唑来膦酸的治疗可能足够[168]。

(2) 甲状腺髓样癌：甲状腺髓样癌（medullary thyroid cancer，MTC）患者的骨转移发生率约19%[169]，通常为多灶性，主要累及脊柱（86%~92%）和骨盆（60%~69%），47%~48%的患者伴有骨相关事件发生[169,170]。研究表明，骨相关事件多发生于溶骨性转移患者（42%），在成骨性转移患者中相对少见，每月接受抗再吸收治疗的患者骨相关事件发生率较低[170]。

基于专家共识，美国甲状腺协会（American Thyroid Association，ATA）MTC管理指南建议对疼痛性骨转移患者使用地舒单抗或双膦酸盐类进行治疗[127]。

（3）间变性甲状腺癌：根据ATA的间变性甲状腺癌（anaplastic thyroid cancer，ATC）管理指南，对于骨转移的患者应定期静脉输注双膦酸盐类或注射地舒单抗。然而，该指南未推荐给药频率和持续时间[130]。

3. 肾癌

多达50%的肾癌（kidney cancer）患者可发生骨转移，其中15%累及脊椎[171]。30%的患者以病理性骨折作为主要表现，转移后的平均预期生存期为1~2年[171,172]。在肾癌患者中，与单独使用依维莫司相比，依维莫司联合唑来膦酸治疗可明显延缓骨相关事件的首发时间（单药组9.6个月，双药组5.2个月）[173]。然而，双膦酸盐的使用对无病生存期或总生存率无改善[174]。有研究结果表明，在酪氨酸激酶抑制药（tyrosine kinase inhibitor）治疗中增加骨靶向药治疗（地舒单抗120mg或唑来膦酸4mg，每4周1次）有改善总生存率的趋势，但对于骨相关事件的发生时间无改善。但是，该项研究中采用抗再吸收剂双膦酸盐类治疗患者组规模很小（9例患者）[175]。

4. 神经内分泌肿瘤

由于缺乏改善患者生存期可能的数据支持，双膦酸盐类一般较少用于伴有骨转移的神经内分泌肿瘤（neuroendocrine tumor，NET）[176]。一项研究搜集了74例NET患者，包括原发于胰腺（30%）、小肠和大肠（35%）、肺（15%）、胸腺（3%）、乳房（1%）和部位不明（16%），分析表明7%~18%的神经内分泌肿瘤患者出现骨转移，脊椎是最常见的骨转移部位（85%），普遍累及背部（60%）、腰椎（58%）和骶骨（38%）[177]。在总体效果上，双膦酸盐类1次/月的给药频次未显示出比密集给药更大的优势。然而，对于严重的骨受累患者，1次/月的给药频次可能有一定程度的作用[177]。对于骨转移的NET患者，建议使用双膦酸盐类或地舒单抗治疗以提高生存率，治疗效果具有非剂量依赖，特别是双膦酸盐类。

5. 甲状腺髓样癌

MTC是一种神经内分泌性甲状腺肿瘤，在甲状腺癌一节中已有描述。

6. 嗜铬细胞瘤/副神经节瘤

总的来说，嗜铬细胞瘤/副神经节瘤（pheochromocytoma/paraganglioma，Pheo/PGL）患者的71%转移性病变是骨转移，其中72%的患者至少有一次骨相关事件发生，骨转移最常见的发生部位是脊柱（81%）。据报道，仅发生骨转移的患者总生存期中位数为12年，而骨转移和非骨转移均有发生，患者的总生存期中位数为5年[178]。病理性骨折是最常见的骨相关事件之一（27%）。因此，对发生骨转移的患者应密切随访，并进行抗再吸收治疗，该类治疗适用于包括无症状性和症状性进展性骨病变的所有患者[178]。

一般来说，对于发生骨转移的其他类型神经内分泌肿瘤，推荐使用双膦酸盐类或地舒单抗[179]。

八、骨密度减低的非药物治疗

一分预防，胜过十分治疗。

——Benjamin Franklin

（一）体育运动和跌倒预防

在绝经前和绝经后妇女中，运动每年可以预

防或逆转近 1% 的腰椎和股骨颈骨质流失[180]。一项系统回顾性分析显示，运动干预可将跌倒发生率下降 22%~58%，步态稳健的平均改善率为 4%~50%，平衡的平均改善率为 5%~80%[181]。负重运动，尤其是阻力训练，有助于增加力量、增进神经肌肉活动和提高功能，例如步行速度提升和爬楼梯能力增强[181]。2011 年美国老年医学会（American Geriatrics Society）和英国老年医学会（British Geriatrics Society）建议将力量、平衡、步态和协调训练作为老年人跌倒预防干预措施的一部分[182]。

如果患者的跌倒风险很高，可以进行日常平衡训练。例如，可以鼓励患者双脚并拢站立并前倾和后仰至稳定极限，跳舞，弓步行走或太极拳[183]。

可通过向患者推荐使用"给自己计时（Clock Yourself）"手机客户端程序（http://www.clockyourself.com.au），提升患者的认知和平衡训练效果。预防跌倒是骨质疏松症管理的关键部分，跌倒可影响患者的独立生活能力，导致残疾、社会孤立和死亡率增加。老年人跌倒的危险因素分为可调节危险因素和不可调节危险因素。

主要的可调节危险因素包括感觉功能减退（视觉、听觉）；肌肉骨骼因素（平衡功能减退和步态不稳、足部疾病、下肢肌肉无力、肌肉骨骼疼痛）；心血管异常（心律失常、慢性心功能不全、高血压）；糖尿病；体重指数降低；维生素 D 缺乏；神经学因素（头晕、眩晕、运动障碍和神经性病变）[184]。

抑郁症是另一个重要的跌倒危险因素。研究表明，32% 的老年患者在经历跌倒后可产生恐惧跌倒心理（fear of falling, FOF），具有恐惧跌倒心理的患者可加重平衡和认知障碍，活动能力进一步下降[185]。全身性疾病也可增加跌倒的危险，如癌症、阻塞性呼吸睡眠暂停综合征、夜尿增多、体位性低血压和尿失禁[184]。全面检查患者的用药清单对于甄别可增加跌倒危险的药物具有重要作用。根据美国老年医学会 2015 年版非抗感染药比尔斯标准（Beers criteria），老年人应减少或完全避免使用抗胆碱能药、抗精神病药、苯二氮䓬类、非苯二氮䓬类催眠药和阿片受体激动药镇痛药[186]。

不可调节危险因素包括：年龄（特别是 80 岁以上），女性，白人，认知障碍，痴呆，最近出院，卒中或短暂性脑缺血发作史，既往跌倒和骨折史，关节炎[184]。

关于预防跌倒的详细建议可进入国际骨质疏松基金会网站查阅。

患者自身保护措施的建议，包括：①定期检查视力，清洁眼镜，佩戴双焦眼镜时应小心上下楼梯，佩戴太阳镜减少眩光刺激；②选择宽跟并防滑舒适的鞋类；③按照医嘱用药；④健康饮食，戒烟，减少饮酒；⑤定期进行负重和肌肉强化锻炼；⑥使用髋关节护具。

环境相关的措施：①定期检查家中，移除可能绊倒患者物品（杂物、小块地毯、电线）；②及时擦拭地面撒溅物；③走廊、楼梯、室外走道配置专用照明；④浴室、卫生间、楼梯配置扶手；⑤使用防滑地板蜡；⑥常用物品摆放在举手可得的范围内。

（二）吸烟和饮酒

吸烟是 FRAX® 评分计算中的一个危险因素。尼古丁对骨量有直接和间接的影响。间接影响之一是降低体重指数，导致机械负荷承受能力下降，低脂肪组织成分减少，并通过减少雄激素转化为雌激素而减少雌激素诱导的脂肪生成[187]。此外，吸烟可以增强雌激素代谢，吸烟女性较非吸烟女性的绝经期提前 0.8~1.7 年[188]。

此外，吸烟与高水平的自由基有关，自由基可能有助于骨吸收和降低骨量[189]。有证据显示酒精摄入量≥30g/d 能显著降低老年女性的全身骨密度[190]。酒精摄入量可根据饮酒量推算，推算方式为1杯葡萄酒的酒精含量（4盎司或120ml=10g酒精），1杯啤酒的酒精含量（4盎司或120ml=4g酒精）或1杯（译者注：1盎司或30ml）烈性酒的酒精含量（10g酒精）[190]。

（三）骨折后管理

对骨质疏松症或并发脆性骨折患者的随访观察至关重要。建立骨折联络服务（fracture liaison service，FLS）项目（https://www.capturethefracture.org/about），有利于骨折发生患者在住院和门诊中的有效识别、评估、治疗和随访[191]。FLS是一个多专业的团队，包括骨折联络服务协调员、外科医师、初级保健医生、骨科专家、理疗师和营养师。该团队提供骨质疏松症的知识教育、评估和深度管理。FLS的实践提高了骨密度检测效率，改善了治疗起始时间，降低了骨折再次发生和死亡率[192]。

总结

骨质疏松性骨折可导致脱离社会、生活质量降低下降，以及发病率和死亡率增加。评估骨密度和骨折风险对脊柱干预治疗的方案制订和效果至关重要。多学科的方法具有重要作用，有利于早期诊断、发现导致骨密度减低的可调节因素并及时治疗。

参考文献

[1] Murphy SL, Xu J, Kochanek KD, Arias E. Mortality in the United States, 2017. NCHS Data Brief. 2018;(328):1-8.

[2] Consensus development conference: prophylaxis and treatment of osteoporosis. Am J Med. 1991;90(1):107-10.

[3] Cosman F, de Beur SJ, LeBoff MS, Lewiecki EM, Tanner B, Randall S, et al. Clinician's guide to prevention and treatment of osteoporosis. Osteoporos Int. 2014;25(10):2359-81.

[4] Ensrud KE. Epidemiology of fracture risk with advancing age. J Gerontol A Biol Sci Med Sci. 2013;68(10):1236-42.

[5] Melton LJ 3rd, Lane AW, Cooper C, Eastell R, O'Fallon WM, Riggs BL. Prevalence and incidence of vertebral deformities. Osteoporos Int. 1993;3(3):113-9.

[6] Teng GG, Curtis JR, Saag KG. Mortality and osteoporotic fractures: is the link causal, and is it modifiable? Clin Exp Rheumatol. 2008;26(5 Suppl 51):S125-37.

[7] Lindsay R, Silverman SL, Cooper C, Hanley DA, Barton I, Broy SB, et al. Risk of new vertebral fracture in the year following a fracture. JAMA. 2001;285(3):320-3.

[8] Lewiecki EM, Bilezikian JP, Kagan R, Krakow D, McClung MR, Miller PD, et al. Proceedings of the 2019 Santa Fe Bone symposium: new concepts in the care of osteoporosis and rare bone diseases. J Clin Densitom. 2020;23(1):1-20.

[9] Shuhart CR, Yeap SS, Anderson PA, Jankowski LG, Lewiecki EM, Morse LR, et al. Executive summary of the 2019 ISCD position development conference on monitoring treatment, DXA cross-calibration and least significant change, spinal cord injury, peri-prosthetic and orthopedic bone health, transgender medicine, and pediatrics. J Clin Densitom. 2019;22(4):453-71.

[10] International Society for Clinical Densitometry. 2019 ISCD Official Positions. Adult. www.ISCD. org. 2019.

[11] Banse C, Ould-Slimane M, Foulongne E, Perez A, Avenel G, Daragon A, et al. Impact of assessment of bone status before corrective surgery of lumbar spine in patients over 50 years old. Open Access Rheumatol. 2019;11:111-5.

[12] Ripamonti C, Lisi L, Buffa A, Gnudi S, Caudarella R. The trabecular bone score predicts spine fragility fractures in postmenopausal caucasian women without osteoporosis independently of bone mineral density. Med Arch. 2018;72(1):46-50.

[13] Chin DK, Park JY, Yoon YS, Kuh SU, Jin BH, Kim KS, et al. Prevalence of osteoporosis in patients requiring spine surgery: incidence and significance of osteoporosis in spine disease. Osteoporos Int. 2007;18(9):1219-24.

[14] Lehman RA Jr, Kang DG, Wagner SC. Management of osteoporosis in spine surgery. J Am Acad Orthop Surg. 2015;23(4):253-63.

[15] Stoker GE, Buchowski JM, Bridwell KH, Lenke LG, Riew KD, Zebala LP. Preoperative vitamin D status of adults undergoing surgical spinal fusion. Spine (Phila Pa 1976). 2013;38(6):507-15.

[16] Schmidt T, Ebert K, Rolvien T, Oehler N, Lohmann J, Papavero L, et al. A retrospective analysis of bone mineral status in patients requiring spinal surgery. BMC Musculoskelet

Disord. 2018;19(1):53.
[17] Jang S, Graffy PM, Ziemlewicz TJ, Lee SJ, Summers RM, Pickhardt PJ. Opportunistic osteoporosis screening at routine abdominal and thoracic ct: normative l1 trabecular attenuation values in more than 20 000 adults. Radiology. 2019;291(2):360-7.
[18] Lee SY, Kwon SS, Kim HS, Yoo JH, Kim J, Kim JY, et al. Reliability and validity of lower extremity computed tomography as a screening tool for osteoporosis. Osteoporos Int. 2015;26(4):1387-94.
[19] Pickhardt PJ, Pooler BD, Lauder T, del Rio AM, Bruce RJ, Binkley N. Opportunistic screening for osteoporosis using abdominal computed tomography scans obtained for other indications. Ann Intern Med. 2013;158(8):588-95.
[20] Buckens CF, Dijkhuis G, de Keizer B, Verhaar HJ, de Jong PA. Opportunistic screening for osteoporosis on routine computed tomography? An external validation study. Eur Radiol. 2015;25(7):2074-9.
[21] Drake MT, Clarke BL, Khosla S. Bisphosphonates: mechanism of action and role in clinical practice. Mayo Clin Proc. 2008;83(9):1032-45.
[22] Cremers SC, Pillai G, Papapoulos SE. Pharmacokinetics/pharmacodynamics of bisphos-phonates: use for optimisation of intermittent therapy for osteoporosis. Clin Pharmacokinet. 2005;44(6):551-70.
[23] Cremers S, Papapoulos S. Pharmacology of bisphosphonates. Bone. 2011;49(1):42-9.
[24] Roelofs AJ, Thompson K, Gordon S, Rogers MJ. Molecular mechanisms of action of bisphosphonates: current status. Clin Cancer Res. 2006;12(20 Pt 2):6222s-30s.
[25] Coxon FP, Thompson K, Roelofs AJ, Ebetino FH, Rogers MJ. Visualizing mineral binding and uptake of bisphosphonate by osteoclasts and non-resorbing cells. Bone. 2008;42(5):848-60.
[26] Russell RG, Watts NB, Ebetino FH, Rogers MJ. Mechanisms of action of bisphosphonates: similarities and differences and their potential influence on clinical efficacy. Osteoporos Int. 2008;19(6):733-59.
[27] Weiss HM, Pfaar U, Schweitzer A, Wiegand H, Skerjanec A, Schran H. Biodistribution and plasma protein binding of zoledronic acid. Drug Metab Dispos. 2008;36(10):2043-9.
[28] Carnevale V, Dicembrino F, Frusciante V, Chiodini I, Minisola S, Scillitani A. Different patterns of global and regional skeletal uptake of 99mTc-methylene diphosphonate with age: relevance to the pathogenesis of bone loss. J Nucl Med. 2000;41(9):1478-83.
[29] Israel O, Front D, Hardoff R, Ish-Shalom S, Jerushalmi J, Kolodny GM. In vivo SPECT quantitation of bone metabolism in hyperparathyroidism and thyrotoxicosis. J Nucl Med. 1991;32(6):1157-61.
[30] Hanley DA, Adachi JD, Bell A, Brown V. Denosumab: mechanism of action and clinical outcomes. Int J Clin Pract. 2012;66(12):1139-46.
[31] Boivin GY, Chavassieux PM, Santora AC, Yates J, Meunier PJ. Alendronate increases bone strength by increasing the mean degree of mineralization of bone tissue in osteoporotic women. Bone. 2000;27(5):687-94.
[32] Seeman E. Bone quality. Osteoporos Int. 2003;14(Suppl 5):S3-7.
[33] Dobnig H, Sipos A, Jiang Y, Fahrleitner-Pammer A, Ste-Marie LG, Gallagher JC, et al. Early changes in biochemical markers of bone formation correlate with improvements in bone structure during teriparatide therapy. J Clin Endocrinol Metab. 2005;90(7):3970-7.
[34] Jiang Y, Zhao JJ, Mitlak BH, Wang O, Genant HK, Eriksen EF. Recombinant human parathyroid hormone (1-34) [teriparatide] improves both cortical and cancellous bone structure. J Bone Miner Res. 2003;18(11):1932-41.
[35] Bernhardsson M, Aspenberg P. Abaloparatide versus teriparatide: a head to head comparison of effects on fracture healing in mouse models. Acta Orthop. 2018;89(6):674-7.
[36] Boyce EG, Mai Y, Pham C. Abaloparatide: review of a next-generation parathyroid hormone agonist. Ann Pharmacother. 2018;52(5):462-72.
[37] Shah AD, Shoback D, Lewiecki EM. Sclerostin inhibition: a novel therapeutic approach in the treatment of osteoporosis. Int J Women's Health. 2015;7:565-80.
[38] Wang W, Wang EQ, Balthasar JP. Monoclonal antibody pharmacokinetics and pharmacodynamics. Clin Pharmacol Ther. 2008;84(5):548-58.
[39] Keizer RJ, Huitema AD, Schellens JH, Beijnen JH. Clinical pharmacokinetics of therapeutic monoclonal antibodies. Clin Pharmacokinet. 2010;49(8):493-507.
[40] Lim SY, Bolster MB. Profile of romosozumab and its potential in the management of osteoporosis. Drug Des Devel Ther. 2017;11:1221-31.
[41] Galbusera F, Volkheimer D, Reitmaier S, Berger-Roscher N, Kienle A, Wilke HJ. Pedicle screw loosening: a clinically relevant complication? Eur Spine J. 2015;24(5):1005-16.
[42] Park SB, Chung CK. Strategies of spinal fusion on osteoporotic spine. J Korean Neurosurg Soc. 2011;49(6):317-22.
[43] Chen H, Zhou X, Fujita H, Onozuka M, Kubo KY. Age-related changes in trabecular and cortical bone microstructure. Int J Endocrinol. 2013;2013:213234.
[44] Lubelski D, Choma TJ, Steinmetz MP, Harrop JS, Mroz TE. Perioperative medical management of spine surgery patients with osteoporosis. Neurosurgery. 2015;77(Suppl 4):S92-7.
[45] Bjerke BT, Zarrabian M, Aleem IS, Fogelson JL, Currier BL, Freedman BA, et al. Incidence of osteoporosis-related complications following posterior lumbar fusion. Global Spine J. 2018;8(6):563-9.
[46] Lewiecki EM, Binkley N, Bilezikian JP. Treated osteoporosis is still osteoporosis. J Bone Miner Res. 2019;34(4):605-6.
[47] Grey A, Horne A, Gamble G, Mihov B, Reid IR, Bolland M. Ten years of very infrequent zoledronate therapy in older women: an open-label extension of a randomized trial. J Clin Endocrinol Metab. 2020;105(4):dgaa062.

[48] Reid IR, Black DM, Eastell R, Bucci-Rechtweg C, Su G, Hue TF, et al. Reduction in the risk of clinical fractures after a single dose of zoledronic acid 5 milligrams. J Clin Endocrinol Metab. 2013;98(2):557-63.

[49] Grey A, Bolland MJ, Horne A, Mihov B, Gamble G, Reid IR. Duration of antiresorptive activity of zoledronate in postmenopausal women with osteopenia: a randomized, controlled multidose trial. CMAJ. 2017;189(36):E1130-E6.

[50] Miyauchi A, Matsumoto T, Sugimoto T, Tsujimoto M, Warner MR, Nakamura T. Effects of teriparatide on bone mineral density and bone turnover markers in Japanese subjects with osteoporosis at high risk of fracture in a 24-month clinical study: 12-month, randomized, placebo-controlled, double-blind and 12-month open-label phases. Bone. 2010;47(3):493-502.

[51] Ohtori S, Inoue G, Orita S, Yamauchi K, Eguchi Y, Ochiai N, et al. Comparison of teriparatide and bisphosphonate treatment to reduce pedicle screw loosening after lumbar spinal fusion surgery in postmenopausal women with osteoporosis from a bone quality perspective. Spine (Phila Pa 1976). 2013;38(8):E487-92.

[52] Kim JW, Park SW, Kim YB, Ko MJ. The effect of postoperative use of teriparatide reducing screw loosening in osteoporotic patients. J Korean Neurosurg Soc. 2018;61(4):494-502.

[53] Ohtori S, Inoue G, Orita S, Yamauchi K, Eguchi Y, Ochiai N, et al. Teriparatide accelerates lumbar posterolateral fusion in women with postmenopausal osteoporosis: prospective study. Spine (Phila Pa 1976). 2012;37(23):E1464-8.

[54] Leder BZ, Mitlak B, Hu MY, Hattersley G, Bockman RS. Effect of abaloparatide vs alendronate on fracture risk reduction in postmenopausal women with osteoporosis. J Clin Endocrinol Metab. 2020;105(3):938.

[55] Kendler D, Chines A, Clark P, Ebeling PR, McClung M, Rhee Y, et al. Bone mineral density after transitioning from denosumab to alendronate. J Clin Endocrinol Metab. 2020;105(3):e255.

[56] Cosman F, Nieves JW, Dempster DW. Treatment sequence matters: anabolic and antiresorptive therapy for osteoporosis. J Bone Miner Res. 2017;32(2):198-202.

[57] Ohtori S, Orita S, Yamauchi K, Eguchi Y, Ochiai N, Kuniyoshi K, et al. More than 6 months of teriparatide treatment was more effective for bone union than shorter treatment following lumbar posterolateral fusion surgery. Asian Spine J. 2015;9(4):573-80.

[58] Ramchand SK, David NL, Leder BZ, Tsai JN. Bone mineral density response with denosumab in combination with standard or high-dose teriparatide: the DATA-HD RCT. J Clin Endocrinol Metab. 2020;105(3):890-7.

[59] Leder BZ, Tsai JN, Uihlein AV, Wallace PM, Lee H, Neer RM, et al. Denosumab and teriparatide transitions in postmenopausal osteoporosis (the DATA-switch study): extension of a randomised controlled trial. Lancet. 2015; 386(9999):1147-55.

[60] Lyu H, Zhao SS, Yoshida K, Tedeschi SK, Xu C, Nigwekar SU, et al. Comparison of teriparatide and denosumab in patients switching from long-term bisphosphonate use. J Clin Endocrinol Metab. 2019;104(11):5611-20.

[61] Buerba RA, Sharma A, Ziino C, Arzeno A, Ajiboye RM. Bisphosphonate and teriparatide use in thoracolumbar spinal fusion: a systematic review and meta-analysis of comparative studies. Spine (Phila Pa 1976). 2018;43(17):E1014-E23.

[62] Fretes N, Vellios E, Sharma A, Ajiboye RM. Radiographic and functional outcomes of bisphosphonate use in lumbar fusion: a systematic review and meta-analysis of comparative studies. Eur Spine J. 2020;29(2):272-81.

[63] Tu CW, Huang KF, Hsu HT, Li HY, Yang SS, Chen YC. Zoledronic acid infusion for lumbar interbody fusion in osteoporosis. J Surg Res. 2014;192(1):112-6.

[64] Suen PK, He YX, Chow DH, Huang L, Li C, Ke HZ, et al. Sclerostin monoclonal antibody enhanced bone fracture healing in an open osteotomy model in rats. J Orthop Res. 2014;32(8):997-1005.

[65] Makino T, Tsukazaki H, Ukon Y, Tateiwa D, Yoshikawa H, Kaito T. The biological enhancement of spinal fusion for spinal degenerative disease. Int J Mol Sci. 2018;19(8):2430.

[66] Sarahrudi K, Thomas A, Albrecht C, Aharinejad S. Strongly enhanced levels of sclerostin during human fracture healing. J Orthop Res. 2012;30(10):1549-55.

[67] Gaudio A, Pennisi P, Bratengeier C, Torrisi V, Lindner B, Mangiafico RA, et al. Increased sclerostin serum levels associated with bone formation and resorption markers in patients with immobilization-induced bone loss. J Clin Endocrinol Metab. 2010;95(5):2248-53.

[68] Camacho PM, Petak SM, Binkley N, Diab DL, Eldeiry LS, Farooki A, et al. American Association of Clinical Endocrinologists/American College of Endocrinology Clinical Practice Guidelines for the diagnosis and treatment of postmenopausal osteoporosis-2020 update. Endocr Pract. 2020;26(Suppl 1):1-46.

[69] Ruggiero SL, Dodson TB, Fantasia J, Goodday R, Aghaloo T, Mehrotra B, et al. American Association of Oral and Maxillofacial Surgeons position paper on medication-related osteonecrosis of the jaw-2014 update. J Oral Maxillofac Surg. 2014;72(10):1938-56.

[70] Anderson K, Ismaila N, Kyle RA. Role of bone-modifying agents in multiple myeloma: American Society of Clinical Oncology clinical practice guideline update summary. J Oncol Pract. 2018;14(4):266-9.

[71] Markiewicz MR, Margarone JE 3rd, Campbell JH, Aguirre A. Bisphosphonate-associated osteonecrosis of the jaws: a review of current knowledge. J Am Dent Assoc. 2005;136(12):1669-74.

[72] Bagan JV, Jimenez Y, Murillo J, Hernandez S, Poveda R, Sanchis JM, et al. Jaw osteonecrosis associated with bisphosphonates: multiple exposed areas and its relationship to teeth extractions. Study of 20 cases. Oral Oncol. 2006; 42(3):327-9.

[73] Lo JC, O'Ryan FS, Gordon NP, Yang J, Hui RL, Martin D, et al. Prevalence of osteonecrosis of the jaw in patients with oral bisphosphonate exposure. J Oral Maxillofac Surg. 2010;68(2):243-53.

[74] Shibahara T. Antiresorptive agent-related osteonecrosis of the jaw (ARONJ): a twist of fate in the bone. Tohoku J Exp Med. 2019;247(2):75-86.

[75] Ruggiero SL, Mehrotra B, Rosenberg TJ, Engroff SL. Osteonecrosis of the jaws associated with the use of bisphosphonates: a review of 63 cases. J Oral Maxillofac Surg. 2004;62(5):527-34.

[76] Malden N, Lopes V. An epidemiological study of alendronate-related osteonecrosis of the jaws. A case series from the south-east of Scotland with attention given to case definition and prevalence. J Bone Miner Metab. 2012;30(2):171-82.

[77] Grbic JT, Black DM, Lyles KW, Reid DM, Orwoll E, McClung M, et al. The incidence of osteonecrosis of the jaw in patients receiving 5 milligrams of zoledronic acid: data from the health outcomes and reduced incidence with zoledronic acid once yearly clinical trials program. J Am Dent Assoc. 2010;141(11):1365-70.

[78] Mozzati M, Arata V, Gallesio G. Tooth extraction in patients on zoledronic acid therapy. Oral Oncol. 2012;48(9):817-21.

[79] Yamazaki T, Yamori M, Ishizaki T, Asai K, Goto K, Takahashi K, et al. Increased incidence of osteonecrosis of the jaw after tooth extraction in patients treated with bisphosphonates: a cohort study. Int J Oral Maxillofac Surg. 2012;41(11):1397-403.

[80] Cosman F, Crittenden DB, Adachi JD, Binkley N, Czerwinski E, Ferrari S, et al. Romosozumab treatment in postmenopausal women with osteoporosis. N Engl J Med. 2016;375(16):1532-43.

[81] Dhesy-Thind S, Fletcher GG, Blanchette PS, Clemons MJ, Dillmon MS, Frank ES, et al. Use of adjuvant bisphosphonates and other bonemodifying agents in breast cancer: a cancer care Ontario and American Society of Clinical Oncology clinical practice guideline. J Clin Oncol. 2017;35(18):2062-81.

[82] Miller PD, Jamal SA, Evenepoel P, Eastell R, Boonen S. Renal safety in patients treated with bisphosphonates for osteoporosis: a review. J Bone Miner Res. 2013;28(10):2049-59.

[83] Hellstein JW, Adler RA, Edwards B, Jacobsen PL, Kalmar JR, Koka S, et al. Managing the care of patients receiving antiresorptive therapy for prevention and treatment of osteoporosis: executive summary of recommendations from the American Dental Association Council on Scientific Affairs. J Am Dent Assoc. 2011;142(11):1243-51.

[84] Ketteler M, Block GA, Evenepoel P, Fukagawa M, Herzog CA, McCann L, et al. Executive summary of the 2017 KDIGO chronic kidney disease-mineral and bone disorder (CKD-MBD) guideline update: what's changed and why it matters. Kidney Int. 2017;92(1):26-36.

[85] Institute of Medicine (US) Committee to Review Dietary Reference Intakes for Vitamin D and Calcium. In: Ross AC, Taylor CL, Yaktine AL, et al., editors. Dietary reference intakes for calcium and vitamin D. Washington, DC: National Academies Press; 2011. https://www.ncbi.nlm.nih.gov/books/NBK56070/. https://doi.org/10.17226/13050.

[86] Billington EO, Burt LA, Rose MS, Davison EM, Gaudet S, Kan M, et al. Safety of high-dose vitamin d supplementation: secondary analysis of a randomized controlled trial. J Clin Endocrinol Metab. 2020;105(4):dgz212.

[87] Ahlborg HG, Johnell O, Turner CH, Rannevik G, Karlsson MK. Bone loss and bone size after menopause. N Engl J Med. 2003;349(4):327-34.

[88] Pouilles JM, Tremollieres F, Ribot C. The effects of menopause on longitudinal bone loss from the spine. Calcif Tissue Int. 1993;52(5):340-3.

[89] Pouilles JM, Tremollieres F, Ribot C. Variability of vertebral and femoral postmenopausal bone loss: a longitudinal study. Osteoporos Int. 1996;6(4):320-4.

[90] Greendale GA, Sowers M, Han W, Huang MH, Finkelstein JS, Crandall CJ, et al. Bone mineral density loss in relation to the final menstrual period in a multiethnic cohort: results from the Study of Women's Health Across the Nation (SWAN). J Bone Miner Res. 2012;27(1):111-8.

[91] Eastell R, Rosen CJ, Black DM, Cheung AM, Murad MH, Shoback D. Pharmacological management of osteoporosis in postmenopausal women: an Endocrine Society* clinical practice guideline. J Clin Endocrinol Metab. 2019;104(5):1595-622.

[92] Buckley L, Guyatt G, Fink HA, Cannon M, Grossman J, Hansen KE, et al. 2017 American College of Rheumatology Guideline for the prevention and treatment of glucocorticoid-induced osteoporosis. Arthritis Care Res (Hoboken). 2017;69(8):1095-110.

[93] Shoback D, Rosen CJ, Black DM, Cheung AM, Murad MH, Eastell R. Pharmacological management of osteoporosis in postmenopausal women: an Endocrine Society guideline update. J Clin Endocrinol Metab. 2020;105(3):dgaa048.

[94] Lewiecki EM, Kendler DL, Davison KS, Hanley DA, Harris ST, McClung MR, et al. Western osteoporosis alliance clinical practice series: treat-to-target for osteoporosis. Am J Med. 2019;132(11):e771-e7.

[95] Marshall D, Johnell O, Wedel H. Meta-analysis of how well measures of bone mineral density predict occurrence of osteoporotic fractures. BMJ. 1996;312(7041):1254-9.

[96] Bouxsein ML, Eastell R, Lui LY, Wu LA, de Papp AE, Grauer A, et al. Change in bone density and reduction in fracture risk: a meta-regression of published trials. J Bone Miner Res. 2019;34(4):632-42.

[97] Bone HG, Bolognese MA, Yuen CK, Kendler DL, Miller PD, Yang YC, et al. Effects of denosumab treatment and discontinuation on bone mineral density and bone turnover markers in postmenopausal women with low bone mass. J Clin Endocrinol Metab. 2011;96(4):972-80.

[98] Baber RJ, Panay N, Fenton A, Group IMSW. 2016

IMS recommendations on women's midlife health and menopause hormone therapy. Climacteric. 2016;19(2):109-50.

[99] The NHTPSAP. The 2017 hormone therapy position statement of the North American Menopause Society. Menopause. 2017;24(7):728-53.

[100] Nishikawa A, Yoshiki F, Taketsuna M, Kajimoto K, Enomoto H. Safety and effectiveness of daily teriparatide for osteoporosis in patients with severe stages of chronic kidney disease: post hoc analysis of a postmarketing observational study. Clin Interv Aging. 2016;11:1653-9.

[101] Nishikawa A, Ishida T, Taketsuna M, Yoshiki F, Enomoto H. Safety and effectiveness of daily teriparatide in a prospective observational study in patients with osteoporosis at high risk of fracture in Japan: final report. Clin Interv Aging. 2016;11:913-25.

[102] Ranson WA, White SJW, Cheung ZB, Mikhail C, Ye I, Kim JS, et al. The effects of chronic preoperative steroid therapy on perioperative complications following elective posterior lumbar fusion. Global Spine J. 2018;8(8):834-41.

[103] Cloney MB, Garcia RM, Smith ZA, Dahdaleh NS. The effect of steroids on complications, readmission, and reoperation after posterior lumbar fusion. World Neurosurg. 2018;110:e526-e33.

[104] Liu YZ, Akhter MP, Gao X, Wang XY, Wang XB, Zhao G, et al. Glucocorticoid-induced delayed fracture healing and impaired bone biomechanical properties in mice. Clin Interv Aging. 2018;13:1465-74.

[105] Kanis JA, Johansson H, Oden A, McCloskey EV. Guidance for the adjustment of FRAX according to the dose of glucocorticoids. Osteoporos Int. 2011;22(3):809-16.

[106] Ding L, Hu J, Wang D, Liu Q, Mo Y, Tan X, et al. Efficacy and safety of first- and second-line drugs to prevent glucocorticoid-induced fractures. J Clin Endocrinol Metab. 2020;105(1):dgz023.

[107] Watts NB, Roux C, Modlin JF, Brown JP, Daniels A, Jackson S, et al. Infections in postmenopausal women with osteoporosis treated with denosumab or placebo: coincidence or causal association? Osteoporos Int. 2012;23(1):327-37.

[108] Lewiecki EM, Watts NB. Assessing response to osteoporosis therapy. Osteoporos Int. 2008;19(10):1363-8.

[109] Wasnich RD, Miller PD. Antifracture efficacy of antiresorptive agents are related to changes in bone density. J Clin Endocrinol Metab. 2000;85(1):231-6.

[110] Szulc P, Naylor K, Hoyle NR, Eastell R, Leary ET, National Bone Health Alliance Bone Turnover Marker P. Use of CTX-I and PINP as bone turnover markers: National Bone Health Alliance recommendations to standardize sample handling and patient preparation to reduce pre-analytical variability. Osteoporos Int. 2017;28(9):2541-56.

[111] Nitta K, Yajima A, Tsuchiya K. Management of osteoporosis in chronic kidney disease. Intern Med. 2017;56(24):3271-6.

[112] Ivaska KK, Gerdhem P, Akesson K, Garnero P, Obrant KJ. Effect of fracture on bone turnover markers: a longitudinal study comparing marker levels before and after injury in 113 elderly women. J Bone Miner Res. 2007;22(8):1155-64.

[113] Pan C, Liu X, Li T, Wang G, Sun J. Kinetic of bone turnover markers after osteoporotic vertebral compression fractures in postmenopausal female. J Orthop Surg Res. 2018;13(1):314.

[114] Inose H, Yamada T, Mulati M, Hirai T, Ushio S, Yoshii T, et al. Bone turnover markers as a new predicting factor for nonunion after spinal fusion surgery. Spine (Phila Pa 1976). 2018;43(1):E29-34.

[115] Lyu H, Zhao SS, Yoshida K, Tedeschi SK, Xu C, Nigwekar SU, et al. Delayed denosumab injections and bone mineral density response: an electronic health record-based study. J Clin Endocrinol Metab. 2020;105(5):1435-44.

[116] Coleman RE, McCloskey EV. Bisphosphonates in oncology. Bone. 2011;49(1):71-6.

[117] Aft R. Bisphosphonates in breast cancer: clinical activity and implications of preclinical data. Clin Adv Hematol Oncol. 2011;9(3):194-205.

[118] Hesse E, Schroder S, Brandt D, Pamperin J, Saito H, Taipaleenmaki H. Sclerostin inhibition alleviates breast cancer-induced bone metastases and muscle weakness. JCI Insight. 2019;5:e125543.

[119] International Myeloma Working G. Criteria for the classification of monoclonal gammopathies, multiple myeloma and related disorders: a report of the international myeloma working group. Br J Haematol. 2003;121(5):749-57.

[120] Gralow JR, Barlow WE, Paterson AHG, Miao JL, Lew DL, Stopeck AT, et al. Phase III randomized trial of bisphosphonates as adjuvant therapy in breast cancer: S0307. J Natl Cancer Inst. 2020;112(7):698-707.

[121] Body JJ, Diel IJ, Lichinitser MR, Kreuser ED, Dornoff W, Gorbunova VA, et al. Intravenous ibandronate reduces the incidence of skeletal complications in patients with breast cancer and bone metastases. Ann Oncol. 2003;14(9):1399-405.

[122] Gnant M, Pfeiler G, Steger GG, Egle D, Greil R, Fitzal F, et al. Adjuvant denosumab in postmenopausal patients with hormone receptor-positive breast cancer (ABCSG-18): disease-free survival results from a randomised, double-blind, placebo-controlled, phase 3 trial. Lancet Oncol. 2019;20(3):339-51.

[123] Cianferotti L, Bertoldo F, Carini M, Kanis JA, Lapini A, Longo N, et al. The prevention of fragility fractures in patients with non-metastatic prostate cancer: a position statement by the international osteoporosis foundation. Oncotarget. 2017;8(43):75646-63.

[124] Smith MR, Egerdie B, Hernandez Toriz N, Feldman R, Tammela TL, Saad F, et al. Denosumab in men receiving androgen-deprivation therapy for prostate cancer. N Engl J Med. 2009;361(8):745-55.

[125] Ellis GK, Bone HG, Chlebowski R, Paul D, Spadafora S, Smith J, et al. Randomized trial of denosumab in patients receiving adjuvant aromatase inhibitors for nonmetastatic breast cancer. J Clin Oncol. 2008;26(30):4875-82.

[126] Fukumoto S, Soen S, Taguchi T, Ishikawa T, Matsushima H, Terauchi M, et al. Management manual for cancer treatment-induced bone loss (CTIBL): position statement of the JSBMR. J Bone Miner Metab. 2020;38(2):141-4.

[127] Wells SA Jr, Asa SL, Dralle H, Elisei R, Evans DB, Gagel RF, et al. Revised American Thyroid Association guidelines for the manage-ment of medullary thyroid carcinoma. Thyroid. 2015;25(6):567-610.

[128] Himelstein AL, Foster JC, Khatcheressian JL, Roberts JD, Seisler DK, Novotny PJ, et al. Effect of longer-interval vs standard dosing of zoledronic acid on skeletal events in patients with bone metastases: a randomized clinical trial. JAMA. 2017;317(1):48-58.

[129] Haugen BR, Alexander EK, Bible KC, Doherty GM, Mandel SJ, Nikiforov YE, et al. 2015 American Thyroid Association management guidelines for adult patients with thyroid nodules and differentiated thyroid cancer: the American Thyroid Association guidelines task force on thyroid nodules and differentiated thyroid cancer. Thyroid. 2016;26(1):1-133.

[130] Smallridge RC, Ain KB, Asa SL, Bible KC, Brierley JD, Burman KD, et al. American Thyroid Association guidelines for management of patients with anaplastic thyroid cancer. Thyroid. 2012;22(11):1104-39.

[131] Scagliotti GV, Hirsh V, Siena S, Henry DH, Woll PJ, Manegold C, et al. Overall survival improvement in patients with lung cancer and bone metastases treated with denosumab versus zoledronic acid: subgroup analysis from a randomized phase 3 study. J Thorac Oncol. 2012;7(12):1823-9.

[132] Kyle RA, Rajkumar SV. Criteria for diagnosis, staging, risk stratification and response assessment of multiple myeloma. Leukemia. 2009;23(1):3-9.

[133] Hameed A, Brady JJ, Dowling P, Clynes M, O'Gorman P. Bone disease in multiple myeloma: pathophysiology and management. Cancer Growth Metastasis. 2014;7:33-42.

[134] Kyle RA, Therneau TM, Rajkumar SV, Larson DR, Plevak MF, Melton LJ 3rd. Incidence of multiple myeloma in Olmsted County, Minnesota: trend over 6 decades. Cancer. 2004;101(11):2667-74.

[135] Bataille R, Chappard D, Marcelli C, Dessauw P, Sany J, Baldet P, et al. Mechanisms of bone destruction in multiple myeloma: the importance of an unbalanced process in determining the severity of lytic bone disease. J Clin Oncol. 1989;7(12):1909-14.

[136] Roodman GD. Pathogenesis of myeloma bone disease. Blood Cells Mol Dis. 2004;32(2):290-2.

[137] Cocks K, Cohen D, Wisloff F, Sezer O, Lee S, Hippe E, et al. An international field study of the reliability and validity of a disease-specific questionnaire module (the QLQ-MY20) in assessing the quality of life of patients with multiple myeloma. Eur J Cancer. 2007;43(11):1670-8.

[138] Dunford JE, Thompson K, Coxon FP, Luckman SP, Hahn FM, Poulter CD, et al. Structure-activity relationships for inhibition of farnesyl diphosphate synthase in vitro and inhibition of bone resorption in vivo by nitrogen-containing bisphosphonates. J Pharmacol Exp Ther. 2001;296(2):235-42.

[139] Cardoso F, Kyriakides S, Ohno S, Penault-Llorca F, Poortmans P, Rubio IT, Zackrisson S, Senkus E, ESMO Guidelines Committee. Early breast cancer: ESMO Clinical Practice Guidelines for diagnosis, treatment and follow-up. Ann Oncol. 2019;30(8):1194-220. Erratum in: Ann Oncol. 2019;30(10):1674. Erratum in: Ann Oncol. 2019;30(10):1674. Erratum in: Ann Oncol. 2020; PMID: 31161190.

[140] Early Breast Cancer Trialists' Collaborative Group (EBCTCG). Adjuvant bisphosphonate treatment in early breast cancer: meta-analyses of individual patient data from randomised trials. Lancet. 2015;386(10001):1353-61. Erratum in: Lancet. 2016;387(10013):30. Erratum in: Lancet. 2017;389(10088):2472.

[141] Coleman RE, Rathbone E, Brown JE. Management of cancer treatment-induced bone loss. Nat Rev Rheumatol. 2013;9(6):365-74.

[142] LeBlanc ES, Nielson CM, Marshall LM, Lapidus JA, Barrett-Connor E, Ensrud KE, et al. The effects of serum testosterone, estradiol, and sex hormone binding globulin levels on fracture risk in older men. J Clin Endocrinol Metab. 2009;94(9):3337-46.

[143] Gnant MF, Mlineritsch B, Luschin-Ebengreuth G, Grampp S, Kaessmann H, Schmid M, et al. Zoledronic acid prevents cancer treatment-induced bone loss in premenopausal women receiving adjuvant endocrine therapy for hormone-responsive breast cancer: a report from the Austrian breast and colorectal cancer study group. J Clin Oncol. 2007;25(7):820-8.

[144] Bundred NJ, Campbell ID, Davidson N, DeBoer RH, Eidtmann H, Monnier A, et al. Effective inhibition of aromatase inhibitor-associated bone loss by zoledronic acid in postmenopausal women with early breast cancer receiving adjuvant letrozole: ZO-FAST study results. Cancer. 2008;112(5):1001-10.

[145] Coleman RE, Marshall H, Cameron D, Dodwell D, Burkinshaw R, Keane M, et al. Breast-cancer adjuvant therapy with zoledronic acid. N Engl J Med. 2011; 365(15): 1396-405.

[146] Eidtmann H, de Boer R, Bundred N, Llombart-Cussac A, Davidson N, Neven P, et al. Efficacy of zoledronic acid in postmenopausal women with early breast cancer receiving adjuvant letrozole: 36-month results of the ZO-FAST study. Ann Oncol. 2010;21(11):2188-94.

[147] Powles T, Paterson A, McCloskey E, Schein P, Scheffler B, Tidy A, et al. Reduction in bone relapse and improved

survival with oral clodronate for adjuvant treatment of operable breast cancer [ISRCTN83688026]. Breast Cancer Res. 2006;8(2):R13.

[148] Coleman R, Finkelstein DM, Barrios C, Martin M, Iwata H, Hegg R, et al. Adjuvant denosumab in early breast cancer (D-CARE): an international, multicentre, randomised, controlled, phase 3 trial. Lancet Oncol. 2020;21(1):60-72.

[149] Zhou Y, Bolton EC, Jones JO. Androgens and androgen receptor signaling in prostate tumorigenesis. J Mol Endocrinol. 2015;54(1):R15-29.

[150] Mottet N, Bellmunt J, Briers E, van den Bergh RCN, Bolla M, van Casteren NJ. Guidelines on prostate cancer. European Association of Urology. Arnhem, the Netherlands: EAU Guidelines Office. 2015. https://uroweb.org/wp-content/uploads/EAU-Guidelines-Prostate-Cancer-2015-v2. pdf. Accessed 18 Dec 2020.

[151] Wang A, Obertova Z, Brown C, Karunasinghe N, Bishop K, Ferguson L, et al. Risk of fracture in men with prostate cancer on androgen deprivation therapy: a population-based cohort study in New Zealand. BMC Cancer. 2015;15:837.

[152] Hegemann M, Bedke J, Stenzl A, Todenhofer T. Denosumab treatment in the management of patients with advanced prostate cancer: clinical evidence and experience. Ther Adv Urol. 2017;9(3-4):81-8.

[153] Oster G, Lamerato L, Glass AG, Richert-Boe KE, Lopez A, Chung K, et al. Natural history of skeletal-related events in patients with breast, lung, or prostate cancer and metastases to bone: a 15-year study in two large US health systems. Support Care Cancer. 2013;21(12):3279-86.

[154] Saad F, Gleason DM, Murray R, Tchekmedyian S, Venner P, Lacombe L, et al. Long-term efficacy of zoledronic acid for the prevention of skeletal complications in patients with metastatic hormone-refractory prostate cancer. J Natl Cancer Inst. 2004;96(11):879-82.

[155] Smith MR, Halabi S, Ryan CJ, Hussain A, Vogelzang N, Stadler W, et al. Randomized controlled trial of early zoledronic acid in men with castration-sensitive prostate cancer and bone metastases: results of CALGB 90202 (alliance). J Clin Oncol. 2014;32(11):1143-50.

[156] James ND, Sydes MR, Clarke NW, Mason MD, Dearnaley DP, Spears MR, et al. Addition of docetaxel, zoledronic acid, or both to first-line long-term hormone therapy in prostate cancer (STAMPEDE): survival results from an adaptive, multiarm, multistage, platform randomised controlled trial. Lancet. 2016;387(10024):1163-77.

[157] Kamba T, Kamoto T, Maruo S, Kikuchi T, Shimizu Y, Namiki S, et al. A phase III multicenter, randomized, controlled study of combined androgen blockade with versus without zoledronic acid in prostate cancer patients with metastatic bone disease: results of the ZAPCA trial. Int J Clin Oncol. 2017;22(1):166-73.

[158] Rodrigues P, Meler A, Hering F. Titration of dosage for the protective effect of zoledronic acid on bone loss in patients submitted to androgen deprivation therapy due to prostate cancer: a prospective open-label study. Urol Int. 2010;85(2):180-5.

[159] Aydinli U, Ozturk C, Bayram S, Sarihan S, Evrensel T, Yilmaz HS. Evaluation of lung cancer metastases to the spine. Acta Orthop Belg. 2006;72(5):592-7.

[160] Rosen LS, Gordon D, Tchekmedyian NS, Yanagihara R, Hirsh V, Krzakowski M, et al. Long-term efficacy and safety of zoledronic acid in the treatment of skeletal metastases in patients with nonsmall cell lung carcinoma and other solid tumors: a randomized, phase III, double-blind, placebo-controlled trial. Cancer. 2004;100(12):2613-21.

[161] Henry DH, Costa L, Goldwasser F, Hirsh V, Hungria V, Prausova J, et al. Randomized, double-blind study of denosumab versus zoledronic acid in the treatment of bone metastases in patients with advanced cancer (excluding breast and prostate cancer) or multiple myeloma. J Clin Oncol. 2011;29(9):1125-32.

[162] Choksi P, Papaleontiou M, Guo C, Worden F, Banerjee M, Haymart M. Skeletal complications and mortality in thyroid cancer: a population-based study. J Clin Endocrinol Metab. 2017;102(4):1254-60.

[163] Iniguez-Ariza NM, Bible KC, Clarke BL. Bone metastases in thyroid cancer. J Bone Oncol. 2020;21:100282.

[164] Wu D, Gomes Lima CJ, Moreau SL, Kulkarni K, Zeymo A, Burman KD, et al. Improved survival after multimodal approach with (131)i treatment in patients with bone metastases secondary to differentiated thyroid cancer. Thyroid. 2019;29(7):971-8.

[165] Matta-Coelho C, Simoes-Pereira J, Vilar H, Leite V. Bone metastases from thyroid carcinoma of follicular origin: a single institutional experience. Eur Thyroid J. 2019;8(2):96-101.

[166] Andrade F, Probstner D, Decnop M, Bulzico D, Momesso D, Corbo R, et al. The impact of zoledronic acid and radioactive iodine therapy on morbi-mortality of patients with bone metastases of thyroid cancer derived from follicular cells. Eur Thyroid J. 2019;8(1):46-55.

[167] Orita Y, Sugitani I, Toda K, Manabe J, Fujimoto Y. Zoledronic acid in the treatment of bone metastases from differentiated thyroid carcinoma. Thyroid. 2011;21(1):31-5.

[168] Wexler JA. Approach to the thyroid cancer patient with bone metastases. J Clin Endocrinol Metab. 2011;96(8):2296-307.

[169] Xu JY, Murphy WA Jr, Milton DR, Jimenez C, Rao SN, Habra MA, et al. Bone metastases and skeletal-related events in medullary thyroid carcinoma. J Clin Endocrinol Metab. 2016;101(12):4871-7.

[170] Vogel T, Wendler J, Frank-Raue K, Kreissl MC, Spitzweg C, Fassnacht M, et al. Bone metastases in medullary thyroid carcinoma: high morbidity and poor prognosis associated with osteolytic morphology. J Clin Endocrinol Metab. 2020;105(6):dgaa077.

[171] Althausen P, Althausen A, Jennings LC, Mankin HJ. Prognostic factors and surgical treatment of osseous

metastases secondary to renal cell carcinoma. Cancer. 1997;80(6):1103-9.

[172] Smith EM, Kursh ED, Makley J, Resnick MI. Treatment of osseous metastases secondary to renal cell carcinoma. J Urol. 1992;148(3):784-7.

[173] Broom RJ, Hinder V, Sharples K, Proctor J, Duffey S, Pollard S, et al. Everolimus and zoledronic acid in patients with renal cell carcinoma with bone metastases: a randomized first-line phase II trial. Clin Genitourin Cancer. 2015;13(1):50-8.

[174] McKay RR, Lin X, Perkins JJ, Heng DY, Simantov R, Choueiri TK. Prognostic significance of bone metas-tases and bisphosphonate therapy in patients with renal cell carcinoma. Eur Urol. 2014;66(3):502-9.

[175] Wong ECL, Kapoor A. Does bone-targeted therapy benefit patients with metastatic renal cell carcinoma? Transl Oncol. 2020;13(2):241-4.

[176] Kavecansky J, Wei L, Caronia L, Ramirez MT, Bloomston M, Shah MH. Bone metastases in well-to-moderately differentiated neuroendocrine tumors: a single institutional review from the Ohio State University Medical Center. Pancreas. 2015;44(2):198-203.

[177] Alexandraki KI, Pizanias M, Uri I, Thomas D, Page T, Kolomodi D, et al. The prognosis and management of neuroendocrine neoplasms-related metastatic bone disease: lessons from clinical practice. Endocrine. 2019;64(3):690-701.

[178] Ayala-Ramirez M, Palmer JL, Hofmann MC, de la Cruz M, Moon BS, Waguespack SG, et al. Bone metastases and skeletal-related events in patients with malignant pheochromocytoma and sympathetic paraganglioma. J Clin Endocrinol Metab. 2013;98(4):1492-7.

[179] Nolting S, Ullrich M, Pietzsch J, Ziegler CG, Eisenhofer G, Grossman A, et al. Current management of pheochromocytoma/paraganglioma: a guide for the practicing clinician in the era of precision medicine. Cancers (Basel). 2019;11(10):1505.

[180] Wolff I, van Croonenborg JJ, Kemper HC, Kostense PJ, Twisk JW. The effect of exercise training programs on bone mass: a meta-analysis of published controlled trials in pre- and postmenopausal women. Osteoporos Int. 1999;9(1):1-12.

[181] Cadore EL, Rodriguez-Manas L, Sinclair A, Izquierdo M. Effects of different exercise interventions on risk of falls, gait ability, and balance in physically frail older adults: a systematic review. Rejuvenation Res. 2013;16(2):105-14.

[182] Panel on Prevention of Falls in Older Persons AGS, British Geriatrics S. Summary of the updated American Geriatrics Society/British Geriatrics Society clinical practice guideline for prevention of falls in older persons. J Am Geriatr Soc. 2011;59(1):148-57.

[183] Lewiecki EM, Bilezikian JP, Giangregorio L, Greenspan SL, Khosla S, Kostenuik P, et al. Proceedings of the 2018 Santa Fe Bone symposium: advances in the management of osteoporosis. J Clin Densitom. 2019;22(1):1-19.

[184] Moncada LVV, Mire LG. Preventing falls in older persons. Am Fam Physician. 2017;96(4):240-7.

[185] Vellas BJ, Wayne SJ, Romero LJ, Baumgartner RN, Garry PJ. Fear of falling and restriction of mobility in elderly fallers. Age Ageing. 1997;26(3):189-93.

[186] By the American Geriatrics Society Beers Criteria Update Expert P. American Geriatrics Society 2015 updated beers criteria for potentially inappropriate medication use in older adults. J Am Geriatr Soc. 2015;63(11):2227-46.

[187] Wong PK, Christie JJ, Wark JD. The effects of smoking on bone health. Clin Sci (Lond). 2007;113(5):233-41.

[188] Midgette AS, Baron JA. Cigarette smoking and the risk of natural menopause. Epidemiology. 1990;1(6):474-80.

[189] Callaway DA, Jiang JX. Reactive oxygen species and oxidative stress in osteoclastogenesis, skeletal aging and bone diseases. J Bone Miner Metab. 2015;33(4):359-70.

[190] Ganry O, Baudoin C, Fardellone P. Effect of alcohol intake on bone mineral density in elderly women: the EPIDOS study. Epidemiologie de l'Osteoporose. Am J Epidemiol. 2000;151(8):773-80.

[191] Lewiecki EM. Secondary fracture prevention via a fracture liaison service. Womens Health (Lond). 2015;11(3):269-71.

[192] Wu CH, Tu ST, Chang YF, Chan DC, Chien JT, Lin CH, et al. Fracture liaison services improve outcomes of patients with osteoporosis-related fractures: a systematic literature review and meta-analysis. Bone. 2018;111:92-100.

第 5 章　围术期
Perioperative Period

Andrew C. Wang　C. David Mintz　著

概述

随着新技术和新方法的发展，影像引导介入治疗可应用于越来越多的脊柱疾病，而相应患者的围术期管理也随之需要多维度的考量。无论介入治疗的创伤性如何，所有围术期所关注的问题均应围绕三个阶段：术前的患者状态优化；术中的恰当镇静、镇痛和（或）麻醉方案确定；术后的患者安全和舒适保障。需要影像引导介入治疗的患者，大多数具有与诊断、预期人口统计学特征有关的多种并发症。

熟悉需要治疗患者群体伴有的异常和并发症并进行相应的干预对于介入医师至关重要。介入医师必须了解术前评估，掌握常规功能检测结果，熟悉术中潜在并发症（分别在各相关章节详述），了解将面临的术后常见问题及转归。

随着人口老龄化加剧，脊柱微创技术等各种介入治疗的病例数量不断上升。高龄与许多影响围术期发病率和死亡率的因素有关，如心血管和肺功能变化及多种药物联合治疗的不良反应[1, 2]。同时，高龄也增加了围术期的风险，如术后谵妄、术后认知功能障碍、围术期心脏并发症等[3-5]。骨肿瘤患者发生的血栓栓塞事件、高钙血症、化学治疗和放射治疗后遗症的风险也会增加。

在许多复杂病例中，为给伴有多种严重并发症的患者提供高质量的医疗服务，介入医师需要与其他专业人员合作，包括术前评估人员、术中麻醉医师和术后重症医学专家。其中麻醉医师具有术中重症监护、局部急慢性疼痛处理方面的广泛专业知识，因此与麻醉医师的合作最为密切。此外，许多患者的围术期处理可能需要其他专科会诊，如心血管科、普通外科、血液科、传染病科、神经科、妇产科、病理科、精神病科和呼吸内科等。麻醉学的重要作用除体现在术前评估之外，还体现在此类患者最常需要的慢性疼痛缓解处理方面。疼痛管理不佳可导致由药物镇静、术后卧床时间延长所产生的不良后果及肺部并发症等。

一、术前

术前阶段的重点是确保患者在医疗方面处于最佳状态且可安全手术，以实现降低术中与围术期发病率和死亡率的目的。发病率和死亡率与多重因素相关，包括患者的体质、手术的创伤性，麻醉实施的方式等。需要进行脊柱介入治疗的患者常具有多种与高龄、癌症及慢性疼痛相关的并发症与异常，而这些因素均影响着围术期流程并使其复杂化，因此对此类情况必须在术前进行评估。值得注意的是，无论是机械或结构变化方面，还是慢性疼痛产生的自我防护方面，需要脊柱介入治疗的病变均可限制患者状态的优化。然而，对于需要紧急处理的危重患者，实现患者状态的完全优化并不现实，介入团队必须重点关注抢救生命。

（一）病史

对患者病史的彻底详细查询是临床治疗的基准，查询内容应该涵盖患者既往史、现病史、手术史、过敏史及用药史。鉴于心血管和肺部疾病对围术期产生的影响最大，必须重点关注此类疾病，查询具体内容包括冠状动脉疾病、心律失常、心力衰竭、哮喘、慢性阻塞性肺疾病和睡眠呼吸暂停等。应关注麻醉并发症既往史，如气道管理困难、术后恶心呕吐、术后谵妄及恢复期需处理的其他并发症。若患者以往无麻醉经历，需询问其直系亲属有无严重麻醉并发症，若有严重麻醉并发症的家族史，则应进一步排查潜在的遗传性疾病，如恶性高热、胆碱酯酶缺乏、家族性肌无力和神经肌肉疾病。

对于需要脊柱介入治疗的患者，应重视一些特定关注点。脊柱骨折患者常伴继发性病理生理改变，如腹腔容积减小、肺活动受限，血栓栓塞状态风险增加、直立性低血压、肌肉痉挛及压疮[6]。原发性或继发性骨肿瘤患者既具有原发肿瘤的症状，也可同时具有转移至其他器官系统的相关症状。骨肿瘤通常与临床上显著的内分泌和代谢异常有关，如甲状旁腺功能改变、钙和维生素 D 水平升高或降低及电解质紊乱。化学治疗并发症可导致已存在异常的系统更为复杂，如心脏毒性（顺铂、多柔比星）、肺毒性（环磷酰胺、甲氨蝶呤）、肾衰竭（异环磷酰胺、甲氨蝶呤）和中枢神经系统毒性（长春新碱）。

许多患者患有慢性疼痛，长期服用阿片类，有明显焦虑症状，镇静和麻醉药需求剂量增大，导致术后疼痛加剧，围术期处理困难[7]。再者，长期接触阿片类可敏化伤害性感受通路，导致对疼痛刺激的敏感性增加，即所谓痛觉过敏[8]。因此，虽然许多脊柱介入治疗通常不造成明显疼痛，但阿片类痛觉过敏患者可能会经历剧烈疼痛，需要强力的镇痛管理。对于严重痛觉过敏的患者，术前需要咨询急慢性疼痛管理专家和疼痛心理专家，共同确定围术期疼痛管理方案，使患者获得受益。

（二）体格检查

体格检查应至少包括对心脏、肺和气道的评估，获取一系列重要数据构建术中对比基线值，并评估影响患者体位摆放的身体限制因素。正确的气道检查包括牙列、颈部活动度、张口度的临床评估，以及面罩通气和插管的潜在困难。目前已有多种量化和分类方法被广泛用于预测通气和插管困难，包括 Mallampati 评分（图 5-1）[9, 10]，临床医师至少应熟悉并采用其中一种方法对患者进行相应评估。应特别注意损害颈部灵活性和稳定性的颈椎病变，如具有累及颈椎的类风湿关节炎、强直性脊柱炎或肿瘤广泛转移的患者。对活动范围、疼痛和神经症状的评估是必要的。另外，原发性颈部恶性肿瘤的放射治疗可造成组织瘢痕形成和解剖重建进而导致气道插管困难。对于上述患者可能需要应用先进气道插管技术，包括保持轴线稳定性下气管插管和清醒纤支镜引导气管插管技术。

（三）实验室检查

尽管许多患者进行常规实验室检查可能并无明显受益或成本效益，但仍有一些患者可受益于

Ⅰ级　　　　　　　　Ⅱ级　　　　　　　　Ⅲ级　　　　　　　　Ⅳ级

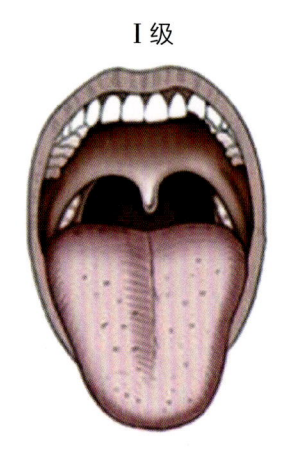

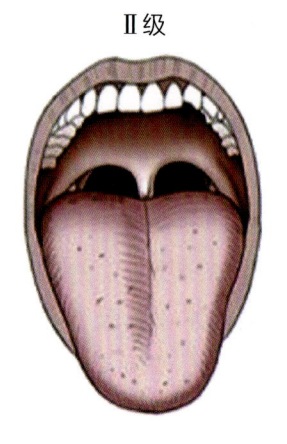

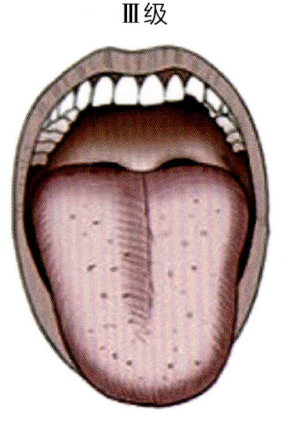

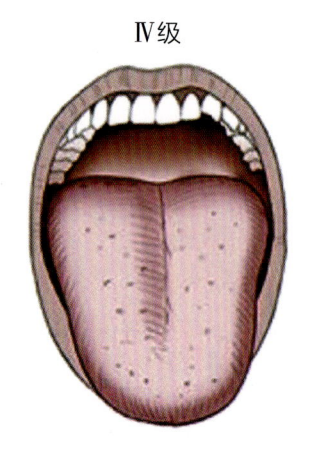

▲ 图 5-1　预测通气和插管困难的 Mallampati 评分
经 Elsevier 许可转载，引自 Islam et al.[10]

全面实验室检查[11]。根据患者与诊疗流程选定适当的实验室检查项目非常重要，有贫血或其他血液病病史、肾和肝脏并发症或癌症病史、高龄患者应进行全血细胞计数检查。接受全身化学治疗或放射治疗的患者可能患有贫血（血红蛋白＜120g/L）或血小板减少（＜150×10⁹/L）。对于适合于微创脊柱介入治疗的患者，若患有严重贫血（＜70g/L）或血小板减少症（＜75×10⁹/L），需要进行术前干预，如给予补充剂、输液或输血。对于预判可能发生异常情况的患者，如肝病、肾病、内分泌疾病和肿瘤患者，应进行基本代谢组合检查，需特别注意可能增加围术期的发病率和死亡率的钠指标异常（＜135mmol/L 或＞148mmol/L）和钾指标异常（＜3.5mmol/L 或＞5.1mmol/L）。低钠血症和高钠血症均可导致严重的精神状态改变、心脏传导功能异常和心律失常；血钾水平异常可导致严重心律失常。鉴于具有垂体和肾上腺疾病，以及长期接受类固醇药物治疗的患者，在手术过程中具有发生急性肾上腺功能不全的风险，对于此类患者的内分泌水平评估和治疗至关重要。因为甲状腺功能亢进可导致心脏节律异常，而甲状腺功能减退易导致肾上腺功能不全，应认真应对和纠正甲状腺激素异常。任何非紧急手术前，绝经前女性患者应进行妊娠检测。

对于存在心血管危险因素的患者应进行心电图检查，危险因素包括高血压、冠状动脉疾病、心律失常、充血性心力衰竭、脑血管疾病、糖尿病和肾功能不全等。可根据病史和症状，考虑进行其他心脏评估（超声心动图、心脏负荷试验或心导管检查），若有必要进行此类检查，则需由心脏病学专业人员确定检查类型。对于患有骨质疏松症的老年患者，应注意心脏生理学变化，包括前负荷降低、压力感受器反应受损和舒张功能障碍等。

除非患者有急性呼吸系统症状，术前基本无须胸片检查，吸烟史、稳定性肺病和年龄并非胸部 X 线检查指征[12]。椎体压缩性骨折患者常出现限制性呼吸模式受损，肺活量和一秒用力呼出量减少[6]。与心脏评估类似，进一步的肺部评估，如肺功能测试和肺活量测定，应由呼吸科医师评估，并确定检查类型。

（四）会诊

需要择期脊柱介入治疗并具有慢性病的患者，可从术前专科门诊的诊治中获益。在进行手术之前，应咨询相关专家。

患者若伴有心脏疾病，如严重心力衰竭（射血分数 25% 或更低）、近期心肌梗死、不稳定型心绞痛和瓣膜功能不全，应由心脏专科医生进行治疗。由心脏病专科医师确定患者状态是否在医学上得到充分优化，从而最大限度地减少手术禁忌证。

患者若伴有严重肺部疾病，包括严重慢性阻塞性肺病、孤立性肺、肺移植或需要居家供氧，应由呼吸专科医师检查与治疗，并确定患者状态是否得到医学优化。

虽然心脏科和呼吸科医师是最常见的参与术前评估专家，但根据患者病情，有可能需要其他医学亚专科医师参与。具有多种并发症的患者可获益于初级保健医师的术前检查，以确保患者身体状态处于稳定状态。许多医院和医疗保健集团均设有专家主持的术前优化门诊，帮助患者状态优化和治疗，防止手术的延迟和取消[13]。

（五）围术期风险评估

临床上建立了许多工具和系统用于评估患者围术期的风险，美国麻醉医师协会（American Society of Anesthesiologists，ASA）身体状态分级系统是一个被广泛接受和易于使用的简明描述患者身体状态的工具（表5-1）。例如，需要脊柱介入治疗的癌症患者，其所处的ASA等级通常为Ⅲ级。ASA分级所显示患者的整体状态与手术风险和麻醉风险密切相关[14]，该分级系统本身虽不能预测围术期的发病率和死亡率，但结合其他因素有助于风险分层。

（六）术前禁食

术前禁食的定义为术前规定的一段时间内，患者不得口服液体或固体。禁食的目的是预防围术期的肺误吸。鉴于高龄化和椎体高度丢失导致腹腔容积减小[15]，接受脊柱介入治疗患者的胃反流风险较高，ASA推荐的最短禁食时间为饮水后2h，清淡餐（通常为吐司和饮水）后6h，正餐[包含大量脂肪和（或）蛋白质]后8h[16]。此类禁食指南不适用于无须麻醉或仅需局部麻醉的手术。然而，对于围术期发生并发症或耐受性差而随之需要镇静或麻醉的患者，围术期的肺误吸风险可因无禁食措施而增加。因此，所有接受脊柱介入

表 5-1 美国麻醉医师协会（ASA）身体状态分级系统

ASA 分级 [a]	定 义	示 例
ASA Ⅰ	正常健康患者	健康，不吸烟
ASA Ⅱ	轻度系统性疾病的患者	无功能受限的轻度疾病（目前吸烟、妊娠、肥胖、控制良好的糖尿病或高血压、轻度肺部疾病）
ASA Ⅲ	严重系统性疾病的患者	功能显著受限（控制不佳的糖尿病或高血压，COPD，病态肥胖，中度心力衰竭，需定期透析的肾脏疾病，既往有MI、CVA、CAD病史）
ASA Ⅳ	持续威胁生命的严重系统性疾病患者	近期MI、CVA、CAD，持续性心脏缺血或瓣膜功能障碍，严重心力衰竭，败血症，ARDS
ASA Ⅴ	不经手术治疗无法生存的濒危患者	动脉瘤破裂、颅内出血伴肿块效应、缺血性肠病、多系统功能障碍
ASA Ⅵ	确证脑死亡，器官拟用于器官移植	

COPD. 慢性阻塞性肺疾病；MI. 心肌梗死；CVA. 脑血管意外；CAD. 冠状动脉疾病；ARDS. 急性呼吸窘迫综合征
a. 在分类后增加"E"表示需紧急手术（定义为治疗延误可导致生命或部分器官的危险度显著增加）

治疗的患者均应遵循此类禁食指南。

二、术中

术中管理包括手术实施、不良事件监测、手术室需求保障、确保手术顺利进行和患者安全。相关流程步骤及其潜在的不良后果在后续各章节详细论述。本章主要讨论关于意识镇静和麻醉这一复杂主题。

术中管理将自无镇静至全身麻醉的实施作为一个连续体而进行整体管理。确定连续体各层级的更佳应用，需要对该连续体的纵向差异有一个大致的了解。决定适当层级应用的因素，包括手术本身及患者的并发症或异常。虽然较为少见，但某些手术可以在完全不使用镇静药的情况下进行，而介入医师实施的局部浸润为唯一的镇痛手段。

下一层级通常被称为意识镇静（conscious sedation），也可被称为"监测镇静（nursing sedation）"或"程序性镇静（procedural sedation）"。ASA 将意识镇静定义为"一种药物诱发的意识抑制，在此期间患者有目的地对口头指令做出反应，无论是否伴有轻度触觉刺激"。无须干预即可维持气道通畅，自主通气充分，通常心血管功能保持正常[17]。

介入医师可通过为患者直接注射镇静药或监督他人为患者注射镇静药的方式，进行患者的镇静管理。应选用易于通过滴定测量预测起效节点和作用时间短而可靠的药物，以保证镇静的安全性。应以小剂量增加的方式给药，需在药物浓度达峰之后再次给药，并应优先考虑易于预测药效学的静脉用药。负责镇静的管理者必须认识到，用于镇静的大多数药物具有协同作用。

再深的层级为监护麻醉（monitored anesthesia care，MAC），ASA 定义为由具备资质的麻醉医师为诊断或治疗过程提供的"特定麻醉服务"。监护麻醉的适应证包括但不限于手术性质、患者临床状态、"需要较已实施中度镇静更大程度的镇痛和镇静（包括可能转换为全身麻醉或局部麻醉）"[17]。

必须有一名具有资质的麻醉医师全程在场，"专门且持续地关注患者，以应对任何相关气道、血流动力学和生理紊乱。"MAC 的关键作用在于麻醉医师能够在手术过程中必要情况下随时转换为全身麻醉。麻醉医师负责管理深度镇静对心血管和肺部的影响，并根据患者的安全及手术的需要，适当调整麻醉深度，并在术后将患者恢复至基线意识水平。

最深层级为全身麻醉，ASA 定义为"一种药物引起的意识丧失，此期间的患者即使受到疼痛刺激也无法唤醒，独立维持通气功能的能力常受到抑制，通常需要辅助维持气道通畅。由于镇静或药物引起的神经肌肉功能抑制，导致自主性通气减弱，可能需要正压通气，心血管功能也可能受损"[17]。

比较 MAC 与全身麻醉的讨论是一个复杂的问题，涉及麻醉医师、介入医师和患者，并且每个病例都具有独特性。在此，我们转而提出何时实施意识镇静恰当，而何时需要 MAC 和全身麻醉的问题，此类问题必须在手术之前得到确定答案。应综合患者因素和手术因素，确定特定手术的最恰当镇静程度，对于患有呼吸力学受损和换气频率增加的人群，脊柱介入治疗实施意识镇静的优势在于显著降低呼吸相关并发症的发病率。多种药物联合应用中，药物种类和剂量的减少可降低患者发生不良反应的风险。此外，意识镇静的患者可协助自身的手术体位摆放。意识镇静治疗的患者恢复时间快，住院时间短。然而，患者和手术的多种因素可能限制意识镇静的应用，而需要 MAC 或全身麻醉。

健康状况不佳的患者往往需要更深入和更先进的围术期管理，特别是具有严重心肺疾病的患者，其血流动力学或呼吸储备可受到手术或镇静的不良影响，麻醉医师应掌握具体病情。对于在气道检查中发现任何不利因素或有麻醉并发症病史的患者，应实施麻醉而非意识镇静。某些患者因素可导致手术流程难度增加，其中包括病态肥胖和由于心理因素、意识状态或疼痛而无法忍受需保持的体位。鉴于需要较大剂量的药物方可达到满意的镇静水平，对镇静药耐受性高的患者（尤其是慢性疼痛患者）可能需要麻醉，但是应认识到对于药物镇痛作用耐受性的增加，并不意味着药物不良反应耐受性的增加[18]。此外，一些患者可能拒绝意识镇静，转而要求实施麻醉。

多种临床路径因素也必须予以考虑，创伤性大和操作时间长的手术（如多节段椎体成形术/后凸成形术或复杂性血管腔内手术），包括出血风险高和血流动力学不稳定，以及加剧疼痛的手术，应该给予必要的麻醉以实现恰当的镇静效果。某些手术的全身麻醉必须以药物或谨慎而熟练的操作辅助方能顺利实施，此方面的具体例子包括为保障患者的安全，需要患者活动能力完全丧失的情况。对于体位摆放维持困难的手术，特别是俯卧位，MAC或全身麻醉具有优势。同样，预期需要时间特别长的手术，对于仅给予意识镇静的患者而言往往非常困难。

（一）镇痛

镇痛在手术中具有重要作用，无论手术采用任何层级镇静还是全身麻醉。镇痛最常见的实施方式为静脉给药，但也有其他镇痛方式。具有少量活性代谢物的短效阿片类是理想的镇痛药，因而阿片类最为常用。非阿片类镇痛药有助于减少阿片类的所需剂量，包括非甾体抗炎药、对乙酰氨基酚、加巴喷丁和局麻药等。催眠药，短效苯二氮䓬类等催眠药有助于缓解患者的焦虑状况，并在手术过程中可产生遗忘效应。镇痛药和催眠药之间具有协同作用，有助于减少达到恰当镇静效果的两者剂量，但应认真监测所产生的不良反应。镇静药如 α_2 肾上腺素能激动药可在保持呼吸动力的同时提供镇静和镇痛作用。其他用于镇静的药物包括丙泊酚和氯胺酮，此两种药物可以诱导全身麻醉，属麻醉医师专项用药。

接受脊柱介入手术患者主要症状通常为慢性疼痛，制订镇痛方案具有很大的挑战性。由于既往大剂量阿片类应用，患者的阿片类所需剂量具有不可预测性，必须谨慎进行镇痛药的滴定，并仔细监测其不良反应。非阿片类辅助的多模式镇痛方案，对此类患者特别适合。阿片药物耐受性的增高不仅增加达到满意镇痛效果所需剂量，并通过交叉耐受性的提高，降低了与其他药物的协同作用，从而导致其他药物（如麻醉药）的所需剂量增加。

（二）安全与监测

在意识镇静状态下进行手术的患者监测是在介入医师直接监督下进行，因此，掌握患者在此期间的关键安全基础知识非常重要。手术过程的监测直接影响患者的安全，必须在手术过程中保持警惕，充分掌握每个手术可能发生的潜在并发症。

术中的患者监测必须包括氧饱和度的定量评估，根据镇静程度，对通气进行定量或定性评估，定期评估患者动脉血压和心率。在意识镇静期间，最常用的方法是脉搏血氧测定、直接目测观察胸廓起伏和呼吸、每5分钟分别检查一次振荡血压袖带和心电图导联。对于创伤性大的手术及相应麻醉实施，术中患者的监测还应包括吸入和呼气末氧、二氧化碳、吸入麻醉药采样测定和有创动脉血压监测。对于接受超过轻度镇静的患者，应采用鼻插管或面罩的方式补充氧气。

脊柱介入治疗的术中监测存在一定困难，主要体现在难以观测俯卧位患者呼吸动度和胸廓运动，置于非理想位置的连接生命监测设备的电线和电缆可干扰成像效果。此外，与标准手术间相比，手术所必需的成像设备、生命体征监测设备、监测者和患者之间的距离过大。

即使在意识镇静状态下，患者仍可能出现体温过低的情况，尤其是高龄和经历长时间手术的患者。对于此种情况，有必要采用加热毯、强制空气加热器和调节室温的方法维持患者正常体温。体温过低与感染、出血、药物代谢改变和恢复时间延长显著相关[19]。

恰当体位摆放和保证患者安全是手术中所有医师的职责，需要在镇静或麻醉前完成患者运动程度和受限因素的评估。该患者群体中常见的风险因素包括高龄和因放射治疗或化学治疗导致的神经病变，周围神经损伤可导致肌力严重减退[20]。尺神经损伤是由于肘部内上髁后侧的尺神经沟受压所致；肱骨在手术台受压可发生桡神经损伤；需特别关注臂丛神经、腰丛神经和骶丛神经所受到牵拉或压迫。在任何手术开始之际，必须将体位和医用垫料摆放恰当并在术中反复全面检查。

鉴于俯卧位在脊柱手术的高频次应用，该体位值得特别关注。医生必须注意俯卧位时面部、鼻子和眼睛的压疮。在深度镇静和全身麻醉情况下，头部和颈部应保持中立姿势，施加于在腹部的压力可使腹内压升高，导致肺顺应性降低[21]；胸廓受压可导致呼吸力学受限，并因静脉回流减少而导致心排血量减少[22]。已有文献报道严重骨质疏松症患者可因俯卧位而继发肋骨骨折[23]，需使用清洁的胸部轴型减压垫。必须确保眼睛无直接受压，防止极端情况下可导致失明的眼睛受伤。对于所有俯卧位患者，应每隔15分钟检查眼睛受压情况。

三、术后

大多数影像引导脊柱介入治疗可在门诊进行，但术前和术中的许多因素可能需要长期监测或住院诊治。在确认基线意识恢复、血流动力学稳定、疼痛和恶心得到充分控制，并有能力或辅助自我料理后，患者方可从康复区出院。实施麻醉后监护单元（post-anesthesia care unit，PACU）出院标准系统，有助于指导患者出院的准备工作，类似工具包括 Aldrete 改良评分法和麻醉后出院评分系统（anesthetic discharge scoring system，PADSS）（表 5-2 和表 5-3）[24-26]。同时，应重视对出院患者及时随访。

即使伴有多种或严重并发症的患者，只要处于健康的基线状态和医学上的最佳状态，仍可选择门诊手术。接受意识镇静的患者在短暂恢复后应迅速恢复到基线健康和精神状态，而接受 MAC 或全身麻醉的患者在出院前可能需要更长的恢复期。伴有某些并发症的患者可能受益于长期监测，最常见的情况是伴有阻塞性睡眠呼吸暂停的患者，此类患者因麻醉残留而存在明显气道阻塞风险，并具有低氧血症和高碳酸血症的风险；手术期间的其他并发症包括心律失常、心肌损伤和死亡[27]。伴有阻塞性睡眠呼吸暂停的病态肥胖患者也有较高的此种风险。鉴于此类别的患者越来越多，尤其是对于需要脊柱介入治疗的患者，PACU 为此类人群建立专项标准，尽量谨慎地降低术后呼吸抑制的风险[28-30]。

恢复过程中的许多因素可能会延长麻醉后监护单元至出院的时间，需要延长 PACU 停留时间或入院时间，其中最常见的为疼痛、术后恶心呕吐。如前所述，多数需要脊柱手术患者都有明显的疼痛史。多模式镇痛方案、术前疼痛咨询和术后急性疼痛管理均有助于此类困难患者的疼痛得到恰当控制。术后恶心呕吐（postoperative nausea and vomiting，PONV）的风险因素包括 PONV 或晕动病史、女性、非吸烟者、年轻人和围术期阿片类的使用[31]。早期了解 PONV 病史有助于预防或减少 PONV 的发生。抗呕吐药是首选的主要

表 5-2 Aldrete 改良评分法

因素	描述	分数
活动水平（自主或遵嘱活动）	• 4 个肢体能够活动	2
	• 2 个肢体能够活动	1
	• 不能活动	0
呼吸	• 能够深呼吸和有效咳嗽	2
	• 呼吸困难、呼吸浅或受限	1
	• 呼吸暂停	0
血液循环（与术前血压相比）	• ＜20mmHg 的变化	2
	• 20～50mmHg 的变化	1
	• ＞50mmHg 的变化	0
意识	• 完全清醒	2
	• 可唤醒	1
	• 无反应	0
血氧饱和度（脉搏血氧饱和度）	• 基于室内空气＞92%	2
	• 基于吸氧＞90%	1
	• 基于吸氧＜90%	0

出院前建议评分为 9 分或以上[25]

表 5-3 麻醉后出院评分系统

因素	描述	分数
生命体征	• 与术前的差值＜20%	2
	• 与术前的差值为 20%～40%	1
	• 与术前的差值＞40%	0
活动和精神状态	• 能够确定方位，步态稳定	2
	• 能够确定方位或步态稳定	1
	• 不能达到前两项中的任一项	0
疼痛、恶心和（或）呕吐	• 极少	2
	• 中度	1
	• 严重	0
手术出血	• 极少	2
	• 中度	1
	• 严重	0
摄入和排出	• 已口服液体并已排尿	2
	• 已口服液体或已排尿	1
	• 不能达到前两项中的任一项	0

出院前建议评分为 9 分或以上[26]

治疗方法。由于慢性疼痛需要大剂量阿片类产生有效镇痛，导致患者阿片类药物耐受性增高，继而可增加恶心和呕吐的发生率。在PACU中可能出现的其他并发症包括低血压、高血压、心动过速、缺氧和高碳酸血症。

参考文献

[1] Rooke GA. Cardiovascular aging and anesthetic implications. J Cardiothorac Vasc Anesth. 2003;17(4):512-23.

[2] Sprung J, Gajic O, Warner DO. Review article: age related alterations in respiratory function - anesthetic considerations. Can J Anaesth. 2006;53(12):1244-57.

[3] Schenning KJ, Deiner SG. Postoperative delirium in the geriatric patient. Anesthesiol Clin. 2015;33(3):505-16.

[4] Steinmetz J, Christensen KB, Lund T, Lohse N, Rasmussen LS, ISPOCD Group. Long-term consequences of postoperative cognitive dysfunction. Anesthesiology. 2009;110(3):548-55.

[5] Poldermans D, Bax JJ, Boersma E, De Hert S, Eeckhout E, Fowkes G, et al.; Task Force for Preoperative Cardiac Risk Assessment and Perioperative Cardiac Management in Non-cardiac Surgery of European Society of Cardiology (ESC); European Society of Anaesthesiology (ESA). Guidelines for pre-operative cardiac risk assessment and perioperative cardiac management in non-cardiac surgery: the task force for preoperative cardiac risk assessment and perioperative cardiac management in non-cardiac surgery of the European Society of Cardiology (ESC) and endorsed by the European Society of Anaesthesiology (ESA). Eur J Anaesthesiol. 2010;27(2):92-137.

[6] Schlaich C, Minne HW, Bruckner T, Wagner G, Gebest HJ, Grunze M, et al. Reduced pulmonary function in patients with spinal osteoporotic fractures. Osteoporos Int. 1998;8(3):261-7.

[7] Tumber PS. Optimizing perioperative analgesia for the complex pain patient: medical and interventional strategies. Can J Anaesth. 2014;61(2):131-40.

[8] Colvin LA, Bull F, Hales TG. Perioperative opioid analgesia-when is enough too much? A review of opioid-induced tolerance and hyperalgesia. Lancet. 2019;393(10180):1558-68.

[9] Apfelbaum JL, Hagberg CA, Caplan RA, Blitt CD, Connis RT, Nickinovich DG, et al. American Society of Anesthesiologists Task Force on Management of the Difficult Airway. Practice guidelines for manage-ment of the difficult airway: an updated report by the American Society of Anesthesiologists Task Force on Management of the Difficult Airway. Anesthesiology. 2013;118(2):251-70.

[10] Islam S, Selbong U, Taylor CJ, Ormiston IW. Does a patient's Mallampati score predict outcome after maxillomandibular advancement for obstructive sleep apnoea? Br J Oral Maxillofac Surg. 2015;53(1):23-7.

[11] Kaplan EB, Sheiner LB, Boeckmann AJ, Roizen MF, Beal SL, Cohen SN, Nicoll CD. The usefulness of preoperative laboratory screening. JAMA. 1985;253(24):3576-81.

[12] Joo HS, Wong J, Naik VN, Savoldelli GL. The value of screening preoperative chest x-rays: a systematic review. Can J Anaesth. 2005;52(6):568-74.

[13] Ferschl MB, Tung A, Sweitzer B, Huo D, Glick DB. Preoperative clinic visits reduce operating room cancellations and delays. Anesthesiology. 2005;103(4):855-9.

[14] Mayhew D, Mendonca V, Murthy BV. A review of ASA physical status - historical perspectives and modern developments. Anaesthesia. 2019;74(3):373-9.

[15] Frost EA, Johnson DM. Anesthetic considerations during vertebroplasty, kyphoplasty, and intradiscal electrothermal therapy. Int Anesthesiol Clin. 2009;47(2):45-55.

[16] Practice guidelines for preoperative fasting and the use of pharmacologic agents to reduce the risk of pulmonary aspiration: application to healthy patients undergoing elective procedures: an updated report by the American Society of Anesthesiologists Task Force on Preoperative Fasting and the Use of Pharmacologic Agents to Reduce the Risk of Pulmonary Aspiration. Anesthesiology. 2017;126(3):376-93.

[17] Practice guidelines for moderate procedural sedation and analgesia 2018: a report by the American Society of Anesthesiologists Task Force on Moderate Procedural Sedation and Analgesia, the American Association of Oral and Maxillofacial Surgeons, American College of Radiology, American Dental Association, American Society of Dentist Anesthesiologists, and Society of Interventional Radiology. Anesthesiology. 2018;128(3):437-9.

[18] Hayhurst CJ, Durieux ME. Differential opioid tolerance and opioid-induced hyperalgesia: a clinical reality. Anesthesiology. 2016;124(2):483-8.

[19] Sessler DI. Complications and treatment of mild hypothermia. Anesthesiology. 2001;95(2):531-43.

[20] Chui J, Murkin JM, Posner KL, Domino KB. Perioperative peripheral nerve injury after general anesthesia: a qualitative systematic review. Anesth Analg. 2018;127(1):134-43.

[21] Shabanie A. Conscious sedation for interventional procedures: a practical guide. Tech Vasc Interv Radiol. 2006;9(2):84-8.

[22] Denaro V, Longo UG, Maffulli N, Denaro L. Vertebroplasty and kyphoplasty. Clin Cases Miner Bone Metab. 2009;6(2):125-30.

[23] Jensen ME, Evans AJ, Mathis JM, Kallmes DF, Cloft

HJ, Dion JE. Percutaneous polymethylmethacrylate vertebroplasty in the treatment of osteoporotic vertebral body compression fractures: technical aspects. AJNR Am J Neuroradiol. 1997;18(10):1897-904.

[24] Barash PG, Cullen BF, Stoelting RK, Cahalan MK, Stock MC, Ortega R. Clinical anesthesia. 7th ed. Philadelphia: Wolters Kluwer Health; 2013.

[25] Aldrete JA. The post-anesthesia recovery score revisited (letter). J Clin Anesth. 1995;7(1):89-91.

[26] Chung F, Chan VW, Ong D. A post-anesthetic discharge scoring system for home readiness after ambulatory surgery. J Clin Anesth. 1995;7(6):500-6.

[27] Liao P, Yegneswaran B, Vairavanathan S, Zilberman P, Chung F. Postoperative complications in patients with obstructive sleep apnea: a retrospective matched cohort study. Can J Anaesth. 2009;56(11):819-28.

[28] Kezirian EJ, Maselli J, Vittinghoff E, Goldberg AN, Auerbach AD. Obstructive sleep apnea surgery practice patterns in the United States: 2000 to 2006. Otolaryngol Head Neck Surg. 2010;143(3):441-7.

[29] American Society of Anesthesiologists Task Force on Perioperative Management of Patients with Obstructive Sleep Apnea. Practice guidelines for the perioperative management of patients with obstructive sleep apnea: an updated report by the American Society of Anesthesiologists Task Force on Perioperative Management of patients with obstructive sleep apnea. Anesthesiology. 2014;120(2):268-86.

[30] Seet E, Chung F. Management of sleep apnea in adults-functional algorithms for the perioperative period: continuing professional development. Can J Anaesth. 2010;57(9): 849-64.

[31] Shaikh SI, Nagarekha D, Hegade G, Marutheesh M. Postoperative nausea and vomiting: a simple yet complex problem. Anesth Essays Res. 2016;10(3):388-96.

第6章 经皮骨水泥强化术治疗良性椎体病变
Percutaneous Cement Augmentation for Benign Vertebral Pathology

Jacob Deutsch　Mark Finkelstein　Sanders Chang　Wende N. Gibbs　Reade A. De Leacy　Amish H. Doshi　著

一、概述与流行病学

椎体压缩性骨折（vertebral compression fracture，VCF）是一个发病率日益增高并严重危害健康的疾病，严重影响患者生活质量，并增加医疗保健成本[1]。虽然已确定 VCF 是骨质疏松性骨折最为常见类型，且与致残率和死亡率增加相关，但近期研究发现 VCF 的发病率和流行趋势难以确定[2-5]。这种状况与 VCF 的定义标准缺乏共识有关，目前有多种不同的放射学和临床分类方法，导致报告的统计数据之间差异很大[3]。尽管如此，从每年 6.6 万人次门诊确诊和 4.5 万～7 万人次住院的数据，可知该病所造成的医疗负担之重[2]。此外，据估计骨质疏松性脊柱和髋部骨折年度医疗保健直接费用为 100 亿～150 亿美元，间接费用可能更高[6]。骨折风险会随着年龄的增长而增加。50 岁以上的美国白人女性中有 15.6% 将在其一生中经历椎骨骨折[2, 7]。除骨质疏松以外，其他已知的 VCF 危险因素包括年龄增长、VCF 既往史或创伤史、缺乏运动、长期使用皮质类固醇、体重较轻、女性、饮酒、吸烟、维生素 D 缺乏和抑郁症[1, 8]。脊柱局部生物力学因素导致 VCF 发生部位分布不均，与脊柱其他部位的骨折相比，VCF 更常发生于胸中段（$T_7 \sim T_8$）和胸腰段（$T_{11} \sim L_1$）[9]。

VCF 患者最常见症状是急性、亚急性或慢性的局灶性背痛，在一项 VCF 相关医疗保健费用的分析研究中，研究人员发现背痛是导致生活质量下降的最重要原因[10]。VCF 也可无症状，可能在非针对性影像学检查偶然发现。在瑞典的一项研究中，仅有 23% 的女性椎体畸形得到临床诊断[11]。许多患者主诉功能减退，尤其是活动能力丧失，可导致其他并发症，特别是压疮、静脉淤滞和肌肉失用性萎缩发生的风险性增加。VCF 可导致椎体高度进行性丢失，产生脊柱畸形（如后凸畸形），进一步降低患者的活动能力，导致患者功能障碍和慢性背痛加重[2]。胸椎椎体高度的进行性丢失可使脊柱后凸增加和胸腔容积减少，导致呼吸功能减弱[10]。在严重情况下，VCF 患者可发生超出骨折节段的神经系统症状。

保守治疗是 VCF 患者的首选一线治疗方法。典型的治疗方案包括适当卧床休息、使用护具和物理/推拿治疗，此类患者还应接受骨质疏松症评估并采取适当预防方案。保守治疗的药物类别包括用于缓解疼痛的药物（例如非甾体抗炎药和阿片类）和用于改善骨骼结构的药物（例如维生素 D、钙、降钙素和双膦酸盐）保守治疗的目标是缓解疼痛、恢复功能和预防骨折发生[1]。

在保守治疗效果不佳或需住院治疗骨折疼痛的情况下，强化手术，如椎体成形术（VP）和球囊扩张后凸成形术（KP）等椎体强化术是重要的介入治疗措施，其目的在于稳定骨折椎体和缓解疼痛。首例椎体成形术，于 1984 年在法国实施，用于治疗疼痛性侵袭性 C_2 血管瘤。在 1989 年，VP 首次应用于骨质疏松性 VCF 的临床治疗，1994 年美国首次应用 VP 治疗骨质疏松性 VCF[12]。该手术操作是在实时成像引导下（例如 X 线透视或 CT），术者通过穿刺针将骨水泥注入骨折椎体。自该技术成功应用于 VCF 的临床治疗以来，VP 已成为一种广为接受的 VCF 治疗方法。球囊扩张后凸成形术作为一种 VP 的改进模式于 1998 年被首次推出[12]，该技术在骨水泥注射之前，应用球囊抬高骨折椎体的终板，以恢复椎体最佳高度和角度。随后多种用于创建空腔的球囊替代品问世。尽管目前对椎体强化术的风险和收益尚有争议，但是，美国和加拿大多个神经外科和放射学术团体在 2014 年发表共识声明，支持对保守药物治疗无效的 VCF 患者使用 VP 和 KP[13]。

二、椎体压缩性骨折的影像特征

（一）X 线摄影检查

对于疑似 VCF 的患者，X 线摄影有助于初步影像学评估。侧位片可以显示椎体高度丢失程度和脊柱受累区域的角度变化（图 6-1）。除非有

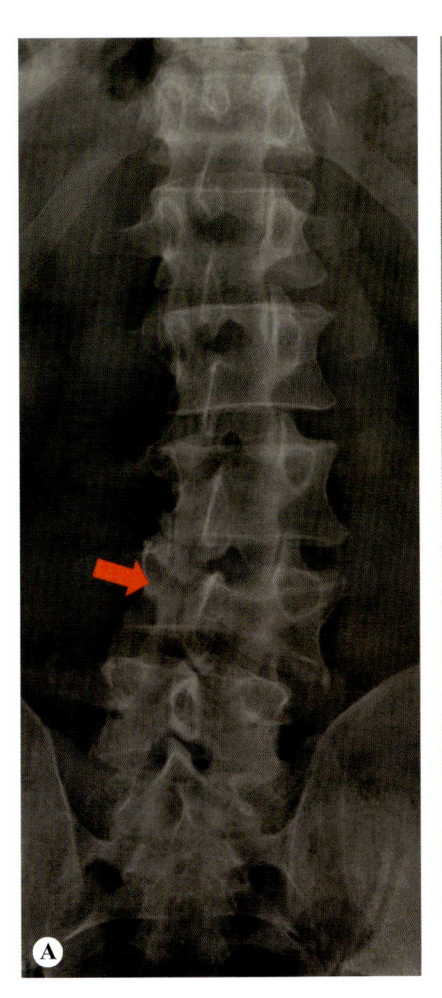

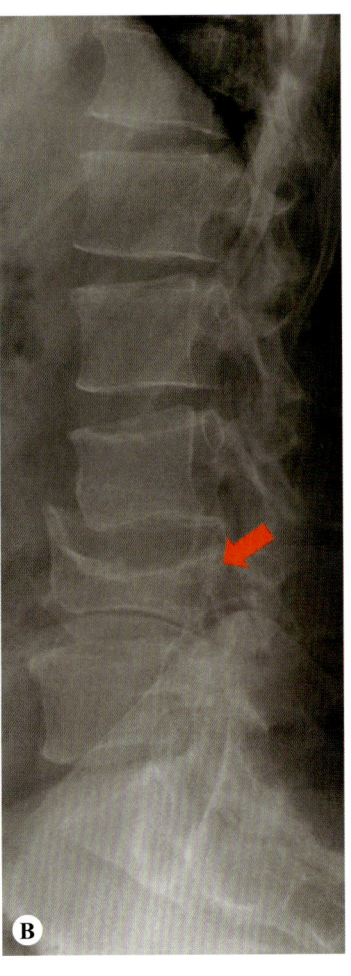

◀ 图 6-1 腰椎正位（A）和侧位（B）X 线摄影图像，显示 L_4 椎体压缩性骨折导致腰段脊柱的侧弯和后凸（红箭）

明显的溶骨性或硬化性病变提示转移性疾病，否则 X 线摄影难以区分 VCF 的潜在病因，例如骨质疏松症、转移性疾病或高能量创伤等。另外 X 线摄影也缺乏显示 VCF 细节的能力。

（二）CT 检查

对疑似 VCF 而 X 线摄影无阳性发现的患者，可以进行计算机断层扫描（CT）检查。X 线摄影发现 VCF 的敏感性为 87%，而 CT 成像为 99%[14]。除高敏感性之外，CT 检查能够显示更详细的骨折解剖结构，包括后突的骨折碎片和相应椎管狭窄（图 6-2）。术前 CT 检查有助于评估骨折椎体后部的完整程度，以利于介入穿刺针引入路径的规划（图 6-3）。

（三）磁共振检查

由于骨骼中矿物质含量的减少，骨质疏松性 VCF 在平片或 CT 扫描中通常显示不佳。在这种情况下，磁共振成像（MRI）可用于发现骨髓水肿，以短反转时间反转恢复（short tau inversion recovery，STIR）序列最佳（图 6-4）。骨髓水肿不仅可发生于压缩性骨折，也可发生于无压缩或无移位的骨折，提高了发现 VCF 的敏感性。对于无骨质疏松症的患者，对比增强 MRI 可以排除转移性病变的继发病理性 VCF。MRI 是评估具有严重并发症 VCF，如脊髓压迫和（或）神经受累的最佳方法（图 6-5）。

（四）双能 CT 检查

具有 MRI 检查禁忌证的患者，包括体内置有非磁兼容性心脏起搏器、检查中不能保持静止状态等，可以使用双能 CT 检查，利用虚拟去钙技术评估骨质疏松性 VCF 中存在的骨髓水肿，其骨髓水肿显示效果与 MR 成像相似[15, 16]。

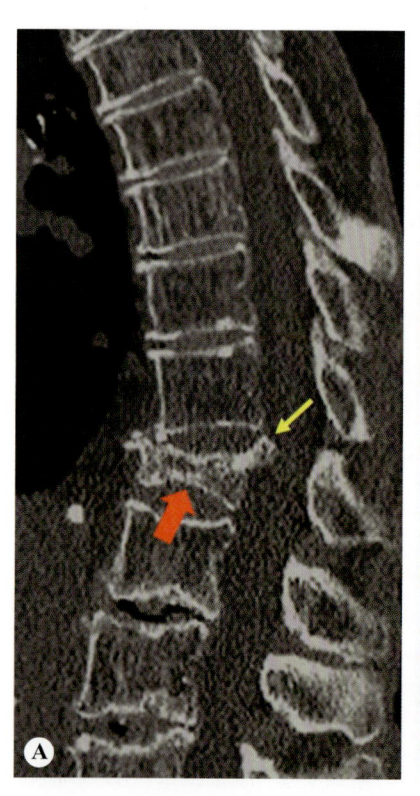

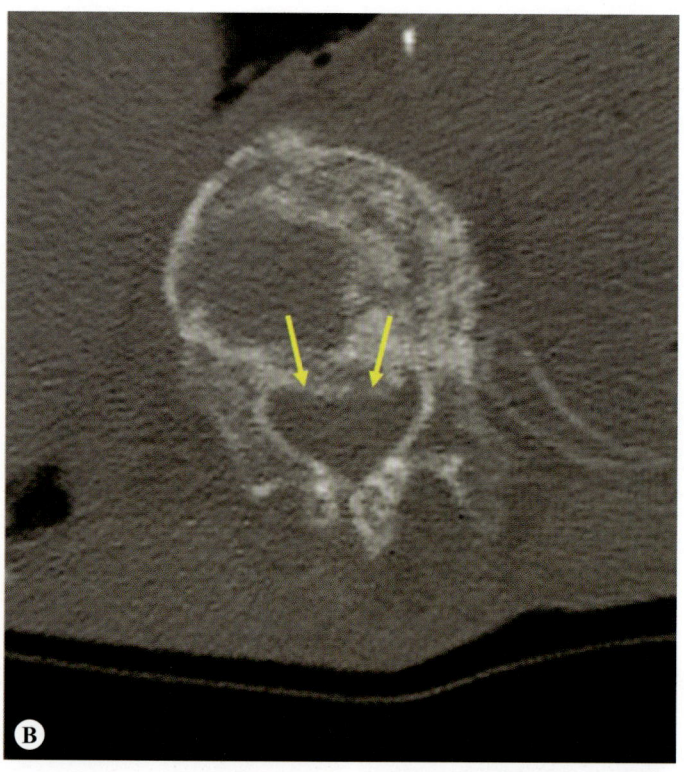

▲ 图 6-2 胸椎矢状位（A）和轴位（B）CT 图像，显示胸椎压缩性骨折（红箭）伴有椎体后上壁骨质后突（黄箭），骨质后突导致中度椎管狭窄

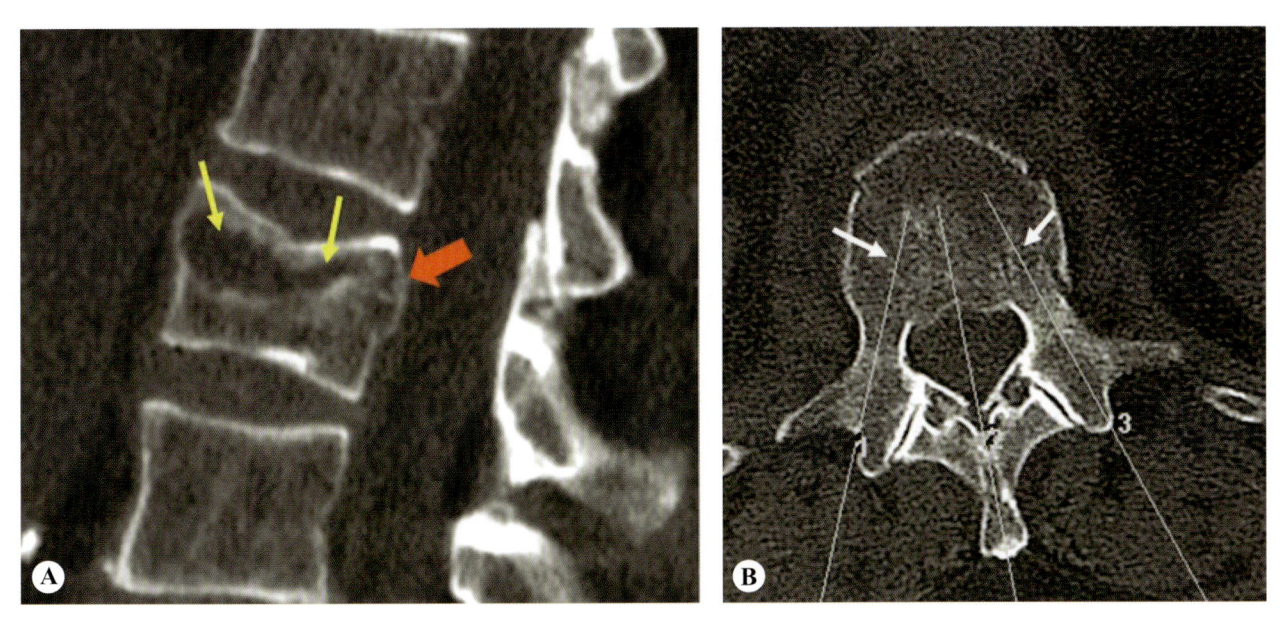

第 6 章 经皮骨水泥强化术治疗良性椎体病变
Percutaneous Cement Augmentation for Benign Vertebral Pathology

▲ 图 6-3 腰椎矢状位（A）和轴位（B）CT 图像，显示 L₁ 上终板压缩性骨折，骨折裂隙（黄箭）延伸累及椎体后壁（红箭）；轴位 CT 图像用于穿刺针进入骨折裂隙路径的规划（白箭）

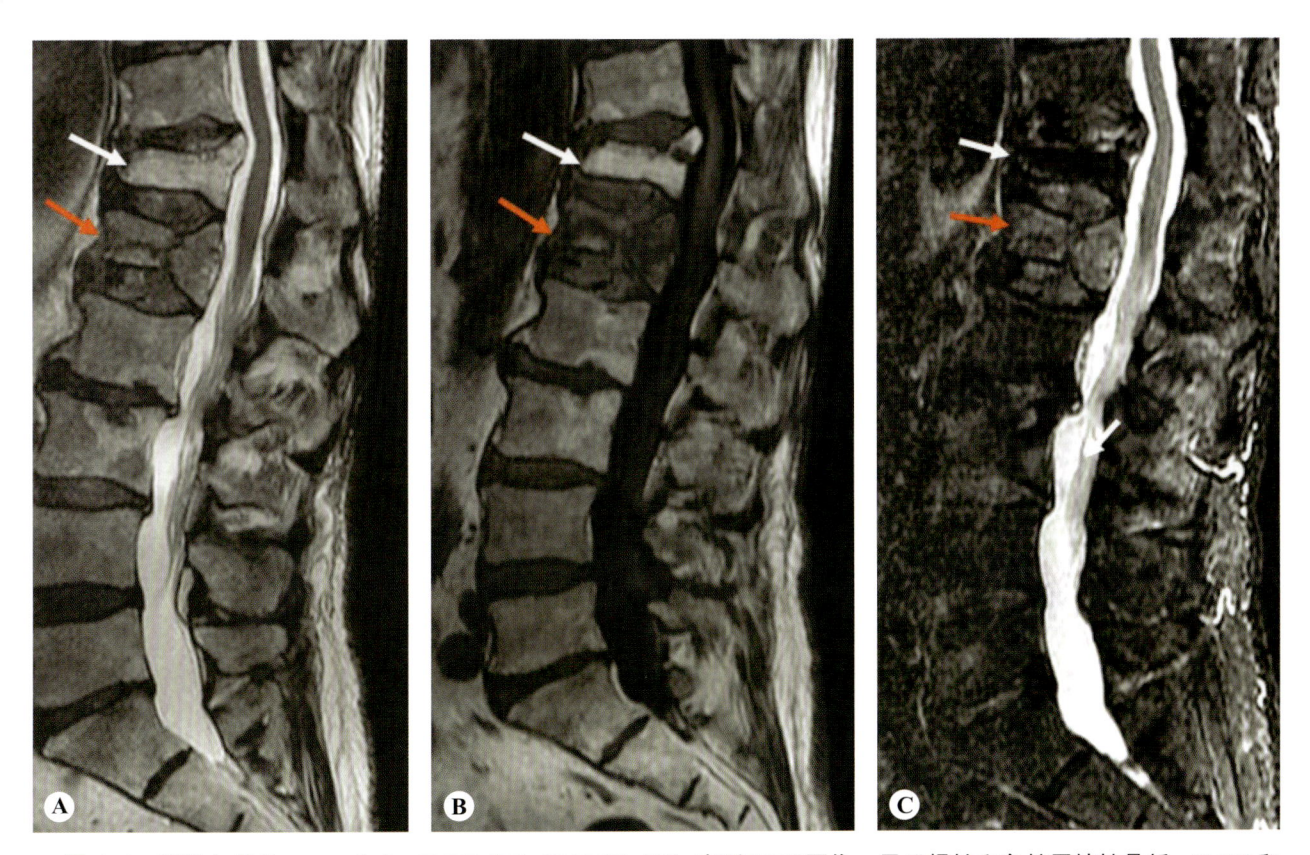

▲ 图 6-4 腰椎矢状位 T₂WI（A）、T₁WI（B）和 STIR（C）序列 MRI 图像，显示慢性和急性压缩性骨折。T₂WI 和 T₁WI 图像显示 T₁₂ 椎体压缩性骨折呈高信号（图 A 和 B 白箭），STIR 图像显示相应部位呈低信号（图 C 白箭），提示无骨髓水肿，符合慢性压缩性骨折表现。L₁ 椎体压缩性骨折的 STIR 图像和 T₂WI 图像显示局部呈高信号，T₁WI 图像显示相应部位呈低信号（红箭），符合急性压缩性骨折表现

097

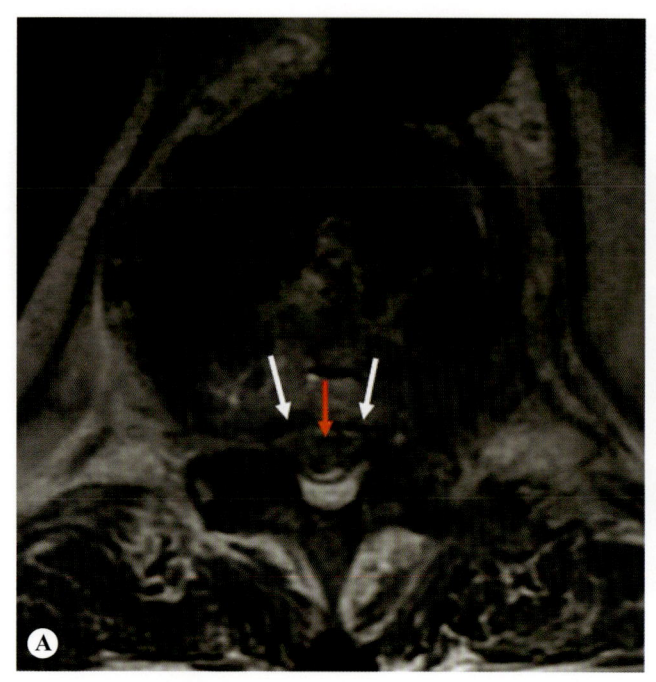

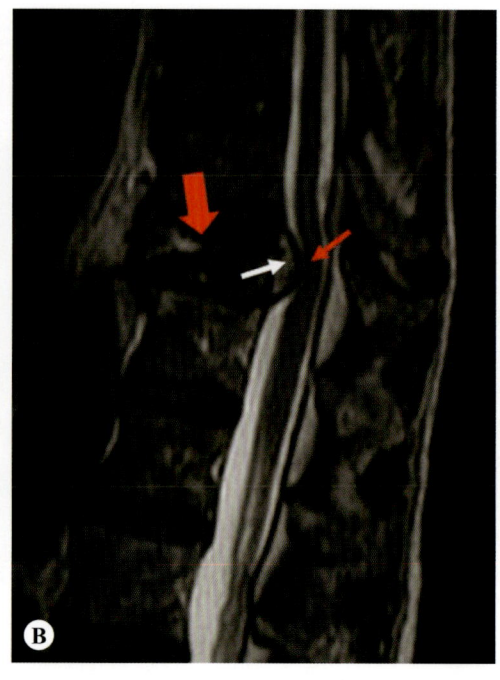

▲ 图 6-5　胸椎轴位（A）和矢状位（B）MRI 图像，显示 T_{11} 压缩性骨折（粗红箭）并向后突入椎管（白箭）；骨质后突导致椎管中度至重度狭窄，局部脊髓受压后移并变扁（细红箭）

（五）骨扫描检查

对于不适合 MRI 检查的患者，可应用骨扫描检查确定急性或未愈合慢性 VCF 部位（图 6-6）。对于病程不确定并疼痛无局限部位的多发性 VCF 患者，骨扫描可能在指导治疗方案制订方面具有独特价值。依据骨扫描成像显示的代谢活动增加，可以预测该部位的经皮 VP 临床疗效较好[17]。慢性 VCF 和愈合性 VCF 的骨扫描检查显示无放射性药物摄取。

三、椎体成形术和后凸成形术的适应证和禁忌证

VP 和 KP 的主要适应证包括镇痛药或物理疗法等保守治疗无效的疼痛性椎体压缩性骨折[18]，镇痛药依赖性易使患者产生无法忍受的不良反应，例如便秘、嗜睡、尿潴留和精神病[19, 20]。其他适应证包括恶性肿瘤（如多发性骨髓瘤和骨转移瘤）引起的浸润性骨病变及良性骨骼病变（如血管瘤等）[21-23]。

VP 或 KP 绝对禁忌证包括脓毒血症或骨髓炎等活动性感染、顽固性凝血疾病和骨水泥过敏。对凝血障碍已纠正和感染已控制的患者，手术可以安全进行。

虽然不是绝对禁忌证，但对保守治疗有效的无症状性 VCF 患者不建议进行治疗。VP 或 KP 的预防效果尚未确定[20]。椎体不稳定或完全塌陷（称为扁平椎）是 VP 或 KP 的相对禁忌证，因为穿刺针置入和骨折部位骨水泥沉积有困难[24]。

对于多发性 VCF，单独骨水泥增强可能无法提供足够的稳定性，需要置入外科内固定装置[25]。其他相对禁忌证包括肿瘤累及椎管和后突骨折碎片所继发的神经损害。

四、术前评估

在评估患者是否需要 VCF 强化时应考虑几

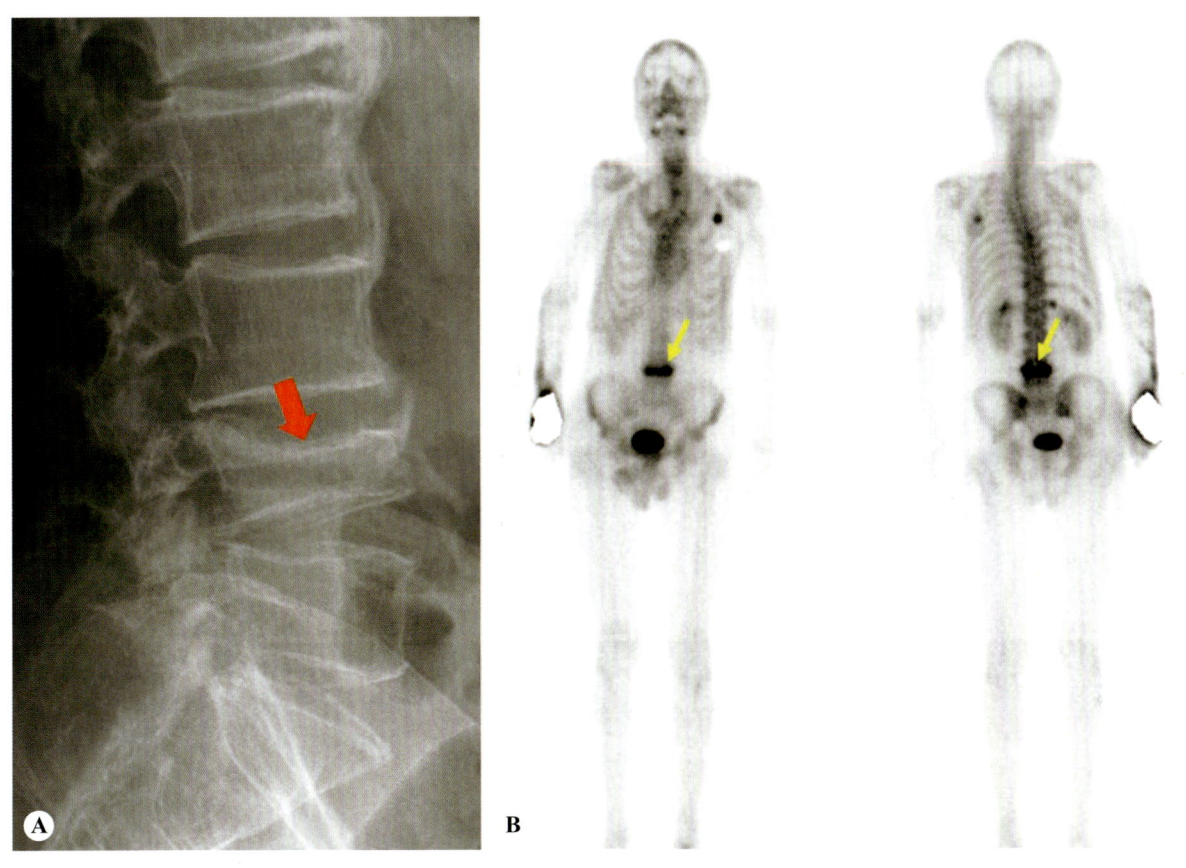

第 6 章　经皮骨水泥强化术治疗良性椎体病变
Percutaneous Cement Augmentation for Benign Vertebral Pathology

▲ 图 6-6　A. 腰椎侧位 X 线摄影图像显示 L₄（红箭）病程不确定的压缩性骨折，患者因禁忌证无法进行磁共振检查；B. 骨扫描检查显示 L₄ 椎体有放射性示踪剂摄取（黄箭），提示急性 / 亚急性压缩性骨折

个因素，VCF 的病因（例如创伤性与非创伤性）和已知恶性肿瘤病史均可能影响计划的治疗措施及其效果。术者有必要了解术前患者所接受的治疗手段，尤其是影响未来脊柱手术稳定性和耐受性的保守治疗，例如，接受钙、维生素 D 和双膦酸盐类治疗的骨质疏松症患者，其预后可能比未接受该治疗的患者更好。与一般人群相比，需要接受椎体强化术的患者往往有更多的合并疾病，如肾病、外周血管疾病、骨关节炎和肥胖[26]。此外，较高的再入院率与患者的肺病史及术前状态有关[27]。临床医师应了解可能使手术或术后恢复复杂化的各种相关合并疾病。

术前应对患者进行功能检测，评估患者当前功能障碍程度，更准确地预测后续治疗的效果。VCF 与疼痛、功能障碍和精神疾病有关，这些因素可对健康相关的生活质量产生负面影响[10, 28]。疼痛视觉模拟评分法（visual analog scale，VAS）是临床研究中常用的疼痛主观测量工具。Oswestry 功能障碍指数（Oswestry disability index，ODI）是一种广泛使用的结果衡量指标，用于对日常生活中的特定活动进行分级[29]。

在进行介入治疗之前，应进行全面体检，重点检查与 VCF 区域相关的局部神经系统症状、区域感染证据和压痛点。根据症状的严重程度，手术可能会推迟到患者病情稳定后再进行。

应对患者进行常规实验室检查，尤其是在骨质疏松症为基础疾病的情况下，包括血常规检查、肝功能检查、25- 羟基维生素 D、甲状旁腺激素和炎症标志物[1]。在介入手术实施之前，感

099

染、贫血或凝血障碍的证据可能提示在术前或术中需要输注血液制品。

五、介入手术

椎体成形术和后凸成形术的实施应在能够充分监测生命体征并确保患者安全的场地进行，包括介入室或手术室。由于穿刺针置入和骨水泥沉积需要两个正交平面的实时可视化监测，因此，双向透视设备是 VP 和 KP 的首选设备。在无双向透视装置情况下，单向透视或移动式 C 形臂透视设备也可应用。如果需要监测更详细信息，术者可以在 CT 和 CT 透视下进行操作，但手术时间和患者接受辐射剂量可能增加。

六、专用装置

目前有多种 VP 和 KP 系统可用。椎体穿刺可应用口径较大的套管针，通常为 10～13G 菱形或斜面套管针（或 Jamshidi 针™）。治疗套件中通常包括活检套管针、钻头（用于致密性骨松质）、空腔形成装置（如球囊或弯骨刀）、骨水泥及其输送装置。

在 VP 中，将穿刺针置入椎体而不形成空腔。术者以穿刺套管针作为骨水泥输送通道，连接推送装置，将骨水泥直接注入椎体。

在 KP 中，进行椎体内的空腔创建可以更好控制骨水泥沉积，促进椎体高度恢复，尽可能减轻后凸畸形。目前有多种此类系统，其中球囊 KP 的使用经验最为丰富。球囊 KP 系统是采用双侧椎弓根入路，经套管针将前端为球囊的导管导入椎体中央，在透视监测下推注碘对比剂混合物扩张球囊，创建一个可注入骨水泥的空腔（图 6-7）。另一个系统是使用弯骨刀在椎体内形成空腔，通常采用单侧椎弓根入路（图 6-8）。植入装置系统是将永久性植入装置引入椎体中央，结合

骨水泥沉积和分布，牵引恢复压缩性骨折的椎体高度并强化椎体（图 6-9）。

七、骨水泥

目前最常用的骨水泥是一种丙烯酸骨水泥，即聚甲基丙烯酸甲酯（PMMA）。其由粉末形式和液体形式两种状态的材料组成，粉末形式物质由聚甲基丙烯酸酯、引发剂及显影剂组成，而液体形式物质是单体甲基丙烯酸甲酯。当两者结合时，PMMA 聚合物在强放热反应中形成，温度可达到 70℃以上。

丙烯酸骨水泥具有化学惰性，几乎可以立即提供机械稳定性，已在骨科手术中广泛使用 50 余年，具有出色的长期稳定性和耐受性。

PMMA 骨水泥在制备后的工作时间为 15～20min，但还取决于环境温度。环境温度升高可使骨水泥的硬化速度加快，缩短可用的工作时间。现在已经有一种设备，可标准化骨水泥黏度，并对通过输送系统的骨水泥施加射频脉冲，延长注入骨水泥的工作时间。

八、操作技术

解剖学和穿刺入路

进入介入室或手术室的患者，在手术床上取俯卧位或半侧卧位。患者手臂置于身体两侧，或以"超人姿势"伸展，后者应注意确保不牵拉损伤臂丛神经。患者最终体位的舒适度至关重要，因为不舒服的患者在整个手术过程中难以保持静止状态，因此患者体位摆放具有一定的挑战性。麻醉医师或其他医疗/护理人员监测患者清醒镇静状态，麻醉医师进行患者镇静。应在术前给予预防性抗生素，对于青霉素过敏患者，目前建议静脉注射头孢唑林或万古霉素。

在对手术部位进行无菌消毒之前，应实时透

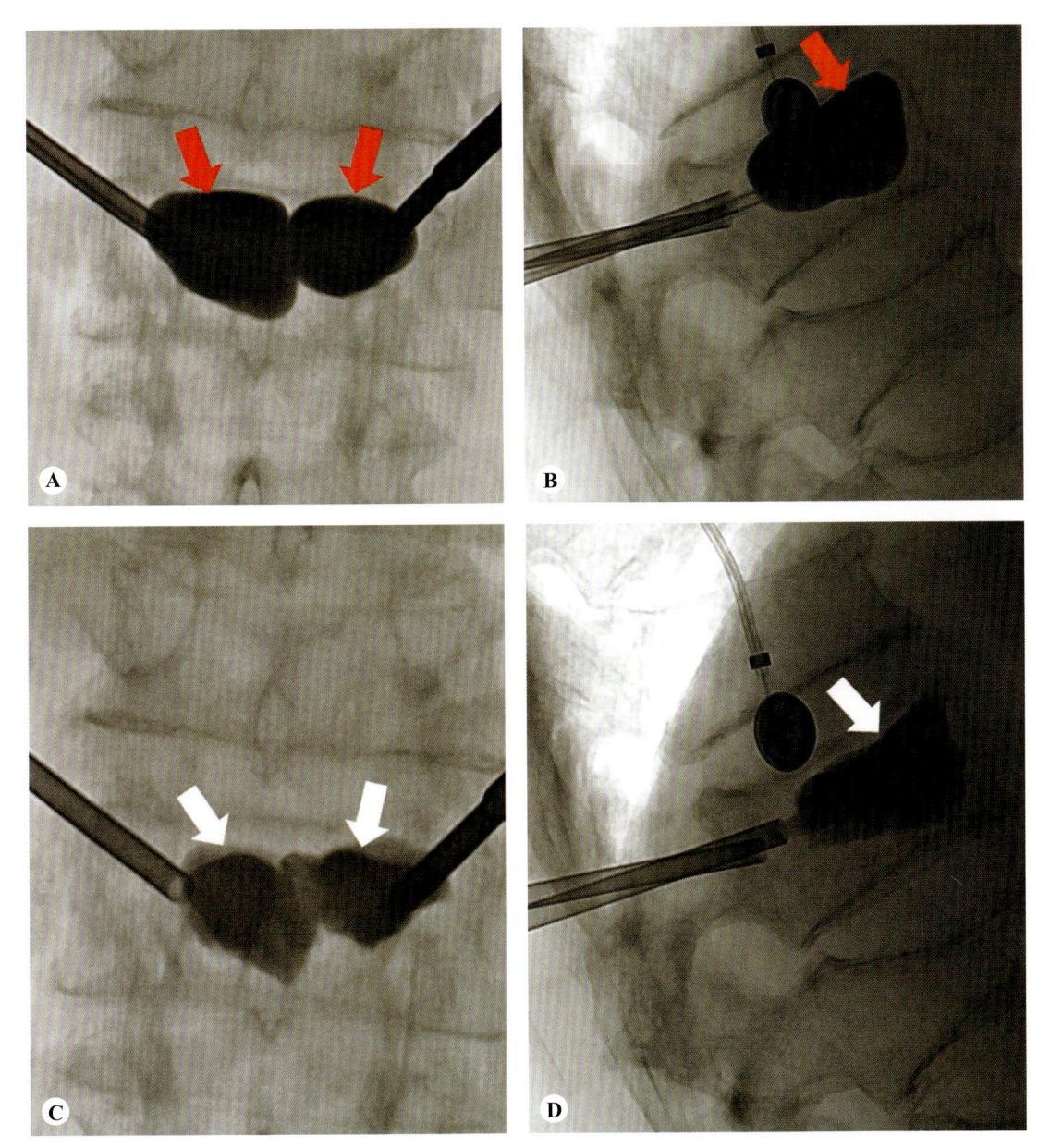

第 6 章　经皮骨水泥强化术治疗良性椎体病变
Percutaneous Cement Augmentation for Benign Vertebral Pathology

▲ 图 6-7　A 和 B. 前后位（A）和侧位（B）透视图像显示椎体内的后凸成形球囊扩张（红箭），在骨水泥沉积之前创建空腔；C 和 D. 收缩并取出球囊后，通过工作套管将骨水泥沉积于椎体内（白箭）

视并获得相关区域的初始点片，与术前影像资料相关联，以确保正确选择操作节段。

胸腰段 VP 和 KP 最常用穿刺入路是经椎弓根和椎弓根旁。也可使用椎弓根外入路，但较少采用。

1. 椎弓根入路

单侧椎弓根或较少用的双侧椎弓根入路均需要识别和对齐技术，在前后位和侧位透视下识别和对齐治疗靶椎体。前后位透视下的椎弓根应置于下终板和上终板之间的中间位置。侧位透视下的椎体背侧皮质和上下终板后缘应对齐，尽可能获得标准侧位影像（图 6-10）。

在应用单侧椎弓根入路的情况下，应调整前后位透视管球角度以保持椎弓根内侧缘显示清晰，生成的穿刺路径可使针尖恰在穿越椎体的同侧前 2/3 处抵达椎体中线（图 6-11）。在穿刺针

101

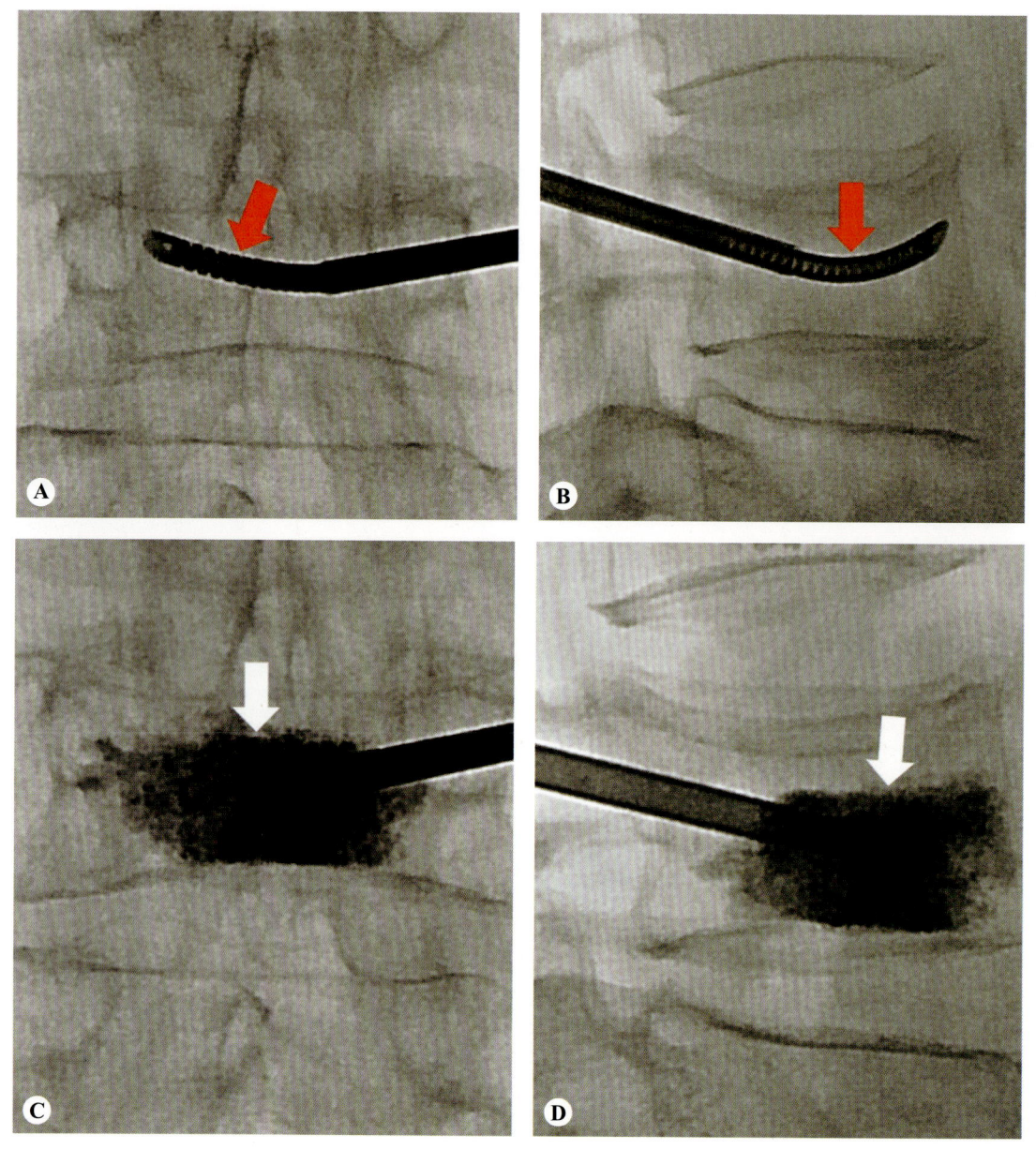

▲ 图 6-8 A 和 B. 前后位（A）和侧位（B）透视图像显示用弯骨刀装置（红箭）在椎体内创建空腔以控制骨水泥沉积的方位；C 和 D. 在空腔创建完成后将弯骨刀取出，通过工作套管将骨水泥沉积于椎体内（白箭）

经单侧路径难以使针尖安全抵达椎体中线处或采用典型球囊扩张 KP 术的状况下，双侧椎弓根入路可能是首选。在此类情况下，应改变沿椎弓根的校准或"朝向椎弓根走行（down the barrel）"的投照方式，将穿刺针尖指向椎体内两侧偏外的位置，使骨水泥分布更均匀。在以上两种情况下，局部麻醉药浸润穿刺部位的表皮、真皮、肌筋膜组织，以及穿刺途径的椎弓根骨膜。在皮肤上做一个小切口，钝性分离下方组织，使穿刺针能够顺利通过。在侧位透视引导下，穿刺针通过椎弓根进入椎体，有时可用外科锤敲击，偶尔用斜前后位监测穿刺入路，直至穿刺针尖到达椎体前 1/3。椎体内创建空腔的目的是为注入骨水泥创造一个预留空间，并有助于椎体高度恢复。在双向透视监测下注射骨水泥，确保骨水泥分布在椎体前 2/3，若骨水泥向后延伸至椎体背侧皮质

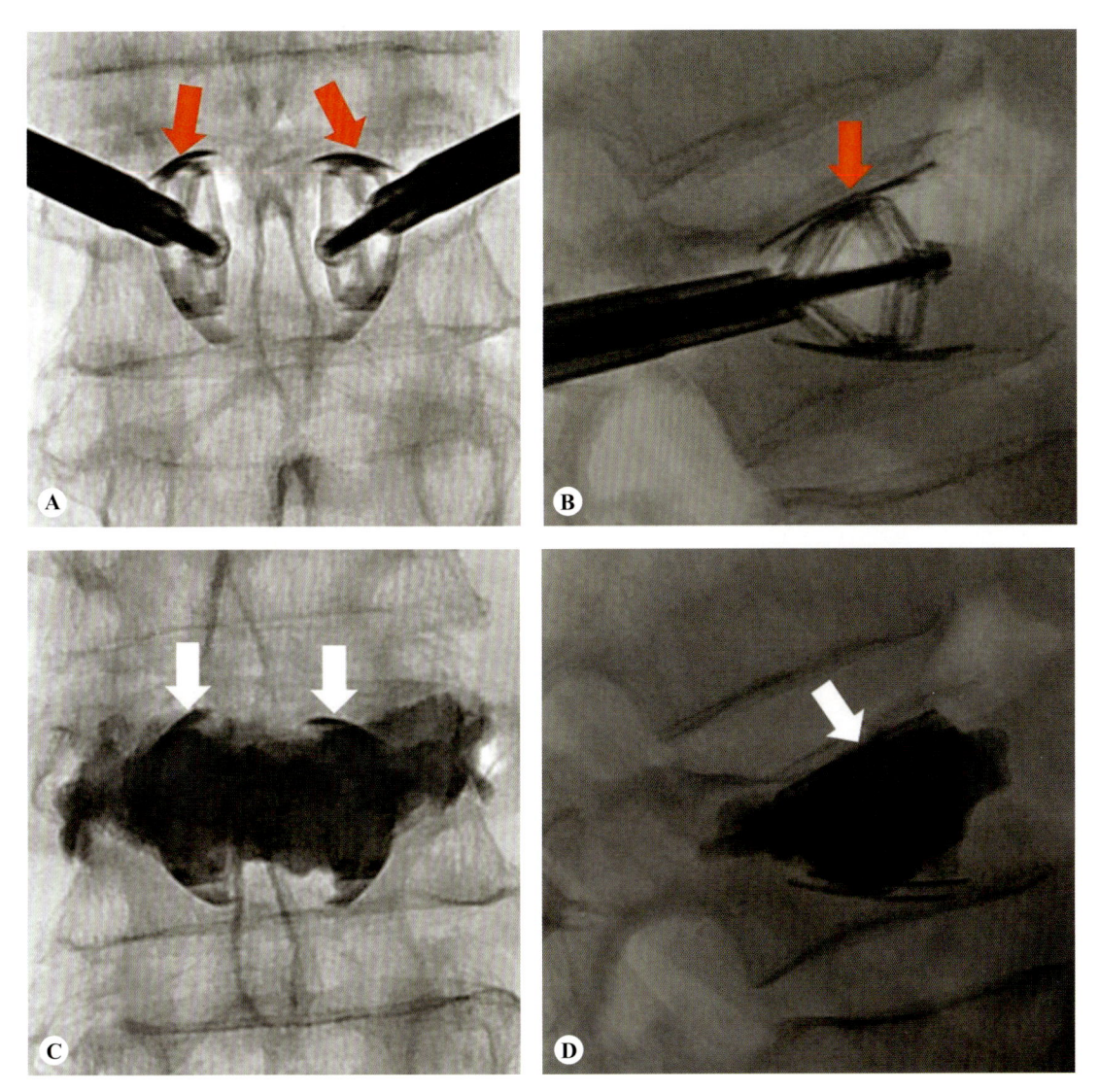

▲ 图 6-9 前后位（A 和 C）和侧位（B 和 D）透视图像显示双侧的植入装置（红箭）。植入装置在椎体内膨胀而创建空腔，减少椎体压缩变形，恢复椎体高度并对齐校正。膨胀装置保留于椎体内，骨水泥通过该装置沉积，实现椎体强化（白箭）

或穿越椎体边缘，应立即停止注射。术者必须仔细观察注射过程，避免和尽量减少骨水泥外渗至相邻椎间隙、腹侧硬膜外间隙、椎旁软组织或静脉结构。（译者注：骨水泥外渗包含骨水泥溢出和骨水泥渗漏。）

2. 椎弓根旁入路

在椎弓根过窄难以既不破坏内侧皮质又可安全通过穿刺针或肿瘤侵袭／破坏椎弓根的情况下，可使用椎弓根旁入路。对于胸椎 VP/KP，进针点略偏外上侧，穿过肋横关节，以确保避免进入硬膜外间隙（图 6-12）。穿刺针进入软组织和骨骼的初始准备类似于经椎弓根入路。麻醉药通过腰穿针浸润椎弓根外侧或肋横关节。透视显示穿刺针尖抵达椎弓根外缘或椎体后缘后，继续向前推移，使穿刺针进入椎体。空腔形成和（或）骨水泥注射方式与经椎弓根入路相似。椎弓根旁入路首选单侧进针方式，使穿刺针尖更接近中线处。

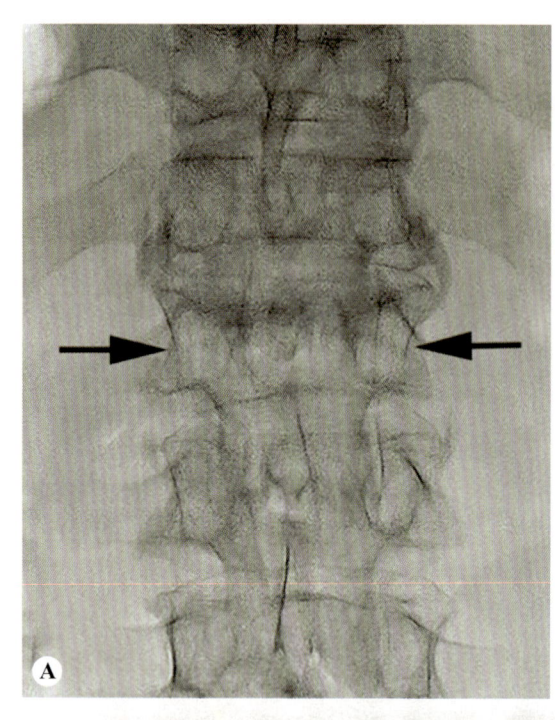

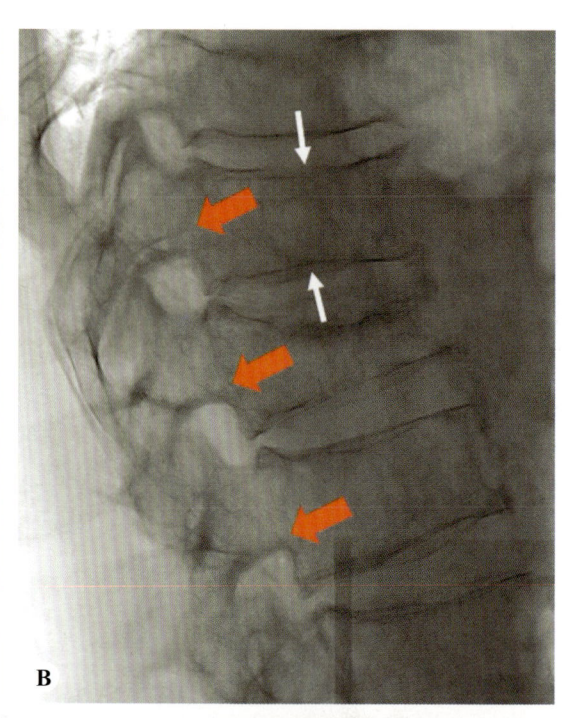

▲ 图 6-10 穿刺针置入前的前后位（A）和侧位（B）透视图像

通过调整球管位置，确保骨骼解剖结构清晰可见。前后位图像显示病变椎体的椎弓根位于上终板和下终板之间（黑箭），经椎弓根入路的穿刺针由此进入椎体。侧位图像显示上下终板平行（白箭），终板后缘与椎体后缘对齐（红箭），呈现标准侧位影像，清晰可见的椎体边缘和椎管前缘利于穿刺针的正确置入和骨水泥的恰当沉积

九、并发症

VP 和 KP 的并发症发生率相当低，治疗骨质疏松性压缩骨折并发症的总体发生率为 2%，治疗恶性肿瘤相关病例并发症的总体发生率为 10%[30]。VP 和 KP 最常见的并发症是骨水泥外渗，据报道骨水泥外渗发生率约为 9%（图 6-13），然而，仅有 0.001% 的骨水泥外渗患者出现临床症状[31]。研究显示 VP 骨水泥外渗风险高于 KP，推测 KP 形成的空腔有助于容纳骨水泥，具有防止骨水泥外渗的作用[18]。降低此种并发症的方法包括使用单侧椎体穿刺入路，避免椎体后缘皮质损伤，使用高黏度水泥[18]。

常规 VP 或 KP 期间很少发生更严重并发症，通常是个案的病例报告。调查研究发现 0.6% 的 VP 和 0.01% 的 KP 患者因骨水泥或骨髓脂肪进入静脉通道而发生肺栓塞，但由于这些病例通常没有症状，因而其发生率可能被低估[32]。据报道，0.6% 的 VP 患者和 0.03% 的 KP 患者因神经组织受压导致神经系统并发症[33]。与任何手术一样，该类手术同样存在感染风险，尽管罕见，但患者死亡率很高，一组系列病例报告称并发感染的病例死亡率为 33%[34]。病原体往往是细菌，如金黄色葡萄球菌，通常通过直接播种感染。大部分术者通过预防性使用抗生素降低感染风险。该类手术也存在并发骨折的风险，有文献报道了并发肋骨和椎弓根骨折的情况，这可能与患者手术的俯卧位时间过长有关[31]。椎弓根骨折多见于 KP，这可能与穿刺套管针管径尺寸较大有关[35]。使用口径较小的穿刺针，尤其对于椎弓根较小的患者，可能有助于降低椎弓根骨折的风险[30]。虽然早期有人提出强化术后可增加 VCF 发生的风险，但后续研究并未发现此种风险的增加[36-38]。

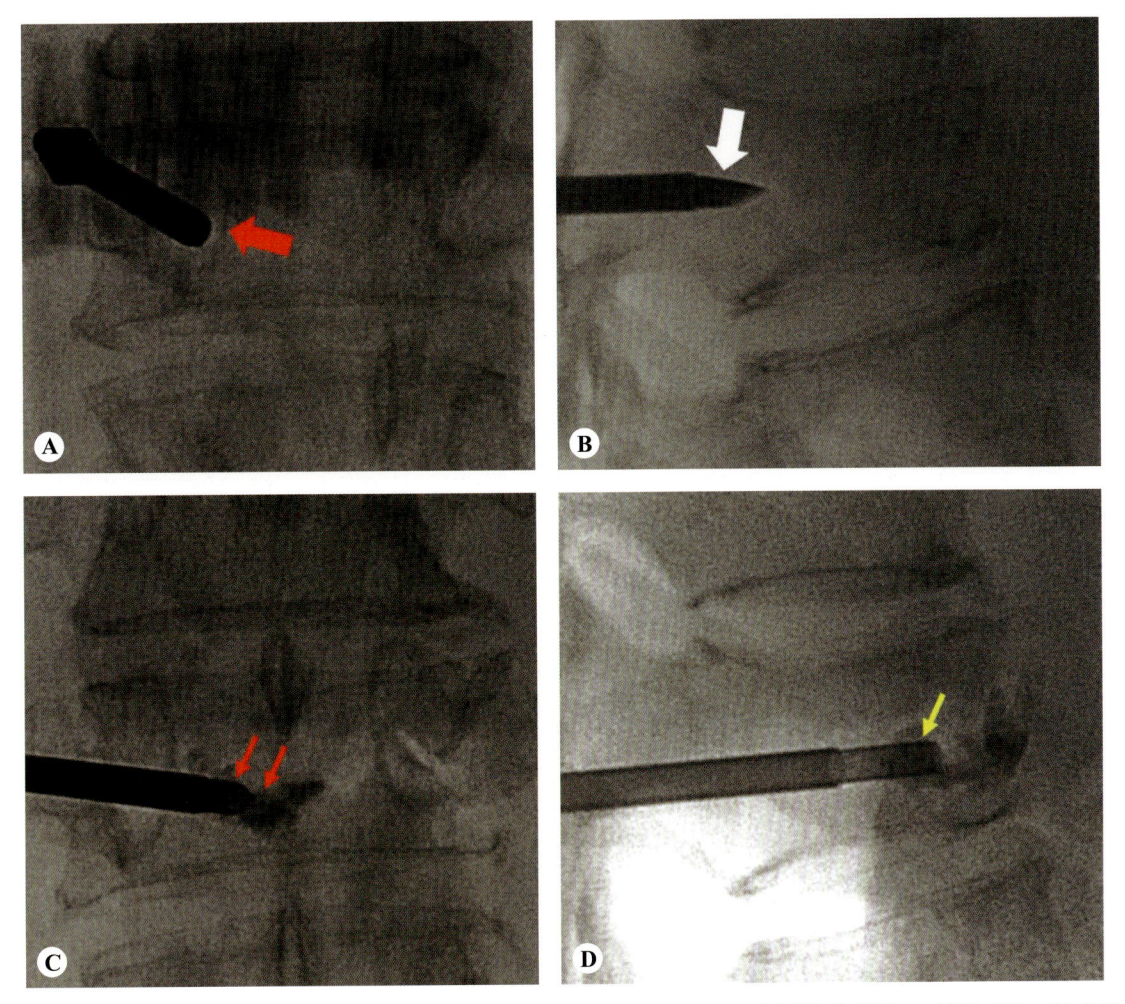

第 6 章 经皮骨水泥强化术治疗良性椎体病变
Percutaneous Cement Augmentation for Benign Vertebral Pathology

▲ 图 6-11 A. 斜位透视图像显示穿刺针路径指向椎体中心部分，椎弓根内侧缘清晰显示（粗红箭），针尖位于椎弓根内缘之内；B. 在针尖保持位于内缘之内的状态下，侧位透视图像显示针尖已进入椎体后部（白箭），此种情况下的穿刺针一旦进入椎体，则可顺利推进到椎体前 2/3 处；C. 穿刺针尖位于椎体前部的中线处（细红箭）；D. 通过套管针在椎体前部的中线处注射骨水泥（黄箭），这项技术有助于避免穿刺针意外进入椎管

随访管理

一般来说，术后应观察患者 1～3h，确保患者从局部麻醉和清醒镇静中恢复。在全身麻醉情况下，患者术后应在麻醉后监护室监测数小时或留院过夜观察。根据疼痛程度，患者可在手术完成当天尝试走动，疼痛通常于术后数小时至数天可明显缓解。患者通常在手术完成当天出院。术后第 2 天对患者进行电话随访，获知手术相关的术后问题，例如疼痛加剧、神经功能障碍或发热。术后 1～3 周对病情稳定的患者进行临床评估。如果患者出现 VCF 相关临床状况加重或有新的疼痛出现，则提示有新骨折发生，应进行影像学复查。

十、基于循证医学证据的支持和争议

在过去的 30 年中，关于 VP 和 KP 治疗骨质疏松性压缩性骨折的有效性，在医学文献中存在很多争论[39]。作为最早期的研究之一，Jensen 等

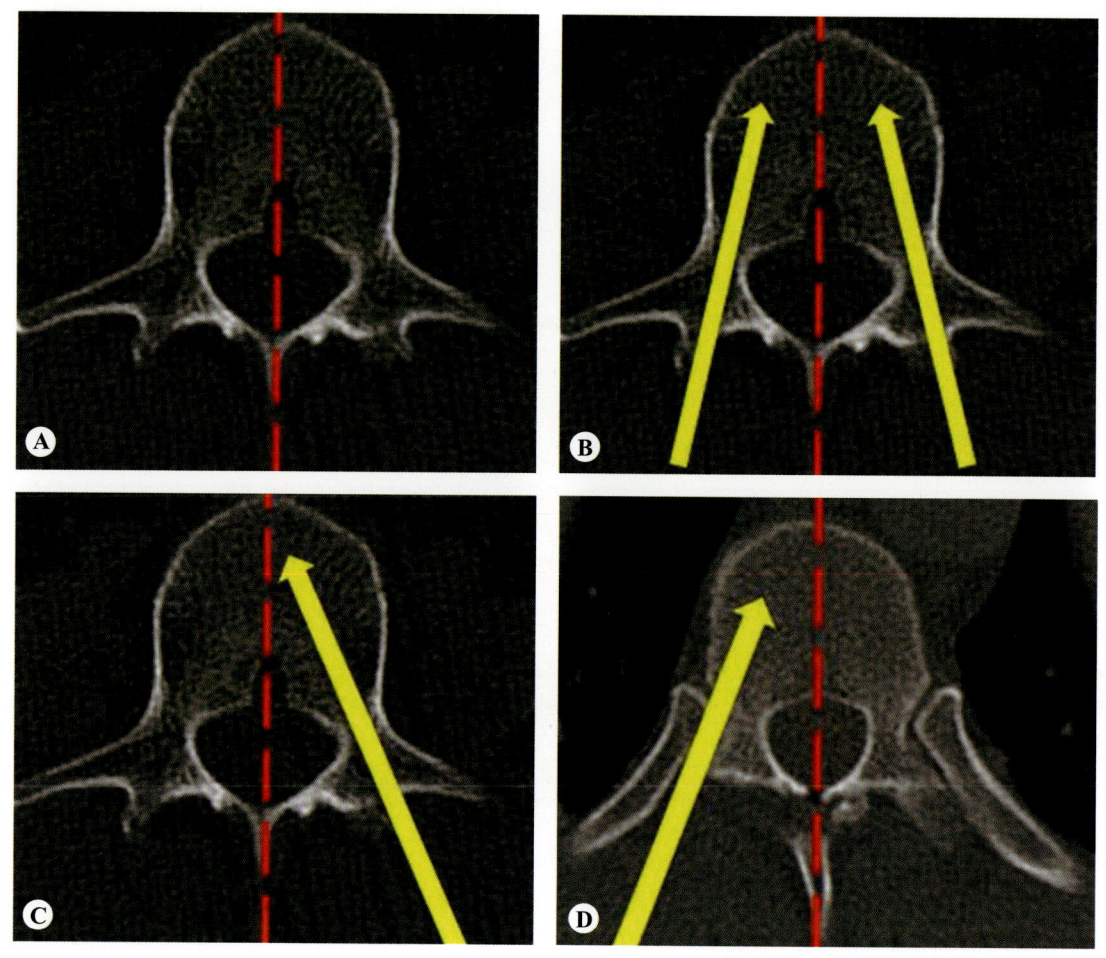

▲ 图 6-12 腰椎椎体轴位 CT 图像（A 至 C）和中段胸椎椎体的轴位 CT 图像（D），显示穿刺椎体的常用路径（B 至 D）。双侧椎弓根入路（B）采用倾斜的穿刺路径，针尖位于进针点同侧椎体内中线偏外侧的位置（黄箭）。单侧椎弓根入路（C）采用倾斜角度更大的穿刺路径，针尖位于椎体内中央前部（黄箭）。椎弓根外或椎弓根旁入路（D）常在椎弓根较小的胸椎采用，进针点指向椎弓根外侧缘，经肋椎关节进入椎体（黄箭）

于 1997 年发表的研究报告称，在接受 VP 治疗的 29 例患者中，26 例患者治疗后疼痛立即得到明显缓解[40]。在随后的几年中，许多小规模的研究所显示的结果各不相同。2006 年发表的两篇系统性文献综述，根据 2086 例患者经皮 VP 和 1710 例患者 KP 的数据，对照分析了两种方法的疗效和安全性，结果表明这两种手术均能显著减轻疼痛，并发症发生率较低[41, 42]。

然而，随后 2009 年在 New England Journal of Medicine 发表的两项有争议的双盲、多中心随机对照试验表明，与假手术的治疗效果相比 VP 治疗急性、亚急性和慢性骨折患者并不具有显著优势[43, 44]。另外，2010 年 Lancet 发表了一项基于早期背痛患者 VP 治疗和保守治疗数据对照分析的研究显示，在治疗后 6 周或更短时间内的 VP 治疗效果优于保守治疗。该项大型、开放性、随机对照试验（称为 Vertos Ⅱ）证实 VP 能够安全有效地减轻疼痛，缓解疼痛的效果至少持续 1 年[45]。后续的随机对照试验结果差异较大，既有肯定也有否定 VP 治疗效果的观点[46-51]。澳大利亚悉尼的四家医院进行了一项著名的多中心、随机、双盲、安慰剂对照试验，招募了发病时间少于 6 周的急性椎体压缩性骨折和经保守治疗未缓解的严重背痛患者，该项名为"VAPOUR"的研

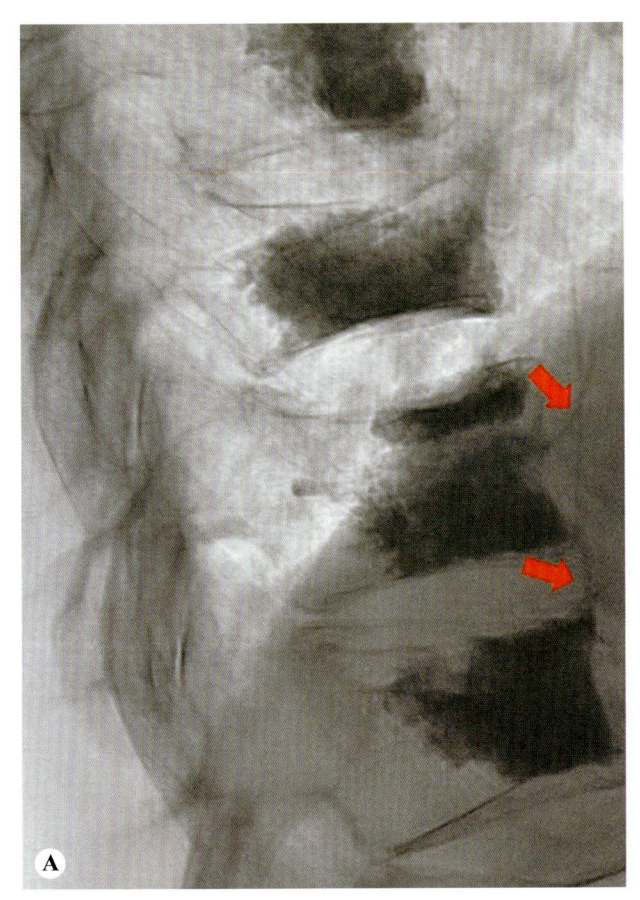

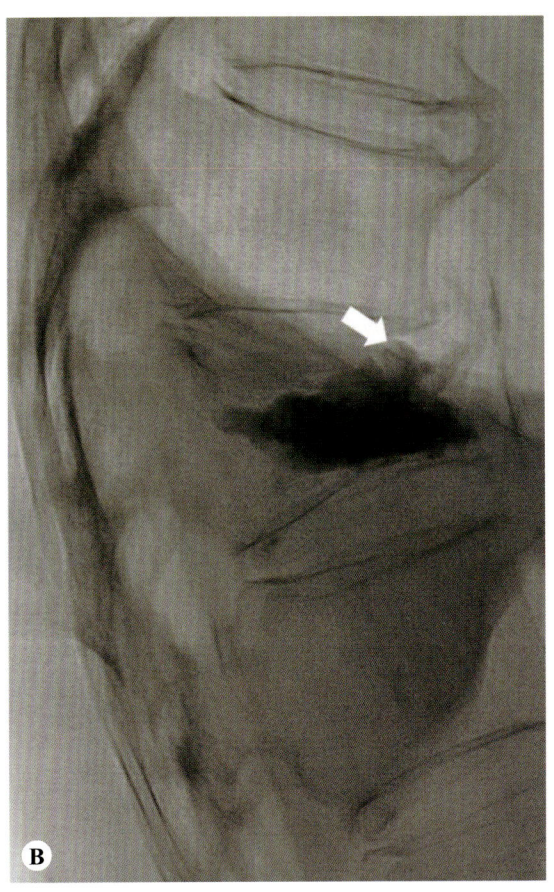

▲ 图 6-13 侧位透视图像显示椎体强化术后骨水泥外渗

A. 多节段椎体强化术后的外渗骨水泥进入椎旁静脉（红箭）；B. 单节段椎体强化术后的骨水泥外渗至椎体上终板附近椎间隙（白箭）。在这两种情况下，一旦发现椎体外的骨水泥外渗，应立即停止骨水泥注射止，并且重新定位穿刺针尖，避免进一步的骨水泥外渗

究于 2016 年发表于《柳叶刀》，结果显示与安慰剂相比，早期接受 VP 治疗患者的疼痛获得显著缓解[52]。

2017 年美国主要学术团体（SIR、AANS、CNS、ACR、ASNR、ASSR、CIRA、SNIS）代表执行此类手术的医生发表了一份共识声明，指出经皮 VP 对于 VCF 仍然是一种行之有效的治疗方法，尤其对非手术药物治疗无效的患者。根据已发布的肿瘤标准医学治疗指南，因肿瘤相关因素导致椎体强度下降而发生 VCF 的患者也适用于 VP 治疗[12]。[译者注：美国介入放射学会（Society of Interventional Radiology，SIR）；美国神经外科医师协会（American Association of Neurological Surgeons，ANNS）；美国神经外科医师大会（Congress of Neurological Surgeons，CNS）；美国神经放射学会（American Society of Neuroradiology，ASNR）；美国脊柱放射学会（American Society of Spine Radiology，ASSR）；加拿大介入放射学协会（Canadian Interventional Radiology Associationc，CIRA）；美国神经介入外科学会（Society of NeuroInterventional Surgery，SNIS）。]

KP 和 VP 之间的选择在很大程度上取决于术者的经验和对手术方式的舒适度。已公布的数据表明这两种方法都是安全有效的。2011 年，Han 等发表了一篇对比 VP 和 KP 疗效的系统综述[53]，该综述纳入了来自8项不同试验（1项前瞻性随机对照试验、3项临床对照试验、3项前瞻性队列试验和1项回顾性队列试验）的848例患者进行分析，研究结论表明，VP治疗在短期（<7天）内为患者提供了更有效的疼痛缓解，而接受KP治疗的患者在第3个月时有更好的功能改善。然而，两组之间的差异在第12个月消失。

KP所需的一次性手术装置的成本高于VP。在KP创建空洞的治疗过程中，患者可能经历更多的不适。因此，KP的进行需要深度镇静，偶尔需要全身麻醉，这两种情况都可能延长住院时间，并进一步增加总成本。据估计由于额外的设备、麻醉和住院费用，KP的成本是VP的2～2.5倍[54]。

VP和KP结合PMMA缓解骨质疏松性压缩性骨折疼痛的机制仍在探讨中。机械稳定性和骨内痛觉纤维的热坏死和化学坏死均被认为是可能的解释。

十一、非骨质疏松性压缩性骨折的应用

椎体强化术已应用于治疗转移性骨肿瘤所导致的继发性骨折。在一项依据现有高质量数据的采集分析中，研究人员发现对于癌症患者的疼痛性压缩性骨折，KP是一种有效和安全的治疗方法，能够快速减轻疼痛并改善功能[55]。关于转移性疾病的疼痛缓解机制，可能是与注射骨水泥的结构支撑和局部消融特性（与PMMA聚合相关的放热反应）有关。

近年来，主要消融治疗（射频、冷冻和微波消融）与骨水泥成形术/KP的结合应用已获得进一步的数据和临床经验支持。这些消融技术的疼痛缓解可能与痛觉神经纤维的破坏和导致局部疼痛的前列腺素等肿瘤因子产生减少有关[56]。另外，注射骨水泥前的消融还能够降低骨水泥外渗和肿瘤栓塞的可能性。

参考文献

[1] McCarthy J, Davis A. Diagnosis and management of vertebral compression fractures. Am Fam Physician. 2016;94(1):44-50.

[2] Office of the Surgeon General (US). Bone Health and Osteoporosis: a report of the surgeon general. Rockville: Office of the Surgeon General; 2010.

[3] Genant HK, Jergas M. Assessment of prevalent and incident vertebral fractures in osteoporosis research. Osteoporos Int. 2003;14(Suppl 3):S43-55.

[4] Melton LJ 3rd, Kallmes DF. Epidemiology of vertebral fractures: implications for vertebral augmentation. Acad Radiol. 2006;13(5):538-45.

[5] Nevitt MC, Ettinger B, Black DM, Stone K, Jamal SA, Ensrud K, et al. The association of radiographically detected vertebral fractures with back pain and function: a prospective study. Ann Intern Med. 1998;128(10):793-800.

[6] Marwick C. Consensus panel considers osteoporosis. JAMA. 2000;283(16):2093-5.

[7] Cummings SR, Joseph Melton L. Epidemiology and outcomes of osteoporotic fractures. Lancet. 2002;359(9319):1761-7.

[8] Siris ES. The national osteoporosis foundation clinician's guide to prevention and treatment of osteoporosis, 2008: a new guidance to establish a standard of care for prevention of osteoporosis-related fractures. IBMS BoneKEy. 2008;5: 142-4.

[9] Christiansen BA, Bouxsein ML. Biomechanics of vertebral fractures and the vertebral fracture cascade. Curr Osteoporos Rep. 2010;8(4):198-204.

[10] Borgström F, Beall DP, Berven S, Boonen S, Christie S, Kallmes DF, et al. Health economic aspects of vertebral augmentation procedures. Osteoporos Int. 2015;26(4): 1239-49.

[11] Kanis JA, Johnell O, Oden A, Borgstrom F, Zethraeus N, De Laet C, et al. The risk and burden of vertebral fractures in Sweden. Osteoporos Int. 2004;15(1):20-6.

[12] Ruiz Santiago F, Santiago Chinchilla A, Guzmán Álvarez L, Pérez Abela AL, Castellano García MDM, Pajares López M. Comparative review of vertebroplasty and kyphoplasty. World J Radiol. 2014;6(6):329-43.

[13] Barr JD, Jensen ME, Hirsch JA, McGraw JK, Barr RM, Brook AL, et al. Position statement on percutaneous

vertebral augmentation: a consensus statement developed by the Society of Interventional Radiology (SIR), American Association of Neurological Surgeons (AANS) and the Congress of Neurological Surgeons (CNS), American College of Radiology (ACR), American Society of Neuroradiology (ASNR), American Society of Spine Radiology (ASSR), Canadian Interventional Radiology Association (CIRA), and the Society of NeuroInterventional Surgery (SNIS). J Vasc Interv Radiol. 2014;25:171-81.

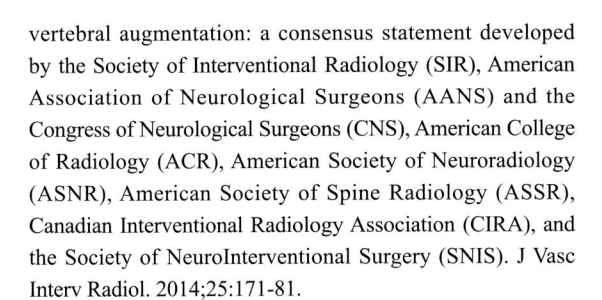

[14] Hauser CJ, Visvikis G, Hinrichs C, Eber CD, Cho K, Lavery RF, et al. Prospective validation of computed tomographic screening of the thoracolumbar spine in trauma. J Trauma. 2003;55(2):228-34; discussion 234-5.

[15] Kaup M, Wichmann JL, Scholtz J-E, Beeres M, Kromen W, Albrecht MH, et al. Dual-energy CT-based display of bone marrow edema in osteoporotic vertebral compression fractures: impact on diagnostic accuracy of radiologists with varying levels of experience in correlation to MR imaging. Radiology. 2016;280(2):510-9.

[16] Diekhoff T, Hermann KG, Pumberger M, Hamm B, Putzier M, Fuchs M. Dual-energy CT virtual non-calcium technique for detection of bone marrow edema in patients with vertebral fractures: a prospective feasibility study on a single-source volume CT scanner. Eur J Radiol. 2017;87: 59-65.

[17] Maynard AS, Jensen ME, Schweickert PA, Marx WF, Short JG, Kallmes DF. Value of bone scan imaging in predicting pain relief from percutaneous vertebroplasty in osteoporotic vertebral fractures. AJNR Am J Neuroradiol. 2000;21(10):1807-12.

[18] Chang X, Lv YF, Chen B, Li HY, Han XB, Yang K, et al. Vertebroplasty versus kyphoplasty in osteoporotic vertebral compression fracture: a meta-analysis of prospective comparative studies. Int Orthop. 2015;39(3):491-500.

[19] McGraw JK, Kevin McGraw J, Lippert JA, Minkus KD, Rami PM, Davis TM, et al. Prospective evaluation of pain relief in 100 patients undergoing percutaneous vertebroplasty: results and follow-up. J Vasc Interv Radiol. 2002;13(9 Pt 1):883-6.

[20] ACR-ASNR-ASSR-SIR-SNIS Practice Parameter for the Performance of Vertebral Augmentation. American College of Radiology. Revised 2017. Amended 2018. https://www.acr.org/-/media/ACR/Files/Practice-Parameters/VerebralAug.pdf?la=en. Accessed 27 July 2020.

[21] Weill A, Chiras J, Simon JM, Rose M, Sola-Martinez T, Enkaoua E. Spinal metastases: indications for and results of percutaneous injection of acrylic surgical cement. Radiology. 1996;199(1):241-7.

[22] Chew C, Ritchie M, O'Dwyer PJ, Edwards R. A prospective study of percutaneous vertebroplasty in patients with myeloma and spinal metastases. Clin Radiol. 2011;66(12): 1193-6.

[23] Ide C, Gangi A, Rimmelin A, Beaujeux R, Maitrot D, Buchhei F, et al. Vertebral haemangiomas with spinal cord compression: the place of preoperative percutaneous vertebroplasty with methyl methacrylate. Neuroradiology. 1996;38(6):585-9.

[24] Masala S, Fiori R, Massari F, Simonetti G. Kyphoplasty: indications, contraindications and technique. Radiol Med. 2005;110(1-2):97-105.

[25] Robinson Y, Heyde CE, Försth P, Olerud C. Kyphoplasty in osteoporotic vertebral compression fractures—guidelines and technical considerations. J Orthop Surg Res. 2011;6:43.

[26] Goz V, Errico TJ, Weinreb JH, Koehler SM, Hecht A, Lafage V, Qureshi SA. Vertebroplasty and kyphoplasty: national outcomes and trends in utilization from 2005 through 2010. Spine J. 2015;15(5):959-65.

[27] Toy JO, Basques BA, Grauer JN. Morbidity, mortality, and readmission after vertebral augmentation: analysis of 850 patients from the American College of Surgeons National Surgical Quality Improvement Program Database. Spine (Phila Pa 1976). 2014;39(23):1943-9.

[28] Oleksik A, Lips P, Dawson A, Minshall ME, Shen W, Cooper C, et al. Health-related quality of life in postmenopausal women with low BMD with or without prevalent vertebral fractures. J Bone Miner Res. 2000;15(7):1384-92.

[29] Fairbank JCT, Pynsent PB. The Oswestry disability index. Spine (Phila Pa 1976). 2000;25(22):2940-53.

[30] McCall T, Cole C, Dailey A. Vertebroplasty and kyphoplasty: a comparative review of efficacy and adverse events. Curr Rev Musculoskelet Med. 2008;1(1):17-23.

[31] Parmar VK, Resnick DK. Kyphoplasty and vertebroplasty. In: Abd-Elsayed A, editor. Pain, vol. 15. Cham: Springer International Publishing; 2019. p. 895-8.

[32] Schulz C, Efinger K, Schwarz W, Mauer UM. Experiences with cement leakage after balloon kyphoplasty. Orthopade. 2012;41(11):881-8. [Article in German].

[33] Hulme PA, Krebs J, Ferguson SJ, Berlemann U. Vertebroplasty and kyphoplasty: a systematic review of 69 clinical studies. Spine (Phila Pa 1976). 2006;31(17):1983-2001.

[34] Abdelrahman H, Siam AE, Shawky A, Ezzati A, Boehm H. Infection after vertebroplasty or kyphoplasty. A series of nine cases and review of literature. Spine J. 2013;13(12): 1809-17.

[35] Nussbaum DA, Gailloud P, Murphy K. A review of complications associated with vertebroplasty and kyphoplasty as reported to the Food and Drug Administration medical device related web site. J Vasc Interv Radiol. 2004; 15(11): 1185-92.

[36] Anderson PA, Froyshteter AB, Tontz WL Jr. Meta-analysis of vertebral augmentation compared with conservative treatment for osteoporotic spinal fractures. J Bone Miner Res. 2013;28(2):372-82.

[37] Jevsevar DS, Esses SI, Cummins DS. Letter to the editor: is there really no benefit of vertebroplasty for osteoporotic vertebral fractures? A meta-analysis. Clin Orthop Relat Res. 2013;471(2):686-7.

[38] Zhang H, Xu C, Zhang T, Gao Z, Zhang T. Does

percutaneous vertebroplasty or balloon kyphoplasty for osteoporotic vertebral compression fractures increase the incidence of new vertebral fractures? A meta-analysis. Pain Physician. 2017;20(1):E13-28.

[39] Chandra RV, Maingard J, Asadi H, Slater L-A, Mazwi T-L, Marcia S, et al. Vertebroplasty and kyphoplasty for osteoporotic vertebral fractures: what are the latest data? AJNR Am J Neuroradiol. 2018;39(5):798-806.

[40] Jensen ME, Evans AJ, Mathis JM, Kallmes DF, Cloft HJ, Dion JE. Percutaneous polymethylmethacrylate vertebroplasty in the treatment of osteoporotic vertebral body compression fractures: technical aspects. AJNR Am J Neuroradiol. 1997;18(10):1897-904.

[41] Hochmuth K, Proschek D, Schwarz W, Mack M, Kurth AA, Vogl TJ. Percutaneous vertebroplasty in the therapy of osteoporotic vertebral compression fractures: a critical review. Eur Radiol. 2006;16(5):998-1004.

[42] Bouza C, López T, Magro A, Navalpotro L, Amate JM. Efficacy and safety of balloon kyphoplasty in the treatment of vertebral compression fractures: a systematic review. Eur Spine J. 2006;15(7):1050-67.

[43] Buchbinder R, Osborne RH, Ebeling PR, Wark JD, Mitchell P, Wriedt C, et al. A randomized trial of vertebroplasty for painful osteoporotic vertebral fractures. N Engl J Med. 2009;361(6):557-68.

[44] Kallmes DF, Comstock BA, Heagerty PJ, Turner JA, Wilson DJ, Diamond TH, et al. A randomized trial of vertebroplasty for osteoporotic spinal fractures. N Engl J Med. 2009;361(6):569-79.

[45] Klazen CAH, Lohle PNM, de Vries J, Jansen FH, Tielbeek AV, Blonk MC, et al. Vertebroplasty versus conservative treatment in acute osteoporotic vertebral compression fractures (Vertos Ⅱ): an open-label randomised trial. Lancet. 2010;376(9746):1085-92.

[46] Rousing R, Andersen MO, Jespersen SM, Thomsen K, Lauritsen J. Percutaneous vertebroplasty compared to conservative treatment in patients with painful acute or subacute osteoporotic vertebral fractures: three-months follow-up in a clinical randomized study. Spine (Phila Pa 1976). 2009;34(13):1349-54.

[47] Wardlaw D, Cummings SR, Van Meirhaeghe J, Bastian L, Tillman JB, Ranstam J, et al. Efficacy and safety of balloon kyphoplasty compared with non-surgical care for vertebral compression fracture (FREE): a randomised controlled trial. Lancet. 2009;373(9668):1016-24.

[48] Boonen S, Van Meirhaeghe J, Bastian L, Cummings SR, Ranstam J, Tillman JB, et al. Balloon kyphoplasty for the treatment of acute vertebral compression fractures: 2-year results from a randomized trial. J Bone Miner Res. 2011;26(7):1627-37.

[49] Van Meirhaeghe J, Bastian L, Boonen S, Ranstam J, Tillman JB, Wardlaw D. A randomized trial of balloon kyphoplasty and nonsurgical management for treating acute vertebral compression fractures. Spine (Phila Pa 1976). 2013;38(12):971-83.

[50] Farrokhi MR, Alibai E, Maghami Z. Randomized controlled trial of percutaneous vertebroplasty versus optimal medical management for the relief of pain and disability in acute osteoporotic vertebral compression fractures. J Neurosurg Spine. 2011;14(5):561-9.

[51] Blasco J, Martinez-Ferrer A, Macho J, Roman LS, Pomés J, Carrasco J, et al. Effect of vertebroplasty on pain relief, quality of life, and the incidence of new vertebral fractures: a 12-month randomized follow-up, controlled trial. J Bone Miner Res. 2012;27:1159-66.

[52] Clark W, Bird P, Gonski P, Diamond TH, Smerdely P, Patrick McNeil H, et al. Safety and efficacy of vertebroplasty for acute painful osteoporotic fractures (VAPOUR): a multicentre, randomised, double-blind, placebo-controlled trial. Lancet. 2016;388:1408-16.

[53] Han S, Wan S, Ning L, Tong Y, Zhang J, Fan S. Percutaneous vertebroplasty versus balloon kyphoplasty for treatment of osteoporotic vertebral compression fracture: a meta-analysis of randomised and non-randomised controlled trials. Int Orthop. 2011;35:1349-58.

[54] Cloft HJ, Jensen ME. Kyphoplasty: an assessment of a new technology. AJNR Am J Neuroradiol. 2007;28:200-3.

[55] Berenson J, Pflugmacher R, Jarzem P, Zonder J, Schechtman K, Tillman JB, et al. Balloon kyphoplasty versus non-surgical fracture management for treatment of painful vertebral body compression fractures in patients with cancer: a multicentre, randomised controlled trial. Lancet Oncol. 2011;12(3):225-35.

[56] Munk PL, Murphy KJ, Gangi A, Liu DM. Fire and ice: percutaneous ablative therapies and cement injection in management of metastatic disease of the spine. Semin Musculoskelet Radiol. 2011;15(2):125-34.

第 7 章 经皮椎体成形术治疗侵袭性椎体血管瘤
Percutaneous Vertebroplasty for Aggressive Vertebral Hemangiomas

David M. Ray　Evgeniy G. Pedachenko　Sergiy V. Kushchayev　著

概述

椎体血管瘤（vertebral hemangiomas，VH）是脊柱常见的血管病变。1863 年，Virchow 首次描述了"血管瘤"的组织学特征，并报道了 1 例患有两节椎体血管瘤的病例。在长达 190 页的血管瘤专项章节中，Virchow 首次详细描述了脊椎、颅骨和肝脏血管瘤，并提出了血管病变的分类。1895 年 Gerhardt 首次报道了椎体血管瘤可导致脊髓受压[1]，描述了 1 例 18 岁进行性截瘫患者，最终因脊髓受压的相关并发症死亡，德国著名病理学家 von Recklinghausen 对肿瘤进行了组织学检查并证实为血管瘤。1926 年 Perman 最早对椎体血管瘤放射学特性进行描述，包括致密垂直骨小梁之间的骨密度减低[2]。当时人们认为椎体血管瘤极其罕见，并无重要临床意义[3]。1927 年 Makrykostas 描述了椎骨的"膨胀"或椎体血管瘤的硬膜外延伸导致的椎管狭窄及神经症状[4]。Töpfer（1928 年）和 Junganns（1932 年）进行了大规模尸检研究，结果表明血管瘤在人群中有较高的发病率，Töpfer 解剖了 2154 例尸体的脊柱，发现椎体血管瘤的发生率为 11.93%；Junganns 检查了 3829 例尸体的脊柱，发现 409 例血管瘤，发病率为 10.7%[5,6]。1948 年 Guthkelch 报道了首例妊娠期间症状性椎体血管瘤患者[7]。椎板切除术作为症状性椎体血管瘤的主要治疗方法持续了几十年，然而有报道称该方法的死亡率较高（20%~25%）[3,8]。因此，Nattrass 和 Ramage（1932 年）、Ferber 和 Lampe（1942 年）、Lindqvist（1951 年）将放射治疗作为"主要和唯一的治疗方法"[3]。在随后的几十年中，外科手术、放射治疗及两者联合治疗成为侵袭性椎体血管瘤的唯一治疗方法。在 20 世纪 70 年代，供血动脉血管栓塞术被提出作为治疗此种血管病变的一种替代方法，并作为一种术前技术以减少开放手术中的失血量[4]。1984 年有学者报道了首次应用经皮椎体成形术治疗 C_2 侵袭性血管瘤，1994 年 Heiss 等首次介绍了应用乙醇栓塞治疗侵袭性血管瘤[9,10]。

尽管人们已经普遍认为椎体血管瘤是脊柱中最常见的病变，但对于症状性病变的最佳治疗策略仍然存在争议[4]。此外，人们对椎体血管瘤的病因知之甚少，关于如何识别潜在的侵袭性病变的研究也较少[11]。

尽管国际血管畸形研究学会（International Society for the Study of Vascular Anomalies）建议以静脉畸形对这些病变进行命名，但文献一直沿用"椎体血管瘤"一词[12]。为避免混淆和误解，本章仍使用此术语。

一、分类

脊柱血管瘤（spinal hemangiomas，SH）是一大类异质性病变，根据其解剖部位，脊柱血管瘤可分为两大类，即非骨性血管瘤和骨性血管瘤（图 7-1）。

（一）非骨性脊柱血管瘤

非骨性脊柱血管瘤非常罕见，包括髓内、髓外硬膜下和髓外硬膜外病变。髓内血管瘤约占所有髓内病变的 4%，其虽为浸润性病变，但通常具有良性临床病程[13, 14]。截至 2014 年，据报道仅有 36 例髓外硬膜下血管瘤和 80 例髓外硬膜外海绵状血管瘤，发生于马尾神经根、脊髓圆锥和下脊髓的脊髓血管瘤病及多发性非骨性血管瘤也有报道[15, 16, 17]。

（二）骨性脊柱血管瘤（椎体血管瘤）

椎体血管瘤为骨性脊柱最常见的病变之一，在脊柱影像学上经常呈现，多为偶然发现。椎体血管瘤可发生在任何年龄，多见于 50—60 岁，但也有儿童发病的报道，男女发生比为 1：1.5[18, 19]。在一项人口统计学研究中，依据脊柱 CT 检查，椎体血管瘤发病率为 26%[20]。单椎体受累最常见，但也可累及多椎体。大多数血管瘤发生在椎体，很少位于椎体附件。组织学检查显示，此病变由发育完全的扩张静脉结构组成，其内充满缓慢血流，有脂肪包绕，可浸润到髓腔。

研究发现，椎体血管瘤与影响血液正常流动的因素（如椎间盘病变、既往创伤、糖尿病、心血管病变、骨质疏松症、癌症等）和微血管内皮损伤有关，此类因素随后可能诱发广泛性骨质过度血管化[21]。

尽管大多数椎体血管瘤为偶然发现，称为非侵袭性椎体血管瘤，但约 1% 的病变可诱发患者出现疼痛、神经功能障碍或两者兼有的症状，称为侵袭性血管瘤，但关于非侵袭性椎体血管瘤的放射学特征或侵袭性椎体血管瘤特殊影像特征的研究较少。多年前，Globus 和 Doshay（1929 年）、

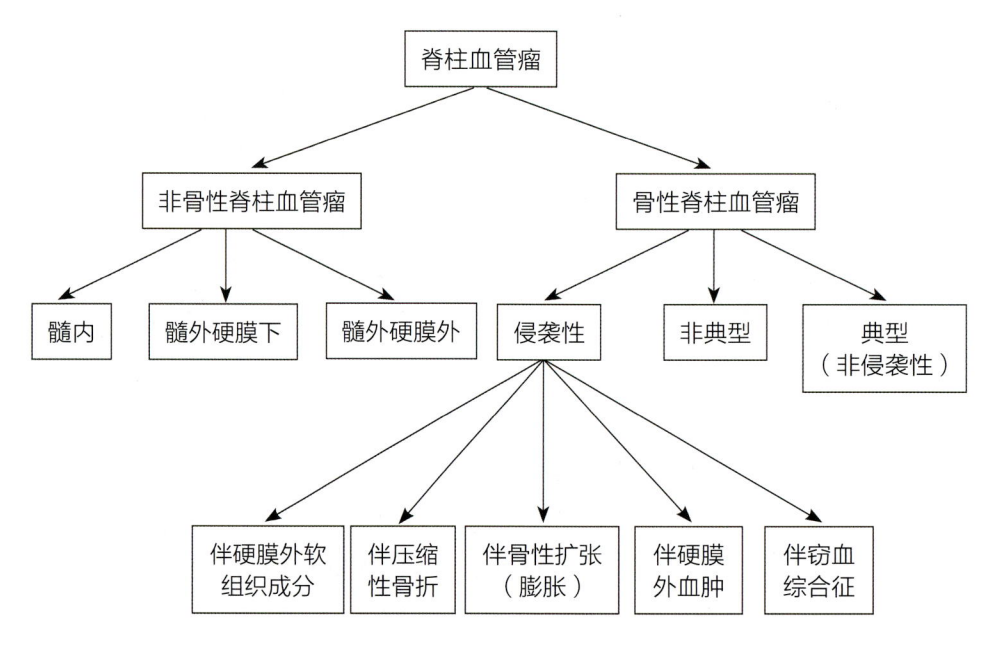

▲ 图 7-1 脊柱血管瘤的分类

Schlezinger 和 Ungar（1939 年）注意到位于胸椎中段（$T_3 \sim T_5$）的血管瘤较容易产生神经症状[3]。数十年之后，于 1986 年 Laredo 等首次提出了关于症状性（侵袭性）血管瘤的 6 个特征：①位于 T_3 和 T_9 之间；②累及整个椎体；③延伸至椎弓；④皮质膨胀边缘不清；⑤不规则蜂窝状；⑥伴发软组织肿块[22, 23]。相关研究人员建议，表现有 3 个或 3 个以上特征，并兼有背部疼痛症状，应怀疑为侵袭性椎体血管瘤[23]。截至目前，30 多年前发布的 Laredo 标准是唯一可用于椎体血管瘤分类的标准。然而，该评分系统的价值尚未证实，其在预测并发症和不良预后方面的实用性有待进一步的研究确定[18]。这种方法并不理想，而且可以肯定其不是椎体血管瘤命名或分类的最终定论。

目前，大多数学者和研究人员将椎体血管瘤分为典型（非侵袭性）、非典型和侵袭性。典型（非侵袭性）血管瘤是无症状的良性病变，无骨性畸形、皮质破坏或骨外软组织。典型血管瘤不需要治疗或监测。侵袭性血管瘤是指出现临床症状或并发症状，同时具有非典型血管瘤放射学特征（如延伸至椎体外，皮质破坏，累及硬膜外和椎旁间隙）的病变[18]，此类病变需要治疗。非典型血管瘤是介于典型病变和侵袭性病变之间的"灰色地带"：具有非典型影像特征的无症状性病变。对非典型病变的处理方案尚未确定。目前最常用的方案是监测，观察病变的长期稳定性，以期在早期阶段发现并发症。

二、病理学

组织学上椎体血管瘤主要由血管内衬的间隙和非血管成分组成，可能包括脂肪组织、平滑肌、纤维组织、骨组织、含铁血黄素沉积区域和血栓，病灶内也可见硬化性骨小梁[18]。根据主要血管结构类型，分为毛细血管型、海绵状和混合型血管瘤[24]。海绵状血管瘤最为常见，其特征是有较大的窦状间隙；毛细血管型血管瘤的血管管径较小，充满血液的血管内衬有一层扁平的内皮细胞，基质疏松水肿[18]。病灶内脂肪过度生长被认为是一种反应性现象[25]。基于组织学视角，椎体血管瘤并非是血管肿瘤，而是错构瘤或微循环畸形[24]。

三、诊断关键

影像学检查可以评估病变的间质成分、相关骨性改变、软组织成分和并发症。

MRI 是评估间质的最佳方法。影像学和病理学中脂肪与血管成分的比例及间质水肿决定了血管瘤的临床行为[22]。脂肪含量较高、血管成分较低的病变，T_1 和 T_2 加权像呈高强度信号，此类病变通常为静止性（典型血管瘤）。从血管间质为主、脂肪组织相对较少的病变，T_1 加权像呈等强度或低强度信号、T_2 加权像呈高强度至低强度信号，病变呈现的强化程度通常反映血管成分的含量。

CT 显示骨小梁和骨皮质的骨性改变最佳，骨性变化的形式和程度可分为 5 种模式（图 7-2）。

(1) 经典良性模式：病变显示低密度间质围绕的增厚骨小梁，矢状面和冠状面重建呈现"栅栏"征，无皮质破坏，为非侵袭性病变的常见模式。

(2) 非典型模式：血管瘤表现为轻度皮质变薄，骨小梁较少，并较典型良性模式更为细小，病变可累及椎弓根，为非典型和侵袭性血管瘤的表现。

(3) "暴雪样"模式：这种模式是指病变具有明显条纹、皮质变薄和破坏，可见骨膨胀改变，为非典型和侵袭性血管瘤的表现。

(4) 海绵状模式：病变空腔较大，可伴皮质破坏，可见椎旁软组织成分。此模式通常见于上

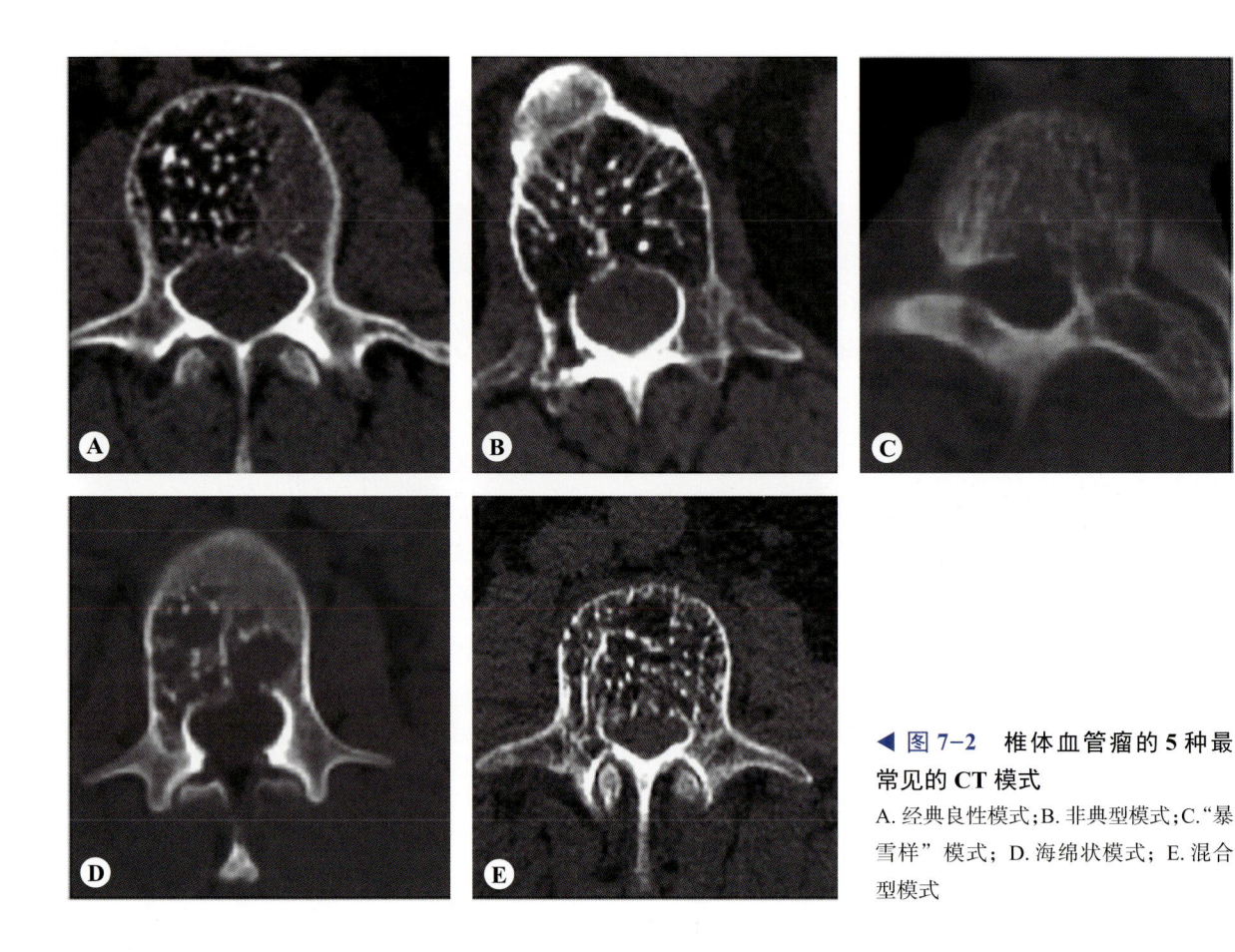

▲ 图7-2 椎体血管瘤的5种最常见的CT模式

A. 经典良性模式；B. 非典型模式；C. "暴雪样"模式；D. 海绵状模式；E. 混合型模式

皮样椎体血管瘤，但也见于非典型或侵袭性血管瘤。

(5) 混合型模式：是上述模式的组合。

脊髓血管造影可显示病变血管染色（图7-3）。因为起源于肋间动脉的Adamkiewicz动脉可供血位于下胸椎的椎体血管瘤，因此，进行脊髓血管造影评估Adamkiewicz动脉的走行至关重要，尤其是在栓塞术或手术治疗之前。无论这些病变的位置如何，术前脊髓血管造影对于显示病变血管的分布和制订治疗方案均具有重要价值。

骨扫描和氟化脱氧葡萄糖正电子发射体层成像计算机断层扫描（fluorodeoxyglucose positron emission computed tomography, FDG PET-CT）较少用于评估椎体血管瘤的临床行为。直径<3cm的血管瘤显示成骨细胞活性正常，而直径≥3cm的血管瘤则可能显示放射性示踪剂摄取异常增加或减少[26]（图7-4）。通常FDG PET扫描无异常显示，然而，某些病变可能显示放射性示踪剂摄取。

非侵袭性血管瘤的诊断较为容易，而非典型或侵袭性血管瘤与转移瘤鉴别却较为困难。新型MRI技术，如弥散加权成像（diffusion weighted imaging，DWI）和动态增强MRI检查，可能有助于鉴别脊柱良性病变和转移瘤[27, 28]。在成人尸体发现比例达20%的良性脊索细胞瘤，通常较小并无症状，可具有非典型血管瘤相同的MRI表现[25]。CT呈现的硬化征象可能是唯一的鉴别特征。即使较大的良性脊索细胞肿瘤，转化为脊索瘤的可能性也极小，因此，此类病变应作为良性病变处理，并注意进行影像学随访[25]。

四、典型（非侵袭性）血管瘤

典型的椎体血管瘤是含有一些血管成分的脂

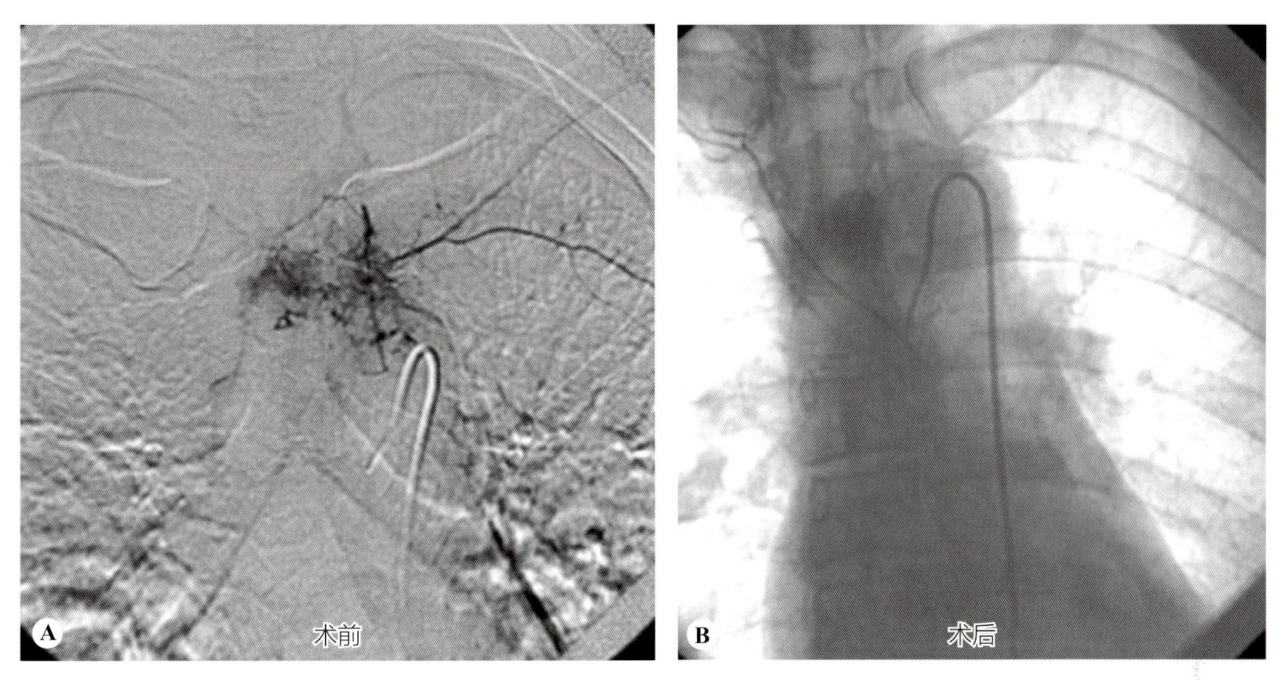

第 7 章 经皮椎体成形术治疗侵袭性椎体血管瘤
Percutaneous Vertebroplasty for Aggressive Vertebral Hemangiomas

▲ 图 7-3 脊髓血管造影显示有侵袭性血管瘤生长的 T_6 椎体血管染色明显（A）；椎体成形术后血管染色消失（B），T_6 椎体内可见骨水泥

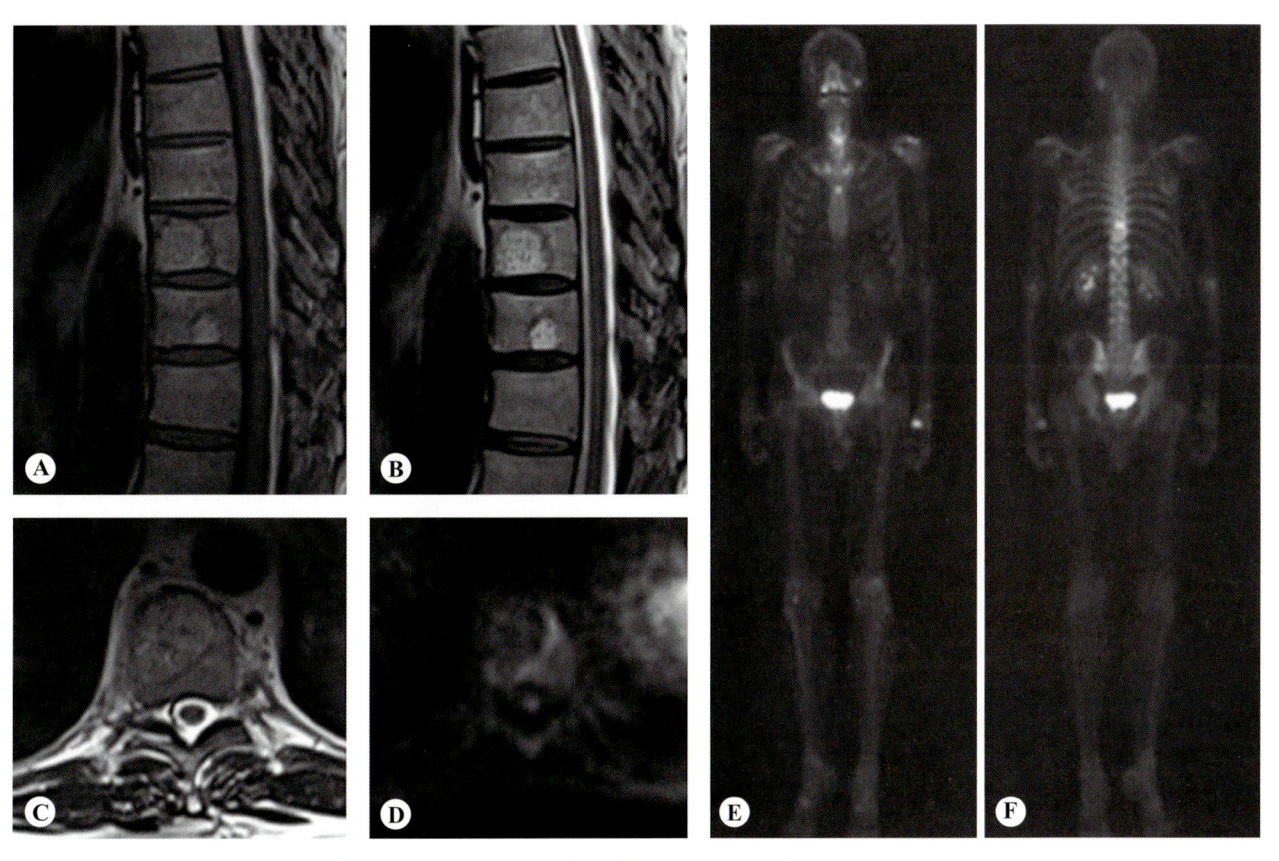

▲ 图 7-4 良性 T_9 椎体血管瘤的骨扫描显示放射性示踪剂摄取
A. 矢状位 T_1WI；B. 矢状位 T_2WI；C. 轴位 T_2WI；D. 轴位弥散加权成像（b 值为 1000s/mm）；E 和 F. ^{99m}Tc- 亚甲基二膦酸盐骨扫描

115

肪病变。如果椎体受累达 1/3 或以上，X 线摄影可呈现蜂窝状表现。轴位 CT 图像可显示粗大的垂直骨小梁和再吸收的水平骨小梁组成的"圆点征"。病变内的脂肪组织导致 MRI 的 T_1 和 T_2 加权像（T_1WI 和 T_2WI）均呈高强度信号（图 7-5）。

五、非典型血管瘤

非典型的椎体血管瘤脂肪含量较少，血管含量较多，通常 T_1WI 呈低强度信号，T_2WI 呈高强度信号，并有不同程度的强化[18]。无明显增厚的垂直骨小梁（图 7-6）。

六、侵袭性血管瘤

侵袭性椎体血管瘤的影像学特征与非典型血管瘤相似。临床表现通常包括疼痛、神经系统症状或两者兼有的症状（图 7-7）。

疼痛是侵袭性椎体血管瘤的主要症状，多达 54% 的症状性血管瘤患者表现有疼痛症状，而

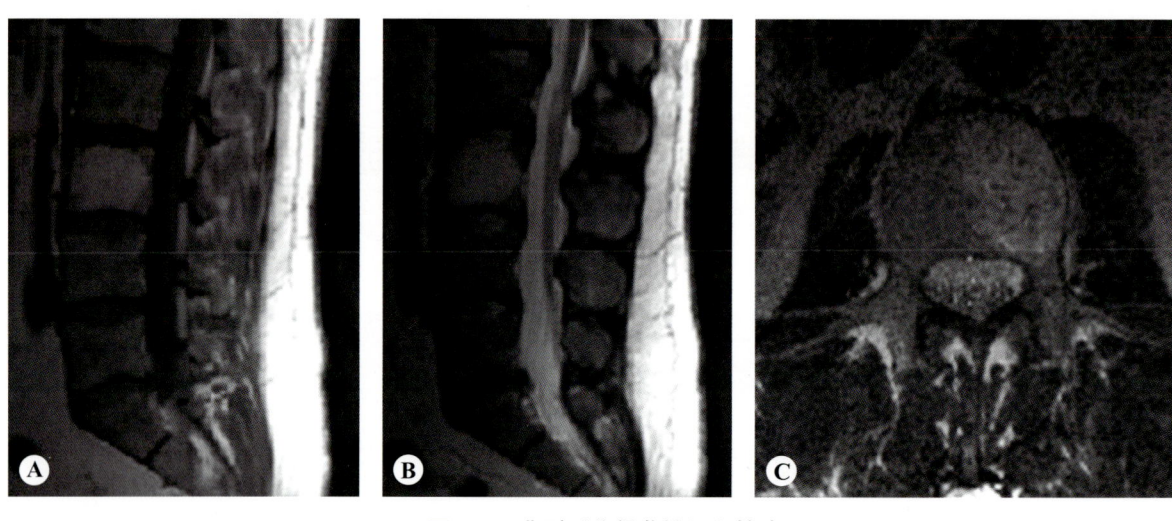

▲ 图 7-5 典型（非侵袭性）血管瘤
A 和 B. 病变脂肪组织的 T_1WI 和 T_2WI 呈高强度信号；C. 位于高强度信号病变组织内粗大骨小梁的轴位图像呈点状等强度信号 / 低强度信号

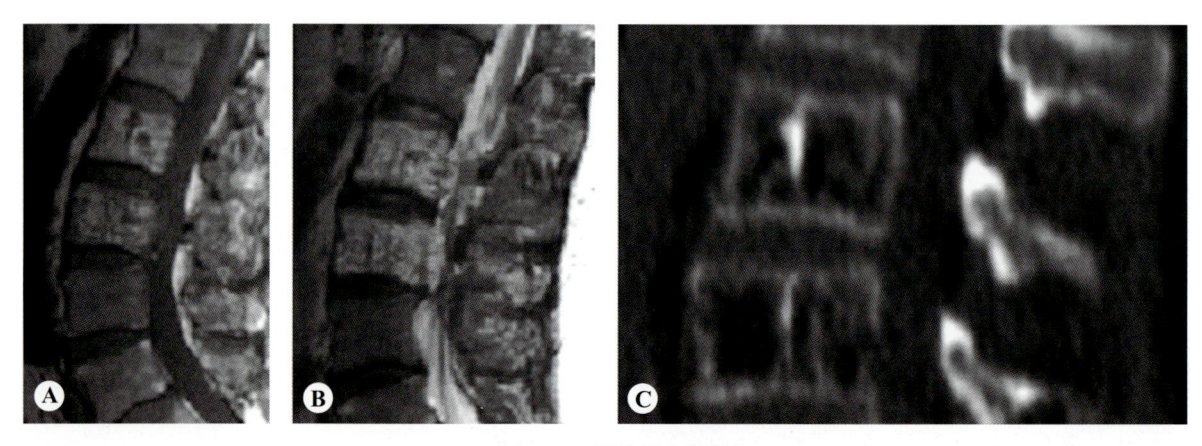

▲ 图 7-6 非典型血管瘤
A. 病变组织的 T_1WI 呈低强度、等强度和高强度混合信号；B. T_2WI 呈高强度信号，增厚垂直骨小梁的 T_1WI 和 T_2WI 均呈低强度信号；C. 矢状位 CT 重建图像

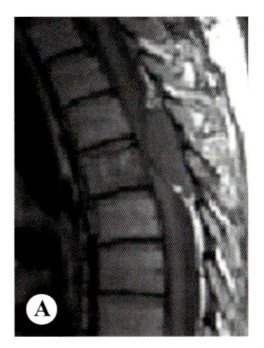

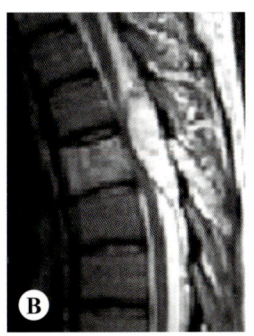

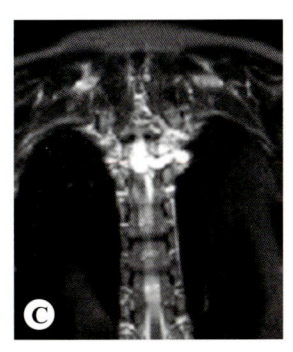

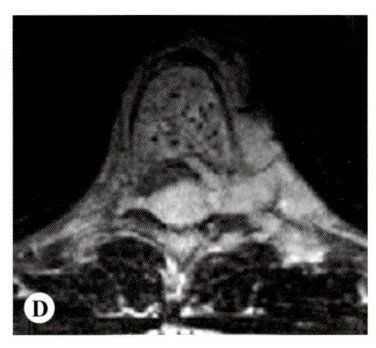

第 7 章 经皮椎体成形术治疗侵袭性椎体血管瘤
Percutaneous Vertebroplasty for Aggressive Vertebral Hemangiomas

▲ 图 7-7 侵袭性血管瘤侵及腹侧硬膜外间隙和左侧椎间孔
A. 硬膜外 / 椎旁软组织成分的 T_1WI 呈等强度信号 / 低强度信号；B. T_2WI 呈高强度信号；C 和 D. 增强扫描显示病变组织呈明显强化。注意椎体部分具有典型血管瘤征象

45% 的患者表现有不同的神经系统症状，包括脊髓受压症状[16, 25, 29]。疼痛的发病机制包括由病变直接侵及或病变出血进入硬膜外间隙、受累椎体膨胀和椎体压缩畸形的神经直接受压。

关于椎体血管瘤引起的临床表现和脊髓受压的病理生理机制，有 4 种不同的观点（图 7-8）：①肿瘤的硬膜外软组织成分（图 7-9），②椎体骨折碎片，③硬膜外血肿，④椎体膨胀。窃血综合征导致的脊髓缺血是神经系统症状的另一个潜在原因，其发病机制类似于 Cobb 综合征[30]。（译者注：Cobb 综合征是一种复杂的血管畸形，包括脊髓、硬膜外间隙、椎体、脊柱旁软组织、肌肉、皮下组织及脊柱相同节段对应的皮肤等均可受累。因此，Cobb 综合征也被称为脊柱节段性血管瘤病。）

妊娠是导致椎体血管瘤急速进展的一个已知因素，通常发现和诊断于妊娠晚期[31]（图 7-10）。截至 2014 年，在 27 例新发病例文献的报道中，确诊孕妇的平均年龄约为 30 岁，血管瘤通常位于胸椎（89%）和上胸椎（63%）[31]。有学者认为两个因素与血管瘤的生长倾向和临床表现有关：①血容量增加（孕 32 周时增加 30%～50%）和子宫容积增大压迫下腔静脉产生静脉高压的血流动力学因素，导致已存在血管瘤的扩张和增长；②激素因素，特别是雌激素和孕激素的促血管生成作用，促进血管瘤的扩大和增长[31]。妊娠期症状性椎体血管瘤的临床治疗仍然具有挑战性，由于妊娠的继续发展，产前的治疗方案受限。因此，所推荐的治疗方案必须与最大限度保持妊娠相关。鉴于阴道分娩可加重静脉高压导致脊髓受压，剖宫产为较优方案，仅通过降低下腔静脉压力，即可以改善甚至完全恢复受损的神经功能。

七、上皮样血管瘤

上皮样血管瘤（epithelioid hemangioma，EH）是一种起源于血管的间叶性肿瘤，1983 年将其归类为一种独特的实体（以前称为血管淋巴样增生伴嗜酸性粒细胞增多和组织细胞样血管瘤）。世界卫生组织认为 EH 是一种有别于血管内皮瘤的良性实体[29, 32]。EH 通常发生在头颈部或四肢远端的皮肤和皮下组织，骨性 EH 常见于四肢骨，据报道 8%～22% 的患者有多处骨骼受累[32, 33]。EH 具有局部侵袭性，可导致脊柱不稳定和脊髓受压。EH 应与上皮样血管内皮瘤鉴别，后者属交界性或恶性病变。已证实上皮样血管内皮瘤有基因异常，而 EH 无明确的基因异常[33]。然而，EH 与上皮样血管内皮瘤在放射学和组织学上的鉴别非常困难。

117

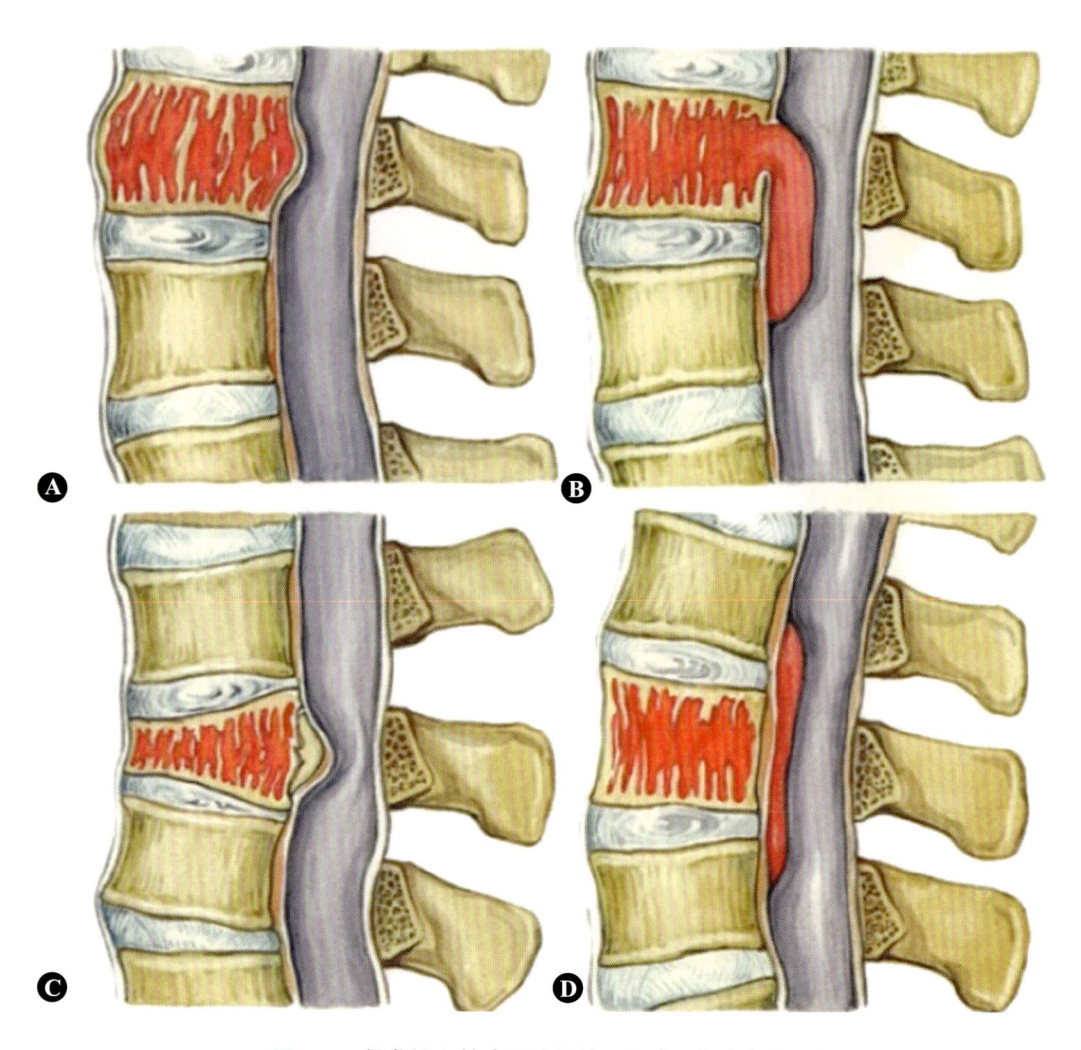

▲ 图 7-8 侵袭性血管瘤压迫性神经根病 / 脊髓病的可能原因

A. 椎体骨质膨胀；B. 硬膜外间隙软组织成分；C. 压缩性骨折；D. 硬膜外血肿（图片由 Eveniy Pedachenko and Sergiy Kushchayev 提供）

八、治疗方案

侵袭性血管瘤有多种治疗方法：手术减压、瘤灶内注射乙醇、经皮穿刺血管栓塞术、放射治疗和椎体成形术。然而，由于缺乏各种治疗方法直接比较的大样本研究，目前对于侵袭性血管瘤的治疗标准和治疗程序尚未达成共识。

（一）活检

在仅依据影像学检查难以做出诊断的情况下，应进行经皮活检，以排除类似侵袭性血管瘤的病变[4, 18]。对于以椎体为中心的病变，透视影像引导经椎弓根途径活检为最常用的方法。前后位图像易于识别椎弓根，其内侧缘即椎管外侧缘。当穿刺针穿经椎弓根时，应观察侧位透视像，以确保恰当的椎体内活检位置。累及椎弓根的较大肿瘤可导致透视定位标志的消失，对于此类情况应高度谨慎，可在 CT 引导下实施穿刺活检。使用 CT 引导与使用透视引导的活检操作相似，并有助于进行肿瘤骨外成分靶区的活检。对于硬膜外肿瘤成分较大的患者，应慎重考虑实施活检，即使很小程度的出血和肿瘤占位效应增加

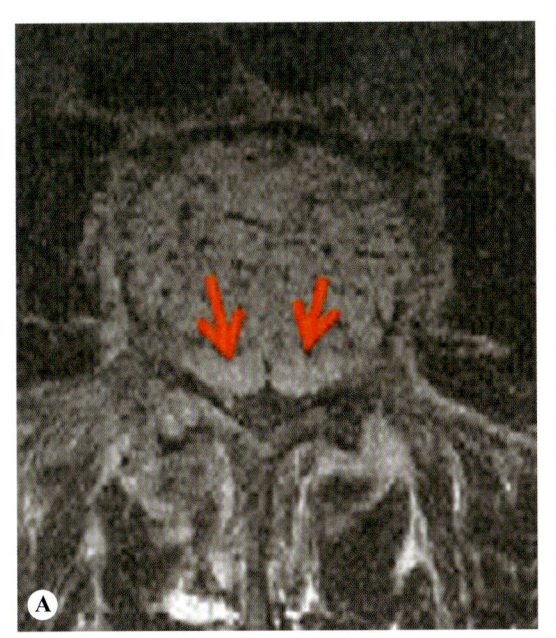

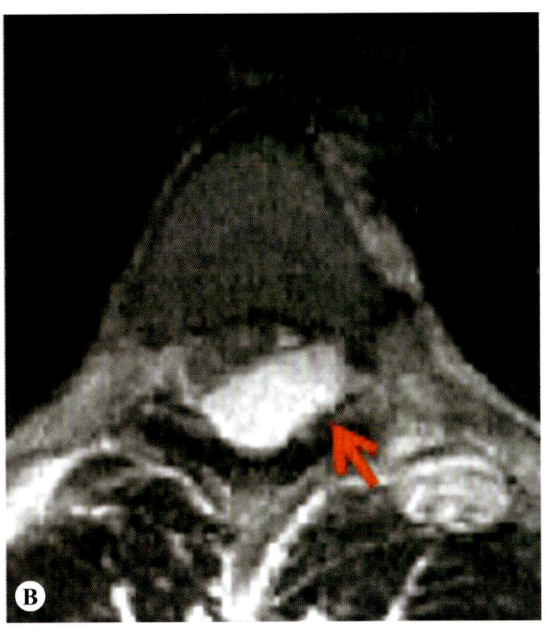

第 7 章 经皮椎体成形术治疗侵袭性椎体血管瘤
Percutaneous Vertebroplasty for Aggressive Vertebral Hemangiomas

▲ 图 7-9 导致脊髓受压的侵袭性血管瘤软组织成分
A. 侵袭性血管瘤的硬膜外间隙成分（红箭）最常位于硬膜外间隙的腹侧；B. 成分也可位于硬膜外间隙的背侧

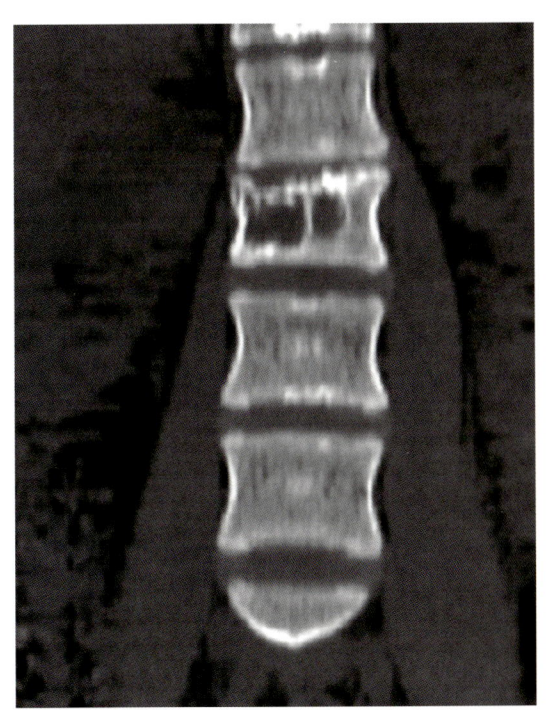

▲ 图 7-10 27 岁孕妇 L_1 侵袭性血管瘤合并急性压缩性骨折

均可能导致脊髓受压。某些硬膜外间隙肿瘤负荷较大的患者可能不适合经皮穿刺活检，而需要进行外科手术活检。

（二）手术减压

开放手术适合于有神经系统并发症的患者，手术方式和入路途径取决于肿瘤的位置和范围。对于急性和进行性神经功能障碍的患者，紧急减压和椎板切除是必要措施[34, 35]。对于肿瘤骨外成分延伸到椎管内压迫脊髓的病例，为扩大肿瘤切缘，通常需要进行椎体切除术[36]。然而，手术切除具有术中大量失血的风险，可能导致围术期并发症发生及手术被迫终止[34, 36, 37]。此外，术中大量出血的病例可发生术后硬膜外血肿[34, 36]。目前整体切除肿瘤的技术仍存在难度，具有较高的相关并发症发生率[4, 36]。侵袭性血管瘤属潜在良性病变，往往不必实施椎体切除术，椎板切除术可为多数患者提供充分减压，残余肿瘤部分应用微创方案治疗[34, 36]。研究表明，部分切除可以很好地控制肿瘤，缓解症状。一项大规模的研究结果显示，部分肿瘤切除具有良好的患者生存率和局部肿瘤控制，部分肿瘤切除结合放射治疗，术后局部肿瘤复发率为 3%[36]。其他研究发现，单

119

纯部分切除术后局部肿瘤复发率高达50%[38]。在上述研究中，虽然许多患者在手术之后接受过其他治疗而导致复发率存在差异，但结果显示无论减压术切除肿瘤与否均具有缓解症状的良好作用[34, 36, 38, 39]。

基于肿瘤完全切除所具有的难度，术中和术后出血及肿瘤复发的可能性等因素，单纯手术切除并不是一种通用可行的治疗选择。

（三）乙醇硬化治疗

乙醇硬化治疗用于闭塞血管瘤血管，以减小血管瘤软组织成分在硬膜外间隙中的压迫效应[40]。但是注射前测试发现约25%的患者缺乏椎体内对比剂染色，不能保证乙醇安全注射，永久性脊髓损伤的风险限制了该技术的应用。此外，高达20%的患者在注射乙醇之后发生由骨坏死导致的椎体骨折[37]。由于其他治疗方案具有类似于乙醇硬化治疗的临床结果和更低的并发症发生率，该治疗方法现在已很少使用[4]。

（四）血管栓塞术

在20世纪70年代，有人建议采用血管造影与血管内栓塞，以减少手术中的出血，并被证明是有效的[41]。血管栓塞术也是一种有效治疗侵袭性椎体血管瘤的非手术方法，在经动脉栓塞术具有风险的情况下，可以实施经椎弓根栓塞术[4]。

（五）放射治疗

分次外射束放射治疗具有实用性，特别是对疼痛性病变，其疼痛缓解机制与辐射诱导血管内皮细胞损伤和血管瘤腔内血栓形成有关。放射治疗适合于无或仅有轻度脊髓受压症状的患者，但并不适合于血管瘤压迫神经导致截瘫的患者。放射治疗可作为辅助治疗，防止肿瘤次全切除术后的复发[42]。放射治疗的副作用包括迟发性放射性脊髓病、皮肤溃疡及继发恶性肿瘤[43]。放射治疗具有诱发骨坏死导致的椎体塌陷风险，通常需要配合实施经皮椎体强化术[44]。放射外科治疗近年来得到了应用，并取得了良好的效果，立体定向放射外科可能在妊娠患者的治疗中发挥作用。

（六）药物治疗

普萘洛尔（Propranolol）可用于控制儿童椎体血管瘤患者的疼痛，这种β受体拮抗药也可应用于妊娠期患者。

九、椎体成形术

经皮穿刺或开放性椎体成形术已成为治疗侵袭性血管瘤的常用方法[45, 46]。聚甲基丙烯酸甲酯（polymethyl methacrylate，PMMA）的椎体血管瘤注射，可为现有骨性结构提供结构完整性，并导致血管瘤的静脉池发生不可逆转性硬化[47]。PMMA提供的骨性固定，有助于缓解血管瘤导致骨折而诱发的疼痛。在肿瘤广泛侵袭的情况下，影像引导的椎体成形术优势在于对椎体和椎弓根均可进行骨水泥强化。由于肿瘤广泛侵袭可导致骨性透视标志物消失，PMMA的椎体后部注射常需应用CT引导。

（一）适应证

椎体成形术有三个目标，即治疗血管瘤主体，缓解疼痛和恢复机械完整性。在诊治侵袭性血管瘤的过程中，应对患者进行详细病史询问和全面体格检查。参照影像学表现，以血管瘤所处节段为中心，沿脊柱中线进行触诊而诱发症状，对于判定患者是否具有适应证至关重要。对于侵袭性血管瘤伴病理性骨折或疼痛的患者，可应用椎体成形术进行治疗[34, 39, 46, 48-50]。对于伴有其他神经或神经根症状的患者，椎体成形术可作为协同治疗方法之一进行治疗，但对于具有此类压迫性症状的患者，其并不能作为唯一的治疗技术。

(二) 禁忌证

椎体成形术的绝对禁忌证类似于其他侵入性手术和外科手术，包括败血症、肿瘤部位的活动性感染（包括骨髓炎、邻近软组织或椎间盘感染）、不可纠正的凝血障碍及对 PMMA 过敏。相对禁忌证包括全身性感染、神经根病、导致脊髓受压或神经功能障碍的骨骼退行性变、椎管内硬膜外间隙有大量肿瘤组织浸润[51]。

(三) 技术

恰当的镇静对于保障手术的安全进行至关重要。椎体成形术通常使用苯二氮䓬类和半衰期较短的阿片类进行适度镇静，但疼痛程度较重，并不能耐受俯卧位的患者应选择全身麻醉。此外，血管瘤患者伴有其他并发症，如严重心脏和肺部疾病，也常需要全身麻醉。

具备椎体成形术适应证患者的肿瘤多位于椎体内，最常用的影像引导方法是透视引导。CT 引导主要用于椎体后缘皮质破坏、椎体附件受累、标志物丢失的复杂病例。透视引导的主要优势在于能够以比介入透视 CT 更大的视野实时显示骨水泥沉积。因为颈椎的椎弓根狭小，且靠近椎动脉，因而颈椎病变治疗常采用 CT 引导，静脉对比剂的增强检查可用于穿刺路径邻近重要血管结构的病例。

经椎弓根穿刺椎体是胸椎和腰椎节段最常用的进针路径，根据需要治疗的病变范围，选择经单侧或双侧椎弓根入路。患者俯卧于手术台上，血管瘤对应的背部区域无菌消毒。在 1% 利多卡因对皮下和深层软组织（包括骨膜）的常规局部麻醉下，在皮肤穿刺点做一个小的切口，并通过切口引入穿刺套管针。通常选用 10G 穿刺套管针，在必要的情况下，对于细小椎弓根，可选用 12G 穿刺套管针穿刺，随之小心地将穿刺套管针引导至目标椎弓根骨膜（图 7-11）。

采用单侧椎弓根入路的手术可以使用弯针穿刺，在前后位透视下，穿刺针套管需置于椎体外侧 1/3 处，以利于观察弯曲的针尖延伸至对侧椎弓根。直针穿刺可应用于单侧和双侧椎弓根入

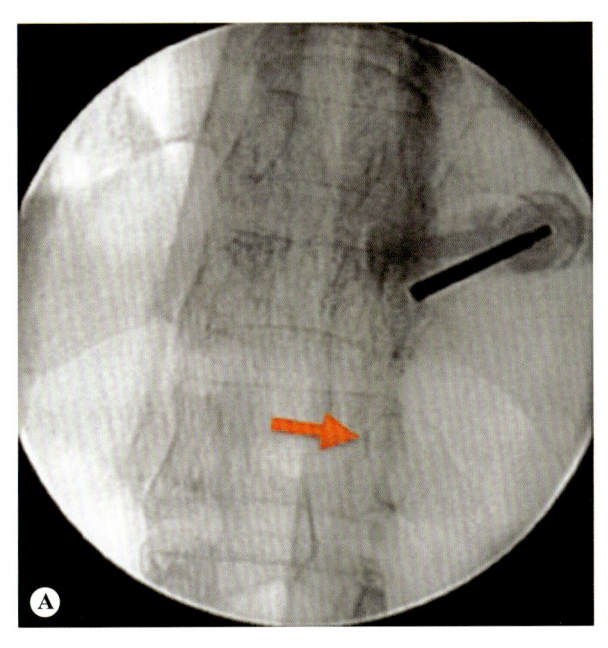

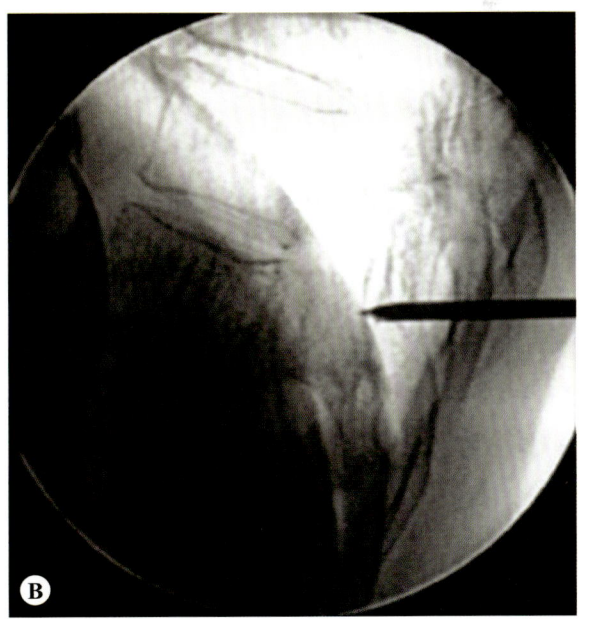

▲ 图 7-11 椎体成形术过程
透视图像显示穿刺针推进至椎弓根骨膜，注意穿刺针所在下节段椎体的椎弓根内侧皮质代表椎管外侧缘（红箭）；A. 前后位；B. 侧位

路，双侧椎弓根入路的穿刺套管针定位与单侧椎弓根入路的弯针位置相似。在标准的椎体成形术中，可以使用单侧椎弓根入路的直针穿刺；然而，我们不建议在症状性病变中使用此方法，此方法常可导致靶区病变难以得到骨水泥的充分填充。选用弯针穿刺的优势在于即使采用单侧入路途径，也可以引导骨水泥较好地分布于整个椎体。无论选择单侧椎弓根入路还是双侧椎弓根入路，观察透视前后位的影像至关重要。套管针的针尖不能穿过椎弓根的内侧皮质而进入椎管（图7-12），这是关键所在，否则可能导致硬膜囊和神经根的损伤及硬膜外血肿或促使骨水泥外渗至硬膜外间隙。骨水泥注射前的侧位透视，有助于确定适当的进针途径和穿刺针尖位置。（译者注：骨水泥外渗包含骨水泥溢出和骨水泥渗漏。）

在穿刺套管针抵达合适位置的情况下，可进行组织活检，无论使用单侧椎弓根入路或双侧椎弓根入路，均可安全实施组织活检。

一旦确定针尖抵达合适位置，即可以制备和注射骨水泥（图7-13），并在实时透视或CT透视引导下缓慢注射，在注射过程中，必须依据前后位和侧位的透视影像，仔细观察骨水泥的分布情况（图7-14）。椎体成形术注入的骨水泥除需填充椎体骨质，还需填充血管瘤组织内，因此，骨水泥的注射过程较为困难。椎体皮质以外的骨水泥外渗，特别是出现硬膜外间隙的外渗，是一个停止操作的指示点。然而，椎体边缘仅有少量骨水泥，并无椎管内外渗，术者可暂停骨水泥注射2~3min，待其凝固后再继续注射。在弯针的骨水泥注射情况下，则可重新定位针尖位置，在短暂停顿后向另一方向注射，使PMMA进一步覆盖靶区病变。

理论上，由于血管瘤导致的血管扩张和潜在的椎体皮质不完整，椎体成形术可增加骨水泥外渗风险。然而，我们的经验表明，在实时监测下谨慎的骨水泥注射，并没有更多的骨水泥外渗。有人可能认为，病灶内对比剂注射，有助于预测骨水泥注射过程中发生外渗的路径；然而，在实时透视下的骨水泥注射期间，如果病灶内的对比

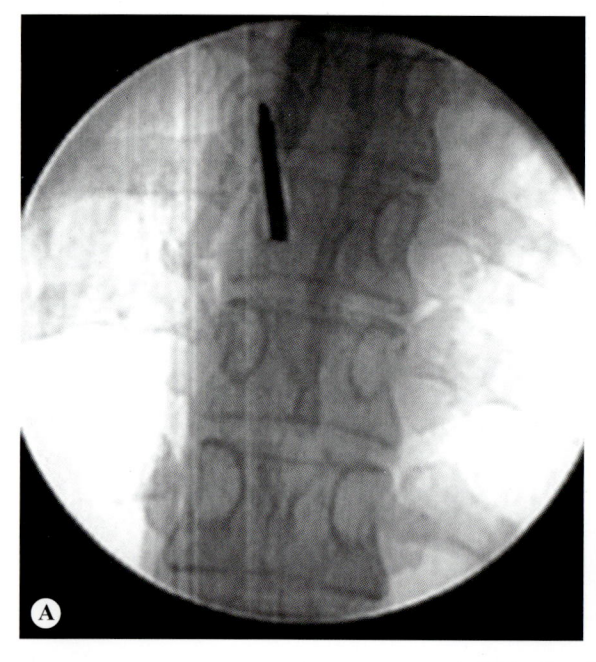

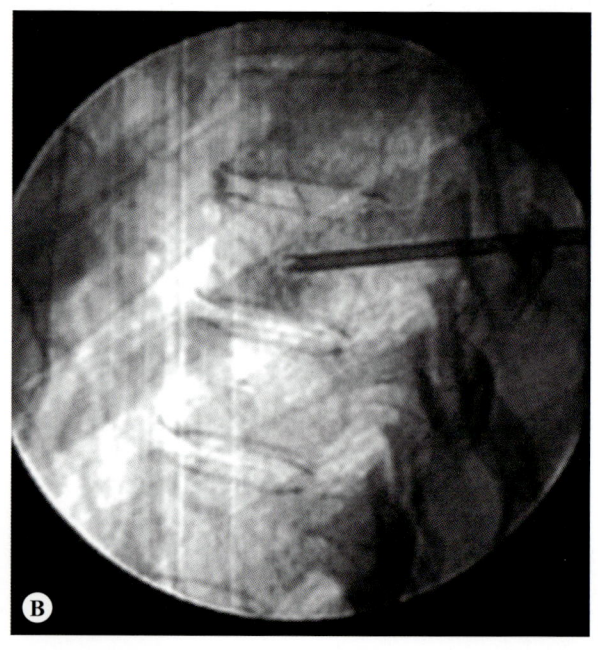

▲ 图7-12 椎体成形术过程
透视图像显示穿刺针经椎弓根进入椎体；A. 前后位；B. 侧位

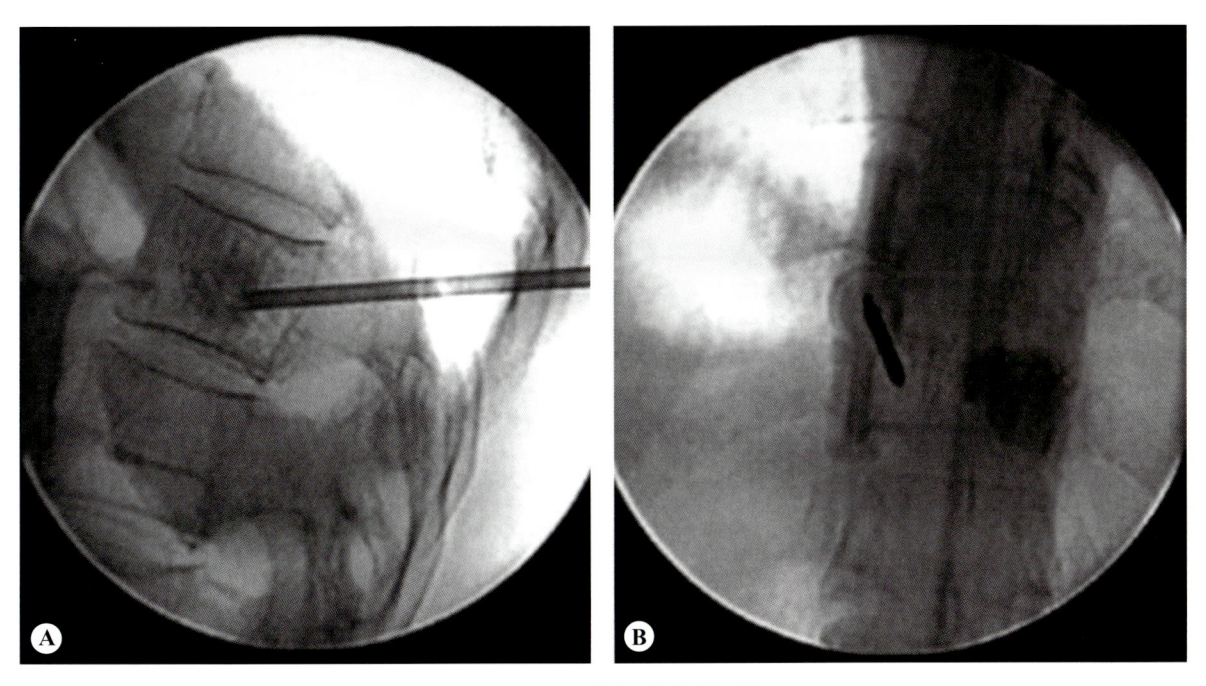

第 7 章　经皮椎体成形术治疗侵袭性椎体血管瘤
Percutaneous Vertebroplasty for Aggressive Vertebral Hemangiomas

▲ 图 7-13　椎体成形术过程
A. 侧位透视图像显示骨水泥开始填充椎体；B. 前后位透视图像显示骨水泥已填充的椎体右侧和用于对椎体其余部分骨水泥填充的对侧穿刺入路

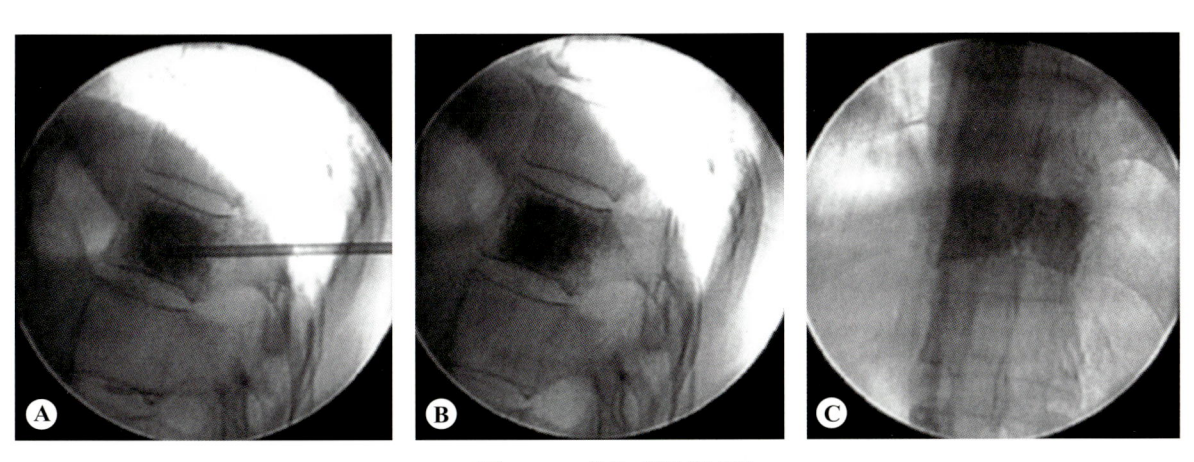

▲ 图 7-14　椎体成形术过程
A. 高密度骨水泥充分填充椎体的侧位透视图像；B. 移除穿刺针后的侧位透视图像；C. 移除穿刺针后的前后位透视图像

剂仍有存留，则可能导致椎体成形术随后的操作复杂化。

一旦达到骨水泥填充满意的足够注射量，再次插入套管针芯。在移除套管针之前，应在透视（或 CT）监测下略微后撤套管针，确定无骨水泥随着针道渗漏之后，移除套管针。

移除套管针后，通常留置患者于观察室监测 2~4h，确保患者的恢复和安全。对于术后患者，特别是肿瘤较大和硬膜外间隙受侵的术后患者，应进行神经学检查。术后立即进行 CT 或 MRI 检查，观察肿瘤部位骨水泥的填充程度，评估硬膜外病变的转归（图 7-15 和图 7-16），并应在术后 4~6 周内对患者进行临床随访，评估症状的缓解或进展。

123

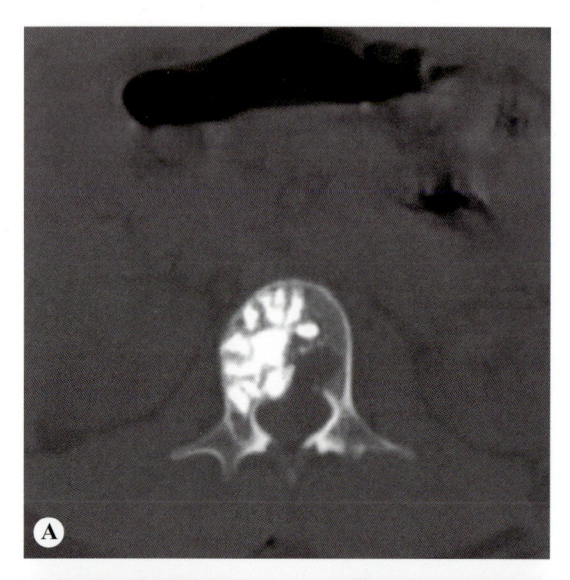

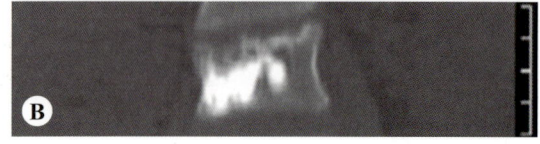

▲ 图 7-15 术后 CT 图像显示血管瘤大部分的骨水泥填充
A. 轴位；B. 冠状位（为图 7-10 的同例患者）

（四）结果

一些研究证实，在减轻或缓解继发于侵袭性血管瘤患者疼痛方面，椎体成形术具有良好效果[34, 39, 49-51]，大多数患者的疼痛症状可获得显著减轻或缓解，无须其他治疗。

（五）并发症

椎体成形术治疗血管瘤可能发生的并发症与标准椎体成形术相似，最严重的并发症是硬膜外骨水泥的渗漏或增加硬膜外肿瘤的占位效应而导致脊髓病症状发生，但是现有文献并无此类并发症报道，原因可能是此类研究所选择的患者也接受了其他方法的治疗。神经根病症状加重可能由于骨水泥通过椎弓根缺损或静脉通道渗漏而导致类似硬膜外间隙的压迫效应，产生严重的压迫性神经根病症状。神经根病症状必须与神经根刺激症状相鉴别，后者是一种短暂现象，可进行保守治疗，而压迫性神经根病则需要手术减压。椎管和椎间孔以外软组织的骨水泥外渗（包括椎间盘）通常无临床症状产生，然而，骨水泥和脂肪栓子虽然一般也不会产生严重后果，但少数患者可由于继发性肺血管系统负荷加重而发生呼吸窘迫，需要抗凝血治疗[52]。

（六）热消融

热消融协同椎体成形术是治疗侵袭性椎体血

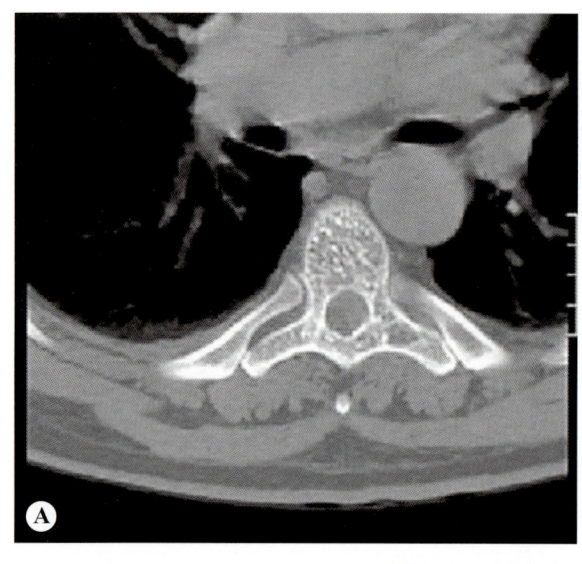

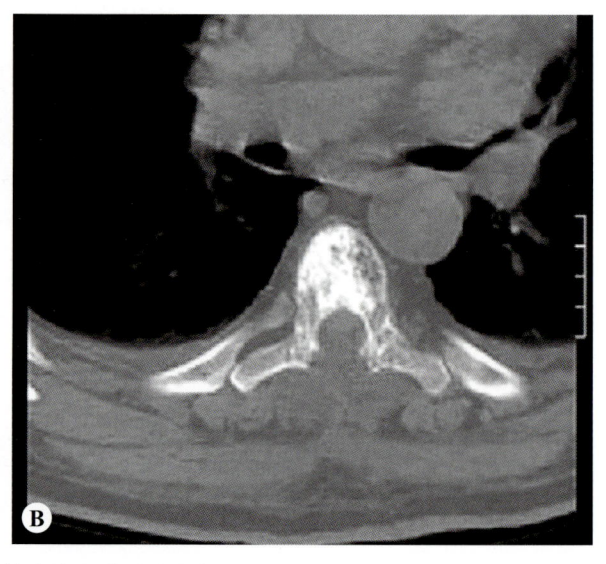

▲ 图 7-16 侵袭性血管瘤的多学科治疗方法
A. MRI 显示侵袭性血管瘤硬膜外软组织成分压迫脊髓（未显示）的脊髓病患者的术前 CT；B. 椎板切除术联合椎体成形术的术后 CT

管瘤的一种具有前景的新治疗方法[51, 53]。如前面章节所述，微波、射频消融和冷冻消融是最常见的经皮热消融方法。在一般情况下，骨水泥强化具有硬化血管瘤的效果，热消融可能不是必要治疗手段，但是对于体积较大或软组织成分较多的肿瘤，热消融是一种具有前景的新兴治疗手段。

十、管理

侵袭性椎体血管瘤治疗方案的选择取决于患者的临床表现，应采用多学科协同的治疗方法以优化患者的预后。笔者提出了一种治疗椎体血管瘤的管理流程，见图 7-17 和图 7-18。

对于具有神经功能障碍症状的患者，应采用开放手术治疗，以缓解症状。如果技术条件具备且患者条件允许，术前可行经动脉栓塞，以减少手术过程中失血量。虽然有研究报道，在无术前血管造影的情况下手术治疗仍取得成功[34, 39, 48, 49]，但无论是否进行术前栓塞，术前血管造影有助于更好地了解局部血管解剖。基于减压术和固定术的术中或术后椎体成形术，为后续的放射治疗奠定基础。

仅具有轻度硬膜外病变且神经症状轻微或缺乏的患者，无须立即手术。但是何种治疗方法对于此类患者最佳，文献结论不一。笔者建议采用放射治疗、椎体成形术、手术切除、血管栓塞术及上述治疗方法的多种组合[34, 36, 49, 50, 54-56]，效果虽有差异，但大多数效果良好。

对于无脊髓受压症状或减压术成功的侵袭性血管瘤患者，可应用上述提及的多种技术进行治疗。放射治疗处理侵袭性血管瘤具有良好的效果，但可发生椎体塌陷的延迟并发症。对于放射治疗的患者，需要密切的临床或影像学随访，以评估此类并发症的发生。为进一步治疗病变和稳定椎体，在放射治疗前或放射治疗后迅速实施椎体成形术是一种合理的方法。

对于仅表现为疼痛的患者，椎体成形术是一种很好的微创治疗，可以缓解长期性疼痛，通常不需要实施本章前述的其他治疗。椎体成形术用骨水泥填充骨结构中血管瘤的大部分，随之可减少已存在硬膜外间隙的肿瘤组织成分[49]。鉴于椎

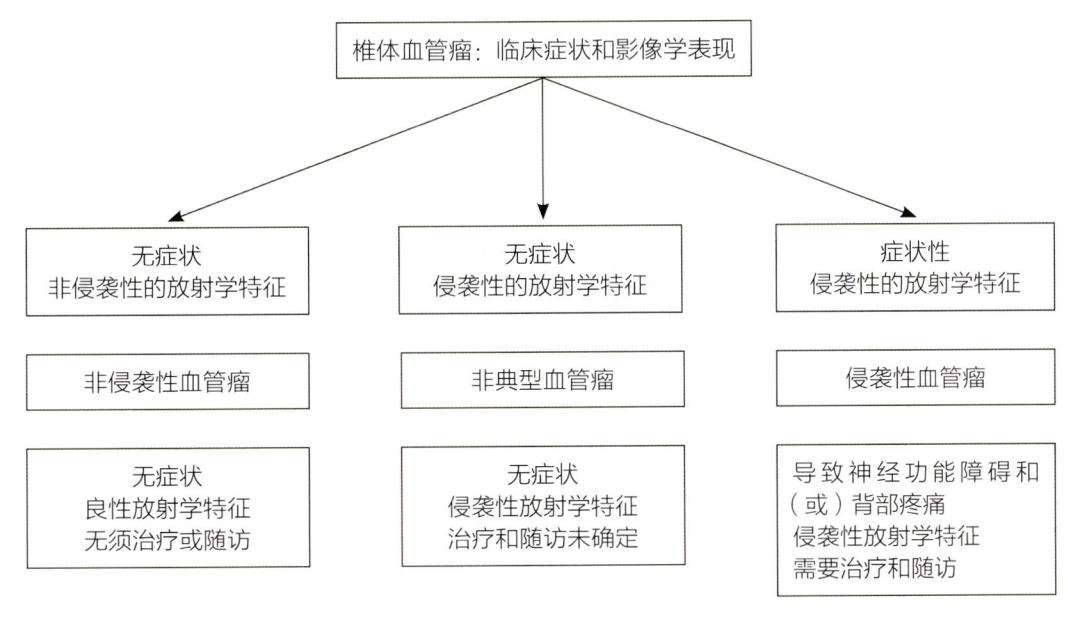

▲ 图 7-17 椎体血管瘤的管理流程

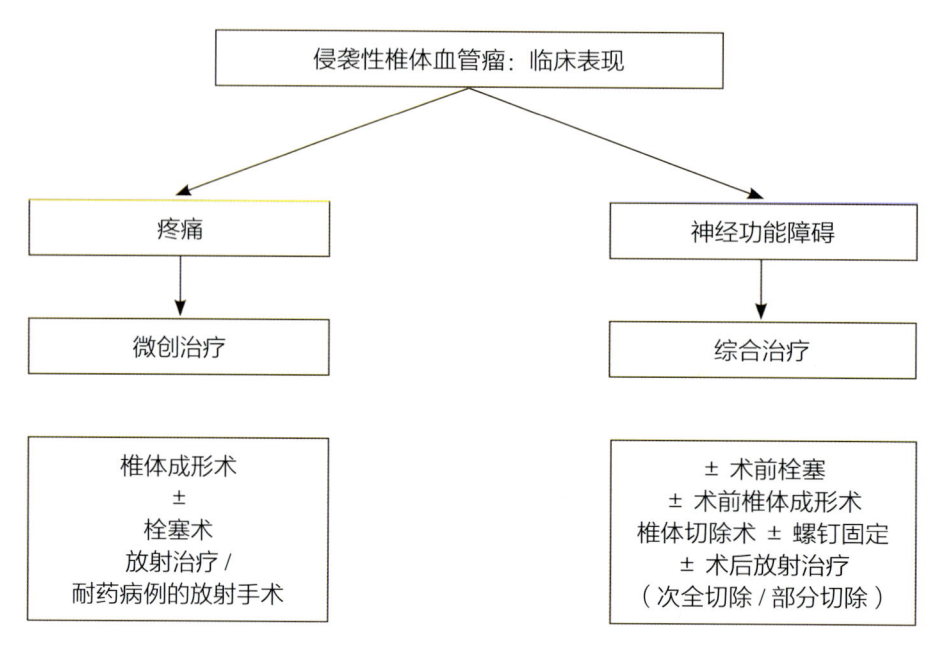

▲ 图 7-18 侵袭性椎体血管瘤的管理流程

体成形术在此类患者中的安全性和可用性，椎体成形术是无神经性症状患者一种可行的一线治疗方法。

无论患者具有何种表现和选择何种治疗方法，对于此类复杂并相对少见的肿瘤，多学科协同的治疗方法是必要的，多学科治疗团队和专业知识的密切沟通是患者获得最佳疗效的重要保障。

参考文献

[1] Gerhardt D. Ueber das Verhalten der Reflexe bei Querdurchtrennung des Rückenmarkes. Dtsch Z Nervenheilkd. 1894;6(1):127-36.

[2] Perman E. On haemangiomata in the spinal column. Acta Chir Scand. 1926;61:91-105.

[3] Askenasy H, Behmoaram A. Neurological manifestations in haemangioma of the vertebrae. J Neurol Neurosurg Psychiatry. 1957;20(4):276-84.

[4] Vasudeva VS, Chi JH, Groff MW. Surgical treatment of aggressive vertebral hemangiomas. Neurosurg Focus. 2016;41(2):E7.

[5] Töpfer D. Uber ein infiltrierend wachsendes Hamangiom der Haut und multiple Kapillarektasien der Haut und inneren Organe: Zur Kenntnis der Wirbelangiiome. Frankfurt Z Pathol. 1928;36:337-45.

[6] Junghanns H. Hamangiom des drie brustwir-belkorpers mit Ruckenmark-kompression. Arch Klin Chir. 1932;69:321-30.

[7] Guthkelch AN. Haemangiomas involving the spinal epidural space. J Neurol Neurosurg Psychiatry. 1948;11(3):199-210.

[8] Manning H. Symptomatic hemangioma of the spine. Radiology. 1951;56:58-65.

[9] Galibert P, Deramond H, Rosat P, Le Gars D. Note préliminaire sur le traitement des angiomes vertébraux par vertébroplastie acrylique percutanée [Preliminary note on the treatment of vertebral angioma by percutaneous acrylic vertebroplasty]. Neurochirurgie. 1987;33(2):166-8. (Article in French).

[10] Heiss JD, Doppman JL, Oldfield EH. Brief report: relief of spinal cord compression from vertebral hemangioma by intralesional injection of absolute ethanol. N Engl J Med. 1994;331(8):508-11.

[11] Cherian J, Sayama CM, Adesina AM, Lam SK, Luerssen TG, Jea A. Multilevel thoracic hemangioma with spinal cord compression in a pediatric patient: case report and review of the literature. Childs Nerv Syst. 2014;30(9):1571-6.

[12] Steiner JE, Drolet BA. Classification of vascular anomalies: an update. Semin Intervent Radiol. 2017;34(3):225-32.

[13] Hirano K, Imagama S, Sato K, Kato F, Yukawa Y, Yoshihara

[14] Rahyussalim AJ, Situmeang A, Safri AY, Fadhly ZI. Intradural intramedullary mixed type hemangioma: optimizing the surgical management through intraoperative neurophysiological monitoring. Case Rep Surg. 2015;2015: 984982.

[15] Takata Y, Sakai T, Higashino K, Goda Y, Tezuka F, Sairyo K. Intradural extramedullary capillary hemangioma in the upper thoracic spine: a review of the literature. Case Rep Orthop. 2014;2014:604131.

[16] Jang D, Kim C, Lee SJ, Ryu YJ, Kim J. Pure spinal epidural cavernous hemangioma with intralesional hemorrhage: a rare cause of thoracic myelopathy. Korean J Spine. 2014; 11(2):85-8.

[17] Roncaroli F, Scheithauer BW, Deen HG Jr. Multiple hemangiomas (hemangiomatosis) of the cauda equina and spinal cord. Case report. J Neurosurg. 2000;92(2 Suppl):229-32.

[18] Gaudino S, Martucci M, Colantonio R, Lozupone E, Visconti E, Leone A, Colosimo C. A systematic approach to vertebral hemangioma. Skelet Radiol. 2015;44(1):25-36.

[19] Adeolu AA, Balogun JA, Adeleye AO, Adeoye PO, Okolo CA, Ogbole GI. Management of symptomatic vertebral haemangioma in a resource challenged environment Childs Nerv Syst. 2010;26(7):979-82.

[20] Slon V, Stein D, Cohen H, Sella-Tunis T, May H, Hershkovitz I. Vertebral hemangiomas: their demographical characteristics, location along the spine and position within the vertebral body. Eur Spine J. 2015;24(10):2189-95.

[21] Slon V, Peled N, Abbas J, Stein D, Cohen H, Hershkovitz I. Vertebral hemangiomas and their correlation with other pathologies. Spine (Phila Pa 1976). 2016;41(8):E481-8.

[22] Laredo JD, Assouline E, Gelbert F, Wybier M, Merland JJ, Tubiana JM. Vertebral hemangiomas: fat content as a sign of aggressiveness. Radiology. 1990;177(2):467-72.

[23] Laredo JD, Reizine D, Bard M, Merland JJ. Vertebral hemangiomas: radiologic evaluation. Radiology. 1986; 161(1):183-9.

[24] Nigro L, Donnarumma P. Vertebral hemangiomas: common lesions with still many unknown aspects. J Spine Surg. 2017;3(2):309-11.

[25] Leong S, Kok HK, Delaney H, Feeney J, Lyburn I, Munk P, Torreggiani W. The radiologic diagnosis and treatment of typical and atypical bone hemangiomas: current status. Can Assoc Radiol J. 2016;67(1):2-11.

[26] Han BK, Ryu JS, Moon DH, Shin MJ, Kim YT, Lee HK. Bone SPECT imaging of vertebral hemangioma correlation with MR imaging and symptoms. Clin Nucl Med. 1995;20(10):916-21.

[27] Winfield JM, Poillucci G, Blackledge MD, Collins DJ, Shah V, Tunariu N, et al. Apparent diffusion coefficient of vertebral haemangiomas allows differentiation from malignant focal deposits in whole-body diffusion-weighted MRI. Eur Radiol. 2018;28(4):1687-91.

[28] Morales KA, Arevalo-Perez J, Peck KK, Holodny AI, Lis E, Karimi S. Differentiating atypical hemangiomas and metastatic vertebral lesions: the role of T1-weighted dynamic contrast-enhanced MRI. AJNR Am J Neuroradiol. 2018;39(5):968-73.

[29] Fletcher CD, Unni KK, Mertens F, editors. WHO classification of tumours: pathology and genetics of tumour soft tissue and bone, vol. 4. Lyon: IARC; 2002.

[30] Johnson WD, Petrie MM. Variety of spinal vascular pathology seen in adult Cobb syndrome. J Neurosurg Spine. 2009;10(5):430-5.

[31] Moles A, Hamel O, Perret C, Bord E, Robert R, Buffenoir K. Symptomatic vertebral hemangiomas during pregnancy. J Neurosurg Spine. 2014;20(5):585-91.

[32] Sirikulchayanonta V, Jinawath A, Jaovisidha S. Epithelioid hemangioma involving three contiguous bones: a case report with a review of the literature. Korean J Radiol. 2010;11(6):692-6.

[33] O'Shea BM, Kim J. Epithelioid hemangioma of the spine: two cases. Radiol Case Rep. 2015;9(4):984.

[34] Acosta FL Jr, Sanai N, Chi JH, Dowd CF, Chin C, Tihan T, et al. Comprehensive management of symptomatic and aggressive vertebral hemangiomas. Neurosurg Clin N Am. 2008;19(1):17-29.

[35] Cloran FJ, Pukenas BA, Loevner LA, Aquino C, Schuster J, Mohan S. Aggressive spinal haemangiomas: imaging correlates to clinical presentation with analysis of treatment algorithm and clinical outcomes. Br J Radiol. 2015; 88(1055):20140771.

[36] Goldstein CL, Varga PP, Gokaslan ZL, Boriani S, Luzzati A, Rhines L, et al. Spinal hemangiomas: results of surgical management for local recurrence and mortality in a multicenter study. Spine (Phila Pa 1976). 2015;40(9):656-64.

[37] Yao KC, Malek AM. Transpedicular N-butyl cyanoacrylate-mediated percutaneous embolization of symptomatic vertebral hemangiomas. J Neurosurg Spine. 2013;18(5):450-5.

[38] Fox MW, Onofrio BM. The natural history and management of symptomatic and asymptomatic vertebral hemangiomas. J Neurosurg. 1993;78(1):36-45.

[39] Acosta FL Jr, Dowd CF, Chin C, Tihan T, Ames CP, Weinstein PR. Current treatment strategies and outcomes in the management of symptomatic vertebral hemangiomas. Neurosurgery. 2006;58(2):287-95; discussion 287-95.

[40] Doppman JL, Oldfield EH, Heiss JD. Symptomatic vertebral hemangiomas: treatment by means of direct intralesional injection of ethanol. Radiology. 2000;214(2):341-8.

[41] Robinson Y, Sheta R, Salci K, Willander J. Blood loss in surgery for aggressive vertebral haemangioma with and without embolisation. Asian Spine J. 2015;9(3):483-91.

[42] Wang B, Meng N, Zhuang H, Han S, Yang S, Jiang L, et al. The role of radiotherapy and surgery in the management of aggressive vertebral hemangioma: a retrospective study of

20 patients. Med Sci Monit. 2018;24:6840-50.
[43] Uzunaslan D, Saygin C, Gungor S, Hasiloglu Z, Ozdemir N, Celkan T. Novel use of propranolol for management of pain in children with vertebral hemangioma: report of two cases. Childs Nerv Syst. 2013;29(5):855-60.
[44] Pinar Sedeño B, Rodríguez Ibarria N, Mhaidli Hamdani H, Fernández Varela T, San Miguel Arregui I, Macías Verde D, Lara Jiménez PC. First reported treatment of aggressive hemangioma with intraoperative radiation therapy and kyphoplasty (Kypho-IORT). Clin Transl Radiat Oncol. 2017;2:19-22.
[45] Boschi V, Pogorelić Z, Gulan G, Perko Z, Grandić L, Radonić V. Management of cement vertebroplasty in the treatment of vertebral hemangioma. Scand J Surg. 2011;100(2):120-4.
[46] Khan M, Kushchayev SV. Percutaneous vertebral body augmentations: the state of art. Neuroimaging Clin N Am. 2019;29(4):495-513.
[47] Liu XW, Jin P, Wang LJ, Li M, Sun G. Vertebroplasty in the treatment of symptomatic vertebral haemangiomas without neurological deficit. Eur Radiol. 2013;23(9):2575-81.
[48] Chen YL, Hu XD, Xu NJ, Jiang WY, Ma WH. Surgical treatment of compressive spinal hemangioma : a case series of three patients and literature review. Orthopade. 2018;47(3):221-7.
[49] Jiang L, Liu XG, Yuan HS, Yang SM, Li J, Wei F, et al. Diagnosis and treatment of vertebral hemangiomas with neurologic deficit: a report of 29 cases and literature review. Spine J. 2014;14(6):944-54.
[50] Hao J, Hu Z. Percutaneous cement vertebroplasty in the treatment of symptomatic vertebral hemangiomas. Pain Physician. 2012;15(1):43-9.
[51] Koch G, Cazzato RL, Gilkison A, Caudrelier J, Garnon J, Gangi A. Percutaneous treatments of benign bone tumors. Semin Intervent Radiol. 2018;35(4):324-32.
[52] Krueger A, Bliemel C, Zettl R, Ruchholtz S. Management of pulmonary cement embolism after percutaneous vertebroplasty and kyphoplasty: a systematic review of the literature. Eur Spine J. 2009;18(9):1257-65.
[53] Moynagh MR, Kurup AN, Callstrom MR. Thermal ablation of bone metastases. Semin Intervent Radiol. 2018;35(4):299-308.
[54] Jones JO, Bruel BM, Vattam SR. Management of painful vertebral hemangiomas with kyphoplasty: a report of two cases and a literature review. Pain Physician. 2009;12(4):E297-303.
[55] Heyd R, Seegenschmiedt MH, Rades D, Winkler C, Eich HT, Bruns F, et al. German Cooperative Group on Radiotherapy for Benign Diseases. Radiotherapy for symptomatic vertebral hemangiomas: results of a multicenter study and literature review. Int J Radiat Oncol Biol Phys. 2010;77(1):217-25.
[56] Guarnieri G, Ambrosanio G, Vassallo P, Pezzullo MG, Galasso R, Lavanga A, et al. Vertebroplasty as treatment of aggressive and symptomatic vertebral hemangiomas: up to 4 years of follow-up. Neuroradiology. 2009;51(7):471-6.

第 8 章 骶骨成形术
Sacral Augmentation: Comprehensive Review

Sanders Chang　Amish H. Doshi　Wende N. Gibbs　Mark Finkelstein
Jacob Deutsch　Reade A. De Leacy　著

一、概述和流行病学

骶骨自发性骨质疏松性骨折，也被称为骶骨不全性骨折（sacral insufficiency fracture，SIF），1982 年首次用于诊断"因背部和腿部疼痛而导致活动受限"的 3 例老年患者[1]。SIF 现是一种公认的独立病种，在伴有骨密度减低的老年患者中并不少见，其继发的原因包括创伤、代谢紊乱、恶性肿瘤、既往骨盆放射治疗史和炎性脊柱关节病。

由于症状模糊和非特异性，SIF 易被漏诊或被误诊。该病的诊断应基于病史的仔细询问和针对性体格检查，但除活动或直接触诊可诱发疼痛外，体格检查难以发现其他局部阳性结果，然而，及时诊断十分重要，因为延误治疗可使患者病情加重。尽管真实发病率尚不清楚，但高危人群的 SIF 发生率估计为 1%～5%[2, 3]。

骶骨骨折以往的标准治疗一直是保守治疗，采取卧床休息、康复、阿片类和非阿片类镇痛药相结合的综合方式。此类方法虽然"无创"，但却具有真正的风险，有可能导致患者压疮发生、肺部和泌尿道感染、深静脉血栓形成、肺栓塞、恶病质/肌肉萎缩、长期制动诱发骨密度进一步丢失、镇痛药耐受和依赖，以及社交隔离和抑郁等心理疾病。

椎体强化术是一种将聚甲基丙烯酸甲酯（polymethyl methacrylate，PMMA）骨水泥注射到压缩性骨折椎体中，以增强椎骨结构整体性，缓解患者疼痛的治疗方法。随着椎体强化术在治疗椎体压缩性骨折方面取得的成功，类似技术也被用于治疗骨质疏松或恶性肿瘤相关性骶骨骨折，称之为骶骨成形术（sacroplasty）。2002 年 Garant 等首次报道了应用该技术治疗系列病例的临床研究[4]。该技术已被证明是一种可替代保守治疗的安全疗法，其具有并发症少而轻、疼痛缓解明显，患者活动能力提高显著的优势[5]。

二、Denis 分类

熟悉骶骨骨折有关的生物力学和病理生理学是有效治疗该病的基础。骶骨由 5 个融合的骶椎组成，其上下方分别与 L_5 椎体和尾骨连接。骶髂关节由骶骨和髂骨的耳状关节面相对构成。正常步态在骶骨周围产生的扭转应力能通过骶髂关节得到缓冲。骶髂关节损伤可导致应力转移至骶骨，因此，如果骶骨稳定性差，则可能容易导致骨折发生[6]。

通过对 236 例骶骨骨折患者的回顾性分析，Denis 等提出了一种分类系统，将骶骨骨折基于不同解剖区域分为三种类型（图 8-1 和表 8-1），而每个区域均可用于预测骶骨骨折可能导致神经功能损害的严重程度。根据 Denis 分类：Ⅰ区骨折发生在骶骨翼和骶骨孔外侧，偶尔与第 5 腰神经根的部分损害有关；Ⅱ区骨折累及骶骨孔，不累及骶管，常伴有坐骨神经痛；Ⅲ区骨折位于骶骨孔内侧，累及骶骨体和骶管，常伴有马尾综合征，该区骨折线可为横向或纵向。外伤性骶骨骨折在Ⅰ区最常见，发生率为 50%，其次为Ⅱ区，发生率约为 34%[7, 8]。

骶骨不全性骨折最常累及Ⅰ区的原因在于骶骨翼特别容易发生骨小梁丢失。横向不全性骨折常见于 S_2 及 S_2 以下的椎体，并可累及 Denis 分类的所有三个区域。

三、骶骨骨折的影像学表现

常规 X 线摄片为整个骨盆提供了最为快捷的检查方法。然而，该方法在发现 SIF 方面作用非常有限。由于存在肠道气体、血管钙化、软组织的重叠及常常伴有骨质减少的影响，常规 X 线摄片敏感性为 20%~38%[9]。一项 Meta 分析显示，位于骶骨翼同时平行于骶髂关节的垂直硬化带是 SIF 最常见的放射学征象，可发生于约 57% 的病例，而明显骨皮质中断和（或）骨折线仅发生于 13% 的病例[10]。

若应用常规 X 线摄片进行诊断，则检查应包括骨盆入口位、骨盆出口位和骶骨侧位的三种骶骨投照方位，以尽可能提高灵敏度（图 8-2）。骨盆入口位和出口位提供垂直于骶骨的投照视图能够较好地显示纵向骨折，而侧位图像则可显示骨折移位和成角的横向骨折。横向骨折也可表现为骶骨弓状线的变形或中断，即骶骨孔的骨皮质不连续（图 8-3）。L_5 横突或耻骨支骨折被视为骶骨骨折间接证据，需要及时进行计算机断层扫描（CT）或磁共振成像（MRI）以进一步评估。鉴于常规 X 线摄片诊断 SIF 的敏感性相对较差，对于临床高度怀疑而 X 线片"正常"的患者，应进一步采用断层成像技术进行影像学检查。

由于具有检查时间短、普及率高和灵敏度接近 75% 的特点，CT 扫描已成为评估创伤性骶骨和骨盆骨折的主要成像方法[11]。骶骨前水肿或血肿的存在高度提示骶骨骨折，三维重建有助于显示横断面呈现不佳的细微骨折。CT 图像在外科手术和骶骨成形术前的规划中也具有重要作用（图 8-4）。

MRI 是诊断所有类型骶骨骨折的首选影像学方式，据报道其对急性和亚急性骨折的检出灵敏

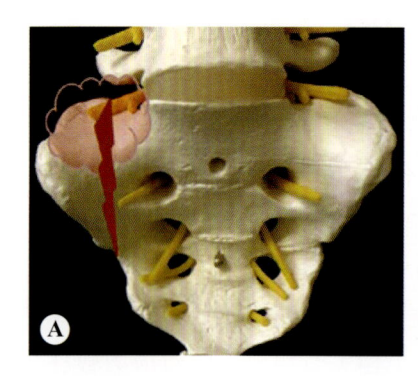

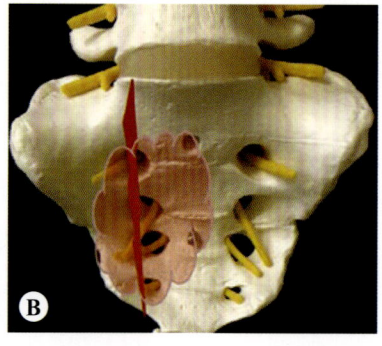

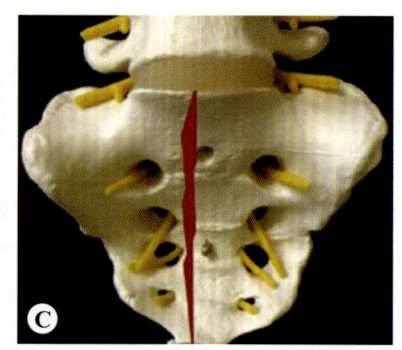

▲ 图 8-1 骶骨骨折 Denis 分类的骶骨三个区域
A. Ⅰ区骨折位于骶骨孔外侧，很少引起症状，最常见的症状与穿出的 L_5 神经根损伤有关；B. Ⅱ区骨折穿过骶骨孔，易引起神经损伤；C. Ⅲ区骨折累及骶管，位于骶骨孔内侧，Ⅲ区骨折很少发生，但常导致神经损伤

第 8 章 骶骨成形术
Sacral Augmentation: Comprehensive Review

表 8-1 Denis 分类

骨折分区	描 述
Ⅰ	累及骶骨孔外侧的骶骨翼骨折
Ⅱ	不累及骶管的骶骨孔骨折
Ⅲ	位于骶骨孔内侧的骶管区中央型骨折，分为四个类型
类型 1	骨折部位后凸成角无骨折移位
类型 2	骨折部位后凸成角伴骶骨远端前移
类型 3	骨折部位后凸成角伴骨折片的完全移位
类型 4	S_1 段粉碎性骨折，通常继发于轴向压力

度高达 100%[9]。T_1WI 显示骨折线呈低强度信号，增强后可呈高强度信号；短 TI 反转恢复（short TI inversion recovery，STIR）序列显示任何相关性骨髓水肿均呈高强度信号。由于 SIF 患者通常表现为非特异性下腰部疼痛，因此腰椎 MRI 通常是首选的影像学检查方法。在这种情况下，应仔细观察矢状位 T_1WI 是否存在骨髓水肿，以便为随后骶骨的特殊成像提供依据（图 8-2、图 8-3 和图 8-5）。

99mTc 亚甲基二膦酸盐骨显像对 SIF 的检测高度敏感，总体而言，后平面视图为最敏感模式[9]。放射性示踪剂的典型 H 形分布被认为是诊断 SIF 特征性的影像表现，此分布形态与本田汽车制造商的徽标非常接近，因而称为"本田征"（Honda

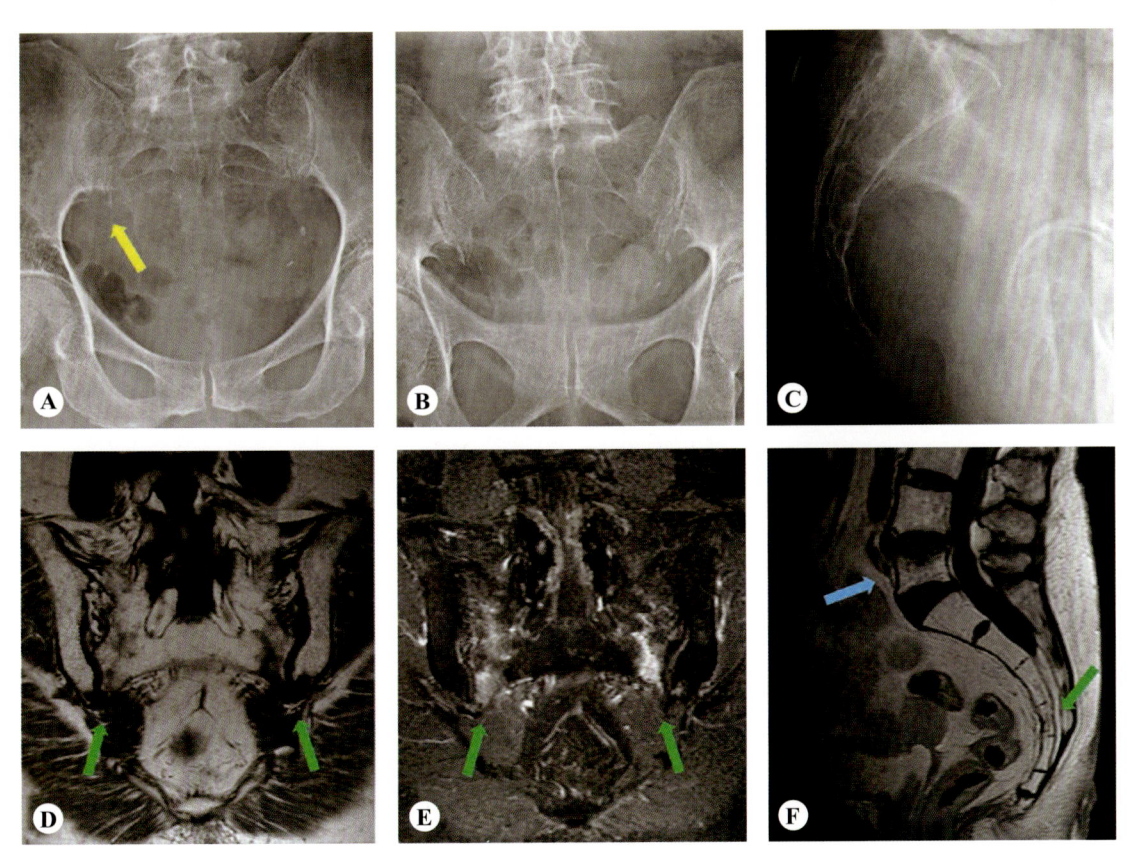

▲ 图 8-2 骶骨骨折示例
骨盆入口（A）、骨盆出口（B）和骨盆侧位（C）常规 X 线摄片显示右侧骶骨翼的 I 区轻微骨折，骨盆入口位图像（黄箭）显示最为明显。同例患者的非增强 T_1WI（D）、增强 T_1 脂肪饱和（E）斜冠状位重建图像显示除已知的右侧 I 区骨折外，左侧骶骨翼的线状强化提示 II 区骨折（绿箭）。非增强矢状位 T_1WI（F）重建图显示水平骨折穿过 S_3/S_4 节段（绿箭），合并 L_5 亚急性压缩性骨折（蓝箭）

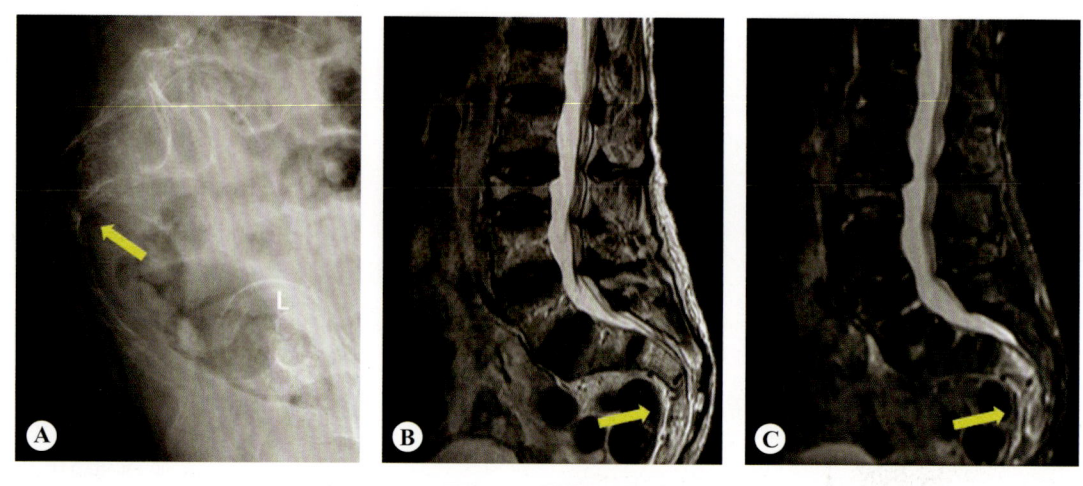

▲ 图 8-3 骶骨骨折示例

A. 侧位骨盆 X 线片显示 $S_2 \sim S_3$ 交界处局部变形，后凸角增加（黄箭）；B 和 C. 同例患者 T_2 快速自旋回波序列（B）和短 TI 反转恢复序列（C）正中矢状位重建图像显示异常骨髓信号，提示骨髓水肿，符合Ⅲ区 1 型骨折表现（黄箭）

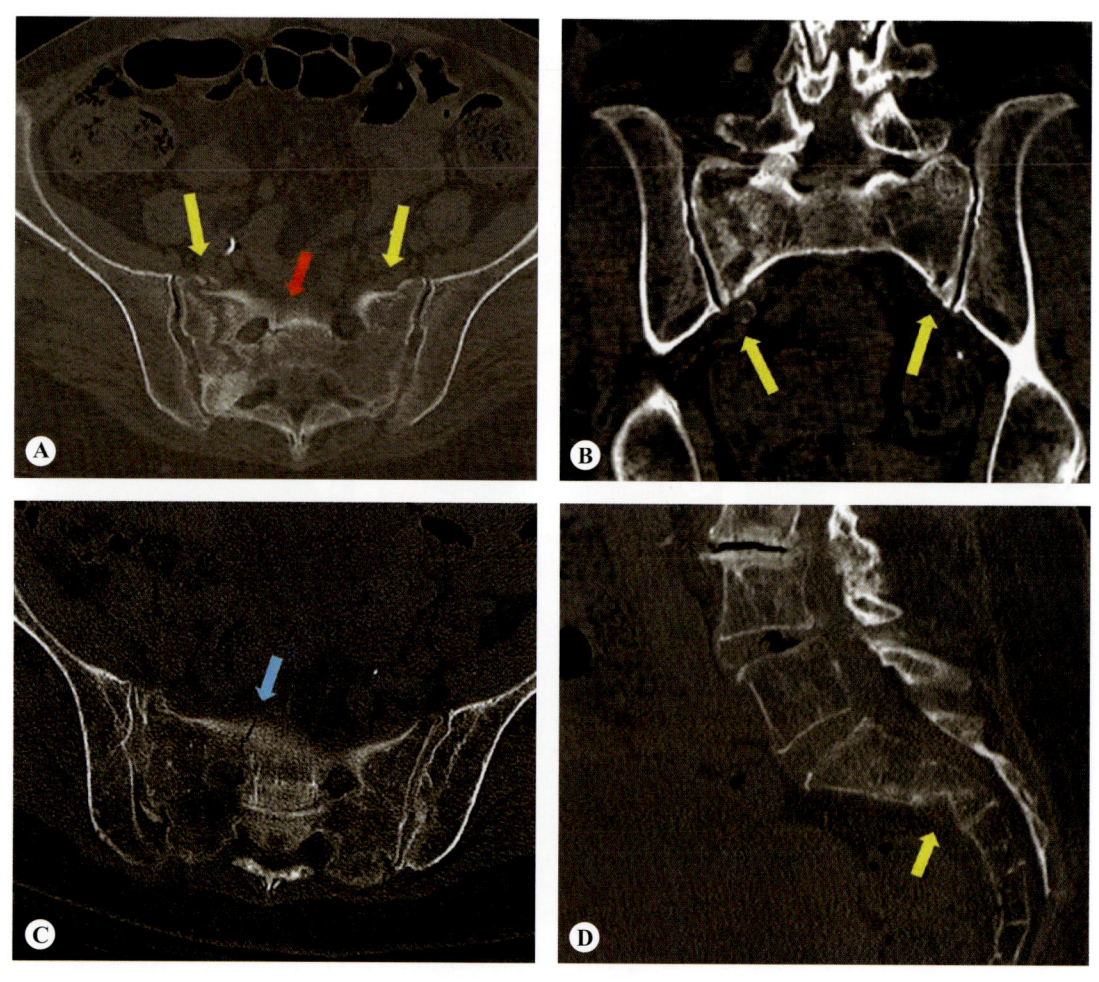

▲ 图 8-4 骶骨翼骨折示例

A 和 B. 骶骨轴位（A）和冠状位重建（B）CT 骨窗图像显示双侧Ⅰ区骨折（黄箭），延伸穿过骶骨孔的水平骨折线为Ⅲ区骨折（黄箭）；C. 骶骨轴位 CT 骨窗图像显示累及右侧骶骨孔的骨折线为Ⅱ区骨折（蓝箭）；D. 矢状位重建 CT 骨窗图像显示 S_2 椎体成角无平移的骨折线为Ⅲ区 1 型骨折（黄箭）

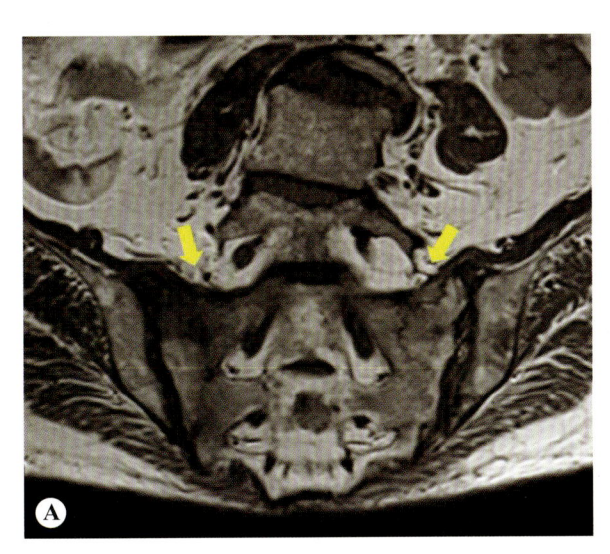

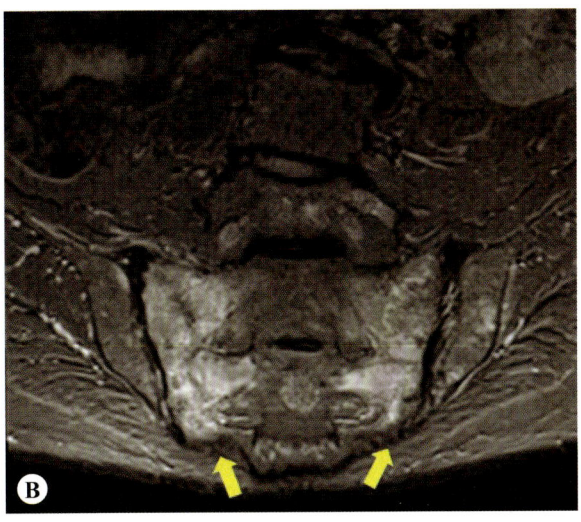

▲ 图 8-5 骶骨翼骨折示例

斜冠状位重建 MRI 图像显示双侧骶骨翼骨折。A. T_1WI 显示骨折呈低强度信号；B. STIR 序列显示符合骶骨骨髓水肿表现的高强度信号区（黄箭）

sign）。然而，骨显像耗时较长，空间分辨率较低，在诊断 SIF 方面的应用较为局限。此外，由于骨闪烁显像显示的骨折可能与退行性椎间盘疾病、关节炎和滑膜炎的表现类似，因此，其对不典型骨折类型的诊断特异性低于 CT 或 MRI。然而，在患者有 MR 成像禁忌的情况下，骨显像是非常有价值的，可考虑用来帮助诊断 SIF。

四、骶骨成形术的适应证和禁忌证

尽管目前尚无有关骶骨成形术的具体实施标准发布，但骶骨成形术的适应证和禁忌证可参照椎体强化术。根据美国放射学会的适用性标准，经皮椎体强化术通常适用于无"危险信号"（如癌症、发热、静脉注射毒品史）的骨质疏松性压缩性骨折，伴有剧烈疼痛或疼痛加重的脊柱病理性骨折，以及伴有脊柱畸形或肺功能障碍的病理性骨折[12, 13]。无癌症病史患者的新发症状性压缩性骨折和无症状脊柱病理性骨折可作为适应证。

骶骨成形术的绝对禁忌证与椎体成形术相似，包括败血症、活动期的骨髓炎、难治性凝血功能障碍或对骨水泥中的材料过敏[14]。相对禁忌证包括经保守治疗后症状已缓解的疼痛性骶骨不全性骨折、骨折碎片或肿瘤导致的椎管内神经系统损害。

五、术前评估

为保障骶骨成形术治疗骶骨不全性骨折的有效性和安全性，需要掌握尽可能多的患者信息。应全面细致地进行临床评估，以确定患者是否适合于该方法的治疗，全面的病史采集应关注可能影响骶骨稳定性、骨折愈合和多学科治疗的相关因素，包括骶骨骨折发生的原因、潜在的并发症、目前的治疗方案，以及既往的手术和放射治疗史。

创伤性骶骨骨折多见于年轻患者，往往与高能量创伤机制有关，该机制可导致血流动力学改变和神经系统损伤，并显著增加并发症的发生率。因而创伤性骶骨骨折可能需要手术治疗[15]。SIF 更常见于老年骨质疏松症患者，而作为骨质疏松症的主要治疗方法，双膦酸盐的长期使用可导致骨微损伤和骨重塑，从而潜在干扰骨折愈合[16]。与 SIF 相关的其他危险因素包括恶性肿瘤史、接受妇科癌症和肛门直肠癌症的放射治疗史、类风湿关节炎和代谢性骨病。骨转移和血管瘤引起的病理性骨折可能需要辅以射频、微波治疗。在某些情况下，还需要在骨水泥强化术前进行冷冻消融[17,18]。

疼痛和功能评估有利于患者治疗效果的监测，视觉模拟评分法（visual analogue scale，VAS）通常被纳入临床实践和研究中，功能状态和生活质量可用 Oswestry 功能障碍指数（Oswestry disability index，ODI）进行评估。一项研究显示，骶骨成形术后 3 个月，平均 ODI 从 59% 显著下降到 15%，表明患者可早期恢复日常活动，提高活动能力[19]。

体格检查对于判断症状的严重程度至关重要，这些症状包括神经根病变、压痛点、局灶性神经功能缺损、活动受限、心肺功能障碍、大小便失禁和感染征象。对于病情危重的病例，手术应推迟至患者病情稳定后再进行。

可以采用特定的体格检查方法来粗略评估是否存在骶骨病变。髋关节的 FADIR [屈曲（flexion）、内收（adduction）和内旋（internal rotation）]试验和 FABER [屈曲（flexion）、外展（abduction）和外旋（external rotation）]/Patrick 试验可分别明确存在的髋关节前或后方向的撞击。骶髂关节功能障碍可通过 Gaenslen 试验（对膝盖施加扭转力）、牵张试验（对髂前上棘突施加垂直压力）和压缩试验（对髂嵴施加横向穿过骨盆的垂直力）进行检查[20]。

与脊柱手术相似，应常规进行实验室检查，包括全血细胞计数和凝血因子检查，对于有感染、贫血或凝血病证据的患者需要术前给予血液制品，所有患者应在术前预防性使用针对皮肤病原体的抗生素。对于骨质疏松症患者应常规评估血钙、维生素 D、甲状旁腺激素和炎症标志物，以利于术后治疗方案的制订。

六、骶骨成形术的操作步骤

骶骨成形术是一种在 CT、透视或偶尔两种影像学方法结合引导的经皮微创介入手术。每种影像引导方法均具有各自的优点和局限性，但总体而言，采用何种影像引导方法取决于术者，其最终目的是使用聚甲基丙烯酸甲酯（PMMA）充分强化 S_1 和 S_2 的外侧部分。

介入操作通常采用两种穿刺入路。由于有明显的骨性标志做参考，通常首选后方或短轴入路，尽管该入路通常每侧需置入 2 根穿刺针。第二种方法也称长轴入路穿刺法，是使用 1 根穿刺针沿骶骨长轴进针，将穿刺针针尖推进至 S_1 和 S_2 的外侧部分。两种入路方法将在下文中详细描述。

（一）短轴后入路骶骨成形术

在 CT 或透视引导下进行该操作，患者取俯卧位。可在患者骨盆下方放置一枕垫，以改变骨盆相对于水平面的头尾方向或倾斜度。

1. CT 引导

先行骨盆 CT 扫描，选择并标记经单侧或双侧进入 S_1 和 S_2 节段的穿刺路径和皮肤进针点；手术区常规无菌消毒和铺巾，静脉注射预防性抗生素（青霉素过敏患者常使用头孢唑啉 1~2mg，头孢菌素过敏患者则使用万古霉素 1mg）；在皮下和骨膜的局部浸润麻醉下，进针点行 2~3mm 的皮肤切口；在 CT 引导下将骨穿针（8~11G）推进至骶骨靶节段，针尖应位于中央管和邻近骶骨孔的外侧、同侧骶髂关节的内侧。一旦确认穿刺针尖位置恰当，用旋进式注射器注射 PMMA，随后进行"检查"扫描。重复该过程，直到获得良好的骨水泥分布。如上所述，可能需要多根骨穿针的操作方能充分加固骶骨骨折段。图 8-6 和图 8-7 显示了典型的 CT 引导下操作。

2. 透视引导

采用类似的手术区常规无菌消毒和铺巾，并给予预防性抗菌药。进行骨盆入口位、出口位和侧位的基线点片，设置探测器垂直于 L_5/S_1 椎间盘和同侧骶髂关节的前斜位投照、确定进针深度的骨盆侧位投照等参数。在皮肤和骨膜局部麻醉下，在 S_1 和 S_2 为靶区的穿刺途径进针点的皮肤做小切口，并在前斜位透视引导下将穿刺针推进至靶节段的骶骨孔外侧和同侧骶髂关节的内侧。根据侧位透视确定进针深度，针尖应位于 S_1 或 S_2 节段之间的中心。在实时透视监测下注射骨水泥，直到获得充分的骨水泥分布。

（二）长轴后入路骶骨成形术

长轴后入路透视引导骶骨成形术，主要的成像设备为可支持垂直相交投照的 1 台或 2 台 C 形臂透视机或常规单平板或双平板血管造影系统。

患者取俯卧位，按照常规流程和技术进行无菌消毒和铺巾，进行上述抗生素的静脉注射。进行骨盆入口位、出口位和侧位的基线点片，设置探测器垂直于 L_5/S_1 椎间盘和同侧骶髂关节的前斜位投照、确定进针深度的标准骨盆侧位等投照参数（图 8-8）。下面将进一步描述该技术的详细情况。

常用利多卡因（1% 或 2%）进行皮肤和骨膜浸润麻醉，根据预定的骶骨内穿刺路径，即长轴骨穿刺针（10~13G）沿骶椎外侧段进入邻近 S_3/S_4

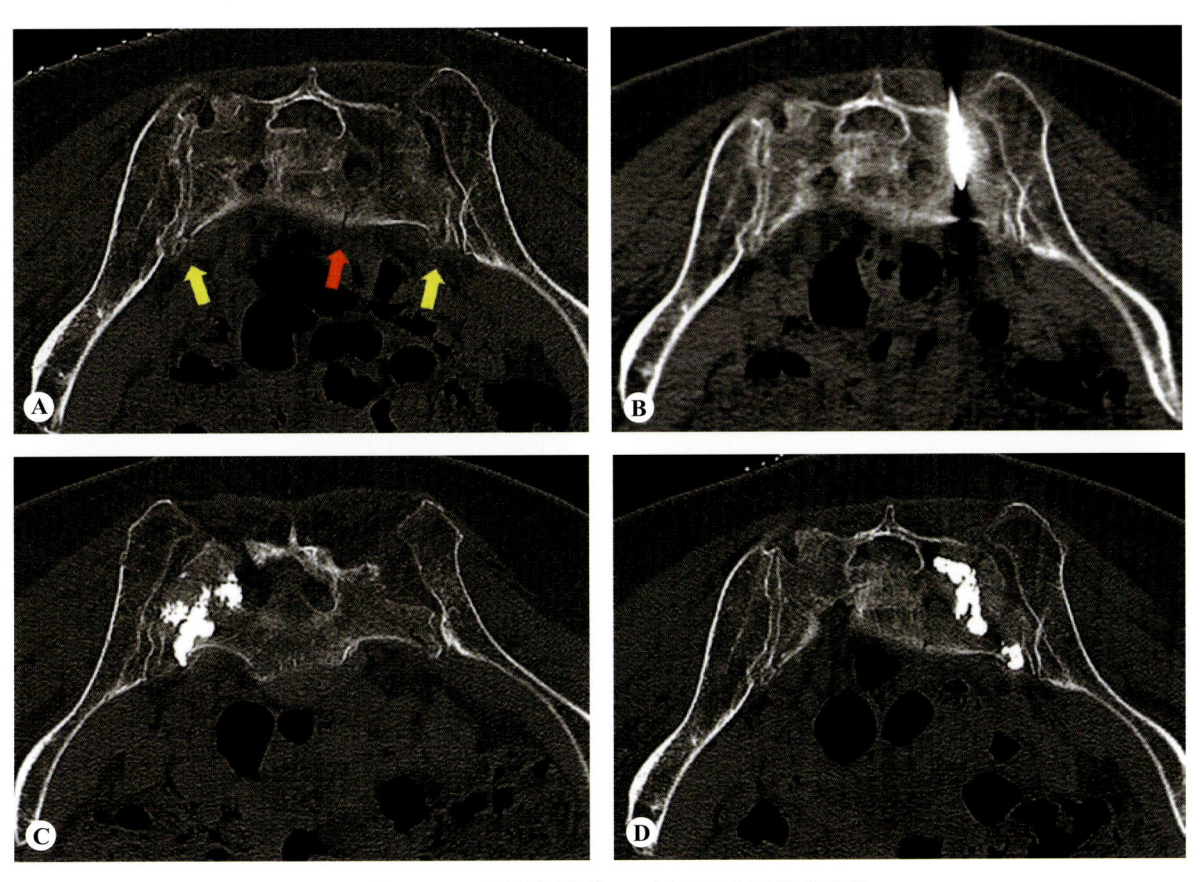

▲ 图 8-6 双侧骶骨翼的 CT 引导经皮骶骨成形术

A. 骶骨轴位 CT 骨窗图像显示双侧 I 区（黄箭）和左侧 II 区（红箭）骶骨翼骨折；B. CT 引导骨穿刺针穿越左侧骨膜前行至骶骨翼后 1/3 处；C 和 D. 随后通过穿刺针注射骨水泥，并在右侧重复此操作步骤后 CT 扫描，图像显示骨水泥分布恰当，无骨水泥渗漏入骶骨孔

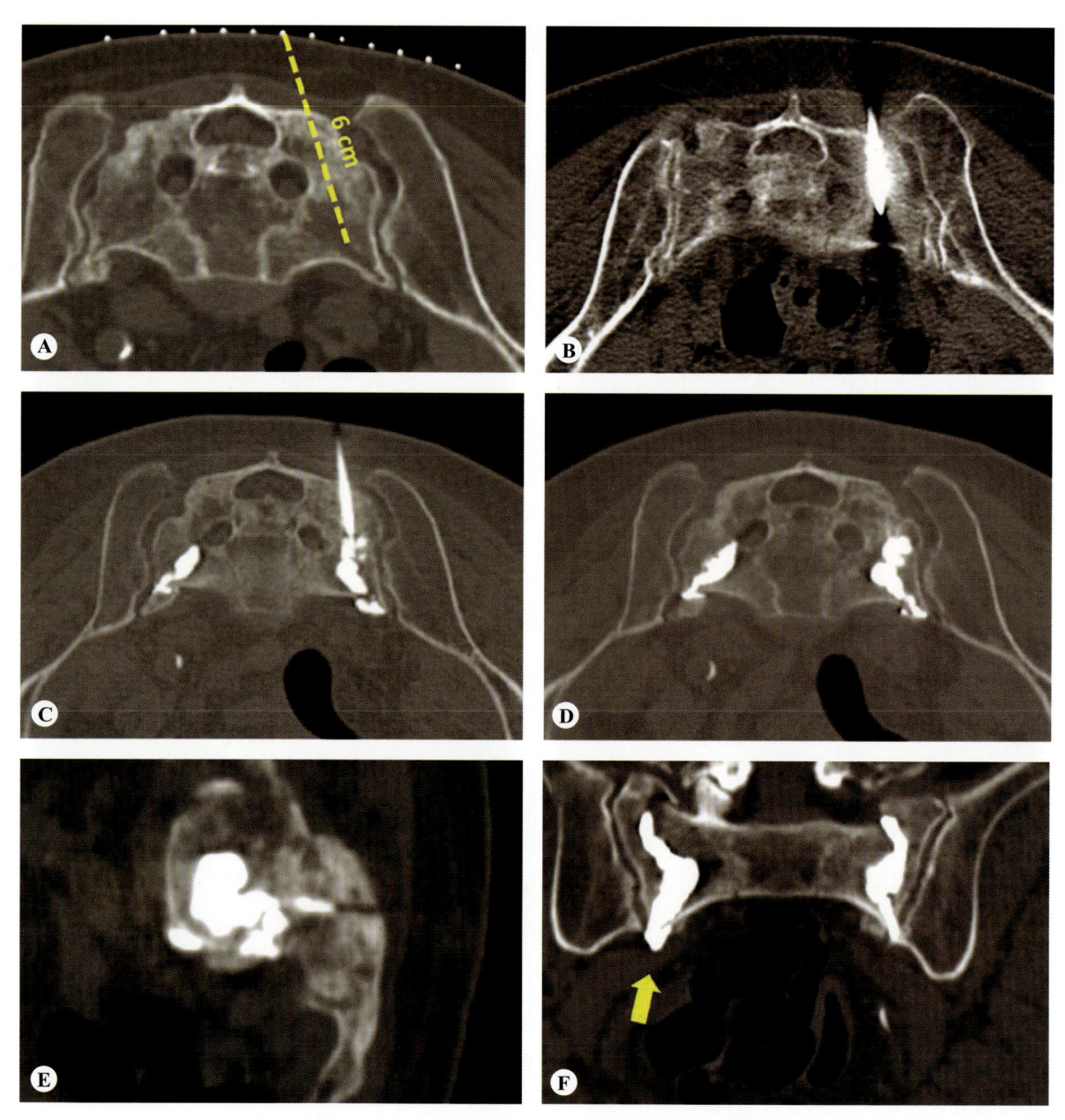

▲ 图 8-7 双侧骶骨翼的 CT 引导经皮骶骨成形术

A. 轴位 CT 扫描显示右侧和左侧骶骨翼外侧部分的 I 区和 II 区骶骨不全骨折，横向的骨折线延伸穿过 S_2~S_3 椎体，应用 CT 图像进行皮肤进针点和穿刺轨迹的术前计划；B. 在 CT 引导下将一根 11G 穿刺针沿左侧骶骨翼向前穿刺至骶骨上外侧；C. 右侧骶骨翼重复相同操作，并在双侧骶骨翼内通过穿刺套管注射骨水泥；D 至 F. 骨水泥注射完毕并取出穿刺针后手术结束的即刻轴位 CT 图像（D）、矢状位（E）和冠状位（F）重建图像显示骨水泥的分布，右侧骨水泥有向腹侧的轻度延伸，并似乎受到骨膜的限制（黄箭）

水平骶骨孔外侧的穿刺路径（图 8-9），在臀沟上外侧的穿刺点做 2~3mm 的皮肤切口，并将骨穿针推进至骶骨背侧骨膜，随之在透视引导下，沿预定穿刺路径缓慢推进穿刺针。如果使用单台 C 形臂透视机或单板血管造影系统，需频繁"切换"前斜位和侧位透视以进行安全导航。将穿刺针针尖安全推进至 S_1 的前上终板和后下终板连线与 S_1 后上终板和前下终板连线的相交点（图 8-9B）。这

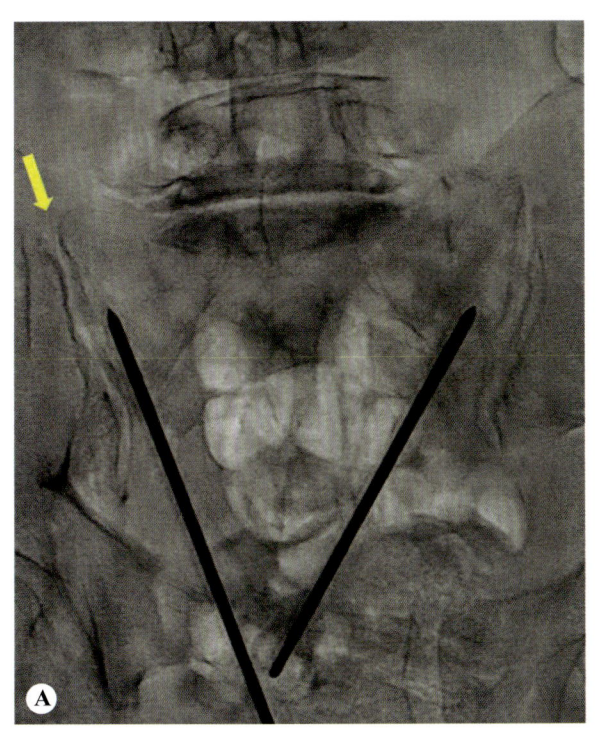

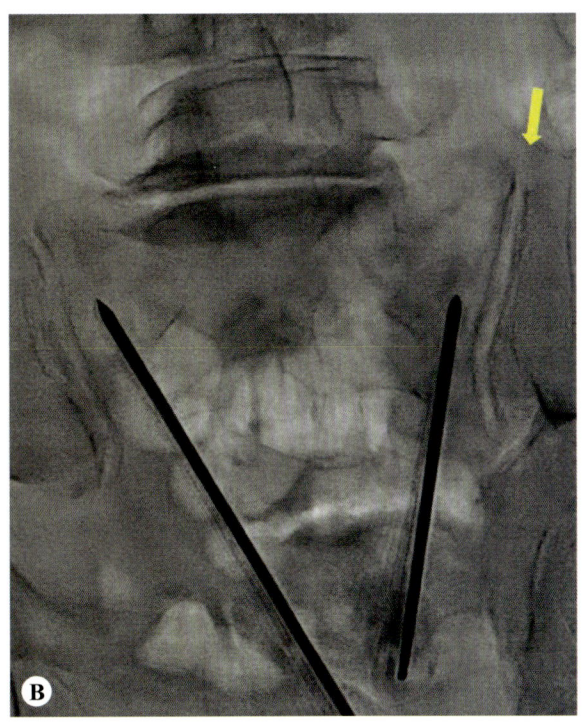

第 8 章 骶骨成形术
Sacral Augmentation: Comprehensive Review

▲ 图 8-8 双侧长轴入路的透视引导骶骨成形术

左骶骨翼的右前斜位透视图像（A）和右骶骨翼的左前斜位透视图像（B），确认穿刺针处于骶髂关节内侧和神经孔外侧的安全穿刺路径（黄箭）

种定位方法可以避免骶骨前缘的意外穿透[21]。

一旦确认穿刺针位置准确，可在透视引导下将骨水泥首先注入至 S_1 的外侧部分，如有需要，则可在缓慢回撤穿刺针的同时注射骨水泥，以加固靠近尾端的下位骶骨节段。在清除穿刺针内的骨水泥之后，撤出穿刺针。重复同样操作步骤治疗对侧的骶骨骨折。

七、随访处理

骶骨成形术后应定期评估患者的疼痛改善程度并监测副作用。相对于评估的具体时间，对患者随访方法的一致性更为重要。至少应在第 1 个月和第 3 个月对患者进行症状询问和体格检查及同期影像学复查，以确认患者对手术治疗的临床反应，并协助患者的骨质疏松检查和治疗。术后早期的体格检查必须包括手术部位的检查和神经系统变化的观察，并探讨对骨质疏松症和（或）潜在恶性肿瘤的同期治疗及物理治疗。

八、并发症

已有一些文献报道了骶骨成形术的副作用，最常见的是骨水泥外渗，可发生在骶骨孔、骶管和骶髂关节内[22]。图 8-7F 显示了骶骨成形术后轻度的骨水泥外渗。虽然大多数的骨水泥外渗为无症状性且无后遗症，但仍可能导致潜在的神经刺激或损伤。针对性治疗通常包括使用全身抗炎药，或经椎间孔的局部麻醉、相关神经根的类固醇止痛阻滞。然而，绝大多数水泥外渗并无任何相关症状，无明显临床无意义。（译者注：骨水泥外渗包含骨水泥溢出和骨水泥渗漏。）

骶骨成形术的操作方式改进，可减少骨水泥外渗。类似于球囊扩张后凸成形术，骶骨成形术

137

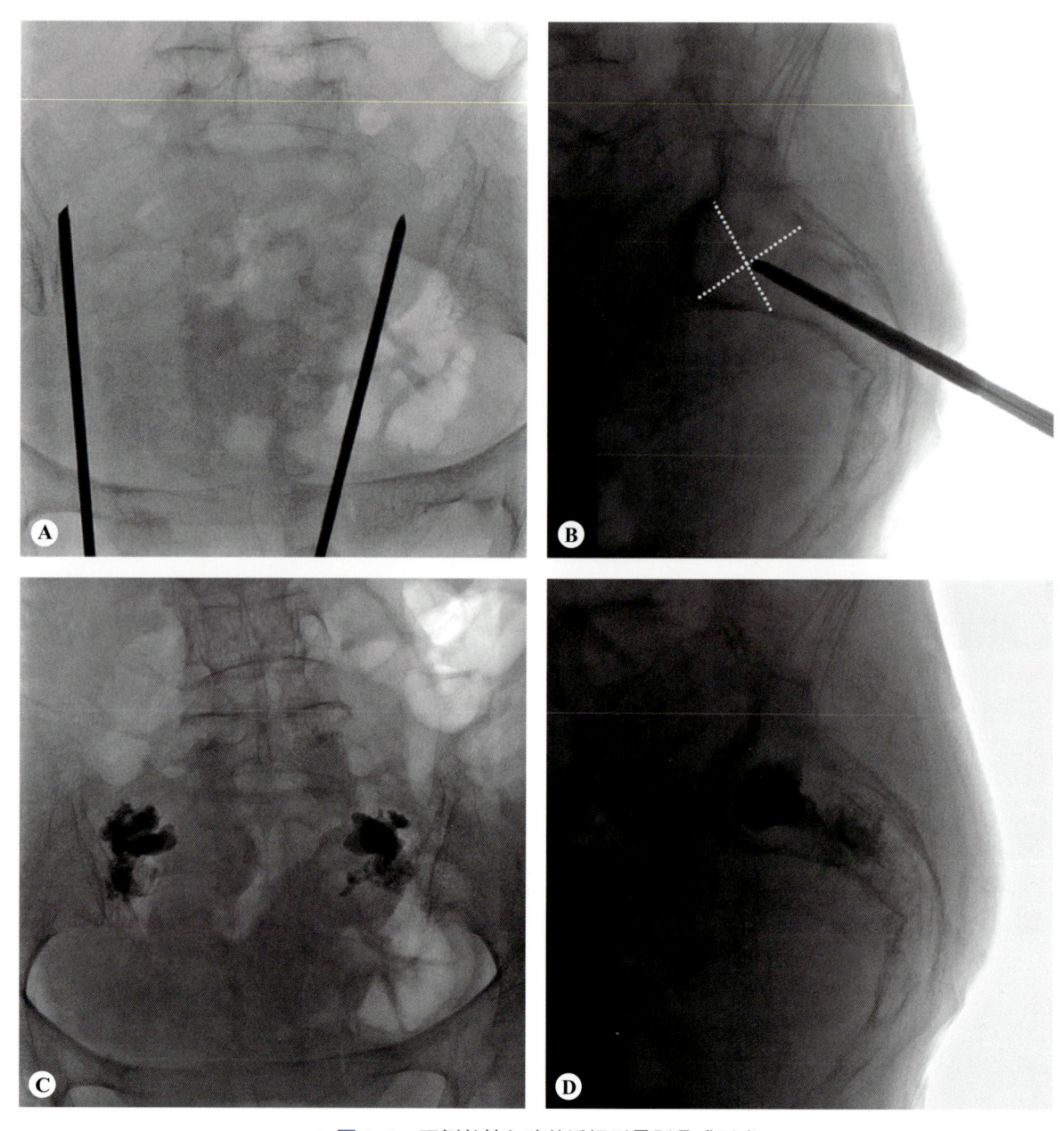

▲ 图 8-9 双侧长轴入路的透视引导骶骨成形术

骨盆出口位（A）和骨盆侧位（B）实时透视图像显示长轴入路的穿刺针路径，针尖抵达 S_1 骶骨翼并位于 S_1 的前上和后下终板连线与 S_1 的后上和前下终板连线的交叉点（白虚线）。最后在透视引导下注射骨水泥（C 和 D）

（balloon sacroplasty，BSP）是在骨水泥注射前，通过球囊扩张在骨折处形成一个空腔。相较于无球囊辅助的骶骨成形术，BSP 能减少骨水泥外渗的发生率，可能是由于球囊扩张导致周围骨折片被致密压缩而形成密封层[23, 24]。骶骨射频成形术是通过置入骨刀在海绵状骨质的骨折区域形成类似的空腔，随后注射高黏度射频活化骨水泥，以减少术后骨水泥外渗的发生率[23, 24]。

骶骨成形术的其他潜在并发症包括骨水泥的静脉栓塞，穿刺引起的硬脊膜损伤，骨盆内或骨盆外出血、感染。然而，在撰写本文时尚无此类严重并发症报道[25]。

九、基于循证的支持和争议

推测骶骨成形术的疼痛缓解机制类似于椎体成形术和后凸成形术。注射骨水泥通常被认为可加强骶骨力线，减少骨折微运动。然而，值得注意的是，在一项基于尸体模拟 SIF 的骶骨成形术治疗研究中，分析结果显示注射骨水泥的骶骨抗轴向负荷的强度并无显著性增加[26]。另一种理论则提示 PMMA 可诱导神经毒性作用，从而导致骨膜去神经化[27]。

与后凸成形术和椎体成形术一样，患者的选择、骨折病因和治疗时机可能对骶骨成形术的治疗效果有重大影响。然而，很少有针对骶骨成形术的前瞻性研究来阐明这种关系，这可能是骶骨成形术被临床接受相对较慢的原因[28]。在一项前瞻性研究中，应用骶骨成形术治疗 SIF 52 例，并随访 1 年，结果显示骶骨成形术似乎与迅速和长期的疼痛缓解有关，且很少有并发症发生[22]。最近的一项纳入 244 例患者的前瞻性研究，对非手术治疗与骶骨成形术进行对照分析，结果显示骶骨成形术可以减少药物使用剂量、缓解疼痛、增加患者活动能力、提高患者满意度[29]。一些已发表的临床病例研究和队列研究结果显示，骶骨成形术治疗骨质疏松或癌症相关的 SIF 安全有效[19, 25, 30-32]。尽管目前研究结果显示骶骨成形术有较好的治疗效果（表 8-2）[4, 22, 25, 29, 31-33]，但仍需进一步的研究，以确保合理地开展该手术并对手术风险进行分层。

表 8-2 主要文献综述

研 究	病例数	研究类型	简要总结 / 结果
Garant[4]2002	1	病例报道	首例发表的骶骨成形术治疗 SIF
Frey 等[32]2007	37	前瞻性队列研究	SIF 骶骨成形术后 1 年的 VAS 评分改善
Frey 等[22]2008	52	前瞻性队列研究	SIF 骶骨成形术后 1 年的 VAS 评分改善
Kortman 等[33]2012	243	回顾性队列研究	疼痛性 SIF 和病理性骶骨病变患者的多中心分析；骶骨成形术后 VAS 评分得到改善，无重大并发症或手术相关死亡
Pereira 等[31]2013	58	回顾性队列研究	SIF 骶骨成形术后 VAS 评分改善，镇痛药使用减少
Moussazadeh 等[25]2015	25	回顾性队列研究	癌症相关骶骨不全性骨折骶骨成形术后 6~7 个月随访的 VAS 评分改善；31 次骶骨成形术发生 18 处无症状性骨水泥外渗
Andresen 等[24]2017	40	前瞻性队列研究	SIF 球囊扩张骶骨成形术和射频骶骨成形术后 18 个月的 VAS 评分改善
Frey 等[29]2017	210	前瞻性队列研究	比较骶骨成形术和保守治疗 SIF 的 10 年随访研究；与非手术治疗相比，骶骨成形术治疗的 VAS 评分改善和阿片类使用减少优于保守治疗
Yang 等[23]2018	45	前瞻性队列研究	相较于非球囊辅助骶骨成形术，球囊扩张骶骨成形术治疗 SIF 的骨水泥外渗的病例数更少

SIF. 骶骨不全性骨折；VAS. 视觉模拟评分法

参考文献

[1] Lourie H. Spontaneous osteoporotic fracture of the sacrum. An unrecognized syndrome of the elderly. JAMA. 1982; 248(6):715-7.

[2] Weber M, Hasler P, Gerber H. Insufficiency fractures of the sacrum. Twenty cases and review of the literature. Spine (Phila Pa 1976). 1993;18(16):2507-12.

[3] Featherstone T. Magnetic resonance imaging in the diagnosis of sacral stress fracture. Br J Sports Med. 1999;33(4):276-7.

[4] Garant M. Sacroplasty: a new treatment for sacral insufficiency fracture. J Vasc Interv Radiol. 2002;13(12):1265-7.

[5] Mahmood B, Pasternack J, Razi A, Saleh A. Safety and efficacy of percutaneous sacroplasty for treatment of sacral insufficiency fractures: a systematic review. J Spine Surg. 2019;5(3):365-71.

[6] Vleeming A, Schuenke MD, Masi AT, Carreiro JE, Danneels L, Willard FH. The sacroiliac joint: an overview of its anatomy, function and potential clinical implications. J Anat. 2012;221(6):537-67.

[7] Denis F, Davis S, Comfort T. Sacral fractures: an important problem. Retrospective analysis of 236 cases. Clin Orthop Relat Res. 1988;227:67-81.

[8] Gibbs WN, Doshi A. Sacral fractures and sacroplasty. Neuroimaging Clin N Am. 2019;29(4):515-27.

[9] Lyders EM, Whitlow CT, Baker MD, Morris PP. Imaging and treatment of sacral insufficiency fractures. AJNR Am J Neuroradiol. 2010;31(2):201-10.

[10] Gotis-Graham I, McGuigan L, Diamond T, Portek I, Quinn R, Sturgess A, Tulloch R. Sacral insufficiency fractures in the elderly. J Bone Joint Surg Br. 1994;76(6):882-6.

[11] Cabarrus MC, Ambekar A, Lu Y, Link TM. MRI and CT of insufficiency fractures of the pelvis and the proximal femur. AJR Am J Roentgenol. 2008;191(4):995-1001.

[12] Ortiz AO, Brook AL. Sacroplasty. Tech Vasc Interv Radiol. 2009;12(1):51-63.

[13] Barr JD, Jensen ME, Hirsch JA, McGraw JK, Barr RM, Brook AL, et al.; Society of Interventional Radiology; American Association of Neurological Surgeons; Congress of Neurological Surgeons; American College of Radiology; American Society of Neuroradiology; American Society of Spine Radiology; Canadian Interventional Radiology Association; Society of Neurointerventional Surgery. Position statement on percutaneous vertebral augmentation: a consensus statement developed by the Society of Interventional Radiology (SIR), American Association of Neurological Surgeons (AANS) and the Congress of Neurological Surgeons (CNS), American College of Radiology (ACR), American Society of Neuroradiology (ASNR), American Society of Spine Radiology (ASSR), Canadian Interventional Radiology Association (CIRA), and the Society of NeuroInterventional Surgery (SNIS). J Vasc Interv Radiol. 2014;25(2):171-81.

[14] ACR-ASNR-ASSR-SIR-SNIS Practice Parameter for the Performance of Vertebral Augmentation. American College of Radiology. Revised 2017. Amended 2018. https://www.acr.org/-/media/ACR/Files/Practice-Parameters/VerebralAug.pdf?la=en. Accessed 1 June 2020.

[15] Bydon M, De la Garza-Ramos R, Macki M, Desai A, Gokaslan AK, Bydon A. Incidence of sacral fractures and in-hospital postoperative complications in the United States: an analysis of 2002-2011 data. Spine (Phila Pa 1976). 2014;39(18):E1103-9.

[16] Ma S, Goh EL, Jin A, Bhattacharya R, Boughton OR, Patel B, et al. Long-term effects of bisphosphonate therapy: perforations, microcracks and mechanical properties. Sci Rep. 2017;7:43399.

[17] Georgy BA. Percutaneous cement augmentations of malignant lesions of the sacrum and pelvis. AJNR Am J Neuroradiol. 2009;30(7):1357-9.

[18] Lane MD, Le HB, Lee S, Young C, Heran MK, Badii M, et al. Combination radiofrequency ablation and cementoplasty for palliative treatment of painful neoplastic bone metastasis: experience with 53 treated lesions in 36 patients. Skelet Radiol. 2011;40(1):25-32.

[19] Choi KC, Shin SH, Lee DC, Shim HK, Park CK. Effects of percutaneous sacroplasty on pain and mobility in sacral insufficiency fracture. J Korean Neurosurg Soc. 2017;60(1):60-6.

[20] Laslett M. Evidence-based diagnosis and treatment of the painful sacroiliac joint. J Man Manip Ther. 2008;16(3):142-52.

[21] Jayaraman MV, Chang H, Ahn SH. An easily identifiable anatomic landmark for fluoroscopically guided sacroplasty: anatomic description and validation with treatment in 13 patients. AJNR Am J Neuroradiol. 2009;30(5):1070-3.

[22] Frey ME, Depalma MJ, Cifu DX, Bhagia SM, Carne W, Daitch JS. Percutaneous sacroplasty for osteoporotic sacral insufficiency fractures: a prospective, multicenter, observational pilot study. Spine J. 2008;8(2):367-73.

[23] Yang SC, Tsai TT, Chen HS, Fang CJ, Kao YH, Tu YK. Comparison of sacroplasty with or without balloon assistance for the treatment of sacral insufficiency fractures. J Orthop Surg (Hong Kong). 2018;26(2):2309499018782575.

[24] Andresen R, Radmer S, Andresen JR, Schober HC. Comparison of the 18-month outcome after the treatment of osteoporotic insufficiency fractures by means of balloon sacroplasty (BSP) and radiofrequency sacroplasty (RFS) in comparison: a prospective randomised study. Eur Spine J. 2017;26(12):3235-40.

[25] Moussazadeh N, Laufer I, Werner T, Krol G, Boland P, Bilsky MH, Lis E. Sacroplasty for cancer-associated insufficiency fractures. Neurosurgery. 2015;76(4):446-50; discussion 450.

[26] Richards AM, Mears SC, Knight TA, Dinah AF, Belkoff SM. Biomechanical analysis of sacroplasty: does volume or location of cement matter? AJNR Am J Neuroradiol. 2009;30(2):315-7.

[27] Kam NM, Maingard J, Kok HK, Ranatunga D, Brooks D, Torreggiani WC, et al. Combined vertebral augmentation and radiofrequency ablation in the management of spinal metastases: an update. Curr Treat Options in Oncol. 2017;18(12):74.

[28] Hirsch JA, Barr JD, Zoarski GH. Sacroplasty: beyond the beginning. J Neurointerv Surg. 2013;5(5):395.

[29] Frey ME, Warner C, Thomas SM, Johar K, Singh H, Mohammad MS, Beall DP. Sacroplasty: a ten-year analysis of prospective patients treated with percutaneous sacroplasty: literature review and technical considerations. Pain Physician. 2017;20(7):E1063-72.

[30] Butler CL, Given CA 2nd, Michel SJ, Tibbs PA. Percutaneous sacroplasty for the treatment of sacral insufficiency fractures. AJR Am J Roentgenol. 2005;184(6):1956-9.

[31] Pereira LP, Clarençon F, Cormier E, Rose M, Jean B, Le Jean L, Chiras J. Safety and effectiveness of percutaneous sacroplasty: a single-centre experience in 58 consecutive patients with tumours or osteoporotic insufficient fractures treated under fluoroscopic guidance. Eur Radiol. 2013;23(10):2764-72.

[32] Frey M, DePalma M, Cifu D, Bhagia S, Daitch J, Carne W. Safety and efficacy of percutaneous sacroplasty for sacral insufficiency fractures: a prospective, multi-center trial with 2 year follow-up. Spine J. 2007;7(5):11S-2S.

[33] Kortman K, Ortiz O, Miller T, Brook A, Tutton S, Mathis J, Georgy B. Multicenter study to assess the efficacy and safety of sacroplasty in patients with osteoporotic sacral insufficiency fractures or pathologic sacral lesions. J Neurointerv Surg. 2013;5(5):461-6.

第9章 经皮椎体强化术的不良反应、不良事件和并发症

Percutaneous Vertebroplasty: Unwanted Reactions, Incidents, and Complications

Sergiy V. Kushchayev　Evgeniy G. Pedachenko　James K. C. Liu　John A. Arrington　著

经皮椎体成形术（vertebroplasty，VP）和后凸成形术（kyphoplasty，KP）为临床常用的椎体强化术，由于手术相关严重并发症的风险较低，安全性较高，因而在临床得到广泛应用。椎体强化术常用于治疗骨质疏松性椎体压缩性骨折、脊柱恶性病变、多发性骨髓瘤和椎体血管瘤，但对创伤性骨折、椎体骨坏死（Kummel病）相关性疼痛、Paget病、朗格汉斯组织细胞增生症、成骨不全症、脊柱假关节和伴有疼痛症状的Schmorl结节等也具有一定疗效[1]。基于对椎体强化术所用的多种骨水泥和改良方法的调查和安全性评估，椎体强化术对不同年龄的患者甚至90岁及以上的患者均可达到很好的治疗效果[2]。

椎体强化术成功的关键因素包括：选择合适的患者、穿刺针定位准确、良好的骨水泥注射时机、透视下对骨水泥注射情况的影像实时监测及操作者的临床经验[3]。手术并发症应与可逆性不良反应（unwanted reaction）和不良事件（incident）区分开来[4]。可逆性不良反应可发生于强化术中或术后，并伴有临床症状，但与诊断及操作无关[5]。不良事件是指发生于术中的无症状性事件，并无明显临床意义[5]。

一、不良反应

术后短暂性不良反应通常为一过性发热和背部疼痛。

（一）一过性发热

丙烯酸骨水泥植入可能引起机体异物反应，产生炎性细胞和使促炎性细胞因子聚集，并导致一过性发热，最高可达38.3℃（101 ℉）[5]。

（二）一过性局部疼痛

椎体内注射复合材料后的暂时性局部疼痛增加通常是由于聚甲基丙烯酸甲酯（polymethyl methacrylate，PMMA）聚合反应的产热和手术的椎旁肌肉组织损伤引起炎症反应的综合结果。在某些情况下，伴随着丙烯酸水泥植入可发生短期

第 9 章 经皮椎体强化术的不良反应、不良事件和并发症
Percutaneous Vertebroplasty: Unwanted Reactions, Incidents, and Complications

渗出反应。这种反应在椎体强化术中往往没有明显的临床症状，但在丙烯酸颅骨成形术中似乎具有临床相关性[6]。

术后穿刺部位的局部疼痛是软组织损伤中相对常见的不良反应，其严重程度则取决于手术椎体所在节段、穿刺次数和穿刺针直径。胸椎手术的局部疼痛很少发生，但腰椎常有发生，与穿刺针到达靶椎体骨结构之前穿过大量肌肉组织有关。局部疼痛综合征可伴有肌肉痉挛，疼痛通常在 3 天内消失，并可以使用甾体镇痛药有效地控制。

（三）心血管反应

一项关于椎体强化术中心血管反应的实验研究表明，骨水泥注射后，心率可迅速下降，静脉压迅速增加。随后，由于骨髓释放的脂肪颗粒通过心脏并滞留于肺部，动脉压出现下降[7]。该反应具有临床自限性，并对支持治疗反应良好。

二、不良事件

最常见的不良事件包括少量骨水泥进入椎旁软组织、椎间盘和硬膜外前间隙等椎体外部位，此种椎体外的少量骨水泥异位称为骨水泥溢出。骨水泥大量进入硬膜外间隙可导致明显临床症状发生，此种大量骨水泥异位则称为骨水泥渗漏。少量骨水泥异位的骨水泥溢出无明显临床症状，并具有偶然性和不可预测性，与手术技术或术者判断无关，因而不应被视为并发症。

（一）椎旁骨水泥溢出

椎体强化术的椎旁骨水泥溢出较为常见，尤其易发生于脊柱转移性病变和骨髓瘤的患者[8]（图 9-1）。为防止骨水泥溢出，术者应将穿刺针尖置于适当位置，在透视下缓慢注射骨水泥[1]。骨水泥椎旁溢出几乎无临床症状发生，而大量骨水泥进入椎旁静脉丛则可能导致骨水泥源性肺动脉栓塞，

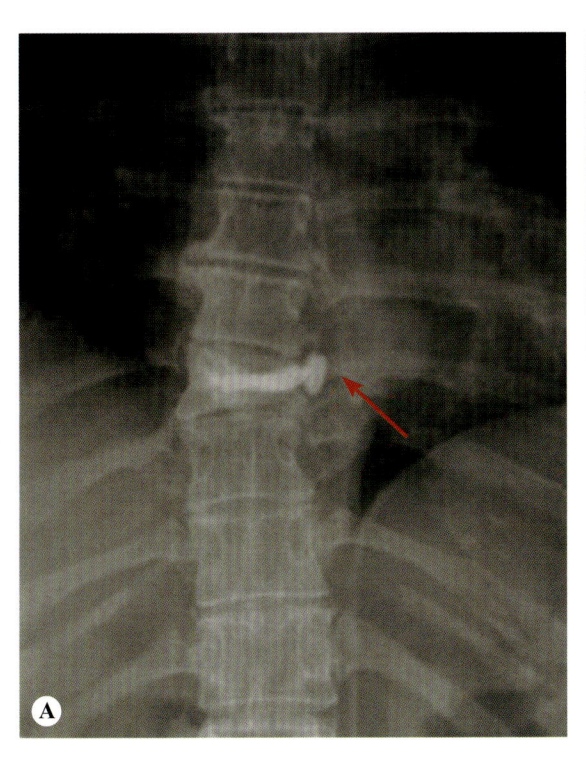

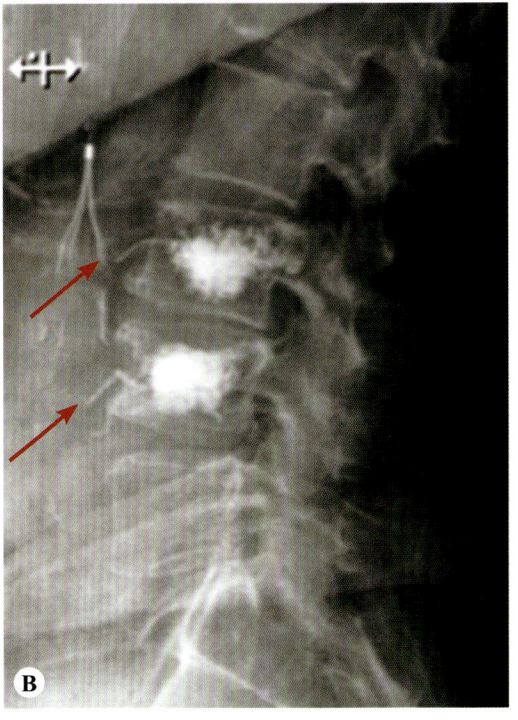

▲ 图 9-1 椎旁骨水泥溢出（箭）

143

但这种情况非常罕见[9]。进入椎旁肌肉组织内骨水泥的产热效应可能导致反应性自限性肌炎[4]。

大量骨水泥的快速注入伴有椎体内压增高，在穿刺针拔出后可出现少许骨水泥沿针道逆流现象。为避免这类情况出现，骨水泥注射后，穿刺针可在椎体内停留数分钟以降低压力。穿刺针不宜在椎体内停留过久，以免针头与骨水泥发生粘连（图9-2）。

（二）椎间盘骨水泥溢出

骨水泥通过受损终板进入椎间盘较为常见，虽然不会导致患者出现明显症状但可能延迟疼痛的缓解[4]。椎体内裂隙样变和Schmorl结节被认为是骨水泥溢出至椎间盘的危险因素。操作时可将穿刺针尖置于远离受损终板部位以降低此种风险。骨水泥溢出至椎间盘可改变脊柱的生物力学，增加邻近椎体骨折的风险（图9-3）。

（三）硬膜外骨水泥溢出

在椎体转移性病变的治疗中，少量骨水泥溢出至硬膜外间隙的情况较为常见并难以避免（图9-4），因为当骨水泥溢出较少时，即使是在术中透视监测下也可能不易被发现少量骨水泥。大多数操作者一旦发现骨水泥向硬膜外间隙溢出，则立即停止注射骨水泥，且不再进行同侧骨水泥的再次注射。

三、并发症

椎体强化术的并发症通常是由于操作技术因素所致，主要原因在于术者判断失误和经验不足，或解剖结构及骨水泥影像显示不清[7]。骨质疏松症患者的并发症发生率约为2%，椎体恶性病变约为10%[10]。硬膜外骨水泥渗漏是椎体强化术最严重、最常见的并发症[1]。

（一）硬膜外骨水泥渗漏

硬膜外骨水泥渗漏主要和以下因素相关：骨水泥的黏度、骨水泥注射部位的血管分布、骨穿针针尖的位置、椎体壁的完整性、术中透视图像质量及穿刺针的直径。

发生渗漏的可能原因有：①恶性肿瘤所致椎体后壁骨质破坏；②压缩性骨折的骨折线累及椎体后壁；③医源性的骨皮质损伤；④穿刺针道经过周围静脉丛。此外，骨水泥渗漏途径分为三种类型：椎基底静脉途径（B型），骨皮质缺损途

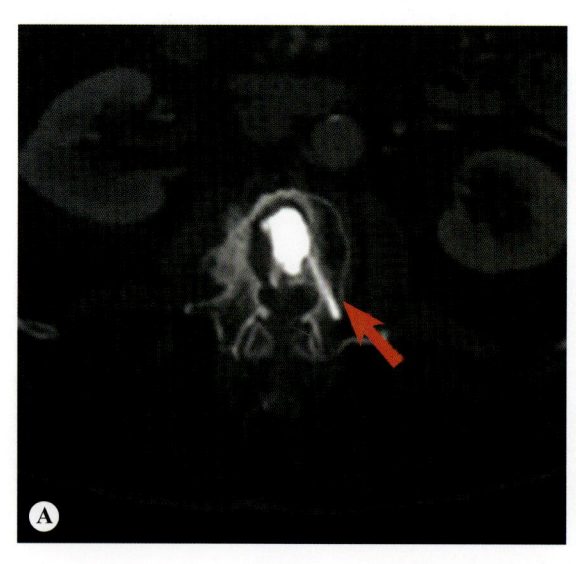

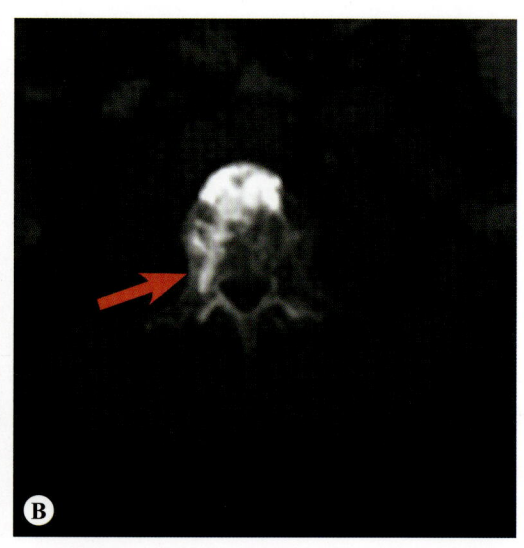

▲ 图9-2 椎体强化术后骨水泥沿穿刺针道的逆流分布（箭）

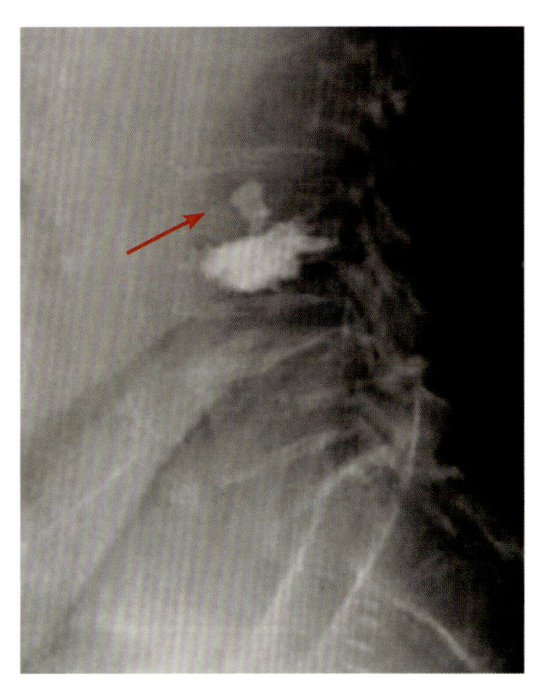

第 9 章 经皮椎体强化术的不良反应、不良事件和并发症
Percutaneous Vertebroplasty: Unwanted Reactions, Incidents, and Complications

▲ 图 9-3 椎间盘骨水泥溢出（箭）

方向。

3. 医源性骨皮质缺损途径（C型）

穿刺针穿透椎弓根内骨皮质，经椎管的外侧隐窝（关节下区）进入椎体导致医源性椎体后壁损伤，注入椎体内的骨水泥可沿此途径进入硬膜外间隙并损伤硬脊膜或神经根[1]（图 9-6）。在经皮椎体强化术中，使用具有人工智能的新型导航设备有助于穿刺针准确定位，减少此种医源性损伤。

4. 静脉丛途径（B型）

静脉丛途径的硬膜外骨水泥渗漏可继发于大静脉的骨水泥进入或椎体内骨水泥的过量注入。手术过程患者的俯卧位及骨水泥注射期间麻醉医师增加胸内静脉压力的措施可提高椎静脉压力，从而降低骨水泥挤入椎体静脉系统的风险（图 9-7）。

5. 节间静脉途径（S型）

在大多数情况下，骨水泥进入节间静脉很少有症状发生，无明显临床意义。但在极少数情况下，骨水泥可通过大的引流静脉进入到肺部或椎间。

（二）神经根病变

术后的神经根病变可能与椎体穿刺引起椎弓根骨折或骨水泥的渗漏有关。

在骨质疏松患者应用椎体强化术治疗中，使用大孔径穿刺针（10G）对先天性小椎弓根或上

径（C型），节间静脉途径（S型）。

1. 既存骨皮质缺损途径（C型）

恶性肿瘤对椎体后壁的破坏与硬膜外的骨水泥渗漏密切相关。多年以来一直将椎体后壁的溶骨性破坏视为椎体强化术，特别是椎体成形术的禁忌证。此观念在最近已得到修正，但术前应对椎体后壁完整性进行全面评估（图 9-5）。

2. 椎体后壁骨折线途径（C型）

骨折线途径的骨水泥渗漏通常发生于急性创伤性非骨质疏松性骨折，并取决于骨折线的

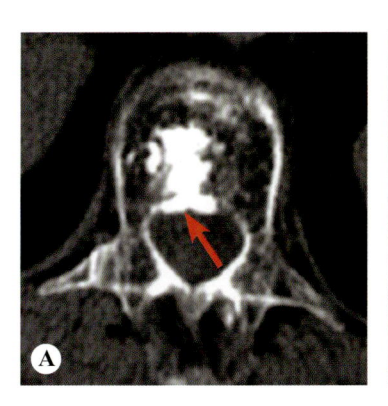

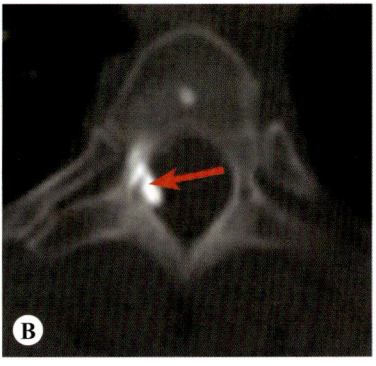

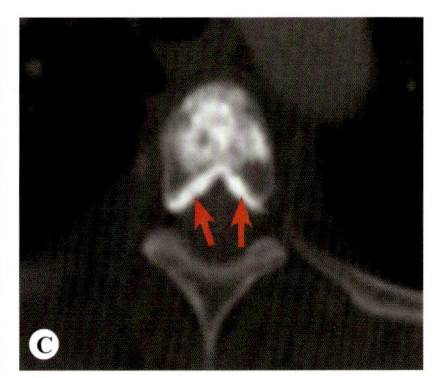

▲ 图 9-4 硬膜外骨水泥溢出（箭）

145

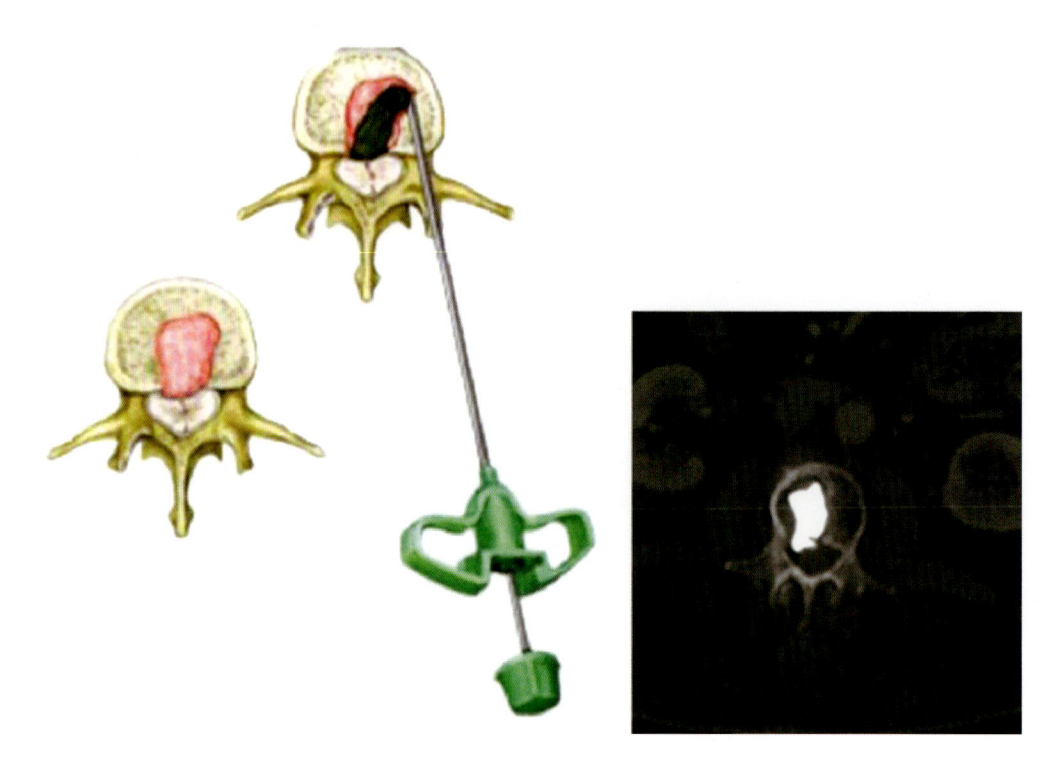

▲ 图 9-5　椎体后壁破坏途径的硬膜外骨水泥渗漏
图片由 Evgeniy Pedachenko and Sergiy Kushchayev 提供

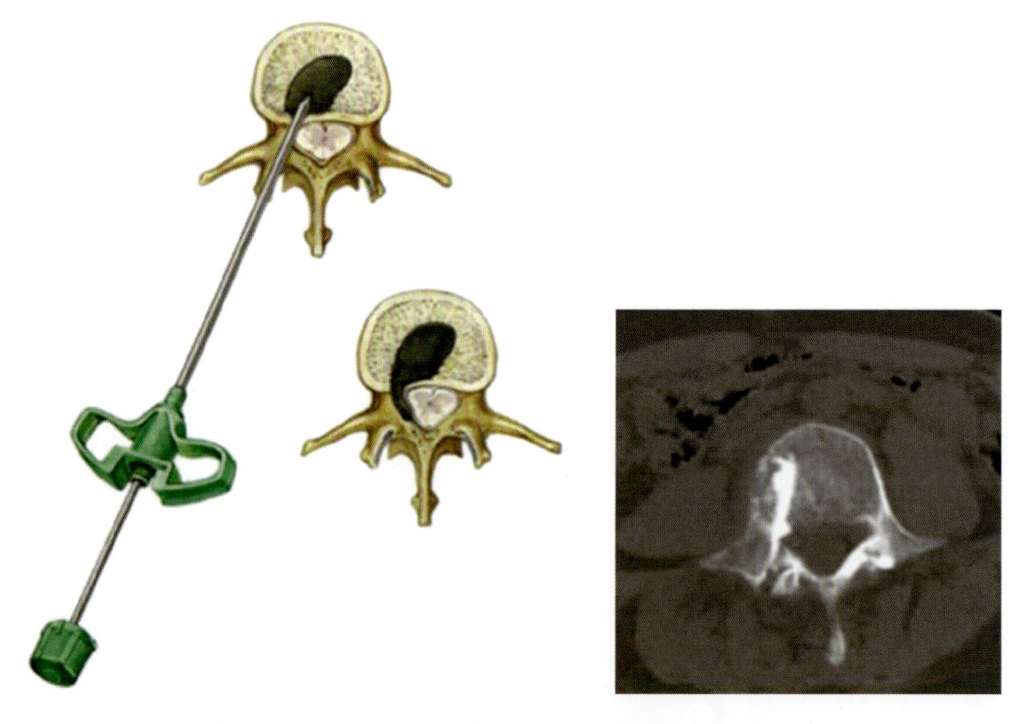

▲ 图 9-6　医源性骨皮质缺损途径的骨水泥渗漏
图片由 Evgeniy Pedachenko and Sergiy Kushchayev 提供

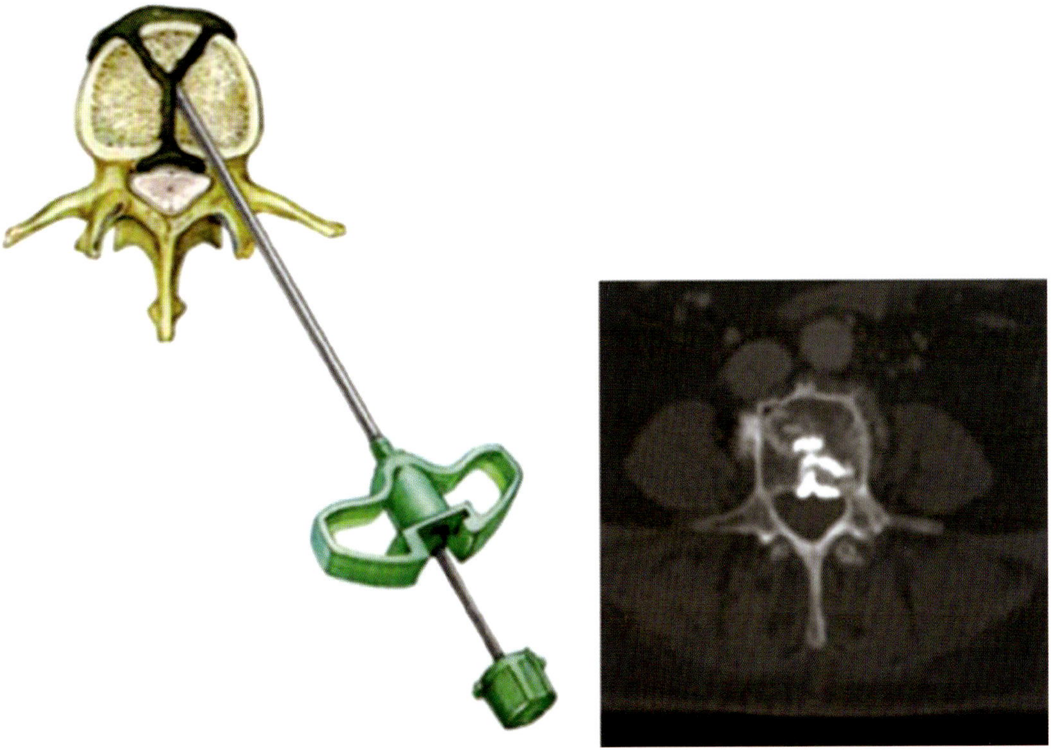

▲ 图 9-7 静脉丛途径的骨水泥渗漏
图片由 Evgeniy Pedachenko and Sergiy Kushchayev 提供

胸椎椎弓根穿刺，可发生椎弓根骨折。在椎弓根穿刺过程中，若患者出现严重的背痛或神经根性疼痛，则提示椎弓根骨折发生。

椎间孔内的骨水泥渗漏常见于椎体转移性病变，并可能导致神经根刺激或神经根病（图 9-8）。神经根刺激为暂时性，可通过局部注射药物进行治疗，而神经根病则可能是骨水泥产热、毒性作用或神经根受压综合作用的结果。对于保守治疗无效的持续压迫性神经根病，需要进行外科手术减压。

（三）栓塞

常见的栓塞情况多为无症状性（图 9-9），严重的栓塞相关性并发症较为罕见，但严重时可导致患者死亡。

1. 脂肪栓塞和脂肪栓塞综合征

脂肪栓塞是一种以椎体红骨髓内脂肪滴释放进入体循环为特征的事件，其原因是注射的骨水泥将脂肪组织"排出（expulsion）"到大引流静脉，并以栓子形式扩散至体循环系统。脂肪栓塞引起的脂肪栓塞综合征较为罕见，其临床症状主要是呼吸窘迫、意识不清、胸痛和特征性皮疹[1]。

同理，如果骨水泥进入静脉系统并留滞于腔静脉，则可发生相应骨水泥栓塞症状。当穿刺针尖位于较大的引流静脉附近时可能导致骨水泥栓塞，多发性骨髓瘤患者发生此种并发症的风险最高，但临床症状显著的骨水泥相关肺栓塞的病例报道很少。栓塞综合征的临床症状以全身性低血压、肺动脉高压和氧饱和度降低为特征，并在某些情况下也可发生肺梗死[11]。无症状患者不需要治疗，但对于临床症状明显的患者应采用治疗血栓性肺栓塞的方案进行治疗，即首先的肝素化并伴随华法林治疗[12]。为了降低发生栓塞综合征的风险，对于预防性多节段的椎体强化术，每

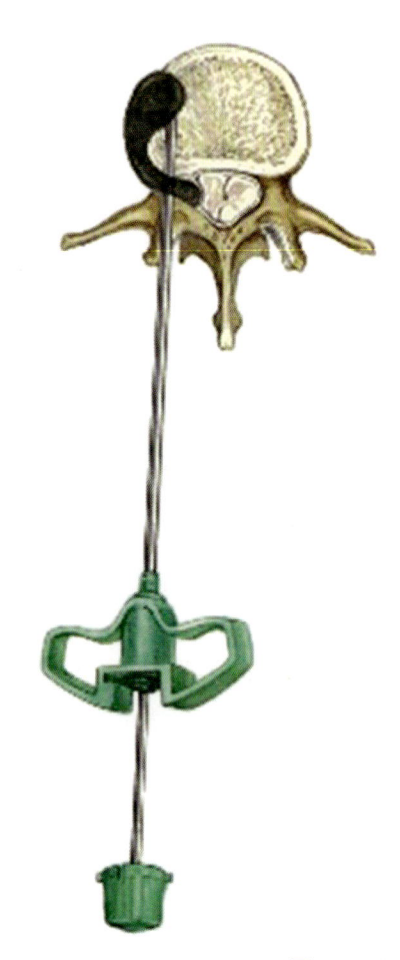

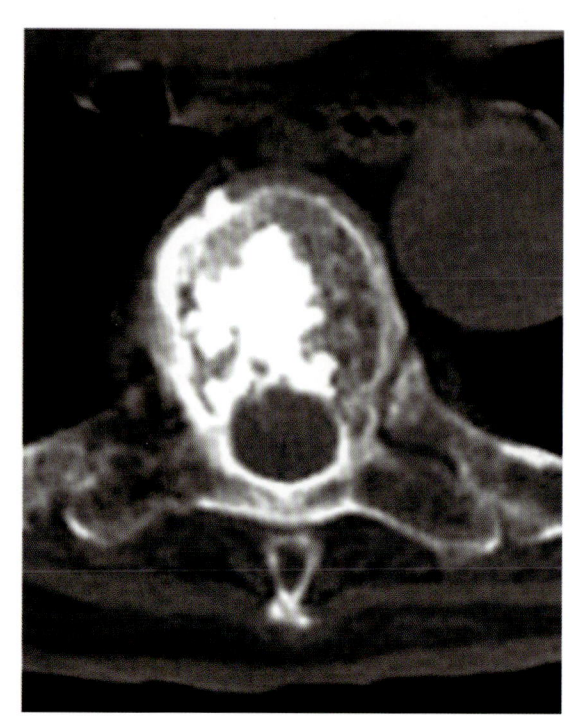

▲ 图 9-8 源自椎旁溢出的椎间孔骨水泥渗漏
图片由 Evgeniy Pedachenko and Sergiy Kushchayev 提供

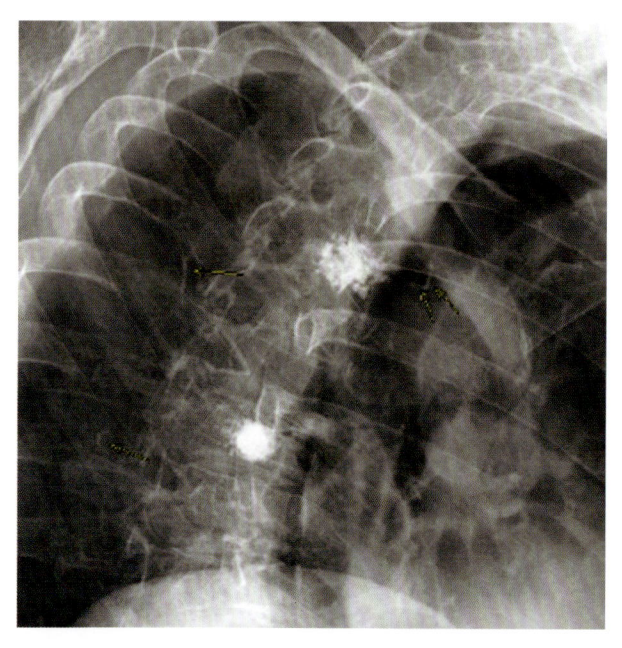

▲ 图 9-9 小而无症状性骨水泥栓塞（箭）

次手术治疗的椎体不应超过 4 个或骨水泥注射总量不超过 15ml。骨水泥注射前的脉冲喷射冲洗可减少脂肪栓塞的发生率及其所致心血管系统的变化。

2. 心脏内骨水泥栓塞

心脏内骨水泥栓塞可能具有不同的临床意义，从无症状或晕厥表现到危及生命的并发症，甚至死亡。作为一种反常性栓塞的脑动脉栓塞可能发生于卵圆孔未闭患者，栓子通过卵圆孔进入体循环系统。

（四）感染

椎体强化术后感染并发症的发生罕见，据报道为 0.3%~0.5%。术后脊柱炎的病因分为三类：

椎体强化前存在脊柱炎、手术相关性感染和血行感染[13]。

脊柱炎患者的骨水泥强化治疗可能是发生感染并发症的最常见原因，由于脊柱炎的存在是任何强化术的公认禁忌证，因而此情况文献少有讨论[5]。然而，MRI对于早期脊柱炎的识别较为困难，有可能被误认为是压缩骨折相关性骨水肿表现，因此，在椎体成形术或后凸成形术前必须排除脊柱炎，感染如不能完全排除，则不应进行手术[1]。

在操作过程中微生物污染引起的接触性感染体现了无菌技术的重要性。对于椎体病变原因不明的患者，建议在椎体强化术前进行穿刺活检，并进行病原学检测以排除感染，该步骤对预防此类严重并发症至关重要。

通过适当的患者选择和术前患者评估，可以预防感染的血行传播。在进行此类手术前，应对患者进行全身性感染筛查。

化脓性脊柱炎的临床表现为急性发病，可发生于术后数天内。脊柱炎通常是由毒力较低的微生物感染引起，如凝固酶阴性葡萄球菌、表皮葡萄球菌和不动杆菌属，临床表现常发生于术后数周至数月，术后发生结核分枝杆菌脊柱炎的病例也有报道[1]。

预防性抗生素方案通常为静脉注射头孢唑林1g，但支持和反对该方案的证据不足[1]。即使术前采用预防性静脉注射抗生素，仍有可能发生强化术相关性脊柱炎[14]。椎体强化术相关性脊柱炎的治疗有一定的难度，通常需要椎体切除术和清创内固定术。

（五）其他并发症

1. 出血

椎体强化术后血肿是一种非常罕见的并发症，可能发生于有潜在凝血功能障碍和多发性骨髓瘤或化学治疗诱导的恶性肿瘤伴有血小板减少症的患者。Mathis和Deramond（2006）报道了1例骨髓瘤患者手术后发生腹膜后出血[1]。毫无疑问，术前纠正凝血功能是预防此类并发症的关键。手术过程的硬膜外静脉丛损伤和进针过程的医源性椎弓根骨折也可能导致术后硬膜外或硬膜下血肿。

由软组织吸收、组织间隙积血及术中溶血导致的经皮强化术后隐匿性失血，易被临床忽略[1]。根据椎体强化术隐匿失血量的计算研究，椎体强化术的平均隐匿失血量为（279±120）ml，单节段的手术约为244ml，两节段的手术约为328ml，三节段及以上的手术约为439ml[15]。尽管强化手术几乎不需要术后输血，但估算隐性失血量具有一定临床意义，因为部分患者并发贫血，对于少量失血的耐受能力较差。

2. 死亡

根据仅有的少数强化术相关性死亡病例报道，致死原因主要有骨水泥渗漏导致的严重肺栓塞、心脏栓塞及骨水泥变态反应[16]。椎体成形术后骨水泥移位引起致命性心脏穿孔的病例已有报道。

骨水泥植入综合征是骨科手术应用骨水泥所发生的一种罕见而可能致命的围术期并发症。经皮椎体强化术未见此类并发症报道，可能与术中骨水泥注射量较少有关。

参考文献

[1] American College of Radiology. ACR-ASNR-ASSR-SIR-SNIS practice parameter for theperformance of vertebral augmentation. Revised 2017 (Resolution 16). https://www.acr.org/-/media/ACR/Files/Practice-Parameters/VerebralAug.pdf?la=en. Accessed 5 Apr 2020.

[2] Clark W, Bird P, Gonski P, Diamond TH, Smerdely P, McNeil

HP, et al. Safety and efficacy of vertebroplasty for acute painful osteoporotic fractures (VAPOUR): a multicentre, randomised, double-blind, placebo-controlled trial. Lancet. 2016;388(10052):1408-16. Erratum in: Lancet. 2017 Feb 11;389(10069):602.

[3] Jay B, Ahn SH. Vertebroplasty. Semin Intervent Radiol. 2013;30(3):297-306.

[4] Kamei S, Noguchi T, Shida Y, Okafuji T, Yokoyama K, Uchiyama F, et al. The safety and efficacy of percutaneous vertebroplasty for patients over 90 years old. Jpn J Radiol. 2019;37(2):178-85.

[5] Gangi A, Guth S, Imbert JP, Marin H, Dietemann JL. Percutaneous vertebroplasty: indications, technique, and results. Radiographics. 2003;23(2):e10.

[6] Khan M, Kushchayev SV. Percutaneous vertebral body augmentations: the state of art. Neuroimaging Clin N Am. 2019;29(4):495-513.

[7] Aebli N, Krebs J, Davis G, Walton M, Williams MJ, Theis JC. Fat embolism and acute hypotension during vertebroplasty: an experimental study in sheep. Spine (Phila Pa 1976). 2002;27(5):460-6.

[8] Ramstedt S, Palmquist A, Johansson A, Breding K, Engqvist H, Thomsen P. Inflammatory response to injectable biomaterials for stabilisation of vertebral compression fractures. Trends Biomater Artif Organs. 2010;24(1):1-10.

[9] Brett-Major DM, Baraniak SM, Gilhooly JE, Christensen RL, Grant GT, Armonda RA, Ganesan A. Foreign-body reaction mimicking postneurosurgical infection after cranioplasty. Mil Med. 2008;173(7):697-9.

[10] Venmans A, Klazen CA, van Rooij WJ, de Vries J, Mali WP, Lohle PN. Postprocedural CT for perivertebral cement leakage in percutaneous vertebroplasty is not necessary--results from VERTOS II. Neuroradiology. 2011;53(1):19-22.

[11] Maramattom BV. Extraosseous cement leakage after vertebroplasty producing intractable low back pain. Neurol India. 2017;65(2):375-6.

[12] Churojana A, Songsaeng D, Khumtong R, Suwanbundit A, Saliou G. Is intervertebral cement leakage a risk factor for new adjacent vertebral collapse? Interv Neuroradiol. 2014;20(5):637-45.

[13] Gao C, Zong M, Wang WT, Xu L, Cao D, Zou YF. Analysis of risk factors causing short-term cement leakages and long-term complications after percutaneous kyphoplasty for osteoporotic vertebral compression fractures. Acta Radiol. 2018;59(5):577-85.

[14] Mirovsky Y, Anekstein Y, Shalmon E, Blankstein A, Peer A. Intradiscal cement leak following percutaneous vertebroplasty. Spine (Phila Pa 1976). 2006;31(10):1120-4.

[15] Nouda S, Tomita S, Kin A, Kawahara K, Kinoshita M. Adjacent vertebral body fracture following vertebroplasty with polymethylmethacrylate or calcium phosphate cement: biomechanical evaluation of the cadaveric spine. Spine (Phila Pa 1976). 2009;34(24):2613-8.

[16] Yeom JS, Kim WJ, Choy WS, Lee CK, Chang BS, Kang JW. Leakage of cement in percutaneous transpedicular vertebroplasty for painful osteoporotic compression fractures. J Bone Joint Surg Br. 2003;85(1):83-9.

第 10 章 脊柱转移的神经影像学
Neuroimaging for Spine Metastasis

Varun Sethi　Rahul Garg　Chengcheng Gui　Kristin J. Redmond　Majid Khan　著

一、背景

在美国，转移性肿瘤每年造成超 50 万死亡病例[1]。骨组织是第三常见的转移部位，仅次于肺和肝。在骨转移瘤中，最常见的为脊柱转移[2]，其主要原因是椎体中存在大量的红骨髓[3]，并可通过椎管内静脉丛（又称 Batson 静脉丛）发生血源性转移[4]。最常见的脊柱转移性肿瘤起源于前列腺、甲状腺、肾脏、肺和乳腺的原发性肿瘤[5-7]。影像学在脊柱转移性肿瘤的诊断过程中起着重要的作用。

一直以来，脊柱转移性肿瘤的治疗包括外科手术（目的是椎管减压和稳定椎体）和外射束放射治疗（external beam radiation therapy，EBRT）。然而，最近立体定向体部放射治疗（stereotactic body radiation therapy，SBRT）已经成为另一种治疗手段。基于脊柱整体放射治疗需要降低放射剂量的 EBRT 仅具有姑息性治疗作用，而对靶区能够施加更高放射剂量的 SBRT 具有根治性治疗效果[8]。

对于几乎所有脊柱转移性肿瘤的患者而言，影像学在诊断、治疗方式决策、随访期的肿瘤再分期及并发症方面起到关键作用。

二、脊柱转移性肿瘤的影像学检查

（一）常规影像检查

常规的脊柱成像包括计算机断层扫描（CT）和常规磁共振成像（MRI）。

CT 在脊柱转移性肿瘤影像学检查中具有扫描速度快、空间分辨率高、骨与软组织对比度高、易于区分成骨性和溶骨性转移瘤等优势。由于 CT 对骨质破坏、溶骨性和硬化性骨病变高度敏感，能够清晰显示骨性解剖结构、骨破坏变化和组织电子密度，在评估脊柱病变治疗前的预评估和 SBRT 放射剂量计算能够发挥重要作用，因而 CT 是用于治疗计划的主要成像方式[8, 9]。

常规 MRI 在脊柱转移性肿瘤影像学检查中主要优势在于软组织的对比度分辨率高。MRI 在发现转移瘤灶、肿瘤组织浸润骨髓水肿方面优于 CT，并可敏感发现伴随的感染和炎症。MRI 可准确评估转移瘤引起承重力学变化而继发的韧带或椎间盘损伤或其他附近结构的侵及和破坏，例如继发性脊髓压迫及其可能发生的脊髓水肿、脊髓病。上述优势使得 MR 成为目前检查和诊断脊柱转移性肿瘤的金标准。国际脊柱放射外科联盟（International Spine Radiosurgery Consortium）和神经肿瘤脊柱反应评估（SPIne response assessment in the Neuro-Oncology，SPINO）工作组[11]均推荐应用MR成像制订治疗方案[8, 10-12]。

所谓常规MRI通常包括矢状位T_1WI、T_2WI、脂肪饱和的短时间反转恢复（short tau inversion recovery，STIR）序列、轴位T_1WI和T_2WI序列。常规MR可选择性增加矢状位和轴位对比增强的T_1WI序列。对比增强序列通常利用脂肪饱和技术将T_1WI呈高信号的骨髓脂肪抵消，以提高对比度和敏感性。

Meta分析显示常规MR在诊断恶性骨质病变和鉴别良恶性及炎性病变方面具有80%~90%的敏感性和90%~95%的特异性[13, 14]。单一T_1WI序列在诊断异常或浸润性骨髓方面具有90%~100%的敏感性和94%~100%的特异性[15]。MR能够直接骨髓成像，并显示肿瘤对骨髓的早期浸润。利用脂肪抑制的钆对比剂增强，MRI能够准确显示肿瘤浸润椎旁软组织的范围，更为重要的是，钆对比剂增强MRI在发现脊柱肿瘤侵犯硬膜外组织并可能造成脊髓受压方面具有很高的灵敏度，对于肿瘤的软脊膜侵犯也很敏感，同时钆对比剂增强T_1WI序列对于区分术后残余肿瘤和术后积液也具有较高的灵敏度。鉴于脊柱转移性肿瘤患者的多节段脊椎病变发生率很高，在临床实践中即使对于仅存在的孤立病变也应检查整个脊柱区域。

对于脊柱转移性肿瘤的评估，非增强MRI检查的矢状位T_1WI序列和STIR序列最具有实用性。然而，必须指出，含水肿成分较少的高度成骨性转移病灶的STIR序列上可能并不呈现高强度信号，因而此种情况的T_1WI序列依然是最具灵敏度和特异度的序列。另外，在化学治疗过程中接受粒细胞集落刺激因子（granulocyte colony-stimulating factor，GCSF）治疗患者的骨髓有可能发生信号弥散性变化，表现为T_1WI序列的低强度信号以及STIR序列的高强度信号，类似于转移性肿瘤弥散性骨髓浸润表现[8, 16, 17]。新发的急性或亚急性压缩性骨折病例往往合并有骨髓水肿，表现为T_1WI序列的低强度信号及STIR序列的高强度信号，类似于转移性肿瘤的表现[8]。

为解决常规MRI面临的诊断难题，一些形态学征象被提出用于鉴别良恶性椎体骨折[17, 18]。此类征象包括椎体后缘皮质的外凸隆起、腹侧硬膜外间隙中的椎旁或硬膜外分叶状占位、椎弓根或其他椎体后部结构的异常骨髓信号。非恶性骨质疏松性骨折很少发生椎体后部结构的信号变化，除非存在炎症相关的生物应力损伤或直接损伤。恶性椎体骨折通常是由于转移灶减弱了骨结构所致，因而转移性肿瘤所造成的脊椎后结构受累通常在骨折之前即已发生。另外一个非恶性病变征象是T_1WI和T_2WI显示的线性水平低信号带，通常与终板相邻，与骨折线或者骨松质挤压相一致，此种征象有时也可在CT图像中显示。液体所产生的线性T_2WI高信号可穿越急性、亚急性或慢性骨质疏松骨折线，T_2WI显示的液体高信号也可聚集在放射性骨坏死区域。椎体裂隙样变有时可能为气体而非液体所填充，T_1WI和T_2WI序列均显示为特征性的低信号，此为良性骨折征象。由于良性骨折继发水肿可随时间而减少，而转移性肿瘤所致水肿的STIR序列呈持续高强度信号，因此，MRI的随访复查也有助于鉴别良恶性病变[8]。

MRI面临的另一个诊断难题是MRI的金属伪影。许多脊柱转移性肿瘤的患者有手术史并在体内有稳定脊椎和防止脊髓损伤的金属内固定装置植入，此类金属装置虽然与MR兼容，但可导致MR扫描的磁场扭曲和磁场不均匀，导致伪影产生，包括信号扭曲区域，明亮信号累积和信号空洞/丢失区域。为解决此类金属伪影问题，需改良常规MR序列，包括缩短回波时间、减小回波间隔、采取更薄的层面、从梯度回波变为自旋回波、使用更低的磁场强度例如 1.5T 而不是 3.0T、增加矩阵、保持良好的信噪比，并在选择和读取层面采用高接收和激发带宽[19]。然而，各种类型脊椎植入物所导致磁场不均匀性的程度不同，此类技术常常并不能达到预期效果。另外，这些扫描参数的改良也存在问题与弊端，包括更长的扫描时间、更低的信噪比等。

为了解决常规 MRI 的金属植入物相关性伪影问题，美国通用医疗公司（GE Healthcare）开发了多采集可变共振成像组合（multi-acquisition variable resonance imaging combination，MAVRIC）序列以最大限度降低金属特异性伪影。MAVRIC 序列采用三维快速自旋回波（fast spin echo，FSE），具有不同频率偏移下的重叠体积[20]。西门子公司开发了另一个不同的序列以解决相同的问题——层面编码金属伪影矫正（slice encoding for metal artifact correction，SEMAC）序列，在标准的 FSE 序列的相位编码梯度施加的同时，额外施加一个层面编码梯度[21]。MAVRIC 和 SEMAC 的组合被称为 MAVRIC-SL 序列[22]。

为了进一步解决 MRI 的明显金属伪影问题，CT 脊髓造影术随之诞生，并且已经成为评估脊柱的重要代替工具。CT 脊髓造影术包括透视引导鞘内注射碘对比剂，确定对比剂在椎管内合适的水平显影，随后的 CT 影像采集，此种 CT 技术既能评估骨性解剖结构，又能够评估椎管结构。识别病变是否侵及硬膜外间隙具有重要的临床意义，遗漏侵及硬膜外的病变是 SBRT 治疗效果不佳的最常见原因[8, 10]。常规 CT 成像相较于 MRI 在发现病变的硬膜外侵及方面的作用有限，但是在由于特异性伪影或存在 MRI 禁忌证导致 MR 不能充分评估的情况下，CT 脊髓造影术可以发挥重要的替代作用。

为了提高治疗计划的可视化，通常使用多模式成像，例如 MR 与 CT 或正电子发射体层成像/CT（positron emission tomography/CT，PET-CT）融合图像构建病变的三维图像，用于直观描述治疗计划。根据 SPINO 共识指南，用于规划治疗方案的 CT 图像层厚不能超过 2mm，采用 1mm 最佳，且获取薄层容积磁共振成像能与 CT 进行融合，以利于骨质结构和病灶的显示最佳[11]。

（二）高级 MR 成像——弥散加权成像

平面回波成像（echo planar imaging，EPI）序列已经在临床影像学中应用数十年，弥散加权成像（DWI）在神经成像中应用最广泛，可提高诊断急性梗死、感染、出血、某些肿瘤和其他病变的敏感性和特异性。DWI 可测量水分子在组织体素中的扩散程度或随机布朗运动；一般而言，肿瘤浸润中的大量细胞组织或者伴有细胞水肿的组织通常表现为弥散系数减低。本质上肿瘤在弥散成像序列中表现为 DWI 的高强度信号和表观扩散系数（apparent diffusion coeffcient，ADC）图的低强度信号。

最近，DWI 已经成功地应用于评估前列腺、乳腺、腹部、盆腔的疾病[23-25]。脊柱的非均匀磁场环境、小体积的脊髓、运动伪影等问题阻碍了 DWI 在脊柱疾病方面的广泛应用。尽管存在此类问题，DWI 在脊柱方面仍有许多应用之处，例如提高诊断新发脊髓梗死的灵敏度，应用弥散各向异性显示和观察贯穿脊髓的白质束，了解某些疾病，如肌萎缩性脊髓侧索硬化症和多发性硬化对于此类神经束的潜在损伤，观察脊髓病变特征，鉴别良恶性椎体压缩性骨折[26]。总的来说，尽管 DWI 在脊柱成像中依然存在许多难点和争议，但作为常规成像序列的一部分，其临床应用在逐渐增加。脊柱检查采用的 DWI 与脑部检查有一些不同，脊柱成像使用的 b 值较低（400~600s/mm），频率编码步骤也更少，此两种改良有助于减少回波时间。

DWI 能够发现许多髓内肿瘤，髓内肿瘤的

T₁WI 通常呈与脊髓实质相同的等强度信号。如果病变与许多肿瘤一样具有很高的核质比，则病变的 DWI 呈高强度信号而相应 ADC 图呈低强度信号。如果病变有慢性出血则可由 T₂WI 特异性显示，而 DWI 呈低强度信号。

然而，急性和亚急性脊髓梗死的 DWI 也可能呈高强度信号，需要与肿瘤进行鉴别，但脊髓梗死通常位于中心且累及灰质，发生部位与肿瘤病变不同。另外，梗死造成的 DWI 信号异常在 1 周后开始消退，而肿瘤则持续存在甚至扩大[26]。

MRI 的脊柱转移性肿瘤评估，可通过增加 DWI 序列提高病变检出的灵敏性和显著性[26, 27]（图 10-1 和图 10-2）。最近的文献表明[26-29]，相比于其他常规 MR 序列包括 STIR、增强前后 T₁ 序列，在磁共振检查发现的脊柱肿瘤中，约 50% 的病变在 DWI 序列中显示最为明显，10% 的病变仅在 DWI 序列中显示。老年人群的椎体骨折很常见，据报道仅在美国每年就有 750 000 例。老年人发生椎体骨折最常见的原因是骨质疏松，而第二大常见病因是转移性肿瘤。常规 MR 是目前最广泛用于评估椎体压缩性骨折的影像技术，然而，仅靠常规 MR 序列鉴别骨质疏松性骨折和肿瘤导致的病理性骨折具有一定的难度[26, 30, 31]。基于 DWI 能够增加诊断恶性骨质病变的灵敏性，已经有许多利用 DWI 序列对急性压缩性骨折患者的病因进行鉴别的临床研究。在良性压缩性骨折中，现有证据表明骨质水肿的布朗运动并不受限，DWI 呈等强度 - 低强度信号，而肿瘤浸润的骨质区域的扩散受限，DWI 呈高强度信号，相应 ADC 图呈低强度信号[26, 32, 33]，一项研究表明利用 DWI 诊断的阳性预测率可达 95%[34]。应用该技术的多项研究结果显示出相当大的一致性，另有一些研究显示 DWI 具有较高的良恶性椎体压缩性骨折的鉴别能力[8, 35, 36]。

DWI 成像的另一个重要优势在于定量分析。影像医师可在体内选定一个兴趣区并获得精准的 ADC 值，而 ADC 值是对于水分子单位时间内布朗运动移动距离的定量测量。研究者们开发了一系列 MR 序列用于最大限度地区分良恶性椎体压缩性骨折的信号强度和 ADC 值，这些序列包括稳态进动成像、SE、FSE、平面回波成像、单次 FSE 弥散加权技术，以及优化 b 值，这些成像技术已被集成并综合应用。ADC 值在 1.9 左右及以上提示良性病变，而在 0.8 左右及以下提示恶性病变。基于目前的证据，DWI 序列与常规 MRI 序列的联合引用具有提高诊断敏感性、特异性和准确性的良好前景[37]。当然，目前该领域仍需要更多的研究。

（三）高级 MR 成像——灌注成像

动态增强 MRI（dynamic contrast-enhanced MRI, DCE-MRI）也被称为灌注磁共振成像（perfusion

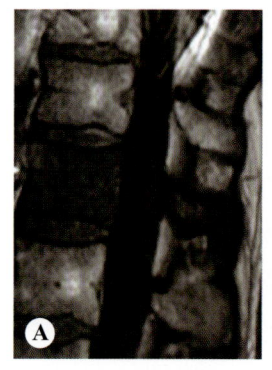

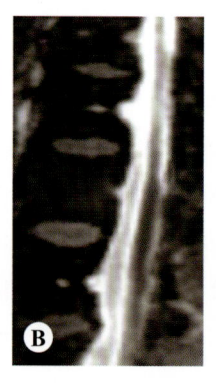

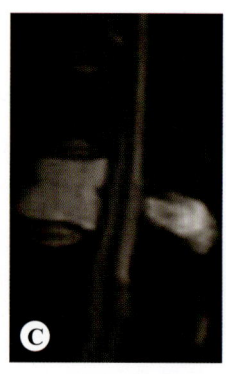

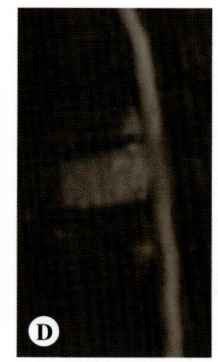

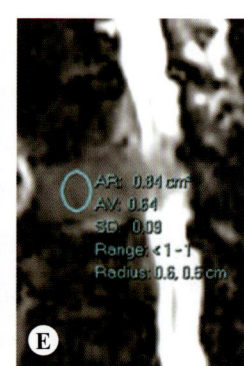

▲ 图 10-1　T₁WI（A）、T₂WI（B）、增强 T₁WI（C）、DWI（D）和 ADC（E）图像。胸椎病变显示明显的扩散受限，病理证实为转移性恶性肿瘤（来源于肝细胞癌）

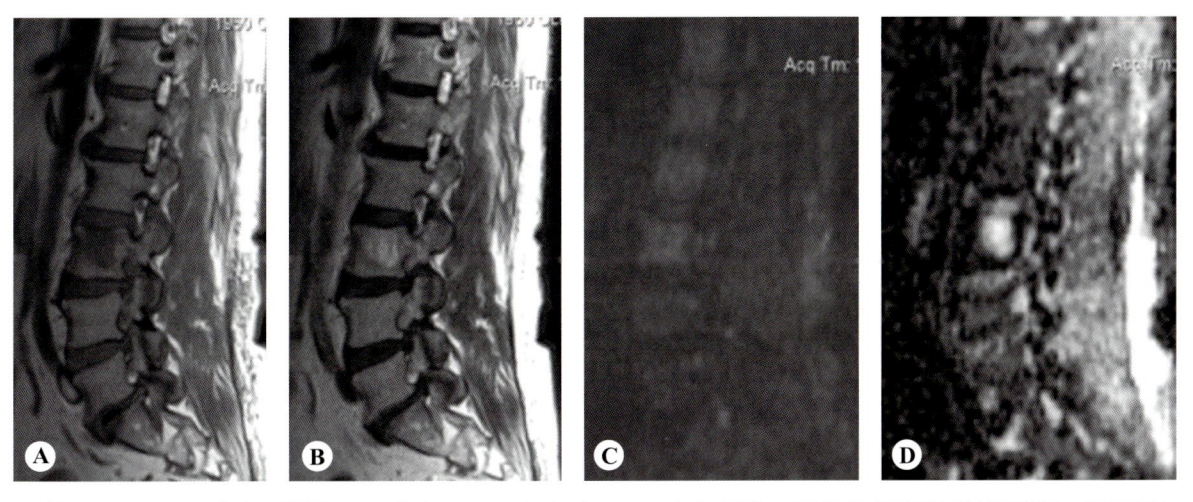

▲ 图 10-2　T_1WI（A）、增强 T_1W（B）、DWI（C）和 ADC（D）图像。腰椎病变显示无扩散受限，病理证实为非转移性病变（既往有转移性肺癌病史）

MRI)，在评估脑部肿瘤血管方面已经展现出卓越的价值。DCE-MRI 也在被研究用于评估脊柱转移性肿瘤的血管形成，但是由于 FOV 有限及各机构之间使用的灌注成像方案存在差异，此项技术的诊断作用仍然存在争议[13]。另外，相较于常规技术，灌注 MRI 在基层医院的应用并不普及。大多数灌注成像方案通过静脉注射对比剂的方式，观察 T_1WI 产生的可量化信号变化，利用随时间变化的 T_1WI 信号，对肿瘤的血管进行定量检测，包括血浆容积（plasma volume，V_P）和微血管渗透性的容积转换常数（capillary permeability，K^{trans}）。目前研究表明灌注 MRI 有助于鉴别正常骨髓和肿瘤浸润骨髓（图 10-3）[38-40]，也有助于鉴别骨质疏松和转移性肿瘤所致的椎体压缩性骨折[41, 42]。Mouloupoulos 等[38] 通过对一组 50 例患者的研究，发现正常骨髓和肿瘤病灶之间的 DCE-MRI 测量结果存在明显差异[8]。

在鉴别脊柱的乏血供和富血供转移性肿瘤方面，许多研究，例如 Khadem 等研究显示灌注 MRI 相较于常规 MRI 具有更高的准确性，乏血供和富血供肿瘤呈现显著不同的灌注增强斜率和灌注增强斜率最高区域峰值增强信号百分比变化，两者均为十分有效的鉴别征象。

在良恶性脊柱骨折的鉴别方面，Arevalo-Perez 等报道了动态增强 T_1WI 的作用，该项研究结果显示病理性骨折相比于良性骨折具有显著更高的灌注参数包括 V_P、K^{trans}、灌注斜率、增强峰值和曲线下面积（area under the curve，AUC）（图 10-4 和图 10-5）。该项研究结果也显示慢性和急性骨折所有的灌注参数存在显著不同，利用 V_P 和 K^{trans} 的差异能够鉴别病理性和急性骨折，但病理性骨折和急性骨折的增强峰值和 AUC 两个参数无差异[44]。

以上这些研究展现了灌注 MRI 在鉴别良恶性脊柱病变方面的应用前景。

（四）高级 MR 成像——反相位 MR 成像

另一种有前景的评估脊柱转移性肿瘤的 MR 技术是反相位成像。反相位成像运用了一种化学位移的现象对细胞质脂质进行显像。由于脂肪质子和水质子会在不同频率下发生共振，所以可在脂肪质子和水质子排列在同一方向（同相位）或相反方向时（反相位）分别采集图像。当水质子和脂肪质子处于同相位时，两者信号强度（signal intensity，SI）相加致使所呈现的图像信号强度较

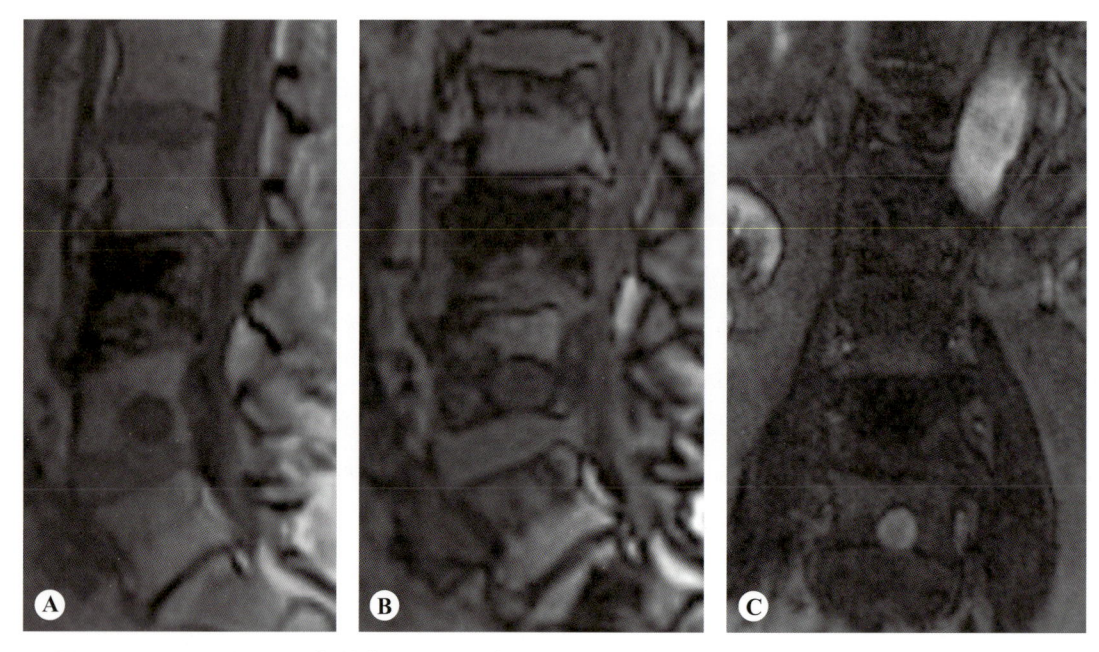

▲ 图 10-3 T₁WI（A）、反相位像（B）、动态增强灌注成像（C）。新发 L₄ 病灶显示高灌注，病理证实为转移性恶性肿瘤

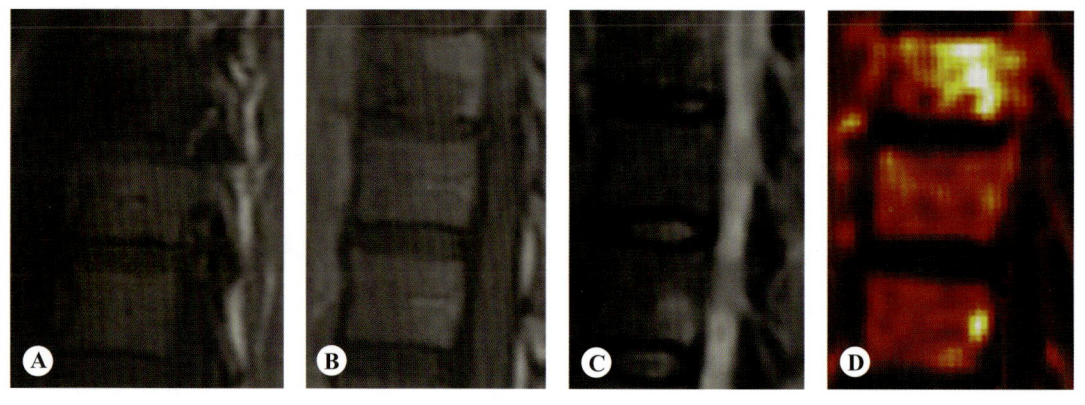

▲ 图 10-4 T₁WI（A）、增强 T₁WI（B）、T₂WI（C）、K^{trans}（D）图像。K^{trans} 图显示 2 个椎体节段微血管通透性增加，病理证实 2 个节段均为转移性恶性肿瘤

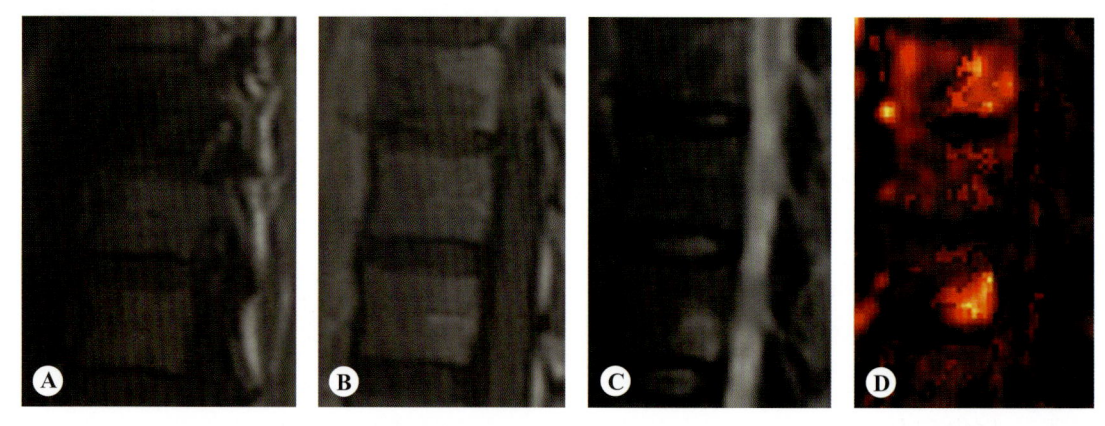

▲ 图 10-5 T₁WI（A）、增强 T₁WI（B）、T₂WI（C）、血浆容积图（D）。2 个椎体节段均显示出血浆容积增加，病理证实 2 个节段均为转移性恶性肿瘤

大（明亮）。当水质子和脂肪质子处于反相位时，两者信号处于相反方向，信号强度之和减小致使所呈现的图像信号强度较弱（较暗）。良性骨病变通常伴有细胞内脂肪和较高的脂质含量，因而表现为反相位图像的信号强度较低[45-47]。正常红骨髓和黄骨髓中水和脂肪含量相当，处于反相位的两者信号往往相抵消，表现为反相位图像的信号缺失。相比之下，转移性恶性肿瘤侵犯的骨髓则无反相位图像的信号强度缺失或降低现象。

反相位MR成像能够对信号强度比（signal intensity ratio，SIR）进行量化，所谓SIR被定义为反相位序列信号强度与同相位序列信号强度的比值。SIR<0.80通常被用作诊断良性病变的阈值，0.80~1.00被认为不确定性[45-48]。Martel等使用0.835作为SIR的临界值进行了良恶性病变鉴别的研究，结果显示敏感性为97%的，特异性为80%。Kenneally等证明反相位成像能被用于鉴别良恶性骨质病变[49]。Zajick等通过研究发现反相位图像的信号强度相比同相位图像降低超过20%，则提示良性病变，并建议用此阈值鉴别脊椎骨髓异常的良恶性病因[50]。其他文献报道的研究结果也证明了反相位成像有助于鉴别良性与恶性椎体骨折[45, 50-53]。

（五）高级MR成像——水脂分离技术

水脂分离（Dixon）技术是在反相位成像技术基础上做出了更近一步完善的技术，即结合同相位和反相位序列，通过数学运算分别生成单独脂肪图像和单独水图像。例如，基于同相位（水＋脂肪）图像减去反相位（水－脂肪）图像而得到单独脂肪图像。单独脂肪图像还能用于生成脂肪定量分析图谱。

为了探讨Dixon技术生成的单独脂肪图像能否提高脊柱转移性肿瘤的诊断效能，Yoo等进行了相关数据的收集和分析研究，结果显示基于Dixon技术生成的定量脂肪信号分数图评估骨髓中的脂肪含量，可以区分脊柱的良恶性病变[54]。Schmeel等利用Dixon技术生成的单独脂肪图像进行的良恶性椎体压缩性骨折鉴别研究也得出类似的结论[55]。Kim等发现即使对于T_1信号强度无差异的骨折，使用单独脂肪图像和脂肪比例图谱也能够帮助鉴别骨质疏松骨折与恶性压缩性骨折[56]。

Dixon技术的一个潜在劣势在于磁场的不均匀性（主要由治疗椎体骨折的金属装置产生）能够导致算法在判断某一像素属于水或脂肪成分时发生错误，即所谓的脂肪—水互换伪影。

三、治疗后评估的成像技术选择

（一）常规磁共振成像

尽管常规MRI能够显示脊柱解剖形态的特征，但更先进的高级技术不仅能够显示肿瘤的存在，也能表现肿瘤的活性和血管侵犯程度等病理特征，这些技术包括DWI、DCE-MRI、反相位成像和Dixon技术。

在治疗后的随访过程中，完整评估应包括全脊柱成像[13]。Leeman等研究了治疗失败的88例脊柱转移性肉瘤患者，发现大部分患者脊柱的新发进展病灶均发生于远离原治疗病灶5个椎体节段以上的区域。目前，既无关于何种MRI序列最适合用于监测肿瘤反应的既定指南，也无使用新技术（如DCE-MRI）确定脊柱转移反应的定义标准[13, 57]。

（二）高级MR成像——DWI

DWI成像可以帮助检测脊柱肿瘤治疗后先于肿瘤结构发生改变的功能性变化[8, 58]。这一特性有助于肿瘤医师及时修改或调整处于放射治疗或化学治疗过程中患者的治疗方案。

Cappabianca等使用DWI监测和研究不同病理类型的骨转移病变接受常规分次放射治疗后的治疗反应，结果显示细胞膜破裂、水弥散增加造成ADC值的增加，提示病变治疗反应良好[13,59]。Byun等在此之前也发现ADC值的定量增加和DWI信号的降低提示病变对放射治疗具有良好反应[13,60]。

然而，其他研究表明治疗后ADC值的变化具有异质性，该异质性阻碍了对肿瘤反应的准确评估[13,61,62]。此外，在脊柱植入装置的患者中，由于磁场的不均匀性所产生的伪影可限制DWI序列的应用。

（三）高级MR成像——灌注MRI

灌注MR能够通过测量放射治疗后V_p、K^{trans}值的变化来评估治疗反应。Chu等使用DCE-MRI监测19个病灶，并测量K^{trans}、V_p、AUC和增强峰值，结果显示V_p是治疗反应最有力的预测因子，所有对放射治疗有应答的病灶均显示V_p值的显著下降，而且早期V_p值的下降能够预测大部分肿瘤病灶对治疗的有效应答[13,63,64]。

Spratt等研究了灌注MR在脊柱转移性肉瘤治疗后评估中的作用。该研究采用DCE-MRI监测12例接受放射治疗的转移性脊柱肉瘤患者，发现V_p和K^{trans}显著降低，基于动态增强的多参数MRI对于治疗结局的评估优于临床影像医师根据常规MRI的评估[13,65]。对于接受放射治疗和抗血管生成治疗的患者，DCE-MRI的血管参数变化早于常规MRI或CT检查所发现的形态学变化，此类血管参数的变化有助于治疗疗效的预测[13,66,67]。Kumar等证明了脊柱转移性骨质病变在接受高剂量放射治疗后的灌注参数变化，尤其是V_p的变化能够预测局部肿瘤的复发，此类参数变化可比常规成像平均早于6个月预测局部的复发[68]。

总而言之，笔者推荐多参数MRI（图10-6）作为监测放射治疗后肿瘤反应的最敏感的成像技术，而且多参数MRI也被许多学者认为是监测治疗后反应的金标准[13]。

（四）高级MR成像——反相位成像

Perry等进行了反相位MR评估治疗后脊柱转移性病变的研究[45]，观察治疗措施对反相位MR鉴别良恶性脊柱病变能力的影响。该项研究对101例患者的反相位MR数据进行回顾性分析，其中包括25个脊柱良性病变、25个未接受治疗的脊柱转移性病变及89个接受治疗的脊柱转移性病变。结果显示相较于接受和未接受治疗的脊柱转移性病变，良性病变有较低的平均信号强度比值（SIR），证实反相位成像能够准确鉴别脊柱良性病变和转移性病变。该项研究基于SIR截断值为0.856，对接受和未接受治疗病变的诊断准确性分别为70.5%和88%。该SIR截断值对于良性病变和未接受治疗转移性病变的鉴别优于对于良性病变和接受放射治疗脊柱转移性病变的鉴别，而在未接受治疗和接受放射治疗的脊柱转移性病中，平均SIR值无显著性统计学差异。该研究的最终结果显示反相位MR成像有利于良性和恶性脊柱转移性病变的鉴别（图10-7），但是采用SIR为0.856阈值对于接受化学治疗后脊柱转移性病变的诊断敏感性和特异性较低，对于接受放射治疗后的病变则进一步降低[45]。使用反相MR成像对于接受SBRT治疗患者的评估还有待于研究。

四、治疗后的影像学观察

为了优化脊柱转移性肿瘤的多学科管理，影像学解读的标准化（Bilsky分级），以及促进影像医师、放射治疗医师和外科医师关于肿瘤和神经压迫程度的交流至关重要。影像学解读标准化对于选择SBRT、外科手术或者两者联合的治疗模式十分重要。硬膜外间隙、硬膜囊和脊髓是脊柱成像的三个关键解剖区域，它们为Bilsky分级[又称为硬膜外脊髓压迫（epidural spinal cord compression，ESCC）分级]提供了重要信息[69]。

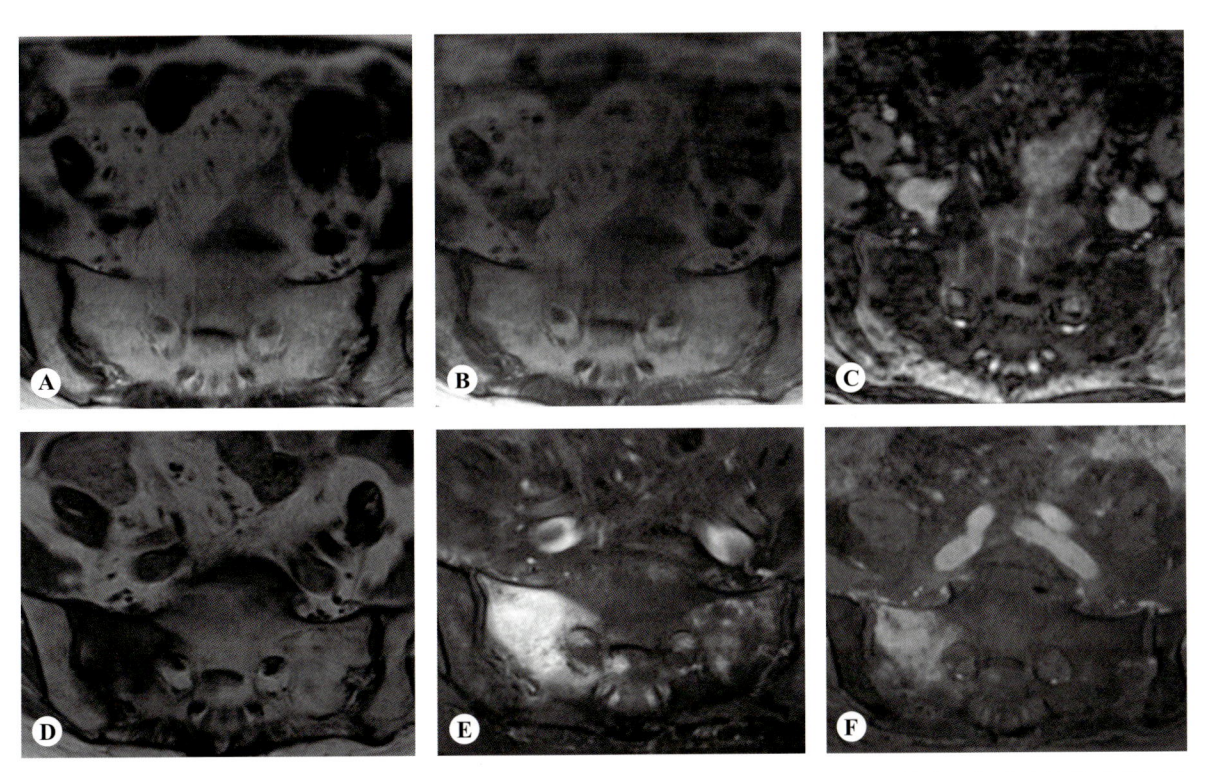

第 10 章 脊柱转移的神经影像学
Neuroimaging for Spine Metastasis

▲ 图 10-6 A 至 C. 分别为 T_1WI、T_2 反相位图和增强 T_1WI，新发病变位于 L_2，既往有甲状腺癌外科手术和放射治疗史；D 至 F. 分别为 DWI、ADC、动态增强序列，位于 L_2 的病灶显示无扩散受限和低灌注，病理证实病变为非转移性肿瘤

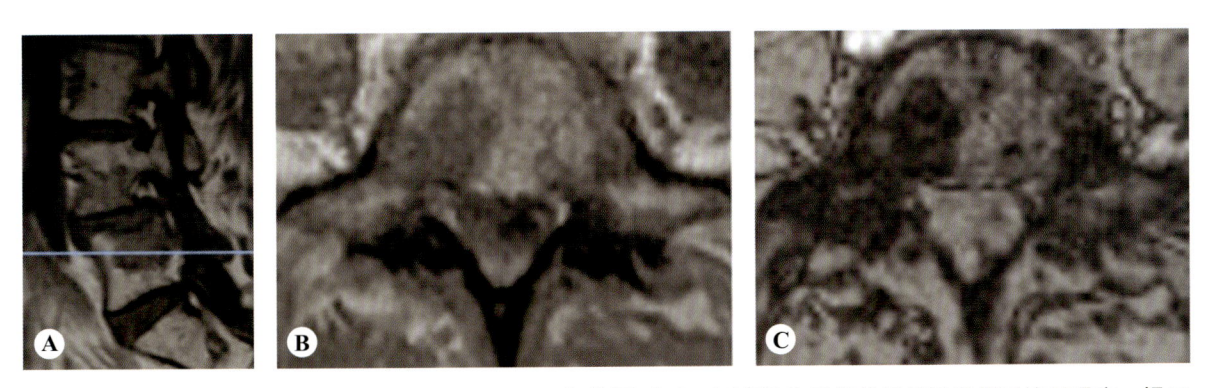

▲ 图 10-7 T_1WI、T_2（A）、同相位图（B）、T_2 反相位图（C）。同相位和反相位图显示出相同信号强度，提示骨髓无脂肪成分，病理证实为转移性恶性肿瘤

脊柱转移性肿瘤通常最初位于椎体的骨髓，而椎骨外的神经累及通常首先见于硬膜外间隙，硬膜外转移病变的逐渐延伸可压迫硬膜囊，最终发生不同程度的脊髓受压。

CT 和常规 MR 长期以来被用于脊柱转移性肿瘤的诊断、治疗方案规划和治疗后的随访。随着先进 MR 技术的发展，催生了 DWI、灌注成像、反相位成像和 Dixon 等技术，丰富了影像医师的工具库，更利于转移性肿瘤特征的显示，提高了病理性骨折和骨质疏松性骨折的鉴别诊断能力。此类新技术也有助于影像医师更好地评估脊柱转移性肿瘤的治疗反应。

参考文献

[1] Schiff D. Spinal cord compression. Neurol Clin. 2003; 21(1):67-86.

[2] Aaron AD. The management of cancer metastatic to bone. JAMA. 1994;272(15):1206-9.

[3] Buhmann Kirchhoff S, Becker C, Duerr HR, Reiser M, Baur-Melnyk A. Detection of osseous metastases of the spine: comparison of high resolution multi-detector-CT with MRI. Eur J Radiol. 2009;69(3):567-73.

[4] Donnelly DJ, Abd-El-Barr MM, Lu Y. Minimally invasive muscle sparing posterior only approach for lumbar circumferential decompression and stabilization to treat spine metastasis-technical report. World Neurosurg. 2015;84(5):1484-90.

[5] Witham TF, Khavkin YA, Gallia GL, Wolinsky JP, Gokaslan ZL. Surgery insight: current management of epidural spinal cord compression from metastatic spine disease. Nat Clin Pract Neurol. 2006;2(2):87-94; quiz 116.

[6] Shah LM, Salzman KL. Imaging of spinal metastatic disease. Int J Surg Oncol. 2011;2011:769753.

[7] Wong DA, Fornasier VL, Macnab I. Spinal metastases: the obvious, the occult, and the imposters. Spine (Phila Pa 1976). 1990;15(1):1-4.

[8] Jabehdar Maralani P, Lo SS, Redmond K, Soliman H, Myrehaug S, Husain ZA, et al. Spinal metastases: multimodality imaging in diagnosis and stereotactic body radiation therapy planning. Future Oncol. 2017;13(1):77-91.

[9] Thomas SJ. Relative electron density calibration of CT scanners for radiotherapy treatment planning. Br J Radiol. 1999;72(860):781-6.

[10] Sahgal A, Bilsky M, Chang EL, Ma L, Yamada Y, Rhines LD, et al. Stereotactic body radiotherapy for spinal metastases: current status, with a focus on its application in the postoperative patient. J Neurosurg Spine. 2011;14(2): 151-66.

[11] Thibault I, Chang EL, Sheehan J, Ahluwalia MS, Guckenberger M, Sohn MJ, et al. Response assessment after stereotactic body radiotherapy for spinal metastasis: a report from the SPIne response assessment in Neuro-Oncology (SPINO) group. Lancet Oncol. 2015;16(16):e595-603.

[12] Cox BW, Spratt DE, Lovelock M, Bilsky MH, Lis E, Ryu S, et al. International Spine Radiosurgery Consortium consensus guidelines for target volume definition in spinal stereotactic radiosurgery. Int J Radiat Oncol Biol Phys. 2012;83(5):e597-605.

[13] Soliman M, Taunk NK, Simons RE. Anatomic and functional imaging in the diagnosis of spine metastases and response assessment after spine radiosurgery. Neurosurg Focus. 2017;42(1):E5.

[14] Heindel W, Gübitz R, Vieth V, Weckesser M, Schober O, Schäfers M. The diagnostic imaging of bone metastases. Dtsch Arztebl Int. 2014;111(44):741-7.

[15] Carroll KW, Feller JF, Tirman PF. Useful internal standards for distinguishing infiltrative marrow pathology from hematopoietic marrow at MRI. J Magn Reson Imaging. 1997;7(2):394-8.

[16] Ciray I, Lindman H, Aström GK, Wanders A, Bergh J, Ahlström HK. Effect of granulocyte colony-stimulating factor (G-CSF)-supported chemotherapy on MR imaging of normal red bone marrow in breast cancer patients with focal bone metastases. Acta Radiol. 2003;44(5):472-84.

[17] Moulopoulos LA, Yoshimitsu K, Johnston DA, Leeds NE, Libshitz HI. MR prediction of benign and malignant vertebral compression fractures. J Magn Reson Imaging. 1996;6(4):667-74.

[18] Baker LL, Goodman SB, Perkash I, Lane B, Enzmann DR. Benign versus pathologic compression fractures of vertebral bodies: assessment with conventional spin-echo, chemical-shift, and STIR MR imaging. Radiology. 1990;174(2):495-502.

[19] Schmidt MA, Payne GS. Radiotherapy planning using MRI. Phys Med Biol. 2015;60(22):323-61.

[20] Hayter CL, Koff MF, Shah P, Koch KM, Miller TT, Potter HG. MRI after arthroplasty: comparison of MAVRIC and conventional fast spin-echo techniques. AJR Am J Roentgenol. 2011;197(3):W405-11.

[21] Sutter R, Ulbrich EJ, Jellus V, Nittka M, Pfirrmann CW. Reduction of metal artifacts in patients with total hip arthroplasty with slice-encoding metal artifact correction and view-angle tilting MR imaging. Radiology. 2012;265(1): 204-14.

[22] Choi SJ, Koch KM, Hargreaves BA, Stevens KJ, Gold GE. Metal artifact reduction with MAVRIC SL at 3-T MRI in patients with hip arthroplasty. Am J Roentgenol. 2015;204(1):140-7.

[23] Koh DM, Collins DJ. Diffusion-weighted MRI in the body: applications and challenges in oncology. Am J Roentgenol. 2007;188(6):1622-35.

[24] Shimofusa R, Fujimoto H, Akamata H, Motoori K, Yamamoto S, Ueda T, Ito H. Diffusion-weighted imaging of prostate cancer. J Comput Assist Tomogr. 2005;29(2):149-53.

[25] Park MJ, Cha ES, Kang BJ, Ihn YK, Baik JH. The role of diffusion-weighted imaging and the apparent diffusion coefficient (ADC) values for breast tumors. Korean J Radiol. 2007;8(5):390-6.

[26] Tanenbaum LN. Clinical applications of diffusion imaging in the spine. Magn Reson Imaging Clin N Am. 2013;21:299-320.

[27] Luboldt W, Küfer R, Blumstein N, Toussaint TL, Kluge A, Seemann MD, Luboldt HJ. Prostate carcinoma: diffusion-weighted imaging as potential alternative to conventional MR and 11C-choline PET/CT for detection of bone metastases. Radiology. 2008;249(3):1017-25.

[28] Parag Y, Delman B, Pawha P, Tanenbaum L. Diffusion

weighted imaging facilitates detection of spinal metastases and assists in the diagnosis of equivocal lesions. Paper presented at: American Society of Spine Radiology Annual Meeting 2010; February 18-21, 2010; Las Vegas, NV; American Society of Neuroradiology Annual Meeting 2010; May 15-20, 2010; Boston, MA; European College of Radiology Annual Meeting 2010; March 4-8, 2010; Vienna, Austria.

[29] Kessler J, Pawha P, Shpilberg K, Tanenbaum L. Diffusion weighted imaging facilitates detection of spinal multiple myeloma and assists in diagnosing equivocal lesions. Paper presented at: American Society of Spine Radiology Annual Symposium 2011; February 23-26, 2011; Honolulu, HI; European College of Radiology Annual Meeting 2011; March 3-7, 2011; Vienna, Austria.

[30] Frager D, Elkin C, Swerdlow M, Bloch S. Subacute osteoporotic compression fracture: misleading magnetic resonance appearance. Skeletal Radiol. 1988;17(2):123-6.

[31] Rupp RE, Ebraheim NA, Coombs RJ. Magnetic resonance imaging differentiation of compression spine fractures or vertebral lesions caused by osteoporosis or tumor. Spine (Phila Pa 1976). 1995;20(23):2499-503.

[32] Bonekamp S, Corona-Villalobos CP, Kamel IR. Oncologic applications of diffusion-weighted MRI in the body. J Magn Reson Imaging. 2012;35:257-79.

[33] Herneth AM, Philipp MO, Naude J, Funovics M, Beichel RR, Bammer R, Imhof H. Vertebral metastases: assessment with apparent diffusion coefficient. Radiology. 2002; 225(3):889-94.

[34] Pozzi G, Garcia Parra C, Stradiotti P, Tien TV, Luzzati A, Zerbi A. Diffusion-weighted MR imaging in differentiation between osteoporotic and neoplastic vertebral fractures. Eur Spine J. 2012;21(Suppl 1):S123-7.

[35] Maeda M, Sakuma H, Maier SE, Takeda K. Quantitative assessment of diffusion abnormalities in benign and malignant vertebral compression fractures by line scan diffusion-weighted imaging. AJR Am J Roentgenol. 2003;181(5):1203-9.

[36] Balliu E, Vilanova JC, Peláez I, Puig J, Remollo S, Barceló C, et al. Diagnostic value of apparent diffusion coefficients to differentiate benign from malignant vertebral bone marrow lesions. Eur J Radiol. 2009;69(3):560-6.

[37] Sung JK, Jee WH, Jung JY, Choi M, Lee SY, Kim YH, et al. Differentiation of acute osteoporotic and malignant compression fractures of the spine: use of additive qualitative and quantitative axial diffusion-weighted MR imaging to conventional MR imaging at 3.0 T. Radiology. 2014;271(2):488-98.

[38] Moulopoulos LA, Maris TG, Papanikolaou N, Panagi G, Vlahos L, Dimopoulos MA. Detection of malignant bone marrow involvement with dynamic contrast-enhanced magnetic resonance imaging. Ann Oncol. 2003;14(1):152-8.

[39] Bollow M, Knauf W, Korfel A, Taupitz M, Schilling A, Wolf KJ, Hamm B. Initial experience with dynamic MR imaging in evaluation of normal bone marrow versus malignant bone marrow infiltrations in humans. J Magn Reson Imaging. 1997;7(1):241-50.

[40] Hawighorst H, Libicher M, Knopp MV, Moehler T, Kauffmann GW, Kaick GV. Evaluation of angiogenesis and perfusion of bone marrow lesions: role of semiquantitative and quantitative dynamic MRI. J Magn Reson Imaging. 1999;10(3):286-94.

[41] Chen WT, Shih TT, Chen RC, Lo HY, Chou CT, Lee JM, Tu HY. Blood perfusion of vertebral lesions evaluated with gadolinium-enhanced dynamic MRI: in comparison with compression fracture and metastasis. J Magn Reson Imaging. 2002;15(3):308-14.

[42] Tokuda O, Hayashi N, Taguchi K, Matsunaga N. Dynamic contrast-enhanced perfusion MR imaging of diseased vertebrae: analysis of three parameters and the distribution of the time-intensity curve patterns. Skeletal Radiol. 2005;34(10):632-8.

[43] Khadem NR, Karimi S, Peck KK, Yamada Y, Lis E, Lyo J, et al. Characterizing hypervascular and hypovascular metastases and normal bone marrow of the spine using dynamic contrast-enhanced MR imaging. AJNR Am J Neuroradiol. 2012;33(11):2178-85.

[44] Arevalo-Perez J, Peck KK, Lyo JK, Holodny AI, Lis E, Karimi S. Differentiating benign from malignant vertebral fractures using T1-weighted dynamic contrast-enhanced MRI. J Magn Reson Imaging. 2015;42(4):1039-47.

[45] Perry MT, Sebro R. Accuracy of opposed-phase magnetic resonance imaging for the evaluation of treated and untreated spinal metastases. Acad Radiol. 2018;25(7): 877-82.

[46] Kransdorf MJ, Bridges MD. Current developments and recent advances in musculoskeletal tumor imaging. Semin Musculoskelet Radiol. 2013;17(2):145-55.

[47] Adam SZ, Nikolaidis P, Horowitz JM, Gabriel H, Hammond NA, Patel T, et al. Chemical shift MR imaging of the adrenal gland: principles, pitfalls, and applications. Radiographics. 2016;36(2):414-32.

[48] Disler DG, McCauley TR, Ratner LM, Kesack CD, Cooper JA. In-phase and out-of-phase MR imaging of bone marrow: prediction of neoplasia based on the detection of coexistent fat and water. AJR Am J Roentgenol. 1997;169(5):1439-47.

[49] Kenneally BE, Gutowski CJ, Reynolds AW, Morrison WB, Abraham JA. Utility of opposed-phase magnetic resonance imaging in differentiating sarcoma from benign bone lesions. J Bone Oncol. 2015;4(4):110-4.

[50] Zajick DC Jr, Morrison WB, Schweitzer ME, Parellada JA, Carrino JA. Benign and malignant processes: normal values and differentiation with chemical shift MR imaging in vertebral marrow. Radiology. 2005;237(2):590-6.

[51] Erly WK, Oh ES, Outwater EK. The utility of in-phase/opposed-phase imaging in differentiating malignancy from acute benign compression fractures of the spine. AJNR Am J Neuroradiol. 2006;27(6):1183-8.

[52] Ragab Y, Emad Y, Gheita T, Mansour M, Abou-Zeid A, Ferrari S, Rasker JJ. Differentiation of osteoporotic and neoplastic vertebral fractures by chemical shift {in-phase and out-of phase} MR imaging. Eur J Radiol. 2009;72(1):125-33.

[53] Thawait SK, Marcus MA, Morrison WB, Klufas RA, Eng J, Carrino JA. Research synthesis: what is the diagnostic performance of magnetic resonance imaging to discriminate benign from malignant vertebral compression fractures? Systematic review and metaanalysis. Spine (Phila Pa 1976). 2012;37(12):E736-44.

[54] Yoo HJ, Hong SH, Kim DH, Choi JY, Chae HD, Jeong BM, et al. Measurement of fat content in vertebral marrow using a modified dixon sequence to differentiate benign from malignant processes. J Magn Reson Imaging. 2017; 45(5):1534-44.

[55] Schmeel FC, Luetkens JA, Enkirch SJ, Feißt A, Endler CH, Schmeel LC, et al. Proton density fat fraction (PDFF) MR imaging for differentiation of acute benign and neoplastic compression fractures of the spine. Eur Radiol. 2018;28(12):5001-9.

[56] Kim DH, Yoo HJ, Hong SH, Choi JY, Chae HD, Chung BM. Differentiation of acute osteoporotic and malignant vertebral fractures by quantification of fat fraction with a dixon mri sequence. AJR Am J Roentgenol. 2017;209(6):1331-9.

[57] Leeman JE, Bilsky M, Laufer I, Folkert MR, Taunk NK, Osborne JR, et al. Detailed spinal axis patterns of failure following SBRT for metastatic spinal sarcoma. Intern J Rad Oncol. 2015;93:E67-8.

[58] Kwee TC, Takahara T, Ochiai R, Nievelstein RA, Luijten PR. Diffusion-weighted whole-body imaging with background body signal suppression (DWIBS): features and potential applications in oncology. Eur Radiol. 2008;18(9):1937-52.

[59] Cappabianca S, Capasso R, Urraro F, Izzo A, Raucci A, DiFranco R, Rotondo A. Assessing response to radiation therapy treatment of bone metastases: short-term followup of radiation therapy treatment of bone metastases with diffusion-weighted magnetic resonance imaging. J Radiother. 2014;2014:698127.

[60] Byun WM, Shin SO, Chang Y, Lee SJ, Finsterbusch J, Frahm J. Diffusion-weighted MR imaging of metastatic disease of the spine: assessment of response to therapy. AJNR Am J Neuroradiol. 2002;23(6):906-12.

[61] Messiou C, Collins DJ, Giles S, de Bono JS, Bianchini D, de Souza NM. Assessing response in bone metastases in prostate cancer with diffusion weighted MRI. Eur Radiol. 2011;21(10):2169-77.

[62] Reischauer C, Froehlich JM, Koh DM, Graf N, Padevit C, John H, et al. Bone metastases from prostate cancer: assessing treatment response by using diffusion-weighted imaging and functional diffusion maps--initial observations. Radiology. 2010;257(2):523-31.

[63] Kim MS, Kim W, Park IH, Kim HJ, Lee E, Jung JH, et al. Radiobiological mechanisms of stereotactic body radiation therapy and stereotactic radiation surgery. Radiat Oncol J. 2015;33(4):265-75.

[64] Chu S, Karimi S, Peck KK, Yamada Y, Lis E, Lyo J, et al. Measurement of blood perfusion in spinal metastases with dynamic contrast-enhanced magnetic resonance imaging: evaluation of tumor response to radiation therapy. Spine (Phila Pa 1976). 2013;38(22):E1418-24.

[65] Spratt DE, Arevalo-Perez J, Leeman JE, Gerber NK, Folkert M, Taunk NK, et al. Early magnetic resonance imaging biomarkers to predict local control after high dose stereotactic body radiotherapy for patients with sarcoma spine metastases. Spine J. 2016;16(3): 291-8.

[66] Cao Y. The promise of dynamic contrast-enhanced imaging in radiation therapy. Semin Radiat Oncol. 2011;21(2): 147-56.

[67] Rosen MA, Schnall MD. Dynamic contrast-enhanced magnetic resonance imaging for assessing tumor vascularity and vascular effects of targeted therapies in renal cell carcinoma. Clin Cancer Res. 2007;13(2 Pt 2):770s-6s.

[68] Kumar KA, Peck KK, Karimi S, Lis E, Holodny AI, Bilsky MH, Yamada Y. A pilot study evaluating the use of dynamic contrast-enhanced perfusion mri to predict local recurrence after radiosurgery on spinal metastases. Technol Cancer Res Treat. 2017;16(6):1533034617705715.

[69] Bilsky MH, Laufer I, Fourney DR, Groff M, Schmidt MH, Varga PP, et al. Reliability analysis of the epidural spinal cord compression scale. J Neurosurg Spine. 2010;13(3):324-8.

第 11 章　脊柱恶性病变与椎体强化术
Malignant Spinal Osseous Lesions and Vertebral Augmentation

Sergiy V. Kushchayev　James K. C. Liu　Majid Khan　John A. Arrington　著

2018 年美国新增确诊癌症病例近 180 万，超过 60 万人死于癌症[1]。这些癌症患者中有半数发生骨转移，脊柱仍是最常见的转移部位[2]。脊柱转移性肿瘤常伴有骨相关事件（skeletal-related effect，SRE），如高钙血症、骨痛、骨折和神经压迫，导致患者活动能力受限和生活质量降低[3]。

脊柱转移性疾病的处理通常非常复杂，需要多学科的癌症研究团队提供综合治疗方案[4]。椎体强化术被认为是减轻疼痛、防止椎体进一步塌陷而导致后凸畸形和硬膜囊压迫的有效方法。目前临床证据强烈支持应用椎体强化术治疗脊柱转移瘤[5,6]。

一、发病机制

肿瘤骨转移是一个复杂的多步骤过程，该过程高度依赖于原发肿瘤的性质和特征及局部骨组织的微环境。这个过程可以概括为：癌细胞从原发性恶性肿瘤脱离、进入并存活于循环系统、然后在远处毛细血管床中停滞、最终从血管中溢出并生长于骨组织之中。在某些情况下，播散性肿瘤细胞可在骨髓内处于休眠状态多年，直至浸润生长[3]。"转移生态位（metastatic niche）"理论解释了原发肿瘤如何通过产生生长因子，为处于循环系统的肿瘤细胞远程准备有利于骨转移的微环境，有助于循环系统的肿瘤细胞到达骨组织并形成转移[7]。在这些生物物质的影响下，造血祖细胞、巨噬细胞和其他免疫细胞进入将被转移的组织内，以促进恶性侵袭[8]。此外，骨组织微环境的物理特征，包括缺氧、低 pH 和高钙浓度等也能调节转移肿瘤的生长[8]。肿瘤细胞在骨髓内聚集并生长后，便开始产生改变骨代谢的细胞因子和生长因子，然而这些肿瘤细胞并不直接破坏骨质[9]。肿瘤相关的基质细胞远多于病变中的恶性细胞，它们协调分泌各种可溶性生长因子来刺激破骨细胞的活性，导致骨吸收或促进成骨细胞分化，刺激成骨细胞形成新骨[10,11]。（译者注：癌细胞是否发生转移不仅取决于细胞本身，还取决于远处被称为转移生态位的微环境。）

二、疼痛

脊柱转移瘤患者的主要症状是中到重度疼痛。缓解疼痛是使患者具有较好生活质量的关键因素。然而骨的癌性疼痛属于慢性疼痛最难控制的一种[9]。脊柱转移引起的疼痛可分为三种类型：癌性疼痛（疼痛持续且位于局部）、神经根性疼痛和轴性疼痛[12]。

（一）癌性疼痛

癌症引起的疼痛是一个多因素过程，涉及多种外周机制的复杂性相互作用[9]。疼痛有两个主要外周神经机制：伤害性感受器和神经源性[9]。伤害性感受器的机制包括：肿瘤释放不同物质引起神经末梢敏感化、具有破骨作用的破骨细胞引起酸中毒、骨力学性能不稳定甚至骨折。溶骨性和成骨性病变均可改变骨的显微结构，使其丧失机械刚度和稳定性。神经源性机制是由于恶性细胞的生长，损伤或破坏了神经纤维远端，诱导感觉和交感神经纤维病理性生长[9]。正常情况下的感觉和交感神经纤维密集地分布于骨骼，但这些纤维通常彼此并不靠近。然而，恶性细胞可诱导两种神经纤维的重组和生长，导致纤维密度增加和神经瘤样结构形成，两种纤维之间发生异常的相互作用[13]。慢性疼痛状态下的神经元持续受刺激可降低兴奋阈值，上调神经末梢受体，并导致脊髓形态学改变[14]。外周和脊髓信号通路的生理和形态变化改变了大脑处理疼痛的方式。这些变化的结果使得脊柱肿瘤转移患者，对不应产生疼痛的机械应力刺激开始产生痛觉。

（二）神经根性痛

神经根性疼痛源于神经根受压，表现为沿神经支配的皮肤区域发生疼痛。这种类型的疼痛可能是由于转移到脊柱的肿瘤向椎骨外生长，延伸至椎管内直接压迫神经根；或者是由于肿瘤生长发生的骨破坏导致脊柱不稳定，从而产生对神经根的骨性压迫。这种类型的疼痛最有效的治疗方法是外科手术，通过切除肿瘤或恢复脊柱稳定性以减少神经根受压。

（三）轴性疼痛

轴性疼痛通常与脊柱的垂直方向不稳定和病理性椎体骨折有关。病理性椎体骨折应视为功能不稳定性变形，即当患者站立时，椎体和终板上的轴向负荷和压缩力增加，导致椎体产生短暂的前部和侧部变形，并对骨髓腔的内骨膜受体和感觉神经元产生有害刺激，因而发生局部背痛。这种类型的疼痛为体位依赖型，站立位时疼痛加重，取仰卧位或俯卧位可使轴向载荷减小，从而疼痛得到改善。与椎体结构异常相关的急性轴性（机械性）背痛继发于以下机制[15]：①伴终板微运动的骨皮质的侧向变形，②骨膜下骨折，③终板变形和骨折，④骨内血肿。椎骨骨折还会引起周围结构的力学变化，包括邻近椎间盘生物力学异常，椎间盘内压力丧失，椎间韧带松弛，关节突关节弯曲和压缩所产生的力学变化减小。所有这些因素既可引起与急性椎体骨折相关的疼痛，也可引起椎体轴向慢性变形的相关症状[15, 16]。治疗轴性疼痛的传统方法是药物治疗或手术治疗。

三、脊柱恶性病变：实体瘤转移

虽然任何肿瘤都可能转移到脊柱，但脊柱转移的发生率因肿瘤类型而有很大差异，其中前列腺癌患者的发生风险最高，其次是肺癌、肾癌、乳腺癌和甲状腺癌[17]。

（一）前列腺癌

前列腺癌是男性骨转移的主要原因。在病理上，腺癌占所有前列腺癌的95%，以成骨性转移为主，且几乎只转移到骨组织，通常转移至髋关节、脊柱和骨盆。其他较为少见的恶性肿瘤类型包括肉瘤、黏液或印戒细胞癌、腺样囊性癌、类癌、前列腺导管癌、黑色素瘤和溶骨性转移发生率较高的小细胞癌。

8% 的前列腺癌患者在确诊时已有骨转移的征象[18]。骨转移与淋巴转移的存在相关，提示恶性细胞主要通过淋巴系统扩散。

晚期前列腺癌的患者最初可接受手术或药物去势治疗，以抑制睾酮水平。然而，大多数晚期病例可进展为去势抵抗性前列腺癌[18, 19]。去势抵抗性前列腺癌常伴有肿瘤的骨相关事件，特别是椎体骨折和脊髓受压[19]。大多数前列腺癌相关死因事件可归因于这种转移性的去势抵抗性前列腺癌。

转移性前列腺癌降低了患者的生存率，5 年生存率为 30%，中位生存期约为 3 年[20]。长久以来，放射治疗一直是骨转移的主要治疗方法。全身治疗采用外射束放射治疗和亲骨性放射性药物（镭 223 或锶 89），然而，对治疗的抵抗是导致该病存活率低的因素之一，5%~10% 的转移性前列腺癌患者可进展为伴或不伴有椎体骨折的恶性脊髓压迫[21]。

鉴于前列腺癌转移性病变的成骨性质，椎体成形术和后凸成形术很少应用于此类病变的治疗。

（二）乳腺癌

骨是乳腺癌转移最常见的部位[22]。大多数患者在癌症复发时存在骨转移[23]。根据雌激素（estrogen，ER）、孕激素（progesterone，PR）和人表皮生长因子受体 -2（human epidermal growth factor receptor-2，HER2）的表达情况，乳腺癌可分为从三阳性到三阴性的不同亚型[24]。

骨转移在 ER 阳性的乳腺肿瘤中非常常见。ER 阳性、HER2 阴性肿瘤占所有乳腺癌骨转移的 75%，常见于绝经后老年妇女。与 ER 阴性乳腺肿瘤相比，ER 阳性的复发风险较低。ER 阳性、HER2 阴性乳腺肿瘤被分为 2 组：管腔 A 型和管腔 B 型。管腔 A 型肿瘤约占所有乳腺恶性肿瘤的 40%，预后较好。管腔 B 型肿瘤（占所有乳腺肿瘤的 20%）的预后较 A 型差。ER 阳性乳腺癌患者在诊断出原发性肿瘤并伴有骨转移的 20 年内或更长时间，仍具有较高的复发倾向。随着时间的推移，病变将对内分泌治疗产生耐药而不得不使用细胞毒性化学治疗药[23]。许多仅有骨转移的 ER 阳性乳腺癌患者仅接受口服内分泌治疗，可使病情多年稳定，生活质量良好[23]。三阴性癌症患者通常表现为脊柱转移的延迟。乳腺癌骨转移可以是成骨性或溶骨性，若患者对双磷酸盐和放射治疗有反应，溶骨性脊柱病变可演变为混合型或硬化型。

乳腺癌脊柱转移病变患者可从积极治疗中获益，而椎体强化术在维持良好生活质量方面能发挥关键作用。

（三）肺癌

骨转移在上皮型非小细胞肺癌中更常见。高达 58% 的非小细胞肺癌骨转移患者在其一生中至少发生 1 次骨相关事件（SRE），SRE 严重影响患者的生活质量和预后[25]。约 69% 的骨转移发生于脊柱[26]。高达 64% 的腺癌患者中可发现致癌突变，而鳞状细胞癌中则少见。最常见的是 KRAS 驱动，也包括 EGFR、ALK 重组、BRAF、PIK3CA、MEK1、MET 扩增和 HER2。此类改变通常是单一突变，但也可能发生多重突变。最近有报道称，使用针对致癌驱动因子的分子靶向性药物和骨修饰剂可以改善肺癌和脊柱转移性肿瘤患者的预后[27]。

小细胞肺癌是一种神经内分泌性肿瘤[28]。大多数小细胞肺癌患者、可发生多节段脊柱转移，约 60% 的患者有 5 个以上病灶。骨相关事件（SRE）、压缩性骨折或脊髓受压并不常见，发生于 5%~20% 的患者。胸椎转移是发生 SRE 的最强预测因素[29]。

肺癌骨转移主要为溶骨性转移。对于肿瘤负

荷不重并具有适应证的患者，椎体成形术和体后凸成形术是有效改善生活质量的姑息治疗方法。

（四）肾癌

50%的肾细胞癌患者发生骨转移，其中30%发生于脊柱[30,31]。约31%的骨转移在肾癌诊断时就已发生，而68%的肾癌发生骨转移的中位时间为25个月[32]。骨转移部位的数量与总生存期相关，转移部位数量为1处、2~5处或>5处的患者中位生存期分别为28个月、18个月或9个月[33]。肾癌骨转移主要为溶骨性病变（79%）[32]。大多数（71%）患者表现为多发性骨性病变，约28%的患者出现脊髓/神经根受压[34]。因为存在化学治疗和常规放射治疗抵抗，肾细胞癌的骨转移常难以处理[30]。新型靶向性抗血管生成药（酪氨酸激酶抑制药）也许能延长生存期[32]。立体定向放射治疗可利用高剂量射线对肿瘤进行精确治疗，可用于寡转移性肿瘤患者的治疗[32]。全椎体整体切除术是治疗孤立性脊柱转移瘤的金标准，但其中许多患者并不适合。此外，尽管完全切除，许多患者仍会出现局部复发。鉴于肿瘤的血供性质，术前血管造影和栓塞有助于减少术中失血[31]。

骨水泥强化术可改变肾细胞癌骨转移的治疗方案，使许多患者从中获益。术中使用冷冻消融可更好地控制局部肿瘤[32,35]。

（五）甲状腺癌

分化型甲状腺癌包括乳头状和滤泡状甲状腺癌。尽管乳头状癌的相对发病率（80%）高于滤泡型（15%），但脊柱转移在滤泡型甲状腺癌患者中更为常见（63%）[36]。约35%的脊柱转移患者仅有甲状腺恶性肿瘤的初始症状。在分化型甲状腺癌中，约一半脊柱转移患者仅有单一节段病变（28%为滤泡型，37%为乳头状癌），此种状况可考虑进行根治治疗[36]。

放射性碘是分化型甲状腺癌脊柱转移患者特异性治疗的选择方案。停用甲状腺激素和使用人促甲状腺激素（human thyroid stimulating hormone，hTSH），对于准备接受^{131}I消融治疗的患者效果相当。但hTSH未被FDA批准用于治疗脊柱转移瘤，因为快速增加促甲状腺激素（TSH）可能促使硬膜外腔的肿瘤组织明显增大，并可能导致脊髓受压。

Hürthle细胞瘤（Hürthle cell tumor）被认为是滤泡癌的变种，但从组织学视角却视其为一种独特的肿瘤，具有更强的侵袭性和更低的放射性碘摄取率[37]。文献中鲜有关于Hürthle细胞瘤脊柱转移的病例报告[38]。甲状腺球蛋白常作为滤泡癌、乳头状癌和Hürthle细胞瘤患者的随访标志物。

甲状腺髓样癌是一种起源于甲状腺滤泡旁C细胞的神经内分泌肿瘤，占甲状腺全部癌症的1%~2%，发生骨转移常见，同时还与其他部位转移事件相关[39]。其中92%的病例累及脊柱，而且几乎均为多灶性，77%的患者至少具有6个病变，但骨转移相关事件虽为常见而脊髓压迫却罕见[39]。

氟多巴（Fluorodopa F18）正电子发射断层扫描（PET）/计算机断层扫描（CT）是检测转移性甲状腺髓样癌最有效的核医学示踪剂[40-42]。降钙素已被证实为甲状腺髓样癌转移患者的随访标志物。

已发现椎体强化术是治疗分化型甲状腺癌和甲状腺髓样癌所致脊柱转移的有效方法[43]。

四、脊柱恶性病变：骨髓瘤

多发性骨髓瘤是第二常见的血液恶性肿瘤，其特征为恶性浆细胞浸润骨髓[44]。骨髓瘤是浆细胞发育不良的最严重疾病。其他浆细胞异常，包括意义未明的单克隆丙种球蛋白病（monoclonal gammopathy of undetermined signifcance, MGUS）和非进展型多发性骨髓瘤（smoldering multiple myeloma），根据疾病定义其不应有骨质破坏[46]。

骨髓瘤有三种表现，即弥漫性骨髓浸润、局灶性骨病变和软组织（髓外）疾病。弥漫性骨髓浸润的影像学评估有一定难度，但 DWI 和 T_1WI 可显示此类病变。弥漫的肿瘤性骨髓浸润常伴有或不伴局灶性溶骨性病变，应注意的是，必须破坏区直径≥5mm 方能被定义为局灶性病变。骨丢失和局灶性溶骨性破坏是由于肿瘤细胞和骨髓微环境之间复杂的相互作用导致破骨细胞激活和成骨细胞抑制的结果。

WNT 信号通路对多发性骨髓瘤发生具有核心作用。在正常个体中，WNT 信号通路对于引导间充质干细胞从软骨细胞和脂肪细胞谱系向成骨细胞分化的分化过程有重要影响。骨髓瘤细胞过度表达的 DKK1 可抑制 WNT 信号，成骨和破骨过程发生失衡，导致特征性溶骨性破坏，间充质干细胞向脂肪细胞分化，形成具有脂肪密度的骨髓瘤性病变。

大剂量糖皮质激素药（通常是地塞米松）的反复治疗可加剧肿瘤诱发的弥漫性骨丢失，导致叠加性的严重骨质疏松症。

约 90% 的多发性骨髓瘤患者表现为溶骨性病变，其中约 1/3 患者具有骨相关事件（SRE）[45]。大多数患者的首次 SRE 发生于在确诊或每次复发的初期[44]。

脊髓压迫可发生于约 20% 的患者，通常为浆细胞瘤骨外浸润，或继发于病理性骨折的骨性压迫（较少见）。识别脊髓压迫的机制对于治疗至关重要。放射治疗适用于骨外软组织肿瘤引起的脊髓压迫（应在 24 小时内进行），而骨性的硬膜外压迫则应考虑行外科手术。

五、恶性转移性病变的影像学表现

（一）术前影像学

治疗前对转移性疾病的评估包括两个步骤：①基于肿瘤的转移播散程度确定最佳治疗方案[12]；②适合局部治疗（包括经皮椎体强化术）病椎节段的患者评估。

1. 转移性播散的程度和转移性病变的主要类型（溶骨性、成骨性或混合性）❶

常规磁共振成像（MRI）优于常规 X 线摄片、CT 和骨闪烁扫描成像。MRI 能在骨小梁改变前显示恶性骨髓浸润的早期征象。由于转移性病灶细胞丰富，含有更多的水和较少的脂肪，因而 T_1WI 几乎均呈等强度至低强度信号，T_1WI 呈高强度信号的病变可见于黑色素瘤或出血性骨髓瘤病变[47]。局灶性病变的骨髓弥漫恶性浸润的 T_1WI 呈现相对于未退变椎间盘和肌肉的低强度信号即 MRI 的明亮椎间盘征（bright disc sign）。同相和反相化学位移成像有助于鉴别转移性病变和良恶性椎骨骨髓病变[48]。

溶骨性病变的 T_2WI 多呈高强度信号，而成骨性病变呈等强度至低强度信号。对怀疑有脊柱转移的患者应采用脂肪抑制 T_2WI 序列[47]。Dixon 快速自旋回波 T_2WI 与常规 T_1WI 对脊椎转移瘤的诊断能力一致[49, 50]。

正常骨髓的增强 T_1WI 通常表现为弥漫性增强，对比剂摄取程度具有健康个体的差异性，并随年龄增长而逐渐降低。在某些情况下，正常骨髓的增强影像可出现异质性表现。活动性转移组织的增强图像常表现为强化强度超过 40%[47]。动态对比增强（DCE）MRI 技术可以通过计算灌注

---

❶ 译者注：原著表述为硬化性、囊状性或混合性（sclerotic, blastic, or mixed），根据文中内容，中文版修改为溶骨性、成骨性或混合性。

参数提供有关肿瘤血管构筑和血流动力学的功能信息[51]（图 11-1）。DCE-MRI 有助于正常和浸润性骨髓的鉴别，并有助于富血供和乏血供转移性病变的区分[52]。

弥散加权图像和表观扩散系数（ADC）图像是检测脊柱转移瘤的一种非常灵敏的方法。通常以高 b 值（750s/mm 或 1000s/mm）进行成像（图 11-2 和图 11-3）。与软组织病变相反，相对于扩散受限的正常骨髓，破坏骨小梁并取代骨髓的恶性病变表现为扩散增加（即较高的 ADC 值）区域。DWI 呈高信号和 ADC 值高于 $0.655 \times 10^{-3} mm^2/s$ 的病变提示病变具有恶性性质 [正常骨髓的 ADC 值范围为（0.2～0.5）$\times 10^{-3} mm^2/s$][47,53]。

MRI 可显示 4 种肿瘤模式，即局灶型、无信号型、混杂型和弥漫型[47]。

对于多发性骨髓瘤患者，国际骨髓瘤工作组（International Myeloma Working Group）建议对所有无症状骨髓瘤和孤立性浆细胞瘤患者进行全身 MRI 检查[54]。

2. 病变累及节段的评估

脊柱转移瘤有两个形态学变化阶段。

(1) 髓内转移：局灶性骨髓浸润，骨小梁无改变（此类病变的 CT 图像不显示，骨扫描可能不显示）。

(2) 骨转移：伴溶骨性或硬化性骨改变。骨转移的组织学表现为细胞增多的实性肿块，边界清楚[55]。MRI 显示骨髓浸润较佳，而 CT 显示骨质变化较佳，在大多数情况下，CT 检查是 MRI 检查的补充手段，但 CT 检查应作为椎体强化术前评估的必要检查方法。影像学可以描述转移性病变在椎骨内的位置、大小、皮质破坏和侵袭程度（骨或骨外肿瘤组织）。

椎骨肿瘤的软组织成分可延伸进入硬膜外间隙，并在腹侧硬膜外间隙呈典型的双叶状形态 [所谓的"垂帘"征（draped curtain sign）]（图 11-4）。

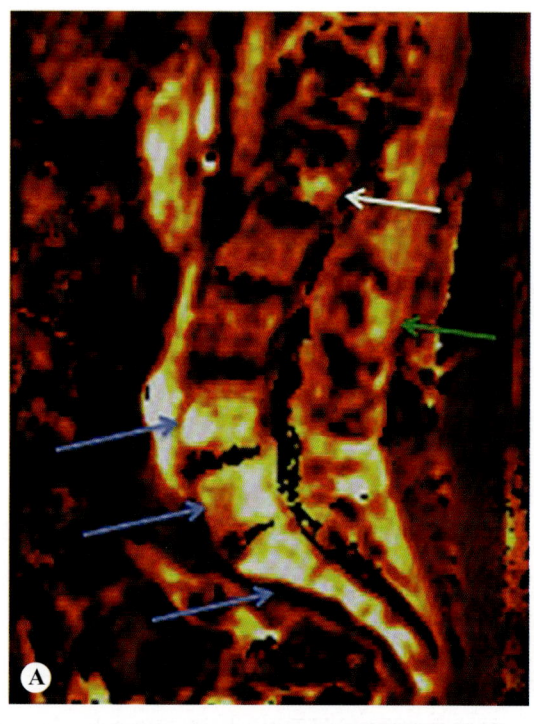

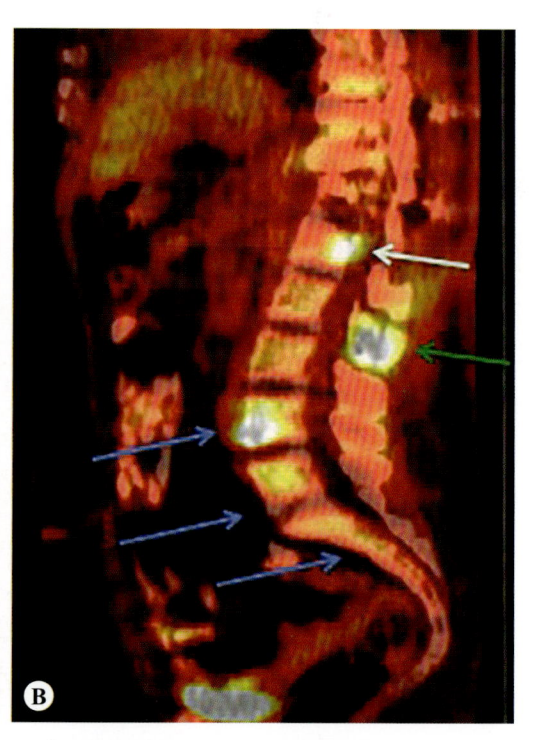

▲ 图 11-1　乳腺癌多发性腰椎转移的灌注成像 K^{trans} 图（A）和同期进行的氟化脱氧葡萄糖（FDG）正电子发射体层成像（PET）/CT（B），显示 K^{trans} 增加的区域与 PET 上存在 FDG 摄取的区域一致（箭）

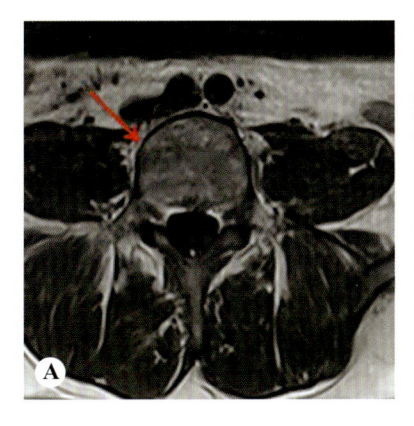

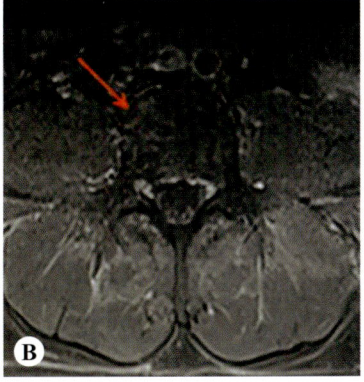

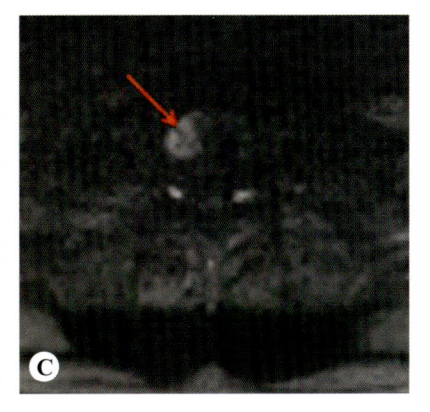

第 11 章 脊柱恶性病变与椎体强化术
Malignant Spinal Osseous Lesions and Vertebral Augmentation

▲ 图 11-2 DWI 显示微小转移灶
椎体前部转移灶在增强前（A）和增强（B）T₁WI 呈小而细微的异常信号，但 b 值为 1000s/mm 的 DWI（C）则显示为清晰的局灶性高强度信号

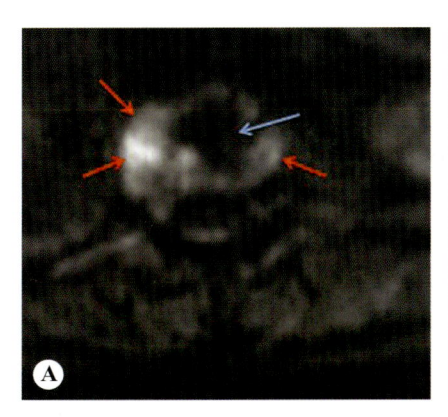

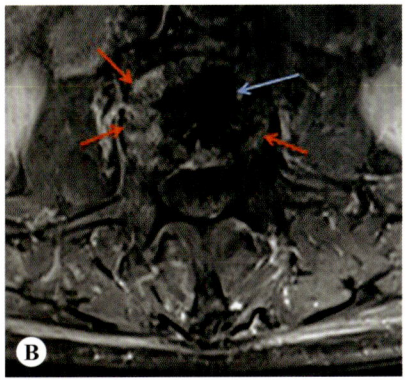

◀ 图 11-3 b 值为 1000s/mm 的 DWI（A）和增强 T₁WI（B），显示肿瘤组织（红箭）位于椎体内的骨水泥周围（蓝箭）

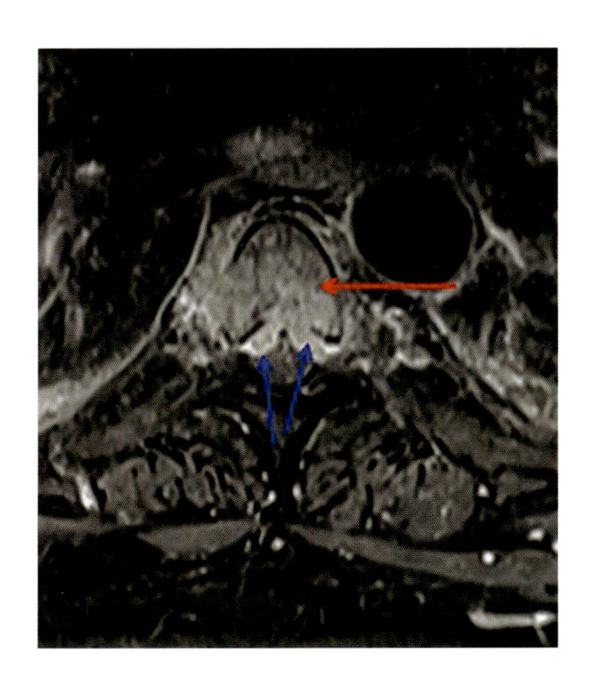

▲ 图 11-4 增强 T₁WI 显示位于硬膜外腹侧源于椎体转移瘤（红箭）的软组织病变（蓝箭）

在椎体强化术前应评估受累椎体的完整性。大多数病理性骨折表现为受累的整个椎体变形。病理性骨折通常表现为椎体后缘向后凸起。一些骨折表现为局部的终板变形，类似 Schmorl 结节（图 11-5）。在已治疗的转移病灶中出现的类似变形不应被视为病理性骨折，而应被视为不全性骨折（图 11-6）。

虽然椎体强化术一般不适用于骨质疏松症患者压缩性骨折的"预防性"治疗，但针对脊柱肿瘤性病变则不同，椎体高度无变化的转移性病变可能为症状源，或者存在力学不稳定。因此，在这种情况下，椎体强化术不应被视为预防性椎体强化治疗。采用公认的评分系统 [如脊柱肿瘤不稳定性评分（spinal instability neoplastic score，SINS）] 对脊柱病变进行详细的临床检查

169

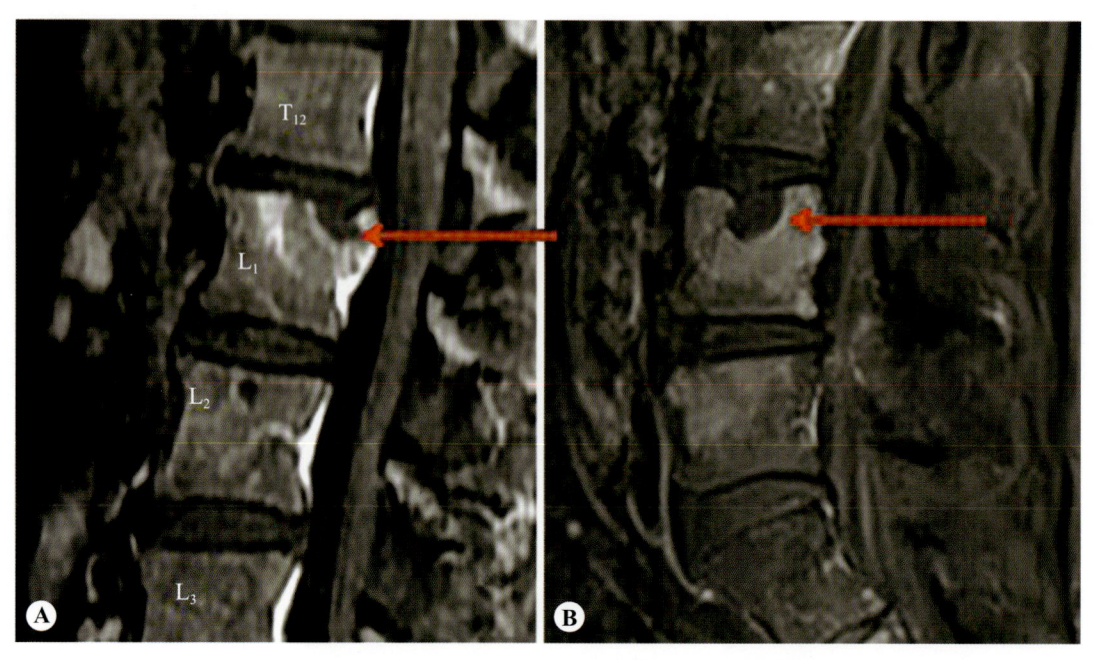

▲ 图 11-5　2 例患者的增强 T_1WI 均显示 Schmorl 结节样椎体局部病理性骨折（箭）

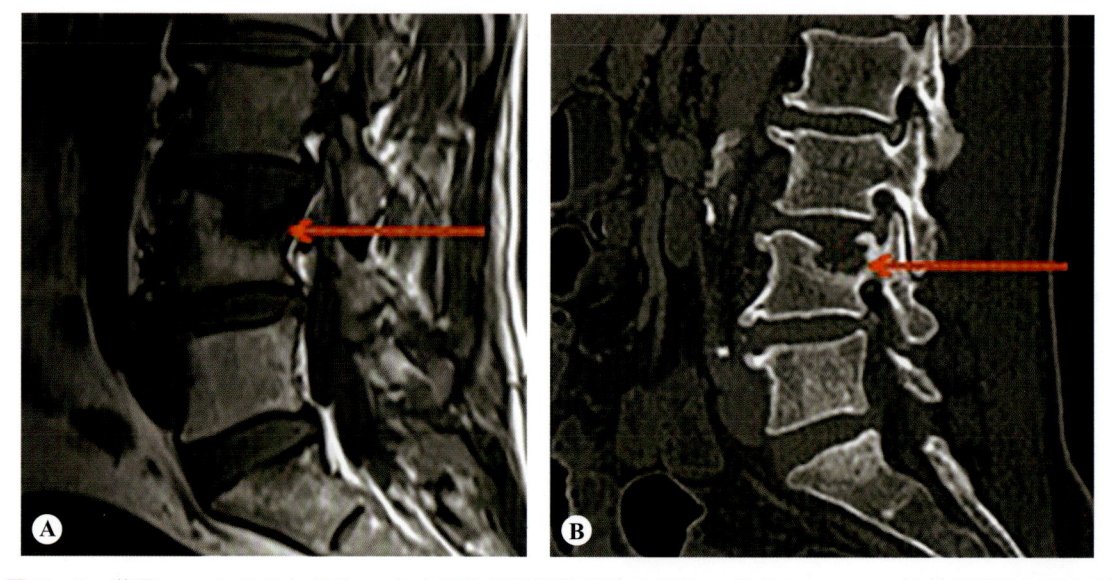

▲ 图 11-6　增强 T_1WI（A）和矢状位 CT（B）图像显示转移瘤治疗后的 L_4 椎体呈 Schmorl 结节样不全性骨折（箭）

和评估，可能有助于识别需要手术治疗的病变（表 11-1）[47, 56]。

（二）治疗反应

精准评估脊柱转移瘤和骨髓瘤对治疗的反应具有特殊的临床意义。随着肿瘤经治疗后完全缓解，一些病变可能会消失。然而，即使在完全缓解的情况下，许多脊柱转移瘤也可能不会完全消退。治疗有效反应的最重要表现是病灶内或病灶周围出现脂肪组织，其 T_1WI 呈高强度信号区域，较易识别；坏死恶性组织的 T_2WI 呈明显高强度信号，缺乏或仅在外周有强化效应也是治疗有效反应的表现；弥漫恶性浸润病变的治疗有效反应表现为脂肪性骨髓完全或部分恢复[47]。高级 MRI

表 11-1 脊柱肿瘤不稳定性评分（SINS）[47]

	SINS 组成	评 分
部位	结合部位（C_0~C_2、C_7~T_2、T_{11}~L_1、L_5~S_1）	3
	移动椎（C_3~C_6、L_2~L_4）	2
	半固定椎（T_3~T_{10}）	1
	固定椎（S_2~S_5）	0
卧床时疼痛缓解和（或）脊柱运动或负重时疼痛发生	有	3
	无（偶尔，但不是活动痛）	1
	无痛性病变	0
骨病损	溶骨性	2
	混合性（溶骨/成骨）	1
	成骨性	0
脊柱力线的放射学	半脱位/平移	4
	新发畸形（后凸/侧凸）	2
	正常	0
椎体塌陷	＞50% 塌陷	3
	＜50% 塌陷	2
	椎体无塌陷，但椎体受累超过 50%	1
	以上都不是	0
脊柱后外侧受累情况（小面关节、椎弓根或肋椎关节骨折或者被肿瘤取代）	双侧	3
	单侧	1
	以上都不是	0

SINS 解读：总分 0~6 分，代表稳定；总分 7~12 分，代表潜在（可能即将发生）不稳定；总分 13~18，代表不稳定；总分 7~18 分，应考虑需要手术治疗

技术如 DWI 和 DCE 可提供 MRI 形态学以外的信息，DWI 可在肿瘤体积变化前的数日至数周，敏感发现肿瘤对化学治疗的反应，有望成为肿瘤对化学治疗反应的生物标志物；而 DCE 成像也具有监测化学治疗反应的能力，可对治疗进行客观评价，早期预判治疗失败的可能性[51]；DCE 可量化抗血管生成治疗有效所改变的血管通透性；全身 DWI 成像可用于评估多发性骨髓瘤的治疗反应。

2014 年，欧洲癌症研究和治疗组织（European Organisation for Research and Treatment of Cancer, EORTC）影像学工作组发布了使用 MRI 和核医学技术监测骨转移反应的建议，并提供了基于原发性恶性肿瘤评估骨转移的具体建议[57]。

六、基于经皮椎体成形术的经皮强化术

转移性椎体肿瘤的强化治疗机制包括以下几个方面。

(1) 稳定椎体：恢复强度和刚度。

(2) 产热效应：骨水泥聚合释放的热量可破坏肿瘤组织和痛觉感受器。

(3) 单体毒性：聚甲基丙烯酸甲酯（PMMA）对恶性组织有毒性作用。

(4) 损伤血供：骨水泥破坏肿瘤血管而导致恶性组织缺血性坏死。

(5) 占位效应：骨水泥聚合物占据空间而压迫肿瘤组织造成坏死[58]。

椎体强化术的主要目的是对骨折椎体进行力学稳定以缓解轴性疼痛。基于 PMMA 的复合材料硬度显著高于骨小梁，病损椎体的骨水泥注入可明显提高骨折椎体的刚度、强度和抗疲劳特性，使其达到骨折前水平[59]。椎体强化术的力学效应取决于操作因素和脊柱病变的特点，前者包括骨水泥类型、用量和分布情况。后凸成形术和椎体成形术通常使用基于 PMMA 构成的骨水泥。不同骨水泥成分具有不同的力学性能、弹性模量和抗压强度，但均具有恢复骨折椎体刚度和强度的能力，而这种能力取决于手术过程中注入的骨水泥体积，可能仅需注射 2ml 骨水泥，即可将椎体强度和刚度恢复至骨折前水平。胸椎注射 4ml，胸腰椎注射 6~8ml 即可完全恢复椎体的刚度[60-62]。椎体刚度的恢复还取决于注入骨水泥体积占椎体体积的百分比，15% 的骨水泥填充率可恢复椎体强度至骨折前数值，骨水泥填充 30% 可使刚度较骨折前增加 50% 以上[63]。

椎体内骨水泥与骨的相互作用和骨水泥复位的力学完整性具有重要作用。一个负荷转移肿瘤的椎体主要由两部分组成：溶骨性病变破坏的骨组织和残留的骨小梁与骨皮质。椎体内骨水泥的最佳分布方式是最大限度地填充残留的骨小梁，使得溶骨性破坏区域和相邻骨小梁间隙内均有骨水泥填充（图 11-7）。嵌入骨水泥中的骨小梁不能重塑，骨与骨水泥的界面可保持完整并具有承载能力，围绕上下终板的骨水泥填充可降低椎体再次压缩变形的风险[64, 65]。上述目标可通过控制注射过程中的骨水泥黏度和针尖在椎体内的位置而实现。单侧椎弓根入路可实现骨水泥的充分填充。

大量骨水泥的注入可增加骨内压而导致局部无症状性脂肪和骨髓栓塞，骨水泥的填充可使椎体转移灶内压力骤增，导致更多的活性肿瘤细胞释放到循环之中[66, 67]。有研究结果显示外周循环肿瘤细胞在强化术后有迅速而明显的短暂性增加[67]。此现象的临床意义尚不清楚，作为肿瘤细胞他处种植转移的一种潜在危险因素，外周循环肿瘤细胞的临床影响至今尚未阐明。然而，椎

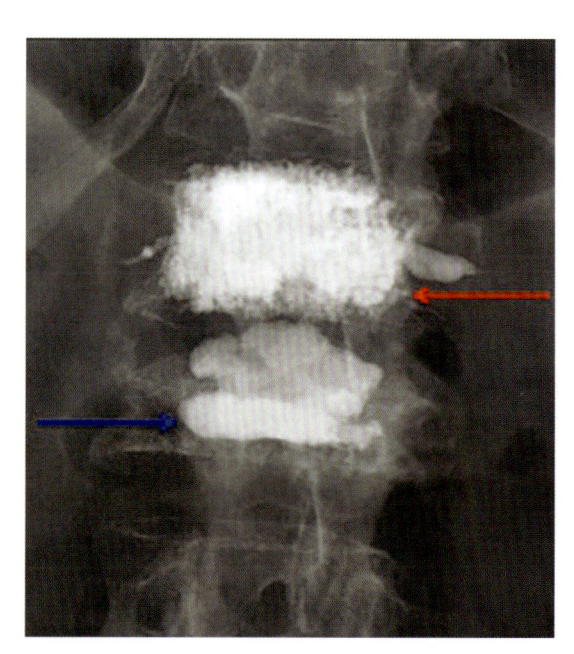

▲ 图 11-7 前后位常规 X 线摄片显示椎体内 2 种类型的骨水泥分布

L_1 节段（红箭）：骨水泥进入骨小梁间隙，最大限度地充填残存的骨松质，注意骨水泥的周边呈"毛刺状（shaggy）"；L_2 节段（蓝箭）：溶骨性病变空腔内的骨水泥铸型呈典型的分叶状

体强化术术前的附加治疗，如放射治疗、消融术及靶向化学治疗，可能具有减少存活恶性细胞播散的作用[67]。减少全身恶性细胞负荷的另一个选择是术前和术后的化学治疗。总之，恶性细胞扩散的生物动力学和减少骨水泥植入后循环肿瘤细胞机械扩散的新预防策略是重要的研究方向[67]。

粉末状聚合物和液态单体混合可产生聚合反应，产热释放的温度可高达110℃[68]。骨水泥变成固体后，温度则出现下降，由于释放的温度高于蛋白质的凝固温度，骨水泥周围的肿瘤细胞发生变性坏死，若温度≥70℃，可同时发生骨坏死和抗肿瘤反应[69]。此外，未发生反应的残存单体释放可致肿瘤组织发生化学性坏死[64]。基于PMMA的骨水泥还可作为抗肿瘤化学治疗的缓释系统[70]。体外和体内研究表明，载有多柔比星、顺铂和甲氨蝶呤等化学治疗药的复合材料在不改变PMMA聚合过程的同时，还具有缓慢且持续释放化学治疗药的功能[71]。注射骨水泥之前，可使用各种微创技术（射频消融、冷冻消融、激光消融）方法对转移性骨肿瘤进行治疗或者毁损。椎体强化技术也可用于开放手术之中，带有多个侧孔的中空椎弓根螺钉利于骨病变的骨水泥注入，并可锚定内固定装置（图11-8）。

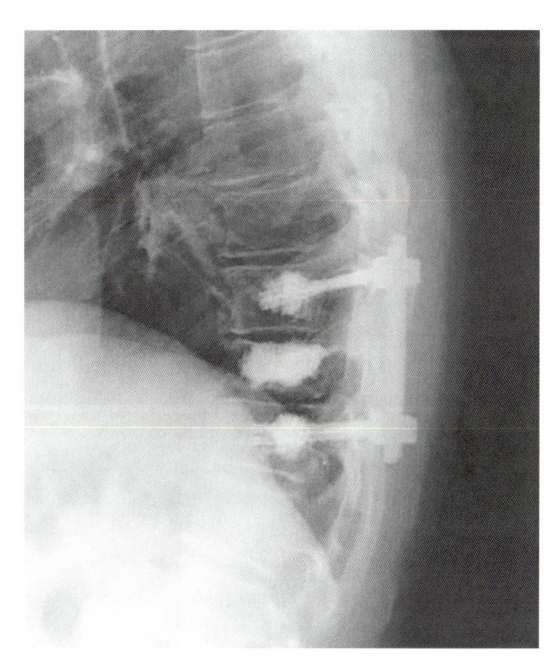

▲ 图11-8 胸腰椎侧位常规X线摄片显示经皮椎体强化术联合双侧椎弓根固定融合术治疗脊柱转移瘤

参考文献

[1] NIH. National Cancer Institute. Cancer statistics. https://www.cancer.gov/about-cancer/understanding/statistics.

[2] Ashford RU, Randall RL. Bone metastases: epidemiology and societal effect. In: Randall RL, editor. Metastatic bone disease: an integrated approach to patient care. New York: Springer; 2016. p. 3-11.

[3] Weidle UH, Birzele F, Kollmorgen G, Rüger R. Molecular mechanisms of bone metastasis. Cancer Genomics Proteomics. 2016;13(1):1-12.

[4] Joaquim AF, Powers A, Laufer I, Bilsky MH. An update in the management of spinal metastases. Arq Neuropsiquiatr. 2015;73(9):795-802.

[5] Barzilai O, Fisher CG, Bilsky MH. State of the art treatment of spinal metastatic disease. Neurosurgery. 2018;82(6):757-69.

[6] Sørensen ST, Kirkegaard AO, Carreon L, Rousing R, Andersen MØ. Vertebroplasty or kyphoplasty as palliative treatment for cancer-related vertebral compression fractures: a systematic review. Spine J. 2019;19(6):1067-75.

[7] Psaila B, Lyden D. The metastatic niche: adapting the foreign soil. Nat Rev Cancer. 2009;9(4):285-93.

[8] Chiechi A, Guise TA. Pathobiology of osteolytic and osteoblastic bone metastases. In: Randall RL, editor. Metastatic bone disease: an integrated approach to patient care. New York: Springer; 2016. p. 15-35.

[9] Mantyh PW. Bone cancer pain: from mechanism to therapy. Curr Opin Support Palliat Care. 2014;8(2):83-90.

[10] Abrahamsson PA. Pathophysiology of bone metastases in prostate cancer. Eur Urol Suppl. 2004;3(5):3-9.

[11] Kushchayev SV, Kushchayeva YS, Wiener PC, Scheck AC, Badie B, Preul MC. Monocyte-derived cells of the brain and malignant gliomas: the double face of Janus. World Neurosurg. 2014;82(6):1171-86.

[12] Kassamali RH, Ganeshan A, Hoey ET, Crowe PM, Douis

H, Henderson J. Pain management in spinal metastases: the role of percutaneous vertebral augmentation. Ann Oncol. 2011;22(4):782-6.

[13] Falk S, Dickenson AH. Pain and nociception: mechanisms of cancer-induced bone pain. J Clin Oncol. 2014;32(16):1647-54.

[14] O'Donnell PW, Clohisy DR. Biology of bone cancer pain. In: Randall RL, editor. Metastatic bone disease: an integrated approach to patient care, vol. 2016. New York: Springer; 2016. p. 37-44.

[15] Khan M, Kushchayev SV. Percutaneous vertebral body augmentations: the state of art. Neuroimaging Clin N Am. 2019;29(4):495-513.

[16] Bogduk N, MacVicar J, Borowczyk J. The pain of vertebral compression fractures can arise in the posterior elements. Pain Med. 2010;11(11):1666-73.

[17] Hernandez RK, Wade SW, Reich A, Pirolli M, Liede A, Lyman GH. Incidence of bone metastases in patients with solid tumors: analysis of oncology electronic medical records in the United States. BMC Cancer. 2018;18(1):44.

[18] Tward JD. Prostate cancer bone metastasis. In: Randall RL, editor. Metastatic bone disease: an integrated approach to patient care. New York: Springer; 2016. p. 55-64.

[19] Rao N, Bhimani AD, Papastefan ST, Kheirkhah P, Arnone GD, Mehta AI. Prostate spinal metastasis: an update and review. Cancer Res Front. 2017;3(1):72-82.

[20] Logothetis C, Morris MJ, Den R, Coleman RE. Current perspectives on bone metastases in castrate-resistant prostate cancer. Cancer Metastasis Rev. 2018;37(1):189-96.

[21] Nieder C, Haukland E, Pawinski A, Dalhaug A. Pathologic fracture and metastatic spinal cord compression in patients with prostate cancer and bone metastases. BMC Urol. 2010;10:23.

[22] Pulido C, Vendrell I, Ferreira AR, Casimiro S, Mansinho A, Alho I, Costa L. Bone metastasis risk factors in breast cancer. Ecancermedicalscience. 2017;11:715.

[23] Colonna S, Werner TL. Breast cancer bone metastases. In: Randall RL, editor. Metastatic bone disease: an integrated approach to patient care. New York: Springer; 2016. p. 45-54.

[24] Iqbal B, Buch A. Hormone receptor (ER, PR, HER2/neu) status and proliferation index marker (Ki-67) in breast cancers: their onco-pathological correlation, shortcomings and future trends. Med J DY Patil Univ. 2016;9(6):674-9.

[25] Santini D, Barni S, Intagliata S, Falcone A, Ferraù F, Galetta D, et al. Natural history of non-small-cell lung cancer with bone metastases. Sci Rep. 2015;5:18670.

[26] Kong P, Yan J, Liu D, Ji Y, Wang Y, Zhuang J, et al. Skeletal-related events and overall survival of patients with bone metastasis from nonsmall cell lung cancer - a retrospective analysis. Medicine (Baltimore). 2017;96(51):e9327.

[27] Uei H, Tokuhashi Y, Maseda M. Treatment outcome of metastatic spine tumor in lung cancer patients: did the treatments improve their outcomes? Spine. 2017;42(24):E1446-51.

[28] Fisseler-Eckhoff A, Demes M. Neuroendocrine tumors of the lung. Cancers (Basel). 2012;4(3):777-98.

[29] Kang EJ, Lee SY, Kim HJ, Min KH, Hur GY, Shim JJ, et al. Factors and skeletal-related events in patients with small cell lung cancer with bone metastases at the time of diagnosis. Oncology. 2016;90(2):103-11.

[30] Langdon J, Way A, Heaton S, Bernard J, Molloy S. The management of spinal metastases from renal cell carcinoma. Ann R Coll Surg Engl. 2009;91(8):649-52.

[31] Louie PK, Sayari AJ, Frank RM, An HS, Colman MW. Metastatic renal cell carcinoma to the spine and the extremities: evaluation, diagnosis, and treatment. JBJS Rev. 2019; 7(9):e7.

[32] Grünwald V, Eberhardt B, Bex A, Flörcken A, Gauler T, Derlin T, et al. An interdisciplinary consensus on the management of bone metastases from renal cell carcinoma. Nat Rev Urol. 2018;15(8):511-21.

[33] Ruatta F, Derosa L, Albiges L, Massard C, Loriot Y, Fizazi K, Escudier B. Prognosis of renal cell carcinoma with bone metastases: experience in 300 consecutive patients. Eur J Cancer. 2017;35(6 Suppl):463.

[34] Woodward E, Jagdev S, McParland L, Clark K, Gregory W, Newsham A, et al. Skeletal complications and survival in renal cancer patients with bone metastases. Bone. 2011;48(1):160-6.

[35] Schaefer O, Lohrmann C, Markmiller M, Uhrmeister P, Langer M. Technical innovation. Combined treatment of a spinal metastasis with radiofrequency heat ablation and vertebroplasty. AJR Am J Roentgenol. 2003;180(4):1075-7.

[36] Kushchayeva YS, Kushchayev SV, Carroll NM, Felger EA, Links TP, Teytelboym OM, et al. Spinal metastases due to thyroid carcinoma: an analysis of 202 patients. Thyroid. 2014;24(10):1488-500.

[37] Kushchayeva Y, Duh QY, Kebebew E, D'Avanzo A, Clark OH. Comparison of clinical characteristics at diagnosis and during follow-up in 118 patients with Hurthle cell or follicular thyroid cancer. Am J Surg. 2008;195(4):457-62.

[38] Sciubba DM, Petteys RJ, Kang S, Than KD, Gokaslan ZL, Gallia GL, Wolinsky JP. Solitary spinal metastasis of Hürthle cell thyroid carcinoma. J Clin Neurosci. 2010;17(6):797-801.

[39] Xu JY, Murphy WA Jr, Milton DR, Jimenez C, Rao SN, Habra MA, et al. Bone metastases and skeletal-related events in medullary thyroid carcinoma. J Clin Endocrinol Metab. 2016;101(12):4871-7.

[40] Treglia G, Tamburello A, Giovanella L. Detection rate of somatostatin receptor PET in patients with recurrent medullary thyroid carcinoma: a systematic review and a meta-analysis. Hormones (Athens). 2017;16(4):362-72.

[41] Treglia G, Rufini V, Salvatori M, Giordano A, Giovanella L.

[41] PET imaging in recurrent medullary thyroid carcinoma. Int J Mol Imaging. 2012;2012:324686.

[42] Kushchayev SV, Kushchayeva YS, Tella SH, Glushko T, Pacak K, Teytelboym OM. Medullary thyroid carcinoma: an update on imaging. J Thyroid Res. 2019;2019:1893047.

[43] Kushchayev S, Kushchayeva Y, Theodore N, Preul MC, Clark OH. Percutaneous vertebroplasty for thyroid cancer metastases to the spine. Thyroid. 2010;20(5):555-60.

[44] Kim C, Bhatta S, Cyprien L, Fonseca R, Hernandez RK. Incidence of skeletal-related events among multiple myeloma patients in the United States at oncology clinics: observations from real-world data. J Bone Oncol. 2018;14:100215.

[45] Kyriakou C, Molloy S, Vrionis F, Alberico R, Bastian L, Zonder JA, et al. The role of cement augmentation with percutaneous vertebroplasty and balloon kyphoplasty for the treatment of vertebral compression fractures in multiple myeloma: a consensus statement from the International Myeloma Working Group (IMWG). Blood Cancer J. 2019;9(3):27.

[46] Cossu G, Terrier LM, Benboubker L, Destrieux C, Velut S, François P, et al. Spinal metastases in multiple myeloma: a high-risk subgroup for ISS Ⅲ patients. Surg Oncol. 2018;27(2):321-6.

[47] Moulopoulos LA, Koutoulidis V. Bone marrow MRI: a pattern-based approach. Springer-Verlag Italia: Milan; 2015.

[48] Suh CH, Yun SJ, Jin W, Park SY, Ryu CW, Lee SH. Diagnostic performance of in-phase and opposed-phase chemical-shift imaging for differentiating benign and malignant vertebral marrow lesions: a meta-analysis. AJR Am J Roentgenol. 2018;211(4):W188-97.

[49] Hahn S, Lee YH, Suh JS. Detection of vertebral metastases: a comparison between the modified Dixon turbo spin echo T2 weighted MRI and conventional T1 weighted MRI: a preliminary study in a tertiary centre. Br J Radiol. 2018;91(1085):20170782.

[50] Maeder Y, Dunet V, Richard R, Becce F, Omoumi P. Bone Marrow Metastases: T2-weighted Dixon spin-echo fat images can replace T1-weighted spin-echo images. Radiology. 2018;286(3):948-59.

[51] Lis E, Saha A, Peck KK, Zatcky J, Zelefsky MJ, Yamada Y, et al. Dynamic contrast-enhanced magnetic resonance imaging of osseous spine metastasis before and 1 hour after high-dose image-guided radiation therapy. Neurosurg Focus. 2017;42(1):E9.

[52] Khadem NR, Karimi S, Peck KK, Yamada Y, Lis E, Lyo J, et al. Characterizing hypervascular and hypovascular metastases and normal bone marrow of the spine using dynamic contrast-enhanced MR imaging. AJNR Am J Neuroradiol. 2012;33(11):2178-85.

[53] Messiou C, Collins DJ, Morgan VA, Desouza NM. Optimising diffusion weighted MRI for imaging metastatic and myeloma bone disease and assessing reproducibility. Eur Radiol. 2011;21(8):1713-8.

[54] Lai AYT, Riddell A, Barwick T, Boyd K, Rockall A, Kaiser M, et al. Interobserver agreement of whole-body magnetic resonance imaging is superior to whole-body computed tomography for assessing disease burden in patients with multiple myeloma. Eur Radiol. 2020;30(1):320-7.

[55] Budde MD, Gold E, Jordan EK, Frank JA. Differential microstructure and physiology of brain and bone metastases in a rat breast cancer model by diffusion and dynamic contrast enhanced MRI. Clin Exp Metastasis. 2012;29(1):51-62.

[56] Fourney DR, Frangou EM, Ryken TC, Dipaola CP, Shaffrey CI, Berven SH, et al. Spinal instability neoplastic score: an analysis of reliability and validity from the spine oncology study group. J Clin Oncol. 2011;29(22):3072-7.

[57] Lecouvet FE, Talbot JN, Messiou C, Bourguet P, Liu Y, de Souza NM, EORTC Imaging Group. Monitoring the response of bone metastases to treatment with magnetic resonance imaging and nuclear medicine techniques: a review and position statement by the European Organisation for Research and Treatment of Cancer Imaging Group. Eur J Cancer. 2014;50(15):2519-31.

[58] Zhou Z, Wang Y, Sun Z, Qian Z. Safety of cement distribution patterns in metastatic vertebral tumors: a retrospective study. Med Sci Monit. 2019;25:7228-34.

[59] Luo J, Adams MA, Dolan P. Vertebroplasty and kyphoplasty can restore normal spine mechanics following osteoporotic vertebral fracture. J Osteoporos. 2010;2010:729257.

[60] Belkoff SM, Mathis JM, Jasper LE, Deramond H. The biomechanics of vertebroplasty. The effect of cement volume on mechanical behavior. Spine (Phila Pa 1976). 2001;26(14):1537-41.

[61] Molloy S, Riley LH 3rd, Belkoff SM. Effect of cement volume and placement on mechanical-property restoration resulting from vertebroplasty. AJNR Am J Neuroradiol. 2005;26(2):401-4.

[62] Tohmeh AG, Mathis JM, Fenton DC, Levine AM, Belkoff SM. Biomechanical efficacy of unipedicular versus bipedicular vertebroplasty for the management of osteoporotic compression fractures. Spine (Phila Pa 1976). 1999;24(17):1772-6.

[63] Lieberman IH, Togawa D, Kayanja MM. Vertebroplasty and kyphoplasty: filler materials. Spine J. 2005;5(6 Suppl):305S-16S.

[64] Stańczyk M, van Rietbergen B. Thermal analysis of bone cement polymerisation at the cement-bone interface. J Biomech. 2004;37(12):1803-10.

[65] Zhang L, Wang Q, Wang L, Shen J, Zhang Q, Sun C. Bone cement distribution in the vertebral body affects chances of recompression after percutaneous vertebroplasty treatment in elderly patients with osteoporotic vertebral compression fractures. Clin Interv Aging. 2017;12:431-6.

[66] Syed MI, Jan S, Patel NA, Shaikh A, Marsh RA, Stewart

RV. Fatal fat embolism after vertebroplasty: identification of the high-risk patient. AJNR Am J Neuroradiol. 2006;27(2): 343-5.

[67] Mohme M, Riethdorf S, Dreimann M, Werner S, Maire CL, Joosse SA, et al. Circulating tumour cell release after cement augmentation of vertebral metastases. Sci Rep. 2017;7(1):7196.

[68] Berman AT, Reid JS, Yanicko DR Jr, Sih GC, Zimmerman MR. Thermally induced bone necrosis in rabbits. Relation to implant failure in humans. Clin Orthop Relat Res. 1984;186:284-92.

[69] Cruz JP, Sahgal A, Whyne C, Fehlings MG, Smith R. Tumor extravasation following a cement augmentation procedure for vertebral compression fracture in metastatic spinal disease. J Neurosurg Spine. 2014;21(3):372-7.

[70] Handal JA, Schulz JF, Pahys JM, Williams EA, Kwok SC, Samuel SP. Evaluation of elution and mechanical properties of two injectable chemotherapeutic bone cements. Chemotherapy. 2011;57(3):268-74.

[71] Maharajan K. Feasibility of local administration of chemotherapeutic drugs as an effective adjuvant therapy in primary, recurrent and metastatic extradural tumours of the spine-review. J Spine Surg. 2019;5(2):273-84.

第 12 章 影像引导脊柱肿瘤消融术现状
Image-Guided Spine Tumor Ablation: Where Do We Stand?

Anderanik Tomasian　Jack W. Jennings　著

概述

脊柱常受到骨转移的影响，大约 40% 的转移癌可累及脊柱[1, 2]。高达 50% 的脊柱骨转移患者可因肿瘤直接侵犯骨组织，病理性骨折，或压迫神经根、脊髓而出现顽固性疼痛[3, 4]。无论是否存在脊柱不稳定、疼痛和神经损害，均可对患者自理能力和生活质量产生负面影响[5]。

在过去的 20 年中，脊柱转移瘤的经皮微创治疗取得了实质性的进展，包括消融术或与椎体强化术的联合，或辅以放射治疗、化学治疗及外科手术[6-14]。本章将详细阐述脊柱转移瘤经皮微创消融治疗及其评估方法，并重点介绍相关最近进展和循证指南。

一、基本原则

虽然目前外射束放射治疗（external beam radiation therapy）被认为是脊柱转移瘤局部控制及缓解疼痛的标准治疗方法，但其局限性在于不能及时而充分地缓解疼痛，而该治疗效果对于许多预期生存期较短的脊柱转移瘤患者非常重要[15-18]。此外，肿瘤发生放射治疗耐受和脊髓的辐射累积剂量限制，可导致肿瘤进展或复发患者的放射治疗难以为继[19]。

脊柱手术由于并发症发生率较高，加之脊柱转移瘤患者身体状态差往往不能耐受，因而应用价值也有限，主要用于治疗神经功能受损及脊柱不稳定的患者。世界卫生组织的"止痛阶梯"治疗推荐阿片类用于治疗癌症相关的骨痛[20]，但此类药物不良反应较多且止痛效果并不理想，所以镇痛药也非最佳方法。

新型经皮微创消融技术，无论是否联合椎体强化，均为一些脊柱转移瘤患者提供了极具吸引力的治疗选择（例如放射治疗效果不佳或存在禁忌证）。消融技术有几个明显的优点，包括：疼痛缓解见效快且持久；局部肿瘤控制率较佳；治疗的脊椎得到强化；在不影响辅助放射治疗或化学治疗的情况下，改善患者的短期及长期功能状态[6-14]。

二、肿瘤消融目标

经皮消融技术已被确定为脊柱转移瘤的一种治疗手段[6-16]。对于大多数患者来说，治疗的目标通常是缓解疼痛或控制局部肿瘤进展（通常通过椎体强化达到预防或者稳定病理性骨折的目的）。此外，骨寡转移（少于5个病灶）可通过消融得到有效治疗。

三、热消融模式

（一）射频消融

射频消融（radiofrequency ablation，RFA）系统通过电极裸露的活性尖端将高频交流电输送至靶区组织，产生摩擦热，最终实现凝固性坏死（温度为60~100℃）[21]。

射频电极技术已经有了重大的进展，包括最近引入的导航双极射频消融电极，相较于传统的单极直电极优点明显，特别有利于椎体转移性肿瘤的治疗[6,8,12,13]。这些优点如下所示。

(1) 双极电极的设计无须放置电极垫而消除皮肤热损伤的风险。

(2) 通过沿电极杆内置热电偶实现术中实时、准确监测消融区的范围。

(3) 利用电极尖端的导航经一个皮肤/骨组织进入点通过不同方位进入消融部位，从而能够治疗以前难以到达部位的肿瘤，特别是位于椎体后正中部分的肿瘤，并能够经椎弓根入路获得更大的消融范围[6,8,12,13]。内置的冷却电极将组织碳化降低到最低程度[21]。另外，完整的椎体骨皮质可以最大限度地减少不必要的射频能量丢失[13]。

经双侧椎弓根入路同步实施RFA是一种新技术，使得两个消融区有效汇合、合并乃至重叠，以覆盖整个椎体及椎弓根，此种消融方法可减少对流冷却效应（热沉效应）、热损伤的风险及碳化和阻抗相关的影响（图12-1）[13]。该方法可以结合立体定向脊柱放射手术模式，通过治疗整个椎体和椎弓根实现更彻底的消融，提高局部肿瘤控制率，获得更持久的疼痛缓解[19,22]。

射频消融治疗脊柱转移瘤主要具有以下特点：①主要适用于治疗溶骨性肿瘤，成骨性病变的高阻抗使RFA治疗无效[23]；②适用于无或有少量椎体外侵及的椎体病变；③使用导航电极可治疗位于椎体后正中的肿瘤。

RFA的局限性包括CT不能显示消融区、患者植入金属装置和起搏器为单极消融系统使用的相对禁忌证（由于存在皮肤热损伤和起搏器故障的风险）、脑脊液和椎静脉丛血液流动引起的热沉效应、手术相关疼痛，消融后的疼痛常常迅速加剧。值得注意的是，沿椎体后部结构和椎弓根的热沉效应可降低神经热损伤的可能性[13]。

根据肿瘤的微扩散和边缘放射治疗失败等因素，国际脊柱放射外科联盟（International Spine Radiosurgery Consortium，ISRC）最近发布的共识建议对临床靶区（clinical target volume，CTV）和肿瘤区（gross tumor volume，GTV）的定义进行更新，椎体转移的治疗模式已发生转变[22]。共识建议将CTV（通过立体定向脊髓放射外科治疗）定义为包括GTV和磁共振成像（MRI）所显示邻近GTV的骨髓异常信号区域，其基于骨髓异常信号区域为镜下肿瘤微浸润和邻近正常骨组织膨胀属亚临床肿瘤扩散的解释[22]。一项研究根据ISRC共识建议勾画临床靶区，采用双椎弓根射频消融术联合椎体强化术治疗27例患者的33个脊柱转移瘤，结果显示局部肿瘤控制率达到96%，无并发症发生，随访期间无转移性脊髓压迫发生（中位随访24.2周）[13]。

（二）冷冻消融

冷冻消融通过快速冷冻和逐渐解冻的循环周期导致肿瘤细胞死亡。利用Joule-Thomson效应（Joule-Thomson effect），通常使用液态氩快速降低冷冻探针尖端的温度，随着冷却效应与周围组织交换，导致冰球逐渐增大[7,21]。初始冷冻循环通常以快速冷冻开始，随后解冻，然后开始第二次冷冻循环[7,21]。温度必须达到-40℃或更低温度才能导致细胞死亡[24]。冷冻消融用于具有以下

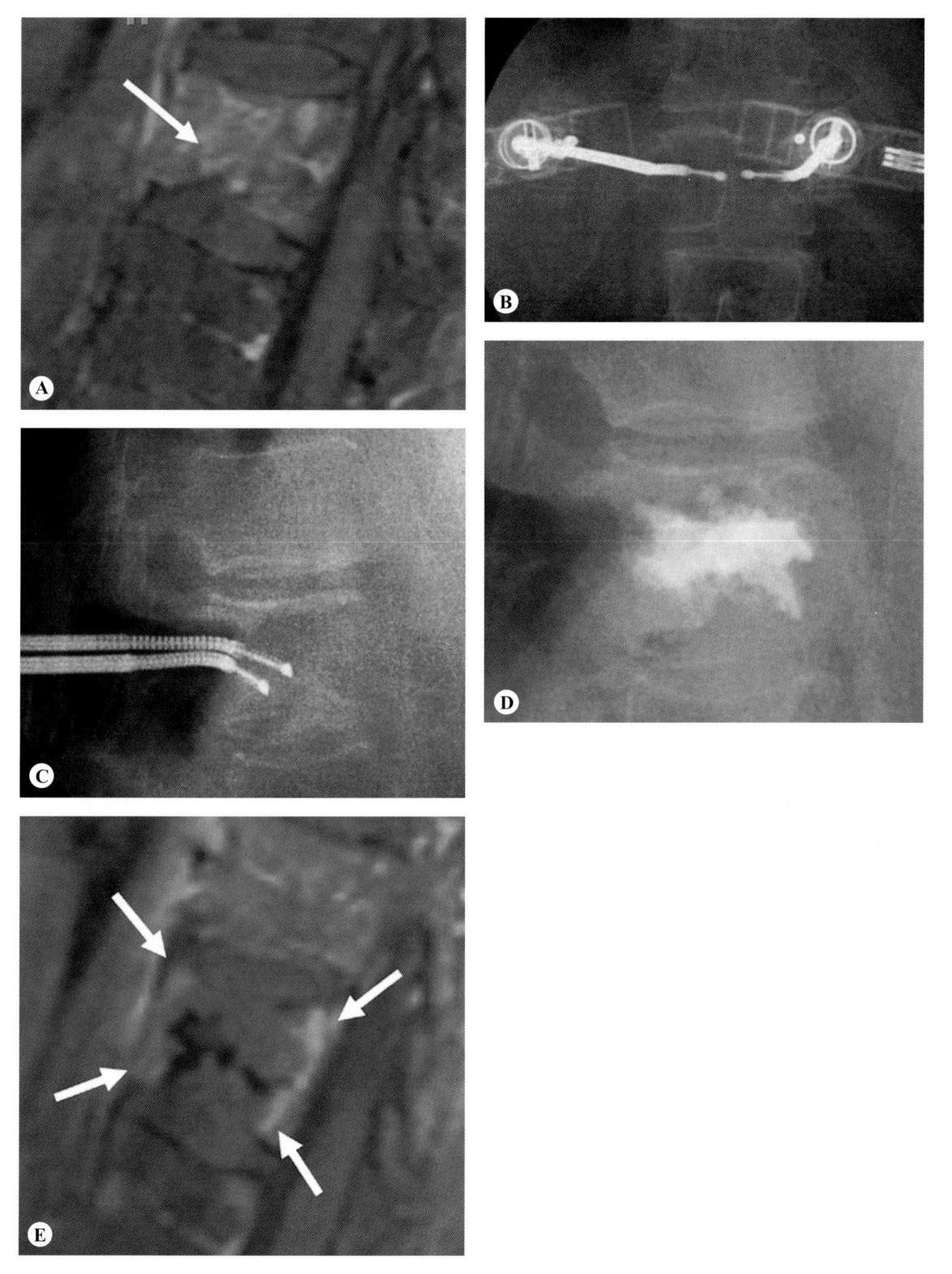

第 12 章　影像引导脊柱肿瘤消融术现状
Image-Guided Spine Tumor Ablation: Where Do We Stand?

▲ 图 12-1　62 岁女性患转移性乳腺癌伴疼痛性 T_{12} 病变
A. 矢状位 T_1 加权脂肪饱和增强 MRI 显示 T_{12} 椎体病变明显强化，并伴病理性骨折（箭）；B. 经双侧椎弓根同时射频消融期间的前后位透视图像，显示双电极尖端内侧相距 5~10mm（以棘突的宽度作为标准）；C. 侧位透视图像显示在椎体后部和椎弓根消融期间电极尖端间的距离；D. 侧位透视图像显示消融后序贯椎体强化术治疗；E. 治疗后 2 个月的矢状位 T_1 加权脂肪饱和增强 MRI 显示局部肿瘤得到控制，消融区周围有肉芽组织形成（箭），T_{12} 椎体内的低信号区为骨水泥

特点的脊柱转移瘤治疗：①椎骨肿瘤含有大量软组织成分；②累及椎体后部的肿瘤较大；③椎旁软组织肿瘤（图 12-2）；④成骨性病变。

冷冻消融有以下几个明显的优点，包括 CT 可清晰显示呈低密度区域的冰球，精准勾画的肿瘤范围内引导同时使用的多根冷冻探针消融区域相互叠加并完全覆盖肿瘤，相较于热消融具有较轻的术中及术后的即刻疼痛。另外，冷冻探针具有磁兼容性。冷冻消融的缺点包括成骨性肿瘤（有时是正常骨组织）内的冰球显示不佳，大肿瘤的消融时间较长，多根冷冻探针的成本较高，干扰骨水泥聚合反应而延长椎体强化时间。值得注意的是，椎体完整的骨皮质并不能阻止冰球的增大，在冷冻消融椎体肿瘤时应该考虑到这一点[7, 21]。一项单中心回顾性研究分析了 14 例患者 31 个椎体转移瘤冷冻消融治疗数据，结果显示局部肿瘤控制率达到 96.7%，术后疼痛的缓解具有显著性统计学意义，无严重并发症发生[7]。

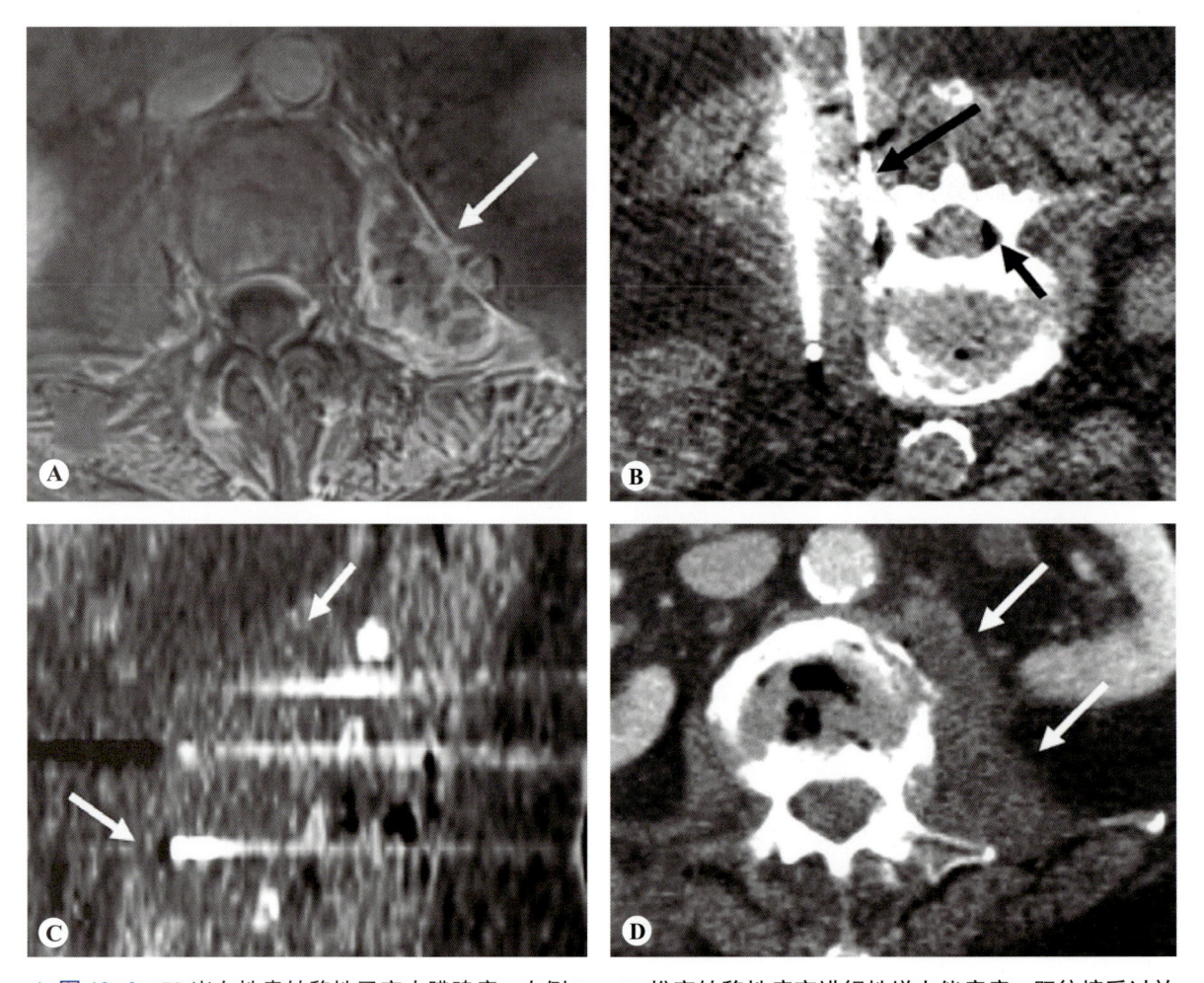

▲ 图 12-2　72 岁女性患转移性子宫内膜腺癌，左侧 $L_1 \sim L_3$ 椎旁转移性病变进行性增大伴疼痛，既往接受过放射治疗
A. 轴位 T_1 加权脂肪饱和增强 MRI 显示左侧 $L_1 \sim L_3$ 椎旁转移灶（未显示病灶全部）呈不均匀强化，病灶毗邻椎体和椎间孔（箭）。B 和 C. 冷冻消融术期间的俯卧轴位 CT 图像和斜矢状位 CT 图像显示转移灶内置入 3 根冷冻消融针，针尖位于肿瘤与软组织交界处。低密度区为包含肿瘤组织的冰球（箭），椎间孔内置入 1 根 18G 脊髓穿刺针（图 B，黑长箭），通过穿刺针将二氧化碳注入椎间孔和硬膜外间隙进行热保护（图 B，黑短箭）。D. 治疗后 9 个月轴位增强 CT 显示冷冻消融区无强化，提示局部肿瘤得到控制（箭）

（三）微波消融

微波消融的工作原理是利用电磁微波导致水分子的重新排列和运动，产生摩擦热，最终导致肿瘤凝固性坏死。热沉效应和组织内阻抗改变基本不影响微波消融，单根微波消融针即可产生较均匀的大范围消融区域，较大地提高了消融效率[9, 14]。微波消融优点较多，包括可有效治疗成骨性肿瘤；无须接负极板，皮肤热损伤风险非常低；金属植入物患者为非禁忌证；新型微波探针的回热现象（back-heating phenomena）风险极小[9, 14]。然而，也应该认识到微波消融存在的劣势。与冷冻消融术类似，完整的骨皮质并不能阻挡微波能量的传播，而高功率输出（高达100W）的快速沉积有可能导致神经热损伤；与RFA和冷冻消融相比，微波消融区的CT显示不佳并缺乏清晰边界。Khan等进行了一项回顾性单中心研究，收集了69例102个椎体肿瘤的微波消融治疗数据，结果显示疼痛缓解率和局部肿瘤控制均具有显著性统计学意义，仅2例出现轻微并发症，这是迄今为止样本量最大的一项研究[14]。（译者注：微波探针的回热现象为探针周围组织碳化增加及凝固形状退化所形成的拖尾现象。）

（四）椎体强化术

随椎体转移瘤消融治疗后而实施椎体强化术，其主要目的是稳定或预防病理骨折。对于已接受最大剂量放射治疗而仍有持续疼痛或影像学显示肿瘤进展的患者、具有放射治疗禁忌证的患者、系统治疗和阿片类治疗无效的患者，椎体强化术可进一步缓解疼痛[6-8, 11-13, 15, 25]（图12-1）。但仅对椎体后部或骶椎下节段的消融，后续可不进行椎体强化术。对于脊柱不稳定（详见下文）和具有外科手术禁忌证的患者，可进行椎体强化术（不进行消融）以阻止病理性骨折移位，防止进一步塌陷，并缓解疼痛。然而应该注意的是，这种情况下的脊柱稳定性并未完全恢复。

四、患者选择指南

为了选择合适的患者接受经皮微创消融治疗，应通过包括肿瘤学、肿瘤放射治疗学、介入放射学和脊柱肿瘤外科学的多学科模式进行讨论并达成共识，以制订个体化治疗方案，确保患者从每个医学学科的最新进展中获益。

依据多学科会诊意见，告知患者治疗计划、手术过程与细节，并对患者进行重点部位体格检查，确认引起疼痛的肿瘤来源，在神经系统检查中确定潜在神经系统症状和损害。

决定椎体转移瘤患者是否适合于经皮消融治疗的主要因素包括疼痛、体能状态、预期生存期、脊柱稳定性、转移性硬膜外脊髓压迫表现（metastatic epidural spinal cord compression, MESCC）及内脏转移程度[13, 15, 26]。临床中常用Karnofsky体能状态量表（Karnofsky performance status scale, KPS）评估患者的体能状态[27]。脊柱不稳定是经皮消融术的相对禁忌证，可基于脊柱肿瘤不稳定性评分（spinal instability neoplastic score, SINS）评估脊柱的稳定性[28]。SINS分值为0~18，分值越高，表明脊柱越不稳定。虽然不存在提示需要手术治疗的最低分值，但对于分值≥7分的患者，应建议进行肿瘤切除或内固定治疗[29]。椎体转移合并中心管狭窄的患者通常需要手术治疗[30]，但对于不适合手术的患者，在没有脊髓压迫的情况下，消融可作为一种替代治疗方案。需要注意的是，对于单纯由肿瘤引起的中央管狭窄患者，虽然消融可控制甚至缩小硬膜外肿瘤，但并不能缓解骨性后凸所致的压迫症状。

经皮消融治疗通常适用于以下椎体转移瘤患者（脊柱转移性疾病多学科诊治工作组建议，Metastatic Spine Disease Multidisciplinary Working Group algorithms）：①预期生存期超过6个月、体能状态良好、内脏转移少的无症状性脊柱转移瘤患者；②无并发症（无病理性椎体压缩性骨折和 MESCC）的疼痛性脊柱转移灶；③预期生存期超过 6 个月、体能状况良好，内脏转移少的稳定性病理性椎体压缩性骨折患者[15]。

美国国立综合癌症网络（National Comprehensive Cancer Network，NCCN）在已发布的指南中纳入经皮热消融术治疗骨转移瘤。根据最新的 NCCN 成人癌痛指南（2019 年第 3 版），当化学治疗不充分且患者不需要放射治疗时，在没有肿瘤急诊的情况下，可考虑热消融治疗以缓解转移性骨痛[31]。

美国放射学会（American College of Radiology，ACR）最近公布的椎体转移治疗适宜性标准建议如下[32]：①椎体强化术和消融术可能适用于治疗无症状的病理性脊柱骨折，无论 MRI 显示有无脊髓水肿征象。②椎体强化术和消融术通常适用于治疗伴有严重性及进行性疼痛的病理性脊柱骨折。③椎体强化术通常适合而消融术可能适合治疗病理性脊柱移位骨折。

"可能适合"的类别被定义为"在指定的临床场景中，某种影像学检查或治疗方案与另一种作为一种替代方案对患者具有较优的风险收益比，或者风险收益比不明确"，"通常适合"的类别被定义为"某种影像学检查或治疗方案在特定的临床场景中对患者具有更优的风险收益比"[32]。

五、热保护

在脊柱转移瘤的热消融过程中，邻近消融区的脊髓和神经根具有较高的损伤风险。有几种技术可以最大限度地降低神经损伤的风险，包括主动和被动热保护[6-8,12,13,26]。主动热保护是指利用隔热措施进行热保护，包括硬膜外腔或椎间孔内注射温水或冷水的水隔断，或通过硬膜外或椎间孔注入二氧化碳的气隔断。临床操作过程中，一旦温度达到 45℃（热）和 10℃（冷），应启动主动热保护[33,34]。需要注意的是，大多用于经皮注射液体或气体的穿刺针尖不具有隔热性，应避免将针尖放置于邻近热消融释放装置和消融区的位置，以减少意外传递热量的可能性。在气隔断过程中可以考虑使用抗菌过滤器，但并非必须。此外，注入的气体可能会被吸收，因此在消融期间可能需要额外注入气体。基于冰球附近液体发生结冰的可能性，冷冻消融过程常采用气隔断。水隔断通常用于射频和微波消融，注入稀释碘对比剂的混合液体，有助于显示液体分布和保障隔热的液体量情况。RFA 期间的水隔断应使用非离子液体溶液（例如 5% 葡萄糖水溶液），避免使用等离子液体溶液（例如生理盐水），因为后者的导电性可产生等离子场，以避免非期望的消融区扩展和能量传播。当消融脊柱病变时，可用硬膜外球囊保护神经而避免热损伤发生[35]。被动热保护策略包括患者在有意识镇静下消融时的生物反馈，通过在硬膜外间隙和（或）神经孔内放置热电偶进行实时监测温度、运动和躯体传感器诱发电位振幅监测、周围神经的电刺激，以早期发现即将发生的神经损伤[6-8,12,13,26]。减轻皮肤损伤的方法包括精确评估消融区域的大小和几何形状、冷冻消融期间皮肤表面使用温盐水、使用双极射频电极系统，以及在单极射频系统中使用更宽、更多的接地垫。

六、并发症

脊柱转移瘤热消融的最严重潜在并发症是脊髓和神经根热损伤，其中大部分为暂时性，可采用经椎间孔或硬膜外注射类固醇和长效麻醉药进行治疗。最近一篇个案病例报告报道了 1 例行 RFA 联合椎体强化术治疗腰椎骨转移患者，消融治疗期间损伤了双侧腰脊神经根前支，术后即刻出现永久性双下肢瘫痪及大小便失禁[36]。椎体强化术可降低骨质丢失和消融所致骨折的风险。中央椎管、硬膜外间隙或椎间孔的骨水泥渗漏可导致中央椎管或椎间孔狭窄、脊髓受压而发生疼痛加剧，骨水泥凝固放热可导致脊髓热损伤。另外，皮肤也可能发生热损伤。

总结

经皮微创消融（联合或不联合椎体强化术）治疗某些类型脊柱转移瘤患者是安全有效的，术中应实施热保护措施以尽量减少神经热损伤的风险。

利益冲突：Anderanik Tomasian，无；Jack W. Jennings，担任 Merit、Stryker、Medtronic 和 BTG/Boston Scientific 的顾问。

参考文献

[1] Coleman RE. Clinical features of metastatic bone disease and risk of skeletal morbidity. Clin Cancer Res. 2006;12(20 Part 2):6243s-9s.

[2] Witham TF, Khavkin YA, Gallia GL, Wolinsky JP, Gokaslan ZL. Surgery insight: current management of epidural spinal cord compression from metastatic spine disease. Nat Clin Pract Neurol. 2006;2(2):87-94; quiz 116.

[3] Munk PL, Rashid F, Heran MK, Papirny M, Liu DM, Malfair D, et al. Combined cementoplasty and radiofrequency ablation in the treatment of painful neoplastic lesions of bone. J Vasc Interv Radiol. 2009;20(7):903-11.

[4] Urch C. The pathophysiology of cancer-induced bone pain: current understanding. Palliat Med. 2004;18(4):267-74.

[5] Kim JM, Losina E, Bono CM, Schoenfeld AJ, Collins JE, Katz JN, Harris MB. Clinical outcome of metastatic spinal cord compression treated with surgical excision +/− radiation versus radiation therapy alone: a systematic review of literature. Spine (Phila Pa 1976). 2012;37(1):78-84.

[6] Wallace AN, Tomasian A, Vaswani D, Vyhmeister R, Chang RO, Jennings JW. Radiographic local control of spinal metastases with percutaneous radiofrequency ablation and vertebral augmentation. AJNR Am J Neuroradiol. 2016;37(4):759-65.

[7] Tomasian A, Wallace A, Northrup B, Hillen TJ, Jennings JW. Spine cryoablation: pain palliation and local tumor control for vertebral metastases. AJNR Am J Neuroradiol. 2016;37(1):189-95.

[8] Anchala PR, Irving WD, Hillen TJ, Friedman MV, Georgy BA, Coldwell DM, et al. Treatment of metastatic spinal lesions with a navigational bipolar radiofrequency ablation device: a multicenter retrospective study. Pain Physician. 2014;17(4):317-27.

[9] Kastler A, Alnassan H, Aubry S, Kastler B. Microwave thermal ablation of spinal metastatic bone tumors. J Vasc Interv Radiol. 2014;25(9):1470-5.

[10] Callstrom MR, Dupuy DE, Solomon SB, Beres RA, Littrup PJ, Davis KW, et al. Percutaneous image-guided cryoablation of painful metastases involving bone: multicenter trial. Cancer. 2013;119(5):1033-41.

[11] Bagla S, Sayed D, Smirniotopoulos J, Brower J, Neal Rutledge J, Dick B, et al. Multicenter prospective clinical series evaluating radiofrequency ablation in the treatment of painful spine metastases. Cardiovasc Intervent Radiol. 2016;39(9):1289-97.

[12] Hillen TJ, Anchala P, Friedman MV, Jennings JW. Treatment of metastatic posterior vertebral body osseous tumors by using a targeted bipolar radiofrequency ablation device: technical note. Radiology. 2014;273(1):261-7.

[13] Tomasian A, Hillen TJ, Chang RO, Jennings JW. Simultaneous bipedicular radiofrequency ablation combined with vertebral augmentation for local tumor control of spinal metastases. AJNR Am J Neuroradiol. 2018;39(9):1768-73.

[14] Khan MA, Deib G, Deldar B, Patel AM, Barr JS. Efficacy and safety of percutaneous microwave ablation and cementoplasty in the treatment of painful spinal metastases and myeloma. AJNR Am J Neuroradiol. 2018;39(7):1376-83.

[15] Wallace AN, Robinson CG, Meyer J, Tran ND, Gangi A, Callstrom MR, et al. The Metastatic Spine Disease Multidisciplinary Working Group algorithms. Oncologist. 2015;20(10):1205-15.

[16] Goetz MP, Callstrom MR, Charboneau JW, Farrell MA, Maus TP, Welch TJ, et al. Percutaneous image-guided radiofrequency ablation of painful metastases involving bone: a multicenter study. J Clin Oncol. 2004;22(2):300-6.

[17] Janjan NA. Radiation for bone metastases: conventional techniques and the role of systemic radiopharmaceuticals. Cancer. 1997;80(8 Suppl):1628-45.

[18] Lutz S, Berk L, Chang E, Chow E, Hahn C, Hoskin P, et al.; American Society for Radiation Oncology (ASTRO). Palliative radiotherapy for bone metastases: an ASTRO evidence-based guideline. Int J Radiat Oncol Biol Phys. 2011;79(4):965-76.

[19] Gerszten PC, Mendel E, Yamada Y. Radiotherapy and radiosurgery for metastatic spine disease: what are the options, indications, and outcomes? Spine (Phila Pa 1976).

2009;34(22 Suppl):S78-92.
[20] Anekar AA, Cascella M. WHO Analgesic Ladder. [Updated 2020 May 17]. In: StatPearls [Internet]. Treasure Island, FL: StatPearls Publishing; 2020 Jan. Available from: https://www.ncbi.nlm.nih.gov/books/NBK554435/.
[21] Rybak L. Fire and ice: thermal ablation of musculoskeletal tumors. Radiol Clin N Am. 2009;47(3):455-69.
[22] Cox BW, Spratt DE, Lovelock M, Bilsky MH, Lis E, Ryu S, et al. International Spine Radiosurgery Consortium consensus guidelines for target volume definition in spinal stereotactic radiosurgery. Int J Radiat Oncol Biol Phys. 2012;83(5):e597-605.
[23] Singh S, Saha S. Electrical properties of bone. A review. Clin Orthop Relat Res. 1984;186:249-71.
[24] Weld KJ, Landman J. Comparison of cryoablation, radiofrequency ablation and high-intensity focused ultrasound for treating small renal cell tumors. BJU Int. 2005;96(9):1224-9.
[25] Berenson J, Pflugmacher R, Jarzem P, Zonder J, Schechtman K, et al. Balloon kyphoplasty versus non-surgical fracture management for treatment of painful vertebral body compression fractures in patients with cancer: a multicentre, randomised controlled trial. Lancet Oncol. 2011;12(3):225-35.
[26] Tomasian A, Gangi A, Wallace AN, Jennings JW. Percutaneous thermal ablation of spinal metastases: recent advances and review. AJR Am J Roentgenol. 2018;210(1):142-52.
[27] Schag CC, Heinrich RL, Ganz PA. Karnofsky performance status revisited: reliability, validity, and guidelines. J Clin Oncol. 1984;2(3):187-93.
[28] Fisher CG, DiPaola CP, Ryken TC, Bilsky MH, Shaffrey CI, Berven SH, et al. A novel classification system for spinal instability in neoplastic disease: an evidence-based approach and expert consensus from the Spine Oncology Study Group. Spine (Phila Pa 1976). 2010;35(22):E1221-9.
[29] Fourney DR, Frangou EM, Ryken TC, Dipaola CP, Shaffrey CI, Berven SH, et al. Spinal instability neoplastic score: an analysis of reliability and validity from the spine oncology study group. J Clin Oncol. 2011;29(22):3072-7.
[30] Patchell RA, Tibbs PA, Regine WF, Payne R, Saris S, Kryscio RJ, et al. Direct decompressive surgical resection in the treatment of spinal cord compression caused by metastatic cancer: a randomised trial. Lancet. 2005;366(9486):643-8.
[31] Swarm RA, Paice JA, Anghelescu DL, Are M, Bruce JY, Buga S, et al. Adult Cancer Pain, Version 3.2019, NCCN Clinical Practice Guidelines in Oncology. J Natl Compr Cancer Netw. 2019;17(8):977-1007.
[32] Expert Panels on Neurological Imaging, Interventional Radiology, and Musculoskeletal Imaging, Shah LM, Jennings JW, Kirsch CFE, Hohenwalter EJ, Beaman FD, Cassidy RC, et al. ACR Appropriateness Criteria® Management of vertebral compression fractures. J Am Coll Radiol. 2018;15(11S):S347-64.
[33] Buy X, Tok CH, Szware D, Bierry G, Gangi A. Thermal protection during percutaneous thermal ablation procedures: interest of carbon dioxide dissection and temperature monitoring. Cardiovasc Intervent Radiol. 2009;32(3):529-34.
[34] Tsoumakidou G, Garnon J, Ramamurthy N, Buy X, Gangi A. Interest of electrostimulation of peripheral motor nerves during percutaneous thermal ablation. Cardiovasc Intervent Radiol. 2013;36(6):1624-8.
[35] Chick JF, Srinivasa RN, Johnson E, Osher ML, Hage A, Gemmete JJ. Epidural balloon placement for protection of the spinal canal during cryoablation of paraspinal lesions. Cardiovasc Intervent Radiol. 2018;41(2):350-4.
[36] Huntoon K, Eltobgy M, Mohyeldin A, Elder JB. Lower extremity paralysis after radiofrequency ablation of vertebral metastases. World Neurosurg. 2019;133:178-84.

第13章 经皮骨水泥强化术在脊柱恶性病变中的应用：转移性骨肿瘤及多发性骨髓瘤

Percutaneous Cement Augmentation for Malignant Lesions: Metastases and Multiple Myeloma

James K. C. Liu　Sergiy V. Kushchayev　John A. Arrington　著

一、骨水泥

用于椎体强化的骨水泥需要具有一定的黏稠度，既可安全有效地注入椎体，同时又具有足够的强度以恢复脊柱的稳定性。骨水泥通常以固体和液体形式备用，使用时需将两者混合并达到理想的黏度，既可经工作套管进入椎体，又可不发生椎体外渗（extravasation），通常被描述为"牙膏状"。骨水泥需加入不透 X 线材料以便在注射期间和随后的成像过程中显影。用于椎体强化的理想骨水泥进入可注射状态的准备时间较短，而保持可注射状态满足多椎体连续注射的工作时间充分。注入椎体内的骨水泥必须能达到适当的机械强度，在椎体内提供必要的结构支撑。骨水泥的骨传导性或骨诱导性对于促进骨生长和重塑可能具有重要作用，但其效果取决于所应用椎体病变的病理类型及位置[1]。（译者注：骨水泥外渗包含骨水泥溢出和骨水泥渗漏。）

聚甲基丙烯酸甲酯（PMMA）是一种丙烯酸骨水泥，目前广泛应用于椎体强化术。PMMA 具有可透 X 线特性，在使用过程中需加入对比剂以利于 X 线透视的显示[2]。PMMA 聚合过程为产热的化学反应，可显著升高温度，而此种产热效应可促进疼痛的缓解。骨水泥缓解疼痛的机制为在机械性稳定椎体的缓解疼痛基础上，骨和神经末梢的热坏死有助于进一步的整体疼痛缓解及肿瘤坏死[2]。PMMA 的缺点之一是具有较高的惰性刚度，缺乏与周围骨的融合性。

磷酸钙骨水泥（calcium phosphate cement，CPC）是一种合成骨替代物，可以与周围骨融合生长。与 PMMA 不同，CPC 的聚合过程具有较慢的产热反应，产热温度低于 PMMA[1]。Cortoss 骨水泥（Stryker，Kalamazoo，MI，USA）是一种磷酸钙微晶玻璃骨水泥，强度超过与正常骨皮质强度相似的 PMMA 骨水泥[3]。Bae 等进行了一项前瞻性 PMMA 骨水泥和 Cortoss 骨水泥的对照研究，结果显示应用 Cortoss 骨水泥的椎体成形术治疗 3 个月后，可有效缓解患者疼痛，24 个月后患者功能得到提高[4]。CPC 的一个相对缺点是缺乏大孔隙率,不利于骨组织的快速填充和生长。总体来说,CPC 比 PMMA 在吸收和降解方面拥有更好的组织相容性及骨传导性,但此特性反而可能不利于病理性骨折的骨水泥强化,特别是其再吸收的可变性,限制了其病理性骨折方面的临床应用[5]。

其余骨水泥包括硫酸钙骨水泥(calcium sulfate cement,CSC)、磷酸镁骨水泥(magnesium phosphate cement,MPC)等,但由于此两种骨水泥的再吸收率和聚合时间的缺陷限制了广泛的临床应用[6]。

二、围术期注意事项

(一)骨水泥强化术适应证

骨水泥强化术主要治疗目的为通过稳定椎体缓解病变引发的脊柱局部机械性疼痛。机械性疼痛的特点是其疼痛程度随着轴向负荷的增大而加重,如端坐、直立或改变姿势。机械性背痛的另一个关键要素是它可在休息后得到改善。对于休息不能缓解的持续性背痛,骨水泥增强也可能无缓解效果。此种情况应排除肿瘤源性疼痛,肿瘤源性疼痛可能表现为夜间加重的持续疼痛,与全身皮质醇水平的下降相关。机械性背痛区域与影像学检查显示的病变椎体节段相符是确定患者适合于骨水泥强化术治疗的关键。

骨水泥强化术治疗骨质疏松压缩性骨折的最佳时机是急性或亚急性期,然而病理性骨折由于缺乏自愈性,骨水泥强化治疗的最佳时机尚未明确,但可能有较宽的治疗时间窗。骨质疏松压缩性骨折的最佳治疗时机通常在骨折后 6 周至 3 个月,而多发性骨髓瘤及病理性骨折的治疗时间窗通常更宽,甚至可达 24 个月[7]。尽管治疗时间窗较宽,但在病理性骨折急性期尽早进行骨水泥强化术,以利于转移性骨质破坏的早期修复,同时尽快缓解疼痛,在有限生存期内尽可能提高患者的生活质量[8]。

(二)患者选择

细致的临床影像学检查对患者的选择至关重要。骨水泥强化治疗溶骨性椎体转移瘤,利于恢复无明显骨折的病变椎体强度及增加各种类型压缩的椎体强度。影像学表现、临床症状及疼痛定位的相互吻合对提高患者疼痛缓解率非常重要。磁共振成像对于急性骨折的显示十分敏感,尤其是 T_2 短反转时间反转恢复(STIR)序列最为敏感。基于 T_1WI 和 T_2WI 信号强度变化确定椎体内病变的溶骨性或成骨性,有助于评估病变体穿刺的难易程度及手术成功率。CT 检查有助于评估椎体骨折的形态和皮质终板的完整性。

椎体强化术被普遍应用于胸腰椎,而在颈椎和骶椎中应用较少。颈椎椎体强化术操作时可采用颈前方入路,但注意避开颈部重要组织[9]。胸椎、腰椎、骶椎的强化术多经椎弓根入路,胸椎强化术也可采用偏外侧进针而经椎弓根与肋骨之间的椎弓根旁入路,以利于穿刺针抵达椎体中线,实现更均匀的骨水泥分布。

在后凸成形术治疗患者的选择方面,对于骨性病变或骨折的评估,必须考虑肿瘤累及范围和椎体终板的完整性,仔细评估穿刺靶节段的解剖学结构,以便确定穿刺角度及深度。在椎体转移性病变中,肿瘤通常可侵犯一侧或双侧椎弓根,术中 X 线透视无法显示其解剖影像,使得相应侧别的入路成为相对禁忌或使术者的穿刺针推进失去触觉反馈(图 13-1)。此外,还需考虑骨水泥强化矫正靶椎体不稳定的预期程度。骨水泥强化术可有效恢复溶骨性病变或压缩性骨折所破坏的椎骨完整性。侵犯椎弓根的溶骨性病变可导致脊柱三柱结构失稳,而仅用骨水泥强化无法恢复稳定性(图 13-2)[10]。对于此种情况可应用椎弓根螺钉内固定。"脊柱肿瘤不稳定性评分"(SINS)(参见第 11 章的表 11-1)是一种有效的脊柱不

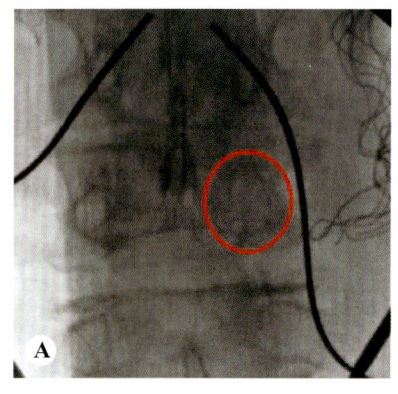

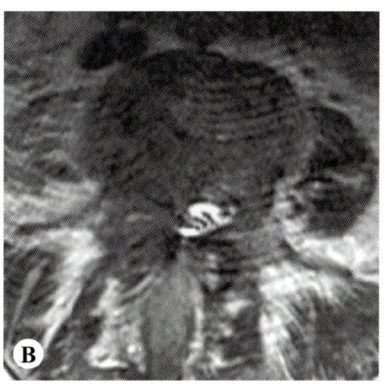

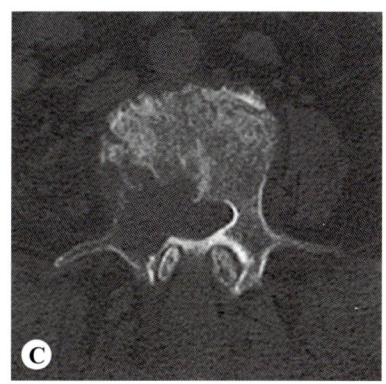

第 13 章　经皮骨水泥强化术在脊柱恶性病变中的应用：转移性骨肿瘤及多发性骨髓瘤
Percutaneous Cement Augmentation for Malignant Lesions: Metastases and Multiple Myeloma

▲ 图 13-1　被转移性肿瘤侵犯的椎弓根 X 线透视显示不清
A. 手术过程中的前后位透视未显示明确的右侧椎弓根（红圈），而左侧椎弓根显示清晰；B. MRI 显示肿瘤侵犯右侧椎弓根；C. 轴位 CT 图像显示右侧椎弓根骨质缺损

稳定程度评分系统，结合临床影像学的表现和患者神经症状对仅用骨水泥强化术或联合其他加固椎体稳定性的方法进行评估，以提高疼痛缓解效果。若拟行后凸成形术治疗的患者存在椎体不稳，则需要脊柱外科医生的协同评估 [11, 12]。

早期报道的椎体强化术禁忌证包括椎管受累、未纠正的凝血功能障碍、神经根病变、椎体塌陷＞75% [13]。这些对于经验丰富的术者，可视为相对禁忌证，是否决定治疗取决于病理性骨折的确切形态及椎管受累的程度。骨皮质的断裂是一个值得关注的问题，尤其椎体后壁的骨皮质断裂需要高度重视。根据椎体后壁骨皮质的精准定位，穿刺针精确到位并注射骨水泥，可避免骨水泥外渗。

骨水泥强化术可在患者意识镇静基础上联合局部浸润麻醉或在全身麻醉下进行。对于疼痛明显而无法平卧或术中尽管给予镇静药仍无法平卧或取俯卧位需气道保护的患者，可考虑采用全身麻醉。

三、骨水泥强化技术

（一）椎体成形术

椎体成形术是骨水泥强化术的最主要形式，主要步骤是穿刺针的病变椎体置入和椎体内的骨水泥注射。根据骨水泥在椎体内的分布程度，椎体成形术可采用单侧或双侧经椎弓根入路。通常在双向透视装置引导下进行穿刺操作，如采用单平板或 C 形臂 X 线透视装置，则需采用侧位和前后位透视的切换引导进针路径。一旦穿刺针抵达椎体预定位置，即正侧位透视均显示针尖位于椎体中心位置，则在透视监测下将低黏度骨水泥注入椎体，直至骨水泥在椎体内呈弥散分布并填充良好。若在透视下发现骨水泥外渗至椎体外，则应停止注射（图 13-3）。根据骨水泥外渗至椎体外的位置，等待椎体内骨水泥硬化及骨质缺损部位得到有效充填后，可通过调整导管针尖位置，继续注射骨水泥。此项操作技术需要术者经验丰富，熟悉椎体解剖并了解穿刺针在椎体内的正确位置。

（二）后凸成形术

椎体成形术的主要缺点之一是易发生椎体外的骨水泥外渗，从而限制了椎体内的骨水泥注射量。发生此现象的部分原因在于为实现椎体内骨水泥的最大化分布所调配的骨水泥黏稠度偏低。后凸成形术是对椎体成形术的一种改进，其通过套管针引入球囊并在椎体内扩张。球囊扩张的目的包括：①产生一个椎体内空腔以降低骨水泥的

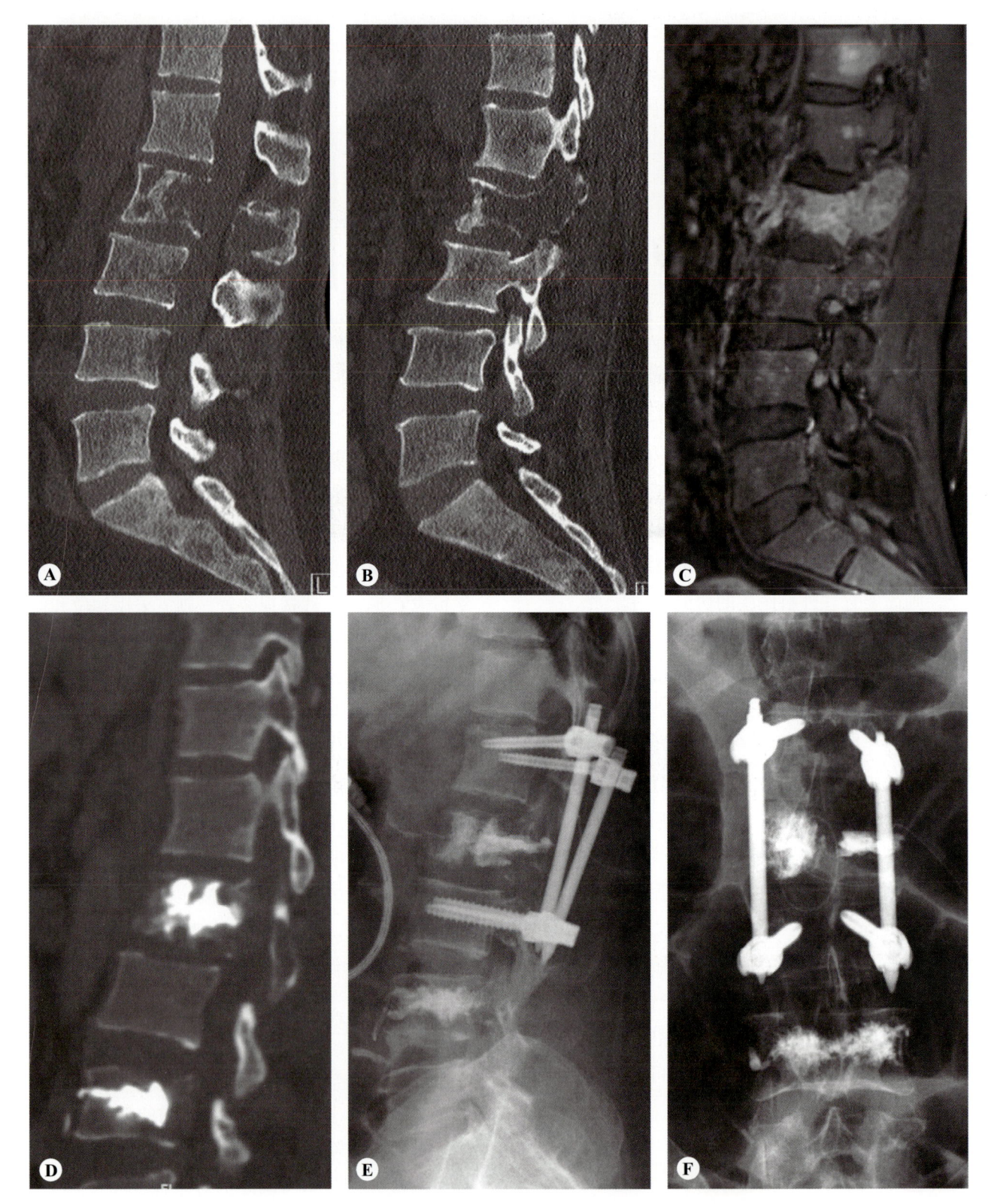

▲ 图 13-2 椎体强化术治疗失败的椎体后部结构破坏导致脊柱不稳

CT（A 和 B）和 MRI（C）显示 L_2 椎体转移性肿瘤侵及椎弓根。L_2 椎体骨水泥强化术治疗后患者机械性下背部疼痛无明显缓解，原因在于单一椎体强化术并不能解决肿瘤破坏椎体后部结构所致的脊柱不稳定，随后进行 L_1～L_3 椎弓根钉内固定术，术后患者腰背部疼痛明显缓解（D 至 F）

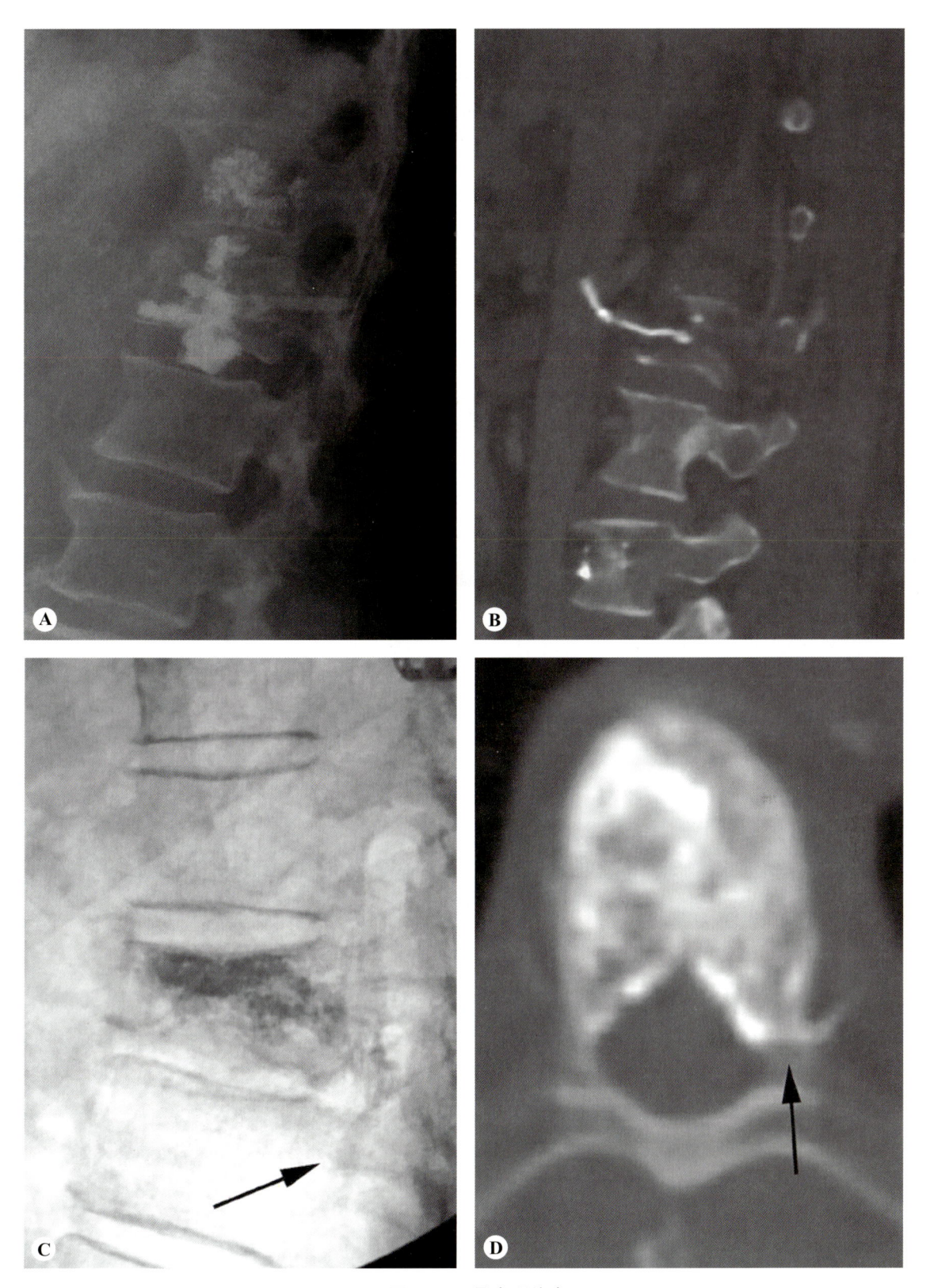

第 13 章 经皮骨水泥强化术在脊柱恶性病变中的应用：转移性骨肿瘤及多发性骨髓瘤
Percutaneous Cement Augmentation for Malignant Lesions: Metastases and Multiple Myeloma

▲ 图 13-3 骨水泥外渗

A. 侧位常规 X 线摄片显示骨水泥外渗至上下椎间隙，并沿穿刺针道向椎弓根方向外渗；B. 术后复查 CT 显示骨水泥的血管外渗；C. 术中侧位透视显示骨水泥通过椎体后部骨皮质进入椎管；D. 术后复查 CT 显示骨水泥沿神经根走行抵达神经孔

填充压力；②推移上下终板而恢复椎体的高度及矢状面平衡（图13-4）[14]。大量研究表明后凸成形术在恢复椎体高度和降低骨水泥外渗率方面优于椎体成形术，但在疼痛缓解及活动障碍评分方面两者无明显差异[15]。拥有恢复椎体高度优势的后凸成形术已得到临床的广泛应用，但也存在诸多不足，如专用的扩张器械导致治疗费用增加[16,17]，球囊扩张对局部结构形成的压力可产生疼痛，因而常需全身麻醉[17]。此外，不同于常采用单侧入路的椎体成形术，后凸成形术常需要双侧入路以实现椎体内骨水泥的良好填充[18]。

（三）射频消融 – 靶向椎体强化术

除采用球囊扩张创建椎体内空腔外，创建椎体内空腔的其他技术也相继出现，其中一种技术利用铰链尖端刮匙在骨水泥注射前产生椎体内空腔[19]。该技术推动了一种可弯曲导航骨刀的研发，该骨刀可在椎体内定向延伸创建跨越中线的空腔[20]，从而有可能在不需要双侧入路的情况下实现椎体最大限量的骨水泥填充（图13-5）。StabiliT® MX 椎体增强系统（Merit Medical，South Jordan，UT，USA）将定向骨刀系统与射频能量处理高黏度骨水泥系统集成，控制输送高黏度骨水泥至定向骨刀生成的空腔内[16,21]。一些研究结果显示该系统相较于球囊扩张后凸成形术，具有更低的骨水泥外渗率及更高的疼痛缓解率[21-23]。尽管未使用挤压机制而是使用骨刀生成椎体内空腔，但该技术仍属于后凸成形术的范畴。

（四）可膨胀植入物椎体强化术

最近发展的技术集中于通过定向球囊扩张或可膨胀植入物恢复椎体高度和稳定性。定向球囊扩张装置，如 Osseoflex® SB 可控性球囊（Merit Medical System，South Jordan，UT，USA）和 AVAflex® 装置（Stryker，Kalamazoo，MI，USA）

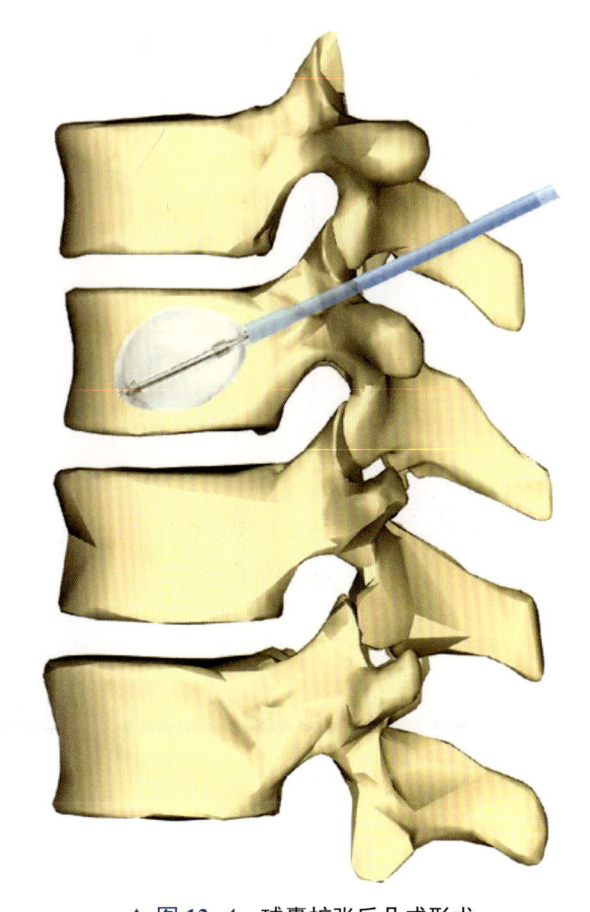

▲ 图 13-4 球囊扩张后凸成形术
通过椎弓根入路的套管针将可扩张球囊引入椎体内；球囊扩张形成容纳骨水泥的空腔，并抬高终板恢复椎体高度

对于恢复椎体高度的空腔创建和骨水泥注射具有更佳的操控性。Wang 等进行了非定向（nondirectional）与定向（directional）球囊扩张装置治疗效果的对照性研究，结果显示在术后 3 日的疼痛评分及运动障碍评分改善方面，定向球囊扩张装置优于非定向球囊扩张装置[24]。一种替代可膨胀球囊的装置是钛合金植入椎体强化系统（titanium-implantable vertebral augmentation device，TIVAD）。SpineJack® 系统（Stryker，Kalamazoo，MI，USA）在椎体内植入钛合金装置，在骨水泥注入前该装置通过膨胀恢复椎体高度[25]。Noriega 等进行了一项纳入 141 例患者的临床研究，结果显示相较于球囊扩张后凸成形术，SpineJack® 系统具有更好的椎体高度恢复率和更低的相邻椎体的骨折发生

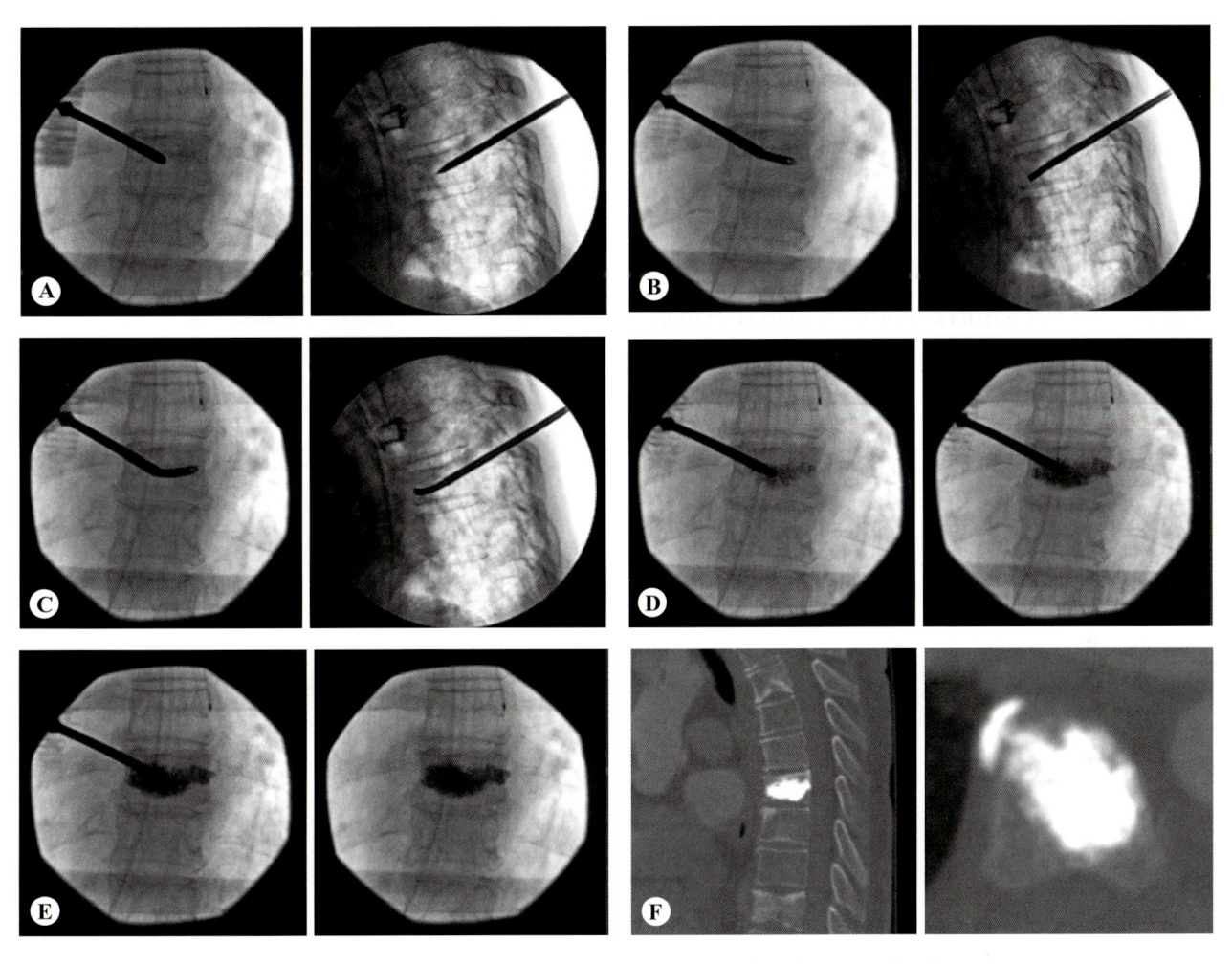

第 13 章　经皮骨水泥强化术在脊柱恶性病变中的应用：转移性骨肿瘤及多发性骨髓瘤
Percutaneous Cement Augmentation for Malignant Lesions: Metastases and Multiple Myeloma

▲ 图 13-5　使用可弯曲导航骨刀在椎体内创建空腔的后凸成形术
A. 术中前后位和侧位透视显示通过单侧经椎弓根入路穿刺套管针进入椎体；B. 在椎体内经穿刺套管针前端伸出弯曲骨刀，创建跨越椎体中线的空腔；C. 骨刀能够沿不同方向创建多个空腔，此次创建一个偏头端的空腔；D 和 E. 透视下观察骨水泥填充至对侧的椎体空腔；F. 术后 CT 显示单侧穿刺入路注射的骨水泥在椎体内充分填充

率[26]。另一种椎体膨胀植入物系统为 Kiva® VCF 系统（IZI Medical，Owings Mills，MD，USA），穿刺进入椎体的套管针将一根纵向平面呈弹簧圈状的镍钛合金导丝引入椎体，随后将圆柱状中空聚醚醚酮（polyether ether ketone，PEEK）内植物通过导丝送入椎体，并沿弹簧圈状导丝在椎体内盘旋叠加以恢复椎体高度。植入物位置满意后即撤回导丝，将骨水泥注入椎体植入物内[27]。一项随机对照试验表明，Kiva® 系统主要终点的疼痛和残疾评分改善并不低于球囊扩张后凸成形术，但骨水泥外渗减少，邻近节段骨折也有减少趋势[28]。

可膨胀植入物椎体成形术主要优势在于恢复椎体高度，主要适用于椎体骨质疏松性压缩性骨折而非病理性骨折，因为病理性骨折的椎体内脆弱或骨折骨质并不能承受植入物的扩张力。因此，这项技术在脊柱转移瘤中的应用可能受限。

四、椎体强化术并发症

（一）骨水泥外渗

椎体强化术最常见的并发症是骨水泥外渗。在理想情况下，对骨皮质结构完整的椎体进行椎体强化术，可为骨水泥在整个椎体中的弥散提供了一个封闭结构，允许最大剂量的骨水泥注入，使得椎体内骨水泥在骨折处交错嵌合，实现良好的机械稳定性和最佳镇痛效果。病理性椎体骨折通常存在的一处或多处骨皮质缺损，增加了骨水泥外渗风险。因而此种骨皮质破坏可被视为骨水泥强化术的相对禁忌证，但应最终取决于后壁皮质缺损的存在和大小以及操作医生的经验。

在一项纳入121项椎体成形术和后凸成形术临床研究的Meta分析中，椎体成形术的骨水泥外渗率显著高于后凸成形术（总体发生率分别为75%和14%，症状性外渗率分别为1.48%和0.06%）[29]。原因可能为球囊扩张后凸成形术所形成的椎体内空腔利于以较低压力注入高黏稠骨水泥。

恶性病变患者的椎体成形术和后凸成形术的骨水泥外渗率均高于骨质疏松性椎体压缩性骨折患者，可能为转移性病变椎体内有更多血管分布所致[30]。一项回顾性分析研究表明，在转移性骨肿瘤患者中，椎体成形术的骨水泥外渗率高达37.9%，球囊扩张后凸成形术为13.6%，症状性骨水泥外渗率为1%[31]。目前尚缺乏足够的数据用于准确划分骨水泥外渗类型，如骨皮质外渗或血管外渗。一项应用椎体成形术治疗81个椎体病变的临床研究表明，骨水泥总外渗率为53%，其中血管的外渗率为25%[32]。同时该项研究结果显示在原发肺部恶性肿瘤的椎体转移瘤中，骨水泥的血管外渗率较低。

除了局部外渗外，骨水泥沿血管系统的远部位外渗是一种少见但可能致命的并发症。此类骨水泥的血管外渗最常见的是骨水泥肺栓塞，据报道发生率为2.1%~26%[33,34]。少见的心脏栓塞也有报道[35]。由于缺乏常规影像学检测而绝大多数肺栓塞为无症状性，因而肺栓塞的实际发生率可能被低估。尽管椎体恶性病变的血运丰富，但并未发现病理性骨折的骨水泥肺栓塞发生率高于骨质疏松性椎体骨折[33]。无症状性肺栓塞患者仅需严密观察，症状性肺栓塞患者可给予6个月的抗凝血治疗，症状性肺栓塞患者很少需要进行血栓清除术[34]。

（二）邻近椎体骨折

病理性压缩性骨折患者邻近节段骨折较为常见，原因在于转移性疾病易于累及邻近椎骨。理论上，从骨水泥材料刚度的角度考虑，PMMA骨水泥的椎体强化具有一个潜在缺点，即充填骨水泥的椎体与相邻椎体存在的应力变化可导致邻近椎体骨折。鉴于脊柱转移性病变性质和患者预计生存期，骨水泥强化术相关性邻近椎体骨折对于脊柱转移瘤患者通常并非作为一个重要考虑因素，相关前期研究主要集于骨质疏松性压缩性骨折。最近一项Meta分析结果显示，无证据表明骨水泥强化术和保守治疗的新发或邻近节段骨折存在差异性[36]。在一项关于新发压缩骨折危险因素的回顾性研究中，研究者发现除骨密度外，椎体内骨水泥分布不均匀和椎间盘的骨水泥外渗可增加患者邻近椎体骨折的风险[37]。

总结

癌症患者骨折评估（cancer patient fracture evaluation，CAFE）研究是比较球囊扩张后凸成形术与非手术治疗病理性压缩性骨折疗效的一项关键性随机对照研究，涵盖全球22个国家[38]。该研究有效地表明后凸成形术可快速减轻疼痛和改善患者功能，且不良事件发生率较低。自该标志性研究以来，大量研究表明，骨水泥强化术治疗病理性压缩性骨折的风险较小并在改善功能状态方面具有明确的应用价值[31]。

参考文献

[1] Lewis G. Injectable bone cements for use in vertebroplasty and kyphoplasty: state-of-the-art review. J Biomed Mater Res B Appl Biomater. 2006;76(2):456-68.

[2] Lieberman IH, Togawa D, Kayanja MM. Vertebroplasty and kyphoplasty: filler materials. Spine J. 2005;5(6 Suppl):305S-16S.

[3] Bae H, Shen M, Maurer P, Peppelman W, Beutler W, Linovitz R, et al. Clinical experience using Cortoss for treating vertebral compression fractures with vertebroplasty and kyphoplasty: twenty four-month follow-up. Spine (Phila Pa 1976). 2010;35(20):E1030-6.

[4] Bae H, Hatten HP Jr, Linovitz R, Tahernia AD, Schaufele MK, McCollom V, et al. A prospective randomized FDA-IDE trial comparing Cortoss with PMMA for vertebroplasty: a comparative effectiveness research study with 24-month follow-up. Spine (Phila Pa 1976). 2012;37(7):544-50.

[5] Turner TM, Urban RM, Singh K, Hall DJ, Renner SM, Lim TH, et al. Vertebroplasty comparing injectable calcium phosphate cement compared with polymethylmethacrylate in a unique canine vertebral body large defect model. Spine J. 2008;8(3):482-7.

[6] He Z, Zhai Q, Hu M, Cao C, Wang J, Yang H, et al. Bone cements for percutaneous vertebroplasty and balloon kyphoplasty: current status and future developments. J Orthop Translat. 2015;3(1):1-11.

[7] Dudeney S, Lieberman IH, Reinhardt MK, Hussein M. Kyphoplasty in the treatment of osteolytic vertebral compression fractures as a result of multiple myeloma. J Clin Oncol. 2002;20(9):2382-7.

[8] Kyriakou C, Molloy S, Vrionis F, Alberico R, Bastian L, Zonder JA, et al. The role of cement augmentation with percutaneous vertebroplasty and balloon kyphoplasty for the treatment of vertebral compression fractures in multiple myeloma: a consensus statement from the International Myeloma Working Group (IMWG). Blood Cancer J. 2019;9(3):27.

[9] Stangenberg M, Viezens L, Eicker SO, Mohme M, Mende KC, Dreimann M. Cervical vertebroplasty for osteolytic metastases as a minimally invasive therapeutic option in oncological surgery: outcome in 14 cases. Neurosurg Focus. 2017;43(2):E3.

[10] Barzilai O, McLaughlin L, Amato MK, Reiner AS, Ogilvie SQ, Lis E, et al. Minimal access surgery for spinal metastases: prospective evaluation of a treatment algorithm using patient-reported outcomes. World Neurosurg. 2018;120:e889-901.

[11] Fisher CG, DiPaola CP, Ryken TC, Bilsky MH, Shaffrey CI, Berven SH, et al. A novel classification system for spinal instability in neoplastic disease: an evidence-based approach and expert consensus from the Spine Oncology Study Group. Spine (Phila Pa 1976). 2010;35(22):E1221-9.

[12] Ivanishvili Z, Fourney DR. Incorporating the Spine Instability Neoplastic Score into a treatment strategy for spinal metastasis: LMNOP. Global Spine J. 2014;4(2):129-36.

[13] Hentschel SJ, Burton AW, Fourney DR, Rhines LD, Mendel E. Percutaneous vertebroplasty and kyphoplasty performed at a cancer center: refuting proposed contraindications. J Neurosurg Spine. 2005;2(4):436-40.

[14] Lieberman IH, Dudeney S, Reinhardt MK, Bell G. Initial outcome and efficacy of "kyphoplasty" in the treatment of painful osteoporotic vertebral compression fractures. Spine (Phila Pa 1976). 2001;26(14):1631-8.

[15] Chang X, Lv YF, Chen B, Li HY, Han XB, Yang K, et al. Vertebroplasty versus kyphoplasty in osteoporotic vertebral compression fracture: a meta-analysis of prospective comparative studies. Int Orthop. 2015;39(3):491-500.

[16] Fritzell P, Ohlin A, Borgstrom F. Cost-effectiveness of balloon kyphoplasty versus standard medical treatment in patients with osteoporotic vertebral compression fracture: a Swedish multicenter randomized controlled trial with 2-year follow-up. Spine (Phila Pa 1976). 2011;36(26):2243-51.

[17] Cloft HJ, Jensen ME. Kyphoplasty: an assessment of a new technology. AJNR Am J Neuroradiol. 2007;28(2):200-3.

[18] Frankel BM, Monroe T, Wang C. Percutaneous vertebral augmentation: an elevation in adjacent-level fracture risk in kyphoplasty as compared with vertebroplasty. Spine J. 2007;7(5):575-82.

[19] Vallejo R, Benyamin R, Floyd B, Casto JM, Joseph NJ, Mekhail N. Percutaneous cement injection into a created cavity for the treatment of vertebral body fracture: preliminary results of a new vertebroplasty technique. Clin J Pain. 2006;22(2):182-9.

[20] Dalton BE, Kohm AC, Miller LE, Block JE, Poser RD. Radiofrequency-targeted vertebral augmentation versus traditional balloon kyphoplasty: radiographic and morphologic outcomes of an ex vivo biomechanical pilot study. Clin Interv Aging. 2012;7:525-31.

[21] Georgy BA. Comparison between radiofrequency targeted vertebral augmentation and balloon kyphoplasty in the treatment of vertebral compression fractures: addressing factors that affect cement extravasation and distribution. Pain Physician. 2013;16(5):E513-8.

[22] Feng L, Shen JM, Feng C, Chen J, Wu Y. Comparison of radiofrequency kyphoplasty (RFK) and balloon kyphoplasty (BKP) in the treatment of vertebral compression fractures: a meta-analysis. Medicine (Baltimore). 2017;96(25):e7150.

[23] Erdem E, Akdol S, Amole A, Fryar K, Eberle RW. Radiofrequency-targeted vertebral augmentation for the treatment of vertebral compression fractures as a result of multiple myeloma. Spine (Phila Pa 1976). 2013;38(15):1275-81.

[24] Wang P, Li J, Song Z, Peng Z, Wang G. Utilization of the directional balloon technique to improve the effectiveness of

percutaneous kyphoplasty in the treatment of osteoporotic vertebral compression fractures and reduction of bone cement leakage. Medicine (Baltimore). 2019;98(19):e15272.

[25] Noriega DC, Ramajo RH, Lite IS, Toribio B, Corredera R, Ardura F, et al. Safety and clinical performance of kyphoplasty and SpineJack (R) procedures in the treatment of osteoporotic vertebral compression fractures: a pilot, monocentric, investigator-initiated study. Osteoporos Int. 2016;27(6):2047-55.

[26] Noriega D, Marcia S, Theumann N, Blondel B, Simon A, Hassel F, et al. A prospective, international, randomized, noninferiority study comparing an implantable titanium vertebral augmentation device versus balloon kyphoplasty in the reduction of vertebral compression fractures (SAKOS study). Spine J. 2019;19(11):1782-95.

[27] Olivarez LM, Dipp JM, Escamilla RF, Bajares G, Perez A, Stubbs HA, et al. Vertebral augmentation treatment of painful osteoporotic compression fractures with the Kiva VCF treatment system. SAS J. 2011;5(4):114-9.

[28] Tutton SM, Pflugmacher R, Davidian M, Beall DP, Facchini FR, Garfin SR. KAST Study: the Kiva system as a vertebral augmentation treatment-a safety and effectiveness trial: a randomized, noninferiority trial comparing the Kiva system with balloon kyphoplasty in treatment of osteoporotic vertebral compression fractures. Spine (Phila Pa 1976). 2015;40(12):865-75.

[29] Lee MJ, Dumonski M, Cahill P, Stanley T, Park D, Singh K. Percutaneous treatment of vertebral compression fractures: a meta-analysis of complications. Spine (Phila Pa 1976). 2009;34(11):1228-32.

[30] Shi HB, Suh DC, Lee HK, Lim SM, Kim DH, Choi CG, et al. Preoperative transarterial embolization of spinal tumor: embolization techniques and results. AJNR Am J Neuroradiol. 1999;20(10):2009-15.

[31] Sorensen ST, Kirkegaard AO, Carreon L, Rousing R, Andersen MO. Vertebroplasty or kyphoplasty as palliative treatment for cancer-related vertebral compression fractures: a systematic review. Spine J. 2019;19(6):1067-75.

[32] Corcos G, Dbjay J, Mastier C, Leon S, Auperin A, De Baere T, et al. Cement leakage in percutaneous vertebroplasty for spinal metastases: a retrospective evaluation of incidence and risk factors. Spine (Phila Pa 1976). 2014;39(5):E332-8.

[33] Krueger A, Bliemel C, Zettl R, Ruchholtz S. Management of pulmonary cement embolism after percutaneous vertebroplasty and kyphoplasty: a systematic review of the literature. Eur Spine J. 2009;18(9):1257-65.

[34] Wang LJ, Yang HL, Shi YX, Jiang WM, Chen L. Pulmonary cement embolism associated with percutaneous vertebroplasty or kyphoplasty: a systematic review. Orthop Surg. 2012;4(3):182-9.

[35] Gosev I, Nascimben L, Huang PH, Mauri L, Steigner M, Mizuguchi A, et al. Right ventricular perforation and pulmonary embolism with polymethylmethacrylate cement after percutaneous kyphoplasty. Circulation. 2013;127(11):1251-3.

[36] Zhang H, Xu C, Zhang T, Gao Z, Zhang T. Does percutaneous vertebroplasty or balloon kyphoplasty for osteoporotic vertebral compression fractures increase the incidence of new vertebral fractures? A meta-analysis. Pain Physician. 2017;20(1):E13-28.

[37] Bae JS, Park JH, Kim KJ, Kim HS, Jang IT. Analysis of risk factors for secondary new vertebral compression fracture following percutaneous vertebroplasty in patients with osteoporosis. World Neurosurg. 2017;99:387-94.

[38] Berenson J, Pflugmacher R, Jarzem P, Zonder J, Schechtman K, Tillman JB, et al. Balloon kyphoplasty versus non-surgical fracture management for treatment of painful vertebral body compression fractures in patients with cancer: a multicentre, randomised controlled trial. Lancet Oncol. 2011;12(3):225-35.

第 14 章 脊柱肿瘤的影像学检查进展
Advanced Oncologic Spine Imaging

Wende N. Gibbs　Ross P. Frederick　著

概述

迄今，转移性骨肿瘤是最常见的脊柱肿瘤类型。由于人口老龄化、癌症治疗手段进步、患者带瘤生存期延长等原因，转移性骨肿瘤的发病率日渐增加。对癌症患者来说发生脊柱转移甚为凶险，因为转移的肿瘤常可破坏脊柱的生物力学稳定性，并且进展迅速，往往导致严重的后果。由于脊柱在几乎所有的人体运动和功能中发挥着至关重要的作用，并且转移性肿瘤容易累及脊髓，因此其治疗既复杂又十分棘手。

影像学对骨转移性疾病的检测、诊断、治疗计划的制订、术后评估和监测至关重要。几乎所有的放射科医师会参与急诊、门诊和住院骨转移患者的诊治工作，而且会遇到各种各样的疑难病例。本章节主要介绍脊柱转移性肿瘤相关的常规和高级影像学成像方法、相应评估策略、诊断报告及经皮治疗手段的选择原则。

一、常规和高级影像学成像方法

磁共振成像（MRI）具有良好的敏感性、特异性和空间定位能力，是评估脊柱转移性肿瘤的主要成像工具。与计算机断层扫描（CT）或常规 X 线摄片相比，MR 对骨髓组织成分的敏感识别特性，有助于椎骨肿瘤浸润的早期发现；MRI 优良精确的解剖定位，有助于显示实性、囊实性及血管成分，并评估骨髓水肿。此外，MRI 是评估肿瘤侵及硬膜外和脊髓压迫的最佳成像方式，也是检测脊髓水肿的唯一方法，而其他影像学检查手段可以提供补充信息。CT 可用于评估骨皮质完整性和肿瘤的成骨性、溶骨性及混合性；对于具有 MRI 禁忌证的患者，CT 脊髓造影可以提供硬膜囊和脊髓压迫及严重脑脊液阻塞等信息。在某些情况下，CT 脊髓造影可用于评估硬膜内病变，如种植转移、软脑膜结节性病变和脑脊液的多房积液或粘连（图 14-1）。核素骨显像是筛查脊柱转移的标准影像学方法，可敏感识别肿瘤侵犯导致的反应性新生骨形成。^{18}F- 脱氧葡萄糖（^{18}F-FDG）正电子发射体层成像 / 计算机断层扫描（PET-CT）可以显示肿瘤细胞葡萄糖代谢量增加，从而早期发现骨髓侵犯并评估治疗应答。常规 X 线摄片对大多数骨转移瘤的检测和评估的敏感性较低，可能仅对于椎体破坏超过 50% 的情况方有阳性发现[1, 2]。

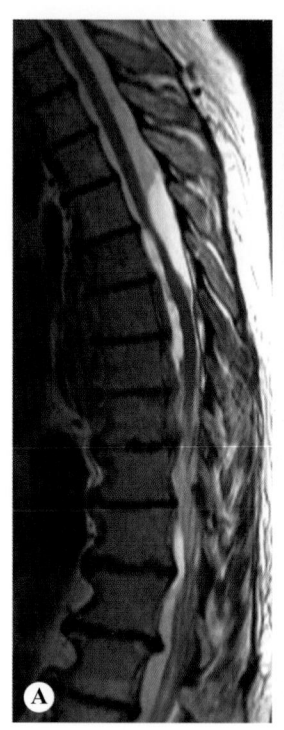

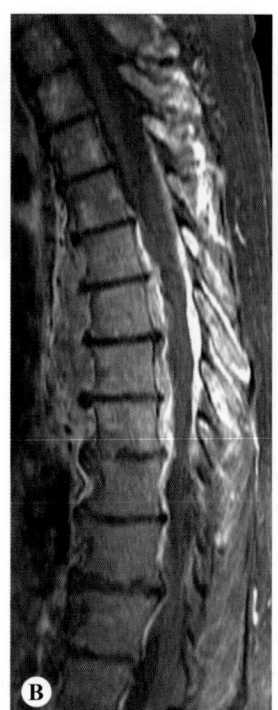

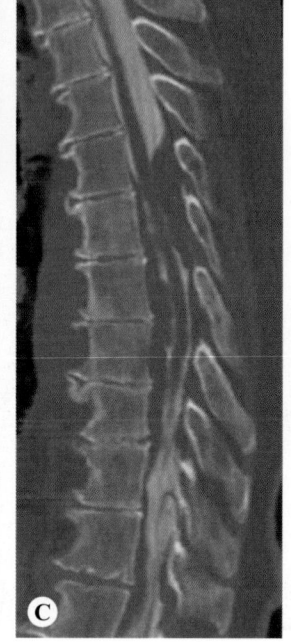

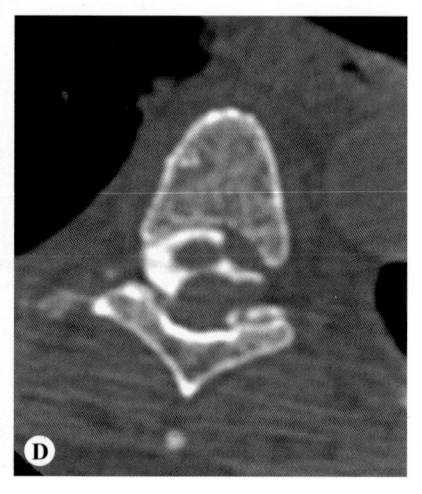

▲ 图 14-1 60 岁转移性血管肉瘤患者

A. 矢状位 T$_2$WI 显示椎管内不同信号强度的多个占位；B. 增强 T$_2$WI 难以确定是硬膜内还是硬膜外占位病变；C 和 D. CT 脊髓造影准确显示出病变位置

（一）常规 MR 成像

MRI 是检测和发现骨转移瘤的最敏感技术。T$_1$ 加权、T$_2$ 加权和短 TI 反转恢复（short tau inversion recovery，STIR）序列对评估溶骨性和成骨性脊柱转移瘤的敏感性和特异性均超过 98%[3]。转移瘤的评估一般不需要使用对比剂，但磁共振增强检查可以检测是否存在硬膜外的微浸润。静脉注射对比剂后，骨转移灶的 T$_1$ 低强度信号与周围正常骨髓信号相当，需使用脂肪抑制序列提高转移灶的检出。成骨性转移灶的 T$_1$WI 和 T$_2$WI 呈低强度信号，并且增强扫描后无强化或强化不明显。对于治疗后的此类病灶，CT 密度通常不会发生变化，核素骨显像和 PET-CT 可能是评估肿瘤活性的必要手段。

在 CT 或常规 X 线摄片发现骨小梁或皮质破坏之前，MRI 即可以敏感发现肿瘤的椎体骨髓浸润（图 14-2）。骨髓是由矿化的骨基质、红骨髓和黄骨髓构成，而在 40 岁以上患者中，脂肪占主导地位，约占骨髓的 80%，水占 15%，细胞占 5%。基于脂肪的 T$_1$WI 呈高强度信号，T$_1$WI 对于累及呈高强度信号骨髓脂肪组织的病变具有重要的诊断价值。脂肪饱和的 T$_2$ 加权序列，如 STIR，可提高肿瘤组织的信号强度和抑制骨髓脂肪的信号强度之间的对比度，增加病变检测的敏感性。Dixon 序列是一种基于化学位移技术的脂肪抑制技术，与 STIR 不同，可增加转移的检测，Dixon 序列可联合对比剂的增强而进一步提高骨髓病变检出的敏感性[4]。

基于水－脂肪分离的 Dixon 技术是利用化学位移分解来自于同一体素中组织的水和脂肪质子之间的信号差异，并可一次采集生成四组图像：同相位（类似非脂肪饱和成像）、反相位、水相和脂肪相（脂肪抑制）。这种在一次采集生成多组对比成像的能力减少了标准序列的扫描时间。

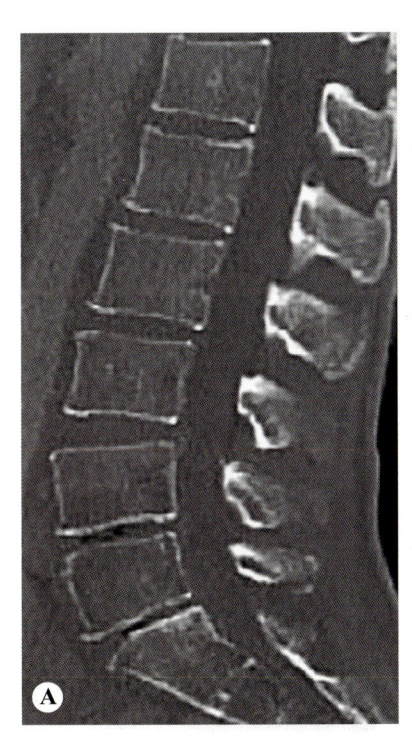

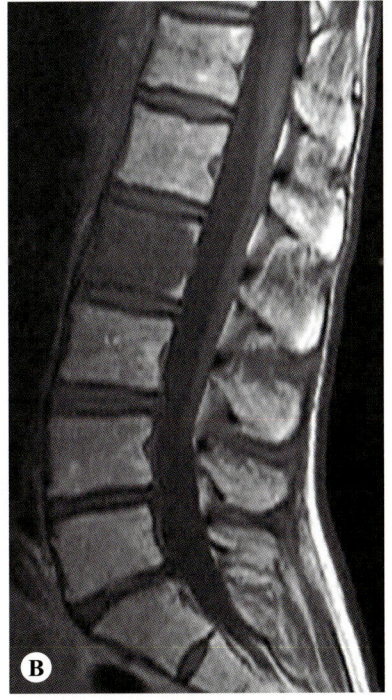

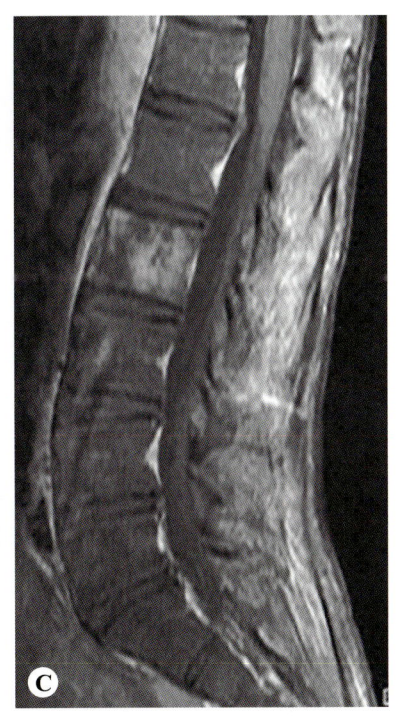

第 14 章 脊柱肿瘤的影像学检查进展
Advanced Oncologic Spine Imaging

▲ 图 14-2 55 岁男性转移性腺癌患者
A. 最初 CT 图像显示正常；B 和 C. T_1WI 和脂肪饱和增强 T_1WI 显示 L_2 椎体几乎完全被肿瘤浸润

Dixon T_2 加权脂肪相和水相对于骨髓转移病变的诊断能力类似于标准序列，并可替代标准 T_1 加权序列[5]。基于正常骨髓的每个体素中均含有脂肪和水，可利用 Dixon 技术定量分析骨髓脂肪，计算正反相位图像之间信号强度变化以识别正常骨髓和骨髓浸润。在 1.5T 磁共振中，反相位图像信号值下降 20% 被认为是区别正常骨髓与骨髓浸润的一个域值（截止点）[6]。在 3.0T 磁共振中，信号值下降 25% 对诊断肿瘤浸润具有 100% 的灵敏度和 86% 的特异度[7]。一项纳入 12 项研究包括 591 例患者的 Meta 分析显示，化学位移成像鉴别良恶性骨髓病变的敏感性为 0.92，特异性为 0.98[8]。

MRI 可用于评估肿瘤手术切除后的情况。鉴于炎性和新生血管的增强可发生于术后 24h 内，术后早期 MRI 对于获取准确基线值即有重要作用。由于植入金属硬件的敏感性伪影而导致治疗区域显示不佳是一个常见问题，减少伪影的方法包括使用更薄层厚，更小体素和更长的回波序列。相对于无须射频重新聚焦脉冲的梯度回波序列，基于频率编码梯度平行于螺钉长轴（前后位方向）的快速自旋回波 T_2 加权序列具有更好的图像质量。在硬件具备的 1.5T 场强 MRI 可能优于 3.0T[9]。然而，基于优化序列参数的 3.0T 场强也获得同样优良的成像质量[10]。

另一种减少金属伪影的方法是新手术材料的开发，例如碳纤维椎弓根螺钉和固定棒，其强度类似于钛，并可穿透射线，因而可以提高局部结构的图像质量并进行更准确的放射治疗剂量规划[11-13]（图 14-3）。

（二）MR 灌注成像

动态磁敏感灌注加权 MRI 成像是颅内肿瘤检查的常用技术。针对椎体骨髓的特殊部位，脊柱的动态对比增强 MRI（dynamic contrast-enhanced，DCE-MRI）主要用于提供和评估有关

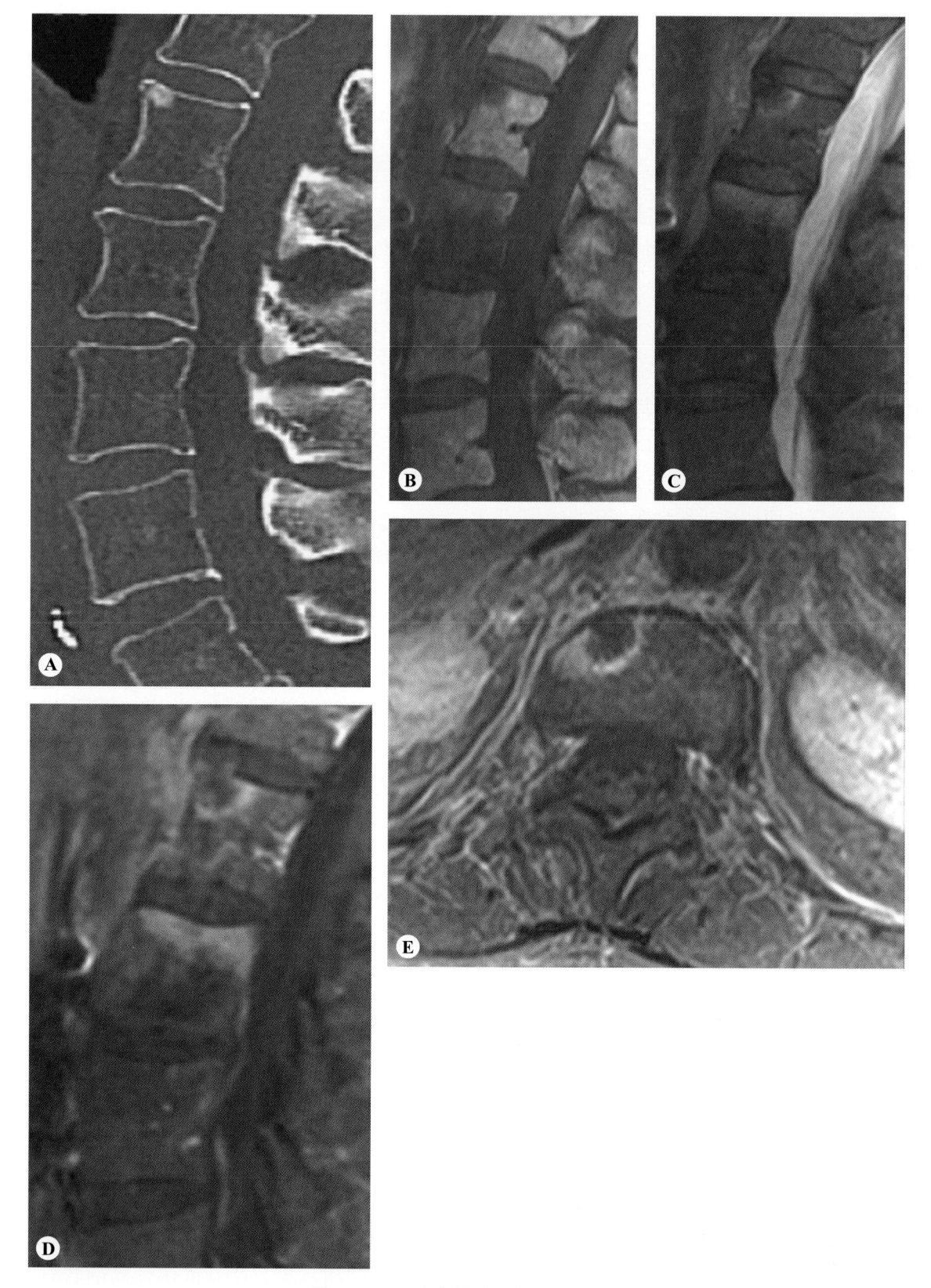

▲ 图 14-3 45 岁女性膀胱癌椎体转移患者

A. CT 图像显示小灶性硬化，误诊为骨岛；B. MRI 证实为转移灶，T_1WI 呈低强度信号；C. STIR 呈骨髓高强度信号，而转移灶呈低强度信号；D 和 E. 增强脂肪饱和图像显示病灶无强化，而周围骨髓强化

肿瘤血管分布和血流动力学的生理学和功能信息。DCE-MRI 在骨转移中的应用包括判断肿瘤类型和肿瘤浸润等级，鉴别良恶性椎体压缩性骨折及治疗后的骨髓变化和肿瘤复发[14, 15]。

所有肿瘤和转移灶的生长维持均依赖于新血管的生成。基于肿瘤未成熟血管的内皮细胞的连接缝隙宽于正常血管，对比剂的清除路径是由血管内渗漏入间质并再扩散回血管腔，DCE-MRI 可用于评估组织中对比剂浓度、微血管密度、毛细血管通透性和灌注程度。半定量 DCE-MRI 可利用时间—强度曲线显示团注对比剂的动态变化，获取峰值强度、增强和消退数值。骨髓瘤及转移灶多表现为伴或不伴消退的快速强化曲线，而治疗后则表现为缓慢而持续或平台形强化曲线[16-18]。不同于半定量 DCE-MRI 的时间-强度曲线，基于数学模型可获得定量 DCE-MRI 数据，该模型并非呈现信号强度随时间的变化，而是呈现组织对比剂浓度的变化，即灌注参数的计算，例如微血管渗透性的容积转换常数（K^{trans}）和血浆容积（plasma volume，Vp）[19]。

血浆容积已被证明是区分良性和恶性病变的最佳参数[20]。然而，该参数在肿瘤和近期骨质疏松性骨折之间存在重叠性，其原因可能是由于机体的愈合反应与炎症和新生血管有关。此外，对于一些不具有高血浆容积特点的转移瘤，易导致假阴性结果，因而 DCE-MRI 并不能取代活检。小样本研究表明放射治疗后灌注参数的变化，特别是血浆容积的减少，可能反映了治疗效果较佳病灶内的血管减少[21-23]（图 14-4）。

（三）MR 弥散加权成像

表观弥散系数（ADC）值提供了对布朗运动进行定量的方法，其中低 ADC 值表示扩散受限，高 ADC 值表示扩散自由。因此，弥散加权成像（DWI）能够提供关于水分子细胞水平的微观运动定性和定量功能信息。虽然该技术在脑和体部软组织中已被充分研究并广泛使用，但骨髓的组织特性和磁共振信号的演变特点增加了该技术脊柱方面应用的复杂性，降低了该技术检测脊柱转移性病变的实用性。

弥散加权图像的高强度信号虽然可提高治疗前快速发现微小病变的检测和定性能力，但目前多用于对治疗反应的评估。由于放射治疗和化学治疗后的病变组织的信号强度发生改变，导致常规磁共振序列骨髓病变的检测敏感性降低[24]，而常规磁共振序列联合 DWI 序列能够提升治疗后骨组织和软组织内微小病灶的检测敏感性和特异性[25]。信号强度的降低[24]或 ADC 值定量评估的增加[26, 27]预示有良好的治疗应答。

依赖于形态变化并不能明确区分骨质疏松性或肿瘤性脊柱压缩性骨折，显示形态学的常规 MR 序列难以确定癌症患者新发压缩性骨折的病因，多项研究试图通过 MR 不同的新序列解决此问题，但大多数效果不理想[26, 28-32]。在 ADC 值的分析研究中，研究者发现良性骨质疏松性骨折的间质中游离水明显增加，导致 ADC 值明显高于肿瘤浸润的骨髓[33]。

定量弥散成像检查已成功应用于多发性骨髓瘤的评估，已建立了正常骨髓、局灶和弥漫性浸润骨髓的三种 ADC 值范围。在一项大规模研究中，ADC 值 $>0.548 \times 10^{-3} mm^2/s$ 的 MR 模式对弥漫性病变浸润的诊断具有 100% 的敏感性和 98% 的特异性，此种模式对于预后判断具有重要意义。弥漫性病变浸润模式已经被证明与预后不良和疾病的进展相关，提示可能需要更积极的治疗方案[34]。

研究人员在继续探讨结构成像结合功能成像的价值，例如结合弥散和灌注 MRI，以无创方法检测肿瘤治疗前后的变化并早期发现治疗应答不佳者，进而修订治疗方案以改善患者预后。然而，此阶段的活检对于鉴别肿瘤的残留和治疗后复发仍然至关重要。

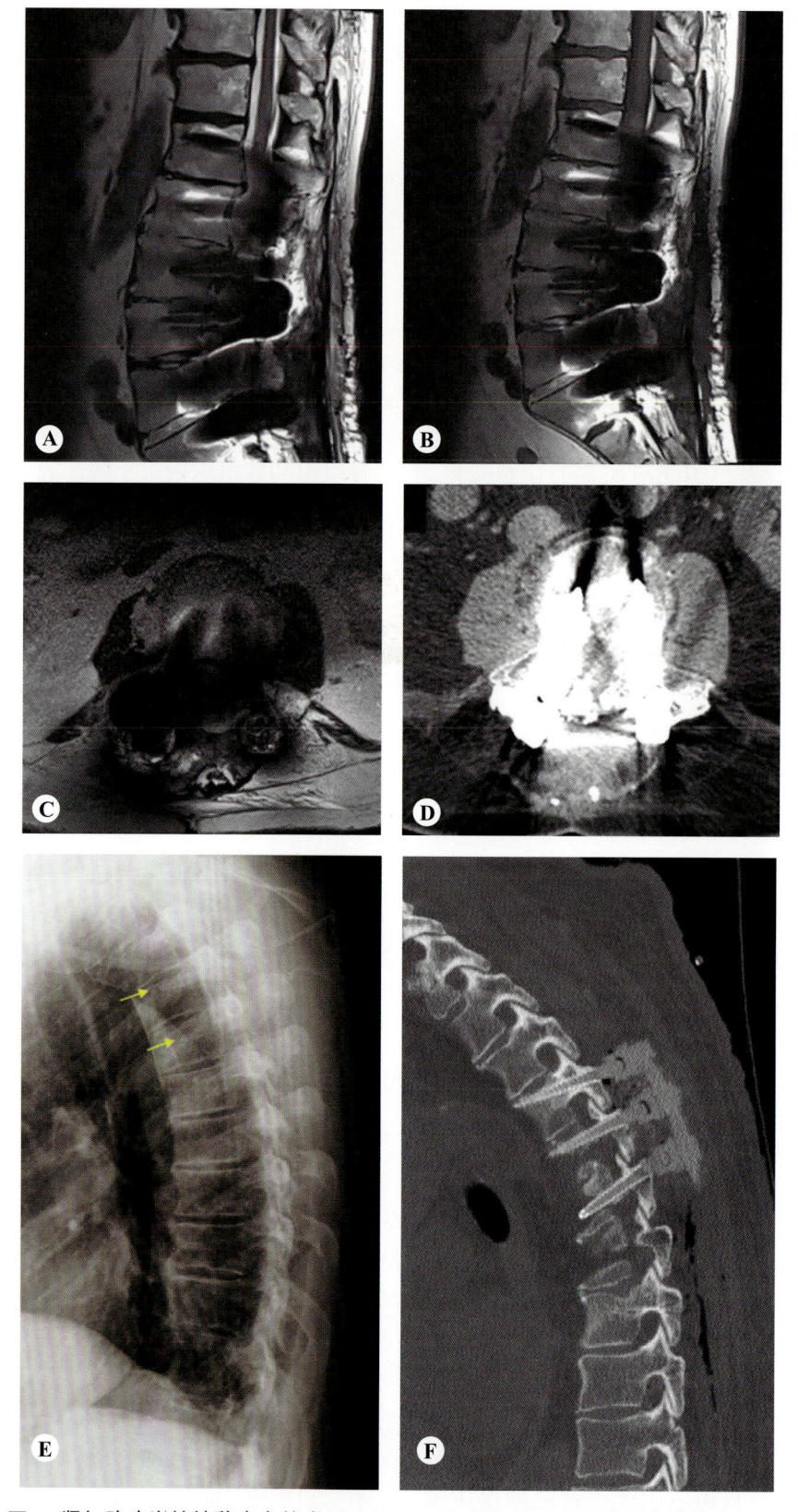

▲ 图 14-4 A 至 D. 肾细胞癌脊柱转移患者的术后 MRI 和 CT 图像显示出典型的金属伪影，无法对手术节段的椎管内容物进行充分评估；E. 植入碳纤维增强聚醚醚酮（PEEK）椎弓根螺钉的另一位肾细胞癌患者，常规 X 线摄片螺钉几乎不显示（箭）；F. CT 图像示螺钉衰减明显减小，密度低于邻近骨骼并无条纹伪影

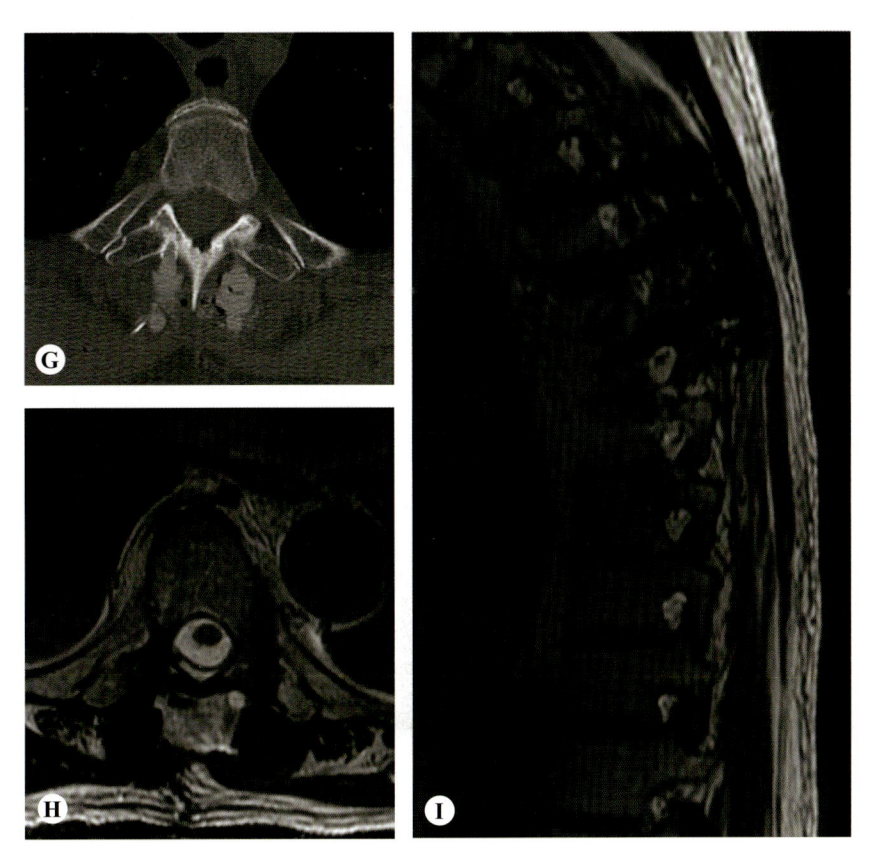

▲ 图 14-4（续） G. CT 图像示螺钉衰减明显减小，密度低于邻近骨骼并无条纹伪影；H 和 I. T₂WI 显示低信号螺钉，无敏感伪影，大大提高了局部结构的可视化程度

（四）计算机断层扫描

对于骨皮质和骨小梁的完整性和特征、判断新骨形成、恶性肿瘤的骨侵袭破坏或骨重塑的缓慢进程，CT 是最好的评估手段。常规 CT 对于检测骨髓浸润作用不大，但双能量 CT（dual-energy CT，DECT）有助于骨髓浸润的识别。在最近的一项研究中，使用虚拟去钙技术（virtual non-calcium technique，VNCa）检测多发性骨髓瘤，结果显示基于影像观察和感兴趣区（region of interest，ROI）分析，该技术对病理性骨髓浸润的诊断具有良好效果[35]。

该技术还可用于立体定向体部放射治疗（stereotactic body radiotherapy，SBRT）的方案制订，特别在当金属植入物所致的相关性伪影降低 MR 图像质量的情况下[35]。基于单色/单能量数据集的 DECT 重建图像可以大大减少线束硬化伪影，提高金属植入物和局部结构的显示能力。最佳能量水平取决于感兴趣区的组织或材料：110keV 是反映有金属植入脊柱的理想能量水平[6]。

基于投影的金属伪影减少（metal artifact reduction，MAR）算法是减少伪影的另一种方法。该技术利用对金属对应的数据的检测和分割，对损坏数据进行去除和插值，迭代重建生成校正的图像[36]。对于 MRI 扫描存在禁忌证如脊柱金属植入物或某些 MRI 显示不佳的患者，CT 脊髓造影可以显示患者的脊髓压迫及脑脊液阻塞程度。

（五）核素骨显像和正电子发射体层成像

促进骨重塑的正常骨趋化因子和生长因子可促进骨髓的癌细胞浸润和繁殖，而增殖的肿瘤细胞又释放上调破骨细胞或成骨细胞活性的肿瘤依赖因子。虽然骨转移通常被分为成骨性或溶骨性，但实际几乎所有的骨转移均涉及这两个过程的组合，由此产生的肿瘤环境和影像学的表现取决于占主导地位的过程。基于示踪剂在反应性新骨中的积累，^{99m}Tc-骨显像（technetium-99m bone scintigraphy）是一种筛选骨转移的有效方法。该技术虽然有助于检测许多肿瘤类型的成骨细胞活性，但摄取无特异性，创伤、感染和关节疾病均可引起放射性核素的浓聚。多发性病变的存在可提示已知癌症患者的转移性病变，但对于单一病变的特异性仅有50%[37]。放射性核素在整个骨骼中的弥散性积累也可能出现假阴性结果，被称为"超级骨显像（super scan）"，最常见于前列腺癌，在此种情况下，广泛的异常可能被误认为是正常的表现。骨扫描的敏感性和特异性取决于原发性肿瘤的组织学特性，前列腺癌（脊柱骨转移最常见肿瘤类型）的敏感性为70%，特异性为57%；而单光子发射计算机体层显像仪（single-photon emission computerized tomography，SPECT）的灵敏度为92%，特异性为82%[38]。（译者注：超级骨显像表现为骨骼摄取显像剂均匀增多，无点状或片状等异常浓聚灶，可导致诊断假阴性。）

^{18}F-氟代脱氧葡萄糖正电子发射体层成像/CT（^{18}F-FDG PET-CT）可以结合肿瘤及其转移的代谢活动功能信息和相关的解剖信息，对癌症分期和监测发挥重要作用。PET的诊断效能取决于病灶的组织学和组成成分：溶骨性病变的检测敏感性显著高于低FDG摄取的成骨性病变。在某些情况下，MRI上不明显的病灶可以用PET确诊（图14-5）。在某些情况下，PET-CT可以帮助区分良性骨质疏松性压缩性骨折和恶性椎体骨折，解决老年癌症患者发生椎体骨折时常见的难题[39, 40]。在术后复查中，PET-CT有助于区分代谢活跃的成骨细胞转移灶和硬化性、无活性的治疗后病灶[41]。在脊柱金属植入物产生相关伪影而导致图像不清晰的情况下，PET-CT可能优于MRI。^{18}F-FDG PET-MRI是癌症患者评估中具有发展前景的一种方式，其无电离辐射并具有优越

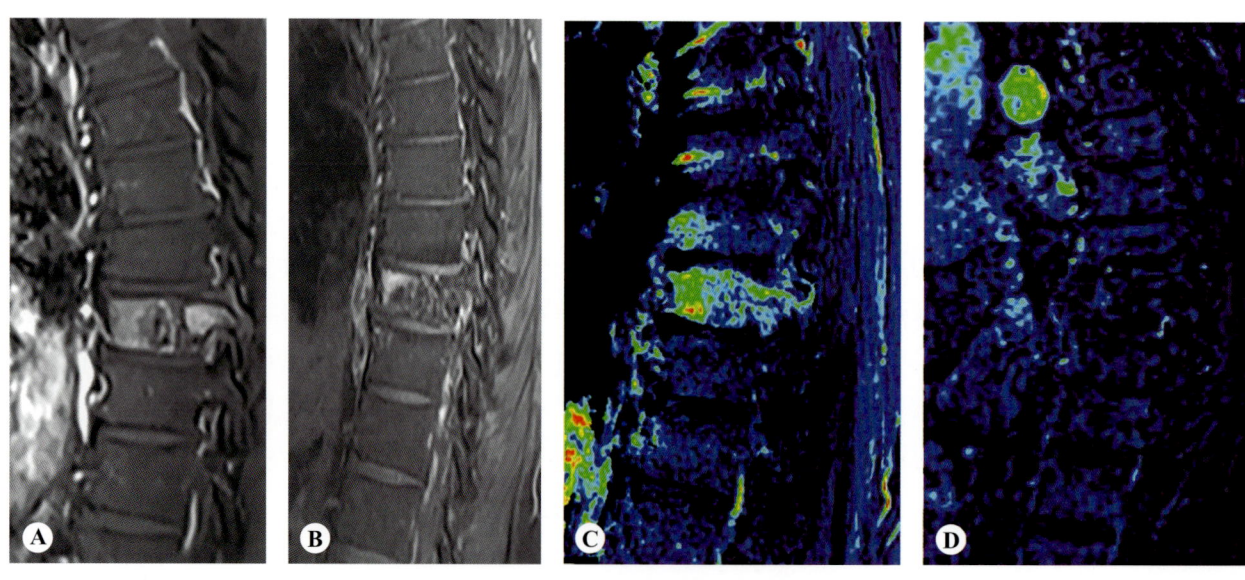

▲ 图 14-5　61岁 T$_9$椎体转移患者
术前（A）和放射治疗后3个月（B）矢状位增强T$_1$图像显示病变持续性强化，难以确定病灶是残留病变还是治疗后正常反应，治疗前后动态增强图像对照有助于解决上述问题。治疗前血浆容积（Vp）图像（C）存在的信号在治疗后（D）缺失，表明没有肿瘤残留或复发（图片由Kambiz Nael，MD，Radiological Sciences，UCLA，LosAngeles，CA 提供）

的软组织分辨率和众多的检查序列，如对比增强和弥散加权成像。

最近开发的 ^{18}F-氟化钠（^{18}F-NaF）PET-CT 正成为评估骨转移性疾病的重要方式，其敏感性和特异性均高于常规骨显像。^{18}F-NaF 的摄取是 ^{99m}Tc-M DP 的两倍，并很少与血清蛋白结合，可以快速单向摄取和从软组织中清除，所具有的更高骨摄取提高了图像分辨率，但其诊断效能仍依赖于组织学。^{18}F-NaF PET-CT 对前列腺癌的评估具有接近完美的敏感性和特异性[38]。一项近期研究显示 ^{18}F-NaF PET-CT 和 ^{18}F-FDG PET-CT 的联合应用对骨组织和软组织疾病成分的肿瘤进行一次性分期[42]。

二、骨转移性疾病的多学科管理

影像学是脊柱转移患者检测、诊断、制订治疗计划和治疗后监测的重要组成部分。目前关于脊柱转移的大部分成像评估采用的是常规方法，更先进的成像方式仍处于研究阶段。影像学科和影像科医师作为多学科脊柱转移治疗团队的一部分，其真正价值在于理解最新的治疗方案和基于循证医学的基本治疗计划，使用术语和分级系统为治疗提供重要的数据和诊断报告。因此，影像科医师了解治疗目的和手段，了解脊柱肿瘤学历史和发展，对认识脊柱肿瘤学的现状非常必要。

通常认为，脊柱转移相较于其他骨骼转移更为复杂，其有可能损伤脊髓和神经，产生疼痛、麻痹或死亡，骨性受累所影响的神经结构可导致脊柱稳定性和功能丧失。40%~80% 的癌症患者可发生脊柱转移，其中 10%~20% 可出现脊髓压迫[43,44]。

脊柱转移的治疗目标包括缓解和控制疼痛，维持或恢复神经功能和力学稳定性，改善生活质量。主要的治疗方法包括手术和放射治疗。放射治疗通常为基础治疗方式，而外科手术治疗主要适用于存在脊髓压迫或脊柱稳定性问题的患者。经皮骨水泥强化和肿瘤消融治疗方法越来越多地用于无脊髓压迫但伴随疼痛的骨转移患者，化学治疗、免疫治疗、放射性核素及激素也可能在治疗中发挥作用。

过去，脊柱骨转移瘤患者采用广泛的切除手术进行治疗，术后并发症发生率高并且长期疗效不佳。目前，常规外射束放射治疗（conventional external beam radiotherapy，cEBRT）能够替代外科手术用于控制肿瘤进展和缓解患者疼痛。而对于生存期少于 3 个月的患者，通常不考虑行积极手术治疗或放射治疗。

在过去的 20 年中，肿瘤学已取得巨大进步，肿瘤生物学的新发现促进了新疗法的开发，如基于肿瘤遗传亚型的免疫和化学疗法[45]。

随着 SBRT 的进展和临床广泛应用、手术新技术和新器械使得脊柱肿瘤的手术更微创和更有效，脊柱肿瘤学的进展为放射科医师治疗此类患者提供了新的平台，包括增强脊柱稳定性的经皮骨水泥强化术，缓解疼痛和控制肿瘤的热消融术。上述技术的联合应用提高了脊柱骨转移患者的生存期，曾被认为仅需要姑息性治疗的某些脊柱骨转移瘤现已被视为需要数年而非数月治疗的一种慢性疾病。

（一）基于循证的治疗方案

肿瘤学的进步和对基于循证治疗的成功经验积累促进了肿瘤诊治基本准则的发展，推动了患者的个性化治疗。这些基本准则指导着多学科管理的讨论、基于最新文献和方法的治疗方案优化。最常用于脊柱肿瘤诊治的准则有 NOMS（神经病学、肿瘤本身、机械性和全身状况）[46] 和 LMNOP（肿瘤位置、机械不稳定性、神经病学、肿瘤学和患者因素）[47]，两个准则均需要考虑患者的神经状况、肿瘤学状况、脊柱稳定性和全身状况。基于患者此方面的疾病状态，进行治疗方案的选择，包括系统治疗、放射治疗，以及手术和非手术的脊柱稳定性治疗。神经功能状态评估包括脊髓压迫程度、脊髓病变和神经根病变的程度；肿瘤状况评估包括肿瘤组织学、化学治疗、激素和放射治疗敏感性；脊柱稳定性评估至关重要，不稳定性脊柱需要紧急治疗，通常在肿瘤治疗之前或同时进行；全身状况评估包括并发症和患者耐受手术的能力。

制订治疗方案所需的约一半数据来自影像学图像和报告。病理性骨折和（或）硬膜外病变引起的脊髓压迫是评估神经功能状况的主要因素，可基于硬膜外脊髓压迫（epidural spinal cord compression，ESCC）量表（表14-1）利用 MRI 进行评估[48]。脊柱的稳定性可基于脊柱肿瘤不稳定性评分（spinal instability neoplastic score，SINS），利用 CT 和 MR 图像（表14-2）确定[49]。因此，影像科医师掌握外科和肿瘤学文献的分类系统并用相关术语书写报告非常必要。为了更好地理解这些分类系统的发展背景，本章简要介绍脊柱肿瘤的治疗方式和最新进展。

表 14-1　硬膜外脊髓压迫量表 [48]

低级别脊髓压迫	
0 级	仅存在骨病变
1a 级	硬膜外受累，无硬膜囊变形
1b 级	硬膜囊变形，未接触脊髓
1c 级	硬膜囊变形，接触脊髓
高级别脊髓压迫	
2 级	脊髓受压仍可见脑脊液信号
3 级	脊髓受压脑脊液信号中断

（二）放射治疗和脊柱手术

常规外射束放射治疗（cEBRT）通常使用两束相对的光束，以接近全剂量辐射照射患者身体整个宽度。因此，必须将剂量保持在最敏感结构（如脊髓）可耐受的低水平范围内。相比之下，SBRT 是一种高度适形的治疗方法，使用多个线束或弧形束聚焦在肿瘤上，而周围正常组织的辐射剂量陡降，可给予 1~5 次分割的高剂量照射。SBRT 具有组织学独立性，对 cEBRT 中度敏感或不敏感的肿瘤，可对 SBRT 敏感，肿瘤控制率非常高。SBRT 的发展使放射治疗成为大多数脊柱骨转移病例的一线治疗。放射治疗的目标包括减轻疼痛，预防局部疾病进展，阻止或逆转肿瘤引起的神经损害。

最近的临床和实验证据表明 SBRT 与免疫治疗之间可能存在协同作用。远隔效应体现了局部放射治疗引发的全身放射性增强反应的有趣现象（fascinating phenomenon），即肿瘤的局部治疗可以通过免疫系统作用于远处肿瘤，此现象机制尚不完全清楚[50]。此外，最近的研究集中在利用 SBRT 放射增敏剂以增强辐射效应，从而降低剂量和毒性风险[50-52]。

手术治疗脊柱转移性肿瘤的适应证包括脊柱不稳和脊柱畸形、进行性神经功能缺损、硬膜外疾病或后凸骨组织压迫脊髓或神经根，或无法安全进行放射治疗患者。

脊柱的稳定性对于治疗方案的选择至关重要，放射治疗并不能解决脊柱的稳定性问题，甚至有破坏患者脊柱稳定性的风险。SBRT 局部肿瘤的高控制率促进了"分离手术"的发展：一种新型微创脊柱手术，即压迫脊髓的硬膜外肿瘤通过手术切除，而椎体和椎旁组织内的肿瘤通过 SBRT 以最佳剂量进行照射（图 14-6）。

（三）影像学评估

如前所述，制订个体化治疗方案的数据一半左右来源于影像学图像和报告。因此，放射科医师必须熟悉目前治疗所使用的评分标准和术语，以便提供完整的报告，进行高效沟通。目

表 14-2 脊柱肿瘤不稳定性评分涉及转移性病变（或少数最严重的病变）的 6 个特征

问 题	评 分				
	4	3	2	1	0
部位		结合部位	移动椎	半固定椎	固定椎
性质			溶骨性	混合性	成骨性
力线	半脱位		畸形		正常
塌陷		>50%	<50%	<50%，但>50% 椎体受累	无
后部构件受累		双侧		单侧	无
疼痛（活动性）		是		偶尔，非活动性	无

根据每个问题的回答打分；分数累计，放射科医师可以报告脊柱稳定或不稳定，并提出治疗建议[49]
评分：13～18 分为脊柱不稳定，建议行紧急手术评估；7～12 分为潜在脊柱不稳定，建议行手术评估；0～6 分为脊柱稳定

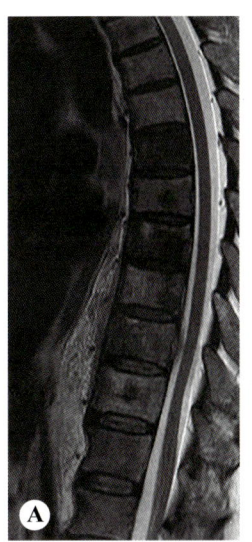

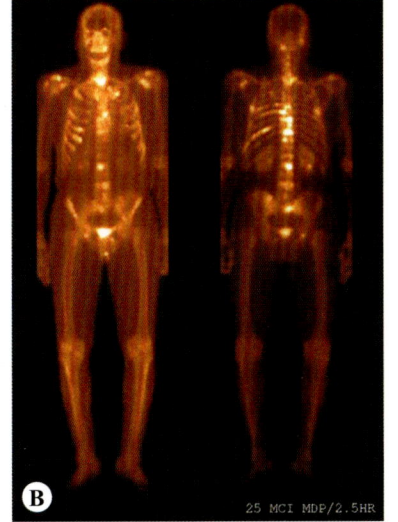

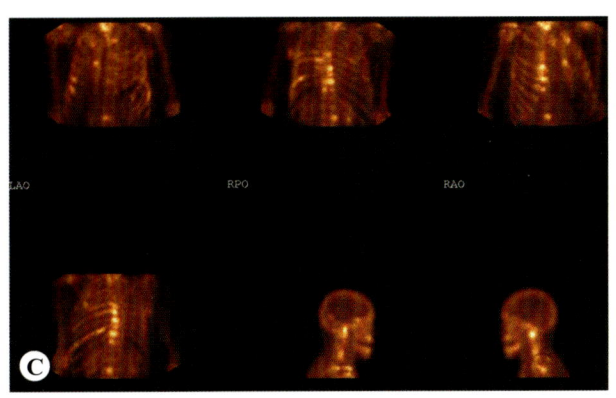

▲ 图 14-6 68 岁男性前列腺癌和新发背痛患者
A. 常规 MRI 显示多个低强度信号，提示新发转移灶；B 和 C. 骨显像显示全身骨骼多部位活动性病灶

前，放射科医师报告的两个最重要量表是 SINS 和 ESCC[53]。

1. 脊柱肿瘤不稳定性评分

无论神经病学或肿瘤学评估如何，机械不稳定性是手术或经皮骨水泥强化术的指征。这种判断几乎完全是基于影像学而定。因此，影像学的脊柱不稳定分类对于手术评估具有重要作用。脊柱不稳定的及时分类对于预防转移性病变导致脊髓功能障碍，如严重疼痛、功能丧失或瘫痪等严重后果至关重要。

2010 年，脊柱肿瘤学研究工作组（Spine Oncology Study Group）提出了一个经过验证的分类系统，即脊柱肿瘤不稳定性评分（SINS）系统，该系统综合影像学的表现和患者症状对患者进行分值量化分级[49]。SINS 系统基于 5 个影像学征象和一个临床症状对脊柱稳定性进行评分，总分

为 0~18 分。5 个影像学征象包括转移灶的位置/脊柱节段、脊柱排列、转移骨病变性质、椎体受累和塌陷程度及后部附件受累（图 14-7）。肿瘤所致脊柱不稳定的一个独特特征是存在活动相关性疼痛，因此，评估活动性背痛对于提供全面的 SINS 非常必要[49, 54]。放射科医师不了解临床信息，但仍可报告其余数据，为治疗团队的最终分级提供依据。评分为 13~18 分提示脊柱不稳定或濒临脊柱不稳定，患者需要紧急手术评估。评分为 7~12 分提示潜在脊柱不稳定，患者需要尽快手术评估。评分 0~6 分提示脊柱稳定，患者治疗计划可减少对脊柱稳定性的关注（表 14-2）[49]。

基线骨质量是治疗计划需要关注的重要因素，但 SINS 分类并未包括，而骨质量对于手术计划的制订及治疗后椎体压缩性骨折的预测具有重要作用，但许多发生新骨转移的患者未进行双能 X 线骨密度法（dual-energy X-ray absorptiometry，DXA）的骨密度评估。最近一项研究提出利用 MRI 评估骨髓的方法，该方法是基于腰椎体骨髓的平均 T_1 信号强度与 CSF 的比较而进行椎体骨质量（vertebral bone quality，VBQ）评分。该研究回顾性分析了 105 例患者的数据，结果显示 SINS 和 VBQ 评分是新发椎体压缩性骨折的重要预测指标，该两项指标联合的预测准确率为 89%[55]。研究骨质量的重要性在于 SBRT 具有放射性椎体压缩性骨折的风险，据报道约为 14%[56]。此类医源性骨折所致脊柱不稳定对患者产生的风险与肿瘤所致脊柱不稳定类似。影响脊柱稳定性并需要报告的其他重要因素包括既往手术/椎板切除术史、放射治疗史和脊柱多节段病变。

2. 硬膜外脊髓压迫量表

神经系统检查需重点关注脊髓的压迫程度。治疗方案的制订基于硬膜外脊髓压迫量表（Epidural Spinal Cord Compression Scale，ESCCS）六点标

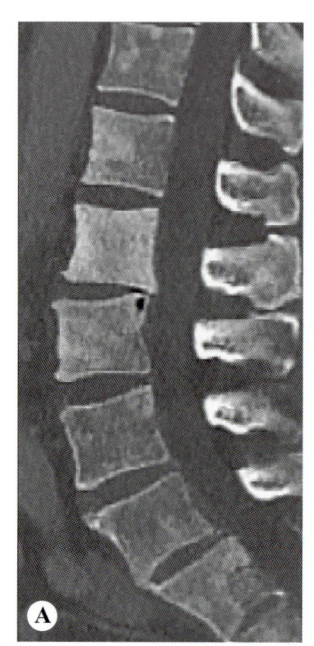

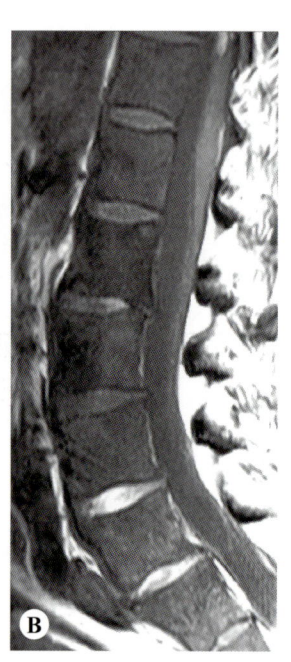

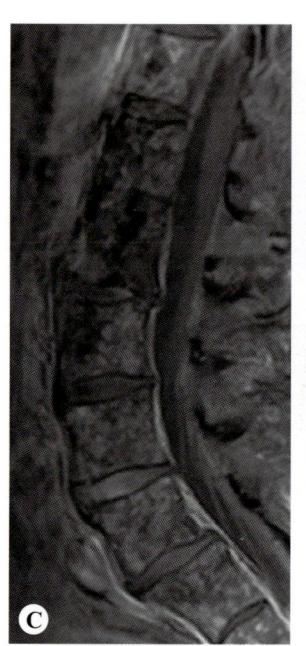

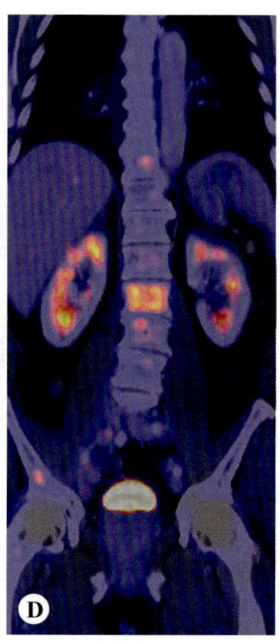

▲ 图 14-7　75 岁前列腺癌伴新发 L_2 明显背痛患者
A. CT 图像显示多个节段骨髓高密度改变，L_2 椎体尤为明显，由于缺乏既往资料比较，难以识别治疗后病变是否存在活动性；B 和 C. 该区域的 T_1WI 及脂肪饱和增强 T_1WI 均呈低强度信号；D. ^{18}F-FDG PET-CT 显示 L_2 椎体和前期未怀疑的胸腰椎及右侧髂骨等部位 FDG 摄取活跃，提示多部位活动性病变

准结合脊髓病和（或）神经根病的临床评估 [46, 48]（表 14-1 和图 14-8）。应根据压迫最重区域的轴位 T₂WI 进行脊髓压迫程度的分级，对于脊柱稳定的低级别脊髓压迫患者，可考虑将放射治疗作为初始治疗（图 14-9），而对于高级别脊髓压迫（2 级和 3 级）患者则需硬膜外的手术减压，除非患者肿瘤具有高度放射治疗敏感性，如淋巴瘤或骨髓瘤，或患者不能耐受手术 [46]。

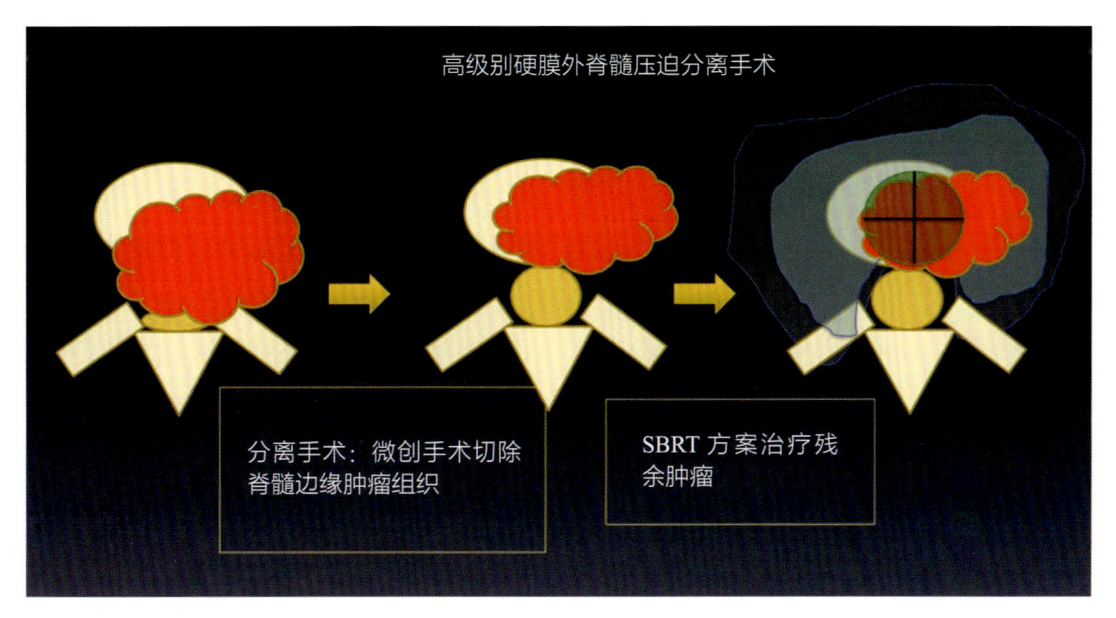

▲ 图 14-8　在硬膜外病变高级别脊髓压迫情况下，不能安全进行立体定向体部放射治疗（SBRT）的邻近脊髓肿瘤采用微创"分离手术"切除；邻近脊髓肿瘤切除后，采用 SBRT 治疗靶区骨组织和椎旁软组织的肿瘤

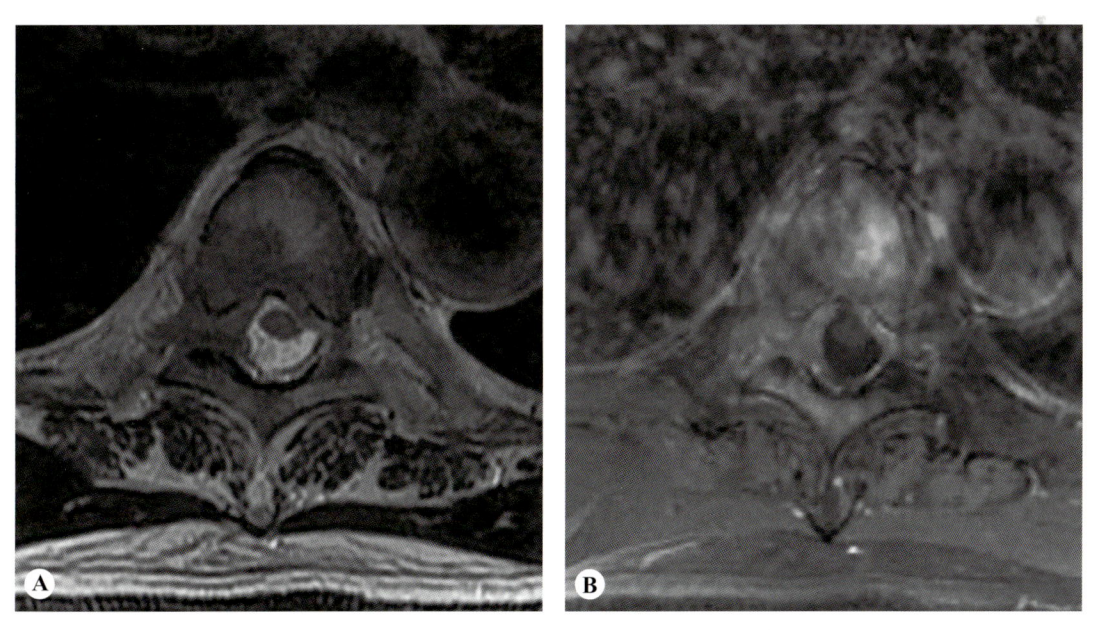

▲ 图 14-9　基于最大受压层面轴位 T₂WI 的硬膜外脊髓压迫量化分级
高级别脊髓压迫表现为脊髓受压仍可见脑脊液信号（2 级）或脊髓受压脑脊液信号中断（3 级）；低级别脊髓压迫表现包括仅存在骨病变（0 级）或硬膜外受累但无脊髓压迫（1a～c 级）[47]。以上图像显示肿瘤接触脊髓而未压迫脊髓，属 1c 级，T₂WI（A）相较于增强 T₂WI（B）显示更为清晰

总结

随着癌症患者的带瘤生存期延长，脊柱骨转移性疾病日渐增加。需要常规和先进的影像学检查方法来对脊柱病变，特别是手术和放射治疗后的病变进行精确成像和表征。多学科治疗团队和基于循证医学的个体化治疗模式需要根据脊柱肿瘤治疗评分制订治疗方案，而治疗评分的大部分数据来自于影像信息和放射学报告。因此，放射科医师应了解最新的治疗方案和技术，并利用分类方法，特别是 SINS 和 ESCC 分类量表对脊柱肿瘤进行分级，保持与外科和肿瘤科医师之间的密切沟通和合作，最大限度地提高对患者的诊疗效果。

参考文献

[1] Cuccurullo V, Cascini GL, Tamburrini O, Rotondo A, Mansi L. Bone metastases radiopharmaceuticals: an overview. Curr Radiopharm. 2013;6(1):41-7.

[2] Choi J, Raghavan M. Diagnostic imaging and image-guided therapy of skeletal metastases. Cancer Control. 2012; 19(2):102-12.

[3] Buhmann-Kirchhoff S, Becker C, Duerr HR, Reiser M, Baur-melnyk A. Detection of osseous metastases of the spine: comparison of high resolution multi-detector-CT with MRI. Eur J Radiol. 2009;69(3):567-73.

[4] Zhadanov SI, Doshi AH, Pawha PS, Corcuera-solano I, Tanenbaum LN. Contrast-enhanced Dixon fat-water separation imaging of the spine: added value of fat, in-phase and opposed-phase imaging in marrow lesion detection. J Comput Assist Tomogr. 2016;40(6):985-90.

[5] Maeder Y, Dunet V, Richard R, Becce F, Omoumi P. Bone marrow metastases: T2-weighted Dixon spin-echo fat images can replace t1-weighted spin-echo images. Radiology. 2018;286(3):948-59.

[6] van Vucht N, Santiago R, Lottmann B, Pressney I, Harder D, Sheikh A, Saifuddin A. The Dixon technique for MRI of the bone marrow. Skelet Radiol. 2019;48(12):1861-74.

[7] Kumar NM, Ahlawat S, Fayad LM. Chemical shift imaging with in-phase and opposed-phase sequences at 3 T: what is the optimal threshold, measurement method, and diagnostic accuracy for characterizing marrow signal abnormalities? Skelet Radiol. 2018;47(12):1661-71.

[8] Suh CH, Yun SJ, Jin W, Park SY, Ryu C-W, Lee SH. Diagnostic performance of in-phase and opposed-phase chemical-shift imaging for differentiating benign and malignant vertebral marrow lesions: a meta-analysis. AJR Am J Roentgenol. 2018;211(4):W188-97.

[9] Stradiotti P, Curti A, Castellazzi G, Zerbi A. Metal-related artifacts in instrumented spine. Techniques for reducing artifacts in CT and MRI: state of the art. Eur Spine J. 2009;18(Suppl 1):102-8.

[10] McLellan AM, Daniel S, Corcuera-Solano I, Joshi V, Tanenbaum LN. Optimized imaging of the postoperative spine. Neuroimaging Clin N Am. 2014;24(2):349-64.

[11] Ringel F, Ryang YM, Kirschke JS, Müller BS, Wilkens JJ, Brodard J, et al. Radiolucent carbon fiber-reinforced pedicle screws for treatment of spinal tumors: advantages for radiation planning and follow-up imaging. World Neurosurg. 2017;105:294-301.

[12] Laufer I, Bilsky MH. Advances in the treatment of metastatic spine tumors: the future is not what it used to be. J Neurosurg Spine. 2019;30(3):299-307.

[13] Choi D, Bilsky M, Fehlings M, Fisher C, Gokaslan Z. Spine oncology-metastatic spine tumors. Neurosurgery. 2017; 80(3S):S131-7.

[14] Lang N, Su MY, Yu HJ, Lin M, Hamamura MJ, Yuan H. Differentiation of myeloma and metastatic cancer in the spine using dynamic contrast-enhanced MRI. Magn Reson Imaging. 2013;31(8):1285-91.

[15] Cao Y. The promise of dynamic contrast-enhanced imaging in radiation therapy. Semin Radiat Oncol. 2011;21(2): 147-56.

[16] Verstraete KL, Van der Woude HJ, Hogendoorn PC, Dedeene Y, Kunnen M, Bloem JL. Dynamic contrast-enhanced MR imaging of musculoskeletal tumors: basic principles and clinical applications. J Magn Reson Imaging. 1996;6(2): 311-21.

[17] Dutoit JC, Vanderkerken MA, Verstraete KL. Value of whole body MRI and dynamic contrast enhanced MRI in the diagnosis, follow-up and evaluation of disease activity and extent in multiple myeloma. Eur J Radiol. 2013;82(9): 1444-52.

[18] Lavini C, De Jonge MC, Van de Sande MG, Tak PP, Nederveen AJ, Maas M. Pixel-by-pixel analysis of DCE MRI curve patterns and an illustration of its application to the imaging of the musculoskeletal system. Magn Reson Imaging. 2007; 25(5):604-12.

[19] Tofts PS. Modeling tracer kinetics in dynamic Gd-DTPA MR imaging. J Magn Reson Imaging. 1997;7(1):91-101.

[20] Guan Y, Peck KK, Lyo J, Tisnado J, Lis E, Arevalo-Perez J, et al. T1-weighted dynamic contrast-enhanced MRI to

differentiate nonneoplastic and malignant vertebral body lesions in the spine. Radiology. 2020;297(2):382-9.

[21] Chu S, Karimi S, Peck KK, Yamada Y, Lis E, Lyo J, Bilsky M, et al. Measurement of blood perfusion in spinal metastases with dynamic contrast-enhanced magnetic resonance imaging: evaluation of tumor response to radiation therapy. Spine (Phila Pa 1976). 2013;38(22):E1418-24.

[22] Saha A, Peck KK, Lis E, Holodny AI, Yamada Y, Karimi S. Magnetic resonance perfusion characteristics of hypervascular renal and hypovascular prostate spinal metastases: clinical utilities and implications. Spine (Phila Pa 1976). 2014;39:E1433-40.

[23] Kumar KA, Peck KK, Karimi S, Lis E, Holodny AI, Bilsky MH, Yamada Y. A pilot study evaluating the use of dynamic contrast-enhanced perfusion MRI to predict local recurrence after radiosurgery on spinal metastases. Technol Cancer Res Treat. 2017;16(6):857-65.

[24] Byun WM, Shin SO, Chang Y, Lee SJ, Finsterbusch J, Frahm J. Diffusion-weighted MR imaging of metastatic disease of the spine: assessment of response to therapy. AJNR Am J Neuroradiol. 2002;23(6):906-12.

[25] Padhani AR, Koh DM, Collins DJ. Wholebody diffusion-weighted MR imaging in cancer: current status and research directions. Radiology. 2011;261(3):700-18.

[26] Tanenbaum LN. Clinical applications of diffusion imaging in the spine. Magn Reson Imaging Clin N Am. 2013; 21(2):299-320.

[27] Herneth AM, Philipp MO, Naude J, Funovics M, Beichel RR, Bammer R, Imhof H. Vertebral metastases: assessment with apparent diffusion coefficient. Radiology. 2002; 225(3):889-94.

[28] Baur A, Stäbler A, Brüning R, Bartl R, Krödel A, Reiser M, Deimling M. Diffusion-weighted MR imaging of bone marrow: differentiation of benign versus pathologic compression fractures. Radiology. 1998;207(2):349-56.

[29] Castillo M, Arbelaez A, Smith JK, Fisher LL. Diffusion-weighted MR imaging offers no advantage over routine noncontrast MR imaging in the detection of vertebral metastases. AJNR Am J Neuroradiol. 2000;21(5):948-53.

[30] Baur A, Huber A, Ertl-Wagner B, Dürr R, Zysk S, Arbogast S, et al. Diagnostic value of increased diffusion weighting of a steady-state free precession sequence for differentiating acute benign osteoporotic fractures from pathologic vertebral compression fractures. AJNR Am J Neuroradiol. 2001;22(2):366-72.

[31] Thawait SK, Marcus MA, Morrison WB, Klufas RA, Eng J, Carrino JA. Research synthesis: what is the diagnostic performance of magnetic resonance imaging to discriminate benign from malignant vertebral compression fractures? Systematic review and meta-analysis. Spine (Phila Pa 1976). 2012;37(12):E736-44.

[32] Sung JK, Jee WH, Jung JY, Choi M, Lee SY, Kim YH, et al. Differentiation of acute osteoporotic and malignant compression fractures of the spine: use of additive qualitative and quantitative axial diffusion-weighted MR imaging to conventional MR imaging at 3.0 T. Radiology. 2014; 271(2):488-98.

[33] Kaur A, Thukral CL, Khanna G, Singh P. Role of diffusion-weighted magnetic resonance imaging in the evaluation of vertebral bone marrow lesions. Pol J Radiol. 2020;85:e215-23.

[34] Koutoulidis V, Fontara S, Terpos E, Zagouri F, Matsaridis D, Christoulas D, et al. Quantitative diffusion-weighted imaging of the bone marrow: an adjunct tool for the diagnosis of a diffuse MR imaging pattern in patients with multiple myeloma. Radiology. 2017;282(2):484-93.

[35] Kosmala A, Weng AM, Heidemeier A, Krauss B, Knop S, Bley TA, Petritsch B. Multiple myeloma and dual-energy CT: diagnostic accuracy of virtual noncalcium technique for detection of bone marrow infiltration of the spine and pelvis. Radiology. 2018;286(1):205-13.

[36] Katsura M, Sato J, Akahane M, Kunimatsu A, Abe O. Current and novel techniques for metal artifact reduction at CT: practical guide for radiologists. Radiographics. 2018; 38(2):450-61.

[37] Shah LM, Salzman KL. Imaging of spinal metastatic disease. Int J Surg Oncol. 2011;2011:769753.

[38] Even-Sapir E, Metser U, Mishani E, Lievshitz G, Lerman H, Leibovitch I. The detection of bone metastases in patients with high-risk prostate cancer: 99mTc-MDP Planar bone scintigraphy, single-and multi-field-of-view SPECT, 18F-fluoride PET, and 18F-fluoride PET/CT. J Nucl Med. 2006;47(2):287-97.

[39] Baur-Melnyk A. Malignant versus benign vertebral collapse: are new imaging techniques useful? Cancer Imaging. 2009;9 Spec No A(Special issue A):S49-51.

[40] Cho WI, Chang UK. Comparison of MR imaging and FDG-PET/CT in the differential diagnosis of benign and malignant vertebral compression fractures. J Neurosurg Spine. 2011;14(2):177-83.

[41] Mahajan A, Azad GK, Cook GJ. PET imaging of skeletal metastases and its role in personalizing further management. PET Clin. 2016;11(3):305-18.

[42] Mick CG, James T, Hill JD, Williams P, Perry M. Molecular imaging in oncology: (18)F-sodium fluoride PET imaging of osseous metastatic disease. AJR Am J Roentgenol. 2014;203(2):263-71.

[43] Barzilai O, Laufer I, Yamada Y, Higginson DS, Schmitt AM, Lis E, Bilsky MH. Integrating evidence-based medicine for treatment of spinal metastases into a decision framework: neurologic, oncologic, mechanicals stability, and systemic disease. J Clin Oncol. 2017;35(21):2419-27.

[44] Kaloostian PE, Yurter A, Zadnik PL, Sciubba DM, Gokaslan ZL. Current paradigms for metastatic spinal disease: an evidence-based review. Ann Surg Oncol. 2014;21(1):248-62.

[45] Goodwin CR, Abu-Bonsrah N, Rhines LD, Verlaan JJ, Bilsky MH, Laufer I, et al. Molecular markers and targeted

therapeutics in metastatic tumors of the spine: changing the treatment paradigms. Spine (Phila Pa 1976). 2016;41(Suppl 20):S218-23.

[46] Laufer I, Rubin DG, Lis E, Cox BW, Stubblefield MD, Yamada Y, Bilsky MH. The NOMS framework: approach to the treatment of spinal metastatic tumors. Oncologist. 2013;18(6):744-51.

[47] Paton GR, Frangou E, Fourney DR. Contemporary treatment strategy for spinal metastasis: the "LMNOP" system. Can J Neurol Sci. 2011;38(3):396-403.

[48] Bilsky MH, Laufer I, Fourney DR, Groff M, Schmidt MH, Varga PP, et al. Reliability analysis of the epidural spinal cord compression scale. J Neurosurg Spine. 2010;13(3):324-8.

[49] Fisher CG, DiPaola CP, Ryken TC, Bilsky MH, Shaffrey CI, Berven SH, et al. A novel classification system for spinal instability in neoplastic disease: an evidence-based approach and expert consensus from the Spine Oncology Study Group. Spine (Phila Pa 1976). 2010;35(22):E1221-9.

[50] Miller JA, Balagamwala EH, Angelov L, Suh JH, Rini B, Garcia JA, et al. Spine stereotactic radiosurgery with concurrent tyrosine kinase inhibitors for metastatic renal cell carcinoma. J Neurosurg Spine. 2016;25(6):766-74.

[51] Rao SS, Thompson C, Cheng J, Haimovitz-Friedman A, Powell SN, Fuks Z, Kolesnick RN. Axitinib sensitization of high single dose radiotherapy. Radiother Oncol. 2014;111(1):88-93.

[52] Sia J, Szmyd R, Hau E, Gee HE. Molecular mechanisms of radiation-induced cancer cell death: a primer. Front Cell Dev Biol. 2020;8:41.

[53] Barzilai O, Fisher CG, Bilsky MH. State of the art treatment of spinal metastatic disease. Neurosurgery. 2018;82(6):757-69.

[54] Fisher CG, Versteeg AL, Schouten R, Boriani S, Varga PP, Rhines LD, et al. Reliability of the spinal instability neoplastic scale among radiologists: an assessment of instability secondary to spinal metastases. AJR Am J Roentgenol. 2014;203(4):869-74.

[55] Ehresman J, Pennington Z, Schilling A, Lubelski D, Ahmed AK, Cottrill E, Khan M, et al. Novel MRI-based score for assessment of bone density in operative spine patients. Spine J. 2020;20(4):556-62.

[56] Faruqi S, Tseng CL, Whyne C, Alghamdi M, Wilson J, Myrehaug S, et al. Vertebral compression fracture after spine stereotactic body radiation therapy: a review of the pathophysiology and risk factors. Neurosurgery. 2018; 83(3):314-22.

第 15 章 脊柱肿瘤的经皮治疗技术
Percutaneous Spinal Tumor Management

Roberto Luigi Cazzato　Pierre Auloge　Pierre De Marini　Guillaume Koch
Danoob Dalili　Pramod Prabhakar Rao　Julien Garnon　Afshin Gangi　著

一、常见脊柱肿瘤的介入治疗

多种经皮治疗技术的出现大大地拓展了脊柱肿瘤治疗的方案选择，经皮治疗技术适用于良性、局部侵袭性或恶性脊柱肿瘤[1-3]。在良性脊柱肿瘤中，介入放射学技术治疗最常见的良性脊柱肿瘤是骨样骨瘤（osteoid osteomas，OO）和成骨细胞瘤（osteoblastomas，OB）（图 15-1 和图 15-2），相对少见的是巨细胞瘤（giant cell tumor，GCT）和动脉瘤样骨囊肿（aneurysmal bone cysts，ABC）（图 15-3 和图 15-4）[1-3]。对于恶性脊柱肿瘤，介入放射学技术多用于治疗骨转移瘤或血液系统恶性肿瘤，即多发性骨髓瘤和浆细胞瘤（图 15-5 和图 15-6），而原发性椎体肉瘤则通常采用外科手术治疗[1-3]。

二、患者评估

应基于多学科肿瘤专家会议，包括肿瘤学、肿瘤放射治疗学、病理学专家、脊柱外科、介入放射学等方面专家，对拟脊柱介入治疗的患者状况进行共同讨论和评估。专家会议全面审查患者的相关医疗记录，涵盖年龄、一般状况[例如依据美国东部肿瘤协作组体力状况评分（Eastern Cooperative Oncology Group performance status，ECOG-PS）]、并发症、既往（系统或局部）治疗史、恶性疾病患者预计生存期等数据。

对患者的症状性质和严重程度的评估至关重要，应严谨评估疼痛严重程度和神经系统损害状况。疼痛程度应根据 0~10 分视觉模拟评分法（visual analogue scale，VAS）量化，并通过多个维度进行定性评估，包括年轻患者对非甾体抗炎药的有效反应（提示 OO 或 OB 的可能性）；运动性诱发疼痛，提示骨折引起机械性疼痛的可能性；皮肤神经分布区疼痛提示神经根受压或肿瘤浸润引起神经根性疼痛的可能性；转移性肿瘤患者呈现的随时间而持续和进展性疼痛可能继发于骨性和周围软组织结构的肿瘤浸润和（或）炎症细胞因子的释放。

脊柱畸形也应纳入分析，事实证明年轻患者的疼痛性脊柱侧凸可能提示良性肿瘤的可能，如 OO 或 OB（图 15-1），而肿瘤患者的快速进行性脊柱后凸则提示一个或多个椎体的恶性塌陷的可能性。另外，脊柱肿瘤不稳定性评分（spinal instability neoplastic score，SINS；表 15-1）通常用于恶性肿瘤患者，以确定是否存在脊柱不稳定

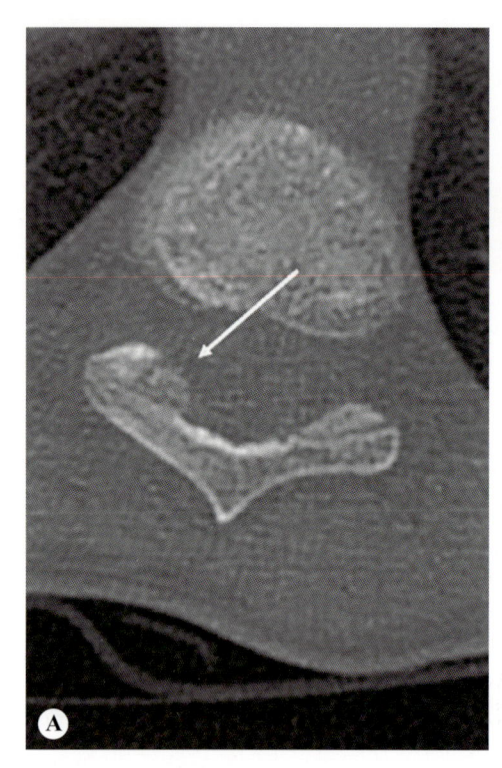

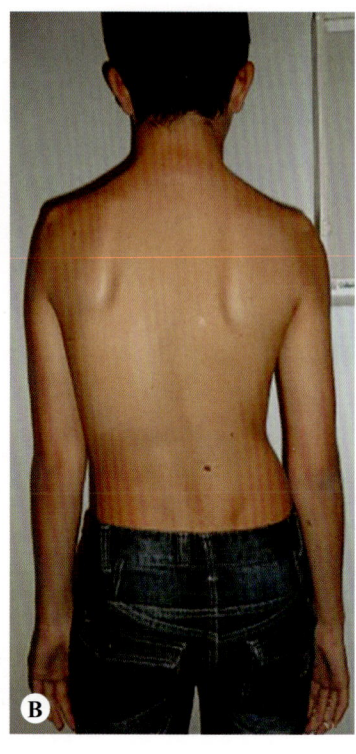

◀ 图 15-1 A. 男性，15 岁，轴位 CT 图像显示位于 T₁₁ 后椎弓的骨样骨瘤中央钙化核心（箭）；B. 临床表现为疼痛性脊柱侧凸

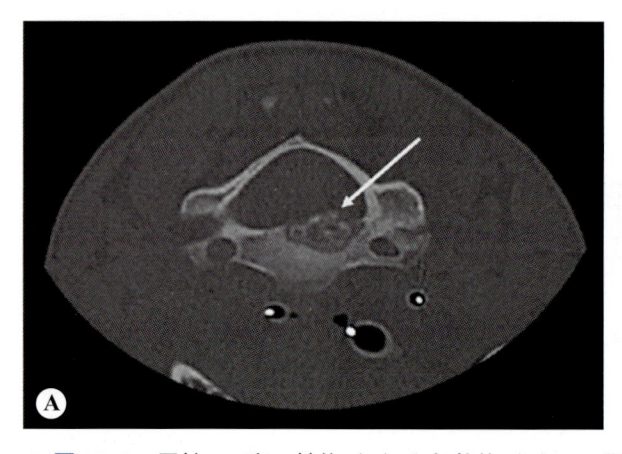

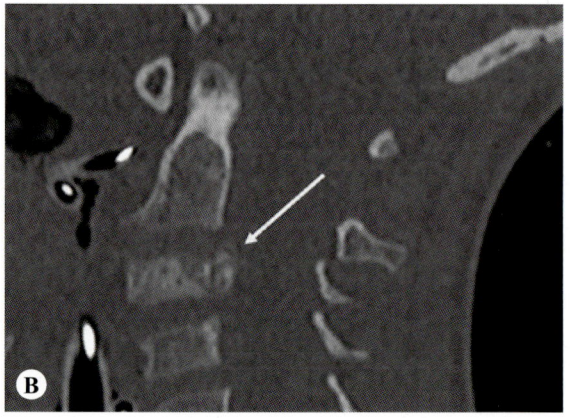

▲ 图 15-2 男性，7 岁，轴位（A）和矢状位（B）CT 图像显示位于 C₃ 椎体后 1/3 处成骨细胞瘤的钙化核心突入椎管（箭）

及需要立即手术固定的依据[4]。

回顾患者近期断层影像学资料，评估肿瘤的影像学特征（如溶骨性、硬化性或混合性病变），病变在椎体或椎弓内位置、大小，以及对椎体结构以外的硬膜外间隙或椎旁软组织的侵及。此外，还应评估恶性肿瘤患者的脊柱外脏器和骨骼转移肿瘤的整体负荷。

这些评估对于肿瘤专家会议确定治疗目标，决定外科手术、非手术治疗（即药物治疗或放射治疗）及介入治疗方案至关重要。

肿瘤专家会议的决定应在患者病历中专项记录，并安排患者的会诊约谈，由主管医师告知肿瘤专家会议决定和经讨论的最佳治疗方案，包括风险、益处和可能并发症，医患双方签署知情同意书。

如果决定介入（或手术）治疗，应对术前准

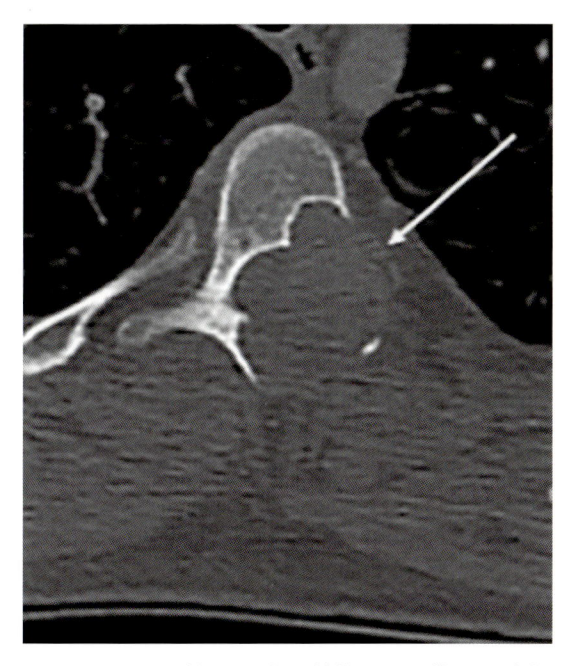

▲ 图 15-3 男性，20 岁，轴位 CT 图像显示胸椎溶骨性占位（箭），活检证实是骨巨细胞瘤

三、适应证和禁忌证

脊柱肿瘤治疗有可能实现的两个目标[2, 5]：①根治性，以完全破坏肿瘤为目标；②姑息性，旨在控制肿瘤相关症状，不以完全破坏肿瘤为目标。

根据患者状况和肿瘤特性，可采用热消融技术进行脊柱肿瘤的根治性治疗，该技术是唯一能够实现有效和几乎可预测肿瘤破坏的经皮治疗技术。姑息性治疗可以通过经皮消融术、椎体强化术或两者结合来实现，这取决于患者的需求及肿瘤的特性。

脊柱肿瘤消融术的典型受益者是疼痛的良性小肿瘤患者，如 OO 和（体积小的）OB 患者（图 15-7）。消融术已被广泛认为是此类病例的唯一根治方法，其临床治疗效果是基于热介导对 OO 瘤巢或 OB 中心核的破坏。其他可能受益于消融治疗的原发性"良性"具有局部侵袭行为肿瘤是

备措施进行评估。评估麻醉计划和出血因素，包括抗凝血药/抗血小板药和凝血参数，并根据确定方案进行纠正或处理。

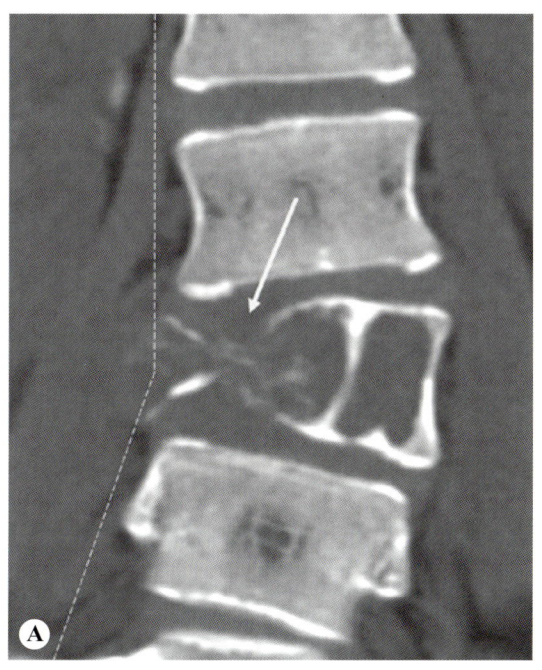

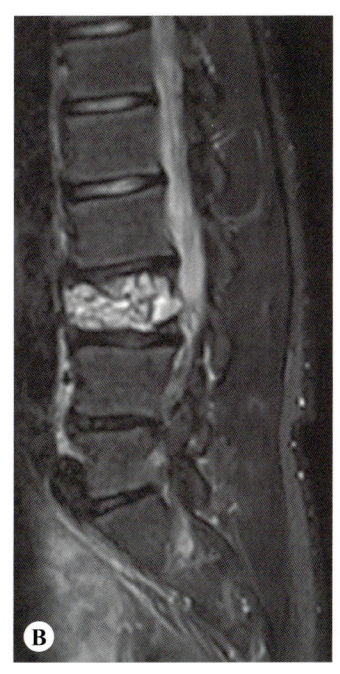

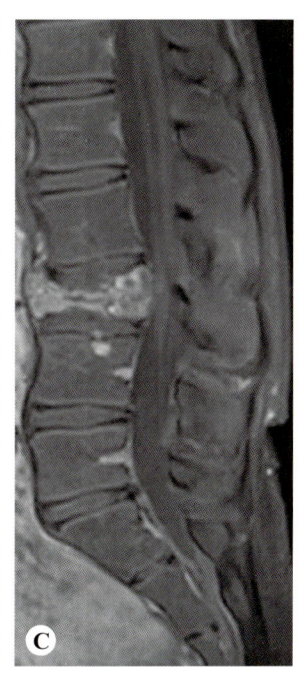

▲ 图 15-4 A. 男性，20 岁，冠状位 CT 图像显示 L_3 多房性溶骨性破坏，活检证实是动脉瘤样骨囊肿，值得注意的是病理性骨折（箭）和局部脊柱侧凸（白虚线）；B 和 C. 矢状位 T_2WI 和 T_1WI 显示血液沉积相关的、T_1WI 呈高信号强度的液-液平面

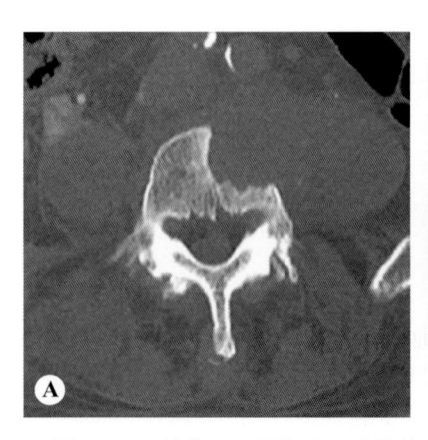

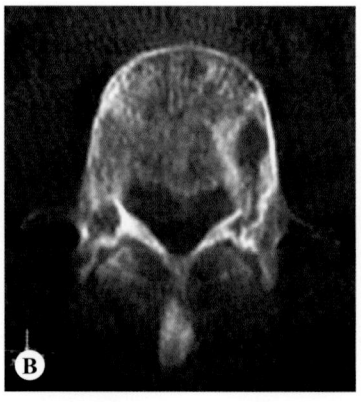

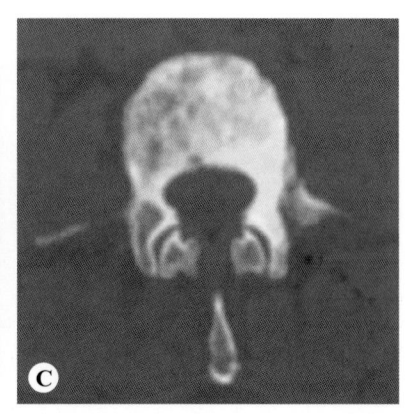

▲ 图 15-5　轴位 CT 图像显示溶骨性（A）、混合性（B）和成骨性（C）转移瘤模式，骨髓的密实度和转移模式是选择最佳介入治疗方案需要考虑的一些主要因素

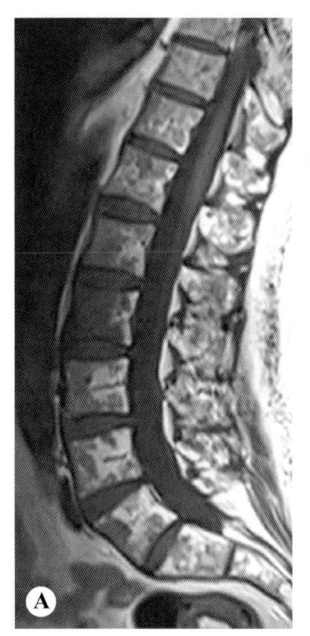

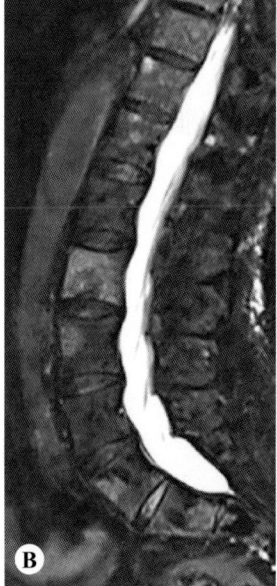

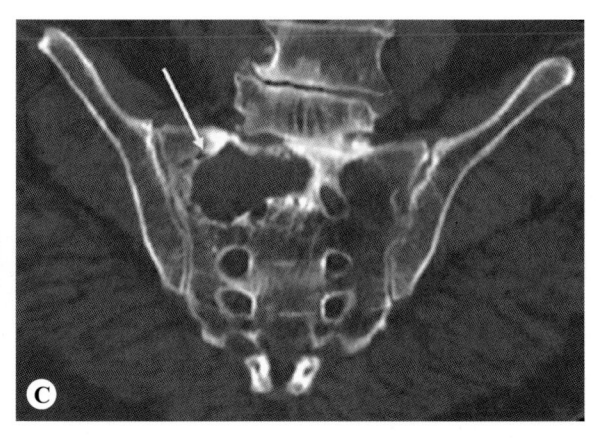

▲ 图 15-6　A 和 B. 67 岁患者的矢状位 T_1 加权（A）和 T_2 加权（B）MRI 显示骨髓呈"椒盐征"，活检证实是多发性骨髓瘤；C. 70 岁男性患者冠状位 CT 图像显示位于骶骨右侧的溶骨性孤立性浆细胞瘤（箭）

GCT 和 ABC[6]；但消融术对此类疾病可能仅限于特定情况下方可达到根治效果（如，体积小的肿瘤）。事实上，单纯消融术的治疗效果常常并不理想，该技术通常作为复杂型多学科策略中的组成部分来应用。

对于恶性肿瘤，转移瘤是经皮介入治疗的最常见靶点，其次是多发性骨髓瘤/浆细胞瘤[7, 8]。在以下三种情况下，转移瘤可采用热消融治疗实现局部肿瘤控制（即，根治性治疗），通常与放射治疗联合使用：①寡转移性病灶（即骨转移灶数量<3 个，每个转移灶直径≤2cm，无/有限的脏器转移）（图 15-8）；②寡进展性脊柱转移性病灶（即，通过系统性治疗，尽管整体的转移性病灶已得到良好控制，但存在持续进展的单一脊柱转移灶）；③预防肿瘤脊椎骨结构外延伸导致包括脊髓在内的邻近结构受压或侵及的相关并发症。

尽管根治性治疗的关注度日益增加，但消融

表 15-1 脊柱肿瘤不稳定性评分（SINS）

部 位	评 分
结合部位（C₀~C₂，C₇~T₂，T₁₁~L₁，L₅~S₁）	3
移动椎（C₃~C₆，L₂~L₄）	2
半固定椎（T₃~T₁₀）	1
固定椎（S₂~S₅）	0
卧位疼痛缓解和（或）运动/脊柱负荷疼痛发生	
有	3
无（偶尔疼痛，非机械性）	1
无痛性病变	0
骨病损	
溶骨性	2
混合性（溶骨性/成骨性）	1
成骨性	0
脊柱力线的放射学	
半脱位/移位存在	4
新发畸形（脊柱后凸/侧凸）	2
正常	0
椎体塌陷	
>50%塌陷	3
<50%塌陷	2
无塌陷，但>50%椎体受侵	1
上述均无	0
脊柱后外侧构件受累	
双侧	3
单侧	1
无	0

评分0~6分，稳定；评分7~12分，不确定（可能濒临）不稳定；评分13~18分，不稳定；评分≥7分，建议手术干预[4]

术仍常常作为姑息性手段用于脊柱转移瘤，以实现有效的症状缓解。在这些病例中，疼痛症状是实施消融治疗的最常见原因，可作为一线治疗方案，或在更多情况下作为二线治疗方案，应用于放射治疗效果不佳或给予最大容许剂量后出现难治性复发疼痛的患者。值得注意的是，姑息性消融术可合理地用于控制肿瘤椎旁软组织浸润所致的相关性疼痛，并用于治疗后椎弓部位的疼痛性肿瘤及症状性成骨细胞瘤。

对于椎体疼痛性溶骨性肿瘤，包括多发性骨髓瘤和浆细胞瘤，采用椎体强化术可有效控制症状。椎体强化术适用于局部肿瘤增殖无须控制的情况，但不适用于局部肿瘤有直接侵及的情况（例如，肿瘤侵犯椎管需要消融术治疗）。然而，椎体强化术的姑息效果是基于机械性稳定椎体内的微骨折或骨折，单纯椎体强化并无明显的局部肿瘤破坏作用，肿瘤相关"炎症性"疼痛仍可诱发症状。基于综合治疗策略具有良好的协同姑息效果[9]，通常建议椎体强化术与经皮消融术（图15-9）或放射治疗联合应用。临床研究已证实，放射治疗联合热消融术治疗骨转移瘤、经皮消融联合放射治疗和椎体强化治疗同节段椎体疼痛性转移瘤均可获得最佳姑息治疗效果[9-11]。

影像引导脊柱肿瘤经皮介入治疗的绝对禁忌证是脊柱不稳定、局灶性神经系统症状、局部或全身感染，以及危及生命的不可逆性凝血功能障碍。相对禁忌证为转移性硬膜外受累、预计生存期<3个月、体能状态差和脏器肿瘤转移。经皮治疗的适应证和禁忌证的归纳见表15-2。

四、麻醉与影像引导

脊柱肿瘤的经皮介入手术需要全身麻醉或清醒镇静加硬膜外麻醉。笔者所在机构首选全身麻醉以使在手术过程中的患者和术者均有舒适的体

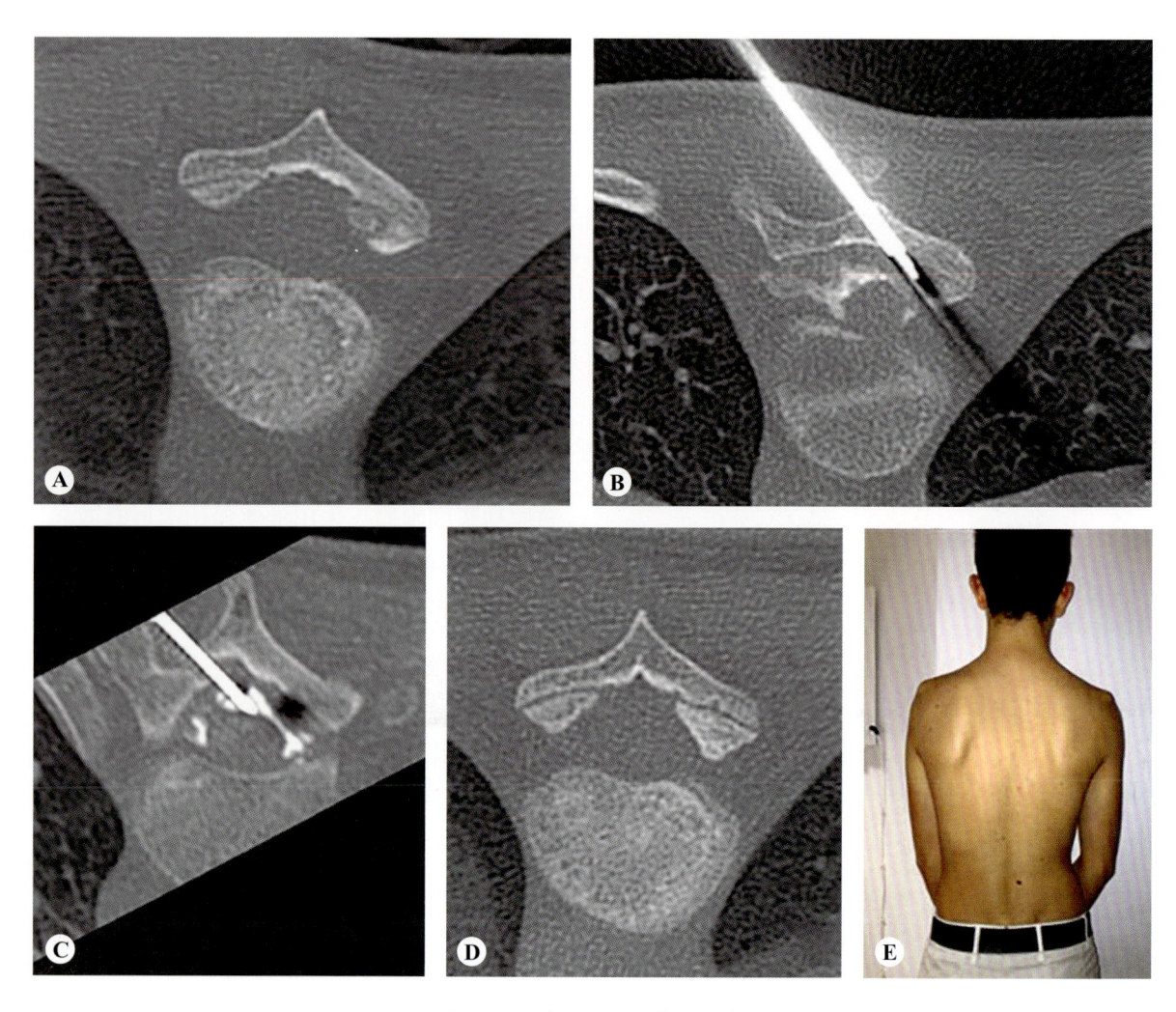

▲ 图 15-7 与图 15-1 为同例患者

A. 轴位 CT 图像显示骨样骨瘤；B. 病变行经皮激光消融治疗；C. 硬膜外间隙持续冷却；D. 1 年后随访的 CT 图像显示病灶完全消失并骨化；E. 临床疼痛症状完全缓解，脊柱侧凸显著减轻

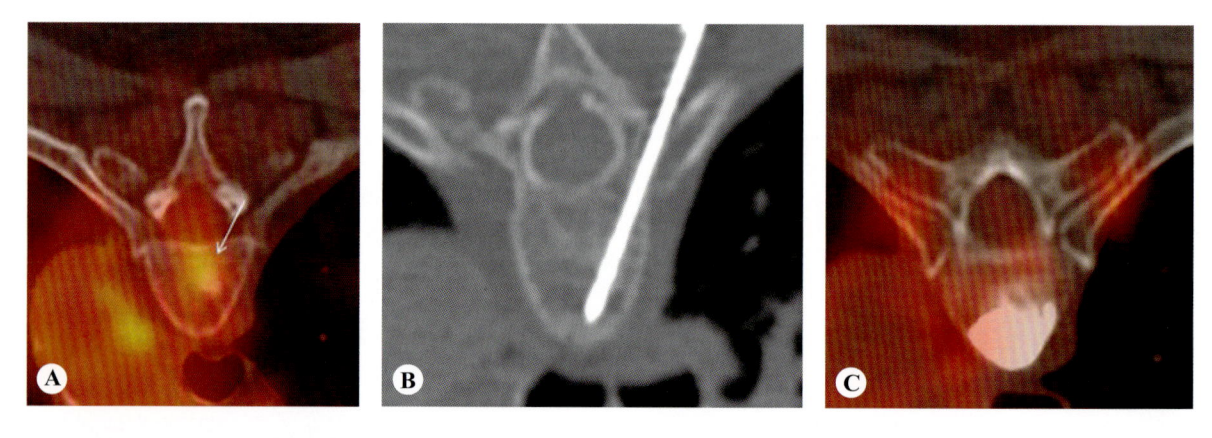

▲ 图 15-8 A. 66 岁乳腺癌患者的 PET-CT 图像显示 T_4 椎体局部放射性示踪物摄取符合 T_4 椎体转移（箭），无其他明显转移征象；B. 采用 CT 引导经皮射频消融术治疗肿瘤和同期序贯进行椎体成形术以防止继发性塌陷；C. 3 年随访的 PET-CT 图像显示治疗部位无病理性放射性示踪剂摄取（即局部肿瘤获得完全控制）

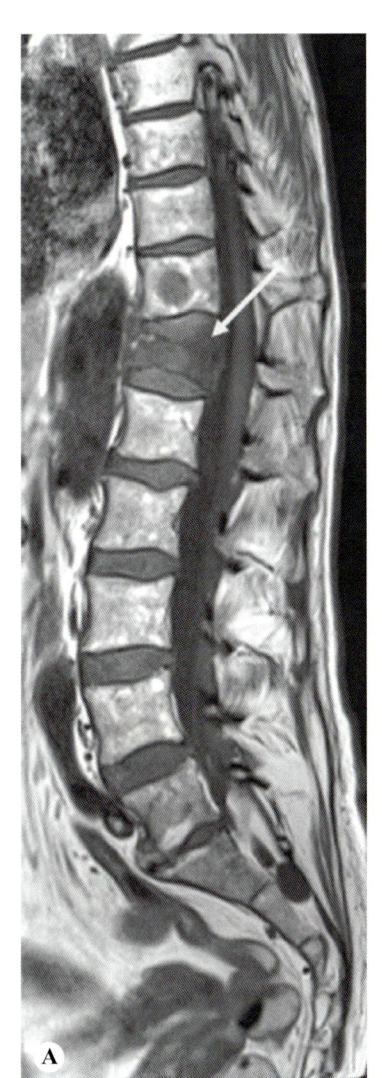

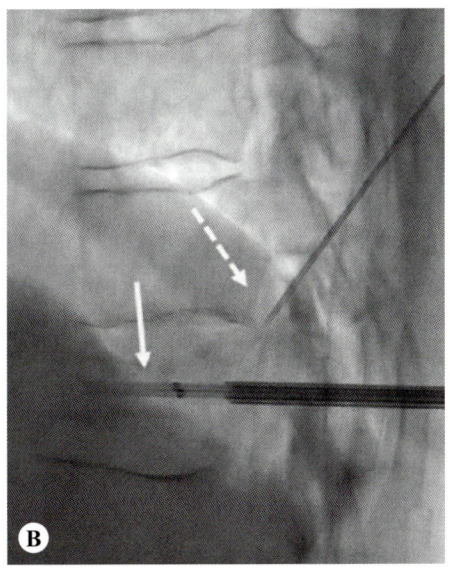

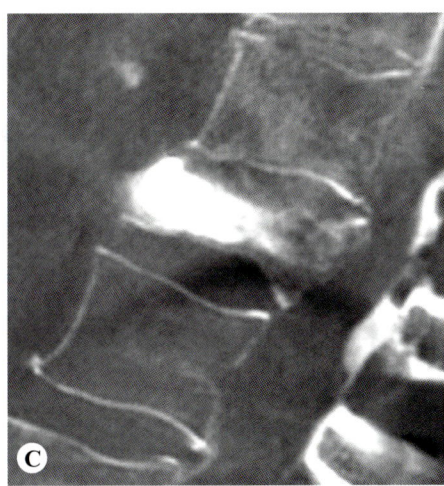

◀ 图 15-9　A. 65 岁女性乳腺癌患者，T_{12} 疼痛性溶骨性转移（VAS 评分 7），并发病理性椎体塌陷。B. 患者接受经皮双极射频消融术的姑息性治疗：双椎弓根入路置入 2 个电极（箭）；热保护系统经椎间孔下行入路，通过 18G 穿刺针同轴置入（虚箭），对前硬膜外间隙进行温度监测和水隔断。C. 同期序贯进行椎体成形术，以稳定病理性骨折，防止进一步塌陷

表 15-2　经皮治疗的适应证和禁忌证

适应证				禁忌证
治　疗		消融术	椎体强化术	
良性和局部侵袭性肿瘤	根治性	• 骨样骨瘤 • 成骨细胞瘤 • 骨巨细胞瘤 • 动脉瘤样骨囊肿		绝对性 • 脊柱不稳定 • 局灶性神经症状 • 感染 • 危及生命的凝血病变 相对性 • 转移性硬膜外受累 • 预计生存期<3 个月 • 体能状态差 • 脏器转移
恶性肿瘤	根治性	• 寡转移性病变 • 寡进展性病变 • 预防并发症		
	姑息性	• 疼痛性肿瘤，包括后椎弓肿瘤和成骨性肿瘤 • 椎旁软组织的肿瘤浸润	• 多发转移性溶骨病变 • 多发性骨髓瘤 • 浆细胞瘤	

验。此外，术中和术后早期均需要大量镇痛，因为脊柱肿瘤的治疗通常会导致患者的剧烈疼痛，尤其是采用"热破坏"的热消融技术治疗所产生的疼痛尤为剧烈[12,13]。

椎体部位的肿瘤可在透视引导下，或更经常和更安全的是在 CT 和透视协同引导下实施操作。或者也可以在具有透视和类 CT 成像功能的锥形线束 CT（cone-beam CT，CBCT）装置引导下进行治疗。但是对于后椎弓部位肿瘤的治疗，在 CT 引导下实施治疗是必要的。

五、介入技术

（一）热消融技术

脊柱肿瘤治疗常用的三种热消融技术，包括激光消融（laser ablation，LA）、射频消融（radiofrequency ablation，RFA）和冷冻消融（cryoablation，CA）。微波消融（microwave ablation，MWA）并不常用，因为在目前的技术状态下，该技术对脊柱及周围组织造成的损伤过大[14]。

激光消融、射频消融和冷冻消融各具有不同的优缺点，应考虑多方面因素，包括组织学、放射学特征和靶肿瘤位置，根据具体情况进行选择。

激光消融装置由便携式连续波半导体红外二极管激光器（波长 805nm），和其所连接的一个可弯曲的由聚合物包裹并带有活性裸端的 400μm 一次性光纤组成。激光能量基于 2W 功率以连续波模式输出，产生小范围并可预测的消融区域，特别适用于治疗小体积的骨肿瘤，如 OO[15,16]。事实上，根据 OO 的大小，可以根据以下公式数学计算出实现有效消融所需的能量：$E(J)=$ 瘤巢大小（mm）$\times 100+200$。该公式是根据实验模型而构建[17]，该模型同时证明，对于直径 > 15mm 的瘤巢，需要两个光纤方能获得有效治疗结果。

射频消融的原理是利用两个偶极子之间的电流循环作用，导致靶肿瘤内部的离子相互摩擦加热产生生物热，从而实现消融效果。脊柱肿瘤治疗可使用配备 17G 电极针的单极和双极射频消融系统[9]。单极射频消融和双极射频消融的主要区别在于前者使用高功率，在肿瘤内放置的电极和患者大腿皮肤上放置的接地电极垫之间构成电流回路。而双极射频消融使用低功率（≤20W），在同一电极活性尖端的两个偶极子之间构成电流回路，因而不需要接地电极垫[18]。双极射频消融与单极射频消融相比，消融区域通常较小，范围和形态更可预测，然而，由于骨组织治疗区域的过热（例如 hoven 效应，患者有可能发生医源性热损伤并发症的风险），特别是在骨皮质完整情况下，可导致不可预测的消融区域。目前市场上有两种专为椎体肿瘤治疗而研发的双极射频消融装置：STAR™ 肿瘤消融系统（Merit/DFINE，South Jordan UT）和 OsteoCool™ 射频消融系统（Medtronic，Minneapolis MN）[19,20]。这两种装置之间的主要区别如下：① OsteoCool 系统是一种基于温度控制的装置，而 STAR 系统是一种基于功率控制的装置。② OsteoCool 系统采用两个电极同时工作模式；STAR 系统采用一个具有定向活动关节尖端活性电极工作模式。因此，OsteoCool 需要通过双侧椎体入路以消融整个椎体，而 STAR 则可通过单侧椎体入路获得相同效果（图 15-10）。③ OsteoCool 系统采用内置水冷式电极，避免组织结焦，而 STAR 电极无冷却模式，电极活性尖端的重复重新定位可产生椎体小范围的重叠碳化。

在笔者的所在机构，目前大多数脊柱肿瘤消融多采用双极射频消融装置治疗，基于硬化性肿瘤缺乏充足水分而阻碍有效性摩擦产热和能量传导（即高阻抗），因此，脊柱肿瘤消融治疗的先决条件是病变无硬化表现。鉴于为椎体肿瘤治疗专门研发的双极射频消融装置具有所产生的靶消

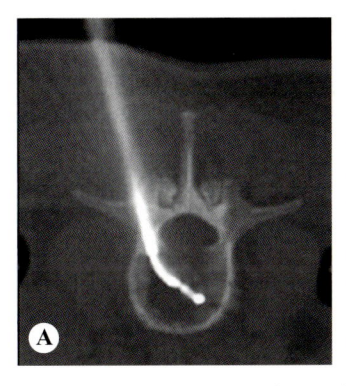

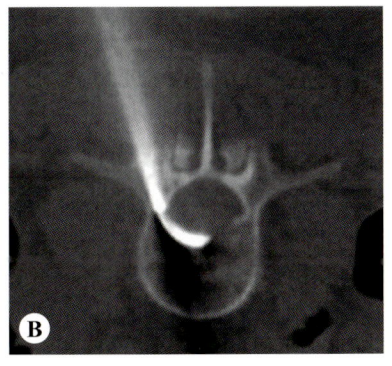

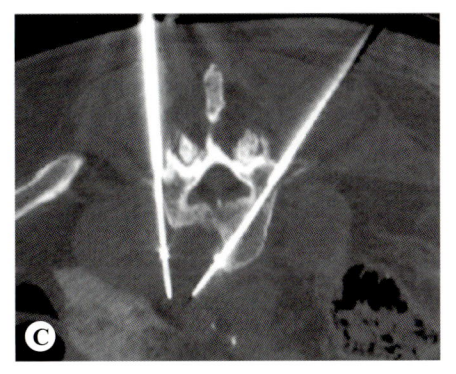

第 15 章 脊柱肿瘤的经皮治疗技术
Percutaneous Spinal Tumor Management

▲ 图 15-10 A 和 B. 前端带有定向活动尖端的非冷却式双极射频消融电极经单侧椎弓根入路进行椎体病变消融，活动尖端可多次重新定位；C. 冷却式双极射频消融电极通过双侧椎弓根入路进行椎体病变消融

融区较小的特点，双极射频消融也可用于后椎弓构件的肿瘤治疗。

冷冻消融系统采用 15～17G 的中空密闭冷冻穿刺探针，氩气和氦气在探针内部气体管道中循环，探针远端活性尖部有一个微小减压室。根据 Joule-Thompson 效应（即随着气体快速膨胀/压缩，产生温度的升高或降低），泵入探针的加压氩气在远端腔室内迅速膨胀，导致局部温度的急剧下降（可达 –160℃）。通过极端低温的周围组织传播，在探针活性尖端周围形成一个局部的冰球。在解冻过程中，氦气可产生同样过程，却是产生升温而不是冻结[21, 22]。降温后细胞破坏的精确机制非常复杂，主要涉及机械性和渗透性细胞损伤和血管介导的细胞毒性。此外，也与细胞凋亡和低温免疫调节密切有关，但完整机制尚需进一步研究[22]。目前，冷冻消融装置配备 15～17G 探针，前者比后者产生更大的冰球。在笔者的所在机构，基于冰球能够辐射穿越骨皮质和硬化骨，冷冻消融用于治疗脊柱良性肿瘤（如 OB）（图 15-11）或有明显硬化特征的恶性肿瘤。另外，基于冰有较强的内在镇痛特性[13]，冷冻消融也用于治疗向周围软组织浸润的较大脊柱肿瘤（图 15-12）。

脊柱肿瘤治疗最常用消融技术的主要特征归纳入表 15-3。

（二）辅助热防护措施

神经暴露于极端温度所造成的损伤是脊柱肿瘤消融术的最常见和致残性最大的并发症之一。因此，在脊柱消融术进行期间，脊髓和神

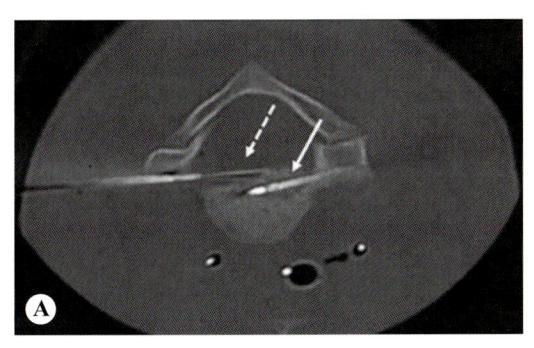

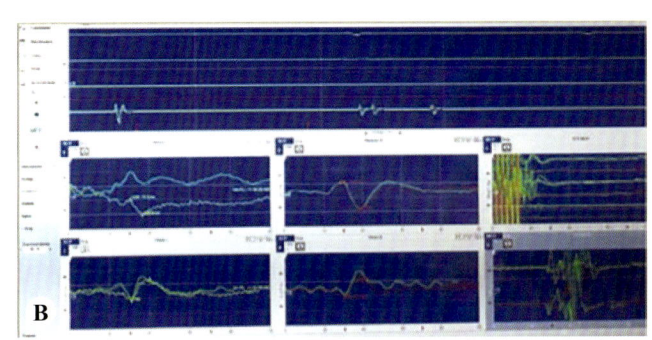

▲ 图 15-11 与图 15-2 为同例患者
A. 冷冻消融期间轴位 CT 图像显示冷冻探针（箭）通过经椎弓根外侧入路进入椎体，通过对侧经椎弓根入路置入温度监测装置和硬膜外间隙水隔断联合探针（虚箭）；B. 使用的躯体感觉诱发电位监测

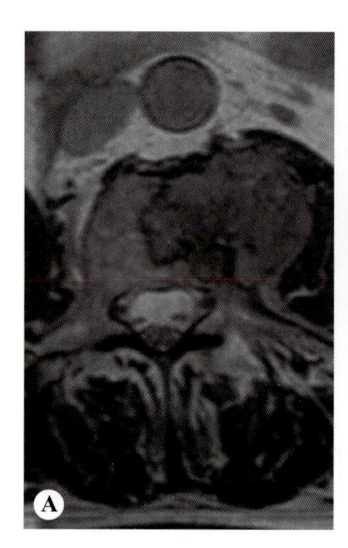

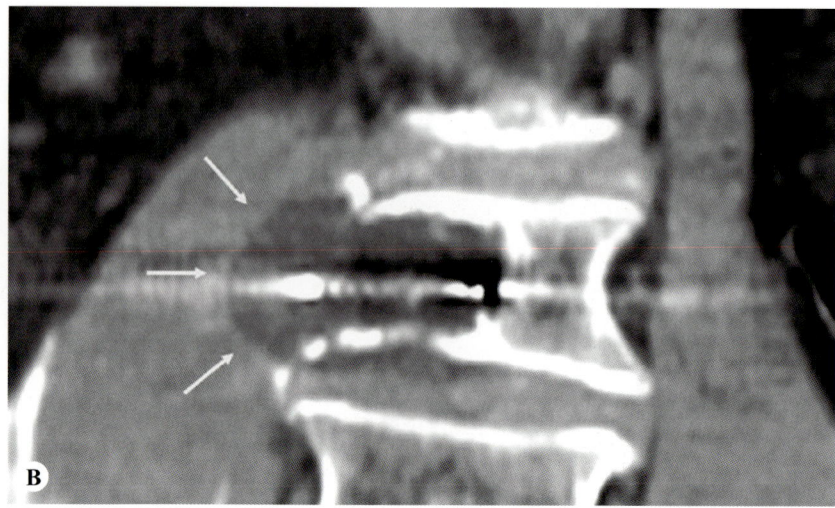

▲ 图 15-12　A. 轴位 MRI 显示肾细胞癌 L_3 溶骨性转移侵及邻近软组织；B. 在 CT 引导下对患者进行经皮冷冻消融术，冰球延伸至邻近软组织（箭）

表 15-3　脊柱肿瘤常用热消融技术的主要特征

	激光消融	双极射频消融	冷冻消融
根据肿瘤组织学应用	• 骨样骨瘤 • 成骨细胞瘤	• 良性和转移性非硬化良性肿瘤	• 良性肿瘤和转移瘤
预计消融区域	小	小至中	小至大
断层图像显示消融区域	不可行	不可行	显示冰球穿越骨皮质，延伸至邻近软组织
探针型号	400nm	17G	15～17G

经根周围的温度应始终保持在生理范围内（即 15～42℃）。基于此种原因，多种技术被引入该领域，包括水隔断（hydrodissection，HD）、二氧化碳隔断（carbon dioxide dissection，CD）、热电偶温度计、电刺激（electrostimulation，ES）和诱发电位（evoked potential，EP），以避免此类神经损伤发生。

射频消融的治疗使用生理盐水或具有电惰性的 5% 葡萄糖溶液进行水隔断，混入 3%～5% 的对比剂，以优化水隔断在 CT 或 CBCT 图像中的显像；混入 20%～30% 的对比剂以优化透视成像（图 15-7 和图 15-9）。

使用无菌 CO_2 气体进行二氧化碳隔断，在 CT 或 CBCT 图像上形成的自然负对比（图 15-13），水隔断和二氧化碳隔断通常在硬膜外间隙进行，可采用经后椎板间入路或在神经孔后下部[23]通过 Kambin 三角（图 15-14），经椎间孔入路进入硬膜外间隙，此处神经血管损伤的风险较小[24]。

水隔断和二氧化碳隔断在具有损伤风险的神经结构和消融区域之间形成物理间隔。相对于二氧化碳隔断，水隔断在消融期间对于风险结构的周围温度具有更强的控制作用。在冷冻消融和热基消融过程中，应分别相应注入温和冷的水溶液进行水隔断。水隔断和二氧化碳隔断可使用 18～22G 斜面针实施。

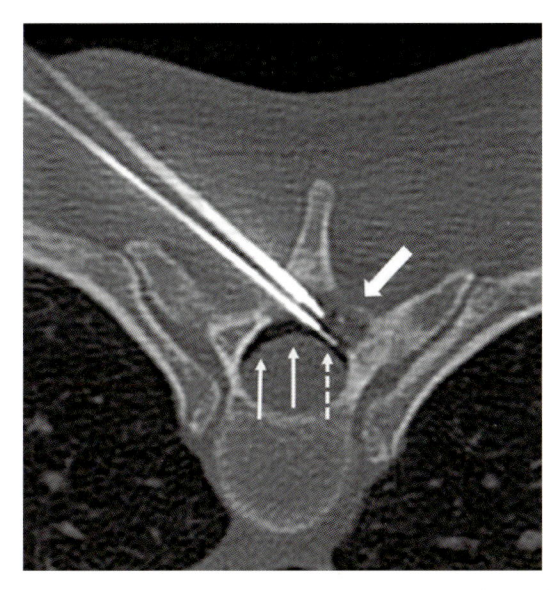

▲ 图 15-13 轴位 CT 图像显示后椎弓骨样骨瘤（粗箭）激光消融期间的硬膜外间隙二氧化碳隔断（细箭）及同轴温度监测（虚箭）

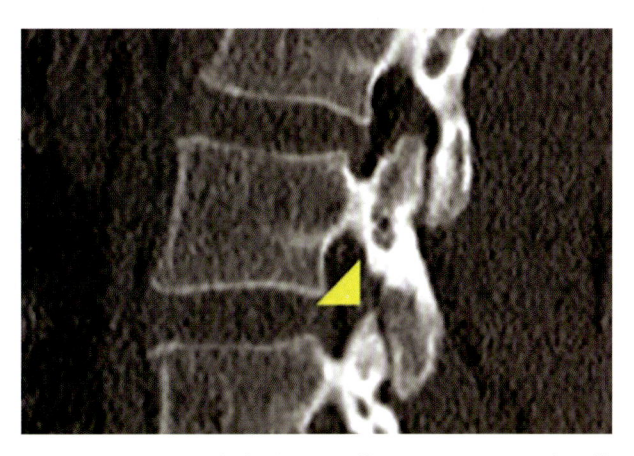

▲ 图 15-14 腰椎矢状位 CT 图像显示 Kambin 三角（黄三角）占据椎间孔后下部，穿刺针经该区域进入硬膜外前间隙，此处损伤神经血管的风险较小

热电偶温度计为 20～22G 温度计，应放置于消融区域和危险结构之间，在消融过程中连续测量温度，如果危险结构周围的测量温度超出生理范围，则应及时终止消融操作。此外，如果热电偶温度计与水隔断同轴组合（图 15-15），在消融过程中，可根据连续温度测量，采用冷/温水溶液的同步注射，以调节危险结构周围温度（图 15-9、图 15-11 和图 15-13）。

运动神经电刺激是利用放置于潜在轴突损伤水平附近的电极，检查肌肉的神经支配。与基线相比，消融期肌肉收缩力减小，或需要更强的电脉冲来引起相同运动反应，即警示有濒临发生热损伤的风险。将 20～22G 无损伤电极放置于消融区附近，并与待测试神经干接触，进行电刺激测试，手术过程应避免使用肌肉松弛药或拮抗药[25]。此外，在消融之前或消融期间，应严格限制神经刺激，避免肌肉衰竭和肌肉收缩受限，导致与阻滞性热介导损伤相混淆。同理，应使用视觉上可感知肌肉收缩所需的最小电刺激。

直观上来说，电刺激仅限于单个外周运动神经的分析，未提供有关神经感觉功能的数据。基于此因素，躯体感觉诱发电位（somatosensory evoked potential，SEP）和运动诱发电位（motor evoked potential，MEP）被引入该领域，代表了脊柱肿瘤消融过程中最先进的神经保护措施。在诱发电位监测中，采用在通路的一端施加电刺激

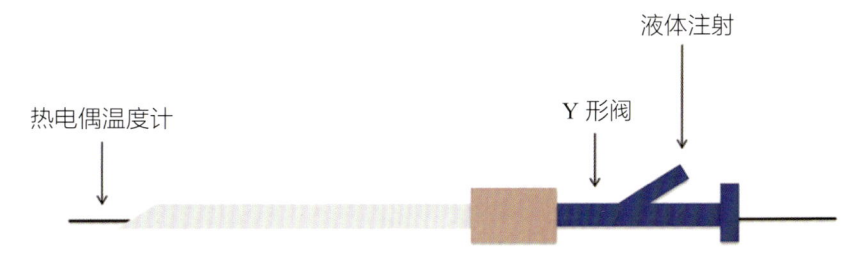

▲ 图 15-15 同轴（18G）系统示意，包括温度监测装置和同轴置入的水或二氧化碳隔断实施装置

进行神经通路的分析，并在另一端以电位差（V）的形式测量响应。诱发反应是在刺激后经特定时间（潜伏期）段在预计节点出现，并表现出一定的强度（振幅）和模式，这些特征在描述诱发反应时很重要，因为任何振幅显著降低、潜伏期增加或模式改变均提示可能的神经损害。值得注意的是，信号的突然完全丢失提示应及时采取纠正干预措施，而振幅降低 50% 和潜伏期增加 10%，则警示手术团队即将发生神经损伤（图 15-16）。

躯体感觉诱发电位通过对外周神经的经皮电刺激进行上行感觉通路的监测；刺激后发生的电信号传播到背神经根，并经脊髓后柱沿脊髓上传；电信号在颈髓交界处以突触方式传递和交叉，经丘脑最终上行至感觉皮质，并迅速提取和分析[26]。

运动诱发电位用于监测下行皮质脊髓束和皮质延髓束的完整性。始于运动皮质的刺激，通常为经颅刺激，电活动沿运动束，并以突触方式下行至脊髓前角或脑神经核。然后，电活动继续沿着周围神经或脑神经继续传播，穿过神经肌肉连接处，产生肌肉收缩[27]。

许多药物会产生剂量依赖性的诱发电位抑

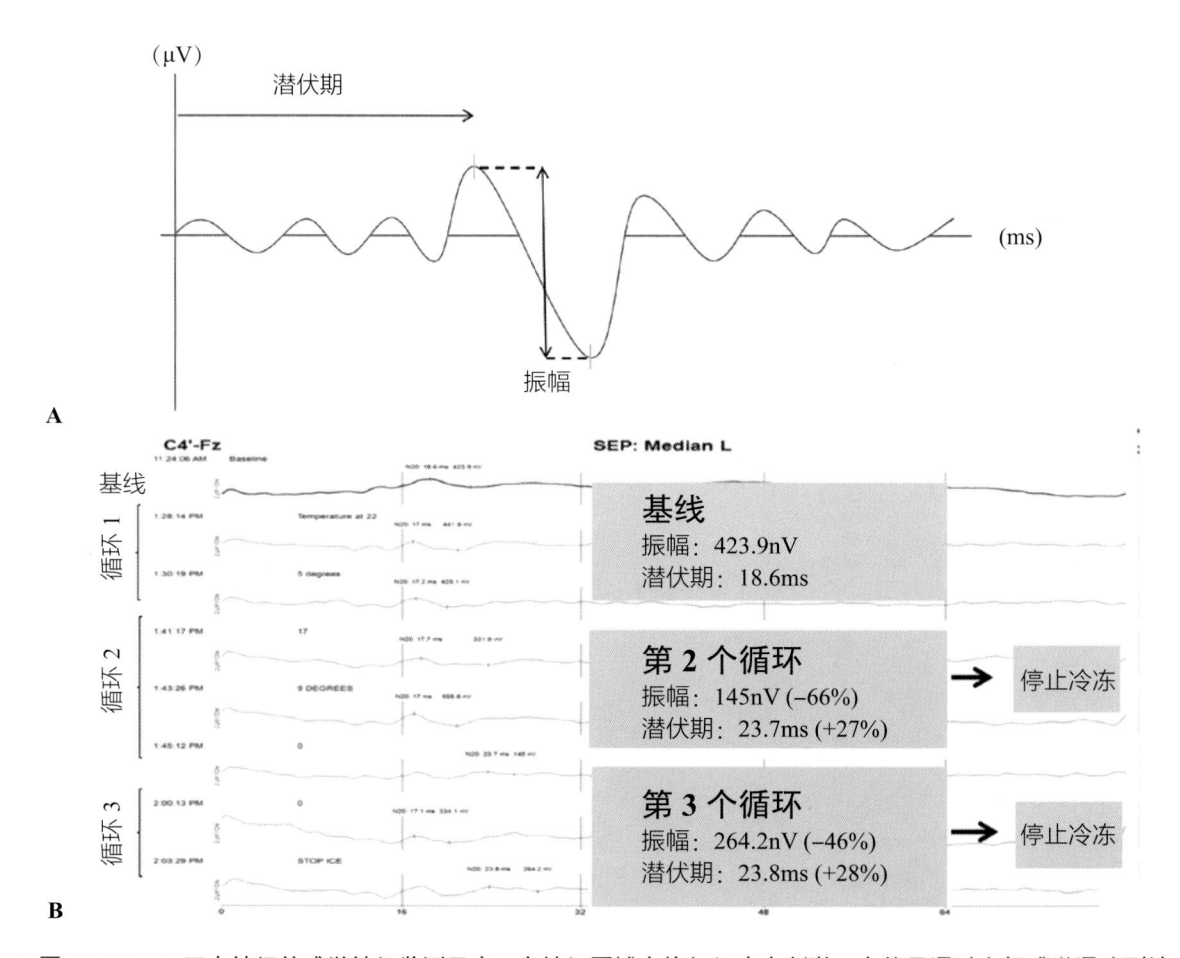

▲ 图 15-16 A. 正中神经的感觉神经监测示意，在神经区域中施加经皮电刺激。电信号通过上行感觉通路到达感觉皮质，提取和分析此种脑电信号，提取信号发生时间（潜伏期；ms）和信号强度（振幅；μV）是通过所测试的神经通路充分解释电活动的关键因素。B. 图 15-2 病例冷冻消融过程中的神经监测，与基线相比，在第 2 个和第 3 个冷冻循环期间，信号振幅显著降低，信号潜伏期显著增加，警示应立即停止冷冻。然而，这种变化仅发生于热电偶温度计显示前硬膜外间隙为 0℃ 之后冷冻持续 1.5min（第 2 个循环）和 3min（第 3 个循环）的时间节点，则提示冷冻仍可继续进行。该手术顺利完成，无任何并发症，术后 1 个月随访显示患者持续无痛

制，因此，躯体感觉诱发电位或运动诱发电位的实施，需要麻醉学团队的密切合作。一般来说，吸入麻醉药对诱发电位的影响大于静脉麻醉药，丙泊酚的常用剂量并不抑制躯体感觉诱发电位和运动诱发电位，因此，丙泊酚是术中神经生理监测中的首选麻醉药。关于镇痛药，阿片类是术中神经生理监测的主要选择，即使在非常高剂量下也可能记录到诱发电位。肌肉松弛药可抑制神经肌肉接头的电活动，可影响运动诱发电位，应慎重使用。再者，低血压、贫血、低氧血症和过度通气均可降低血液中的氧浓度，从而损害诱发电位。

诱发电位变化的处理因可能的原因而异。一般来说，麻醉和生理学原因，如血流动力学变化和血液中氧浓度降低，通常可引起整体信号变化，而单侧信号变化通常提示介入性、技术性或与患者体位等相关因素（图 15-17）。

此外，所记录信号变化与进行的手术操作之间具有时间相关性，可能提示诱发电位变化的可能原因。如果诱发电位不能恢复，则应考虑调整或终止介入性手术。

（三）椎体强化术

椎体强化术是泛指一系列介入措施，从经典的椎体成形术（vertebroplasty，VTP）和球囊扩张后凸成形术（balloon kyphoplasty，BK）到更复杂的介入措施，将不同装置植入椎体内，实现恢复患者因肿瘤或骨质疏松所致塌陷的椎体高度[28]。

在脊柱肿瘤的特殊情况下，强化术可以作为治疗椎体的疼痛性溶骨性肿瘤的一种独立方案。对于此类病例，同期序贯强化的椎体应不超过 5 个节段。此外，椎骨强化技术可用于治疗继发性不全性骨折。该类骨折多与放射治疗、消融、化学治疗/激素治疗（如，乳腺癌或前列腺癌患者）、类固醇治疗所导致的骨矿物质丢失有关。更为常见的是，椎体强化术与放射治疗或消融术联合应用，以防止继发性椎体塌陷[9]。事实上，继发性骨折仍然是骨肿瘤消融术或放射治疗后最常见的主要不良事件，尤其是在应用立体定向放射治疗后[29-31]。

正常情况下，鉴于良性骨肿瘤所需的消融区较小，年轻健康患者周围骨的结构正常，特别是此类患者的骨重建倾向，因此，良性骨肿瘤患者无须在消融后进行椎体强化术。

毫无疑问，VTP 和 BK 是迄今为止最常用的技术；两者在疼痛控制和功能改善方面的结果相似[32]。这两种方法均具有相对安全性，无症状性骨水泥外渗是两种技术最为常见的"副作用（adverse）"事件[32]。（译者注：骨水泥外渗包含骨水泥溢出和骨水泥渗漏。）

鉴于尚无证据支持 BK（或其他基于体内植入物的椎体强化术）明显优于 VTP，笔者所在机构常规采用 VTP 强化椎体溶骨性转移病变。

六、手术步骤

患者取仰卧位，进行术前 CT 检查，并将所得图像与近期影像学检查进行对照，以评估肿瘤大小在前后检查间隔期的变化程度。如果靶肿瘤出现显著进展，介入治疗实施者应及时调整或中止原定治疗计划。如果治疗计划继续进行，应规划经皮进针路径，标记表皮入路位置。治疗必须在严格无菌条件下进行。尽管在介入治疗，尤其是以强化椎体为目标的介入治疗方面，感染预防措施尚缺乏专家共识，但笔者仍建议使用抗生素预防（例如，头孢唑林 2g，静脉滴注）[7]。

应采用安全性入骨路径，避免医源性神经或血管并发症。虽然椎旁或椎弓根旁入路是常用的路径，但笔者并不赞同使用此类路径，除非没有其他可行性技术路径。起源于肋间动脉或腰动脉的 Adamkiewicz 动脉，通常位于 $T_8 \sim L_3$，50% 位

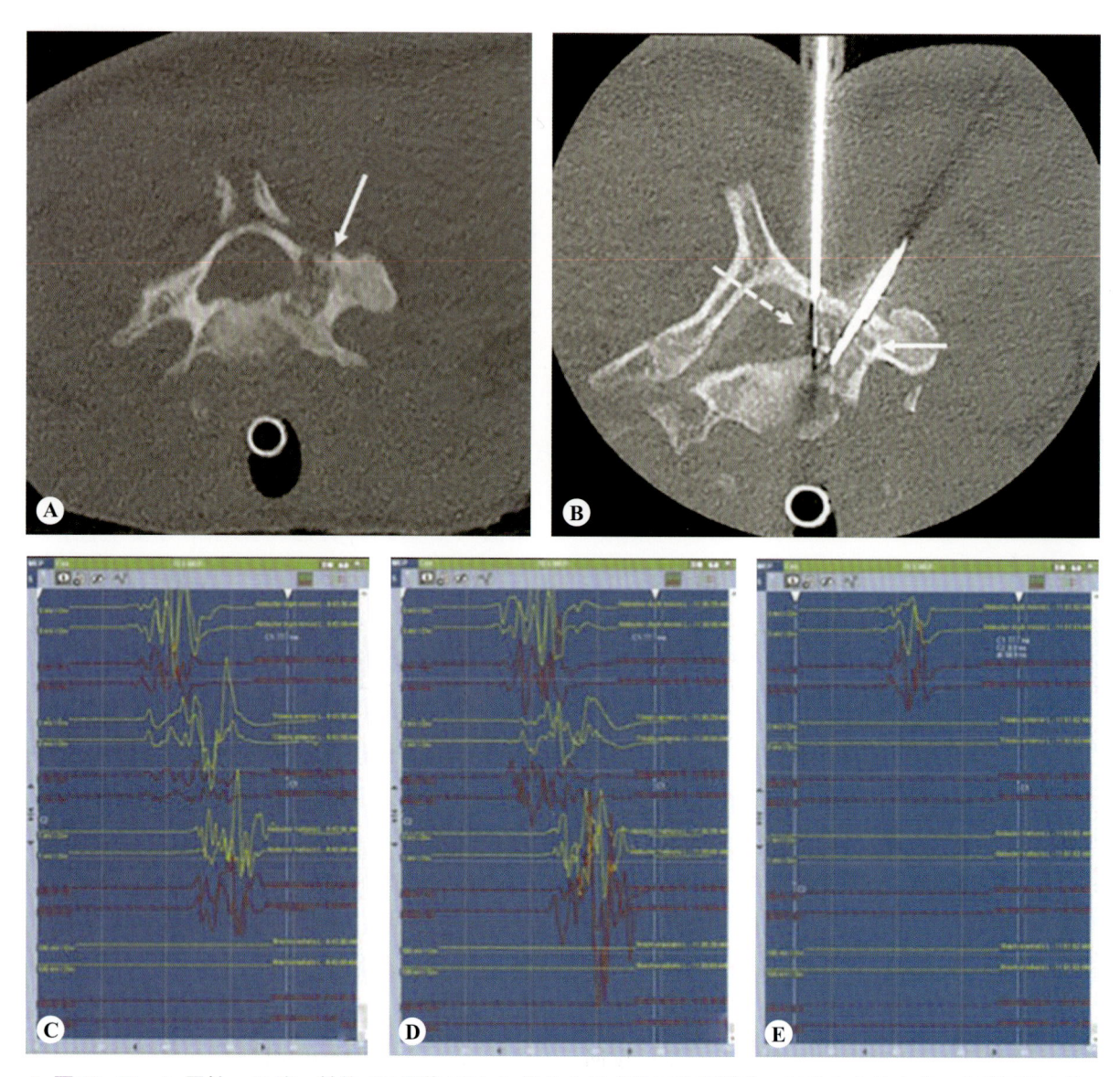

▲ 图 15-17 **A.** 男性，16 岁，轴位 CT 图像显示 C₆ 椎体右侧成骨细胞瘤（箭），患者病变处疼痛，右臂不能内旋；**B.** 采用 CT 引导下经皮冷冻消融术治疗肿瘤的轴位 CT 图像显示所用的一个冷冻探针（箭），以及同轴置入的温度监测 / 硬膜外间隙水隔断装置（虚箭）；**C 至 E.** 多个短周期消融循环对应神经活动的神经监测；**C.** 神经监测基线；**D.** 与基线相比，神经监测曲线逐渐变平（仅显示运动诱发电位）；**E.** 最后一个冷冻消融循环期间，左右侧神经监测曲线完全变平（黄线和红线）。术后患者主诉双下肢旋前功能和感觉障碍，经讨论认为冰球介导的脊髓直接损伤仅可导致单侧肢体的运动与感觉障碍，而患者为双侧运动与感觉障碍，因此，此症状应主要与冷冻介导的髓动脉痉挛有关，而非与冰球介导的脊髓直接损伤有关。经迅速给予大剂量类固醇治疗，4 周内患者症状完全消失

于 T₉~T₁₀，75% 位于左侧[33]，椎旁或椎弓根旁入路存在损伤该动脉的风险（图 15-18）。在大多数情况下，可手动或借助骨锤进行 8~13G 骨套管针的推进，建立入骨同轴通道。可选用尖端为斜坡形和菱形的套管针芯，前者通常为首选，因为其能够引导和调整套管针的靶点方向。同轴通道具有多个优势，例如，在消融之前或之后，可通过经皮套管针的同轴通道进行活检取样和（或）椎体强化。对于硬化性骨肿瘤，在套管针无法穿入骨组织的情况下，可能需要使用骨钻。在此应指出的是，为保持套管针的精确定位，手动骨钻优于电动骨钻。

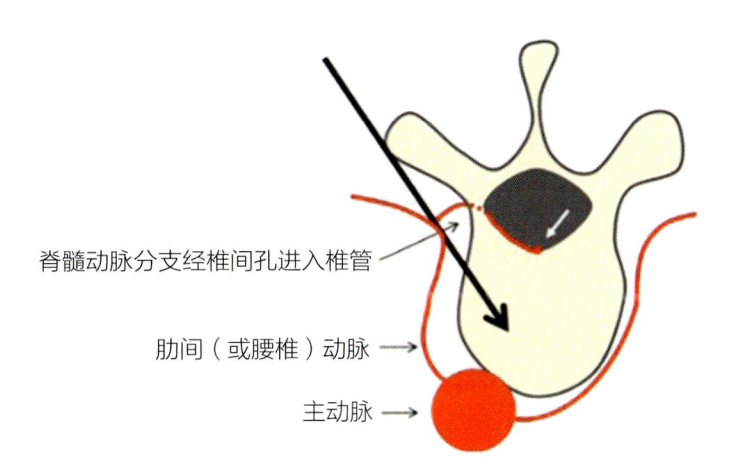

图 15-18 Adamkiewicz 动脉（白箭）供血脊髓示意

Adamkiewicz 动脉是一条终末动脉，起源于椎旁间隙的腰椎动脉或肋间动脉的脊髓动脉分支。采用经椎弓根外入路（黑箭）进入椎体可能损伤脊髓的供血动脉

脊髓动脉分支经椎间孔进入椎管

肋间（或腰椎）动脉

主动脉

在确定采用同轴通路的情况下，应注意必须将消融装置的活性尖端完全暴露于靶区组织。因此，需要将同轴套管针沿消融探针部分回撤，以充分裸露其活性尖端。该步骤对于射频消融特别重要，因为金属套管的近端和电极活性尖端的远端之间需要保留安全距离，以避免软组织（包括皮肤）的逆向传导加热（降低烧伤风险）。此外，冷冻消融也需要完全暴露活性尖端，实现靶肿瘤和冰球之间更直接的接触。通常用于置入激光消融的纤细光纤的 18G 针，可直接穿刺骨样骨瘤瘤巢等浅表部位肿瘤病灶，或采用同轴置入的较大套管针穿刺病灶。

神经结构的辅助保护措施通常通过经椎板间入路、经椎间孔入路和经骨入路实施（图 15-19）。

在启动消融之前，基于获取的容积断层图像，验证装置定位，根据靶肿瘤进行参数调整（例如，肿瘤组织基线阻抗较高，则提高双极射频消融系统的阻抗截止点；调整冷冻消融功率以形成较小的冰球等）。如果采用主动保护措施，如热电偶温度计、电刺激或诱发电位等，应在消融期间持续监测。

消融完成后，撤除所有消融装置，如果椎体内为非硬化性肿瘤，则同期序贯进行椎体强化。聚甲基丙烯酸甲酯（polymethyl methacrylate，PMMA）是标准的注射聚合物，其对于该区域的典型压缩应力具有良好的抵抗作用。通常使用置入的同轴套管针进行消融探针的定位。应在连续透视引导下注射 PMMA，注射枪优于注射器，前者注射 PMMA 可控性较强，外渗风险较低。若 PMMA 均匀分布于椎体前 2/3 处的上下终板之间，并左右对称分布，则为理想的椎体填充效果。在大多数情况下，如果套管针尖位于椎体中线前 1/3 处，则可通过单侧注射获得此种效果。

七、术中面临的挑战

在手术过程的任何阶段，均可能随时面临技术挑战，包括椎体穿刺路径/装置定位、肿瘤消融或椎体强化。

椎体穿刺路径的挑战问题在于面临患者具有坚硬、硬化骨组织，采用标准骨套管针穿入骨组织非常困难，此类套管针设计仅用于正常密度或略高密度的骨组织。在这些情况下，可使用手动骨钻。然而，骨钻也可能失败，由于坚固硬化骨组织的作用力，骨钻尖端有可能发生断裂。如果断裂钻头完全位于骨组织内，则不需取出；但若断裂钻头作为异物突出于骨组织之外，则有必要取出，以避免对附近软组织和神经结构的机械损伤或由金属异物存留引起的长期并发症。最常用的取出技术是采用一个大口径同轴针，以便于包

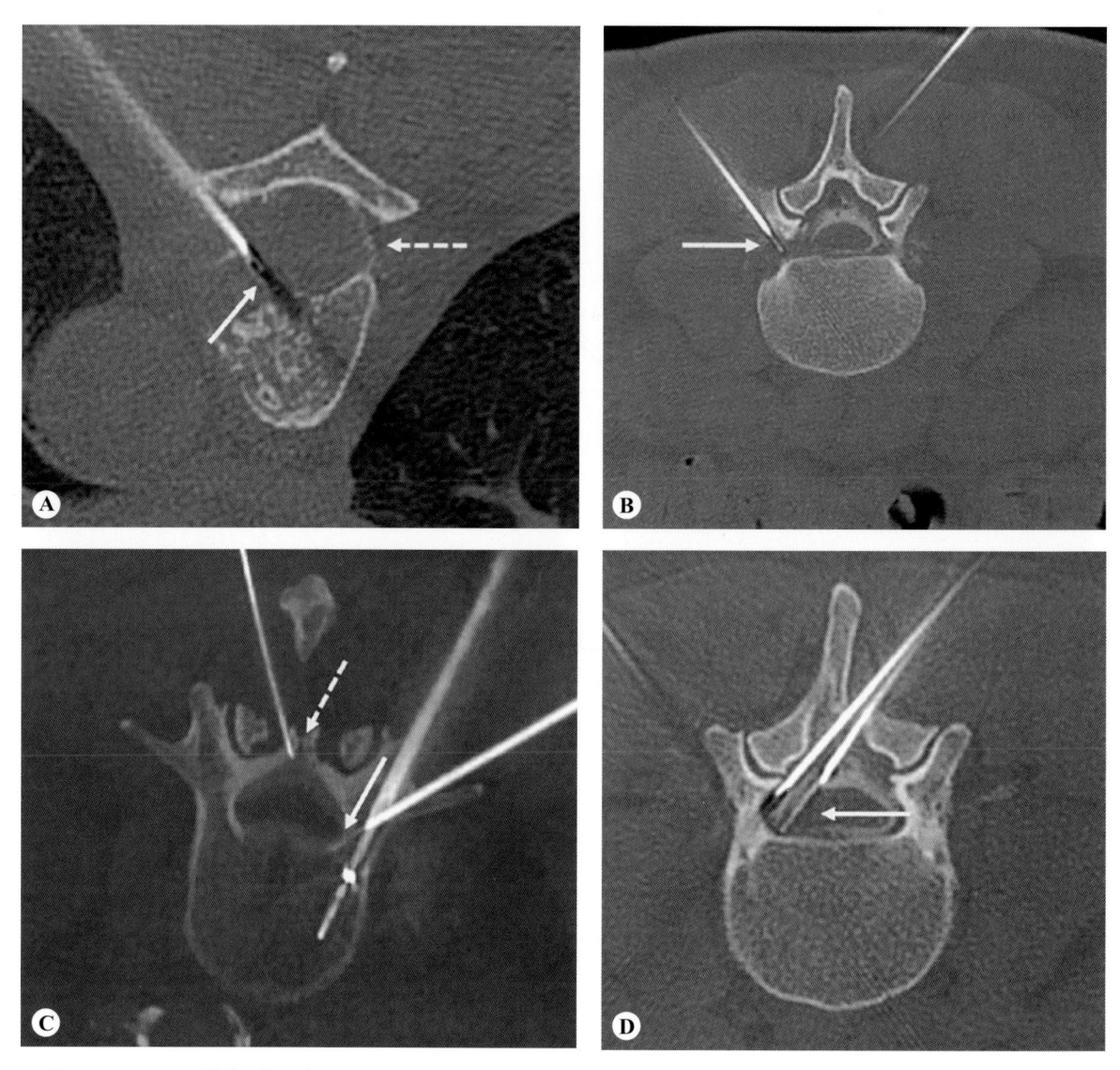

▲ 图 15-19　A. 经椎间孔入路同轴置入温度监测（箭）和前硬膜外间隙水隔断实施装置（虚箭）；B. 椎间孔的温度监测装置（箭）；C. 经骨入路置入于椎体后壁的温度监测装置（箭）和经后椎板间入路置入的水隔断实施装置（虚箭）；D. 经椎板间后入路同轴置入的温度监测装置和硬膜外间隙水隔断实施装置（箭）

含异物的大块骨组织取出[34]。如果该技术失败，突出于椎体外的异物则通常需要外科手术取出。

鉴于冰球具有穿越坚硬的硬化骨界面的能力，对于骨组织过于坚硬而无法穿入的病例，可将探针放置于靶区之外进行冷冻消融，但应注意骨外椎旁入路的相关风险。对于硬化性骨骼病变，激光消融和射频消融的效果并不理想，不建议使用。

硬膜外间隙的水或二氧化碳隔断是保护脊髓的最常用技术；然而，如果患者的靶区域有放射治疗史，则此两种措施的应用可能具有挑战性。因此，应尽可能在放射治疗之前进行消融术。鉴于消融和椎体强化往往总是同期序贯实施，按照前后顺序分步骤实施消融联合椎体强化及放射治疗可有效降低放射治疗后发生椎体塌陷的风险。然而，需要注意的是，放射肿瘤学家倾向于在经皮治疗后避免采用立体定向放射治疗。

在消融过程中，靶肿瘤可发生次优能量吸

收。事实上，血红蛋白在 800nm 左右的波长处有一个能量吸收峰，激光消融常用波长与其完全相同。因而，血管化不良的骨样骨瘤不能吸收激光消融纤维发出的红外光。

另外，肿瘤组织高阻抗可能阻止射频消融期间的有效摩擦加热。在这种情况下，在激活射频消融电极之前，通过同轴套管向靶区注入 0.9% 盐水数滴以增加能量传导。然而，应谨慎进行这种操作，该方法可能产生不可预测的消融区，有可能导致热介导的神经结构损伤。

在椎体强化过程中，应在确定椎体内处于生理温度（即 28～37℃）的情况下，注射 PMMA。事实上，在温度较高的椎体内注射 PMMA，可导致 PMMA 迅速聚合，影响椎体的良好填充。相反，在温度较低的椎体内注射 PMMA，则可导致聚合延迟，增加椎体外 PMMA 外渗的风险。另外，如果使用双侧同轴通路，应在关闭（封闭）对侧套管针的情况下，进行单侧 PMMA 的注射，以避免 PMMA 流失于椎体之外。事实上，虽然 PMMA 是随机分布，但一般仍遵循"小阻力"规则；因此，在对侧套管开放的情况下，PMMA 易流向相应低阻力区域。在 PMMA 分布不理想或单侧分布的情况下，双侧通路的优势体现于通过对侧通路继续进行 PMMA 填充。

八、并发症

医源性神经损伤是最常见的并发症，发生率可高达 20%[9, 15, 35]。幸运的是，这种不良事件通常为短暂性改变，大多仅需要使用大剂量类固醇进行保守治疗。通常情况下，术后神经功能障碍并不明显，并可在几个月内完全恢复[29]。尽管如此，一些热诱导脊髓损伤的病例已有报道[36]。在没有足够的辅助保护措施的情况下，使用过强的消融技术可产生穿过骨皮质的大量热能[14, 36, 37]。医源性损伤 Adamkiewicz 动脉可导致脊髓损伤，尤其是在胸腰段使用左侧椎旁入路的情况下，易于发生（图 15-18）。因此，在必须采取胸腰段左侧椎旁入路的情况下，应针对靶椎体及上下相邻节段的肋间、腰椎动脉，术前进行高分辨 CT 造影检查，或血管造影检查，确定治疗区域是否存在 Adamkiewicz 动脉。此外，可应用钝头同轴针建立工作通道，尤其是在经椎间孔入路进入前硬膜外间隙或穿越椎旁间隙操作中的应用，可降低神经血管结构意外损伤的危险[38]。

50% 以上的病例在椎体强化过程中可能发生 PMMA 外渗，多为无症状性，类似脊柱外骨成形术的情况[39-41]。外渗可分为静脉血管系统外渗或穿越骨皮质的外渗。静脉外渗可能导致骨水泥肺栓塞和少见的心腔内栓子[42]。既往放射治疗、消融或血管栓塞治疗史可降低 PMMA 外渗发生率[39]。一些学者认为 KP 优于 VTP，因为在球囊膨胀预先形成的空腔内填充 PMMA，可降低椎骨外 PMMA 的外渗发生率[43]。

其他可能但罕见的并发症包括无菌性脑膜炎和意外刺穿硬膜囊导致的脑脊液漏。无菌性脑膜炎可采用保守治疗，通常在数周内痊愈。另外，脑脊液漏可能需要硬膜外血贴片治疗。

九、临床随访

对于因疼痛而接受治疗的良性骨肿瘤患者，可在术后 1 个月和 12 个月进行随访[15, 35]。在每次随访中，应综合评估疼痛、脊柱畸形、镇痛药服用剂量。除非需要确定疼痛复发或出现局部并发症，一般不需要专项断层成像检查。类似的方法适用于脊柱疼痛性转移瘤的患者，但是，随访相对频繁，一般在术后 1 个月、3 个月和 6 个月进行随访。根据患者系统性疾病的进展和预计生存期，也可降低随访频次。

对于以局部肿瘤控制为治疗目标的患者，需要进行临床和影像学随访。通常为 MRI（动态对比增强 MRI，包括脂肪抑制 T_1 加权序列）或正电子发射体层成像 /CT（PET-CT），根据对比增强或放射性示踪剂摄取，评估治疗区域的肿瘤坏死状态。如果在治疗区域内部或周围发现此类增强或摄取，尤其呈结节状形态，则提示有局部病变的残留（1 个月随访）或复发（>1 个月随访）。在笔者所在机构中，通过 MRI 评估病变的残留/复发，通常在术后 1 个月和 3～6 个月进行评估。由于肿瘤患者定期（每 3～6 个月）进行对比剂增强的系统性影像学检查，而治疗椎体节段通常包括在此类成像范围之内，因此，并没有系统安排专项影像学随访。影像学检查与临床综合检查同步进行，告知患者检查结果，并评估相关症状。在确定局部病变残留/复发疾病的情况下，应制订新的治疗措施或进一步的多学科病例评估。

十、预期结果

由最新文献分析中获得的治疗结果见表 15-4[15, 19, 35, 44-51]。经皮热消融已被证明能够安全且有效地控制骨样骨瘤和成骨细胞瘤的疼痛。Tsoumakidou 等报道了在 10 年期间应用激光消融成功治疗了 57 例脊柱骨样骨瘤患者（平均年龄 25 岁）的经验[15]。

绝大多数病例使用全身麻醉，在 CT 和透视联合引导下进行治疗，并根据前述公式计算能量沉积 [能量 = 瘤巢大小（mm）×100+200]；以连续功率 2W 输出计算能量。采用多种辅助热保护措施，包括硬膜外间隙二氧化碳隔断、神经根或神经鞘囊水隔断、热电偶温度计和诱发电位。治疗后第 1 个月、第 6 个月、第 12 个月进行临床

表 15-4 根据文献分析的预期结果

研究者	病例	研究方法	治疗模式	结果
Tsoumakidou 等 2016[15]	58 例 OO（筛除 1 例）	单中心回顾性研究	激光消融	• 1 个月疼痛完全缓解：98.2% • 6 个月疼痛完全缓解：94.7% • 并发症：无菌性脑膜炎 1 例；短暂性 L_4 感觉丧失 1 例；脑脊液漏 1 例
Beyer 等 2019[44]	87 例（77 例 OO 和 10 例 OB）	多中心回顾性研究	射频消融	• 89.7%（78/87）临床成功（即 VAS 疼痛评分降低>30% 和患者对治疗结果满意） • 并发症：无严重并发症报告
Arrigoni 等 2018[45]	11 例 OB	单中心回顾性研究	射频消融	• 1 个月疼痛完全缓解：100% • 6 个月疼痛完全缓解：100% • 12 个月疼痛完全缓解：100% • 长期疼痛完全缓解（平均 43.6 个月）：100% • 并发症：无
Cazzato 等 2019[35]	11 例 OB（7 例位于脊柱）	单中心回顾性研究	冷冻消融	• 1 个月疼痛完全缓解：100% • 12 个月疼痛完全缓解：78%（2 例脊柱 OB 患者疼痛复发） • 并发症：上肢永久性感觉障碍 1 例；暂时性右侧 Horner 综合征 1 例
Cazzato 等 2018[19]	11 例疼痛性脊柱恶性肿瘤（病灶 11 个）	单中心回顾性研究	双极射频消融和椎体强化	• 术前平均 VAS 评分 7.8 vs.3.5（平均随访 1.9 个月） • 并发症：死亡 1 例；PMMA 泄漏 1 例

(续表)

研究者	病例	研究方法	治疗模式	结果
Sayed 等 2019[46]	30 例疼痛性脊柱恶性肿瘤（病灶 34 个）	单中心前瞻性研究	双极射频消融和椎体强化	• 术前平均 NRS-11 5.77 vs. 2.61（3 个月随访） • 术前平均 FACT-G7 13.0 vs. 15.11（3 个月随访） • 并发症：无严重并发症报道
Bagla 等 2016[47]	50 例疼痛性脊柱恶性肿瘤（病灶 69 个）	多中心前瞻性研究	双极射频消融和椎体强化	• 术前平均 NRPS 5.9 vs. 2.1（3 个月随访） • 术前 ODI 52.9 vs. 37.0（3 个月随访） • 术前 FACT-G7 10.9 vs. 16.2（3 个月随访） • 术前 FACT-BP 22.6 vs. 38.9（3 个月随访） • 并发症：无
Wallace 等 2015[48]	72 例疼痛性脊柱恶性肿瘤（病灶 110 个）	单中心回顾性研究	双极射频消融和椎体强化	• 术前疼痛评分 8.0 vs. 2.9（1 个月随访） • 并发症：无严重并发症报道
Anchala 等 2014[49]	92 例疼痛性脊柱恶性肿瘤（病灶 128 个）	多中心回顾性研究	双极射频消融和椎体强化	• 术前平均 VAS 评分 7.51 vs. 1.75（平均随访 6 个月） • 并发症：无
Tomasian 等 2016[50]	14 例疼痛性脊柱恶性肿瘤（病灶 31 个）	单中心回顾性研究	冷冻消融	• 术前平均 NRS 8 vs. 3（3 个月随访） • 术前吗啡用量 360 vs. 80（3 个月随访） • 局部肿瘤控制率：96.7%（平均 10 个月随访） • 并发症：一过性术后单侧下肢体神经根病和无力 2 例
Wallace 等 2016[51]	14 例疼痛性脊柱恶性肿瘤（病灶 55 个）	单中心回顾性研究	双极射频消融和椎体强化	• 局部肿瘤控制率：89%（3 个月随访），74%（6 个月随访），70%（12 个月随访） • 并发症：无

OO. 骨样骨瘤；OB. 成骨细胞瘤；VAS. 视觉模拟评分法；PMMA. 聚甲基丙烯酸甲酯；NRS. 数字评分量表；FACT-G7. 癌症患者生命质量测定量表一般量表第 7 版；ODI. Oswestry 功能障碍指数；FACT-BP. 骨痛患者癌症治疗生活质量测量的功能评估测定量表

随访，未安排系统影像学随访。主要临床成功被定义为疼痛完全缓解，日常活动恢复，无须镇痛药。在术后 1 个月随访中，57 例中 56 例（98.2%）获得主要临床成功（1 例 T_{11} 骨样骨瘤在消融治疗后 10 天出现残余痛，术后 2 个月的骨扫描检查证实有病灶残留）。在术后 6 个月随访中，呈现临床和影像学复发 2 例，主要临床成功率为 94.7%（54/57），总复发率为 5.3%（3/57）。所有残留/复发肿瘤均得到再次经皮激光消融的有效治疗。32 例患者在术后 1 年进行了 CT 随访，25 例病灶显示完全骨化，7 例病灶显示部分骨化。并发症包括无菌性自限性脑膜炎综合征 1 例，L_4 骨样骨瘤患者短暂性 L_4 感觉丧失 1 例，意外穿刺硬膜囊发生脑脊液漏 1 例（采用硬膜外补片治疗）。

Beyer 等最近发表了一项欧洲多中心回顾性研究，旨在评估脊柱骨样骨瘤和成骨细胞瘤的射频消融技术成功和长期临床结果[44]。该研究包括接受 CT 引导下射频消融治疗的 87 例患者（77 例骨样骨瘤，10 例成骨细胞瘤）。通过专项临床检查和多参数问卷对长期临床结果进行评估，评估项目包括射频消融治疗的 VAS 疼痛评分变化、日常活动受限状况。89.7%（78/87）患者取得临床成功（即 VAS 疼痛评分降低＞30% 和患者对治疗效果满意），无严重并发症。该项研究结果与另外的单中心射频消融治疗骨样骨瘤临床疗效相似[52, 53]。

射频消融也被用于治疗脊柱成骨细胞瘤。在一个专项系列研究中，Arrigoni 等评估了采用联合镇静和局部麻醉，在 CT 引导下射频消融治疗脊柱成骨细胞瘤的临床效果[45]。该研究纳入 11 例疼痛性脊柱成骨细胞瘤的患者（平均年龄 26 岁），成骨细胞瘤的大小在 1.5～2.5cm。主要临床结果定义为术后疼痛缓解（VAS 平均评分），无需镇痛药。临床随访时间为术后 1 周、6 个月和 12 个月。应用断层成像评估治疗区域。在术后 1 周，所有患者（100%）均具有良好反应，疼痛完全缓解（VAS 平均值为 0.3 分；范围为 0～1 分）。在术后随访 6 个月和 12 个月以及长期（平均 43.6 个月）中，VAS 平均值为 0 分。在随访 6 个月和 12 个月中，所有患者的病灶均发生骨化，3 例的病灶在术后 48～60 个月完全修复。此外，在随访 6 个月的首次 MRI 复查中，8 例（72%）的病灶水肿减轻，对比剂增强消失。所有患者无并发症发生。

Cazzato 等报道了采用冷冻消融治疗成骨细胞瘤的临床效果[35]。包括 10 例患者（中位年龄 21 岁），共有 10 个肿瘤，7 个位于脊柱。在 1 个月和 12 个月的术后随访中，主要临床成功（即疼痛缓解、恢复日常活动和无需镇痛药）分别为 100% 和 78%，其中 2 例脊柱成骨细胞瘤患者出现复发性疼痛。2 例发生并发症，均为脊柱病例（1 例永久性手臂感觉障碍，1 例短暂性右侧 Horner 综合征）。断层成像消融区域的演变与 Arrigoni 等所描述的相似[45]。

关于骨巨细胞瘤和动脉样骨囊肿，数据很少且不一致，大多数为经皮消融治疗的个案报道[54]。越来越多的证据表明，介入放射学（主要以经动脉栓塞的形式）和新的化学治疗药正在显著改变此类罕见骨肿瘤的治疗模式[55]。然而，需要进一步的前瞻性多中心研究来证实这些初步数据。

通过热消融和椎体强化术的联合应用，疼痛性脊柱转移瘤患者的疼痛得到了有效缓解。在此亚类别的经验中，大多数经验来自双极射频消融治疗，其疼痛评分为基线的 5.77～8/10 到 1～3 个月术后随访的 2.1～3.5/10[19, 46-49]。尽管如此，Tomasian 等报道了采用冷冻消融治疗在脊柱肿瘤疼痛控制方面的作用[50]。有趣的是，在该项研究中，包括 31 例来自不同原发灶的脊柱肿瘤（肺癌、结直肠癌、乳腺癌、滤泡状甲状腺癌、头颈鳞状细胞癌、胰腺癌和上皮样血管内皮瘤），在中位 10 个月的随访中，96.7%（30/31）的病例实现了局部肿瘤控制。2 例术后出现短暂的单侧下肢神经根病和无力。该团队还回顾性审查了他们的肿瘤消融数据库，确定所有接受射频消融和椎体强化术治疗脊柱转移瘤的患者，治疗靶节段未进行额外的放射治疗。总体而言，在 3 个月、6 个月和 12 个月的随访中，对所纳入的 55 个肿瘤影像学随访显示分别有 89%（41/46）、74%（26/35）和 70%（21/30）的肿瘤得到了有效局部控制。93%（51/55）的病例进行了临床随访，中位临床随访时间为 34 周，无并发症报道。

参考文献

[1] Gangi A, Buy X. Percutaneous bone tumor management. Semin Interv Radiol. 2010;27(2):124-36.

[2] Gangi A, Tsoumakidou G, Buy X, Quoix E. Quality improvement guidelines for bone tumour management. Cardiovasc Intervent Radiol. 2010;33(4):706-13.

[3] Koch G, Cazzato RL, Gilkison A, Caudrelier J, Garnon J, Gangi A. Percutaneous treatments of benign bone tumors. Semin Interv Radiol. 2018;35(4):324-32.

[4] Campos M, Urrutia J, Zamora T, Román J, Canessa V, Borghero Y, et al. The Spine Instability Neoplastic Score: an

independent reliability and reproducibility analysis. Spine J. 2014;14(8):1466-9.

[5] Cazzato RL, Buy X, Grasso RF, Luppi G, Faiella E, Quattrocchi CC, et al. Interventional Radiologist's perspective on the management of bone metastatic disease. Eur J Surg Oncol. 2015;41(8):967-74.

[6] Tsoumakidou G, Koch G, Caudrelier J, Garnon J, Cazzato RL, Edalat F, et al. Image-guided spinal ablation: a review. Cardiovasc Intervent Radiol. 2016;39(9):1229-38.

[7] Cazzato RL, Arrigoni F, Boatta E, Bruno F, Chiang JB, Garnon J, et al. Percutaneous management of bone metastases: state of the art, interventional strategies and joint position statement of the Italian College of MSK Radiology (ICoMSKR) and the Italian College of Interventional Radiology (ICIR). Radiol Med. 2019;124(1):34-49.

[8] Molloy S, Lai M, Pratt G, Ramasamy K, Wilson D, Quraishi N, et al. Optimizing the management of patients with spinal myeloma disease. Br J Haematol. 2015;171(3):332-43.

[9] Cazzato RL, Garnon J, Caudrelier J, Rao PP, Koch G, Gangi A. Percutaneous radiofrequency ablation of painful spinal metastasis: a systematic literature assessment of analgesia and safety. Int J Hyperth. 2018;34(8):1-10.

[10] Di Staso M, Zugaro L, Gravina GL, Bonfili P, Marampon F, Di Nicola L, et al. A feasibility study of percutaneous radiofrequency ablation followed by radiotherapy in the management of painful osteolytic bone metastases. Eur Radiol. 2011;21(9):2004-10.

[11] Di Staso M, Gravina GL, Zugaro L, Bonfili P, Gregori L, Franzese P, et al. Treatment of solitary painful osseous metastases with radiotherapy, cryoablation or combined therapy: propensity matching analysis in 175 patients. PLoS One. 2015;10(6):e0129021.

[12] Rosenthal DI, Marota JJA, Hornicek FJ. Osteoid osteoma: elevation of cardiac and respiratory rates at biopsy needle entry into tumor in 10 patients. Radiology. 2003;226(1):125-8.

[13] Thacker PG, Callstrom MR, Curry TB, Mandrekar JN, Atwell TD, Goetz MP, et al. Palliation of painful metastatic disease involving bone with imaging-guided treatment: comparison of patients' immediate response to radiofrequency ablation and cryoablation. AJR Am J Roentgenol. 2011;197(2):510-5.

[14] Wallace AN, Hillen TJ, Friedman MV, Zohny ZS, Stephens BH, Greco SC, et al. Percutaneous spinal ablation in a sheep model: protective capacity of an intact cortex, correlation of ablation parameters with ablation zone size, and correlation of postablation MRI and pathologic findings. AJNR Am J Neuroradiol. 2017;38(8):1653-9.

[15] Tsoumakidou G, Thénint MA, Garnon J, Buy X, Steib JP, Gangi A. Percutaneous image-guided laser photocoagulation of spinal osteoid osteoma: a single-institutio series. Radiology. 2016;278(3):936-43.

[16] Gangi A, Alizadeh H, Wong L, Buy X, Dietemann JL, Roy C. Osteoid osteoma: percutaneous laser ablation and follow-up in 114 patients. Radiology. 2007;242(1):293-301.

[17] Gangi A, Gasser B, De Unamuno S, Fogarrassy E, Fuchs C, Siffert P, et al. New trends in interstitial laser photocoagulation of bones. Semin Musculoskelet Radiol. 1997;1(2):331-8.

[18] Rossi S, Fornari F, Pathies C, Buscarini L. Thermal lesions induced by 480 KHz localized current field in guinea pig and pig liver. Tumori. 1990;76(1):54-7.

[19] Cazzato RL, Garnon J, Caudrelier J, Rao PP, Koch G, Gangi A. Low-power bipolar radiofrequency ablation and vertebral augmentation for the palliative treatment of spinal malignancies. Int J Hyperth. 2018;34(8):1-7.

[20] Hillen TJ, Anchala P, Friedman MV, Jennings JW. Treatment of metastatic posterior vertebral body osseous tumors by using a targeted bipolar radiofrequency ablation device: technical note. Radiology. 2014;273(1):261-7.

[21] Ahmed M, Brace CL, Lee FT Jr, Goldberg SN. Principles of and advances in percutaneous ablation. Radiology. 2011;258(2):351-69.

[22] Cazzato RL, Garnon J, Ramamurthy N, Koch G, Tsoumakidou G, Caudrelier J, et al. Percutaneous image-guided cryoablation: current applications and results in the oncologic field. Med Oncol. 2016;33(12):140.

[23] Lecigne R, Garnon J, Cazzato RL, Auloge P, Dalili D, Koch G, Gangi A. Transforaminal insertion of a thermocouple on the posterior vertebral wall combined with hydrodissection during lumbar spinal radiofrequency ablation. AJNR Am J Neuroradiol. 2019;40(10):1786-90.

[24] Park JW, Nam HS, Cho SK, Jung HJ, Lee BJ, Park Y. Kambin's triangle approach of lumbar transforaminal epidural injection with spinal stenosis. Ann Rehabil Med. 2011;35(6):833-43.

[25] Tsoumakidou G, Garnon J, Ramamurthy N, Buy X, Gangi A. Interest of electrostimulation of peripheral motor nerves during percutaneous thermal ablation. Cardiovasc Intervent Radiol. 2013;36(6):1624-8.

[26] Toleikis JR, American Society of Neurophysiological Monitoring. Intraoperative monitoring using somatosensory evoked potentials. A position statement by the American Society of Neurophysiological Monitoring. J Clin Monit Comput. 2005;19(3):241-58.

[27] Macdonald DB, Skinner S, Shils J, Yingling C, American Society of Neurophysiological Monitoring. Intraoperative motor evoked potential monitoring-a position statement by the American Society of Neurophysiological Monitoring. Clin Neurophysiol. 2013;124(12):2291-316.

[28] Cornelis FH, Joly Q, Nouri-Neuville M, Ben-Ammar M, Kastler B, Kastler A, et al. Innovative spine implants for improved augmentation and stability in neoplastic vertebral compression fracture. Medicina (Kaunas). 2019;55(8):426.

[29] Auloge P, Cazzato RL, Rousseau C, Caudrelier J, Koch G, Rao P, et al. Complications of percutaneous bone tumor cryoablation: a 10-year experience. Radiology. 2019;291(2):521-8.

[30] Sprave T, Verma V, Förster R, Schlampp I, Hees K, Bruckner T, et al. Local response and pathologic fractures

following stereotactic body radiotherapy versus three-dimensional conformal radiotherapy for spinal metastases - a randomized controlled trial. BMC Cancer. 2018;18(1):859.

[31] Faruqi S, Tseng CL, Whyne C, Alghamdi M, Wilson J, Myrehaug S, et al. Vertebral compression fracture after spine stereotactic body radiation therapy: a review of the pathophysiology and risk factors. Neurosurgery. 2018;83(3):314-22.

[32] Health Quality Ontario. Vertebral augmentation involving vertebroplasty or kyphoplasty for cancer-related vertebral compression fractures: a systematic review. Ont Health Technol Assess Ser. 2016;16(11):1-202.

[33] Charles YP, Barbe B, Beaujeux R, Boujan F, Steib JP. Relevance of the anatomical location of the Adamkiewicz artery in spine surgery. Surg Radiol Anat. 2011;33(1):3-9.

[34] Cazzato RL, Garnon J, Ramamurthy N, Tsoumakidou G, Caudrelier J, Thénint MA, et al. Percutaneous management of accidentally retained foreign bodies during image-guided non-vascular procedures: novel technique using a large-bore biopsy system. Cardiovasc Intervent Radiol. 2016;39(7):1050-6.

[35] Cazzato RL, Auloge P, Dalili D, De Marini P, Di Marco A, Garnon J, Gangi A. Percutaneous image-guided cryoablation of osteoblastoma. AJR Am J Roentgenol. 2019;213(5):1157-62.

[36] Westbroek EM, Goodwin ML, Hui F, Khan MA, Sciubba DM. Thermal injury to spinal cord, a rare complication of percutaneous microwave spine tumor ablation: case report. J Clin Neurosci. 2019;64:50-4.

[37] Tan LA, Deutsch H. Thermal injury of thoracic spinal cord after percutaneous cryoablation of spinal tumor-When needles are more dangerous than the knife. Br J Neurosurg. 2015;29(3):443.

[38] Cazzato RL, Garnon J, Shaygi B, Caudrelier J, Bauones S, Tsoumakidou G, et al. Performance of a new blunt-tip coaxial needle for percutaneous biopsy and drainage of "hard-to-reach" targets. Cardiovasc Intervent Radiol. 2017;40(9):1431-9.

[39] Corcos G, Dbjay J, Mastier C, Leon S, Auperin A, De Baere T, et al. Cement leakage in percutaneous vertebroplasty for spinal metastases: a retrospective evaluation of incidence and risk factors. Spine. 2014;39(5):E332-8.

[40] Greenwood TJ, Wallace A, Friedman MV, Hillen TJ, Robinson CG, Jennings JW. Combined ablation and radiation therapy of spinal metastases: a novel multimodality treatment approach. Pain Physician. 2015;18(6):573-81.

[41] Cazzato RL, Buy X, Eker O, Fabre T, Palussiere J. Percutaneous long bone cementoplasty of the limbs: experience with fifty-one non-surgical patients. Eur Radiol. 2014;24(12):3059-68.

[42] Fadili Hassani S, Cormier E, Shotar E, Drir M, Spano J-P, Morardet L, et al. Intracardiac cement embolism during percutaneous vertebroplasty: incidence, risk factors and clinical management. Eur Radiol. 2019;29(2):663-73.

[43] Sørensen ST, Kirkegaard AO, Carreon L, Rousing R, Andersen MØ. Vertebroplasty or kyphoplasty as palliative treatment for cancer-related vertebral compression fractures: a systematic review. Spine J. 2019;19(6):1067-75.

[44] Beyer T, van Rijswijk CSP, Villagrán JM, Rehnitz C, Muto M, von Falck C, et al. European multicentre study on technical success and long-term clinical outcome of radiofrequency ablation for the treatment of spinal osteoid osteomas and osteoblastomas. Neuroradiology. 2019;61(8):935-42.

[45] Arrigoni F, Barile A, Zugaro L, Fascetti E, Zappia M, Brunese L, et al. CT-guided radiofrequency ablation of spinal osteoblastoma: treatment and long-term follow-up. Int J Hyperth. 2018;34(3):321-7.

[46] Sayed D, Jacobs D, Sowder T, Haines D, Orr W. Spinal radiofrequency ablation combined with cement augmentation for painful spinal vertebral metastasis: a single-center prospective study. Pain Physician. 2019;22(5):E441-9.

[47] Bagla S, Sayed D, Smirniotopoulos J, Brower J, Neal Rutledge J, Dick B, et al. Multicenter prospective clinical series evaluating radiofrequency ablation in the treatment of painful spine metastases. Cardiovasc Intervent Radiol. 2016;39(9):1289-97.

[48] Wallace AN, Greenwood TJ, Jennings JW. Radiofrequency ablation and vertebral augmentation for palliation of painful spinal metastases. J Neuro-Oncol. 2015;124(1):111-8.

[49] Anchala PR, Irving WD, Hillen TJ, Friedman MV, Georgy BA, Coldwell DM, et al. Treatment of metastatic spinal lesions with a navigational bipolar radiofrequency ablation device: a multicenter retrospective study. Pain Physician. 2014;17(4):317-27.

[50] Tomasian A, Wallace A, Northrup B, Hillen TJ, Jennings JW. Spine cryoablation: pain palliation and local tumor control for vertebral metastases. AJNR Am J Neuroradiol. 2016;37(1):189-95.

[51] Wallace AN, Tomasian A, Vaswani D, Vyhmeister R, Chang RO, Jennings JW. Radiographic local control of spinal metastases with percutaneous radiofrequency ablation and vertebral augmentation. AJNR Am J Neuroradiol. 2016;37(4):759-65.

[52] Albisinni U, Facchini G, Spinnato P, Gasbarrini A, Bazzocchi A. Spinal osteoid osteoma: efficacy and safety of radiofrequency ablation. Skelet Radiol. 2017;46(8):1087-94.

[53] Vanderschueren GM, Obermann WR, Dijkstra SPD, Taminiau AHM, Bloem JL, van Erkel AR. Radiofrequency ablation of spinal osteoid osteoma: clinical outcome. Spine. 2009;34(9):901-4.

[54] Tsoumakidou G, Too CW, Garnon J, Steib J-P, Gangi A. Treatment of a spinal aneurysmal bone cyst using combined image-guided cryoablation and cementoplasty. Skelet Radiol. 2015;44(2):285-9.

[55] Charest-Morin R, Boriani S, Fisher CG, Patel SR, Kawahara N, Mendel E, et al. Benign tumors of the spine: has new chemotherapy and interventional radiology changed the treatment paradigm? Spine. 2016;41(Suppl 20):S178-85.

第 16 章 立体定向放射外科在脊柱转移性肿瘤中的应用

Stereotactic Radiosurgery for Vertebral Metastases

Anupam Rishi　Kamran A. Ahmed　Daniel E. Oliver　著

一、概述和流行病学

骨骼是仅次于肺和肝脏的第三大最常见转移的部位，而脊柱是最常见的骨骼转移部位。据估计，有超过 40% 的癌症患者在其疾病过程中可发生脊柱转移[1]。随着生存期的延长和更有效的全身系统治疗方法出现，发病率也在逐年增加。脊柱转移的临床表现具有多样性，从影像学检查发现的无症状病变到伴有夜间加重的进行性轴性疼痛、压缩性骨折和神经系统症状（从神经根病到脊髓受压）等。随着新的靶向和免疫治疗药的使用，以及高敏感的诊断成像导致了脊柱转移发生率的增加；在绝大多数情况下，所发现的脊柱转移瘤是孤立转移或寡转移。因此，脊柱转移瘤以往被认为是一种仅限于姑息治疗的晚期疾病，如今则有了新的治疗方案，特别是寡转移的状况。然而，不断发展的治疗模式必须考虑疾病表现的各个方面，如神经系统状态、疼痛、位置、稳定性和疾病的全身系统转移。脊柱转移的治疗方法属于多学科范畴，目前已有多种预后评分系统和基本准则，以利于更好地制订治疗方案。

二、解剖与历史沿革

大多数脊柱转移为硬膜外转移（>90%），而硬膜内转移和髓内转移发生率分别为 5% 和 <1%[2]。椎体的后半部分由于血运丰富是最常见的受累部位，其次是椎体前部、椎板和椎弓根[3]。由于脊髓的邻近性和耐受性，采用姑息性剂量的常规外射束放射治疗一直是主要的治疗方法。目前已有从每次 8Gy 到 5~20 次 20~40Gy 的各种常规放射治疗剂量分割方案；所有方案在很大程度上都显示出类似的姑息效果，尽管短期分割方案的再治疗效率更高[4-7]。随着新的影像引导技术和精确立体定向体部放射治疗（stereotactic body radiotherapy，SBRT），又称为立体定向消融放射治疗（stereotactic ablative radiotherapy，SABR）、立体定向放射外科（stereotactic radiosurgery，SRS）等精确放射治疗技术的出现，目前可采用消融剂量治疗脊柱转移瘤，实现理想的局部控制。

三、脊柱转移瘤的治疗方法

脊柱转移瘤的多学科治疗团队应包括神经外科、神经放射学、支持治疗、肿瘤内科和放射肿瘤学等专家。治疗方案涵盖局部治疗，如手术和放射治疗，以及全身系统治疗和疼痛管理。对于有脊髓或神经根压迫相关神经症状患者，通常首选手术进行即时减压。各种外科技术的讨论不属本章的范围。放射治疗的使用包括从单纯姑息治疗到更具有肿瘤损毁性的立体定向放射外科。

四、影像学评估

磁共振成像（magnetic resonance imaging，MRI）是诊断脊柱转移的首选方法，其与计算机断层扫描（computed tomography，CT）相比，MRI 在评估皮质破坏、骨髓浸润、硬膜外侵及和脊髓/神经根受累方面具有更高的敏感性和特异性[8, 9]。硬膜外疾病严重程度的评估对于确定最佳治疗方案至关重要。Bilsky 等提出了一种基于 MRI 的硬膜外脊髓压迫（epidural spinal cord compression，ESCC）6 级量表，已得到临床验证，并在脊柱肿瘤学界得到广泛应用[10]。ESCC 量表包括 6 个等级：0 级表示病灶局限于骨组织；1 级为硬膜外侵犯（1a 级：硬膜外受累无硬膜囊变形；1b 级：硬膜囊变形未接触脊髓；1c 级：硬膜囊变形接触脊髓但无压迫）；2 级为压迫脊髓仍可见脑脊液信号；3 级为压迫脊髓脑脊液信号中断。在无力学不稳定的情况下，对于低级别 ESCC 患者，如 0 级（仅骨骼受累）和 1 级（无脊髓压迫的硬膜外受侵），可采用 SRS/SBRT 治疗，而高级别脊髓压迫的患者则需手术减压和术后放射治疗[11]。

五、寡转移性病灶

寡转移是指一类患者处于有限的转移性疾病状态，通常<5 个转移灶，表示癌症介于局限性病灶与广泛转移性之间的过渡阶段[12]。寡转移性疾病的患者可能受益于积极的局部治疗，从而提高无进展生存期，并可能具有总体生存期优势。SABR-COMET 试验是最近一项具有里程碑意义的多中心 II 期研究，该研究将 99 例寡转移性癌症患者（1~5 个病变）随机分配到单纯标准姑息治疗组（33 例）和 SABR+ 标准姑息治疗组（66 例）。研究结果显示 SABR 组与总生存期（41 个月 vs 28 个月；P=0.09）和无进展生存期（12 个月 vs 6 个月；P=0.0012）的提高相关[13]。改善此类患者预后的关键因素之一应用先进的成像技术（MRI、PET）和发展癌症特异性成像策略（如前列腺特异性膜抗原 PET 成像模式），以利于准确识别寡转移性疾病。

六、脊柱转移瘤与立体定向放射外科

立体定向放射外科（SRS）能够以极高精确度、适形性和准确性提供高能消融辐射剂量。脊柱的 SRS 是通过精准影像引导系统完成，避免了脊髓和马尾的损伤；影像引导脊柱 SRS（1 次分割）及使用 2~5 次分割的 SBRT 具有放射生物学优势，可提供高的生物效应剂量（biological effective dose，BED），以最小的放射不良反应提供持久的局部肿瘤控制率和疼痛缓解率。基于线性二次模型计算，SRS 单次照射 16~24Gy 的生物效应剂量高达 37.5~81.6Gy$_{10}$；在 SBRT 三次照射 24~27G 的生物效应剂量高达 43.2~51.3Gy$_{10}$，而常规外射束放射治疗

（external-beam radiotherapy，EBRT）的生物效应剂量为 14.4~39Gy$_{10}$（单次照射 8Gy 至 10 次照射 30Gy）。生物效应剂量的增加通过直接（DNA 损伤）和间接机制，以及尚不清楚的血管环境和免疫微环境变化共同导致高辐射诱导的细胞死亡。越来越多的证据表明，SRS 对于脊柱非塌陷性病变的临床效果较佳，并独立于组织学，边际损失剂量较低[14-16]。对于稳定性脊柱转移患者，特别是对具有放射耐受性组织学的寡转移性患者，SRS 的应用具有越来越大的倾向性。

（一）脊柱 SRS 的患者选择

SBRT 是基于多专业知识密集集成的治疗模式，临床应用成本高，具有高辐射剂量的潜在风险。为避免对无临床获益的患者进行不必要的治疗，仔细筛选治疗患者至关重要，因此，有助于确定何类患者能够具有脊柱 SRS 最佳临床获益的预后分级系统是一项重要临床工具。Chao 等应用递归分割分析（recursive partitioning analysis，RPA）对 174 例患者进行分级研究，所得研究结果与最近一项对 444 例患者的分级研究结果相似。研究者对患者进行 RPA 分级，RPA1 级为远期生活质量评估（Karnofsky performance scale，KPS）评分＞70，全身系统性疾病得到控制；RPA2 级为介于 1 级和 3 级之间的患者；RPA3 级为 KPS 评分≤70，年龄＜54 岁，或 KPS 评分≤70，年龄≥54 岁，并有内脏转移的患者。上述研究的结果显示 RPA1 级、2 级、3 级患者的中位总生存期分别为 26.7 个月、13.4 个月和 4.5 个月[17, 18]。对于预期生存期为 11 个月的患者，脊柱 SBRT/SRS 的成本效益最佳，因此，研究者建议将脊柱 SRS 限制治疗于 RPA1 级和某些 RPA2 级患者[19]。如上所述，低级别 ESCC（如 Bilsky 6 级量表的 0~1 级）且无力学不稳定的患者应考虑脊柱 SBRT 而非手术治疗[10]。

目前已有多个治疗策略评估系统在临床应用，为放射肿瘤学和脊柱外科医师提供关键原则和指导意见，以助于最佳治疗方案的确定，如基于神经病学、肿瘤学、生物力学、全身系统情况四个方面的治疗策略评估系统（neurological, oncological, mechanical instability, and systemic framework, 4-point NOMS），以及基于病变脊柱位置、力学不稳定性、神经学、肿瘤学、患者预后和对既往治疗反应性等状况的治疗策略评估系统（location of disease in the spine, mechanical instability, neurology, oncology, and patient finess, prognosis, and response to prior therapy, LMNOP）[20, 21]。国际脊柱肿瘤联盟同样基于多学科协作理念，从力学、神经功能、肿瘤学特征及建议治疗方案等方面提出了一种相似治疗策略评估系统（mechanical, neurological, oncological, preferred treatment, MNOP），利用类似的原则指导脊柱转移瘤的治疗[22]。

（二）组织学

在一项纳入 15 367 例转移性脊髓压迫患者的大型人群研究中，常见的组织学类型是肺癌（25%）、前列腺癌（16%）和多发性骨髓瘤（11%）[23]。SBRT 在具有放射耐受性组织学类型（肾细胞癌、黑色素瘤和肉瘤）中具有更大的放射生物学优势。据报道，其在肾细胞癌中的 1 年局部控制率超过 80%[24, 25]。然而，对于高度放射敏感的组织学类型（血液系统恶性肿瘤或小细胞肺癌），常规放射治疗可达到类似效果。

七、脊柱立体定向放射外科/立体定向体部放射治疗的临床应用

（一）对无放射治疗史患者的初始治疗

图 16-1 中，脊柱 SRS 是治疗寡转移性病变

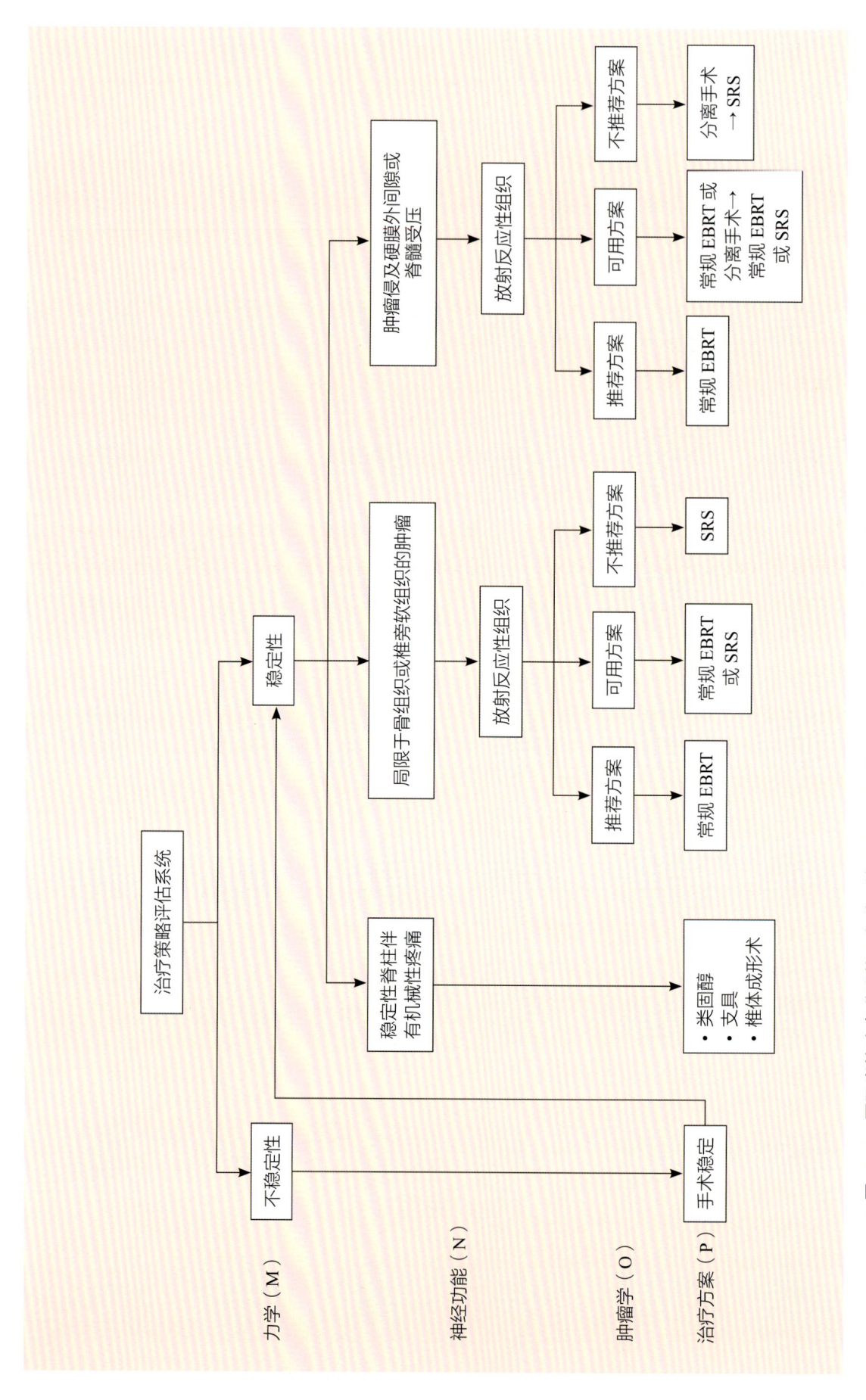

▲ 图 16-1 国际脊柱肿瘤联盟基于力学、神经功能、肿瘤学特征及推荐治疗方案等方面提出的脊柱转移治疗策略评估系统（MNOP）

EBRT. 外射束放射治疗；SRS. 立体定向放射治疗（经 Elsevier 许可，引自 Spratt et al.[22]）

或症状性放射耐受性病变的有效方式。各种研究报道，对于无放射治疗史的脊柱转移患者，SRS/SBRT治疗所获得的肿瘤和（或）疼痛的理想控制率达到80%～100%。肿瘤/疼痛控制的中位时间为6.5～13.3个月[14,26-29]。

（二）术后SBRT

对于高级别ESCC和（或）力学不稳定性患者，需要进行前期手术治疗。手术目的主要是稳定脊柱和减少肿瘤体积，但可导致局部肿瘤的高复发率（>60%），而对于局部的肿瘤复发，手术治疗效果有限，因此，术后应给予放射治疗[30]。尽管术后放射治疗以往多采用常规EBRT方式，其病变控制率为60%，但基于SBRT具有耐受性良好和病灶控制理想（81%～94.4%）的优势，术后该方式的应用在逐渐增加[31,32]。脊柱SRS和手术之间的间隔时间应至少为1周，以减少手术切口并发症[33-35]。SRS/SBRT具有良好的皮肤的保护效果，术后SBRT可较常规术后EBRT更早开始。

由于局部肿瘤覆盖邻近脊髓，肿瘤照射野受限，导致脊柱SRS在高级别硬膜外间隙病变中的应用面临挑战性。此类病例可能导致脊柱SRS/SBRT后的边缘损伤，最常发生于硬膜外间隙内。Moulding等基于一项初步研究而首次提出的微创"分离手术（separation surgery）"模式，现已成为一种治疗策略，该策略是在术后立体定向体部放射治疗（SBRT）之前，采用微创后外侧入路选择性切除硬膜外部分肿瘤，并进行后路节段内固定。切除余留的肿瘤再采用脊柱SRS治疗[36]。在一项纳入186例采用分离手术联合术后SRS/SBRT治疗患者的研究中，Laufer等报道局部肿瘤的1年复发率为9.5%～16.4%（每次24Gy的单次高剂量组复发率为6.3%～9%），不良反应小，无脊髓病发生[31]。（译者注：分离手术是指经椎弓根入路将压迫脊髓的瘤体与硬膜分离开>2mm的手术，包括脊髓的环周减压和后路内固定维持。）

（三）SBRT的再程放射治疗

脊柱转移瘤放射治疗后的局部复发是一个具有挑战性的临床问题。数项试验结果显示，在初始治疗的3～6个月，约20%的患者由于初始常规EBRT方案治疗效果不佳需再次治疗[37]。鉴于面临放射性脊髓病的风险，对于脊柱转移瘤的常规再次放射治疗仅限于姑息性治疗、手术减压或低剂量常规EBRT。根据加拿大临床试验组（Canadian Clinical Trials Group）的研究报告，对于既往有常规放射治疗史的疼痛性骨转移瘤患者，经单次8Gy或5～8次20Gy的再次放射治疗，总体疼痛缓解率约为30%，疼痛完全缓解率为8%[38]。脊柱SBRT提供了一种安全有效的非侵入性姑息性方法，数项研究报告称，使用SBRT对脊柱转移瘤放射治疗的疼痛缓解率为65%～81%，1年的局部肿瘤控制率为66%～93%[39-46]。

（四）治疗

1. 模拟和固定

患者必须处于稳定仰卧位，以实现模拟到治疗的高度重复性。可以使用各种硬性患者体位固定系统，包括真空负压垫、乳腺石膏托架（alpha cradle）或由环绕患者三面的大的硬性垫枕而构成的立体体位固定框架（与患者的外部轮廓匹配）。此外，颈椎或颈胸连接区域应使用头颈部硬性固定罩进行体位固定。脊柱放射外科/SBRT的成像传输系统之间的坐标系统应精确对齐。

CT模拟定位数据应在机架为0°的轴向扫描条件下进行采集，推荐层厚1～2mm。基于CT的模拟计划是靶区勾画和治疗规划的主要影像平台，建议静脉注射对比剂，以利于区分肿瘤和邻近的正常组织。CT成像应与近期的脊柱MRI进行图像融合，此类影像数据获取的最佳时间为治疗前的 2 周内。

2. 靶区和脊髓外形/轮廓

将 MRI（增强 T_1WI 和 T_2WI）和 CT 模拟定位数据进行图像配准，勾画肿瘤软组织成分和脊髓。建议但不强制要求磁共振成像体位与 CT 模拟体位相同。需要指出的是，不同体位获取的 CT 模拟定位和 MRI 影像可导致脊柱曲率不能完全对齐，在该情况下应特别注意脊柱的治疗靶区的图像配准。增强 T_1WI 有助于识别脊柱旁或骨外病变，T_2WI 有助于显示脊髓。手术金属内置物可在术后影像检查中产生伪影，影响脊髓成像，通常建议 CT 脊髓造影，以利于观察病变侵及脊髓的状况。

（五）美国肿瘤放射治疗协作组织 0631 和国际脊柱放射外科联盟的共识指南[47,48]

1. 肿瘤区

肿瘤区（gross target volume，GTV）是指使用所有可用临床信息和影像学检查（包括 MRI、CT、脊髓造影、平片和 PET-CT 等功能成像）所显示肿瘤密集存在的完整区域，并包括硬膜外和椎管旁的部分。

2. 放射外科靶区或临床靶区

临床靶区（clinical target volume，CTV）包括邻近 GTV 的疑似微小浸润的异常骨髓信号及邻近的生理性骨髓区域。邻近的生理性骨髓区域可能存在亚临床病变，并可能成为局部复发的病灶。如果脊髓和硬膜外病变边缘之间存在≥3mm 的间隙，则硬膜外病变应包含于靶区之中。最大径≤5cm 的椎旁肿块也应包含于靶区之中。国际脊柱放射外科联盟（International Spine Radiosurgery Consortium）根据专家对 10 例转移性脊柱放射外科常见病进行靶区和关键正常结构勾画的意见，发布了靶区勾画具体细节的共识、建议和指南[48]。

对于仅限于骨组织内的病变，在 GTV 之外无须 CTV 的骨组织外拓展（特别是硬膜外或椎管旁软组织间隙）。然而，对于术后 SRS/SBRT，术后复发高危区域应纳入 CTV。一个国际专家组为术后脊柱 SBRT 的病变体积勾画制订了共识指南[49]。

只有在椎体、双侧椎弓根/椎板和棘突均被累及，或者在转移性病变几乎圆周性侵及硬膜外腔的情况下，方可使用环绕脊髓的环形或"甜甜圈形"CTV。

3. 计划靶区

放射外科并不假定设置错误。然而，基于放射外科系统，计划靶区（planning target volume，PTV）的 0~2mm 的边缘可用于考虑设置误差、图像融合误差、轮廓不确定性、潜在的位移和与影像引导放射治疗（image-guided radiotherapy，IGRT）系统相关机械误差，以实现适当剂量的靶区覆盖。脊髓区域边缘应减少至 0~1mm，以限制脊髓的照射剂量。根据 SRS 国际联盟的规定，PTV 可以调整，使其既不与脊髓或马尾神经重叠，又包含整个 GTV 和 CTV[48]。只要不小于 90% 的靶区可接受规定的放射外科剂量，脊柱 SRS 治疗计划即被认为是可以接受的。

图 16-2 显示了美国肿瘤放射治疗协作组织（Radiation Therapy Oncology Group，RTOG）0631 中的 SRS 靶区范例，即来自常规 EBRT 与 SBRT 治疗脊柱有 1~3 个转移瘤患者的Ⅲ期随机对照试验的范例[47]。黑色实心区域表示影像学显示的肿瘤。大多数脊柱转移瘤累及椎体，并在 MRI 或 CT 扫描表现为大体积肿瘤（图 16-2A），属最常见的脊柱转移类型。放射外科的靶区包括受累的椎体和两个椎弓根（红实线）。转移性病变累及范围可能更为广泛，累及椎弓根（图 16-2B），由此靶区可以更大（图 16-2B 的虚线）或包括脊柱的前、后部结构（图 16-2B 的红实线）。放射肿瘤学家可根据肿瘤受累程度选择靶区。在转移瘤位于脊椎后部结构的情况下，靶区包括棘

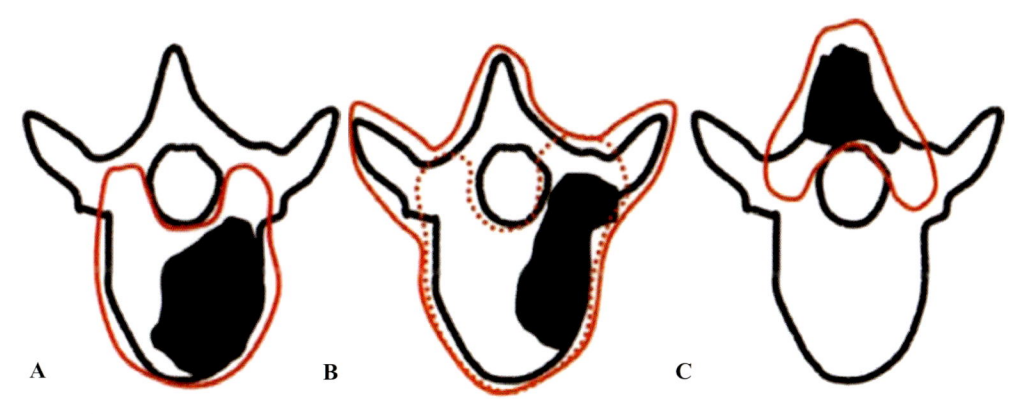

第 16 章 立体定向放射外科在脊柱转移性肿瘤中的应用
Stereotactic Radiosurgery for Vertebral Metastases

▲ 图 16-2 美国肿瘤放射治疗协作组织（RTOG）对脊柱不同部位病变的靶区定义 [47]
A. 转移累及椎体，红实线为勾画的靶区；B. 转移累及椎体和椎弓根，红实线和红虚线均为勾画的靶区；C. 转移累及棘突和椎板

突和椎板（图 16-2C 的红实线）。当存在硬膜外或椎管旁软组织肿瘤成分时，在任何情况下，可见的硬膜外或椎管旁肿瘤组织均应包含于靶区之中。国际脊柱放射外科联盟发布的关于脊柱放射外科靶区共识指南具体内容，可在网上免费获取（表 16-1）[48]。[译者注：RTOG 0631 是首次在美国肿瘤放射治疗协作组织（RTOG）范围所进行的影像引导脊柱放射外科临床试验。]

4. 剂量 / 分割模式

根据治疗靶区、邻近脊髓距离、既往放射治疗史、既往手术切除史、部位和影像引导 /IGRT 及压缩性骨折风险等因素，可使用不同的剂量分割方案。常用剂量分割方案包括 16～24Gy/f、24Gy/2f、24～30Gy/3f、30Gy/4f 和 30～40Gy/5f。大体积肿瘤可能需要 4～5 次分割治疗。15Gy 的单次照射虽然有效，但可增加相关不良反应，如椎体压缩性骨折、疼痛加重和脊髓病（表 16-1）。

表 16-2 总结了根据 RTOG 0631 和美国医学物理学家协会第 101 任务组（American Association of Physicists in Medicine Task Group，AAPM TG101）设定的 SBRT 常见实际剂量限制 [47, 50]。

5. 计划和剂量

RTOG 0631 指南建议，只要 >90% 的靶区可接受规定的放射外科剂量，则为可接受的计划。通常，80%～90% 的等剂量线可以用作处方

表 16-1 国际脊柱放射外科联盟共识指南中关于脊柱立体定向放射外科的 GTV、CTV 和 PTV 勾画指南

靶 区	指 南
GTV	• 利用可用的影像学资料勾画出大体肿瘤轮廓 • 包括肿瘤的硬膜外和脊柱旁成分
CTV	• 包括疑似的微浸润的异常骨髓信号 • 包括亚临床侵及骨组织的 CTV 拓展 • 包含 GTV • 除非在椎体、双侧椎弓根 / 椎板和棘突均受累，或环绕脊髓的硬膜外间隙的广泛转移性疾病，而无脊髓受压的极少数情况下，应避免使用环绕脊髓的 CTV
PTV	• 在 CTV 周围均匀拓展 • CTV 至 PTV 边缘 ≤3mm • 在硬膜边缘和邻近重要结构处调整，治疗医师可调整间隔距离，确保 GTV 与脊髓无重叠 • 包含整个 GTV 和 CTV

CTV. 临床靶区；GTV. 肿瘤区；PTV. 计划靶区（经 Elsevier 许可，引自 Cox et al.[48]）

线，根据治疗系统的不同而有所变化，而 <80% 为不可接受的计划。与传统的 EBRT 计划不同，靶区内剂量可以分布不均匀。PTV 外的热点应 <105%，且不能紧密靠近脊髓。图 16-3 显示了笔者所在机构治疗的 1 例累及 T_8 椎体寡转移性肾细胞癌的靶区轮廓和剂量 - 体积直方图。

239

表 16-2 RTOG 0631 和 AAPM 第 101 任务组设定的对脊柱 SRS/SBRT 的正常组织剂量限制 [47, 50]

正常组织	临界体积	RTOG 0631 单次 D_{max}（Gy）	AAPM TG 101 单次 D_{max}（Gy）	AAPM TG 101 3次 D_{max}（Gy）	AAPM TG 101 5次 D_{max}（Gy）
脊髓	≤0.35ml	10	10	18	23
	≤10% 的脊髓部分	10	10	18	23
	<1.2ml	—	7	12.3	14.5
	点剂量 [a]	14	14	21.9	30
尾椎	<5ml	14	14	21.9	30
	点剂量 [a]	16	16	24	32
骶丛	<5ml	14.4	14.4	22.5	30
	点剂量 [a]	18	16	24	32
食管	<3ml	11.9	11.9	17.7	19.5
	点剂量 [a]	16	15.4	25.2	35
喉部	<4ml	10.5	10.5	15	16.5
	点剂量 [a]	20.2	20.2	30	40
臂丛	<3ml	14	14	20.4	27
	点剂量 [a]	17.5	17.5	24	30.5
皮肤	<10ml	23	23	30	36.5
	点剂量 [a]	26	26	33	39.5

a. RTOG 0631 点剂量为 0.03ml，AAPM TG 101 为 0.035ml
RTOG. 美国肿瘤放射协作组织；AAPM. 美国医学物理学家协会；SRS. 立体定向放射外科；EBRT. 外射束放射治疗

6. 图像验证

成功的脊柱 SBRT/SRS 的关键是对患者制订的治疗计划导入系统后进行准确的机载图像验证，通常使用锥形线束 CT（cone-beam CT，CBCT）校准靶脊柱或替代基准标记物和（或）手术夹。基于多叶准直器（multileaf collimator，MLC）的直线加速器（linear accelerator，LINAC）系统使用了一个六足机器人校准台，可在 6 个自由度的设置校准（Medical Intelligence, Schwabmuenchen, Germany）。其他的图像验证技术包括共轨 CT（CT-on-rail）、MRI-LINAC 和射波刀（CyberKnife®，Accuray，Sunnyvale，California）跟踪。射波刀®根据所安装两组对角（X 线源 90°交叉）X 线影像检测器获得的正交图像，运用机器手臂实时操纵直线加速器照射部位。MRI-LINAC 应用 T_1/T_2 序列 MRI 提供优越的软组织成像（0.35T，Varian Medical Systems，Palo Alto，California；1.5T，Electa AB，Stockholm，Sweden），基于呼吸门控的 MRI，在治疗过程中，每日在线实时调整肿瘤区和器官位置的变化。触发式 X 线成像

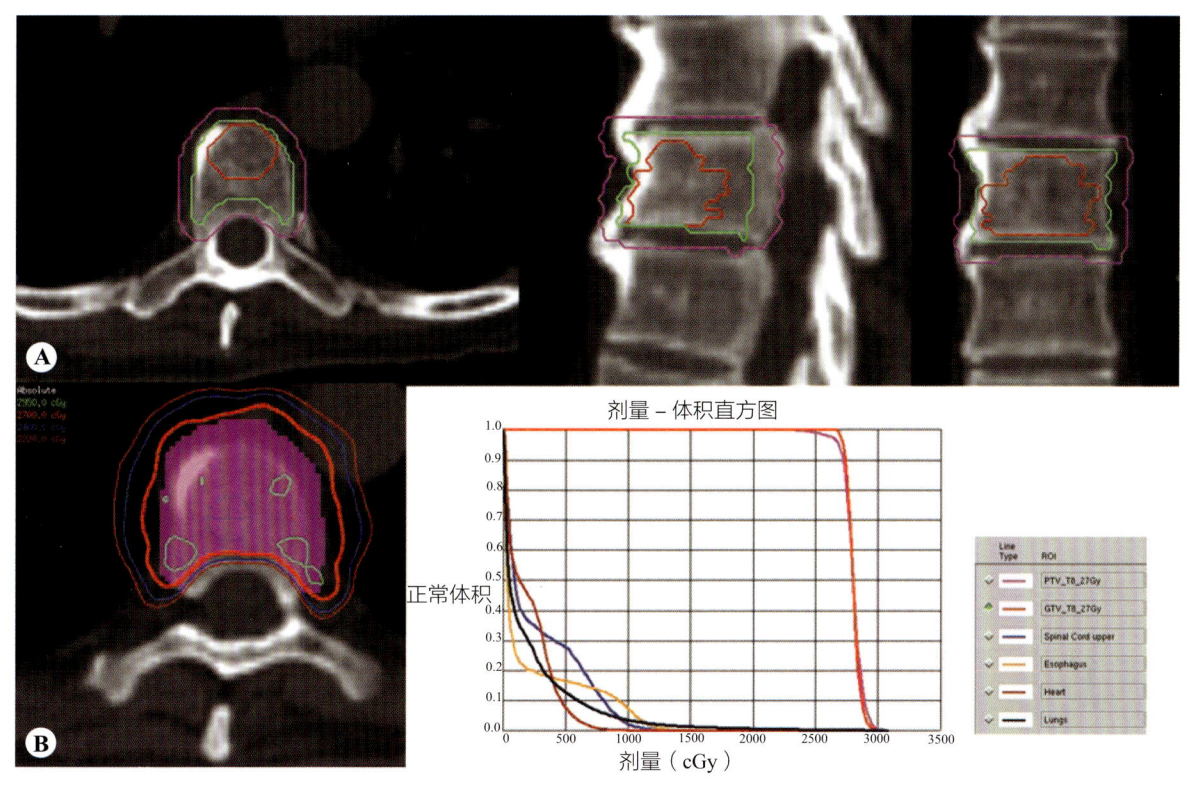

▲ 图 16-3　累及 T_8 椎体的寡转移性肾细胞癌患者经免疫治疗后的状况

A. 表示靶区勾画：红线表示肿瘤区（GTV），绿色为临床靶区（CTV），粉线为计划靶区（PTV）；B. 治疗计划显示，分别是等剂量线（剂量处方：27Gy/3f）和剂量 - 体积直方图

是 TrueBeam® 传输系统（Varian）的一种新功能。该技术允许用户根据各种标准定义触发式 X 线成像的频率，如所需时间、监测单元图像传输、机架角度或患者的呼吸运动。为实现门控 SBRT，可以设置特定呼吸期或"连续出束（continuous at beam on）"模式进行图像采集，在治疗过程患者的每次呼吸进入呼吸门控时间窗之际，完成 X 线成像。因此，触发式成像可在整个治疗过程中实时验证靶区运动位置。基于 IGRT 系统各种的可用选择，医疗机构的 IGRT 系统必须验证模拟/计划和治疗之间保持 2mm 以下的一致性，直至治疗结束。

八、不良反应及其处理

脊髓 SBRT 耐受性良好，显著的急性不良反应相对少见。晚期不良反应包括椎体压缩性骨折和罕见的放射性脊髓炎。

（一）疼痛加剧

疼痛加剧表现为放射治疗后疼痛程度迅速短暂性增加（1～7 天）。虽然在常规脊柱放射治疗后，约有 1/3 的患者发生疼痛加剧[51]，但据报道脊柱 SBRT 后的发生率为 14%～68.3%[52, 53]。此现象的病理生理机制尚不清楚，但一些学者认为原因可能为神经压迫或放射治疗诱导的短暂水肿后的炎症细胞因子介质的释放。因此，疼痛加剧可采用短疗程的地塞米松处理[54]。预防性地塞米松治疗目前虽然是一个研究热点，但不推荐常规使用[55]。

（二）SBRT 治疗后的椎体压缩性骨折

椎体压缩性骨折（vertebral compression fracture，

VCF）的原因是由肿瘤诱导的异常骨转换和结构改变引起的脱钙作用，同时辐射诱导的强烈炎症效应导致的胶原损伤、骨基质弱化，以及产生的骨和肿瘤组织放射性骨坏死。VCF更可能继发于高生物效应剂量的脊柱SRS/SBRT（11%～39%），而常规放射治疗后为3%～5%[56-59]。VCF发生峰值的中位时间在治疗后2.5～4个月，第二个峰值在治疗后14个月左右[57, 59-61]。VCF的预测因素包括患者/疾病和治疗相关因素；此类因素包括肿瘤位于T_{10}或以下节段、溶骨性病变累及＞40%的椎体、脊柱排列不稳、单次剂量≥20Gy、年龄＞55岁、既存骨折、原有疼痛，或脊柱肿瘤不稳定性评分（spinal instability neoplastic score，SINS）高[62]。据报道，SINS高分组患者治疗后24个月的VCF的风险高达66.3%，而SINS低分组患者为21.3%。因此，建议SINS中/高分患者在脊柱SBRT/SRS之前应考虑进行脊柱手术稳定。

仅有放射学骨折证据的无症状患者可能不需要有创性治疗，而采用保守治疗和物理治疗，同时避免剧烈运动和负重。VCF的外科治疗包括经皮骨水泥椎体强化术，如椎体成形术和后凸成形术。有1/3具有放射学证据的症状性VCF患者通常需要开放稳定手术治疗。

（三）放射性脊髓病

放射性脊髓病（radiation myelopathy，RM）是一种迟发性、罕见，但严重的脊柱SBRT并发症，发生率为0.4%[64]。Sahgal等应用逻辑回归模型（logistic regression model）对SBRT后的RM发生概率进行了估计，结果显示，在最大剂量为12.5Gy、14.6Gy、15.7Gy、16.4Gy和17.0Gy的情况下，2次分割方案的脊髓病估计风险分别为1%、2%、3%、4%和5%。

再程放射治疗中，在常规EBRT后至少5个月方可给予SBRT，鞘囊点的最大累积生物效应剂量20～25$Gy_{2/2}$（基于α/β值为2，计算和标准化为每次2Gy或EQD_2）是安全的，前提是点的最大EQD_2＜70Gy，并且鞘囊SBRT的EQD_2不超过累积剂量的50%[65]。

九、随访和反应评估

脊柱SBRT后的疗效评估具有挑战性，特别是使用常规实体肿瘤疗效评估标准（response evaluation criteria in solid tumors，RECIST）。这是由于脊柱SBRT后存在假进展（pseudo progression，PP）现象（继发于辐射相关改变的MRI影像学表现），据报道SBRT治疗后的PP现象发生率为14%～37%[66-68]。有报道称溶骨性（相较于硬化性）肿瘤的PP发病率较高且具有预测性，设定为80%处方等剂量线的条件下，肿瘤发生进展的时间较早[66-68]。为实现脊柱SBRT后反应评估的标准化，神经肿瘤脊柱反应评估（SPIne response assessment in Neuro-Oncology，SPINO）工作组发布了国际专家共识[69]。进展被定义为肿瘤体积明显增加，或硬膜外间隙出现新肿瘤，和（或）已知硬膜外病变导致神经功能恶化。为鉴别疑似PP和真实进展，应进行连续的MRI检查，必要时考虑组织活检。

十、未来的方向

脊柱转移的放射治疗已经取得了巨大的进展，严谨的研究仍在继续，特别是在系统性靶向治疗、寡转移性病变、转移性病变患者的生存期延长等新领域。目前研究的重点是提高脊柱SRS/SBRT的疗效和降低成本，随着上述研究文献呈现的结果，此种治疗模式开始广泛普及。影像引导技术的改进（例如，MRI-LINAC）将提高治疗期间的疗效，减少不良反应，新的治疗平台能够在一个疗程中快速治疗多个病变，从而增加患者的便利性，改善临床工作流程[70]。许多寡转移性病变患者正在接受生物制剂或免疫治疗，此类短周期治疗模式将有助于克服系统性方法在控制远期发生微转移所面临的困难。

利益冲突：Ahmed KA获得了Eli Lilly、Genentech、Bristol-Myers Squibb三家公司的研究基金资助，其他作者没有相应的报道。

财政支持：该项研究无任何公共、商业或非营利部门资助机构的特别资助。

参考文献

[1] Kakhki VR, Anvari K, Sadeghi R, Mahmoudian AS, Torabian-Kakhki M. Pattern and distribution of bone metastases in common malignant tumors. Nucl Med Rev Cent East Eur. 2013;16(2):66-9.

[2] Joaquim AF, Ghizoni E, Tedeschi H, Pereira EB, Giacomini LA. Stereotactic radiosurgery for spinal metastases: a literature review. Einstein (Sao Paulo). 2013;11(2):247-55.

[3] Klimo P Jr, Schmidt MH. Surgical management of spinal metastases. Oncologist. 2004;9(2):188-96.

[4] Hartsell WF, Scott CB, Bruner DW, Scarantino CW, Ivker RA, Roach M 3rd, et al. Randomized trial of short- versus long-course radiotherapy for palliation of painful bone metastases. J Natl Cancer Inst. 2005;97(11):798-804.

[5] Rades D, Stalpers LJ, Veninga T, Schulte R, Hoskin PJ, Obralic N, et al. Evaluation of five radiation schedules and prognostic factors for metastatic spinal cord compression. J Clin Oncol. 2005;23(15):3366-75.

[6] Sze WM, Shelley M, Held I, Mason M. Palliation of metastatic bone pain: single fraction versus multifraction radiotherapy - a systematic review of the randomised trials. Cochrane Database Syst Rev. 2004;(2):CD004721.

[7] Wu JS, Wong R, Johnston M, Bezjak A, Whelan T. Cancer Care Ontario Practice Guidelines Initiative Supportive Care G. Meta-analysis of dose-fractionation radiotherapy trials for the palliation of painful bone metastases. Int J Radiat Oncol Biol Phys. 2003;55(3):594-605.

[8] Li KC, Poon PY. Sensitivity and specificity of MRI in detecting malignant spinal cord compression and in distinguishing malignant from benign compression fractures of vertebrae. Magn Reson Imaging. 1988;6(5):547-56.

[9] Venkitaraman R, Sohaib SA, Barbachano Y, Parker CC, Khoo V, Huddart RA, et al. Detection of occult spinal cord compression with magnetic resonance imaging of the spine. Clin Oncol (R Coll Radiol). 2007;19(7):528-31.

[10] Bilsky MH, Laufer I, Fourney DR, Groff M, Schmidt MH, Varga PP, et al. Reliability analysis of the epidural spinal cord compression scale. J Neurosurg Spine. 2010;13(3):324-8.

[11] Ryu S, Rock J, Jain R, Lu M, Anderson J, Jin JY, et al. Radiosurgical decompression of metastatic epidural compression. Cancer. 2010;116(9):2250-7.

[12] Hellman S, Weichselbaum RR. Oligometastases. J Clin Oncol. 1995;13(1):8-10.

[13] Palma DA, Olson R, Harrow S, Gaede S, Louie AV, Haasbeek C, et al. Stereotactic ablative radiotherapy versus standard of care palliative treatment in patients with oligometastatic cancers (SABR-COMET): a randomised, phase 2, open-label trial. Lancet. 2019;393(10185):2051-8.

[14] Chang EL, Shiu AS, Mendel E, Mathews LA, Mahajan A, Allen PK, et al. Phase I/II study of stereotactic body radiotherapy for spinal metastasis and its pattern of failure. J Neurosurg Spine. 2007;7(2):151-60.

[15] Gerszten PC, Burton SA, Ozhasoglu C, Welch WC. Radiosurgery for spinal metastases: clinical experience in 500 cases from a single institution. Spine (Phila Pa 1976). 2007;32(2):193-9.

[16] Singh R, Lehrer EJ, Dahshan B, Palmer JD, Sahgal A, Gerszten PC, et al. Single fraction radiosurgery, fractionated radiosurgery, and conventional radiotherapy for spinal oligometastasis (SAFFRON): a systematic review and meta-analysis. Radiother Oncol. 2020;146:76-89.

[17] Chao ST, Koyfman SA, Woody N, Angelov L, Soeder SL, Reddy CA, et al. Recursive partitioning analysis index is predictive for overall survival in patients undergoing spine stereotactic body radiation therapy for spinal metastases. Int J Radiat Oncol Biol Phys. 2012;82(5):1738-43.

[18] Balagamwala EH, Miller JA, Reddy CA, Angelov L, Suh JH, Tariq MB, et al. Recursive partitioning analysis is predictive of overall survival for patients undergoing spine stereotactic radiosurgery. J Neuro-Oncol. 2018;137(2):289-93.

[19] Kim H, Rajagopalan MS, Beriwal S, Huq MS, Smith KJ. Cost-effectiveness analysis of single fraction of stereotactic body radiation therapy compared with single fraction of external beam radiation therapy for palliation of vertebral bone metastases. Int J Radiat Oncol Biol Phys. 2015;91(3):556-63.

[20] Laufer I, Rubin DG, Lis E, Cox BW, Stubblefield MD,

[20] Yamada Y, et al. The NOMS framework: approach to the treatment of spinal metastatic tumors. Oncologist. 2013;18(6):744-51.

[21] Paton GR, Frangou E, Fourney DR. Contemporary treatment strategy for spinal metastasis: the "LMNOP" system. Can J Neurol Sci. 2011;38(3):396-403.

[22] Spratt DE, Beeler WH, de Moraes FY, Rhines LD, Gemmete JJ, Chaudhary N, et al. An integrated multidisciplinary algorithm for the management of spinal metastases: an International Spine Oncology Consortium report. Lancet Oncol. 2017;18(12):e720-e30.

[23] Mak KS, Lee LK, Mak RH, Wang S, Pile-Spellman J, Abrahm JL, et al. Incidence and treatment patterns in hospitalizations for malignant spinal cord compression in the United States, 1998-2006. Int J Radiat Oncol Biol Phys. 2011;80(3):824-31.

[24] Thibault I, Al-Omair A, Masucci GL, Masson-Cote L, Lochray F, Korol R, et al. Spine stereotactic body radiotherapy for renal cell cancer spinal metastases: analysis of outcomes and risk of vertebral compression fracture. J Neurosurg Spine. 2014;21(5):711-8.

[25] Nguyen QN, Shiu AS, Rhines LD, Wang H, Allen PK, Wang XS, et al. Management of spinal metastases from renal cell carcinoma using stereotactic body radiotherapy. Int J Radiat Oncol Biol Phys. 2010;76(4):1185-92.

[26] Gerszten PC, Burton SA, Ozhasoglu C, Vogel WJ, Welch WC, Baar J, et al. Stereotactic radiosurgery for spinal metastases from renal cell carcinoma. J Neurosurg Spine. 2005;3(4):288-95.

[27] Ryu S, Jin R, Jin JY, Chen Q, Rock J, Anderson J, et al. Pain control by image-guided radiosurgery for solitary spinal metastasis. J Pain Symptom Manag. 2008;35(3):292-8.

[28] Yamada Y, Bilsky MH, Lovelock DM, Venkatraman ES, Toner S, Johnson J, et al. High-dose, single-fraction image-guided intensity-modulated radiotherapy for metastatic spinal lesions. Int J Radiat Oncol Biol Phys. 2008;71(2):484-90.

[29] Milker-Zabel S, Zabel A, Thilmann C, Schlegel W, Wannenmacher M, Debus J. Clinical results of retreatment of vertebral bone metastases by stereotactic conformal radiotherapy and intensity-modulated radiotherapy. Int J Radiat Oncol Biol Phys. 2003;55(1):162-7.

[30] Klekamp J, Samii H. Surgical results for spinal metastases. Acta Neurochir. 1998;140(9):957-67.

[31] Laufer I, Iorgulescu JB, Chapman T, Lis E, Shi W, Zhang Z, et al. Local disease control for spinal metastases following "separation surgery" and adjuvant hypofractionated or high-dose single-fraction stereotactic radiosurgery: outcome analysis in 186 patients. J Neurosurg Spine. 2013;18(3):207-14.

[32] Al-Omair A, Masucci L, Masson-Cote L, Campbell M, Atenafu EG, Parent A, et al. Surgical resection of epidural disease improves local control following postoperative spine stereotactic body radiotherapy. Neuro-Oncology. 2013;15(10):1413-9.

[33] Itshayek E, Cohen JE, Yamada Y, Gokaslan Z, Polly DW, Rhines LD, et al. Timing of stereotactic radiosurgery and surgery and wound healing in patients with spinal tumors: a systematic review and expert opinions. Neurol Res. 2014;36(6):510-23.

[34] Lee RS, Batke J, Weir L, Dea N, Fisher CG. Timing of surgery and radiotherapy in the management of metastatic spine disease: expert opinion. J Spine Surg. 2018;4(2):368-73.

[35] Itshayek E, Yamada J, Bilsky M, Schmidt M, Shaffrey C, Gerszten P, et al. Timing of surgery and radiotherapy in the management of metastatic spine disease: a systematic review. Int J Oncol. 2010;36(3):533-44.

[36] Moulding HD, Elder JB, Lis E, Lovelock DM, Zhang Z, Yamada Y, et al. Local disease control after decompressive surgery and adjuvant high-dose single-fraction radiosurgery for spine metastases. J Neurosurg Spine. 2010;13(1):87-93.

[37] Myrehaug S, Soliman H, Tseng C, Heyn C, Sahgal A. Re-irradiation of vertebral body metastases: treatment in the radiosurgery era. Clin Oncol (R Coll Radiol). 2018;30(2):85-92.

[38] Chow E, van der Linden YM, Roos D, Hartsell WF, Hoskin P, Wu JS, et al. Single versus multiple fractions of repeat radiation for painful bone metastases: a randomised, controlled, non-inferiority trial. Lancet Oncol. 2014;15(2):164-71.

[39] Boyce-Fappiano D, Elibe E, Zhao B, Siddiqui MS, Lee I, Rock J, et al. Reirradiation of the spine with stereotactic radiosurgery: efficacy and toxicity. Pract Radiat Oncol. 2017;7(6):e409-e17.

[40] Hashmi A, Guckenberger M, Kersh R, Gerszten PC, Mantel F, Grills IS, et al. Re-irradiation stereotactic body radiotherapy for spinal metastases: a multi-institutional outcome analysis. J Neurosurg Spine. 2016;25(5):646-53.

[41] Choi CY, Adler JR, Gibbs IC, Chang SD, Jackson PS, Minn AY, et al. Stereotactic radiosurgery for treatment of spinal metastases recurring in close proximity to previously irradiated spinal cord. Int J Radiat Oncol Biol Phys. 2010;78(2):499-506.

[42] Damast S, Wright J, Bilsky M, Hsu M, Zhang Z, Lovelock M, et al. Impact of dose on local failure rates after image-guided reirradiation of recurrent paraspinal metastases. Int J Radiat Oncol Biol Phys. 2011;81(3):819-26.

[43] Ahmed KA, Stauder MC, Miller RC, Bauer HJ, Rose PS, Olivier KR, et al. Stereotactic body radiation therapy in spinal metastases. Int J Radiat Oncol Biol Phys. 2012;82(5):e803-9.

[44] Garg AK, Wang XS, Shiu AS, Allen P, Yang J, McAleer MF, et al. Prospective evaluation of spinal reirradiation by using stereotactic body radiation therapy: the University

of Texas MD Anderson Cancer Center experience. Cancer. 2011;117(15):3509-16.

[45] Sahgal A, Ames C, Chou D, Ma L, Huang K, Xu W, et al. Stereotactic body radiotherapy is effective salvage therapy for patients with prior radiation of spinal metastases. Int J Radiat Oncol Biol Phys. 2009;74(3):723-31.

[46] Thibault I, Campbell M, Tseng CL, Atenafu EG, Letourneau D, Yu E, et al. Salvage stereotactic body radiotherapy (SBRT) following in-field failure of initial SBRT for spinal metastases. Int J Radiat Oncol Biol Phys. 2015;93(2):353-60.

[47] Ryu S, Pugh SL, Gerszten PC, Yin FF, Timmerman RD, Hitchcock YJ, et al. RTOG 0631 phase 2/3 study of image guided stereotactic radiosurgery for localized (1-3) spine metastases: phase 2 results. Pract Radiat Oncol. 2014; 4(2):76-81.

[48] Cox BW, Spratt DE, Lovelock M, Bilsky MH, Lis E, Ryu S, et al. International Spine Radiosurgery Consortium consensus guidelines for target volume definition in spinal stereotactic radiosurgery. Int J Radiat Oncol Biol Phys. 2012;83(5):e597-605.

[49] Redmond KJ, Robertson S, Lo SS, Soltys SG, Ryu S, McNutt T, et al. Consensus contouring guidelines for postoperative stereotactic body radiation therapy for metastatic solid tumor malignancies to the spine. Int J Radiat Oncol Biol Phys. 2017;97(1):64-74.

[50] Benedict SH, Yenice KM, Followill D, Galvin JM, Hinson W, Kavanagh B, et al. Stereotactic body radia-tion therapy: the report of AAPM Task Group 101. Med Phys. 2010;37(8):4078-101.

[51] Chow E, Meyer RM, Ding K, Nabid A, Chabot P, Wong P, et al. Dexamethasone in the prophylaxis of radiation-induced pain flare after palliative radiotherapy for bone metastases: a double-blind, randomised placebo-controlled, phase 3 trial. Lancet Oncol. 2015;16(15):1463-72.

[52] Balagamwala EH, Naik M, Reddy CA, Angelov L, Suh JH, Djemil T, et al. Pain flare after stereotactic radiosurgery for spine metastases. J Radiosurg SBRT. 2018;5(2):99-105.

[53] Chiang A, Zeng L, Zhang L, Lochray F, Korol R, Loblaw A, et al. Pain flare is a common adverse event in steroid-naive patients after spine stereotactic body radiation therapy: a prospective clinical trial. Int J Radiat Oncol Biol Phys. 2013;86(4):638-42.

[54] Pan HY, Allen PK, Wang XS, Chang EL, Rhines LD, Tatsui CE, et al. Incidence and predictive factors of pain flare after spine stereotactic body radiation therapy: secondary analysis of phase 1/2 trials. Int J Radiat Oncol Biol Phys. 2014;90(4):870-6.

[55] Khan L, Chiang A, Zhang L, Thibault I, Bedard G, Wong E, et al. Prophylactic dexamethasone effectively reduces the incidence of pain flare following spine stereotactic body radiotherapy (SBRT): a prospective observational study. Support Care Cancer. 2015;23(10):2937-43.

[56] Faruqi S, Tseng CL, Whyne C, Alghamdi M, Wilson J, Myrehaug S, et al. Vertebral compression fracture after spine stereotactic body radiation therapy: a review of the pathophysiology and risk factors. Neurosurgery. 2018;83(3):314-22.

[57] Thibault I, Atenafu EG, Chang E, Chao S, Ameen AO, Zhou S, et al. Risk of vertebral compression fracture specific to osteolytic renal cell carcinoma spinal metastases after stereotactic body radiotherapy: a multi-institutional study. J Radiosurg SBRT. 2015;3(4):297-305.

[58] Sahgal A, Atenafu EG, Chao S, Al-Omair A, Boehling N, Balagamwala EH, et al. Vertebral compression fracture after spine stereotactic body radiotherapy: a multi-institutional analysis with a focus on radiation dose and the spinal instability neoplastic score. J Clin Oncol. 2013;31(27): 3426-31.

[59] Cunha MV, Al-Omair A, Atenafu EG, Masucci GL, Letourneau D, Korol R, et al. Vertebral compression fracture (VCF) after spine stereotactic body radiation therapy (SBRT): analysis of predictive factors. Int J Radiat Oncol Biol Phys. 2012;84(3):e343-9.

[60] Rose PS, Laufer I, Boland PJ, Hanover A, Bilsky MH, Yamada J, et al. Risk of fracture after single fraction image-guided intensity-modulated radiation therapy to spinal metastases. J Clin Oncol. 2009;27(30):5075-9.

[61] Boehling NS, Grosshans DR, Allen PK, McAleer MF, Burton AW, Azeem S, et al. Vertebral compression fracture risk after stereotactic body radiotherapy for spinal metastases. J Neurosurg Spine. 2012;16(4):379-86.

[62] Fourney DR, Frangou EM, Ryken TC, Dipaola CP, Shaffrey CI, Berven SH, et al. Spinal instability neoplastic score: an analysis of reliability and validity from the spine oncology study group. J Clin Oncol. 2011;29(22):3072-7.

[63] Lee SH, Tatsui CE, Ghia AJ, Amini B, Li J, Zavarella SM, et al. Can the spinal instability neoplastic score prior to spinal radiosurgery predict compression fractures following stereotactic spinal radiosurgery for metastatic spinal tumor? A post hoc analysis of prospective phase II single-institution trials. J Neuro-Oncol. 2016;126(3):509-17.

[64] Hall WA, Stapleford LJ, Hadjipanayis CG, Curran WJ, Crocker I, Shu HK. Stereotactic body radiosurgery for spinal metastatic disease: an evidence-based review. Int J Surg Oncol. 2011;2011:979214.

[65] Sahgal A, Ma L, Weinberg V, Gibbs IC, Chao S, Chang UK, et al. Reirradiation human spinal cord tolerance for stereotactic body radiotherapy. Int J Radiat Oncol Biol Phys. 2012;82(1):107-16.

[66] Bahig H, Simard D, Letourneau L, Wong P, Roberge D, Filion E, et al. A study of pseudoprogression after spine stereotactic body radiation therapy. Int J Radiat Oncol Biol Phys. 2016;96(4):848-56.

[67] Jabehdar Maralani P, Winger K, Symons S, Machnowska M, Heyn C, Helmi A, et al. Incidence and time of onset of osseous pseudoprogression in patients with metastatic spine disease from renal cell or prostate carcinoma after treatment with stereotactic body radiation therapy. Neurosurgery. 2019;84(3):647-54.

[68] Amini B, Beaman CB, Madewell JE, Allen PK, Rhines LD, Tatsui CE, et al. Osseous pseudoprogression in vertebral bodies treated with stereotactic radiosurgery: a secondary analysis of prospective phase I/II clinical trials. AJNR Am J Neuroradiol. 2016;37(2):387-92.

[69] Thibault I, Chang EL, Sheehan J, Ahluwalia MS, Guckenberger M, Sohn MJ, et al. Response assessment after stereotactic body radiotherapy for spinal metastasis: a report from the SPIne response assessment in Neuro-Oncology (SPINO) group. Lancet Oncol. 2015;16(16):e595-603.

[70] Palma DA, Bauman GS, Rodrigues GB. Beyond oligometastases. Int J Radiat Oncol Biol Phys. 2020;107(2):253-6.

第 17 章 自发性颅内低压与脑脊液漏
Spontaneous Intracranial Hypotension and Cerebral Spinal Fluid Leak Overview

Peter G. Kranz   Jessica L. Houk   著

概述

自发性颅内低压（spontaneous intracranial hypotension，SIH）是一种由于脊髓脑脊液（spinal cerebrospinal fluid，CSF）漏导致患者处于虚弱和病理状态，并且出现持续性头痛和神经功能障碍等一系列临床表现。在过去数十年里人们对 SIH 的认识和研究逐渐增多，影像学在该病的诊断和治疗中起到了关键作用。脑和脊髓成像是确定诊断的重要标准，脊髓成像也是定位脑脊液漏点的必要方法，对于初始治疗无效病例尤为重要。另外，影像引导硬脊膜外修补是 SIH 的主要治疗方法。此类患者相关的医护人员必须熟悉 SIH 的临床表现和发病机制、相关脑和脊髓成像功能，以及影像引导介入治疗技术。

一、临床表现

头痛是 SIH 最常见和最典型的症状[1]。随着对该病的深入研究，人们认识到该病的其他相关神经和认知症状。通常，这些症状可能被其他疾病症状掩盖而导致误诊或延迟诊断[2]。因此，SIH 的准确诊断需要熟悉其临床表现、诊断标准，以及其他可能具有 SIH 相似症状的疾病。

（一）头痛

SIH 的标志性临床特征是直立性或体位性头痛。患者直立时头痛加重，躺下后疼痛缓解。虽然疼痛发生的确切机制尚未完全阐明，但其可能与患者由卧位变为直立位时颅内压的过度下降有关。

虽然大约 75% 的 SIH 患者有直立性头痛，但体位诱发头痛的严重程度不同[3]。一些患者可能在直立数秒到数分钟内头痛急剧加重，而另一些患者则在一天中经历缓慢的头痛发作，出现所谓的"后半天（second-half-of-the-day）头痛"[4]。患者躺下后头痛的缓解程度和时间也各不相同，尽管多数患者头痛症状在躺下后 30min 内得到明显改善，但是根据笔者的接诊经验，患者在平卧睡眠时头痛发作而导致觉醒也是 SIH 的一个少见症状。

SIH 相关性头痛通常每天发生，此特点有助于区分其他形式的慢性头痛。SIH 头痛发作通常具有突然性，常持续 24h 或较短的时间。发作有时呈瞬间性，类似霹雳性头痛。某些（但并非所有）患者可能回忆起头痛发作前有劳累、创伤或剧烈 Valsalva 动作（包括剧烈咳嗽、打喷嚏或紧张）等相关的特定诱发事件。

头痛部位差异很大，通常是双侧枕区，但额区、颞区和全头痛也较常见。

少数 SIH 患者主诉的头痛实际上为非直立性，或头痛起初为直立性，逐渐演变为非直立性[5]。虽然不常见，但少数患者确实会无头痛（无痛型症状）出现[6]。

（二）其他相关症状

虽然头痛是 SIH 最常见症状，但患者也可有其他不同的主诉。相关症状包括听觉异常（耳鸣、听力减退或耳痛/耳内压迫感）、视力变化、脑神经病变和头晕[1]。SIH 头痛常伴发有颈部疼痛和局限于肩胛骨之间的疼痛（肩胛间疼痛）。

一般性的认知困难为常见症状，患者常主诉有脑雾感。在某些情况下，认知损害可能更严重，导致患者迟钝或昏迷[7]。SIH 相关的脑下沉可导致类似额颞叶痴呆的痴呆症状，并且这种表现可能在没有头痛病史的患者中发生[8]。（译者注：脑雾是指大脑难以形成清晰思维和记忆的现象，在昼夜节律中因过度疲劳而产生的感觉。）

（三）SIH 诊断标准

受到最广泛认可的头痛疾病分类系统是国际头痛疾病分类（International Classification of Headache Disorders，ICHD），目前为第 3 版（ICHD-3）[9]。SIH 的诊断标准应依据"低脑脊液压力引起的头痛（headache attributed to low cerebrospinal fluid pressure）"的标准（表 17-1），并符合其附加要求"无脑脊液漏相关的手术或创伤史"和"头痛的发生在时间上与脑脊液压力降低或脑脊液漏有关，或导致其被发现"[9]。

表 17-1 低脑脊液压力引起头痛的国际头痛疾病分类第 3 版（ICHD-3）诊断标准[9]

描述
低脑脊液压力（自发性或继发性）或脑脊液漏导致的直立性头痛，通常伴有颈痛、耳鸣、听力变化、畏光和（或）恶心；脑脊液压力正常化或脑脊液漏封堵成功后，症状缓解
诊断标准
A. 任何满足标准 C 的头痛 a
B. 符合下列任何 1 项或 2 项
1. 脑脊液压力低（＜ 60mmH$_2$O）
2. 影像学发现脑脊液漏的证据 b
C. 头痛的发生在时间上与脑脊液压力降低或脑脊液漏有关，或导致其被发现 c
D. ICHD-3 中其他诊断不能更好地解释

a. ICHD 7.2 低脑脊液压力引起的头痛通常是直立性的，但并不总是如此；端正坐位或直立位迅速恶化而平卧后缓解的头痛可能由低脑脊液压力引起，但不能作为诊断标准

b. 脑成像显示脑组织下沉或硬脑膜强化，或脊髓成像（脊髓 MRI，或 MRI、CT、数字减影脊髓造影）显示硬脊膜外脑脊液

c. 因果关系的证据可能取决于发病与假定原因的时间关系，并结合排除其他诊断

该标准的几个方面值得认真思考。首先，有近期医源性硬脊膜穿刺（例如腰椎穿刺）史的患者不符合 SIH 的诊断，此类病例更适合归类为硬脊膜穿刺后头痛。

其次，ICDH-3 列举了低脑脊液压力引起头痛的 3 项客观指标，包括颅内低压的脑成像特征、脑脊液漏的脊髓成像特征和低脑脊液压力（定义为低于 60mmH$_2$O）。尽管 3 项客观指标物中任何 1 项的存在都足以明确诊断[9]，但 ICHD-3 明确指出具有颅内低压影像学证据的患者"无须通过硬脊膜穿刺直接测量脑脊液压力"。因此，脑和脊髓成像是诊断 SIH 的核心，应被视为疑似 SIH

患者需要进行检查的关键部分。

对于脑和脊髓成像及脑脊液压力检查均为阴性的直立性头痛患者，尽管不符合 ICHD-3 的 SIH 诊断标准，但是，此类患者仍值得进一步研究，因为众所周知，无论影像学还是脑脊液压力测量对 SIH 的诊断并非具有绝对的敏感性[10]。为此类疑似脑脊液压力异常患者制订适当的诊断和治疗途径，将是未来的一个重要的发展方向。

（四）体位性头痛的鉴别诊断

体位性直立性心动过速综合征（postural orthostatic tachycardia syndrome，POTS）是一种自主神经调节障碍，可表现出交感神经兴奋和脑灌注不足的各种症状，多为直立不耐受的症状[11]。头痛为 POTS 的常见症状，85%~95% 的患者主诉有某种形式的头痛，其中 2/3 的患者有直立性头痛[11, 12]。其他明显症状常包括头晕、晕眩、心悸和虚弱[11, 13]。

颈源性头痛是由于颈椎的退行性病变或其他结构异常而引起的头痛。疼痛牵扯头部，通常（但不限于）为单侧疼痛，并且由于脊柱的轴向负荷，持续直立姿势可能会加剧疼痛[14]。

据报道，在高活动性疾病如埃勒斯 - 当洛综合征（Ehlers-Danlos syndrome）背景下，颅颈交界处异常运动所产生的颅颈不稳定可导致头痛[15]。这种头痛可能位于枕部，直立姿势可加重。

新发每日持续头痛（new daily persistent headache，NDPH）是指表现为头痛突然出现后迅速变成每日持续 24h 或接近 24h 的头痛模式。NDPH 可能继发于 SIH 或特发性颅内高压（idiopathic intracranial hypertension，IIH）等疾病，也可为原发性[16]。对于已完成全面检查而不符合 SIH 诊断标准的突发头痛患者，可以考虑归类为原发性 NDPH。

二、脑脊液漏的发病机制

目前人们发现的 SIH 脑脊液漏产生原因主要有两类：硬脑膜缺损 / 撕裂和脑脊液静脉瘘（CSF-venous fistulas，CVF）。前者是基于脊髓成像和手术探查发现硬脊膜外脑脊液漏出池而首先认识到的类型。CVF 为最近所发现，2014 年首次报道与描述，与硬脑膜撕裂不同，该类型的脑脊液漏并不形成硬脊膜外脑脊液漏出池，在没有专用成像技术的情况下难以被发现[17]。

（一）硬脊膜缺损 / 撕裂

在 SIH 患者中所发现的脑脊液漏相关性硬脊膜缺损有几种不同的结构。

神经根袖缺损为早期发现的硬脊膜缺损之一，其具有可变性的复杂形态[18]。神经根袖缺损沿胸神经根走行发生，称为硬脊膜变薄和开瓣区，邻近蛛网膜由此突出，形成易破裂的蛛网膜憩室（图 17–1）。憩室可位于邻近神经根袖的不同位置：在硬脊膜外侧神经根发出处的内下方，偏心性的位于神经根近端，有时神经根袖的硬脊膜完全缺失，形成裸露神经根（nude nerve root）[18, 19]。据推测，突出区域的薄弱蛛网膜，在机械应力（如扭转或弯曲）或脑脊液压力（如 Valsalva 动作）作用下极易破裂[18]。该区域硬脑膜薄弱的原因尚不清楚，可能与结缔组织疾病（如马方综合征或埃勒斯 - 当洛斯综合征）有关。尽管结缔组织疾病患者易发生脑脊液漏，但根据笔者经验，大多数 SIH 患者并没有结缔组织疾病的证据。

硬脊膜缺损的另一个原因是脊柱骨赘或椎间盘突出的侵蚀。穿透硬脊膜的骨赘多为狭条形的刀状钙化，而非宽板状骨赘（图 17–2）[20]。椎间盘所致的撕裂常发生于与其位置相关的硬脊膜腹侧，发生原因可能为脊柱相对固定胸椎部分的椎

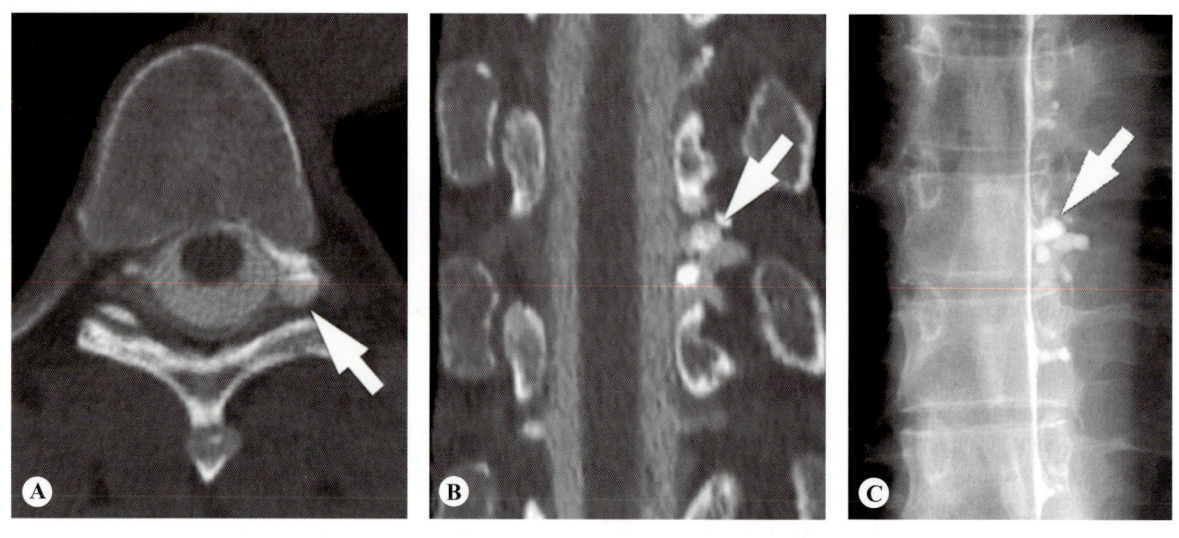

▲ 图 17-1 神经根袖硬脊膜缺损

A 和 B. 轴位和冠状位 CT 脊髓造影图像显示脑脊液漏的硬脊膜外聚积处紧邻源自胸神经根袖的一个分叶状憩室（箭）；C. 侧卧位 CT 脊髓造影图像显示憩室（箭）为脑脊液漏的部位

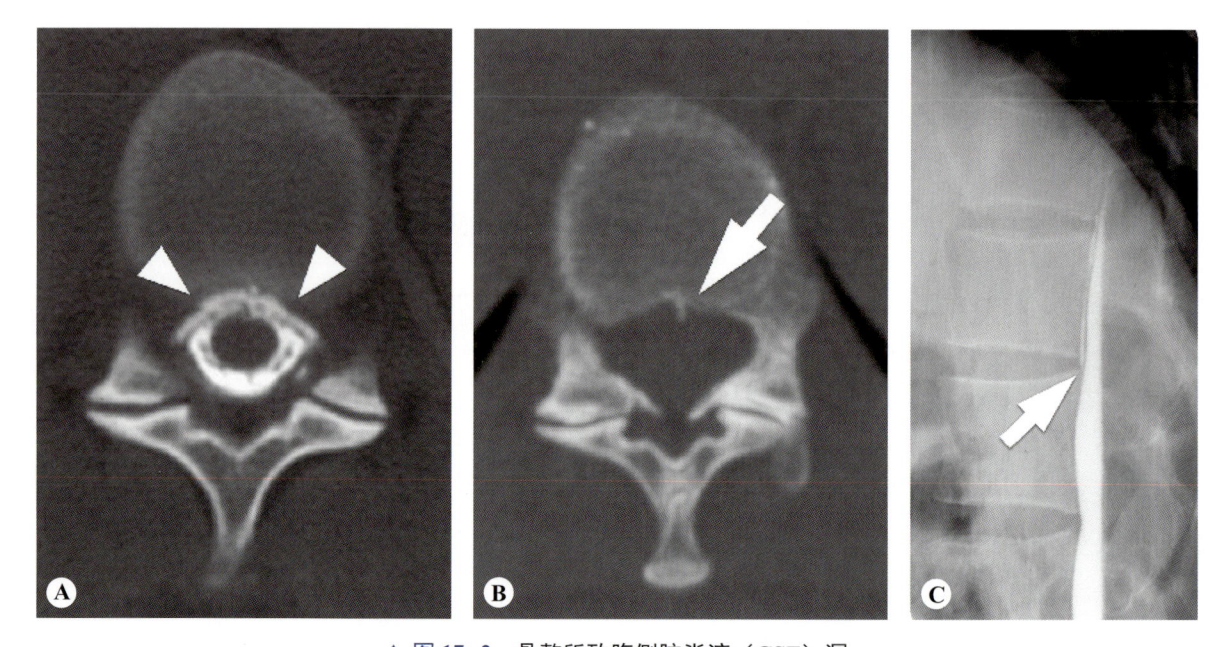

▲ 图 17-2 骨赘所致腹侧脑脊液（CSF）漏

A. 轴位 CT 脊髓造影图像显示脑脊液漏位于腹侧的硬脊膜外间隙（箭头）；B. 同节段轴位 CT 平扫图像显示穿透硬脊膜的一个尖锐骨赘（箭）；C. 俯卧位动态脊髓造影显示脑脊液渗漏（箭）的节段部位

间盘突出更容易钙化，加之胸椎正常后凸使椎间盘突出物与鞘硬脊膜囊表面紧密贴附[21]。需要说明的是，在无钙化椎间盘突出的情况下，腹侧撕裂也可能偶有发生，更为罕见的是，脊椎小面关节骨赘可导致硬脊膜囊背侧撕裂。

硬脊膜缺损的影像学表现

退行性神经根袖的憩室和撕裂常可导致快速或高流量的脑脊液漏，在硬脊膜外间隙中形成大范围的脑脊液漏出池[22]。脑脊液池可环绕硬脊膜囊周围（图 17-3），或者位于漏点表面对应

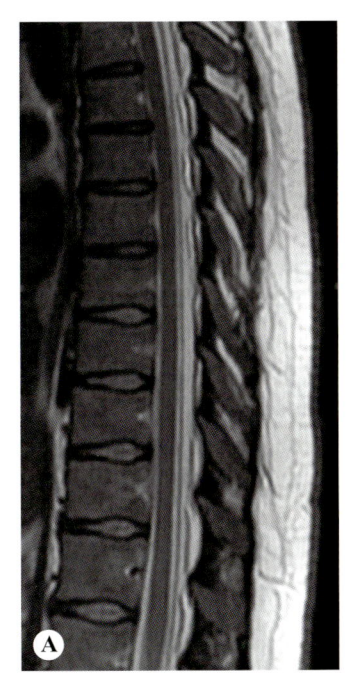

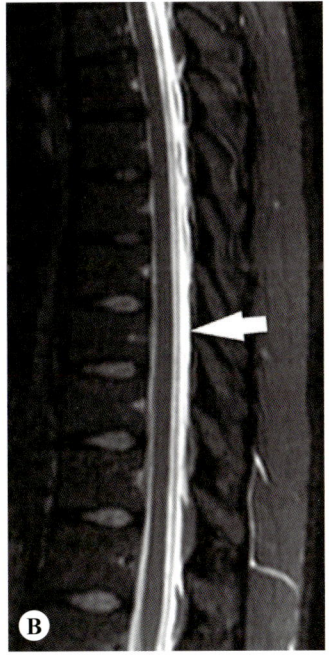

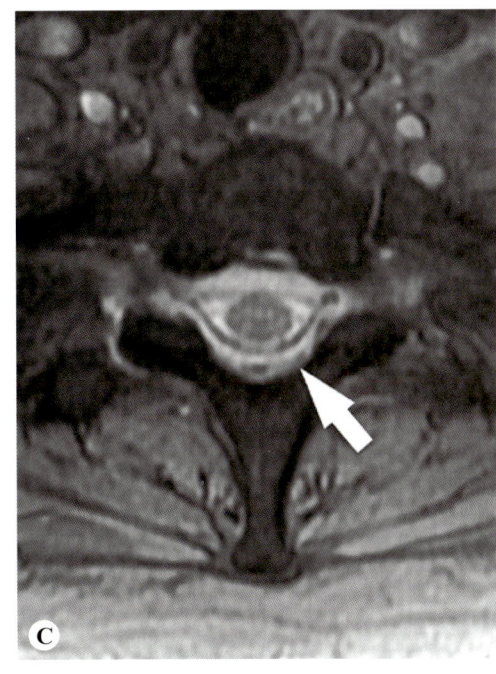

第 17 章 自发性颅内低压与脑脊液漏
Spontaneous Intracranial Hypotension and Cerebral Spinal Fluid Leak Overview

▲ 图 17-3 高流量脑脊液漏
A 和 B. 矢状位 T_2WI 和 STIR 序列（断层图像重建软件；http://stir.sf.net）图像显示硬脊膜外间隙有大范围脑脊液漏出池，STIR 序列显示脑脊液与硬脊膜外脂肪的区别更明显（箭）；C. 轴位多回波数据合并成像（MEDIC）显示环绕硬脊膜囊周围的漏出的脑脊液（箭）

的硬脊膜囊一侧，硬脊膜外间隙脑脊液可通过从多节段的神经孔流出而离开椎管，此征象不应误认为是有多处脑脊液漏的证据。在绝大多数情况下，仅有单一部位的脑脊液漏点存在，多处同时性硬脊膜撕裂的情况极为罕见。

黄韧带具有阻止脑脊液从椎管背侧流出的功能，但是无黄韧带存在的 C_1~C_2 节段可能产生脑脊液外渗至上颈部中线部的软组织中，外渗的脑脊液可源自脊髓不同节段的脑脊液漏（图 17-4）。C_1~C_2 节段软组织中的脑脊液存在可能被误认为是起源于上颈部节段脑脊液漏的征象（该处并非常见的脑脊液漏点部位），称之为假定位征（false localizing sign）[23]。

慢性脑脊液漏有部分的自限性，可局限性聚积，表现为局部边缘明显，并常与周围硬脊膜外间隙软组织形成凸出的圆形界面。此种脑脊液聚积可为纵向延伸，即使在临床症状缓解后仍可能持续存在。具有圆形边缘的局限性腹侧聚积是慢

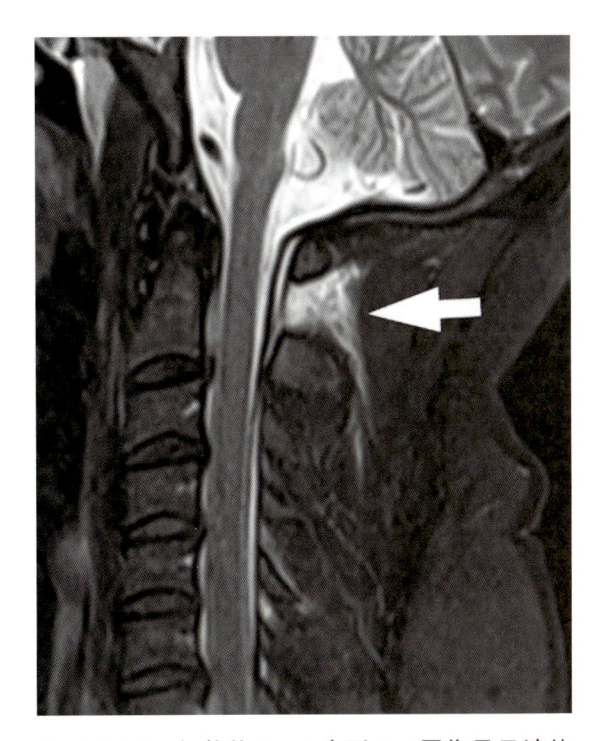

▲ 图 17-4 矢状位 STIR 序列 MR 图像显示液体从硬脊膜外间隙延伸至 C_1~C_2 节段后颈部软组织（箭）；此种假定位征是由于该节段缺乏黄韧带，并非提示脑脊液漏起源于该位置

251

性脊髓脑脊液漏导致表面铁质沉积的典型常见积液征象（图17-5）[24]。

虽然大范围硬脊膜外脑脊液漏出池（即高流量漏）是脑脊液漏的最常见表现，但一些较小的撕裂可能形成较小而更局限的硬脊膜外脑脊液漏出池，即所谓的低流量漏（图17-6）[22]。此类较小的积液虽然显示较为困难，但可更加明确地提示漏点部位。

（二）脑脊液静脉瘘

随着 SIH 的诊断越来越广泛，人们在临床中遇到一个常见难题是患者的脑成像表现出明显的 SIH 变化，但脊髓成像却未发现硬脊膜外间隙脑脊液漏的证据。2014 年人们发现了一个脑脊液漏的新类型，即脑脊液静脉瘘（CVF），此发现解释了临床中上述看似矛盾的观察结果[17]。在某些患者中，几位研究者观察到在硬脊膜囊内注射的脊髓对比剂可以填充相邻的椎旁静脉[17, 25, 26]。这些所谓 CVF 表明蛛网膜下腔和硬脊膜外静脉之间有直接连接，并最常见于胸椎，尤其是下胸椎[26, 27]。这些相互连接的瘘管通常流入节段性脊静脉，然后进入奇静脉或半奇静脉，脑脊液由此返回循环系统。研究者还观察到瘘管流入椎旁的畸形血管（尤其是静脉或静脉—淋巴管畸形）[27]。大多数 CVF 源自或紧邻神经根袖憩室（图17-7）[27]，其分流可能很小，并发生于神经根袖的远端，有别于高流量脑脊液漏相关的基底部大而宽的憩室。

不同于脑膜缺损或撕裂相关的脑脊液漏，CVF 通常不出现硬脊膜外间隙的任何脑脊液池，导致其检测和定位更具挑战性。有助于识别 CVF 的专用的成像技术已经开发，下面将进一步讨论。对于在脑成像中有 SIH 证据，但脊髓成像未显示硬脊膜外间隙脑脊液池的患者，应怀疑存在 CVF。

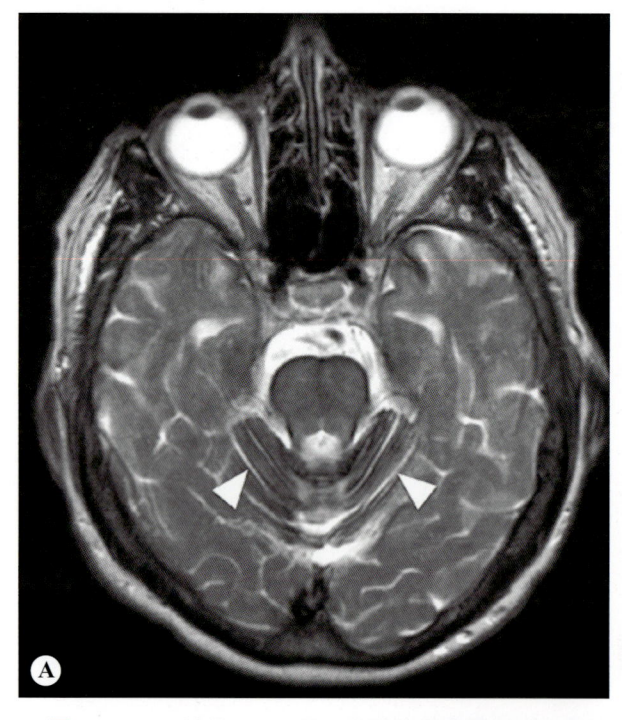

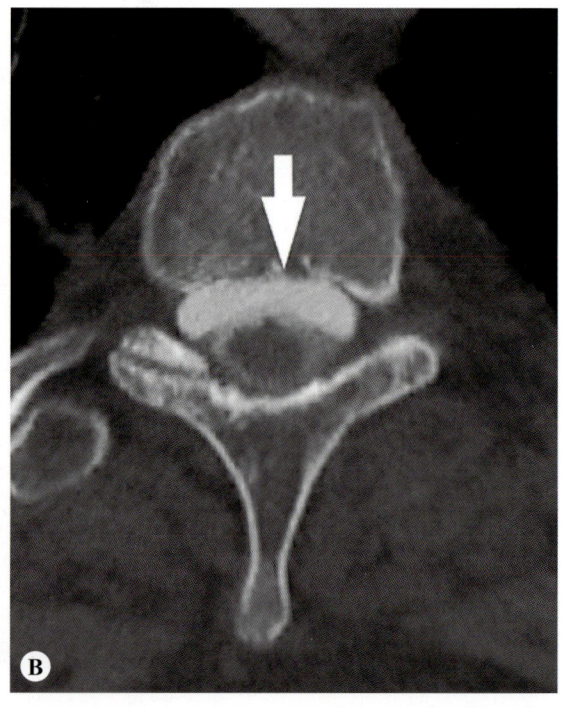

▲ 图 17-5 A. 轴位 T_2WI 显示脊髓脑脊液漏所致表面铁质沉着的小脑叶片（箭头）和脑干的含铁血黄素沉积；B. 轴位 CT 脊髓造影图像显示腹侧液体聚积集（箭），其边缘呈圆形，有部分局限表现，此征象提示慢性脑脊液漏（译者注：小脑皮质含有许多整齐的小内褶，褶间称为叶片。）

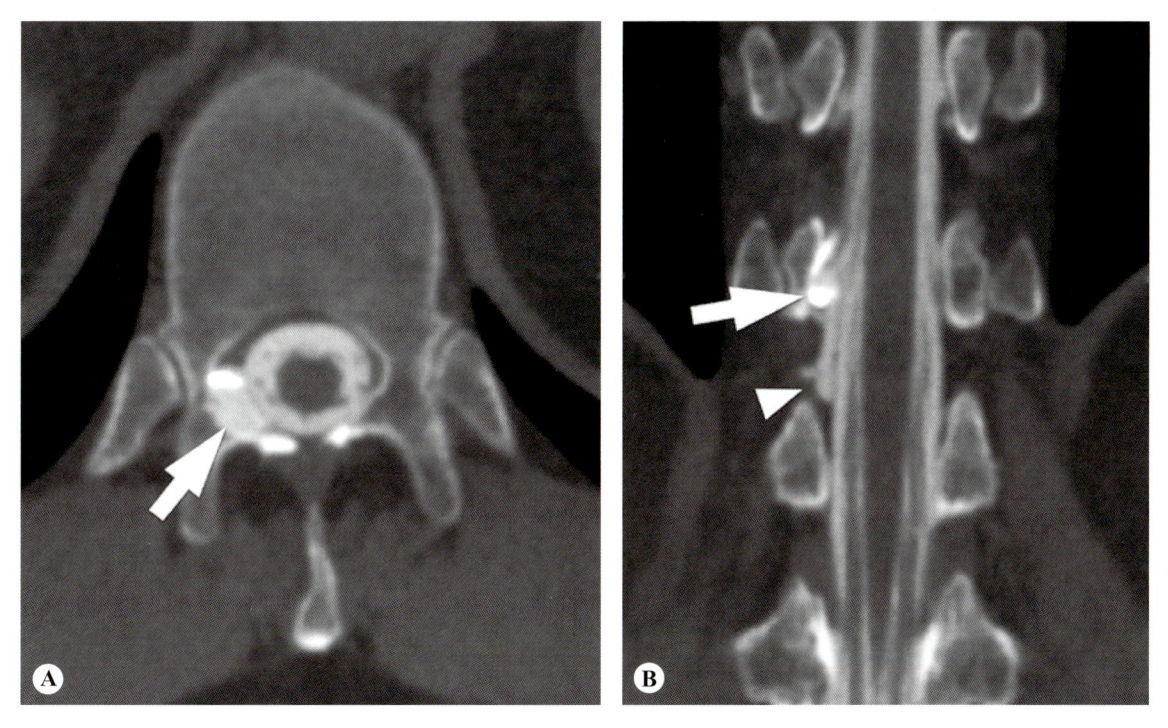

第 17 章 自发性颅内低压与脑脊液漏
Spontaneous Intracranial Hypotension and Cerebral Spinal Fluid Leak Overview

▲ 图 17-6 轴位（A）和冠状位（B）CT 脊髓造影图像显示神经根袖憩室引起的低流量脑脊液漏；硬脊膜外脑脊液（箭头）从漏点的延伸局限于一个椎体节段

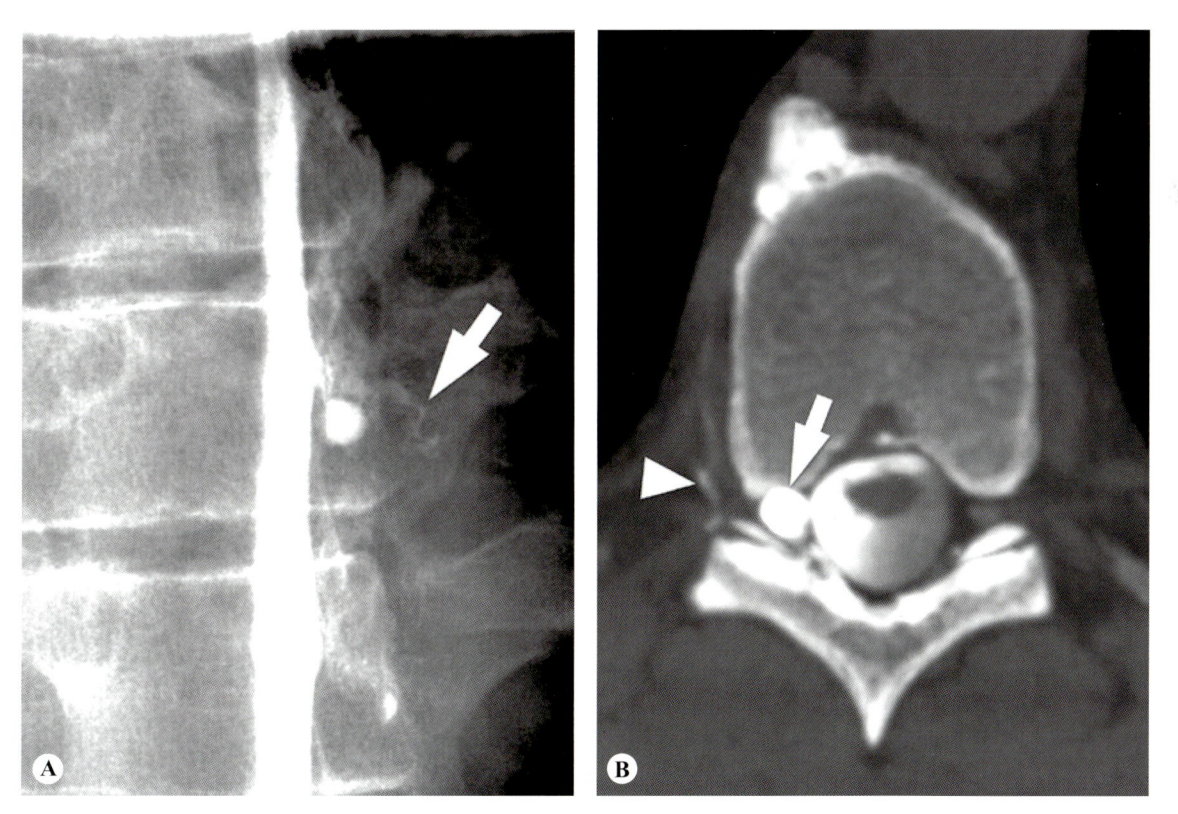

▲ 图 17-7 脑脊液静脉瘘
A. 侧卧位动态脊髓造影图像显示椎旁静脉对比剂填充（箭）；B. 侧卧位轴位 CT 脊髓造影图像显示脑脊液静脉瘘（箭头）起源于邻近神经根袖憩室（箭）

253

三、脑成像

对疑似 SIH 的初步检查应从增强脑磁共振成像（MRI）开始。颅脑 MRI 已被证明是识别 SIH 相关病理生理变化的最敏感检查方法[10]，颅脑成像的颅内低压征象是 ICHD-3[9] 提供的 SIH 诊断标准之一。

脑 MRI 的颅内低压征象包括硬脑膜强化 [硬脑膜增厚（pachymeningeal）]、脑下沉（brain sagging）、颅内静脉扩张、硬脑膜下积液和垂体增大，此类征象均与颅腔内脑脊液容量减少有关。Monro-Kellie 学说解释了对脑脊液容量减少的生理学反应，提出颅内的内容物（包括脑实质、血液和脑脊液）总容量在颅骨刚性容器内保持恒定[28]。基于相对非弹性的脑组织，脑脊液漏所产生的脑脊液容量减少可导致颅内血容量的代偿性增加。位于血脑屏障之外的结构，如硬脑膜和脑垂体，随着其内部血管间隙和颅内静脉窦的扩张而增大，随之而来的是对比剂强化效应也更为显著。如果超出血池的承受范围，则液体可由血管间隙进入硬脑膜下腔，导致硬脑膜下积液。

（一）硬脑膜强化

SIH 的硬脑膜强化具有平滑性和弥漫性的两个主要特征（图 17-8）。当直立性头痛患者具有此两种特征时，则反映了颅内脑脊液容量减少的病理学特质表现。其他疾病所导致的硬脑膜强化呈非平滑性（如硬脑膜转移、肉芽肿性疾病或特发性肥厚性厚壁结膜炎）或非弥漫性（如开颅术后或硬膜下出血后发生的局限性硬脑膜强化），均不同于 SIH 平滑性和弥漫性硬脑膜强化[5]。根据笔者经验，一个常见的情况是将感染性软脑膜炎和硬脑膜异常相混淆。感染性（软）脑膜炎并不产生弥漫性硬脑膜强化，因而对脑成像呈弥漫性、平滑性硬脑膜强化的患者不必行腰椎穿刺以

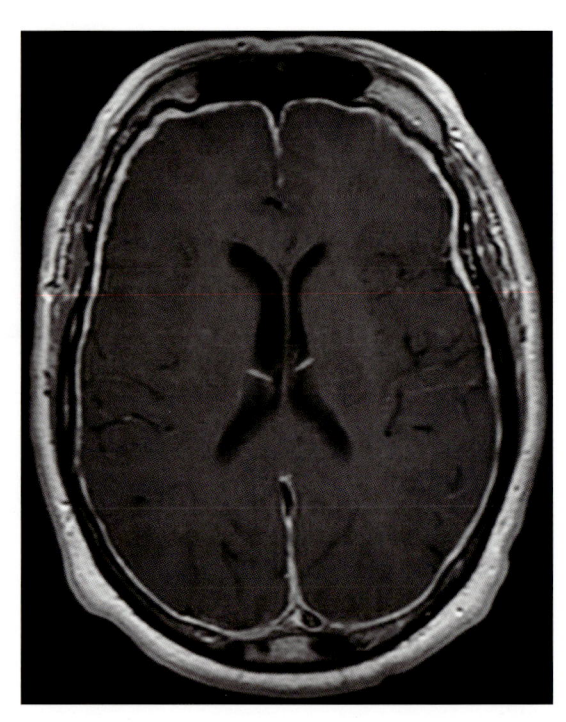

▲ 图 17-8 自发性颅内低压的硬脑膜强化
轴位增强 T_1WI 显示弥漫性和光滑性增厚的硬脑膜强化

判断患者是否存在感染。起源于硬脑膜外的感染，如鼻窦炎、乳突炎或开颅术后的感染，也可偶尔引起局部硬脑膜强化，但同样为非弥漫性。

（二）脑下沉

脑下沉是脑脊液容量减少的另一个影像学特征，常见于 SIH[29]。脑下沉的表现包括中脑和小脑结构向枕大孔方向下移，第三脑室底部变平或向下倾斜，乳头体下移，乳头体和脑桥之间的距离（所谓乳头体 – 脑桥距离，mamillo-pontine distance）缩小，脑桥前池消失，脑桥腹侧变平，小脑扁桃体下移（图 17-9），有时可出现小脑扁桃体下疝[30]。

应指出的是，脑下沉相关性小脑扁桃体下疝应区别于 Chiari Ⅰ 畸形，后者是一种颅后窝狭小的先天性畸形（图 17-10）。Chiari Ⅰ 畸形通常采用颅后窝减压术治疗，而该手术方式对脑下沉相关性小脑扁桃体下疝的患者无效，并可能加重颅内结构的向下移位[5]。

254

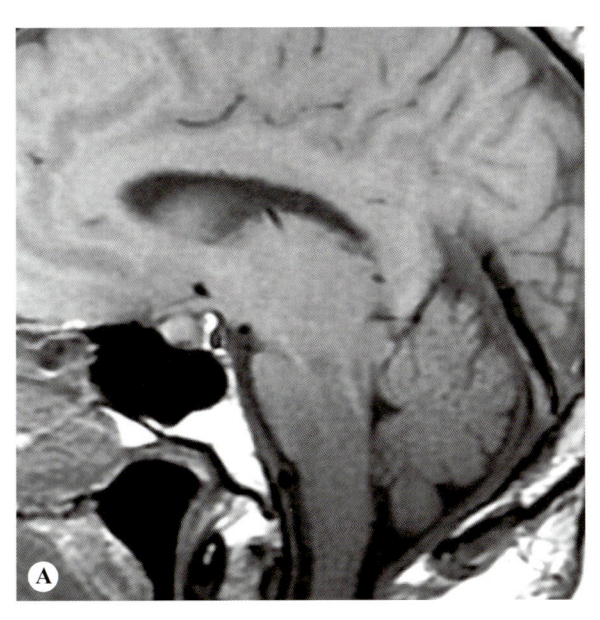

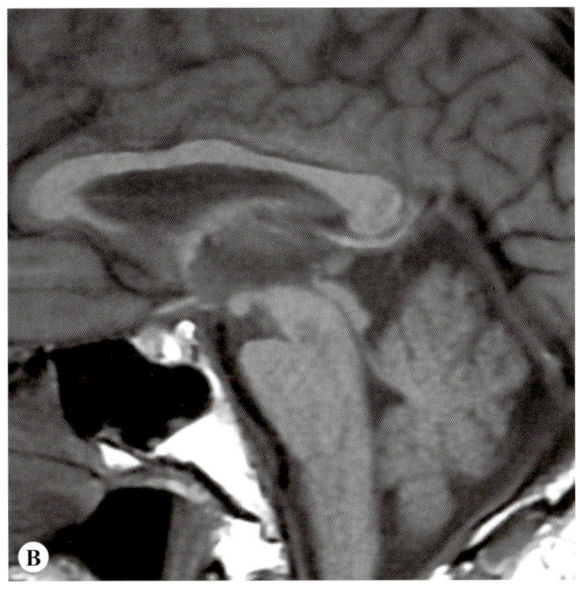

第 17 章 自发性颅内低压与脑脊液漏
Spontaneous Intracranial Hypotension and Cerebral Spinal Fluid Leak Overview

▲ 图 17-9 自发性颅内低压的脑下沉
A. 自发性颅内低压患者矢状位 T₁WI 显示脑干下移，第三脑室底部向下倾斜；B. 治疗后同例患者的矢状位 T₁WI 显示脑下沉消失

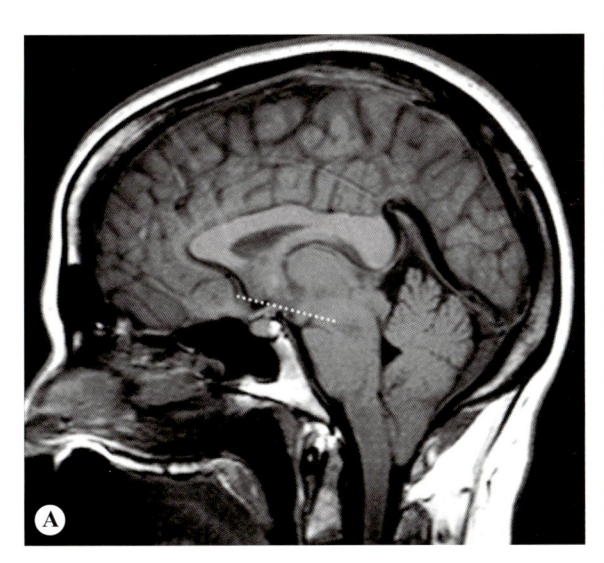

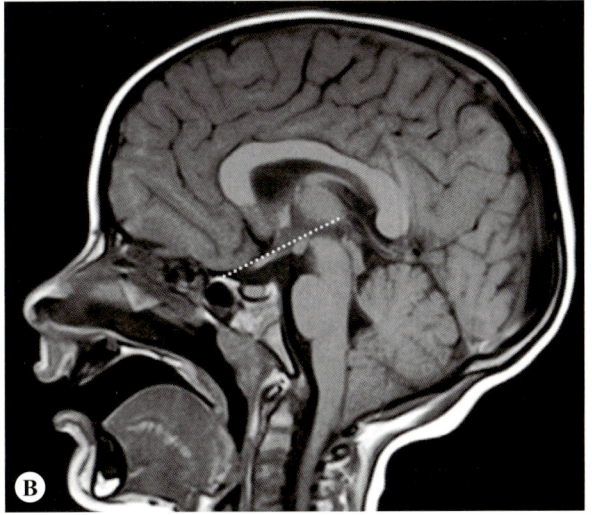

▲ 图 17-10 脑下沉与 Chiari Ⅰ 型畸形
A. 矢状位 T₁WI 显示小脑扁桃体下疝并第三脑室底部向下倾斜（虚线），提示自发性颅内低压的诊断；B. Chiari Ⅰ 型畸形的矢状位 T₁WI 显示小脑扁桃体下疝并第三脑室底部向上倾斜（虚线）

（三）静脉扩张

Farb 等首先描述了因颅内脑脊液容量的减少而产生横静脉窦代偿性扩张的静脉扩张征(venous distension sign)[31]。正常情况下，该静脉窦边缘平直或稍凹，而在 SIH 中，该静脉窦边缘向外弯曲，呈现凸形或圆形外观（图 17-11）。在慢性分流、新近腰椎穿刺或其他脑脊液容量减少的情况下，该静脉窦具有类似表现。SIH 的直窦也具有类似表现，轴位图像可显示直窦中部呈外凸状[32]。

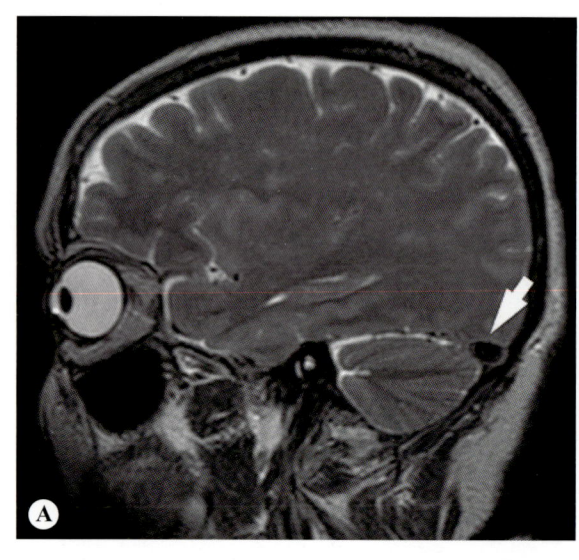

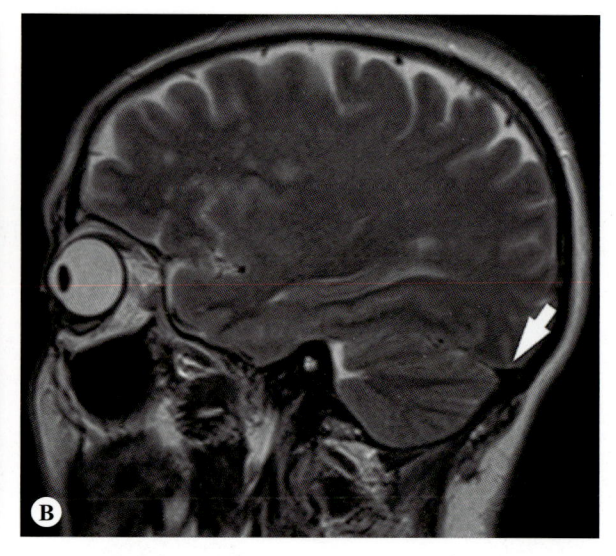

▲ 图 17-11 静脉扩张征

A. 自发性颅内低压患者的矢状位 T_2WI 显示横窦外缘凸起；B. 治疗后同例患者的矢状位 T_2WI 显示横窦恢复正常形态，外缘呈平直或凹形（箭）

（四）硬脑膜下积液

SIH 常发生硬脑膜下积液，可为单侧或双侧，一项研究发现半数 SIH 患者可出现硬脑膜下积液[33]。在 SIH 患者中，最常见的是成分一致性非出血性硬脑膜下积液，对邻近脑组织缺乏或仅有很小占位效应（图 17-12）。然而，SIH 也可能发生出血性硬脑膜下积液，并具有显著的占位效应。

由于硬脑膜下积液为颅内低压所致，在大多数情况下，若未解决脊髓脑脊液漏根源所在而进行积液引流可导致硬脑膜下积液的再次出现或积气[34]。在大多数情况下，在治疗脊髓脑脊液渗漏时，应观察而不是引流硬脑膜下积液（甚至出血性积液）。

（五）垂体充血

垂体增大和显著强化是 SIH 的常见表现（图 17-13）[1]。垂体的形态大小可随年龄不同而出现正常生理性变化，老年人垂体的体积明显小于年轻人。掌握此种生理现象，对于垂体充血与垂体瘤（垂体肿瘤通常表现为垂体内有低强化的占位，不同于均匀增大垂体的显著强化）的鉴别至关重要。

四、脊髓成像

SIH 脊髓成像具有两个目的：第一，也是最重要一点，帮助确定脑脊液的漏点，利于针对性治疗；第二，若脑成像缺乏结论性证据，则脊髓成像有助于确定诊断。近年来，为应对不同类型脊髓脑脊液漏的特殊挑战，已有多种脊髓成像技术得到开发[22]。鉴于在技术不断快速开发的背景下，读者对新技术的认识需要依赖于新发表的文献，在此，本文主要概述此类技术的总体原则和相关的基本原理。

根据主要用途，脊髓成像技术总体可分为两类：一是明确脑脊液漏起源类型的一线前期成像检查，二是基于前期成像检查，进行精准定位的病变治疗成像检查。

（一）前期成像检查研究

脊髓成像检查能否显示脑脊液漏取决于脑脊液漏的内在发病机制。前期成像研究必须能够敏感地发现硬脊膜外间隙的脑脊液渗漏，并在大多数情况下区分，可鉴别硬脊膜撕裂或脑脊液静脉

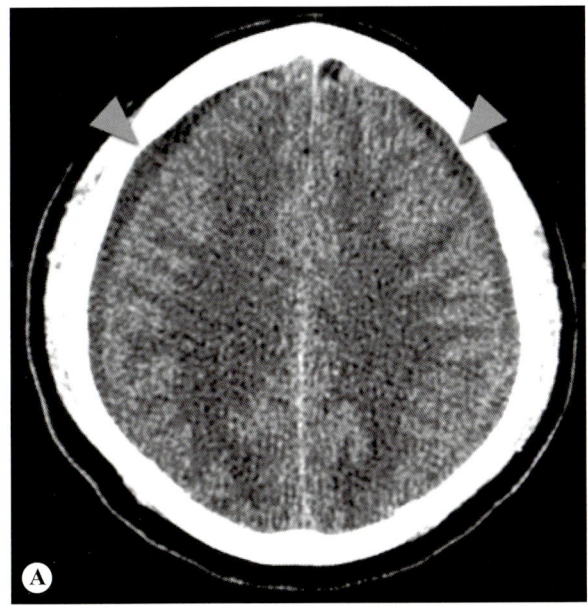

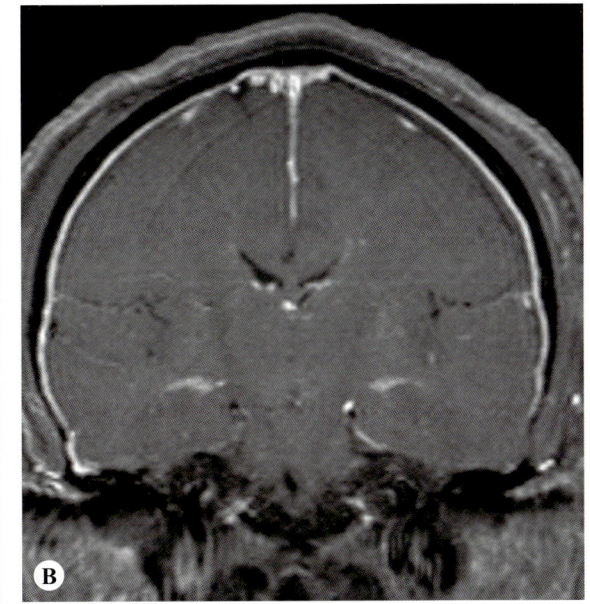

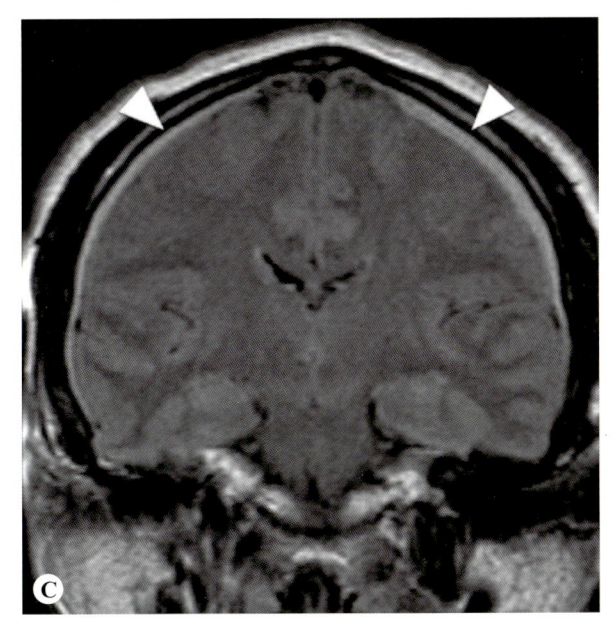

第 17 章　自发性颅内低压与脑脊液漏
Spontaneous Intracranial Hypotension and Cerebral Spinal Fluid Leak Overview

◀ 图 17-12　自发性颅内低压的硬脑膜下积液
A. 轴位平扫 CT 图像显示直立性头痛患者的双侧低密度硬脑膜下积液（箭头）；B. 同例患者的冠状位增强 T₁WI 显示弥漫的平滑性硬脑膜强化；C. 液体衰减反转恢复序列（FLAIR）冠状位图像显示 CT 发现的双侧硬脑膜下积液（箭头），无相关的占位效应

瘘引起的脑脊液漏。目前用作前期成像的两种主要成像方式为脊髓 MRI 和 CT 脊髓造影，应根据当地的医疗资源和专业人员经验进行选择。

1. 脊髓 MRI

脊髓 MRI 已成为大多数放射专业人员熟知，并得到广泛应用的无创性检查，许多医疗中心将其作为前期成像的首选检查模式。硬脊膜外积液在 T₂WI 显示为围绕硬脊膜囊周围的高信号强度（液体信号强度），根据硬脊膜囊周围大量硬脊膜外积液，脊髓 MRI 能够敏感提示高流量的脑脊液漏。

由于硬脊膜外脂肪在 FSE T₂WI 也显示信号强度增加，脂肪抑制技术的应用有助于区分脊髓 MRI 显示的脂肪和液体。因此，在制订脊髓脑脊液漏的 MR 检查方案中，轴位和矢状位成像采用均匀脂肪抑制序列需要着重被考虑（图 17-14）。

在应用 MRI 评估 SIH 患者脊髓的情况下，通常不需要静脉造影。一些医疗中心使用重 T₂ 加权 MR 提高脑脊液的可视化[35]。将重 T₂ 加权像的原

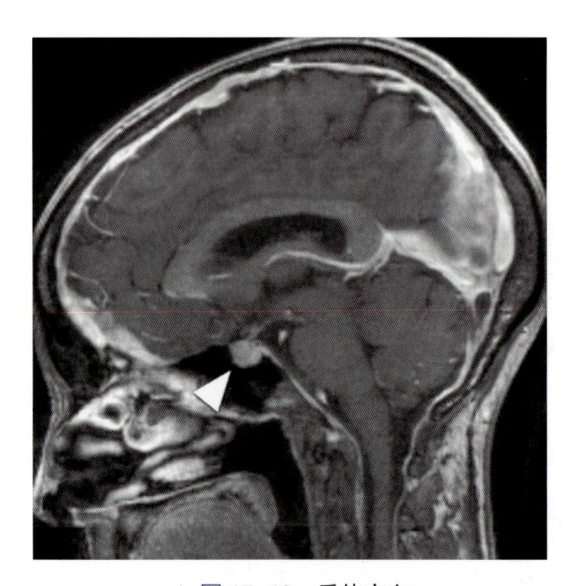

▲ 图 17-13 垂体充血
矢状位增强 T_1WI 显示自发性颅内低压相关的垂体增大和显著强化（箭头）

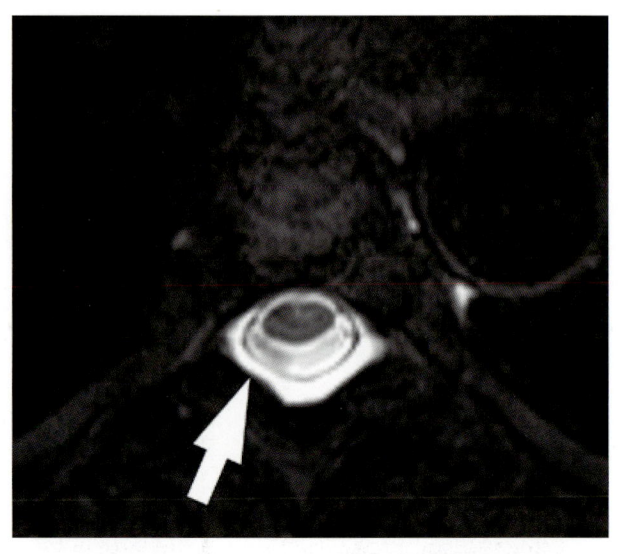

▲ 图 17-14 MRI 显示硬脊膜外脑脊液漏
胸椎轴位脂肪抑制 T_2WI 显示大量硬脊膜外积液（箭），提示存在高流量脑脊液漏；硬脊膜囊呈一条黑色细线，分隔蛛网膜下腔和硬脊膜外间隙液体

始数据技术用最大强度投影（maximum intensity projection，MIP）技术重建，生成硬脊膜囊的旋转图像，称为 MR 脊髓造影（MR myelography，MRM）[36]。

脊髓 MRI 作为前期成像研究的主要缺点包括显示少量脑脊液漏（即低流量脑脊液漏）的能力有限，不能显示 CVF，并易受技术伪影的影响。此外，对于高流量脑脊液硬脊膜外漏，难以精确定位脑脊液的漏点。

为解决此类问题，一些研究人员探索了鞘内注射钆对比剂的 MR 脊髓造影（MR myelography with intrathecal gadolinium，MRM-IG），这是一种在鞘内注射少量钆基对比剂（gadolinium-based contrast agent，GBCA）后获得脂肪抑制的脊髓 T_1WI 的技术（图 17-15）。据报道，相较于 CT 脊髓造影（CT myelography，CTM），MRM-IG 具有相似或略高的显示脑脊液漏的敏感性[37]；而相较于常规 MR，MRM-IG 提高了低流量脑脊液漏的检出率。此外，据报道，MRM-IG 在某些情况下可以显示 CVF，但该作用效果仍在研究

中[38]。鞘内 GBCA 的鞘内注射必须慎重，该用途并未列入此类药品说明书的适应证之内。一些医疗中心已应用鞘内注射钆对比剂进行颅底脑脊液漏的检查，并在适当剂量下患者通常耐受良好[39, 40]，但有研究发现高剂量可导致患者出现严重的神经并发症[41, 42]。此外，近年来人们对钆剂在中枢神经系统中沉积的担忧加剧，增加了许多医生使用 MRM-IG 的顾虑。

2. CT 脊髓造影

一些研究者认为 CTM 是检测脊髓脑脊液漏的金标准[22]。基于鞘内碘对比剂、高空间分辨率和技术伪影发生率低，CTM 具有脑脊液和周围组织之间获得高密度分辨率的优势。该方法能够在某些条件下显示 CVF[25, 27]，并在显示某些腹侧高流量脑脊液漏相关的小体积、钙化、针状骨赘方面明显优于 MR。因为在鞘内对比剂注射后快速进行 CT 的扫描的条件下，贴近脑脊液漏点的局部对比剂密度呈梯次性增加，因此 CTM 能够比 MR 更好地定位脑脊液的漏点[22]。

CTM 的缺点包括腰椎穿刺的鞘内对比剂注

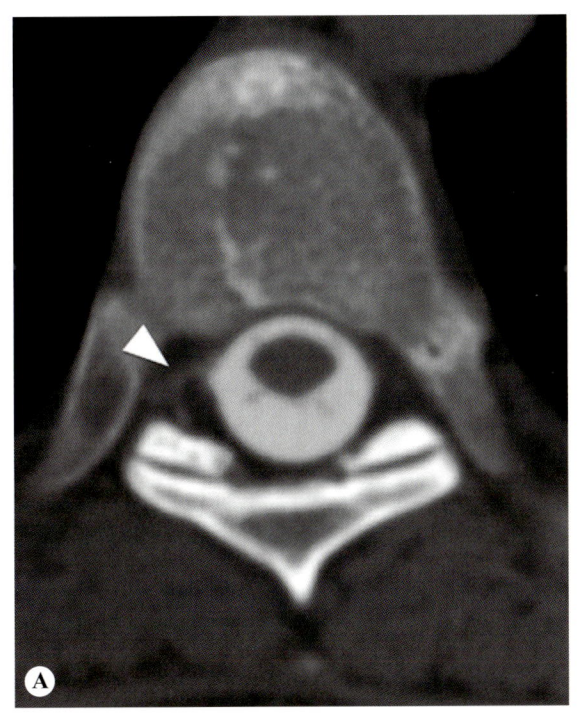

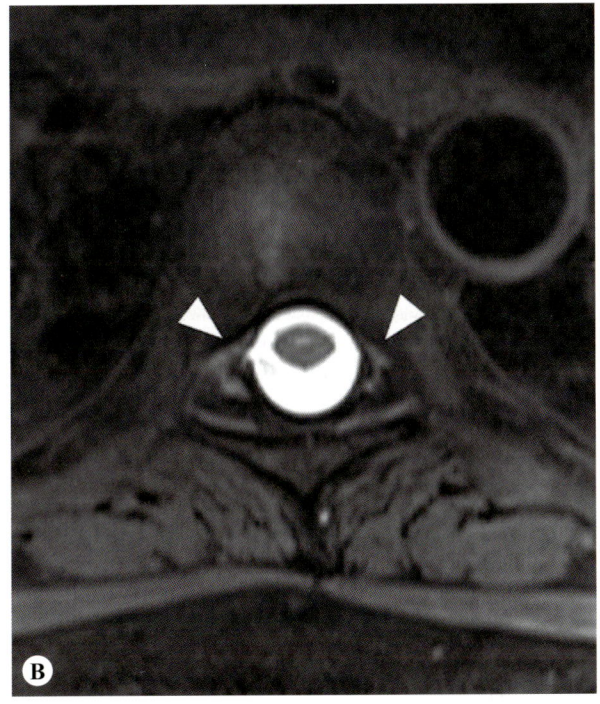

▲ 图 17-15 鞘内注射钆对比剂的 MR 脊髓造影
A. 轴位 CT 脊髓造影（CTM）图像显示非常小的低流量脑脊液（CSF）漏（箭头），此征象仅显示于亚毫米层厚的图像，在较大层厚的图像未显示；B. 鞘内注射钆对比剂的轴位脂肪抑制 T₁WI 显示脑脊液漏征象更加明显（箭头），注意鞘内注射钆对比剂未列入此类药品说明书的适应证之内

射、电离辐射、患者可能发生的鞘内对比剂相关性头痛或背痛等不适症状。

CTM 的脑脊液漏的显示和定位性能还取决于注射和扫描技术。不良技术使用可以降低脑脊液漏显示和定位的敏感度，使 CTM 丧失了超越MR 成像的优势。使用高浓度鞘内对比剂可获得CTM 的最佳密度分辨率。鞘内碘对比剂用量推荐限值为 3g/d[43]，笔者发现，注射量达到该限值的高浓度对比剂（10ml 碘帕醇）可获得最佳结果。此外，脊髓造影后尽快进行 CT 检查很重要，以防止由脊髓蛛网膜下腔到颅脑蛛网膜下腔循环所致的对比剂稀释，因此建议使用 CT 透视引导下的鞘内注射，以便注射完成后的立即扫描[44]。在 CT 扫描期间，使用亚毫米层厚的轴位图像和患者抑制呼吸的屏气动作也至关重要。鉴于脑脊液漏点常见于腹侧而非背侧，通常患者应取俯卧位进行扫描。然而，侧卧位可促进 CVF 的对比剂填充（图 17-16），因此，在俯卧位扫描未显示脑脊液漏的情况下，可能需要对一些患者进行侧卧位扫描[45]。

（二）病变治疗成像检查研究

为解释脊髓的前期成像检查研究所发现的问题，需要进一步继续研究。具体来说，有两种情况可能需要补充检查：对于高流量脑脊液漏的漏点需要准确定位；对于未发现硬脊膜外漏的患者需要确定有无 CVF。

1. 高流量脑脊液漏的定位技术

虽然脊髓 MR 和 CTM 对显示硬脊膜外积液具有良好的灵敏度，但时间分辨率较低。局部治疗如靶向硬脊膜外血补片治疗或手术治疗均要求对脑脊液的漏点进行精准定位，而高流量脑脊液漏点的精准定位技术，则需要具有更好的时间分辨率。为提高时间分辨率，已研发的技术

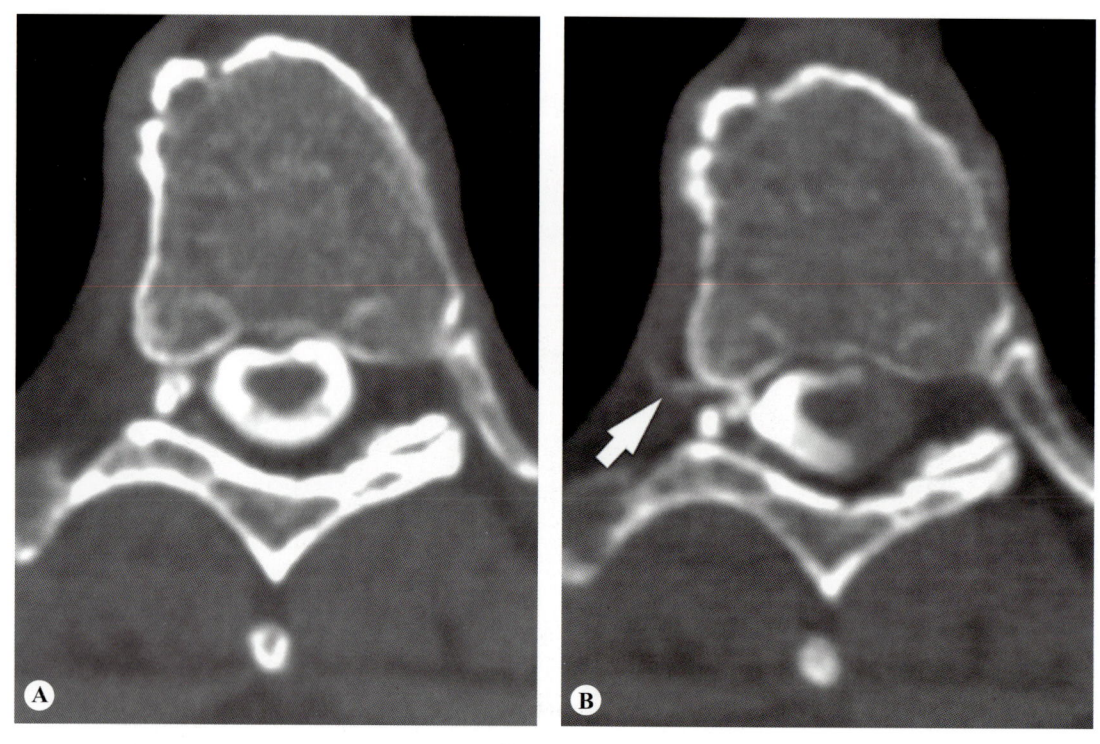

▲ 图 17-16 脑脊液静脉瘘（CVF）的侧卧位检查

A. 患者俯卧位轴位 CT 脊髓造影（CTM）图像未显示 CVF 征象；B. 患者同一脊柱节段的右侧卧位轴位图像显示高密度椎旁静脉征（箭），提示 CVF 的存在

包括动态脊髓造影、数字减影脊髓造影（digital subtraction myelography，DSM）和超快 CT 脊髓造影术。

动态脊髓造影（dynamic myelography）：动态脊髓造影是在 C 形臂或双向透视装置配备的可倾斜检查床上进行的常规脊髓造影，采用间断或连续透视模式，实时观察沿硬脊膜囊的对比剂向上移动，并准确确定漏点部位[25]。在任何检查条件下，该项技术仅显示硬脊膜囊表面依赖于重力的对比剂层，因此，必须基于前期成像检查的脑脊液疑似漏点，摆放患者体位。如果神经根袖有不成比例的大憩室，特别是憩室宽基底与硬脊膜囊相对，或 CTM 的对比剂密度梯次提示有侧脑脊液漏，应置患者于侧卧位。如果前期成像检查显示腹侧硬脊膜外积液，或显示较大的穿透性骨赘，则应将患者置于俯卧位。

患者摆位完成后，进行腰椎穿刺，检查床倾斜至患者脚略低于髋部，以控制对比剂的头侧移动。对比剂注射后，调整检查床与透视的交叉位置，以利于显示对比剂在硬脊膜囊的近地侧分层。随着检查床的头侧向下逐渐倾斜，连续透视观察向头侧移动的对比剂柱。根据囊内对比剂单柱分为两柱的部位，即一个柱留在硬脊膜囊内，而相平行的另一个柱扩散进入硬脊膜外间隙的征象，确定脑脊液的漏出部位（图 17-17）。

动态脊髓造影对于依从性良好患者的高流量脑脊液漏的评估效果最佳，对比剂的显示不受患者体质限制。然而在体质较差的患者中，由于肩胛骨重叠投影，上胸段与下颈段硬脊膜囊的腹侧面评估具有一定局限性。

2. 数字减影脊髓造影

Hoxworth 等首次在脊髓脑脊液漏的评估中引入数字减影脊髓造影（digital subtraction myelography，DSM），进行高流量脑脊液漏点的

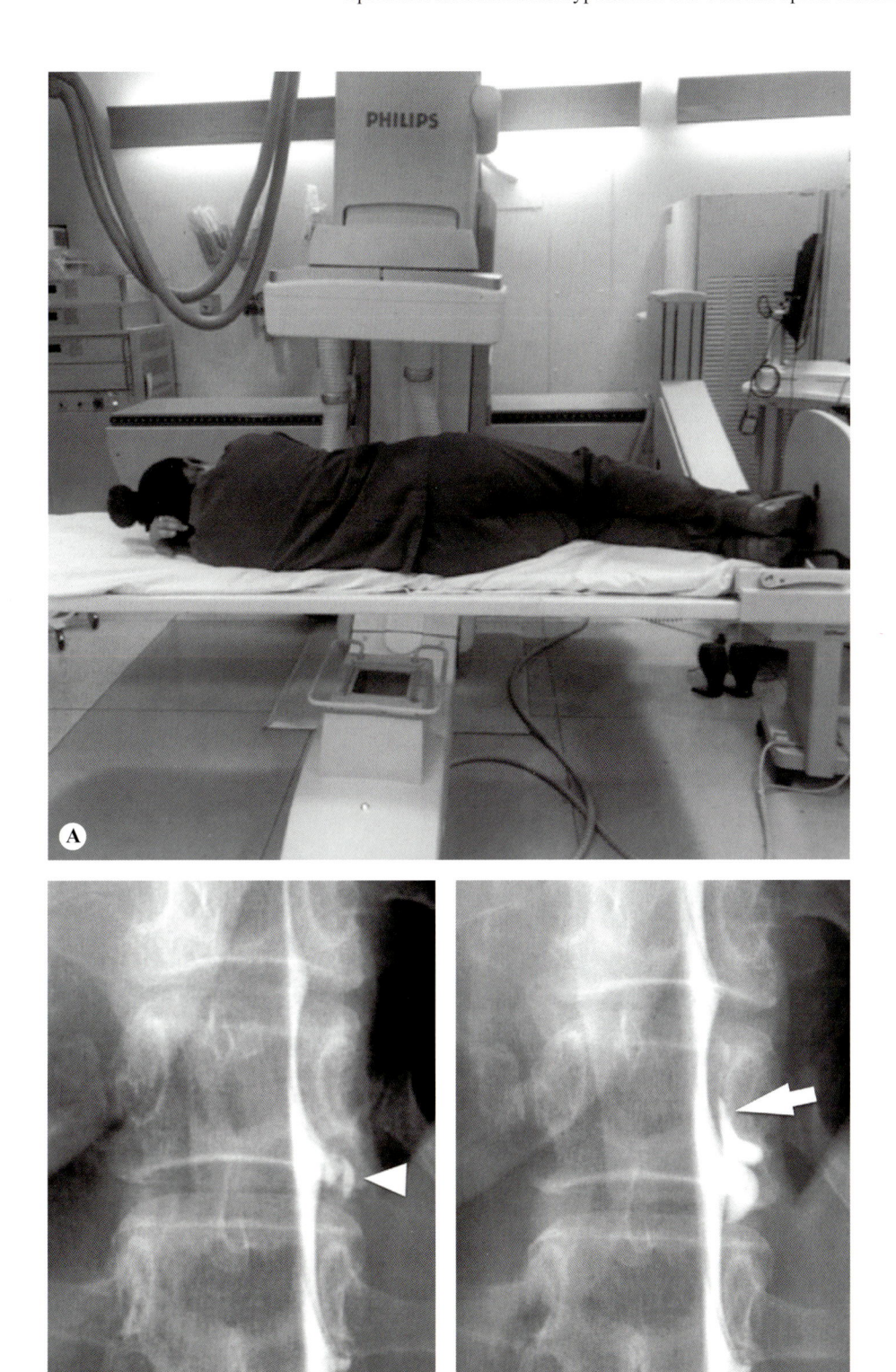

第 17 章 自发性颅内低压与脑脊液漏
Spontaneous Intracranial Hypotension and Cerebral Spinal Fluid Leak Overview

▲ 图 17-17 用于高流量脑脊液漏定位的动态脊髓造影

A. 动态脊髓造影的患者摆位范例，因该例患者疑似左侧脑脊液漏，所以采用左侧卧位；一般来说，疑似脑脊液漏点一侧置于近地侧位置。B 和 C. 连续透视点片获取的动态脊髓造影图像显示对比剂向头侧方向移动，伴有神经根袖憩室（箭头），随后对比剂漏入硬脊膜外间隙（箭），确定了脑脊液漏的准确节段水平定位[46]。患者摆位采用动态脊髓造影的类似方法，但 DSM 在注射对比剂前，患者取头部向下倾斜的位置，对比剂快速注射期间，采用数字减影技术进行成像（图 17-18）。在对比剂柱向头侧方向移动之际开始一组连续采集成像，对比剂柱发生分裂时停止采集成像。

数字减影脊髓造影具有抑制背景结构的优势，利于大体型患者的诊治。然而，DSM 应用具有一些限制。首先，为了避免呼吸运动引起错位，患者必须长时间的屏气（长达 45s），对许多患者可能很困难[47]。此外，由于患者在检查床的体位导致蛛网膜下腔对比剂可快速进入头部，患者可在检查期间发生严重头痛。在全身麻醉下进行检查，同时在成像过程中暂停呼吸，可以避免这两个问题[48]，但会产生麻醉相关的风险、资源需求和费用。根据笔者经验，对于高流量脑脊液漏点的定位，很少需要 DSM，尽管该技术在 CVF 评估中受到了新的关注，此方面将在本章后面进行描述。

超快动态 CT 脊髓造影（ultrafast dynamic CT myelography）：超快动态 CTM 是指使用类似动态脊髓造影或 DSM 原理的 CT 脊髓造影技术，通过 CT 扫描进行断层成像而非平面成像[49]。在检查中，将患者可疑病变侧置于近地侧位置（俯卧位常用于评估位于硬脊膜囊腹侧的漏点），用楔形泡沫软垫或枕头抬高髋部，以促进对比剂向头侧的流动。在 CT 检查床上进行对比剂的鞘内注射，一旦注射完成，即启动数次连续螺旋方式的扫描。扫描范围仅覆盖感兴趣区域，限制辐射暴露。一旦显示对比剂漏入硬脊膜外间隙，即停止扫描（图 17-19）。

在上胸椎或下颈椎腹侧脑脊液漏评估中，超快动态 CTM 消除了透视成像（如动态脊髓造影或 DSM）存在的肩胛骨重叠投影。超快动态 CTM 潜在缺点包括患者辐射剂量较高、对比剂注射后的扫描启动需要 CT 操作人员、低于透视技术的时间分辨率。另外，为促进对比剂向头侧

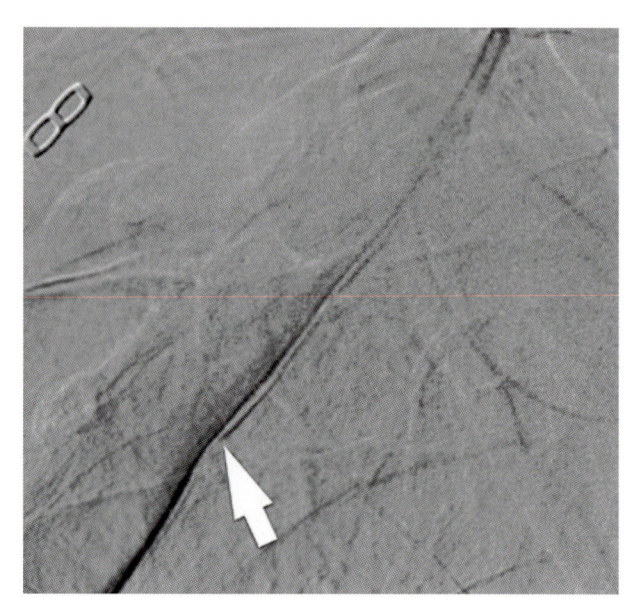

▲ 图 17-18 数字减影脊髓造影
患者俯卧位，垂直于检查床的数字减影脊髓造影，图像显示硬脊膜囊内鞘内对比剂柱分叉（箭），第二个硬脊膜外对比剂柱起源于脑脊液的漏出部位

的快速流动，需充分抬高患者髋部，但所抬高的程度不能妨碍患者通过 CT 机架，因而患者的摆位，尤其是大体型的患者摆位有一定难度。

3. CVF 的定位技术

脑脊液静脉瘘（CVF）的诊断具有一定挑战性。CVF 通常并不发生硬脊膜外对比剂渗漏，发现硬脊膜外积液的脊髓造影技术对于该病诊断的作用有限。CVF 的诊断主要依赖于 CTM、动态脊髓造影和 DSM 技术。

(1) CVF 的 CT 脊髓造影：虽然 CTM 最初是用于评估硬脊膜撕裂引起的硬脊膜外脑脊液漏，但临床实践证实 CTM 也可用于 CVF 的诊断。CTM 可显示由于 CVF 所导致的椎旁静脉 CT 值增加，称为高密度椎旁静脉征（图 17-20）[25]。此征象在围绕脊柱椎体中部走行的节段静脉最常见，也可见于节段静脉肌支和椎内静脉丛。≥70HU 是确定 CVF 存在的阈值[27]。患者的侧卧位扫描可能显著增加某些 CVF 部位的 CT 值[45]。

(2) CVF 的动态脊髓造影 /DSM：CVF 是由俯卧位的 DSM 首次发现，其表现为脊髓对比剂

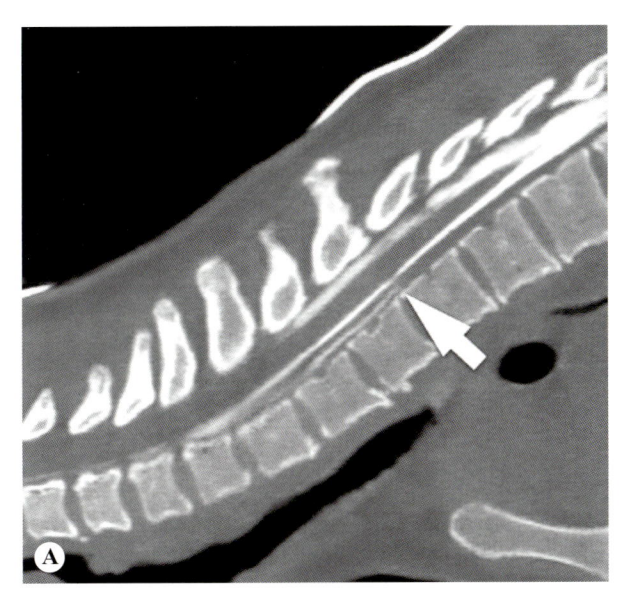

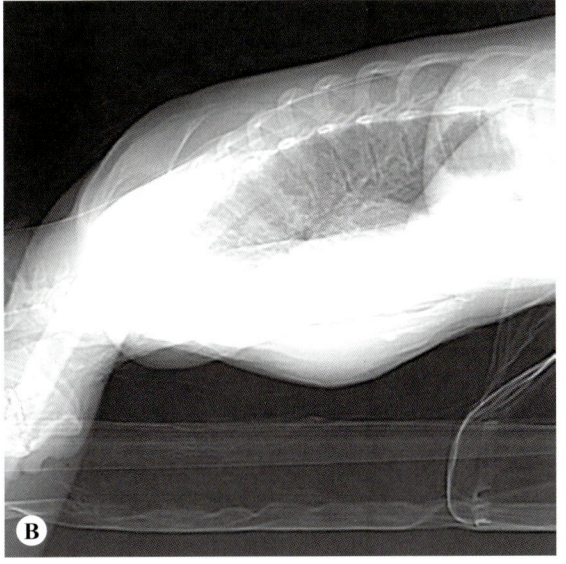

第 17 章 自发性颅内低压与脑脊液漏
Spontaneous Intracranial Hypotension and Cerebral Spinal Fluid Leak Overview

▲ 图 17-19 超快动态 CT 脊髓造影（CTM）
A. 矢状位超快动态 CTM 重建图像显示对比剂漏入上胸椎的硬脊膜外间隙（箭），提示脑脊液漏点部位；B. 同项研究的患者定位图像使用楔形泡沫软垫在 CT 检查床上创建倾斜体位，以促进对比剂向头侧移动

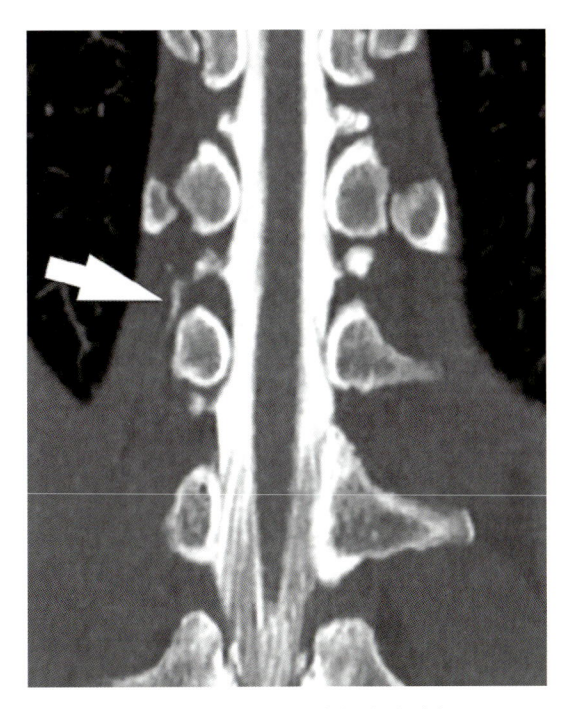

▲ 图 17-20 高密度椎旁静脉征
冠状位 CT 脊髓造影重建图像显示下胸段神经根袖附近的椎旁静脉密度增加（箭），高密度椎旁静脉征是脑脊液静脉瘘的标志

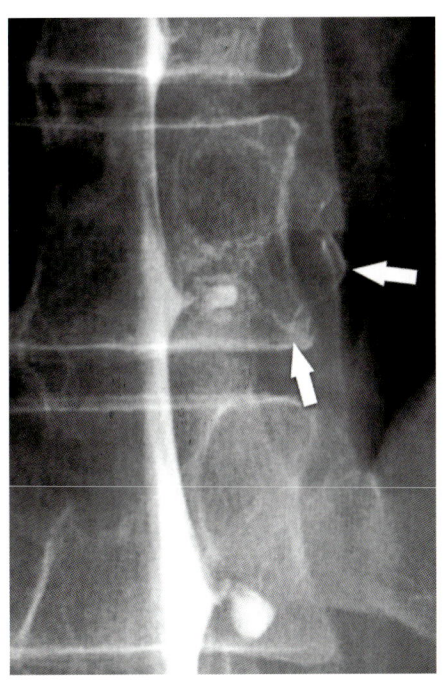

▲ 图 17-21 动态脊髓造影显示脑脊液静脉瘘
患者左侧卧位透视点片图像显示脑脊液静脉瘘导致椎旁静脉的对比剂填充（箭）

在椎旁静脉的填充[17]。在临床实践中人们很快认识到，侧卧位的脊髓造影，无论是否采用数字减影，均可以显示类似征象（图 17-21）[25, 48]。

基于 SIH 患者初始卧位 DSM 未发现渗漏，在随后数天内进行左右侧卧位 DSM 是目前最广泛采用的检查方法[47, 48]。如果初始脊髓成像提示疑似 CVF（典型情况为 CTM 发现高密度静脉），针对该部位的动态脊髓造影非常有效，并可避免全身麻醉。

五、治疗

SIH 的治疗策略可分为三大类：保守治疗、硬脊膜外修补和手术治疗。本章将重点介绍硬脊膜外修补的技术细节，但在制订治疗策略时，了解保守治疗和手术的知识非常重要。

（一）保守治疗

SIH 的保守治疗主要包括卧床休息。一些 SIH 患者确实可自行痊愈，而且卧床休息有助于缓解因直立位引起的疼痛，保守治疗可持续至自行痊愈。然而，SIH 保守治疗的频率或治疗策略实施的持续时间等关键问题，仍缺乏相关数据证实[50]。一项关于 SIH 患者接受保守治疗的小样本回顾性研究发现，超过一半的患者在治疗 6 个月后仍有症状，约 1/3 的患者在治疗 2 年后仍有症状[51]。

口服或肠外治疗目前对于 SIH 中的作用非常有限。为了"驱动"脑脊液产生，通常鼓励口服水化疗法，但尚无研究证明该策略的效用。口服咖啡因是使用最广泛的药物，可缓解部分患者症状，但同样缺乏充分的数据以指导其使用。尚无其他药物被证明对 SIH 症状有效，或目前被广泛用于治疗 SIH 症状。

（二）硬脊膜外血补片

硬脊膜外血补片（epidural blood patch，EBP）治疗自发性脑脊液漏的原理和 EBP 治疗腰椎穿刺后头痛的原理相同。将自体静脉血注入硬脊膜外间隙，血液扩散至硬脊膜缺损处，产生的血凝块封闭脑脊液漏点是目前最为广泛接受的 EBP 治疗 SIH 的理论。根据这一理论，将 EBP 尽可能放置于靠近漏点部位应比将 EBP 放置于远离部位具有更好的效果，因此，通常认为漏点定位有助于治疗。除直接封闭之外，该技术具有的其他机制也可能有助于症状缓解。例如，注射的血液导致脊髓蛛网膜下腔的整体压力增加或脊髓硬脊膜囊顺应性降低，可能以非特异性方式促使脑脊液沿脊髓向颅骨内迁移，从而升高颅内压。

1. EBP 证据

EBP 被广泛认为是 SIH 的主要治疗方法。以往的研究已经检验了 EBP 的有效性，结果各不相同。据报道，初次 EBP 的治疗成功率为 36%~90%，第二次贴片治疗可使成功率再增加 5%~33%[52-56]。一项 EPB 与保守治疗有效性的对照研究发现，保守治疗的有效率为 40%，而 EBP 的有效率为 77%[57]。

靶向硬脊膜外血补片是指将血液和（或）纤维蛋白黏合剂注射到紧邻已知脑脊液漏点部位的硬脊膜外间隙。有关靶向与非靶向硬脊膜外血补片疗效的对照性研究有限，但一项研究发现，靶向血补片的效果更佳，靶向血补片的有效率为 87%，而非靶向血补片的有效率为 52%（$P<0.05$）[58]。有一些初步研究表明，纤维蛋白黏合剂在靶向硬脊膜外修补中比单纯血液更有效[59]。

值得注意的是，迄今为止报道的研究均为回顾性，大多数研究使用主观性指标而非使用验证结果指标评判疗效，并且随访间隔时间不一致。对于大量 EBP 成功率的报道，尚需要更高质量的结果研究证实。

2. 靶向脊椎节段水平的选择

在脑脊液漏点部位已知的情况下，根据漏点部位的脊椎节段水平进行靶向 EBP。在漏点部位未知的情况下，通常在胸腰椎交界处或腰椎进行非靶向 EBP。与腰椎位置相比，胸腰椎交界处进行非靶向 EBP 有几个潜在优势。首先，基于大部分脑脊液漏源于胸髓，与腰椎的补片相比，胸腰椎交界处的硬脊膜外贴片有更多的机会迁移至潜在的漏点部位。其次，胸腰椎交界处通常可更好地扩散到双侧硬脊膜外间隙和腹侧硬脊膜外间隙，而更偏向尾侧的补片往往倾向于迁移至硬脊膜外间隙的一侧或另一侧，导致血液补片扩散受限和较大的局部占位效应。最后，补片放置于胸腰椎交界处，患者下肢发生神经根性疼痛的概率低。然而，从上述优势中也可以得到一个重要警示，即若注射部位的血液补片扩散不均匀，则胸椎硬脊膜外间隙注射的血液补片更可能压迫脊髓或圆锥，因此，胸椎的 EBP 通过影像学或临床症状和体征监测占位效应非常重要。

3. 技术

EBP 技术可在无影像引导下进行，也可在常规透视或 CT 透视（CT-fluoroscopy，CTF）影像引导下进行。本章将重点介绍使用 CTF 的影像引导技术，尽管类似的原理可应用于常规透视。与常规透视相比，CTF 的主要优势在于利于靶向 EBP 的复杂入路途径规划制订（如颈椎间孔或腹侧补片的入路）以及评估手术过程中占位对脊髓的影响。

(1) 患者准备：笔者通常在门诊进行 EBP，尽管一些患者可能需要术前住院以处理与 SIH 相关的症状。应告知患者在手术期间和之后的预期情况，包括风险和常见并发症。EBP 的后背部和神经根性腿痛很常见，但通常为暂时性，术后当天晚上或第二天达到高峰。通常可通过口服镇痛药和局部热敷或冰袋等保守措施处理。应向患者说明关于反弹性颅内高压的症状和术后活动受限（下文讨论）等情况。

应告知患者与经皮介入相关的一般风险，如出血、感染、局部损伤、血管损伤、变态反应或镇静药不良反应，尽管这些风险非常罕见。由神经或脊髓受压引起的神经功能障碍也同样罕见，通过仔细的术中症状监测和使用 CTF 占位效应的评估，可减小此类并发症的风险。EBP 期间鞘内注射血液意外发生蛛网膜炎的病例已有报道[60, 61]。

应使用大口径（20G 或 18G）静脉穿刺针建立静脉通道。即使先前有静脉通道的患者，也应建立新的通道，以减少血液补片受到微生物污染的风险。基于同样原因，我们不建议使用留置导管作为 EBP 的血管通路。

如果需要中度镇静，应评估患者的禁食情况和镇静禁忌证。一般来说，不应在深度镇静或全麻下进行硬脊膜外补片，因为在手术过程中能够评估硬脊膜外贴片引起的疼痛或神经功能障碍具有重要作用。

(2) 步骤：在配置有 CTF（包括手控制器和脚踏板）的 CT 扫描仪检查床上，患者取俯卧位，用枕头或靠垫确保患者舒适，以利于患者在手术过程中保持稳定体位。进行计划扫描，规划入路途径，确定手术所需要穿刺针的长度。

再次确认患者身份后，在皮肤上标记穿刺部位，常规局部无菌准备和铺单，建议进行较大的区域的无菌准备，以备其他脊椎节段需要进行血液补片。

手术开始前，护士或手术团队身穿无菌服的其他人员清洗和检查患者静脉通道。将一个三通管连接至静脉通道，通过三通管的一个通道抽取约 10ml 的血液废弃，以清洁静脉通道。术者将无菌注射器连接到三通管的另一个通道，将血液收集于多个无菌注射器中。在大多数 EBP 中，笔者将 20~30ml 血液分置于数个 10ml 注射器中，并在注射器中添加脊髓造影用碘对比剂，以实现手术过程中血液补片的显影。一般在每个 10ml 注射器中加入 1~2ml 对比剂（碘浓度为 200~300mg/ml，如碘帕醇）。若使用纤维蛋白黏合剂，也应在此时制备。

进行皮肤局麻，并给予静脉镇静（如果使用）。然后在间断性影像引导下将穿刺针引入硬脊膜外间隙。笔者通常使用 22G 脊椎穿刺针（Quincke-point 针），而另一些操作者则选用圆尖短尖的硬脊膜外穿刺针（Tuohy 针），以减少意外硬膜外损伤的风险，特别是在常规透视引导下而非 CTF 引导下的操作。

如果使用椎板间入路，穿刺针在靶节段水平进入黄韧带。将装有脊髓造影对比剂的注射器与穿刺针连接，并使用阻力丧失技术进入硬脊膜外间隙，一旦阻力感消失，即采集 CTF 图像评估硬脊膜外间隙的穿刺针位置（图 17-22）。快速连续 2 次曝光（double tap）技术用于识别穿刺针的血管内注射，其在注射少量造影剂（0.2～0.4ml）后快速连续获得两个图像，观察可能指示针尖位于血管内的对比剂冲洗模式[62]。

如果采用经椎间孔入路，则将穿刺针推进至椎间孔后下方，位于小面关节外侧缘前方。如上所述，注射少量对比剂以识别穿刺针尖的血管内位置（图 17-23）。使用经椎间孔入路必须谨慎，一旦对比剂注入根髓动脉则可能导致脊髓缺血性损伤。幸运的是，发生此种风险的概率很小，可通过快速连续 2 次曝光技术确定穿刺针尖位置，严格技术操作，以避免此种风险。

一旦建立安全的硬脊膜外通路，应缓慢注射补片材料，用间断成像模式观察占位效应和硬脊膜外扩散程度，观察范围应包括注射部位的上、下节段水平，因为最大的占位效应可能在硬脊膜外注射部位以外产生。注射补片材料期间，应经常询问患者疼痛情况，如果注射暂停后疼痛仍持续，则应停止该部位的补片治疗。如果患者的不适感或局部占位效应限制了注射，则可以使用 CTF 查找利于补片材料在硬脊膜外间隙扩散的相邻上或下节段水平部位，进行补片治疗。

如果使用纤维蛋白黏合剂，则必须在注射血液之前注射，否则残留于在导管内的自体血液所含的凝血酶将导致纤维蛋白黏合剂过早凝固，从而阻塞针头。

对于靶向硬脊膜外贴片，基于硬脊膜外扩散程度和占位效应，笔者通常先后依次使用 2～6ml 纤维蛋白黏合剂和 2～10ml 自体血，而对于非靶向贴片，通常使用 20～30ml 血液，尽管有报道称使用 70ml 或更多血液的大容量贴片[59]。

4. 术后处理

患者术后应进行短期监测，以评估疼痛和神

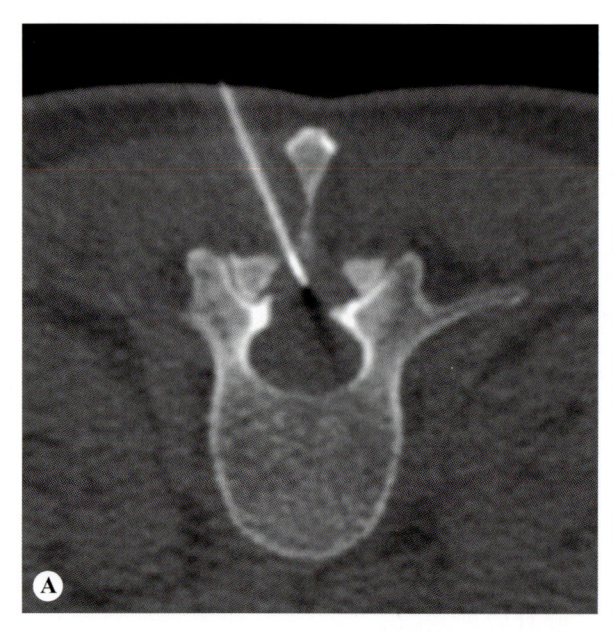

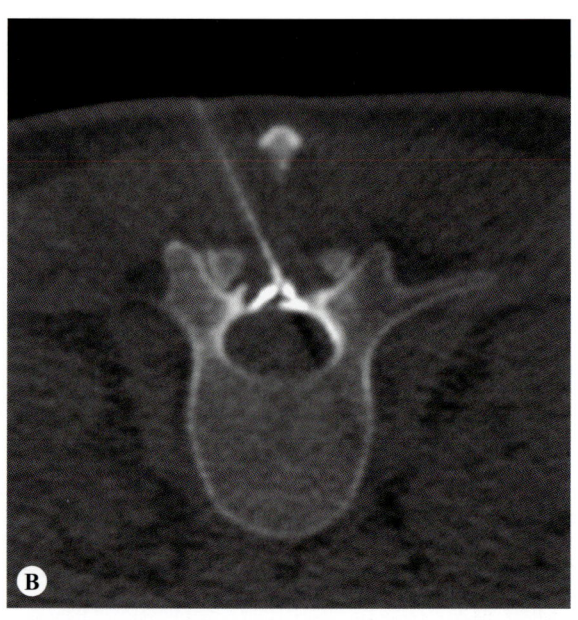

▲ 图 17-22 经椎板间入路硬脊膜外血补片

A. 经椎板间入路硬脊膜外血补片患者的轴位 CT 透视图像显示穿刺针尖位于紧邻硬脊膜外间隙的黄韧带中，在穿刺针连接含碘对比剂的注射器后，缓慢推进直到出现阻力感消失；B. 轴位 CT 透视图像确认针尖位于硬脊膜外间隙后将血液注入硬脊膜外间隙

第 17 章 自发性颅内低压与脑脊液漏
Spontaneous Intracranial Hypotension and Cerebral Spinal Fluid Leak Overview

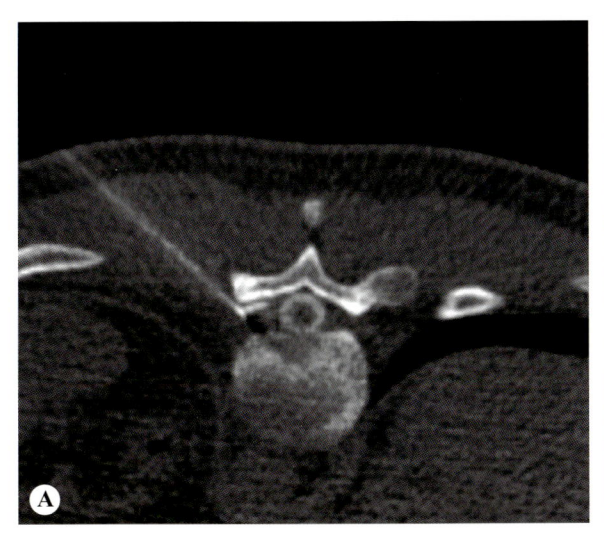

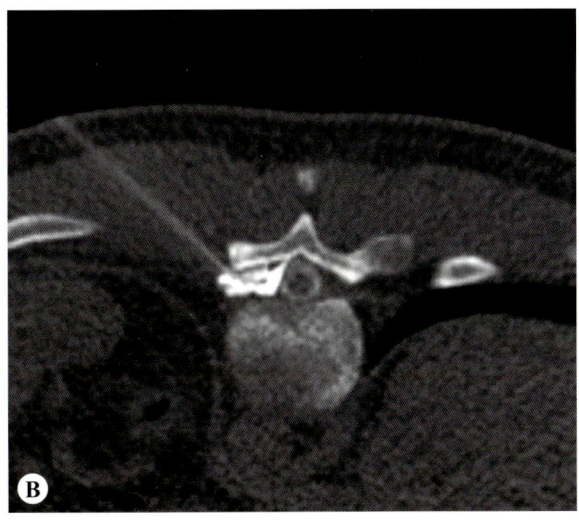

▲ 图 17-23 经椎间孔入路硬脊膜外血补片

A. 经椎间孔入路硬脊膜外血补片患者的轴位 CT 透视图像显示穿刺针尖位于椎间孔的后下部。B. 对比剂注射后的轴位 CT 透视图像显示穿刺针位于硬脊膜外间隙和血管外的位置；在间断性 CT 透视下注射血液，以监测占位效应的发生

经功能障碍状况，确保患者从镇静状态中恢复。应告知患者术后 36h 内可能出现背部疼痛，并建议患者口服对乙酰氨基酚镇痛，并可根据需要进行局部热敷或冷敷。

对于 SIH 患者，建议硬脊膜外补片治疗后限制活动，以减小对补片的机械应力，并保持硬脊膜囊内脑脊液压力尽可能低，以促进有效血栓的形成。虽然没有基于循证的血补片术后活动指南，但笔者通常建议头部去枕卧床休息 48h，术后 1~3 个月内逐渐恢复体力活动，应避免在此期间过度弯曲、负重或扭转活动。

5. 手术

大多数 SIH 患者通过保守治疗或硬脊膜外血补片有不同的疗效。手术治疗可能是 SIH 难治性病例的一种选择，但需要精确定位脊髓脑脊液漏点部位或 CVF 水平。通过后入路或后外侧入路暴露硬脊膜外侧撕裂比暴露腹侧撕裂更为直接[18,63]。由于脊髓的阻碍，后入路暴露腹侧撕裂较为困难。硬脊膜外入路可以避免扰动脊髓，但可能需要切除肋骨、小关节、椎弓根或部分椎体[64]。即使采用这些步骤，硬脊膜缺损的直接暴露仍受到限制，可能无法进行一期手术修复。从后外侧打开硬脊膜，并切断齿状韧带分离脊髓的硬脊膜内入路，通过对脊髓的谨慎操作，可实现硬脊膜腹侧缺损的良好暴露，并提高一期手术修复率[64,65]。对脊髓的相关操作必须小心，以避免损伤神经系统，但有关该技术及并发症发生率的报道令人乐观[64]。

CVF 的手术治疗方法已有报道[26,66]。CVF 中 SIH 的主要机制不涉及硬脊膜外脑脊液漏，而是椎旁静脉瘘，因此，硬脊膜外补片对于 CVF 的疗效不佳[27]。手术结扎瘘管对于 CVF 非常有效，并比硬脊膜撕裂手术治疗的侵入性小，在确定 CVF 情况下，可考虑作为一线治疗[66]。

六、反弹性颅内高压

反弹性颅内高压（rebound intracranial hypertension，RIH），又称反弹性高压，是硬脊膜外血补片后的一种新类型的头痛现象[67,68]。RIH 头痛通常在卧位或无体位影响状况下加重，与 SIH 的直立性头痛易于区别[68]。RIH 头痛部位较为明显，常位于额叶或眶周部位，或以压力或挤压感为特征的全头痛，常伴有短暂性视物模糊或恶心，但一般无明显的视盘水肿[69]。

RIH 通常在硬脊膜外血补片后 36h 内发生，某些患者可能在硬脊膜外血补片手术过程中发生。大多数症状是自限性的，并在一周内缓解。偶尔症状可持续数周，甚至极少数可持续数月。治疗通常包括给予镇痛药、止吐药、头部抬高和口服碳酸酐酶抑制药如乙酰偶氮胺。醋甲唑胺或托吡酯也可用于治疗 RIH。利尿药可用于对一线药物不耐受的患者。对于急性和严重症状的患者，可进行治疗性腰椎穿刺，该方法可以立即并短暂性缓解症状[68]。

总结

影像引导硬脊膜外补片是治疗 SIH 的重要方法。SIH 是一种使人虚弱但可治愈的疾病。适当的患者选择要求术者对该病的脑部和脊柱临床表现、发病机制和诊断成像方面具有良好的基础知识。尽管对该病的认识在不断变化，文献也在不断报道新的诊断和治疗方式，但本章概述了对 SIH 患者诊疗所需的关键概念。

参考文献

[1] Schievink WI. Spontaneous spinal cerebrospinal fluid leaks and intracranial hypotension. JAMA. 2006;295(19):2286-96.

[2] Schievink WI. Misdiagnosis of spontaneous intracranial hypotension. Arch Neurol. 2003;60(12):1713-8.

[3] Mea E, Chiapparini L, Savoiardo M, Franzini A, Bussone G, Leone M. Headache attributed to spontaneous intracranial hypotension. Neurol Sci. 2008;29(S1):164-5.

[4] Leep Hunderfund AN, Mokri B. Second-half-of-theday headache as a manifestation of spontaneous CSF leak. J Neurol. 2012;259(2):306-10.

[5] Kranz PG, Gray L, Amrhein TJ. Spontaneous intracranial hypotension: 10 myths and misperceptions. Headache. 2017;58(7):948-59.

[6] Mokri B. Spontaneous cerebrospinal fluid leaks: from intracranial hypotension to cerebrospinal fluid hypovolemia-evolution of a concept. Mayo Clin Proc. 1999;74(11):1113-23.

[7] Schievink WI, Moser FG, Pikul BK. Reversal of coma with an injection of glue. Lancet. 2007;369(9570):1402.

[8] Wicklund MR, Mokri B, Drubach DA, Boeve BF, Parisi JE, Josephs KA. Frontotemporal brain sagging syndrome: an SIH-like presentation mimicking FTD. Neurology. 2011;76(16):1377-82.

[9] Headache Classification Committee of the International Headache Society (IHS). The international classification of headache disorders, 3rd edition (beta version). Cephalalgia. 2013;33(9):629-808.

[10] Kranz PG, Tanpitukpongse TP, Choudhury KR, Amrhein TJ, Gray L. Imaging signs in spontaneous intracranial hypotension: prevalence and relationship to CSF pressure. AJNR Am J Neuroradiol. 2016;37(7):1374-8.

[11] Deb A, Morgenstern K, Culbertson CJ, Wang LB, Hohler AD. A survey-based analysis of symptoms in patients with postural orthostatic tachycardia syndrome. Proc (Bayl Univ Med Cent). 2015;28(2):157-9.

[12] Khurana RK, Eisenberg L. Orthostatic and non-orthostatic headache in postural tachycardia syndrome. Cephalalgia. 2011;31(4):409-15.

[13] Thieben MJ, Sandroni P, Sletten DM, Benrud-Larson LM, Fealey RD, Vernino S, et al. Postural orthostatic tachycardia syndrome: the Mayo clinic experience. Mayo Clin Proc. 2007;82(3):308-13.

[14] Avijgan M, Thomas LC, Osmotherly PG, Bolton PS. A systematic review of the diagnostic criteria used to select participants in randomised controlled trials of interventions used to treat cervicogenic headache. Headache. 2020;60(1):15-27.

[15] Henderson FC, Austin C, Benzel E, Bolognese P, Ellenbogen R, Francomano CA, et al. Neurological and spinal manifestations of the Ehlers-Danlos syndromes. Am J Med Genet C Semin Med Genet. 2017;175(1):195-211.

[16] Goadsby PJ. New daily persistent headache: a syndrome, not a discrete disorder. Headache. 2011;51(4):650-3.

[17] Schievink WI, Moser FG, Maya MM. CSF-venous fistula in spontaneous intracranial hypotension. Neurology. 2014; 83(5):472-3.

[18] Cohen-Gadol AA, Mokri B, Piepgras DG, Meyer FB, Atkinson JL. Surgical anatomy of dural defects in spontaneous spinal cerebrospinal fluid leaks. Neurosurgery. 2006;58(4 Suppl 2):ONS-238-45; discussion ONS-245.

[19] Schievink WI, Jacques L. Recurrent spontaneous spinal cerebrospinal fluid leak associated with "nude nerve root" syndrome: case report. Neurosurgery. 2003;53(5):1216-8. discussion 1218-9

[20] Beck J, Ulrich CT, Fung C, Fichtner J, Seidel K, Fiechter

M, et al. Diskogenic microspurs as a major cause of intractable spontaneous intracranial hypotension. Neurology. 2016;87(12):1220-6.

[21] Gille O, Soderlund C, Razafimahandri HJC, Mangione P, Vital J-M. Analysis of hard thoracic herniated discs: review of 18 cases operated by thoracoscopy. Eur Spine J. 2006;15(5):537-42.

[22] Kranz PG, Luetmer PH, Diehn FE, Amrhein TJ, Tanpitukpongse TP, Gray L. Myelographic techniques for the detection of spinal CSF leaks in spontaneous intracranial hypotension. AJR Am J Roentgenol. 2016;206(1):8-19.

[23] Schievink WI, Maya MM, Tourje J. False localizing sign of C1-2 cerebrospinal fluid leak in spontaneous intracranial hypotension. J Neurosurg. 2004;100(4):639-44.

[24] Kumar N, McKeon A, Rabinstein AA, Kalina P, Ahlskog JE, Mokri B. Superficial siderosis and CSF hypovolemia: the defect (dural) in the link. Neurology. 2007;69(9):925-6.

[25] Kranz PG, Amrhein TJ, Schievink WI, Karikari IO, Gray L. The "hyperdense paraspinal vein" sign: a marker of CSF-venous fistula. AJNR Am J Neuroradiol. 2016;37(7):1379-81.

[26] Schievink WI, Moser FG, Maya MM, Prasad RS. Digital subtraction myelography for the identification of spontaneous spinal CSF-venous fistulas. J Neurosurg Spine. 2016;24(6):960-4.

[27] Kranz PG, Amrhein TJ, Gray L. CSF venous fistulas in spontaneous intracranial hypotension: imaging characteristics on dynamic and CT myelography. Am J Roentgenol. 2017;209(6):1360-6.

[28] Mokri B. The Monro-Kellie hypothesis: applications in CSF volume depletion. Neurology. 2001;56(12):1746-8.

[29] Pannullo SC, Reich JB, Krol G, Deck MD, Posner JB. MRI changes in intracranial hypotension. Neurology. 1993;43(5):919-26.

[30] Shah LM, McLean LA, Heilbrun ME, Salzman KL. Intracranial hypotension: improved MRI detection with diagnostic intracranial angles. Am J Roentgenol. 2013;200(2):400-7.

[31] Farb RI, Forghani R, Lee SK, Mikulis DJ, Agid R. The venous distension sign: a diagnostic sign of intracranial hypotension at MR imaging of the brain. AJNR Am J Neuroradiol. 2007;28(8):1489-93.

[32] Kim SC, Ryoo I, Sun HY, Park SW. MRI findings of spontaneous intracranial hypotension: usefulness of straight sinus distention. AJR Am J Roentgenol. 2019;212(5):1129-35. https://doi.org/10.2214/AJR.18.20369.

[33] Schievink WI, Maya MM, Moser FG, Tourje J. Spectrum of subdural fluid collections in spontaneous intracranial hypotension. J Neurosurg. 2005;103(4):608-13.

[34] Takahashi K, Mima T, Akiba Y. Chronic subdural hematoma associated with spontaneous intracranial hypotension: therapeutic strategies and outcomes of 55 cases. Neurol Med Chir (Tokyo). 2016;56(2):69-76.

[35] Tsai P-H, Fuh JL, Lirng J-F, Wang SJ. Heavily T2-weighted MR myelography in patients with spontaneous intracranial hypotension: a case-control study. Cephalalgia. 2007;27(8):929-34.

[36] Wang YF, Lirng JF, Fuh JL, Hseu SS, Wang SJ. Heavily T2-weighted MR myelography vs CT myelography in spontaneous intracranial hypotension. Neurology. 2009;73(22):1892-8.

[37] Chazen JL, Talbott JF, Lantos JE, Dillon WP. MR myelography for identification of spinal CSF leak in spontaneous intracranial hypotension. AJNR Am J Neuroradiol. 2014;35(10):2007-12.

[38] Kumar N, Diehn FE, Carr CM, Verdoorn JT, Garza I, Luetmer PH, et al. Spinal CSF venous fistula: a treatable etiology for CSF leaks in craniospinal hypovolemia. Neurology. 2016;86(24):2310-2.

[39] Kraemer N, Berlis A, Schumacher M. Intrathecal gadolinium-enhanced MR myelography showing multiple dural leakages in a patient with Marfan syndrome. AJR Am J Roentgenol. 2005;185(1):92-4.

[40] Dillon WP. Intrathecal gadolinium: its time has come? AJNR Am J Neuroradiol. 2008;29(1):3-4.

[41] Park KW, Im SB, Kim BT, Hwang SC, Park JS, Shin WH. Neurotoxic manifestations of an overdose intrathecal injection of gadopentetate Dimeglumine. J Korean Med Sci. 2010;25(3):505.

[42] Arlt S, Cepek L, Rustenbeck HH, Prange H, Reimers CD. Gadolinium encephalopathy due to accidental intrathecal administration of gadopentetate dimeglumine. J Neurol. 2007;254(6):810-2.

[43] Katayama H, Heneine N, van Gessel R, Taroni P, Spinazzi A. Clinical experience with iomeprol in myelography and myelo-CT: clinical pharmacology and double-blind comparisons with iopamidol, iohexol, and iotrolan. Investig Radiol. 2001;36(1):22-32.

[44] Kranz PG, Gray L, Taylor JN. CT-guided epidural blood patching of directly observed or potential leak sites for the targeted treatment of spontaneous intracranial hypotension. AJNR Am J Neuroradiol. 2011;32(5):832-8.

[45] Kranz PG, Gray L, Amrhein TJ. Decubitus CT myelography for detecting subtle csf leaks in spontaneous intracranial hypotension. AJNR Am J Neuroradiol. 2019;40(4):754-6.

[46] Hoxworth JM, Patel AC, Bosch EP, Nelson KD. Localization of a rapid CSF leak with digital subtraction myelography. AJNR Am J Neuroradiol. 2009;30(3):516-9.

[47] Kim DK, Brinjikji W, Morris PP, Diehn FE, Lehman VT, Liebo GB, et al. Lateral decubitus digital subtraction myelography: tips, tricks, and pitfalls. AJNR Am J Neuroradiol. 2020;41(1):21-8.

[48] Schievink WI, Maya MM, Moser FG, Prasad RS, Cruz RB, Nuño M, Farb RI. Lateral decubitus digital subtraction myelography to identify spinal CSF-venous fistulas in spontaneous intracranial hypotension. J Neurosurg Spine. 2019;31(6):902-5. https://doi.org/1 0.3171/2019.6.SPINE19487.

[49] Thielen KR, Sillery JC, Morris JM, Hoxworth JM, Diehn FE, Wald JT, et al. Ultrafast dynamic computed tomography myelography for the precise identification of high-flow

cerebrospinal fluid leaks caused by spiculated spinal osteophytes. J Neurosurg Spine. 2015;22(3):324-31.

[50] Kranz PG, Malinzak MD, Amrhein TJ, Gray L. Update on the diagnosis and treatment of spontaneous intracranial hypotension. Curr Pain Headache Rep. 2017;21(8):37. https://doi.org/10.1007/s11916-017-0639-3.

[51] Kong DS, Park K, Nam DH, Lee JI, Kim JS, Eoh W, et al. Clinical features and long-term results of spontaneous intracranial hypotension. Neurosurgery. 2005;57(1):91-6.

[52] He FF, Li L, Liu MJ, Zhong TD, Zhang QW, Fang XM. Targeted epidural blood patch treatment for refractory spontaneous intracranial hypotension in China. J Neurol Surg B. 2018;79(3):217-23.

[53] Wu JW, Hseu SS, Fuh JL, Lirng JF, Wang YF, Chen WT, et al. Factors predicting response to the first epidural blood patch in spontaneous intracranial hypotension. Brain. 2017;140(2):344-52.

[54] Ferrante E, Arpino I, Citterio A, Wetzl R, Savino A. Epidural blood patch in Trendelenburg position pre-medicated with acetazolamide to treat spontaneous intracranial hypotension. Eur J Neurol. 2010;17(5):715-9.

[55] Berroir S, Loisel B, Ducros A, Boukobza M, Tzourio C, Valade D, et al. Early epidural blood patch in spontaneous intracranial hypotension. Neurology. 2004;63(10):1950-1.

[56] Sencakova D, Mokri B, McClelland RL. The efficacy of epidural blood patch in spontaneous CSF leaks. Neurology. 2001;57(10):1921-3.

[57] Chung SJ, Lee JH, Im JH, Lee MC. Short- and long-term outcomes of spontaneous CSF hypovolemia. Eur Neurol. 2005;54(2):63-7.

[58] Cho KI, Moon HS, Jeon HJ, Park K, Kong DS. Spontaneous intracranial hypotension: efficacy of radiologic targeting vs blind blood patch. Neurology. 2011;76(13):1139-44.

[59] Pagani-Estévez GL, Cutsforth-Gregory JK, Morris JM, Mokri B, Piepgras DG, Mauck WD, et al. Procedural predictors of epidural blood patch efficacy in spontaneous intracranial hypotension. Reg Anesth Pain Med. 2019; 44(2):212-20.

[60] Martin R, Louy C, Babu V, Jiang Y, Far A, Schievink W. A two-level large-volume epidural blood patch protocol for spontaneous intracranial hypotension: retrospective analysis of risk and benefit. Reg Anesth Pain Med. 2019;45(1):32-7. https://doi.org/10.1136/rapm-2018-100158.

[61] Roy-Gash F, Engrand N, Lecarpentier E, Bonnet MP. Intrathecal hematoma and arachnoiditis mimicking bacterial meningitis after an epidural blood patch. Int J Obstet Anesth. 2017;32:77-81.

[62] Kranz PG, Amrhein TJ, Gray L. Incidence of inadvertent intravascular injection during CT fluoroscopy-guided epidural steroid injections. AJNR Am J Neuroradiol. 2015;36(5):1000-7.

[63] Maher CO, Meyer FB, Mokri B. Surgical treatment of spontaneous spinal cerebrospinal fluid leaks. Neurosurg Focus. 2000;9(1):e7.

[64] Beck J, Raabe A, Schievink WI, Fung C, Gralla J, Piechowiak E, et al. Posterior approach and spinal cord release for 360° repair of dural defects in spontaneous intracranial hypotension. Neurosurgery. 2018;295(19):2286-7.

[65] Schievink WI, Ross L, Prasad RS, Maya MM. Vanishing calcification associated with a spontaneous ventral spinal cerebrospinal fluid leak. Cephalalgia. 2016;36(14):1366-9.

[66] Wang TY, Karikari IO, Amrhein TJ, Gray L, Kranz PG. Clinical outcomes following surgical ligation of cerebrospinal fluid-venous fistula in patients with spontaneous intracranial hypotension: a prospective case series. Oper Neurosurg (Hagerstown). 2020 Mar 1;18(3):239-45.

[67] Mokri B. Intracranial hypertension after treatment of spontaneous cerebrospinal fluid leaks. Mayo Clin Proc. 2002;77(11):1241-6.

[68] Kranz PG, Amrhein TJ, Gray L. Rebound intracranial hypertension: a complication of epidural blood patching for intracranial hypotension. AJNR Am J Neuroradiol. 2014;35(6):1237-40.

[69] Schievink WI, Maya MM, Jean-Pierre S, Moser FG, Nuño M, Pressman BD. Rebound high-pressure headache after treatment of spontaneous intracranial hypotension: MRV study. Neurol Clin Pract. 2019;9(2):93-100.

第 18 章 背部疼痛常规影像引导介入治疗
Conventional Image-Guided Interventions for Painful Back

Justin E. Costello　Miriam E. Peckham　Troy A. Hutchins　Lubdha M. Shah　著

概述

疼痛性脊柱退行性变是一种极为常见的疾病，是美国人口致残的主要原因之一[1-4]。此类疾病的有效控制需要综合采用多学科方法，治疗方案包括保守医学监测和手术减压。自20世纪70年代引入临床以来，脊柱皮质类固醇注射作为一种辅助性微创治疗，已逐渐广泛应用于各种退行性脊柱病变的疼痛控制[5]。随着脊柱成像和影像引导技术的进步，介入医师现在能够精确定位和治疗脊柱疼痛发生靶点，尽管此类技术仍存有一定的风险[6-8]。详细了解脊柱解剖结构、特殊注射药物和影像引导技术，为各种退行性脊柱疾病患者提供成功和安全的脊柱注射具有重要作用。

一、药物治疗

目前用于脊柱手术镇痛的注射药主要为联合应用的皮质类固醇和局部麻醉药，两种药并发症发生率均较低，若注射方法恰当，则可具有良好的治疗和诊断价值。

二、皮质类固醇

皮质类固醇是缓解脊柱退行性疾病所致疼痛的常用药物。基于其可抑制炎性细胞因子，影像引导皮质类固醇注射可达到脊柱镇痛效果[8, 9]。皮质类固醇镇痛效果具有个体差异，往往在注射数天后起效，缓解疼痛作用可持续数月。

两种常用于脊柱介入手术的皮质类固醇是醋酸甲泼尼龙和地塞米松磷酸钠[10, 11]，两者具有不同的等效性和溶解度特性。大多数中小型关节或间隙治疗每次需要注射 40mg 醋酸甲泼尼龙（皮质类固醇等效剂量为 4）或 8mg 的地塞米松（皮质类固醇等效剂量为 0.75）[8]。经腰椎板间硬膜外类固醇注射（epidural steroid injection，ESI）的空间较大，每次注射通常用 80mg 甲泼尼龙作为等效剂量。脊柱皮质类固醇注射通常间隔 6 周，一年最多 3 次[8]。

根据在水中的溶解度和聚集特性，皮质类固醇制剂可呈颗粒状（醋酸甲泼尼龙）或非颗粒状（地塞米松磷酸钠）。颗粒状皮质类固醇可从溶液中沉淀并氧化结晶[12]。颗粒大小为 0.5~100μm，但也可在多种因素（如药物浓度、混合于局部麻醉药或对比剂等）作用下，聚集成更大的颗粒[13]。非颗粒状皮质类固醇颗粒大小约为0.5μm，即使混合于药物或对比剂，颗粒也不发生聚集[8,14]。可以将正常红细胞作为参照物，其大小为2～8μm。

鉴于非颗粒状制剂立即溶解的特性，颗粒状皮质类固醇制剂具有抗炎作用更持久的理论优势。然而，最近一项系统性综述提示该作用效果可忽略不计[15]。意外血管内注射导致神经栓塞缺血的罕见并发症已有报道[8,14]，据认为可能与颗粒制剂发生颗粒聚集相关[12]。因此，FDA目前推荐地塞米松磷酸钠作为经椎间孔腰椎注射的一线药物[16]。

皮质类固醇脊柱注射的其他少见并发症主要与潜在的局部感染有关，对于近期感染或感染期的患者，应推迟此类治疗[8]。皮质类固醇皮下组织浸润可导致皮肤色素减退或皮下组织萎缩[8]。该方法也应考虑治疗诱发的全身反应，包括糖尿病患者在注射后2～5天内可能出现血糖升高，以及对人体（特别是对老年患者）的免疫抑制[17]。注射用皮质类固醇的其他详细情况可参见有关高质量的综述[8]。

三、局部麻醉药

局部麻醉药（local anesthetics，LA）常协同皮质类固醇用于治疗疼痛性脊柱退行性变。LA局部短期镇痛机制是抑制钠特异性离子通道而暂时阻滞神经传导或兴奋[8]。应用LA既可提供快速起效的镇痛治疗，又可有助于诊断评估。对LA注射有反应的脊柱注射部位很可能是疼痛发生的位置。

脊柱治疗中最常用的两种LA是盐酸利多卡因（西洛卡因®）和盐酸布比卡因（马卡因®），两者都是酰胺类麻醉药。利多卡因起效时间快（少于2min），作用时间短至中等（80～120min），而布比卡因起效时间慢（2～10min），作用时间较长（180～360min）[18,19]。脊柱介入医师常首选作用持续时间较长的布比卡因。作为LA使用的布比卡因浓度为0.25%和0.50%，利多卡因浓度为1%和2%，常规剂量为0.5～2ml[8]。脊柱治疗用LA均应不含防腐剂。

酰胺类LA很少出现真正的变态反应，潜在的罕见并发症包括血管内注射后的心律失常或鞘内给药后的中枢神经系统抑制[8,20]。在注射前，应在影像引导给予少量对比剂，以识别穿刺针误入血管内的征象，并将穿刺针重新定位至最佳位置。如果在硬膜外注射过程发生鞘内对比剂显影，应移除穿刺针，在可能情况下，考虑更换不同的脊柱节段，以避免不良的中枢神经系统抑制。为避免此类并发症，介入医师应掌握推荐的最大剂量：利多卡因200mg（2%或1%利多卡因分别为10ml和20ml），布比卡因150mg（0.5%或0.25%布比卡因分别为25ml和50ml）[21]。

四、富血小板血浆和干细胞

富血小板血浆（platelet rich plasma，PRP）注射是一种用于治疗多种肌肉骨骼疾病的新型治疗方法，并有可能用于治疗疼痛性脊柱疾病。采用离心制备技术从患者自体血液样本中提取PRP[22]。自体性质PRP主要优势在于较高的安全性，仅有极小感染或过敏的相关风险，特别适宜于接受多次和（或）重复脊柱注射的患者[23,24]。

富血小板血浆治疗的机制可能为通过多释放多种生长因子促进组织修复与再生，从而治疗退行性疾病[23,24]，一些临床研究正在进行中，以调查其对疼痛性脊柱疾病的疗效。一些小型研究显示了腰椎硬膜外和小关节PRP注射的良好结果（表18-1）[24-31]，然而PRP能否成为脊柱疼痛性疾病的主要治疗方法，依赖于更多的随机对照研究结果。同样，脊柱椎间盘内PRP（表18-1）[30,32]

表 18-1 影像引导脊柱源性疼痛治疗的文献导读

研究者	研究内容	研究方法	影像引导模式	结 论
AHRQ（2015）[25]	包括综述在内的 92 项研究	系统性综述	CT 和透视引导	• ESI 治疗神经根病与即时疼痛和功能改善相关 • ESI 未显示持续性缓解疼痛作用或对手术具有远期影响的风险 • 无充分证据确认小关节或 SIJ 类固醇注射的有效性
Manchikanti 等（2012）[26]	27 项研究	系统性综述	CT 和透视引导	• TFESI 对继发于椎间盘突出的根性症状具有良好的短期和长期缓解作用（证据分级 Ⅱ 级） • TFESI 治疗中央型椎管狭窄症仅显示轻度缓解症状作用
Manchikanti 等（2015）[27]	26 项研究	系统性综述	CT 和透视引导	• 评价小关节内类固醇注射随机对照数据有限 • 整体疼痛缓解；基于回顾性研究的数据显示腰椎注射的证据分级 Ⅲ 级，颈椎小关节注射的证据分级 Ⅳ 级
Hiader 等（2017）[28]	44 例患者	回顾性研究	CT 引导	• CT 引导滑膜囊肿破裂技术成功率为 84% • 在 1 年随访中，68% 的患者疼痛评分降低，镇痛药使用剂量减少 • 25% 患者在治疗后 1 年内需要手术治疗
Allen 等（2009）[29]	32 例患者	回顾性研究	透视引导	• 滑膜囊肿破裂治疗后，72% 的患者长期疼痛缓解良好 • 在复发性滑膜囊肿患者中，经重复滑膜囊肿破裂治疗，45% 的患者疼痛完全控制，55% 的患者无效而需要手术
Tuakli-Wosornu 等（2016）[30]	47 例患者	前瞻性随机研究	透视引导	• 治疗组的疼痛缓解率显著高于对照组，统计学有显著性差异 • 治疗组椎间盘内注射 PRP，对照组注射对比剂 • 无不良事件发生 • 需要大样本研究评估治疗效果
Wu 等（2016）[24]	19 例患者	前瞻性观察研究	透视引导	• 小关节内注射 PRP 后的 1 个月、2 个月和 3 个月，约 80% 的患者报告疼痛得到部分或完全缓解 • 无相关并发症发生 • 需要大样本随机研究和长期临床随访进一步研究

ESI. 硬膜外类固醇注射；SIJ. 骶髂关节；TFESI. 经椎间孔 ESI；PRP. 富血小板血浆

和干细胞（stem cell，SC）[33]注射在椎间盘再生中可能发挥的作用，也有待于更多随机对照数据证实。

五、影像引导模式

（一）非影像引导

不使用影像引导可增加脊髓或鞘内和血管内穿刺针意外置入的风险[16]。尽管在没有影像引导下可进行 ESI，但有高达 30% 的穿刺针置入部位错误的情况发生[34]。为了准确地注射药物，大多数介入医师强烈建议影像引导下实施脊柱治疗。

（二）透视和 CT

透视和 CT 是影像引导脊柱注射最常用的方式。在透视引导下的操作，术者应获取双向透视影像，以确保适当的穿刺针位置，通常是正位透视和随后的侧位透视或斜透视，用于观察进针深度[35, 36]。在 CT 引导下，术者可根据一系列小视野的断层图像，或 CT 透视的实时 CT 图像，观察进针位置[37]。

CT 的主要优点是穿刺针的定位准确[37]。特别是对于解剖结构复杂或退行性变严重的部位，在常规透视引导面临难度较大的情况下，CT 引导具有独到价值。透视引导所具有的最大优点是血管渗漏的实时显示，为了更好地识别血管内意外穿刺，一些学者进一步建议在透视引导下的注射期间使用数字减影成像技术（图 18-1）[38, 39]。值得注意的是，即便用 CT 透视实时观察针尖位置，也很难显示意外的血管腔内对比剂，因为在 CT 扫描时存在对比剂被冲刷的情况[40]，理论上 CT 引导脊柱治疗的神经栓塞性梗死的风险略高。在透视引导和 CT 引导的操作中可采取预防措施，以减少此种风险，特别是经椎间孔入路的 ESI，可采用经椎间孔下部途径（与椎间孔上部相比，椎间孔下部血管分布较少）和使用非颗粒状皮质类固醇制剂。

尽管存在争议，报道称 CT 引导的辐射剂

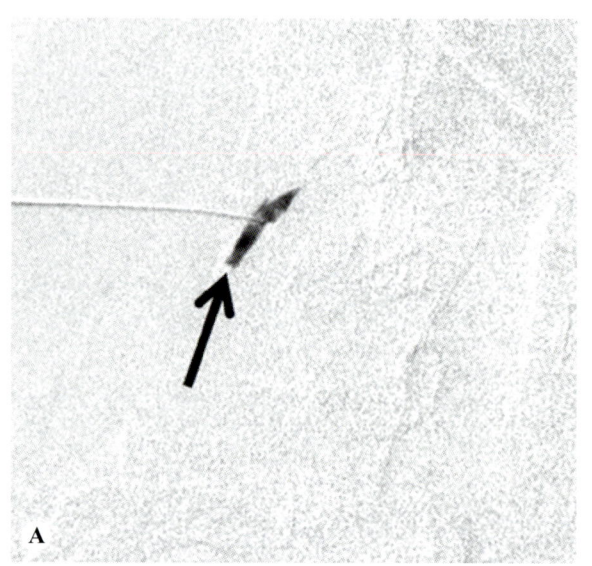

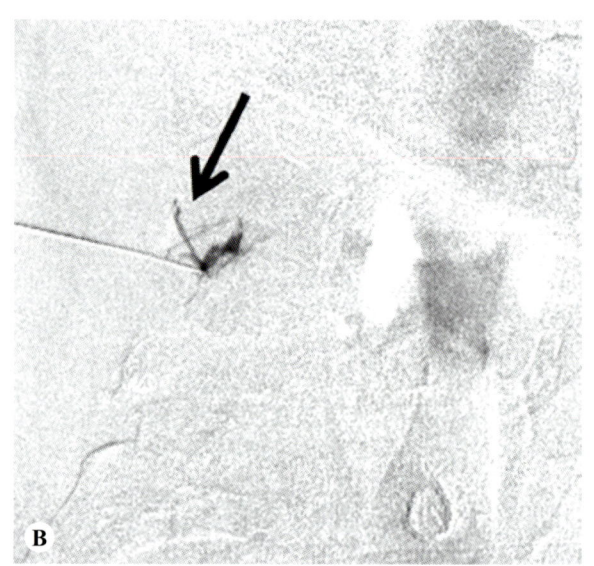

▲ 图 18-1 经椎间孔硬膜外类固醇注射（TFESI）2 例

A. 患者数字减影血管造影（DSA）图像可确认注射部位无血管腔内对比剂显影（箭）。B. 另一患者 DSA 图像显示颈椎椎孔附近有多支小血管显影（箭）；如果存在血管腔内注射情况，应重新定位穿刺针尖，并重复 DSA 成像。DSA 可提高发现血管腔内注射的敏感性，建议颈部 TFESI 采用透视引导

量高于透视引导。Dietrich 等最近的一项研究发现，接受 CT 引导手术的患者的辐射剂量略高，平均有效剂量为 0.33mSv，而接受透视检查的平均有效剂量为 0.22mSv [41]。然而此项研究重要的是显示了此两种模式的辐射剂量都很低；作为对照，胸部或腹部 CT 成像的平均有效剂量通常达到 15mSv 或更高 [42]。有趣的是，Dietrich 等发现使用 CT 或透视引导的临床结果无差异，两种模式引导的脊柱治疗均安全有效，影像引导方式的选择应基于可用性和介入医师的舒适度及经验 [41]。

（三）超声

超声可用于某些脊柱治疗，相关研究结果显示超声引导的下颈椎经椎间孔注射对疼痛控制同样有效 [43]。虽然表面靶区的超声引导治疗效果很好，但主要缺点是对深层靶区和骨结构包围的解剖结构成像较差，此类组织结构使得入射超声衰减程度较大，而无辐射效应和血管结构的良好显示是超声成像的优势 [44]。然而，超声下脊柱治疗高度依赖术者的操作技能，对大体型患者的应用受限。

六、硬膜外注射

（一）临床适应证

ESI 用于治疗各种神经根压迫和炎症而引起的神经根性症状的脊柱退行性疾病 [45]。压迫脊神经的情况包括椎间盘突出、黄韧带增厚、椎体终板和（或）小关节刺状骨赘。ESI 仅适用于症状持续且经保守治疗 6 周无效的患者，保守治疗包括口服镇痛药和物理治疗 [46]。多项随机对照研究已证实 ESI 治疗神经根性背痛的有效性，然而整体研究的证据分级为 Ⅱ 级（表 18-1）[25, 26, 46, 47]。

经椎板间入路通常适用于背部疼痛和双侧或多节段根性疼痛的患者，但鉴于上位颈椎黄韧带间隙和硬膜外间隙较小，不建议用于 $C_6 \sim C_7$ 水平以上部位的颈椎病患者 [35, 48]。沿单一皮节分布的神经根性症状并且影像学显示有相关神经根压迫的患者，通常首选经椎间孔入路硬膜外注射 [35]。值得注意的是，应认识到腰椎小关节病所致疼痛偶尔可表现为根性疼痛，但此种症状不会延伸至膝关节以下 [49]。虽然可以重复进行 ESI，但一些医疗保险条款要求前次 ESI 必须保持疼痛缓解至少持续 3 个月和类似性质的症状复发 [46]。

（二）潜在并发症

ESI 并发症虽然罕见，但必须高度重视 [35, 50, 51]。经椎板间入路可能误穿透硬脊膜，导致脊柱镇痛药的鞘内注射、神经损伤或脑脊液漏。若在硬膜外注射过程中出现鞘内对比剂的显影，则应在可能情况下考虑更换不同脊髓节段部位穿刺治疗。血管腔内注射也有可能发生（图 18-1），但很少导致脊髓梗死，可能仅发生于使用颗粒状皮质类固醇的情况 [8, 14]。因此，对于经椎间孔注射，推荐使用非颗粒状皮质类固醇 [16]。此外，经椎间孔下部沿神经下方的穿刺，可降低脊柱腰段血管腔内注射的风险 [52]。

（三）经椎板间 ESI 技术

在经椎板间入路中（图 18-2 和图 18-3），将一根硬膜外穿刺针（例如，17~22G 弯头圆尖 Touhy 针）引入背侧硬膜外间隙，即 CT 图像显示位于黄韧带深部呈三角形的脂肪填充间隙 [35]。透视引导可向尾侧或头侧旁正中穿刺路径，而 CT 引导则可直接穿刺硬膜外腔（图 18-2 和图 18-3）。透视引导于椎板上方开始进针，并指向椎板间隙中线处推进，有助于预防意外穿透硬脊膜（头或尾侧倾斜的穿刺路径，图 18-2A 和图 18-3A）。在后前位（posteroanterior，PA）透视像显示穿刺路径适当的情况下，可使用侧位或对侧斜位视透视像评估穿刺针的深度[53]。在侧位或对侧斜位视透视引导下，推进穿刺针进入黄韧带，该韧带是位于棘突椎板线背侧的有坚韧感的组织（图 18-2B 和图 18-3B）。使用阻力丧失技术，穿刺针缓慢进入背侧硬膜外间隙（穿刺针连接保持缓慢推力的内装脊髓造影安全对比剂或生理盐水注射器，直至初始阻力消失）。通过注射少量脊髓造影安全对比剂确认穿刺针尖位于硬膜外间隙内（图 18-2 和图 18-3），后前位透视像常显示为无定形，有时不对称的对比剂分布，而侧位或对侧斜位透视像则显示沿椎管后部均匀的对比剂分布[7, 35, 53]。由于硬脊膜与椎间孔周围的结

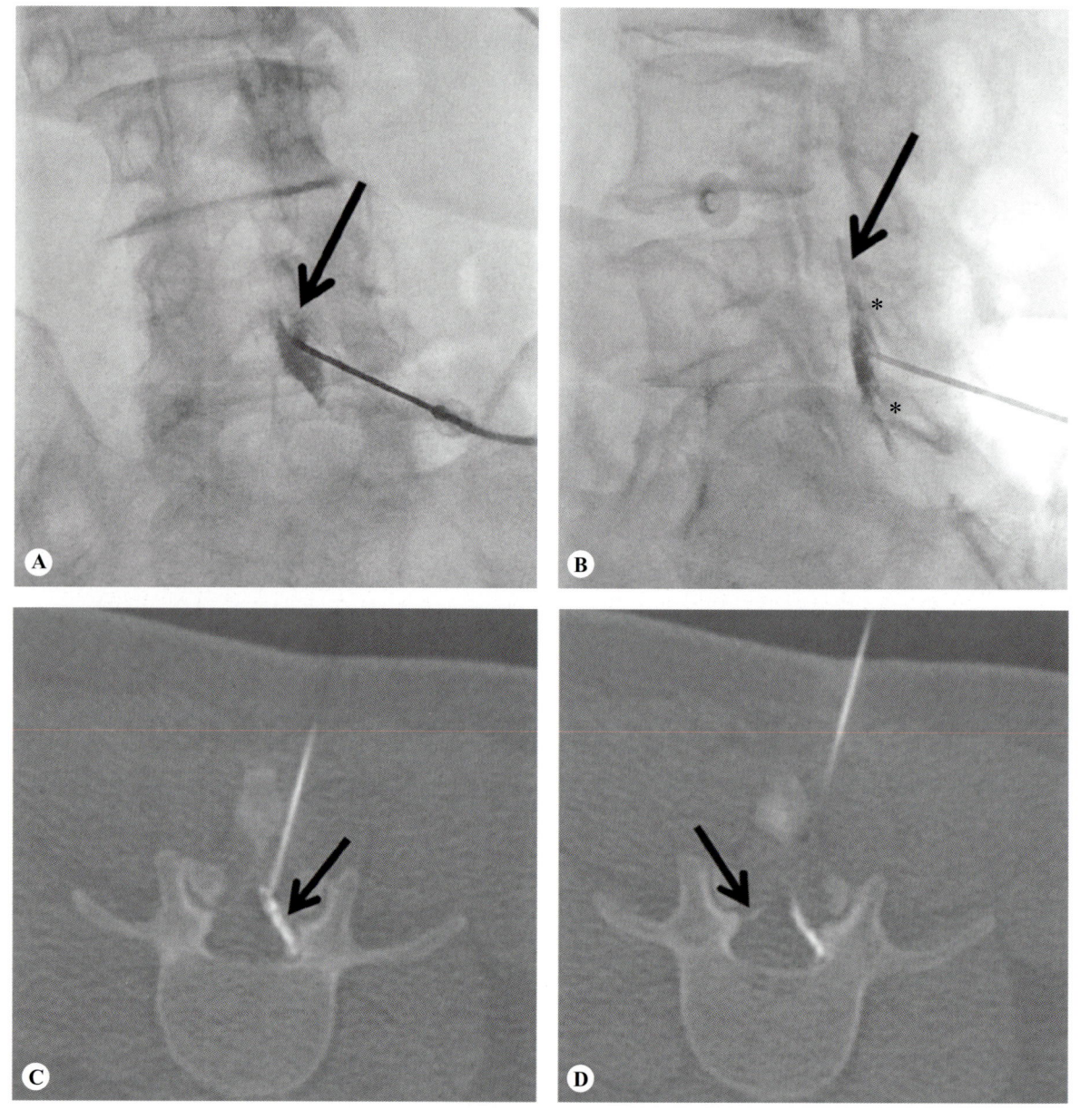

▲ 图 18-2　经腰椎椎板间硬膜外类固醇注射

A. 正位透视像显示透视引导穿刺针由尾侧推进并穿越 L_4～L_5 椎板间隙；B. 对侧斜位透视像显示穿刺针穿越 L_4～L_5 椎板间隙（*）抵达棘突椎板线；C 和 D. 背侧硬膜外间隙内对比剂显影（箭）的 CT 轴位图像，显示在 CT 引导下穿刺产生的背侧硬膜外间隙内常见的对比剂不对称分布（箭）

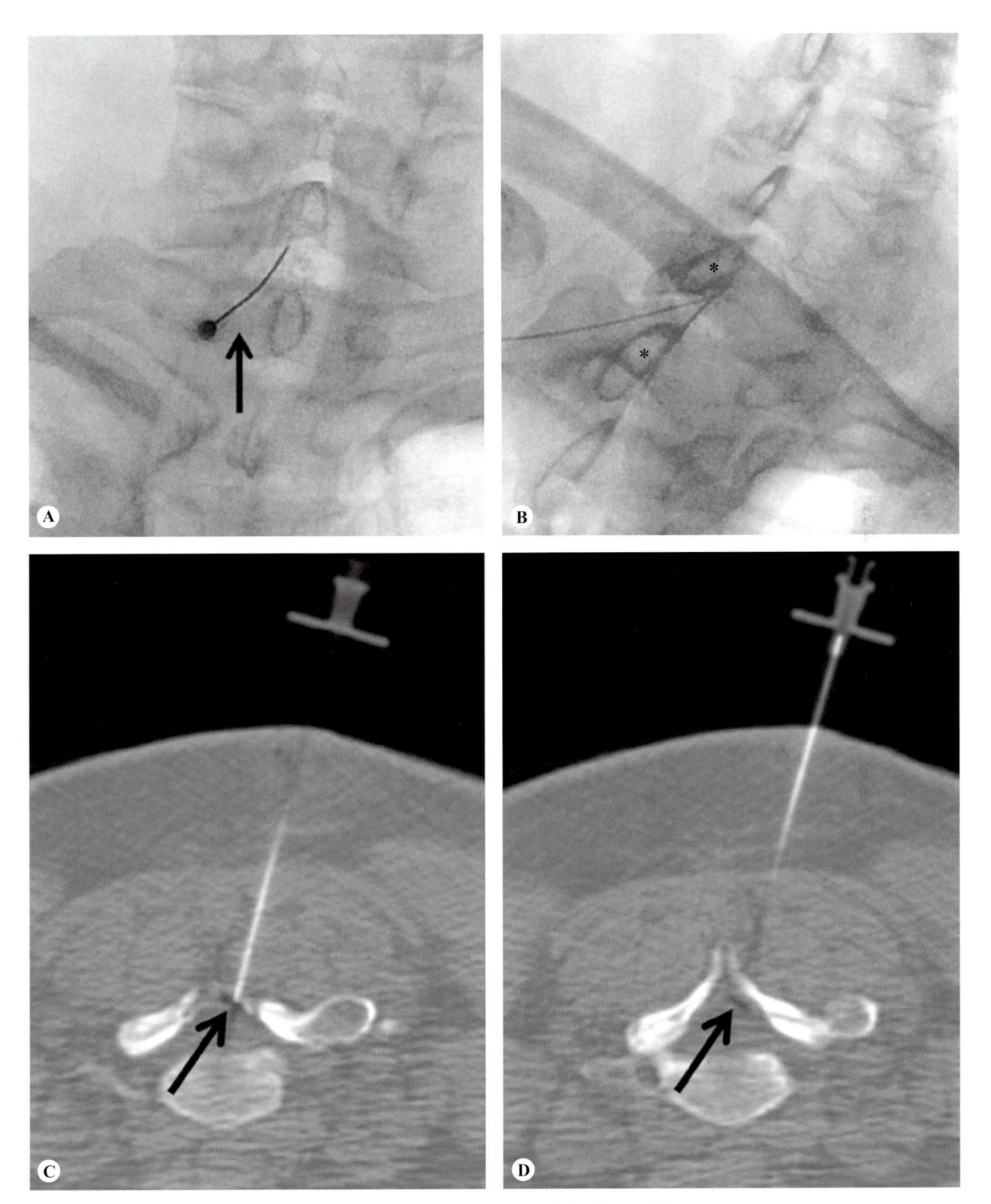

第 18 章　背部疼痛常规影像引导介入治疗
Conventional Image-Guided Interventions for Painful Back

▲ 图 18-3　经颈椎椎板间硬膜外类固醇注射
A. 正位透视像显示透视引导穿刺针呈头尾侧倾斜，经 C_7～T_1 椎板间在 T_1 椎板上方推进穿刺针（箭），以避免意外的硬膜穿透；B. 对侧斜位透视像显示透视引导穿刺针在 C_7 和 T_1 椎板之间（＊）抵达棘突板线，针尖附近硬膜外背侧间隙内可见线性分布的对比剂；C 和 D. 轴位 CT 图像显示对比剂过敏患者在 CT 引导下用气体勾画背侧硬膜外间隙（箭）

缔组织紧密相连，CT 图像常显示对比剂以不对称方式沿背侧硬脊膜外间隙扩散（图 18-2C 和 D）。在药物注射前应保存确认穿刺针尖最终位置的两幅图像。

（四）经椎间孔 ESI 技术

经椎间孔 ESI（transforaminal ESI，TFESI）能够最大限度地将药物释放至特定神经根区域，是治疗单个特定皮节出现神经压迫症状的首选方法[54, 55]。神经受压可发生于椎间关节下区或椎间孔，在椎间孔部位注射的对比剂或药物可沿椎间孔的发出神经根及位于侧隐窝的下行神经弥散。例如，L_3～L_4 右侧侧隐窝或 L_4～L_5 右侧椎间孔的椎间盘突出均可导致 L_4 神经分布的右下肢前部根性疼痛。L_3～L_4 水平的 TFESI 可治疗椎间孔处 L_3 神经根和椎间关节下区的 L_4 神经根受压所致症状，或 L_4～L_5 水平的 TFESI 可治疗椎间孔处 L_4 神经根和椎间关节下区的 L_5 神经根受压所致症状。

（五）颈椎经椎间孔 ESI 技术

患者取治疗侧倾斜约 45°的仰卧位，同时患者头部转向对侧，以避免颈部软组织中的血管误穿。通过调整透视影像探测器向尾侧或头侧的倾斜度，以最佳角度显示靶椎间孔，随后将一根 22～25G Quinke 针的针尖指向颈椎靶椎间孔的后下部（穿刺路径显示，图 18-4A）。采用间断性前后位透视像显示进针深度，然而，穿刺针的推进过程应始终在透视引导下进行，以避免出现针尖朝向椎动脉的定位不当。在前后位透视监测下，一旦穿刺针尖抵达颈椎侧块的外 1/3 处，则进行对比剂注射以确认针尖位置（图 18-4B）[56]。前后位透视像显示的对比剂呈线状沿神经根袖进入椎间孔，而斜位透视像通常显示硬膜外间隙的对比剂向头侧扩散[57]。需保存确认穿刺针最终位置的两幅透视像。（译者注：颈椎的侧块位于椎体的后外侧、椎弓根和椎弓的结合部，由分别向头侧突出的上关节突和向尾侧突出的下关节突组成，左右各一。）

在 CT 引导下的操作中，患者可取仰卧位，穿刺针从前外侧入路经椎间孔进入硬膜外腔的后部，同样穿刺针尖推进深度不能超过颈椎侧块的外 1/3（图 18-4C）。如椎间孔狭窄，可将针尖推进至椎间孔外口。另外，患者也可取俯卧位，在

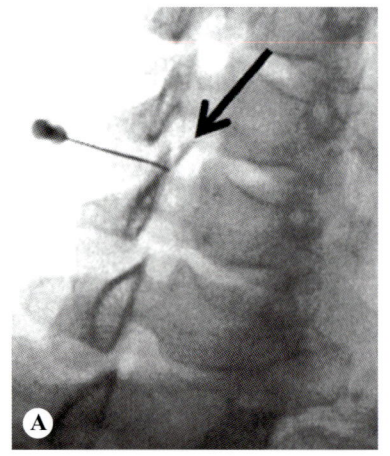

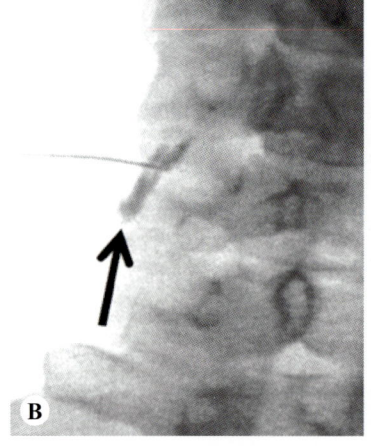

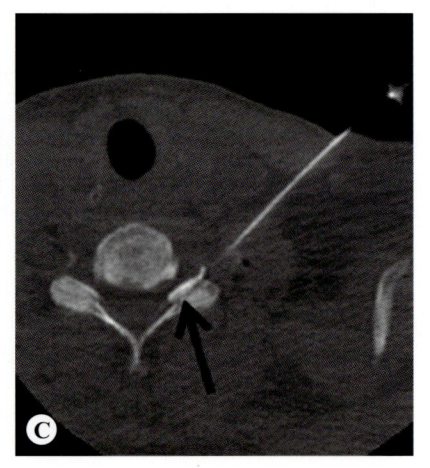

▲ 图 18-4 经颈椎椎间孔硬膜外类固醇注射
A. 斜位透视像显示透视引导穿刺针尖指向椎间孔后下部；B. 后前位透视像显示穿刺针尖推进至颈椎侧块的外 1/3，椎间孔区对比剂显影（箭）；C. CT 图像显示在 CT 引导下穿刺针从前方进入椎间孔后下部（前外侧入路），并显示椎间孔的典型对比剂显影（箭）

间断性 CT 引导下，穿刺针从后外侧入路推进至椎间孔外缘。与前外侧入路相比，后外侧入路已被证明具有同样的有效性和安全性[57]。

（六）腰椎经椎间孔 ESI 技术

腰椎 TFESI 可采用神经根上入路或神经根下入路。两种入路的透视引导技术均依据斜位透视显示的"苏格兰犬（scottie dog）"征，将穿刺针推进至外侧硬膜外间隙（图 18-5A）。由于血管分布较少，神经根下入路在理论上较为安全（相比于神经根上入路）。然而，神经根下入路的穿刺针尖最终位置在椎间盘环的后方（神经根上入路的穿刺针尖最终位置在椎间盘上方），有可能发生椎间盘内的对比剂注射，较大的椎间盘突出可能导致经神经下入路的穿刺针难以进入椎间孔。（译者注：神经根上椎间孔入路即椎弓根下椎间孔入路。）

（七）腰椎神经根上入路

首先，调整治疗节段水平椎体上终板的透视像呈现为一条直线，具体对于 $L_3 \sim L_4$ 的神经根上入路注射，则 L_3 椎体上终板应呈直线状。随后采用斜位透视获取同侧"苏格兰犬"征，使"苏格兰犬"耳投射于椎体并占 1/3～1/2 面积（图 18-5A）。在斜位透视引导下，穿刺针针尖（22～25G Quincke 或 Chiba 针）朝向椎弓根下缘中部，即椎弓根下缘 6 点钟位置，推进穿刺针（对于 $L_3 \sim L_4$ 注射，针尖应对准 L_4 "苏格兰犬"耳上方的 L_3 椎弓根下缘位置），并通过间断性前后位透视观察进针深度（图 18-5B）。一旦前后位透视显示针尖接近椎弓根下缘中部，则在标准侧位透视引导下，将针尖推送至神经根上方的最终位置。在能够最佳显示椎间孔的侧位透视引导下，将针尖置于穿出神经根的上方（图 18-5C）。在前后位和侧位透视下，穿刺针尖的最佳位置是位于椎弓根下缘 6 点钟位置附近，在注射皮质类固醇药物之前，应注射对比剂确认针尖部位并保存图像（图 18-6）。对比剂在神经根和椎间孔区呈线性扩散，而在椎弓根下方和椎管外侧硬膜外间隙呈不同程度向内侧扩散（图 18-6）[56]。

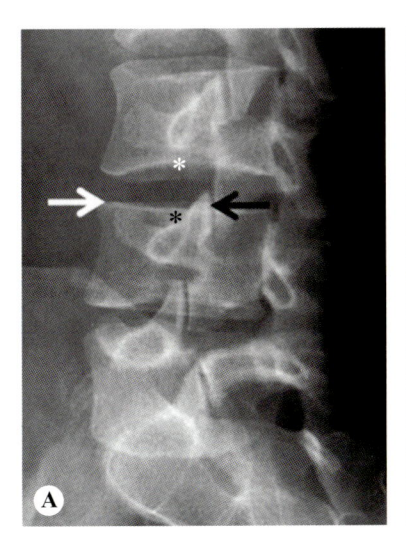

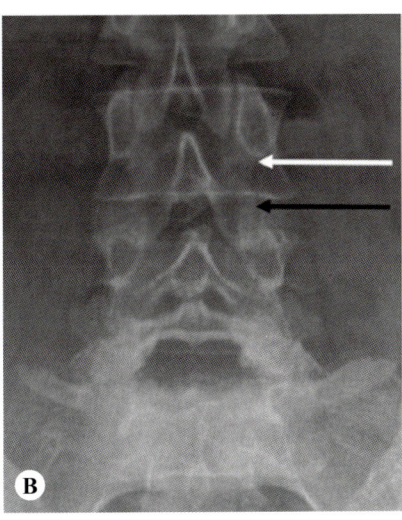

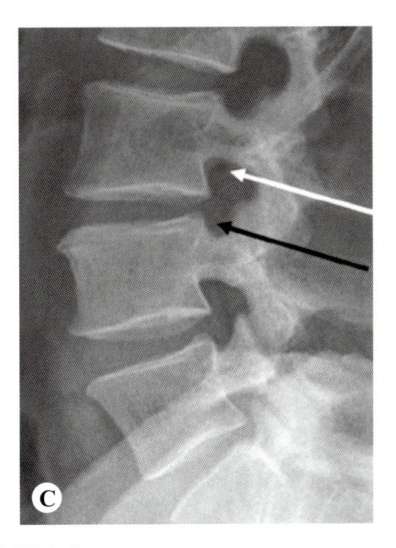

▲ 图 18-5 经腰椎椎间孔硬膜外类固醇注射穿刺针定位
A. 斜位透视图像重点显示解剖结构，最佳斜位透视是小角度倾斜，"苏格兰犬"耳（黑箭）在椎体 1/3 处向上突起，此外，该图像显示呈线状的椎体终板（白箭）、针尖的神经根下入路定位（黑星号）、椎弓根下神经上入路定位（白星号）；B 和 C. 前后位和侧位透视图像显示最佳神经根上入路（白箭）和神经根下入路（黑箭）穿刺路径

(八)腰椎神经根下入路

首先,调整治疗节段水平椎体下终板的透视像呈现为一条直线,具体对于 L_3~L_4 的神经根下入路注射,则 L_3 椎体下终板应呈直线状显示。随后采用斜位透视获取同侧"苏格兰犬"征,使"苏格兰犬"耳投射于椎体并占 1/3 至 1/2 面积(图 18-5A)。在斜位透视引导下,穿刺针针尖(22~25G Quincke 或 Chiba 针)朝向"苏格兰犬"耳的基底部边缘(具体对于 L_3~L_4 注射,针尖尖对准 L_4 的"苏格兰犬"耳的基底部),并通过间断性前后位透视观察进针深度(图 18-5B)。一旦前后位透视显示针尖与椎弓根下缘中部呈近似垂线对齐,则在标准侧位透视引导下,将针尖推送至神经根下方的最终位置。在能够最佳显示椎间孔的侧位透视引导下,将针尖置于穿出神经根的下方(图 18-5C)。在前后位和侧位透视下,穿刺针尖的最佳位置是位于椎弓根下缘 6 点钟位置,在注射皮质类固醇药物之前,应注射对比剂确认针尖部位并保存图像(图 18-6)[56]。CT 引导下注射类似于颈椎经椎间孔 ESI,针尖通常位于腰椎间孔下缘(神经根下入路),以避开出口神经根(图 18-6C)。

七、小面关节注射

(一)临床适应证

小面关节介导的背部疼痛与支配神经内侧支的小分支炎症有关[49]。小面关节源性背部疼痛表现缺乏临床评估的特异性。典型表现为前屈或旋转牵拉加重的局限性背痛,可有假性神经根症状,但疼痛不会延伸至膝关节以下,而颈椎小面关节源性疼痛则可放射到头部或肩部[49, 58, 59]。目前尚无研究确定小面关节病变的影像表现与临床症状的相关性(表 18-1)[27],然而,SPECT 与 CT 和 MRI 图像融合显示出具有前景的诊断价值(图 18-7)[60, 61]。临床激发试验包括透视引导手动触诊,结合小关节病变的影像学表现,可提示小面关节源性疼痛。一线治疗是口服镇痛药和物理疗法的保守治疗,如果无效,则可选择小面关节的类固醇注射。影像引导的小面关节阻滞反应被认为是小面关节源性背部疼痛的最可靠诊断指标[62]。

(二)潜在并发症

小面关节注射相关并发症并不常见,发生对

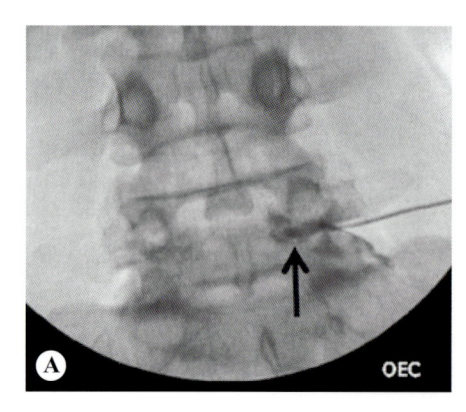

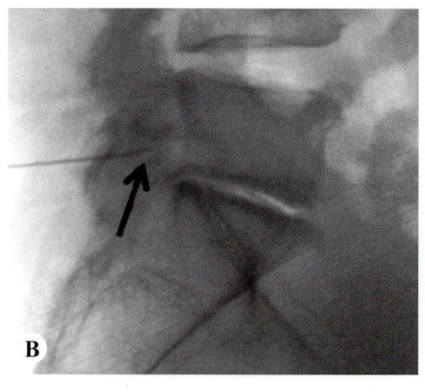

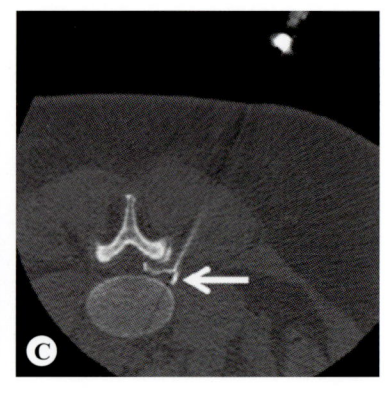

▲ 图 18-6 经腰椎椎间孔硬膜外类固醇注射
A. 前后位透视图像显示神经根上入路的针尖靠近椎弓根下缘的 6 点钟位置,并显示椎间孔和侧方硬膜外间隙的对比剂(箭);B. 侧位透视图像显示针尖沿椎间孔上缘定位(箭),位于穿出神经根的上方;C. CT 图像显示神经根下入路的针尖定位和椎间孔的对比剂(箭)

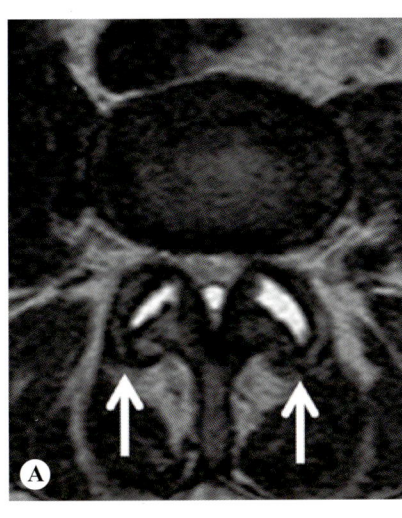

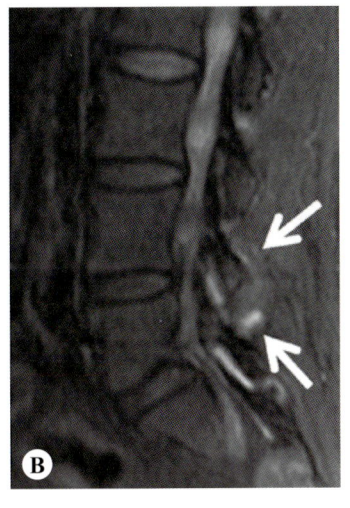

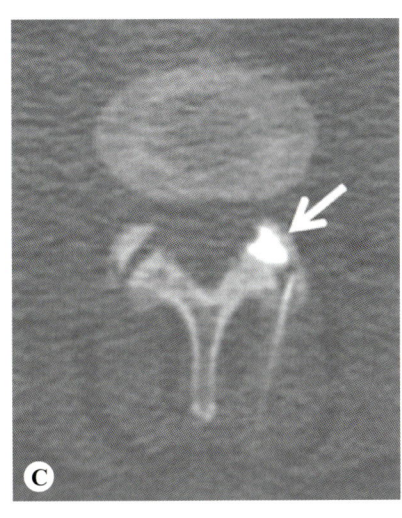

▲ 图 18-7 CT 引导的腰椎小面关节注射

A. 轴位 T_2WI 显示双侧小面关节积液（箭）；B. 矢状位短时间反转恢复序列（STIR）图像显示左侧小面关节周围水肿（箭），提示与临床检查患者疼痛对应的活动性炎症；C. CT 图像显示在 CT 引导下穿刺针经后路进入左侧 $L_4 \sim L_5$ 小面关节，关节内显示有对比剂（箭）

比剂过敏、出血或感染的风险很小。由于小面关节位于后外侧，血管损伤或脊髓缺血罕见发生。但是高位颈椎小面关节注射是例外情况，特别是 $C_1 \sim C_2$ 节段水平穿刺具有较大的椎动脉损伤风险[63, 64]。术前影像学检查有助于确定椎动脉的位置，同时还应避免针尖向小面关节内侧倾斜，以防止穿透硬脊膜或损伤神经。

（三）操作技术

小面关节（也称为关节突关节）是由相邻椎体的上、下关节突形成的成对小滑膜关节，关节内容量为 1~2ml[65]。颈椎小面关节可采用后或侧入路，通常使用 25G 脊髓穿刺针（图 18-8）[63, 66]。腰椎小面关节首选后斜位入路，通常使用 22G 脊髓穿刺针（图 18-9）。针尖可朝向关节中心或其上、下凹面。操作者通常可以感觉到穿刺针进入小面关节的关节囊，小面关节内注入的对比剂多呈线性分布（图 18-8 和图 18-9）[67]。同侧大角度斜位透视有助于观察关节内及上或下关节突凹面的对比剂分布（图 18-9B 和 C）[68]。

CT 引导小面关节注射具有较大优势，特别是对于高位颈椎小面关节注射或胸椎小面关节注射，后者由于小面关节排列方向而难以穿刺（图 18-7 和图 18-10）[63]。在无法进入小面关节内进行注射的情况下，可在小面关节周围注射。前期研究表明，小面关节内与关节周围的皮质类固醇注射具有相同的疼痛缓解效果[69]。超声引导小面关节注射与 CT 引导相比也具有类似的疼痛缓解效果[64]。

八、滑膜囊肿破裂

（一）临床适应证

滑膜囊肿是在小面关节病的基础上，由于炎症、小面关节积液及小面关节囊薄弱而形成的小面关节周围囊肿，其通常与硬膜后间隙和对侧小面关节相通[70, 71]。自小面关节向后延伸的滑膜囊肿可进入椎旁软组织，通常无神经压迫，不产生临床症状。然而，向前内侧突出进入椎管的滑膜囊肿可压迫关节侧隐窝内的神经根，导致神经根症状（图 18-11A）[70]。

对于滑膜囊肿压迫神经根导致神经根性疼痛

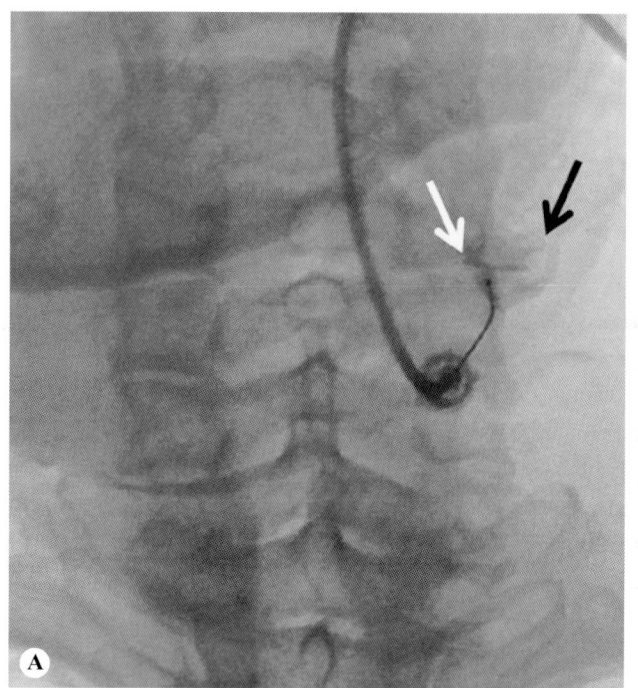

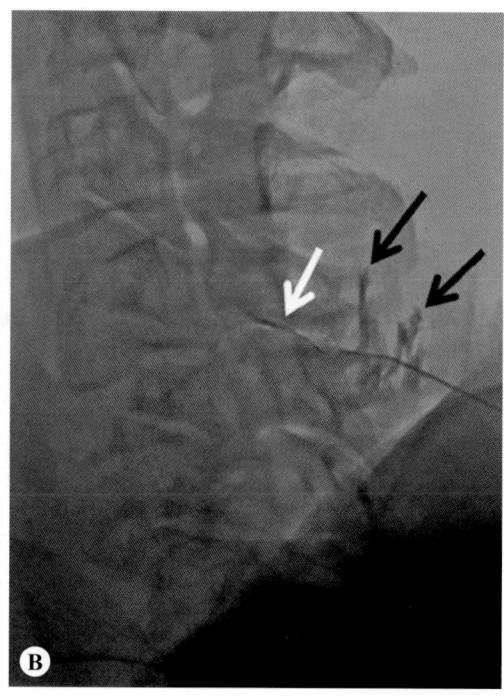

▲ 图 18-8 颈椎小面关节注射

A. 前后位透视图像显示左侧 $C_4\sim C_5$ 小面关节退行性关节病（黑箭）的穿刺，针尖位于小面关节外侧缘，关节内的对比剂（白箭）呈线性分布；B. 侧位透视图像显示关节周围和软组织内的对比剂分布（黑箭）和关节内的对比剂分布（白箭）

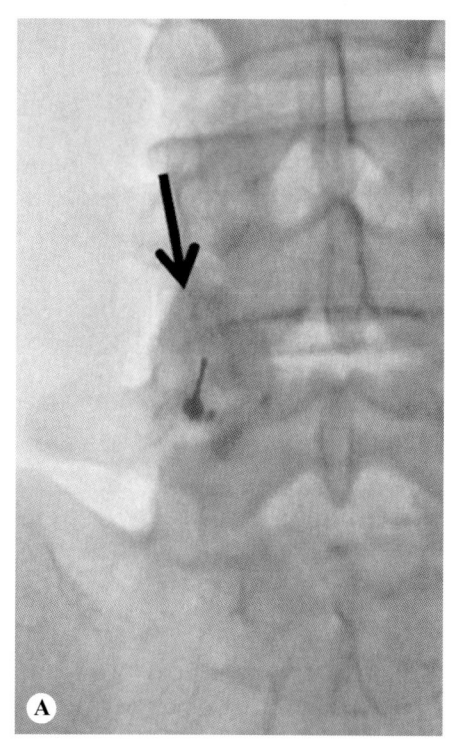

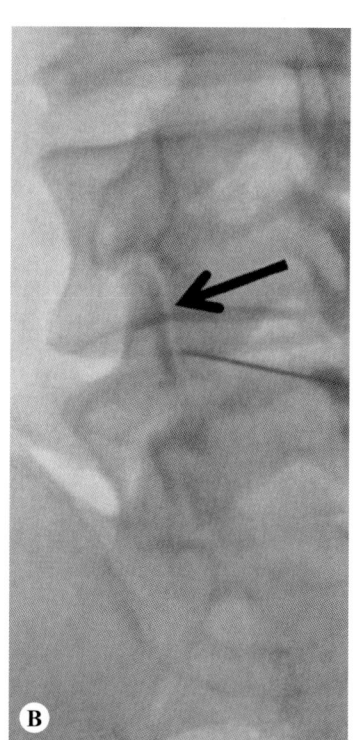

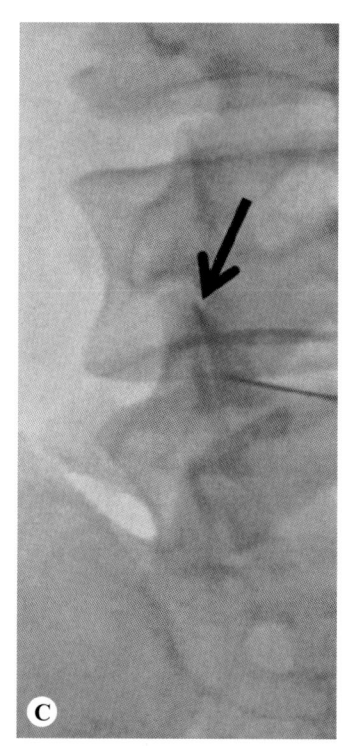

▲ 图 18-9 透视引导腰椎小面关节注射

A. 前后位透视图像显示穿刺针尖位于右侧 $L_4\sim L_5$ 小面关节下缘，小面关节呈垂直排列（箭）；B. 同侧斜位透视图像显示小面关节更清晰（箭）；C. 同侧斜位透视图像显示关节内对比剂沿上关节突凹面分布（箭）

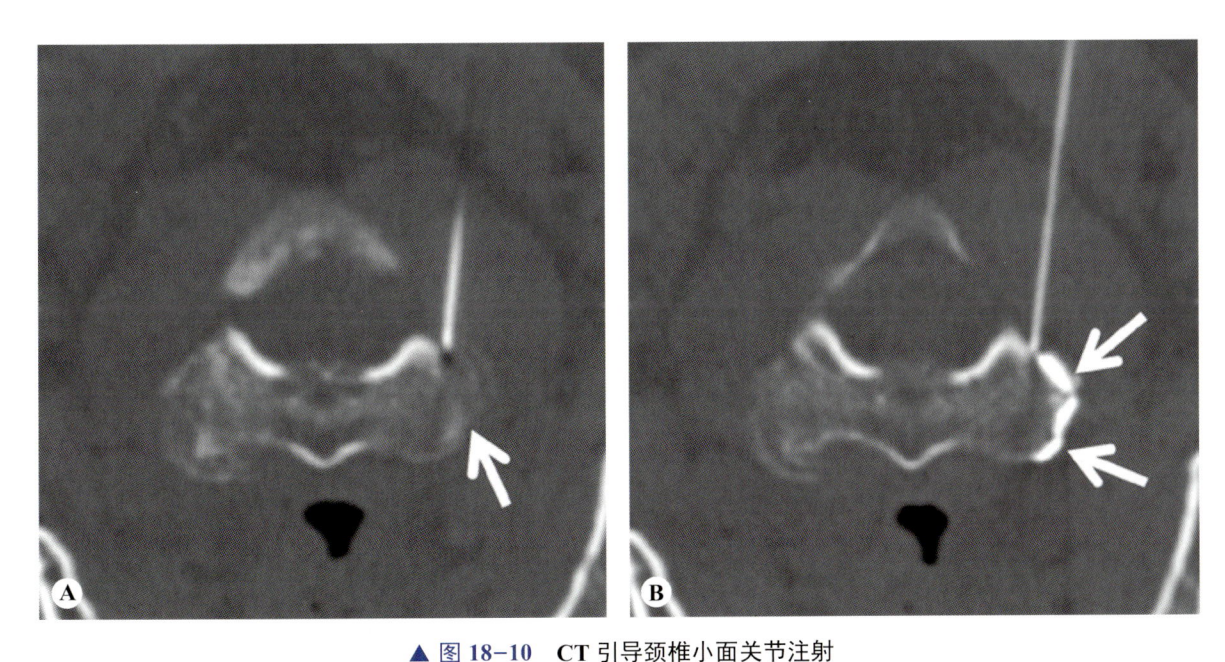

第 18 章　背部疼痛常规影像引导介入治疗
Conventional Image-Guided Interventions for Painful Back

▲ 图 18-10　CT 引导颈椎小面关节注射
A. CT 图像显示穿刺针从后入路进入小面关节的后缘，请注意小面关节偏横向的排列（箭）；B. CT 图像显示皮质类固醇注射前的关节内对比剂填充（箭）

的患者，经皮囊肿破裂是一种可显著减轻症状的微创介入方法。经影像引导破裂技术治疗后，约 80% 或更多患者的症状可立即得到缓解（表 18-1）[28, 29, 72-74]。然而，液体可以在囊肿破裂后重新聚积，高达 50% 的患者出现复发症状，需要重复经皮介入或手术治疗[70-74]。在术前磁共振检查中，相较于内部低 T_2WI 呈低强度信号和（或）具有 T_2WI 低强度信号厚壁的囊肿，内部 T_2 呈高强度的滑膜囊肿更容易破裂[75]。

（二）潜在并发症

最常见的并发症是由于滑膜囊肿破裂所需的强大压力引起的短暂性神经根性疼痛[71]。因此，建议采用意识镇静控制术中疼痛。经椎板间入路的穿刺也可能发生硬脊膜误伤[76]。

（三）操作技术

对于较小的关节周围滑膜囊肿，可以通过后路穿刺邻近小面关节实现囊肿内药物注射。为形成足够的压力致使囊肿破裂，可能需要较大管径的穿刺针，如常用 18G 的 Quincke 针和 Chiba 针。在 CT 和透视引导下将穿刺针推入小面关节内，并注射稀释的脊髓造影的安全对比剂填充滑膜囊肿（图 18-11B）。随后，用装有局部麻醉药、皮质类固醇（例如，甲泼尼龙 40mg 加 0.25% 布比卡因 1ml）和少量对比剂的 3～5ml 注射器持续用力向囊内注射以导致囊肿破裂[28, 71]。背侧硬膜外间隙对比剂的消散有助于确认囊肿破裂。由于关节突过度生长、关节周围囊肿较大（压力不足以破裂）或黄韧带囊肿与小面关节无交通，后入路可能无法导致囊肿破裂[77]。在这种情况下，可采用一种类似椎板间 ESI 入路方法直接行囊肿开窗，CT 引导更有利于滑膜囊肿破裂技术操作的监测。

九、骶髂关节注射

（一）临床适应证

骶髂关节（sacroiliac joint，SIJ）源性疼痛较为常见，约占腰痛的 25%[78, 79]。SIJ 源性疼痛与

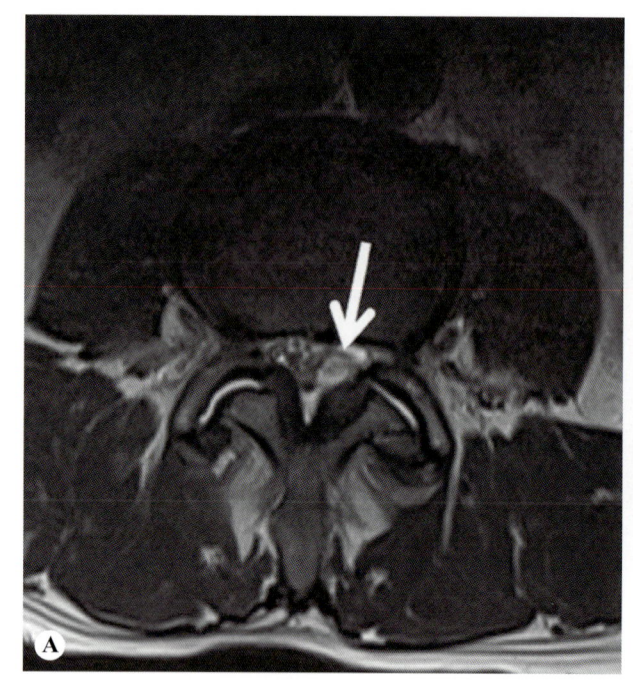

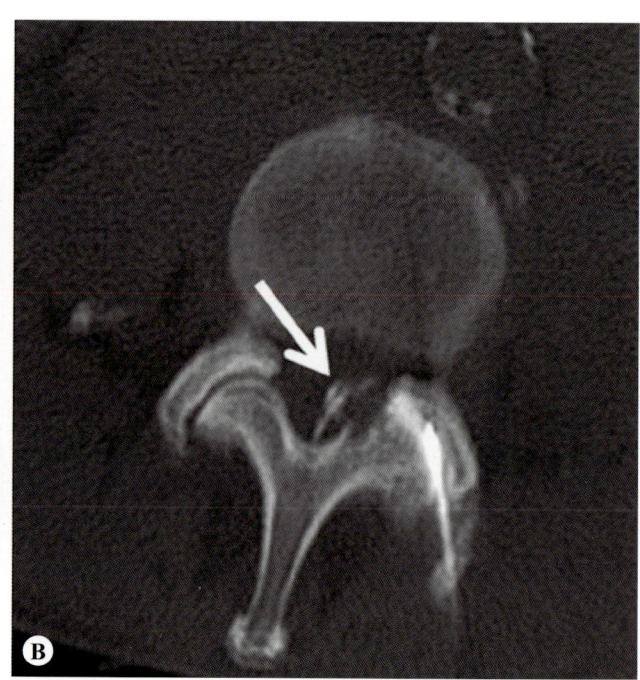

▲ 图 18-11 滑膜囊肿破裂

A. 轴位 T_2WI 显示沿小面关节内缘的滑膜囊肿（箭），导致关节侧隐窝中穿过的神经根受压；B. CT 图像显示在 CT 引导下经后入路穿刺针尖置入小面关节内，经小面关节注射对比剂进入滑膜囊肿（箭），随后在用力推注小剂量皮质类固醇的作用下囊肿破裂

腰椎小面关节源性或椎间盘源性疼痛的临床表现相似，疼痛常局限于臀部，偶尔可放射到腹股沟或大腿部位[80]，施加应力的 SIJ 激发试验可有助于筛查骶髂关节病变。尽管没有一项临床测试方法能可靠鉴别 SIJ 源性或其他源性背部疼痛[80]。临床高度怀疑是进行适当治疗的前提条件，类似小面关节疼痛阻滞，SIJ 对关节内麻醉药注射的反应可能有助于诊断[81]。

（二）潜在并发症

由于 SIJ 位置邻近皮肤表面，穿刺针意外损伤组织的并发症非常罕见。侧位透视或 CT 监测进针深度可以避免穿刺针误伤肠道或膀胱[82]。

（三）操作技术

SIJ 是一种复杂关节，上 2/3 为纤维关节，下 1/3 为滑膜关节[83, 84]。SIJ 由骶骨与髂骨的耳状面相对而构成，其双侧骨性关节间隙有前后开口，形成透视引导下的两个穿刺入路（图 18-12A）。使用 22～25G Quincke 或 Chiba 针，在影像引导下经后入路进入 SIJ 的后下部（图 18-12）[85]。25°～30° 斜位透视观察 SIJ 后部效果较佳，术前断层成像有助于穿刺路径角度和进针深度的预案制订。穿刺针关节内注射的对比剂呈线性分布（图 18-12）。对于穿刺困难的患者，双针技术或 CT 引导可提高 SIJ 注射的准确性[86]。双针技术主要用于前后位透视难以识别 SIJ 前后部的情况，采用两根穿刺针在不同的路径进针，通过对比剂注射及其分布形态确定位于关节内的穿刺针，并选择位于关节内的穿刺针注射类固醇。

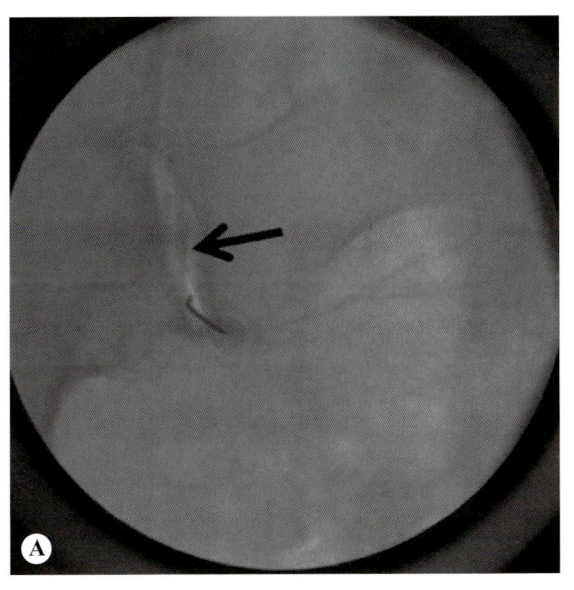

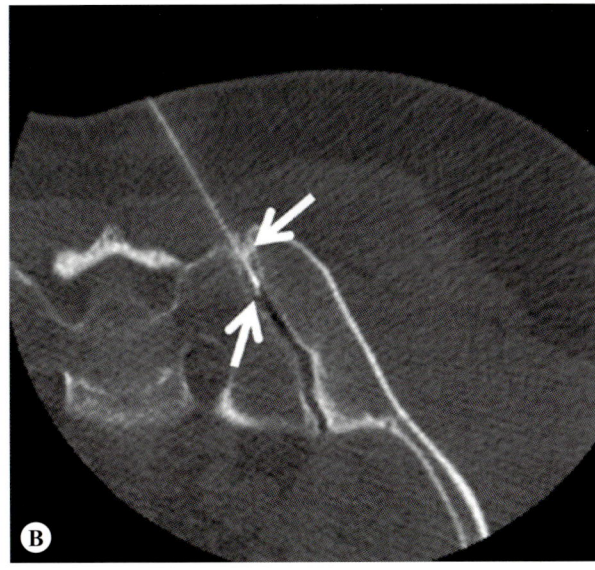

第 18 章 背部疼痛常规影像引导介入治疗
Conventional Image-Guided Interventions for Painful Back

▲ 图 18-12 骶髂关节（SIJ）注射

A. 前后位透视图像显示针尖指向关节下端及关节内的对比剂填充（箭），对比剂也填充于 SIJ 下部（未显示）；B. CT 图像显示在 CT 引导下穿刺针经后入路进入 SIJ 及早期进入关节内的对比剂（箭）

参考文献

[1] Fejer R, Kyvik KO, Hartvigsen J. The prevalence of neck pain in the world population: a systematic critical review of the literature. Eur Spine J. 2006;15(6):834-48.

[2] Rubin DI. Epidemiology and risk factors for spine pain. Neurol Clin. 2007;25(2):353-71.

[3] Cohen SP. Epidemiology, diagnosis, and treatment of neck pain. Mayo Clin Proc. 2015;90(2):284-99.

[4] Wright A, Mayer TG, Gatchel RJ. Outcomes of disabling cervical spine disorders in compensation injuries. A prospective comparison to tertiary rehabilitation response for chronic lumbar spinal disorders. Spine (Phila Pa 1976). 1999;24(2):178-83.

[5] Palmer WE. Spinal injections for pain management. Radiology. 2016;281(3):669-88.

[6] Renfrew DL, Moore TE, Kathol MH, El-Khoury GY, Lemke JH, Walker CW. Correct placement of epidural steroid injections: fluoroscopic guidance and contrast administration. AJNR Am J Neuroradiol. 1991;12(5):1003-7.

[7] Furman MB, Cuneo AA. Image and contrast flow pattern interpretation for attempted epidural steroid injections. Phys Med Rehabil Clin N Am. 2018;29(1):19-33.

[8] MacMahon PJ, Eustace SJ, Kavanagh EC. Injectable corticosteroid and local anesthetic preparations: a review for radiologists. Radiology. 2009;252(3):647-61.

[9] Malemud CJ. Cytokines as therapeutic targets for osteoarthritis. BioDrugs. 2004;18(1):23-35.

[10] Depo-medrol manufacturer information. LAB-0160-13.0 Revised July 2018. New York, NY: Pfizer Injectables. https://www.pfizermedicalinformation. com/en-us/depo-medrol-single-dose-vial. Accessed 10 Jan 2020.

[11] Dexamathasone sodium phosphate manufacturer information. 45799G. Revised May 2014. Lake Zurich, IL: Fresenius Kabi. https://www.accessdata. fda.gov/drugsatfda_docs/label/2014/084916s066lbl. pdf. Accessed 9 Dec 2019.

[12] Benzon HT, Chew TL, McCarthy RJ, Benzon HA, Walega DR. Comparison of the particle sizes of different steroids and the effect of dilution: a review of the relative neurotoxicities of the steroids. Anesthesiology. 2007;106(2):331-8.

[13] MacMahon PJ, Shelly MJ, Scholz D, Eustace SJ, Kavanagh EC. Injectable corticosteroid preparations: an embolic risk assessment by static and dynamic microscopic analysis. AJNR Am J Neuroradiol. 2011;32(10):1830-5.

[14] Derby R, Lee SH, Date ES, Lee JH, Lee CH. Size and aggregation of corticosteroids used for epidural injections. Pain Med. 2008;9(2):227-34.

[15] Mehta P, Syrop I, Singh JR, Kirschner J. Systematic review of the efficacy of particulate versus nonparticulate corticosteroids in epidural injections. PM R. 2017;9(5):502-12.

[16] Rathmell JP, Benzon HT, Dreyfuss P, Huntoon M, Wallace M, Baker R, et al. Safeguards to prevent neurologic complications after epidural steroid injections: consensus opinions from a multidisciplinary working group and national organizations. Anesthesiology. 2015;122(5):974-84.

[17] Habib GS, Bashir M, Jabbour A. Increased blood glucose

[17] levels following intra-articular injection of methylprednisolone acetate in patients with controlled diabetes and symptomatic osteoarthritis of the knee. Ann Rheum Dis. 2008;67(12):1790-1.

[18] Xylocaine (lidocaine HCl Injection, USP) manufacturer information. 451175A Revised Feb 2010. Schaumberg, IL: APP Pharmaceuticals. https://www.accessdata.fda.gov/drugsatfda_docs/label/2010/006488s074lbl.pdf Accessed 20 Jan 2020.

[19] Marcaine (bupivacaine HCl Injection, USP) manufacturer information. EN-2920. Lake Forest, IL: Hospira 2011. https://www.accessdata.fda.gov/drugsatfda_docs/label/2012/018692s015lbl.pdf. Accessed 10 Jan 2020.

[20] Leone S, Di Cianni S, Casati A, Fanelli G. Pharmacology, toxicology, and clinical use of new long acting local anesthetics, ropivacaine and levobupivacaine. Acta Biomed. 2008;79(2):92-105.

[21] Rosenberg PH, Veering BT, Urmey WF. Maximum recommended doses of local anesthetics: a multifactorial concept. Reg Anesth Pain Med. 2004;29(6):564-75; discussion 524.

[22] De La Mata J. Platelet rich plasma. A new treatment tool for the rheumatologist? Reumatol Clin. 2013;9(3):166-71.

[23] Middleton KK, Barro V, Muller B, Terada S, Fu FH. Evaluation of the effects of platelet-rich plasma (PRP) therapy involved in the healing of sports-related soft tissue injuries. Iowa Orthop J. 2012;32:150-63.

[24] Wu J, Du Z, Lv Y, Zhang J, Xiong W, Wang R, et al. A new technique for the treatment of lumbar facet joint syndrome using intra-articular injection with autologous platelet rich plasma. Pain Physician. 2016;19(8):617-25.

[25] AHRQ. Pain Management Injection Therapies for Low Back Pain. 20 Mar 2015. Revised 10 July 2015. Rockville, MD: Agency for Healthcare Research and Quality. https://www.cms.gov/Medicare/Coverage/DeterminationProcess/Downloads/id98TA.pdf. Accessed 11 Jan 2021.

[26] Manchikanti L, Buenaventura RM, Manchikanti KN, Ruan X, Gupta S, Smith HS, et al. Effectiveness of therapeutic lumbar transforaminal epidural steroid injections in managing lumbar spinal pain. Pain Physician. 2012; 15(3):E199-245.

[27] Manchikanti L, Kaye AD, Boswell MV, Bakshi S, Gharibo CG, Grami V, et al. A systematic review and best evidence synthesis of the effectiveness of therapeutic facet joint interventions in managing chronic spinal pain. Pain Physician. 2015;18(4):E535-82.

[28] Haider SJ, Na NR, Eskey CJ, Fried JG, Ring NY, Bao MH, Pastel DA. Symptomatic lumbar facet synovial cysts: clinical outcomes following percutaneous ct-guided cyst rupture with intra-articular steroid injection. J Vasc Interv Radiol. 2017;28(8):1083-9.

[29] Allen TL, Yusuf T, Lutz GE. Fluoroscopic percutaneous lumbar zygapophyseal joint cyst rupture: a clinical outcome study. Spine J. 2009;9(5):387-95.

[30] Tuakli-Wosornu YA, Terry A, Boachie-Adjei K, Harrison JR, Gribbin CK, LaSalle EE, et al. Lumbar intradiskal platelet-rich plasma (PRP) injections: a prospective, double-blind, randomized controlled study. PM R. 2016;8(1):1-10; quiz 10.

[31] Bhatia R, Chopra G. Efficacy of platelet rich plasma via lumbar epidural route in chronic prolapsed intervertebral disc patients-a pilot study. J Clin Diagn Res. 2016;10(9):UC05-7.

[32] Levi D, Horn S, Tyszko S, Levin J, Hecht-Leavitt C, Walko E. Intradiscal platelet-rich plasma injection for chronic discogenic low back pain: preliminary results from a prospective trial. Pain Med. 2016;17(6):1010-22.

[33] Knezevic NN, Mandalia S, Raasch J, Knezevic I, Candido KD. Treatment of chronic low back pain - new approaches on the horizon. J Pain Res. 2017;10:1111-23.

[34] White AH, Derby R, Wynne G. Epidural injections for the diagnosis and treatment of low-back pain. Spine (Phila Pa 1976). 1980;5(1):78-86.

[35] Watanabe AT, Nishimura E, Garris J. Image-guided epidural steroid injections. Tech Vasc Interv Radiol. 2002;5(4):186-93.

[36] Mathis JM. Epidural steroid injections. Neuroimaging Clin N Am. 2010;20(2):193-202.

[37] Wagner AL. CT fluoroscopy-guided epidural injections: technique and results. AJNR Am J Neuroradiol. 2004; 25(10):1821-3.

[38] Lee MH, Yang KS, Kim YH, Jung HD, Lim SJ, Moon DE. Accuracy of live fluoroscopy to detect intravascular injection during lumbar transforaminal epidural injections. Korean J Pain. 2010;23(1):18-23.

[39] McLean JP, Sigler JD, Plastaras CT, Garvan CW, Rittenberg JD. The rate of detection of intravascular injection in cervical transforaminal epidural steroid injections with and without digital subtraction angiography. PM R. 2009;1(7):636-42.

[40] Ryan TM, Kavanagh EC, MacMahon PJ. Is there a need for contrast administration prior to CT-guided cervical nerve root block? AJNR Am J Neuroradiol. 2013;34(4):E45.

[41] Dietrich TJ, Peterson CK, Zeimpekis KG, Bensler S, Sutter R, Pfirrmann CWA. Fluoroscopy-guided versus CT-guided lumbar steroid injections: comparison of radiation exposure and outcomes. Radiology. 2019;290(3):752-9.

[42] Costello JE, Cecava ND, Tucker JE, Bau JL. CT radiation dose: current controversies and dose reduction strategies. AJR Am J Roentgenol. 2013;201(6):1283-90.

[43] Jee H, Lee JH, Kim J, Park KD, Lee WY, Park Y. Ultrasound-guided selective nerve root block versus fluoroscopy-guided transforaminal block for the treatment of radicular pain in the lower cervical spine: a randomized, blinded, controlled study. Skelet Radiol. 2013;42(1):69-78.

[44] Kao SC, Lin CS. Caudal epidural block: an updated review of anatomy and techniques. Biomed Res Int. 2017; 2017:9217145.

[45] Benyamin RM, Manchikanti L, Parr AT, Diwan S, Singh

V, Falco FJ, et al. The effectiveness of lumbar interlaminar epidural injections in managing chronic low back and lower extremity pain. Pain Physician. 2012;15(4):E363-404.

[46] Deer TR, Grider JS, Pope JE, Falowski S, Lamer TJ, Calodney A, et al. The MIST guidelines: the lumbar spinal stenosis consensus group guidelines for minimally invasive spine treatment. Pain Pract. 2019;19(3):250-74.

[47] Manchikanti L, Kay AD, Manchikanti K, Boswell M, Pampati V, Hirsch J. Efficacy of epidural injections in the treatment of lumbar central spinal stenosis: a systematic review. Anesth Pain Med. 2015;5:e23139.

[48] Honorio BT, Huntoon MA, Rathmell JP. Improving safety of epidural steroid injections. JAMA. 2015;313(17):1713-4.

[49] Perolat R, Kastler A, Nicot B, Pellat JM, Tahon F, Attye A, et al. Facet joint syndrome: from diagnosis to interventional management. Insights Imaging. 2018;9(5):773-89.

[50] Malhotra G, Abbasi A, Rhee M. Complications of transforaminal cervical epidural steroid injections. Spine (Phila Pa 1976). 2009;34(7):731-9.

[51] Diehn FE, Murthy NS, Maus TP. Science to practice: what causes arterial infarction in transforaminal epidural steroid injections, and which steroid is safest? Radiology. 2016;279(3):657-9.

[52] Park JW, Nam HS, Cho SK, Jung HJ, Lee BJ, Park Y. Kambin's triangle approach of lumbar transforaminal epidural injection with spinal stenosis. Ann Rehabil Med. 2011;35(6):833-43.

[53] Gill JS, Aner M, Nagda JV, Keel JC, Simopoulos TT. Contralateral oblique view is superior to lateral view for interlaminar cervical and cervicothoracic epidural access. Pain Med. 2015;16(1):68-80.

[54] Jeong HS, Lee JW, Kim SH, Myung JS, Kim JH, Kang HS. Effectiveness of transforaminal epidural steroid injection by using a preganglionic approach: a prospective randomized controlled study. Radiology. 2007;245(2):584-90.

[55] Kamble PC, Sharma A, Singh V, Natraj B, Devani D, Khapane V. Outcome of single level disc prolapse treated with transforaminal steroid versus epidural steroid versus caudal steroids. Eur Spine J. 2016;25(1):217-21.

[56] Shim E, Lee JW, Lee E, Ahn JM, Kang Y, Kang HS. Fluoroscopically guided epidural injections of the cervical and lumbar spine. Radiographics. 2017;37(2):537-61.

[57] Wald JT, Maus TP, Geske JR, Carter RE, Diehn FE, Kaufmann TJ, et al. Safety and efficacy of CT-guided transforaminal cervical epidural steroid injections using a posterior approach. AJNR Am J Neuroradiol. 2012;33(3):415-9.

[58] Manchikanti L, Singh V, Pampati V, Damron KS, Barnhill RC, Beyer C, Cash KA. Evaluation of the relative contributions of various structures in chronic low back pain. Pain Physician. 2001;4(4):308-16. Erratum: Pain Physician. 2002;5(1):114.

[59] van Eerd M, Patijn J, Lataster A, Rosenquist RW, van Kleef M, Mekhail N, Van Zundert J. 5. Cervical facet pain. Pain Pract. 2010;10(2):113-23.

[60] Weishaupt D, Zanetti M, Boos N, Hodler J. MR imaging and CT in osteoarthritis of the lumbar facet joints. Skelet Radiol. 1999;28(4):215-9.

[61] Carrino JA, Lurie JD, Tosteson AN, Tosteson TD, Carragee EJ, Kaiser J, et al. Lumbar spine: reliability of MR imaging findings. Radiology. 2009;250(1):161-70.

[62] Falco FJ, Manchikanti L, Datta S, Sehgal N, Geffert S, Onyewu O, et al. An update of the systematic assessment of the diagnostic accuracy of lumbar facet joint nerve blocks. Pain Physician. 2012;15(6):E869-907.

[63] Peh W. Image-guided facet joint injection. Biomed Imaging Interv J. 2011;7(1):e4.

[64] Wu T, Zhao WH, Dong Y, Song HX, Li JH. Effectiveness of ultrasound-guided versus fluoroscopy or computed tomography scanning guidance in lumbar facet joint injections in adults with facet joint syndrome: a meta-analysis of controlled trials. Arch Phys Med Rehabil. 2016;97(9):1558-63.

[65] Kennedy DJ, Shokat M, Visco CJ. Sacroiliac joint and lumbar zygapophysial joint corticosteroid injections. Phys Med Rehabil Clin N Am. 2010;21(4):835-42.

[66] Dussault RG, Nicolet VM. Cervical facet joint arthrography. J Can Assoc Radiol. 1985;36(1):79-80.

[67] Dory MA. Arthrography of the lumbar facet joints. Radiology. 1981;140(1):23-7.

[68] Bykowski JL, Wong WH. Role of facet joints in spine pain and image-guided treatment: a review. AJNR Am J Neuroradiol. 2012;33(8):1419-26.

[69] Lilius G, Laasonen EM, Myllynen P, Harilainen A, Grönlund G. Lumbar facet joint syndrome. A randomised clinical trial. J Bone Joint Surg Br. 1989;71(4):681-4.

[70] Pendleton B, Carl B, Pollay M. Spinal extradural benign synovial or ganglion cyst: case report and review of the literature. Neurosurgery. 1983;13(3):322-6.

[71] Kursumovic A, Bostelmann R, Gollwitzer M, Rath S, Steiger HJ, Petridis AK. Intraspinal lumbar juxtaarticular cyst treatment through CT-guided percutaneus induced rupture results in a favorable patient outcome. Clin Pract. 2016;6(4):866.

[72] Chazen JL, Leeman K, Singh JR, Schweitzer A. Percutaneous CT-guided facet joint synovial cyst rupture: success with refractory cases and technical considerations. Clin Imaging. 2018;49:7-11.

[73] Huang AJ, Bos SA, Torriani M, Simeone FJ, Chang CY, Pomerantz SR, Bredella MA. Long-term outcomes of percutaneous lumbar facet synovial cyst rupture. Skelet Radiol. 2017;46(1):75-80.

[74] Lutz GE, Nicoletti MR, Cyril GE, Harrison JR, Lutz C, Solomon JL, et al. Percutaneous rupture of zygapophyseal joint synovial cysts: a prospective assessment of nonsurgical management. PM R. 2018;10(3):245-53.

[75] Cambron SC, McIntyre JJ, Guerin SJ, Li Z, Pastel DA. Lumbar facet joint synovial cysts: does T2 signal intensity predict outcomes after percutaneous rupture? AJNR Am J Neuroradiol. 2013;34(8):1661-4.

[76] Ortiz AO, Tekchandani L. Improved outcomes with direct percutaneous CT guided lumbar synovial cyst treatment: advanced approaches and techniques. J Neurointerv Surg. 2014;6(10):790-4.

[77] Malik AS, Cairns KD. Percutaneous rupture of a symptomatic facet joint synovial cyst using 2-needle distention. Reg Anesth Pain Med. 2015;40(5):635-8.

[78] Maigne JY, Aivaliklis A, Pfefer F. Results of sacroiliac joint double block and value of sacroiliac pain provocation tests in 54 patients with low back pain. Spine. 1996;21:1889-92.

[79] Sembrano JN, Polly DW Jr. How often is low back pain not coming from the back? Spine (Phila Pa 1976). 2009;34(1):E27-32.

[80] Rashbaum RF, Ohnmeiss DD, Lindley EM, Kitchel SH, Patel VV. Sacroiliac joint pain and its treatment. Clin Spine Surg. 2016;29(2):42-8.

[81] Dreyfuss P, Michaelsen M, Pauza K, McLarty J, Bogduk N. The value of medical history and physical examination in diagnosing sacroiliac joint pain. Spine (Phila Pa 1976). 1996;21(22):2594-602.

[82] Kasliwal PJ, Kasliwal S. Fluoroscopy-guided sacroiliac joint injection: description of a modified technique. Pain Physician. 2016;19(2):E329-38.

[83] Egund N, Jurik AG. Anatomy and histology of the sacroiliac joints. Semin Musculoskelet Radiol. 2014;18(3):332-9.

[84] Puhakka KB, Melsen F, Jurik AG, Boel LW, Vesterby A, Egund N. MR imaging of the normal sacroiliac joint with correlation to histology. Skelet Radiol. 2004;33(1):15-28.

[85] Chauhan G, Hehar P, Loomba V, Upadhyay A. A randomized controlled trial of fluoroscopically-guided sacroiliac joint injections: a comparison of the posteroanterior and classical oblique techniques. Neurospine. 2019;16(2):317-24.

[86] Gupta S. Double needle technique: an alternative method for performing difficult sacroiliac joint injections. Pain Physician. 2011;14(3):281-4.

第 19 章 腰椎间盘退行性疾病和椎管狭窄症的经皮微创治疗

Minimally Invasive Percutaneous Treatment of Lumbar Disk Degeneration and Stenosis

Stefano Marcia　Chiara Zini　Matteo Bellini　Olivier Clerk-Lamalice　著

概述

腰椎退行性疾病是老年人疼痛、致残、跌倒和抑郁的主要原因之一。类似于心脑血管疾病及呼吸系统疾病等，腰椎退行性疾病可严重影响患者生活质量[1,2]。仅在美国，腰椎退行性疾病相关治疗造成的直接和间接经济损失即高达 5600 亿～6300 亿美元[3,4]。椎间盘退变和椎管狭窄是脊柱退行性疾病患者最常见的两种诊断[5]。

椎间盘退行性病变是下腰痛患者的常见诊断，也是青壮年下腰痛患者的最常见疼痛源，至少 40% 的患者持续轴性下腰痛（low-back pain，LBP）是由该病所致[6]。持续轴性 LBP 的其他常见原因包括小面关节综合征（15%～30%）和骶髂关节功能障碍（13%～19%），通常情况下，下腰痛的临床表现多为上述因素共同所致。

椎间盘和小面关节突退行性病变通常可导致椎管狭窄[7]。然而，由于无症状性椎管狭窄，特别是无症状性椎间盘退行性变化的影像学检查发现率较高[8]，人们所采用的腰椎管狭窄症诊断标准差异很大，导致此类腰椎疾病的治疗完全取决于患者的症状。临床一线治疗常为保守物理治疗，若保守治疗后症状无缓解，则可应用微创介入技术进行治疗。本章将综合介绍常见脊柱退行性病变相关疼痛治疗的多种微创技术。

一、疾病与临床诊断

（一）椎间盘退行性变

椎间盘（intervertebral disk，IVD）退行性变与椎间盘破裂、正常细胞表型改变，以及促炎性细胞因子如乳酸和其他疼痛介质的释放有关[9]。该过程受到多种因素影响，如营养因子和氧气在椎间盘基质的弥散变化、细胞功能可溶性调节因子的变化、遗传易感性、年龄增长及机械负荷增加[10]。与正常椎间盘相比，病变椎间盘的神经支配密集，并伴有神经营养因子增加，此类神经营养因子具有促炎和疼痛级联放大作用[11-13]。

椎间盘源性疼痛的诊断标准尚未建立，常需要进行各种检查方能做出准确诊断。腰椎磁共振成像（MRI）联合椎间盘造影激发试验是最佳综合检查模式，而体格检查对椎间盘源性腰痛的诊断敏感度低，特异性差[14]。

对MRI所显示的大体退行性变进行分级有助于椎间盘退行性变的量化分析[15,16]。Pfirrmann等首次提出椎间盘退行性变的5级分级系统（表19-1）[15]，该系统采用MRI T$_2$自旋回波加权像对椎间盘退行性变进行分级，获得的信号强度与水和蛋白多糖含量相关，随后Griffith等将该系统改良，进一步划分为8个分级（表19-2）[16]。

（二）椎间盘突出

当椎间盘髓核的压力超过纤维环的向心力时，则可发生椎间盘突出。环状裂隙标志着椎间盘退行性变级联过程的第一步。机械负荷和遗传易感性是变性过程的重要因素。此外，椎间盘突出的主要危险因素包括男性、年龄（30—50岁）、负重或扭转、工作压力大、低收入和吸烟。大多数腰椎间盘突出发生在最低节段，95%发生于L$_4$~L$_5$或L$_5$~S$_1$，仅5%发生于L$_3$~L$_4$。

椎间盘突出可分为突出或脱出。椎间盘突出是指突出的椎间盘组织仍包绕在纤维环内，涉及范围小于椎间盘周径的25%。椎间盘突出的标准为椎间盘突出物最大径线小于椎间盘外缘基底部。椎间盘脱出是指椎间盘突出物已突破纤维环但未突破后纵韧带，至少在一个层面或在任何层面，椎间盘突出物的径线均大于相对应层面的椎间盘外缘基底部，或者椎间盘突出物丧失与椎间

表 19-1　腰椎间盘退行性变的 Pfirrmann 分级 [15]

等级	髓核结构	髓核与纤维环的界限	髓核信号强度	椎间盘高度
I	均匀，亮白色	明显	高（与脑脊液相当）	正常
II	不均匀，伴或不伴灰色水平带	明显	高（与脑脊液相当）	正常
III	不均匀，灰色	不明显	中等	正常或略微降低
IV	不均匀，灰到黑色	消失	低至中等	正常或略微降低
V	不均匀，黑色	消失	低	椎间隙塌陷

表 19-2　腰椎间盘退行性变的改良 Pfirrmann 分级 [16]

等级	髓核和内层纤维环信号	纤维环后部内外层信号差别	椎间盘高度
1	均匀高强度信号，与脑脊液相当	明显	正常
2	高强度信号（高于骶骨前脂肪，低于脑脊液）±髓核内低强度信号裂隙征	明显	正常
3	高强度信号（低于骶骨前脂肪）	明显	正常
4	轻微高强度信号（略高于外层纤维环）	不明显	正常
5	低强度信号（=外层纤维环）	不明显	正常
6	低强度信号	不明显	椎间盘高度降低<30%
7	低强度信号	不明显	椎间盘高度降低30%~60%
8	低强度信号	不明显	椎间盘高度降低>60%

隙内椎间盘的组织连续性。此类与椎间隙内椎间盘组织丧失连续性的椎间盘突出物被称为椎间盘游离。

相关文献已对椎间盘突出的解剖"区域"和"水平"相关的术语进行了明确定义[17]。水平（轴位）层面的定义包括中央区、椎间关节下区（侧隐窝）、椎间孔区、椎间孔外区和前区的界限。矢状位（头尾）层面的定义包括椎间盘水平、椎弓根下水平、椎弓根水平和椎弓根上水平的界限[17]。

（三）椎管狭窄

相较于可发生在年轻患者的椎间盘退行性变而言，椎管狭窄主要发生在老年患者，椎管狭窄主要分为先天性或退行性两种类型。先天性腰椎管狭窄症主要归因于椎管的解剖发育异常。由于某些不明的原因，"正常"的椎管没有完全发育，此类患者易发生椎管狭窄，而少有退行性改变[18]。

退行性腰椎管狭窄（degenerative lumbar spinal stenosis，DLSS）发生于正常发育的椎管，可表现为中央管狭窄和（或）椎间孔狭窄。椎间盘退行性变、脱水和膨出可导致椎管狭窄，主要原因为椎间盘病变引发的脊柱节段不稳定性增加，小面关节之间压力增加，小面关节特别是上关节突发生退变和骨赘形成[19-22]。上述病理状况所导致的骨软骨/韧带的冗余及小面关节的增生性变化均可压迫神经和（或）血管[23, 24]（图19-1）。

椎管狭窄患者的临床症状包括下腰痛、僵硬、下肢感觉异常/无力、下肢神经根性疼痛和"神经源性间歇性跛行（neurogenic intermittent claudication，NIC）"。通常情况下，与NIC相关的下肢疼痛可通过坐姿和弯腰动作缓解[25]。

根据病理改变的发生部位，退行性腰椎管狭窄可分为中央管狭窄、侧隐窝狭窄和椎间孔狭窄。虽然大多数患者因多个区域狭窄而出现综合性症状，但受累的主要区域可诱发特定症状。例如，由椎间盘和小面关节退变所致中央管狭窄的患者，经常出现神经源性间歇性跛行和站立不适，其机制为动、静脉和下行神经根的机械性受压导致缺血性神经炎（图19-1）[26]。患者可采用弯曲姿势以提高长距离行走的能力，因其如同推购物车的姿势，而被称为"推购物车征"[27]。另外，侧隐窝狭窄患者的小面关节骨关节炎、黄韧带折叠和椎间盘的中央旁膨出/突出/脱出常导致椎间关节下区狭窄并椎间孔狭窄（图19-1）[19]。此类患者常在皮肤的脊神经节段性支配区域出现疼痛，休息或夜间尤甚，但与中央管狭窄患者所不同的是，此类患者具有更强的行走耐受性[20]。

椎管狭窄的影像学表现并不总是与症状相关，诊断通常基于准确的临床病史和体格检查。影像学检查有助于确认诊断[28]，特别是影像学显示的侧隐窝和椎间孔的神经根受压迫程度与临床症状有较好的相关性[29, 30]。退行性腰椎滑脱患者可以通过屈伸功能X线检查确定不稳定程度。

MRI被视为是确认椎管狭窄或神经根受压的最佳无创性检查方式[25]。CT脊髓造影也是一个很好的检查方式，该技术的检查效果与腰椎MRI相同，但需要在鞘内注射碘对比剂。对于脊柱内有金属异物或有MRI禁忌证的患者，使用该技术可提高诊断的准确性[31]。在MRI和CT脊髓造影为禁忌、不确定或不适当的情况下，CT扫描成像是确认存在椎管狭窄和（或）神经根受压的首选方式[25]。

直立式MRI采用一种垂直开放式磁体，能够扫描负重位置的解剖区域。对于脊椎滑脱合并腰椎管狭窄的患者，该种检查方式已被证明有助于更准确地评估腰椎不稳定性[32]。

目前已有多种退行性腰椎管狭窄的分级系统被提出，但何种系统更具优势尚无定论[33, 34]。尽管其他客观性、可测量和定量性标准已被制订（表19-3和表19-4），但目前最常应用的仍是主观定性标准。

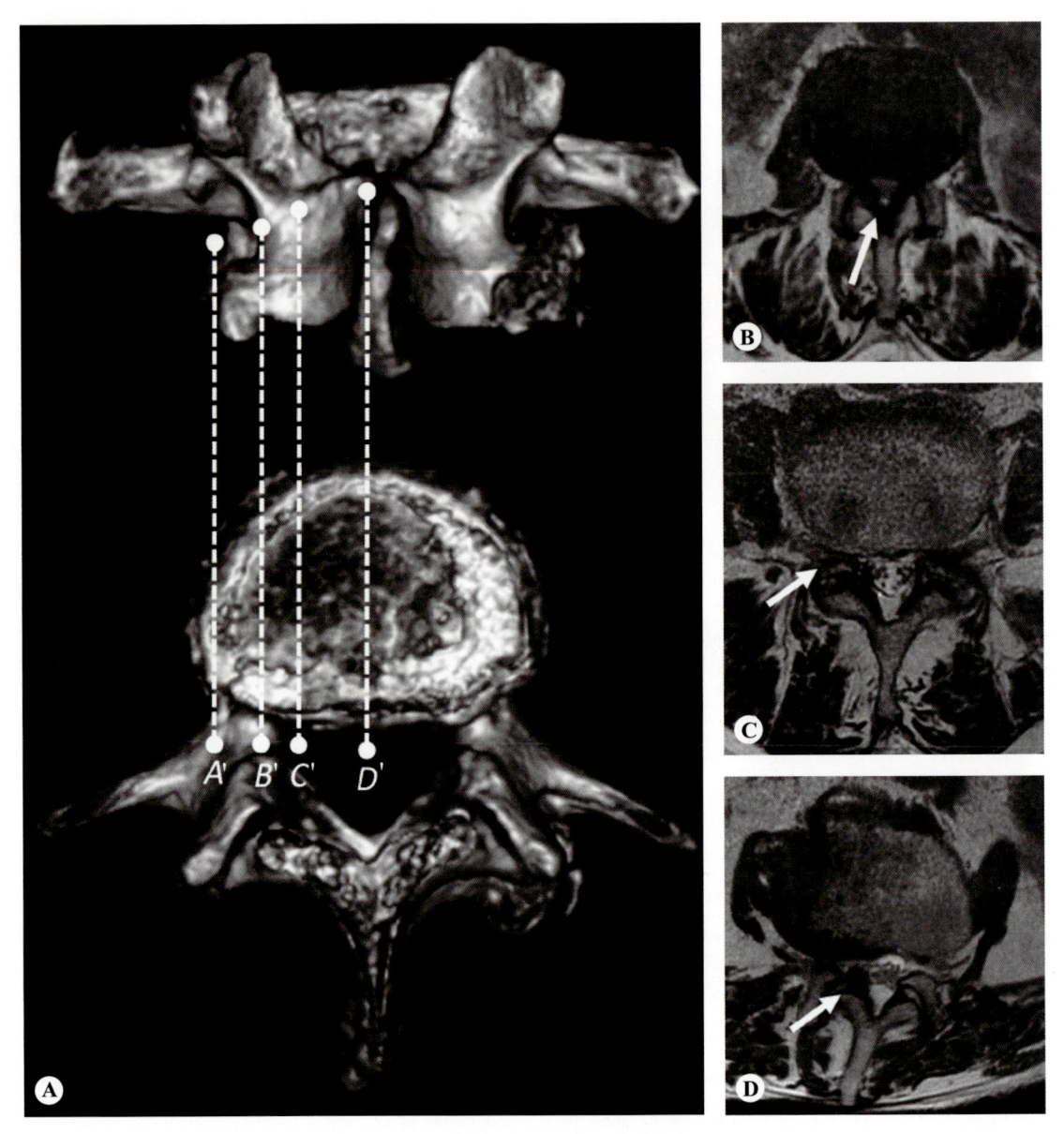

▲ 图 19-1 轴位 T_2 加权 MRI 显示退行性腰椎管狭窄形成的不同原因

A. 容积重建；B. 对应 C' 线和 D' 线之间的区域：该区域和小面关节之间由硬膜及其内容物占据而形成中央椎管狭窄（白箭）；C. 对应 B' 线和 C' 线之间的区域：该区域由背侧神经节和腹侧运动神经根占据而形成椎间孔区，也称为"Lee 中区"（Lee's midzone）相关的外侧狭窄[20]（白箭）；D. 对应左图 A' 线和 B' 线之间的区域：侧隐窝，也称为"Lee 入口区"（Lee's entrance zone）相关的外侧狭窄[20]，其解剖学位置是从硬膜外侧缘到椎弓根内侧缘（白箭）（译者注：Lee 描述的关于侧方椎管的分区，入口区位于侧隐窝的头侧和内侧，起于硬膜囊外侧缘，斜行向下、向外，到椎弓根内侧缘，朝向椎间孔。中区正处于椎弓根的下方，腹侧是椎体和椎间盘的后部，背侧是椎弓峡部，内侧是侧隐窝，开放于中央椎管，外侧是椎弓根的外侧缘。背侧的神经根结合腹侧的运动神经根占据此空间的 30%。出口区由椎间孔形成。）

正常椎管平均大小被定义为正中矢状径＞11.5mm，面积＞1.45cm²[20]。椎管正中矢状径＜10mm 为绝对狭窄，椎管正中矢状径在 10～13mm 为相对狭窄[20]。

二、退行性腰椎管狭窄的影像引导经皮治疗技术

在采取任何干预措施之前的物理治疗、自

表 19-3 基于脊柱微创治疗（MIST）指南的 DLSS 定性标准 [32]

中央型狭窄	外侧狭窄	椎间孔狭窄
中央区域组织结构受累状况	侧隐窝神经受压	椎间孔神经受压 [25, 30]
马尾神经与周围脑脊液的关系		椎间孔区域组织结构受累状况

（译者注：①中央区域组织结构受累状况是指评估脑脊液与中央椎管中神经根的关系，神经根沉降征，黄韧带的前后厚度，扩大、拉长和弯曲的神经根，后部硬膜外脂肪的缺失或减少，以及中央椎管内硬膜外脂肪的过度沉积。②马尾神经与周围脑脊液的关系是指评估前脑脊液空间的闭塞和马尾神经的分离程度。③侧隐窝神经受压的评估包括关节下骨性椎管，通常呈锥形区域形态的变化，该形态从神经根的起点横向延伸到神经孔的内侧端。④椎间孔区域组织结构受累状况是指评估神经根周围的硬膜外脂肪量、神经根周围脂肪、小面关节间隙变窄、软骨下硬化、骨赘、囊肿形成和关节变形、椎间孔大小与形状、神经根与相邻椎间盘的关系。）

表 19-4 基于脊柱微创治疗（MIST）指南的 DLSS 影像学定量标准 [32]

中央型狭窄	外侧狭窄	椎间孔狭窄
• 硬膜/鞘囊的前后径<10mm • 硬膜外脂肪正中矢状径占椎管正中矢状径的百分比	侧隐窝高度<2mm	未发现
硬膜囊横截面积	侧隐窝深度<2~3mm	

（译者注：①硬膜外脂肪正中矢状径占椎管正中前后径的百分比正常≤40%；轻度狭窄为41%~50%；中度狭窄为51%~74%；重度狭窄≥75%。②腰椎硬膜囊横截面积正常>130mm²；轻度狭窄<正常的1/3；中度狭窄为正常的1/3~2/3；重度狭窄<正常的2/3。③侧隐窝高度是指矢状位的椎板与椎体之间距离，正常值≥5mm。④侧隐窝深度是指轴位小关节突与椎体/椎间盘后缘之间的距离，正常值≥5mm。）

自我保健和药物治疗是缓解椎管狭窄症状的第一步 [24]。然而，在保守治疗无法改善患者的疼痛、功能和生活质量的情况下，可以考虑介入治疗。目前有数种可选择的方案用于治疗椎管狭窄，包括皮质类固醇注射、影像引导经皮腰椎减压、棘突间撑开器和手术减压。类似其他治疗方式，介入治疗的成功率取决于患者的选择 [30]。病史采集、体格检查和准确的影像学检查是选择正确治疗方案的关键 [35]。

（一）皮质类固醇注射

皮质类固醇注射因其对局部炎症和后续疼痛的控制作用而广泛用于脊柱疼痛的治疗 [35, 36]；文献中描述了各种药物治疗方案，包括从单纯的麻醉药到不同浓度麻醉药和类固醇配伍的注射 [37]。但是，由于随机对照试验（randomized controlled trial，RCT）设计的显著差异，腰椎皮质类固醇注射文献的分析有一定难度。例如，在已发表文献中可以查阅到应用的各种入路途径（经椎间孔、椎板间或骶管）、对照设计（阳性对照与安慰剂对照）、引导技术（有或无透视引导）、替代技术和结果评估。

对于腰椎管狭窄症相关性疼痛，椎板间硬膜外类固醇注射（epidural steroid injection，ESI）具有短至中期的缓解作用。多项系统性回顾分析结果证实了经骶管、椎板间和椎间孔入路，单独麻醉药或类固醇与麻醉药联合的硬膜外注射具有一定的临床疗效 [38-44]。最近的一项系统性回顾分析结果显示，症状性腰椎管狭窄症的经骶管/椎板间注射建议为2级治疗，经椎间孔注射建议为3级治疗 [38]。多项随机对照试验评估硬膜外注射治疗腰椎中央管狭窄的疗效详见表19-5 [41, 45-49]。

表 19-5 评估硬膜外注射治疗腰椎中央管狭窄疗效的随机对照试验研究

研究方法与研究者	被试人群	结果
骶管硬膜外			
Manchikanti 等（2012）[41] R，AC，F 0.5% 利多卡因 vs. 利多卡因联合类固醇	• 共计：100 例 • 利多卡因：50 例 • 利多卡因+类固醇：50 例 • 注射平均次数：2 年期间 5 次或 6 次	• 根据 NPRS、ODI、职业、阿片类用量；治疗有效定义为前 2 次注射患者症状显著缓解 ≥3 周；症状显著缓解定义为 50% 的疼痛缓解和 50% 的功能改善 • 结果：局部麻醉药组与局部麻醉药+类固醇组之间无显著差异；总体评估或治疗有效参试者评估显示治疗具有显著缓解症状的作用
椎板间硬膜外			
Manchikanti 等（2014）[45] R，AC，F 局部麻醉药 vs. 局部麻醉药联合非颗粒状类固醇（倍他米松，Celestone®）	• 共计：120 例 • 局部麻醉药：60 例 • 局部麻醉药和类固醇：60 例 • 注射的平均次数：2 年期间 5 次或 6 次	• 根据 NPRS、ODI、职业、阿片类用量；治疗有效定义为前 2 次注射患者症状显著缓解 ≥3 周；症状显著缓解定义为 50% 的疼痛缓解和 50% 的功能改善 • 结果：局部麻醉药组与局部麻醉药+类固醇组之间无显著差异；总体评估或治疗有效参试者评估显示治疗具有显著缓解症状的作用
Lee 等（2009）[46] R，AC，F 经椎间孔 vs. 经椎板间	• 共计：99 例 • 经椎板间（0.5% 利多卡因 8ml 和曲安奈德 40mg）：42 例 • 双侧经椎间孔（0.5% 利多卡因 4ml 联合曲安奈德 0.5ml 或每侧 20mg）：57 例 • 注射次数：1～3 次	• 根据 NPRS、PSI、RMQ 5 分腰痛失能问卷 • 结果：经椎间孔和椎间硬膜间类固醇注射在治疗后 2 周至 4 个月均能显著缓解疼痛；在椎管狭窄症患者的 RMQ 5 分腰痛失能问卷中，经椎间孔技术比经椎板间技术具有疼痛缓解更显著的疗效
Wilson-MacDonald 等（2005）[47] R，B，AC 经椎板间 vs. 安慰剂	• 共计：32 例 • 治疗组（0.5% 布比卡因 8ml 联合甲泼尼龙 40mg 硬膜外注射）：18 例 • 对照组（0.5% 的布比卡因 8ml 联合甲泼尼龙 80mg 非硬膜外腔注射，即肌内注射）：14 例 • 注射次数：1 次或 2 次	• 根据牛津疼痛表和 ODI • 结果：在 35 天时，硬膜外治疗组的疼痛缓解效果显著优于对照组（$P<0.0004$）；注射 10 天时，两组疗效即有显著差异；椎管狭窄症与椎间盘突出症患者疗效类似
Fukusaki 等（1998）[48] R，B，AC 盐水或甲哌卡因或甲哌卡因联合甲泼尼龙	• 共计：53 例 • 硬膜外生理盐水：16 例 • 甲哌卡因：18 例 • 甲哌卡因联合甲泼尼龙：19 例 • 注射次数：1～3 次	• 步行距离：优秀>100m；良好 20～100m • 结果：注射 1 周后，类固醇组疗效显著优于硬膜外生理盐水组或硬膜外甲哌卡因组；3 个月后此种显著差异性消失，全部患者的治疗效果下降至<10%；硬膜外注射盐水、局部麻醉药和类固醇之间无显著差异

第 19 章 腰椎间盘退行性疾病和椎管狭窄症的经皮微创治疗
Minimally Invasive Percutaneous Treatment of Lumbar Disk Degeneration and Stenosis

(续表)

研究方法与研究者	被试人群	结 果
经椎间孔注射			
Lee 等（2009）[46] R，AC，F 经椎间孔 vs. 经椎板间	• 共计：99 例 • 经椎板间（0.5% 利多卡因 8ml 联合曲安奈德 40mg）：42 例 • 双侧经椎间孔（0.5% 利多卡因 4ml 联合曲安奈德 0.5ml 或每侧 20mg）：57 例 • 注射次数：1～3 次	• 根据 NPRS、PSI、RMQ 5 分腰痛失能问卷评分 • 结果：经椎间孔和椎板间硬膜间类固醇注射在治疗后 2 周至 4 个月均能显著缓解疼痛；在椎管狭窄症患者的 RMQ 5 分腰痛失能问卷中，经椎间孔技术比经椎板间技术具有疼痛缓解更显著的疗效
Nam 和 Park（2011）[49] R，AC，F	• 共计：36 例 • 利多卡因：19 例 • 利多卡因联合类固醇：17 例 • 局部麻醉药：0.5% 利多卡因 2ml 或 0.5% 利多卡因 1.5ml 联合曲安奈德 20mg 0.5ml；或者 0.5% 利多卡因 2ml 或 0.5% 利多卡因 1.5ml 分别联合曲安奈德 20mg 0.5ml • 注射次数：1～3 次	• 根据 VAS 和 ODI • 结果：仅用局部麻醉药或类固醇均有效；局部麻醉药加类固醇疗效更为显著

R. 随机；AC. 阳性对照；F. 透视；B. 双盲法；PC. 安慰剂对照组；NPRS. 数字疼痛评法；ODI. Oswestry 功能障碍指数；LA. 局部麻醉药；IPM-QRB. 介入性疼痛管理技术 – 可靠性质量评估和偏倚风险评估；PSI. 患者满意度量表；Si. 显著改善；NA. 不适用；VAS. 视觉模拟评分法（译者注：RMQ. Roland-Morris 腰痛失能问卷）

影像引导注射优于盲法操作，骶管硬膜外的盲法注射的穿刺针尖位置误差率为 25%～53%，腰椎椎板间硬膜外盲法注射的针尖位置误差率为 17%～30%[38, 40]。影像引导最常使用的方式是透视或 CT 引导，尽管其他技术如超声和 MR 引导已有学者应用[50]（图 19-2A 和 B）。影像融合的发展趋势愈发明显，此类后处理技术能够整合不同成像方式（如超声波）与断层成像 [如 MR 和（或）CT 图像] 进行融合[36, 51]（图 19-2C 至 E）。

经椎板间入路硬膜外类固醇注射可使用 18G 或 20G Tuohy 针，穿刺通过黄韧带后，注射少量碘对比剂进行硬膜外造影，以确认针尖位于硬膜外腔内[36]。确认针尖放置正确后，注射颗粒状长效类固醇溶液（即曲安奈德或醋酸甲泼尼龙）1.0～1.5ml 与 0.25% 布比卡因 3ml 和 0.9% 生理盐水 7ml 的混合液（图 19-3）[36]。严重并发症如感染和硬膜外血肿虽然罕见但已有报道。ESI 最常见的不良反应是刺破硬脊膜（2.5%），伴或不伴暂时性头痛（2.3%）[52]。

经椎间孔入路硬膜外类固醇注射采用后外侧途径，沿上关节突外侧缘滑过，针尖朝向椎间孔的最下部，以避免神经根和动脉的损伤（图 19-4）[36]。注射少量碘对比剂，以确认 22G Quincke 针的正确位置，然后缓慢注射非颗粒类固醇 1.0～1.5ml（即地塞米松磷酸钠）与 1% 利多卡因或 0.25% 布比卡因 1ml 的混合液。地塞米松磷酸钠颗粒粒径大约比红细胞小 10 倍，颗粒不聚集，密度低于其他常用的类固醇制剂（如曲安奈德、醋酸甲泼尼龙、倍他米松磷酸钠和醋酸倍他米松）。使用无颗粒皮质类固醇可避免发生截瘫 / 神经功能障碍或其他严重并发症[52]。此外，神经系统并发症很可能与低位发出的根髓动脉损

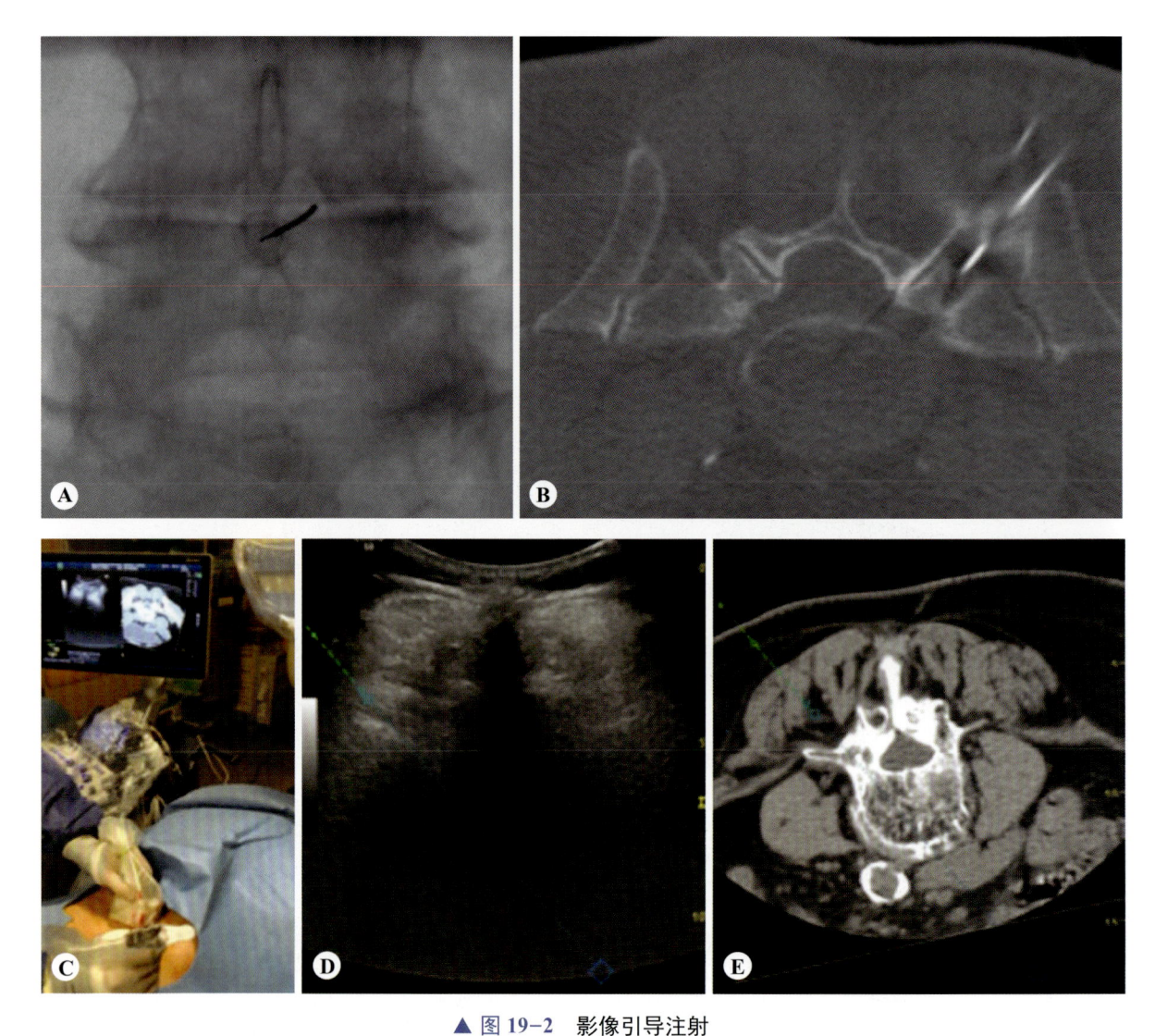

▲ 图 19-2 影像引导注射

A. 透视引导硬膜外注射的前后位透视图像；B. 轴位 CT 引导注射；C 至 E. 具有虚拟穿刺针定位功能的超声与 CT 融合成像

伤有关。Adamkiewicz 动脉通常位于 T_9 和 L_1 之间，但少数可以位于 T_7 和 L_4 之间。对于 L_3 以上节段的经椎间孔入路硬膜外类固醇注射，推荐使用非颗粒状皮质类固醇，其缺点是作用时间和疼痛缓解时间较短。

（二）影像引导经皮腰椎椎管减压

影像引导（CT 或透视）经皮腰椎椎管减压（percutaneous image-guided lumbar decompression，PILD）是一种微创技术。该技术通过 6G 导引器在同侧进行脊柱后部结构（椎板和黄韧带）的切除，不涉及植入物的使用。整个手术过程中进行硬膜外造影以显示并记录椎管减压和对比剂流动的改善情况，该技术可在多个节段水平进行双侧操作。据我们所知，MILD®（Minimally Invasive Lumbar Decompression，Vertos Medical，Aliso Viejo，CA，USA）是目前唯一可用的影像引导装置。此外，该装置也是经随机对照研究的唯一 PILD 方法[19]。在该研究中，关于 Oswestry 功能障碍指数（Oswestry Disability Index，ODI）、数字疼痛评定量表（Numeric Pain Rating Scale，NPRS）和包括症状严重程度、身体功能和患者

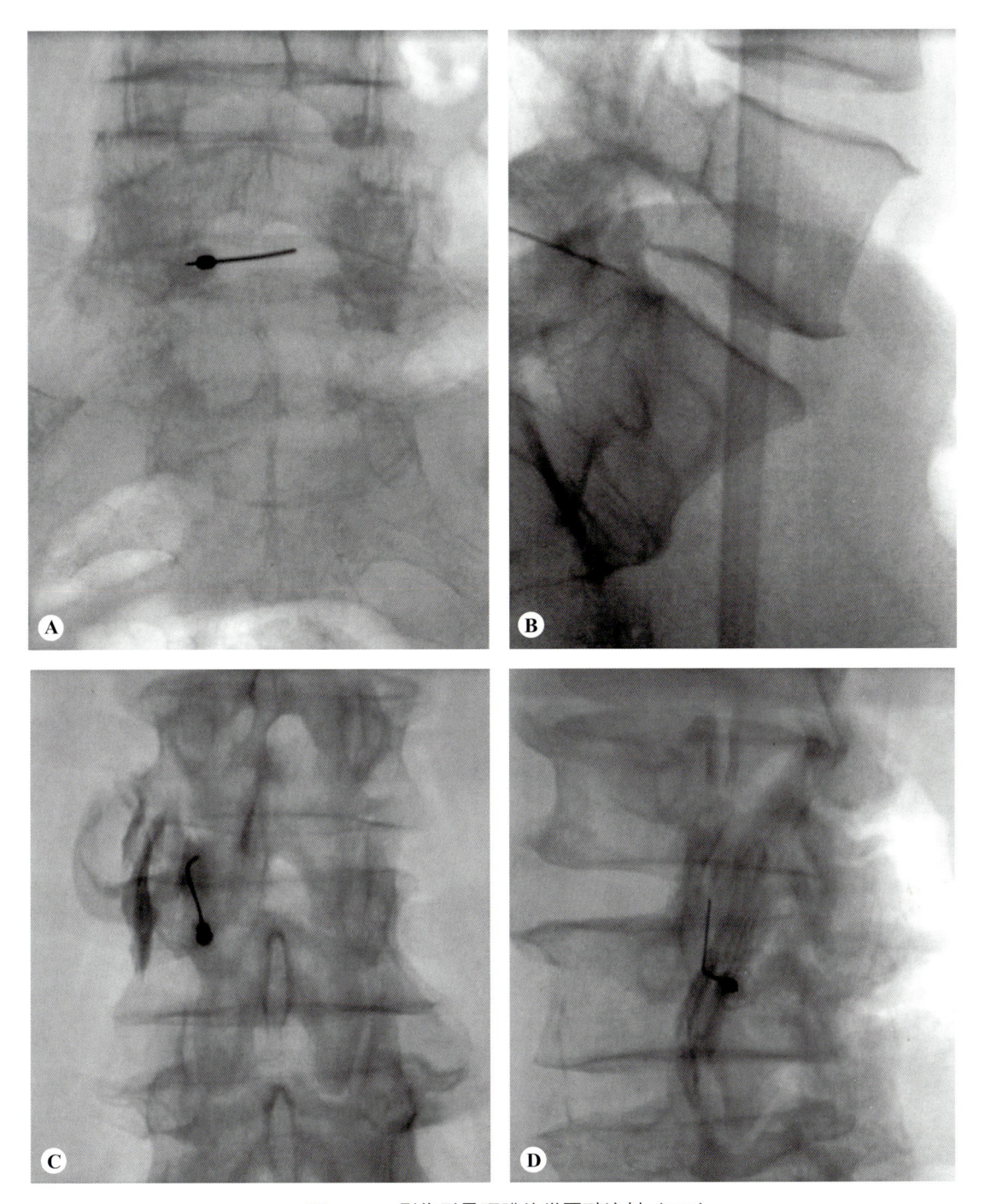

第 19 章 腰椎间盘退行性疾病和椎管狭窄症的经皮微创治疗
Minimally Invasive Percutaneous Treatment of Lumbar Disk Degeneration and Stenosis

▲ 图 19-3 影像引导硬膜外类固醇注射（ESI）
A 和 B. 前后位（AP）和侧位透视图像显示 22G 穿刺针的经椎板间入路；C 和 D. 前后位（AP）和侧位透视图像显示经小面关节入路的硬膜外腔造影

满意度的苏黎世跛行问卷（Zurich Claudication Questionnaire，ZCQ）的 1 年随访结果显示，微创腰椎减压（MILD）治疗组的疗效明显优于对照组，统计学数据差异显著[53]。

（三）棘突间撑开器

棘突间撑开器或棘突间装置（interspinous process device，IPD）是在透视引导下放置于两个相邻棘突之间的微创装置。IPD 的目标是利用

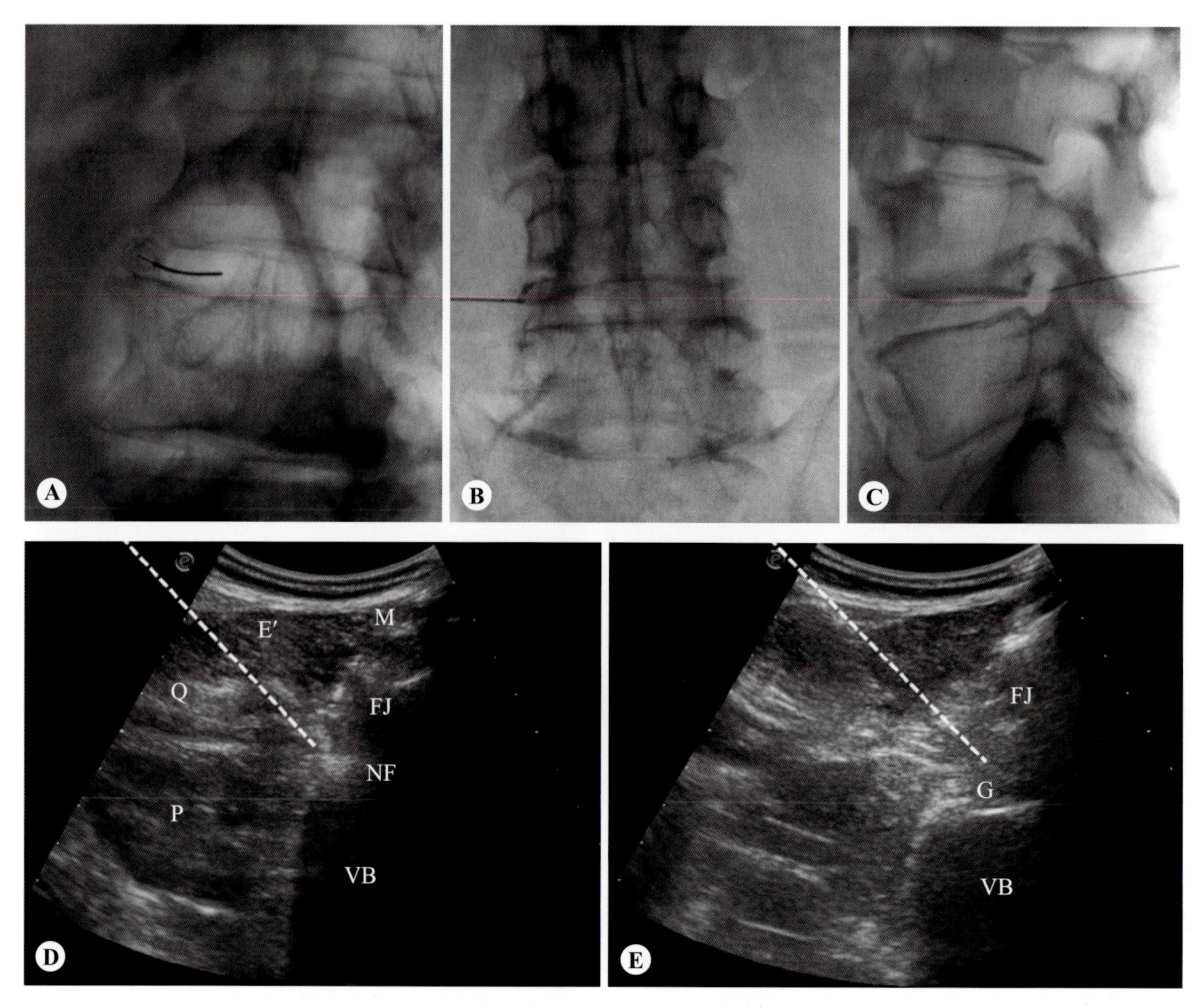

影像引导脊柱微创介入技术
Image Guided Interventions of the Spine : Principles and Clinical Applications

▲ 图 19-4　影像引导经椎间孔硬膜外类固醇注射（TFESI）
A 至 C. 斜位（显示"苏格兰犬"征）、前后位及侧位透视图像确认穿刺针的正确位置；D 和 E. 超声引导 TFESI 的椎间孔横斜切面；M. 多裂肌；E′. 竖脊肌；Q. 腰方肌；P. 腰大肌；NF. 椎间孔；FJ. 小面关节；VB. 椎体

撑开器施加的分张力缓解腰椎管狭窄引起的神经压迫，并恢复相应脊柱节段高度[54]。

植入的 IPD 通过"减震器"机制，减少小面关节的负荷，并将应力转移到后柱，降低椎间盘内压力[54]。尸体研究结果显示，植入的 IPD 可减轻小面关节和纤维环后部的压力，扩展节段性中央管和侧隐窝，恢复椎间孔正常高度[55,56]。

在过去的 10 年中，各种设计和不同材料制备的 IPD 已进入临床，例如同种异体移植物、钛和聚醚醚酮（polyetheretherketone，PEEK）。根据其生物力学特性，IPD 可分为两类。

（1）用于分离相邻棘突的棘突间分张装置（interspinous distraction device，IDD）。

（2）静态固定的棘间稳定装置（interspinous stabilizer device，ISD），其又分为不可压缩性和可压缩性两类。不可压缩性棘间稳定装置包括 X-STOP® 器（Medtronic，Minneapolis，MN，USA），Wallis®（Zimmer Biomet，Warsaw，IN，USA），Superion™ 和 Vertifex™（Clemente，CA，USA）；可压缩性棘间稳定装置包括 Cofex®（Paradigm Spine，New York，NY，USA）和 DIAM® 辅助椎间运动装置（Medtronic）。

一种全新型经皮装置（Lobster® Project，Techlamed，Firenze，Italy）已研制成功。然而，

第 19 章 腰椎间盘退行性疾病和椎管狭窄症的经皮微创治疗
Minimally Invasive Percutaneous Treatment of Lumbar Disk Degeneration and Stenosis

该装置尚未进行临床试验（图 19-5）。IPD 治疗退行性腰椎管狭窄的效果优于保守治疗，但相关并发症也相对常见[57, 58]。表 19-6 汇总了目前 IPD 研究的相关文献[59-64]。

相关低质量的证据表明在疼痛缓解、功能和生活质量改善方面，IPD 和外科手术无明显差异，但 IPD 组的治疗失败率较高，治疗失败主要由器械移位和棘突塌陷 / 骨折所致[58, 62-65]。IPD 某些并发症与植入装置和患者有关，PMMA 棘突成形术可以避免棘突骨折。一项研究对 432 例接受 IPD+PMMA 棘突成形联合治疗的患者和 256 例接受 IPD 单独治疗的患者进行了回顾性分析，结果显示联合治疗组患者 9 年后因并发症导致的复发率显著低于单独治疗组（＜1% vs. 11.3%）[66]。此外，椎板切除术作为一种选择性干预措施，可对受损神经进行有效减压，有助于症状缓解。然而，其可破坏脊柱稳定性而导致症状复发，并需要器械融合的再次手术。最近的一项随机对照试验研究报道，1/3 的椎板切除术患者在 4 年内需要再次手术融合[67, 68]。IPD 的成本效益仍有争议[69]。

三、椎间盘退行性变的影像引导经皮治疗技术

目前有多种治疗椎间盘源性背痛的治疗方法正在研究中。在过去的几年里，人们对生物活性物质产生了极大的兴趣。虽然治疗方案尚未明确，但人们认为低中级别的椎间盘退行性变（改

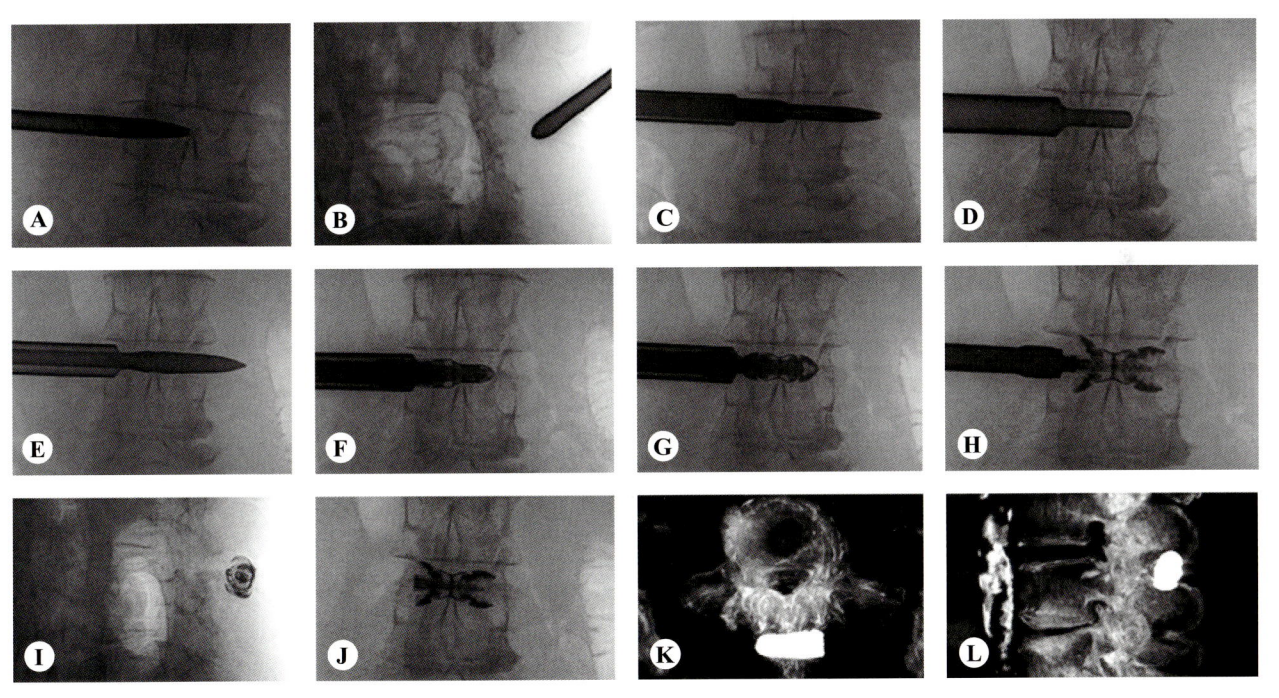

▲ 图 19-5 Lobster® 装置植入过程

A 和 B. 前后位和侧位透视图像显示扩张套管置入棘突之间，使其与冠状面平行，并位于两个棘突之间的中心，直至阻力略有增加的棘突间韧带；C. 前后位透视图像显示扩张管 02 和扩张管 03；D. 移除前两个扩张管（01 和 02），以便植入 Lobster® 装置；E. 前后位透视显示用探针评估植入物大小型号，从最小尺寸开始（黄色手柄），扩张管轻轻推动试验植入物通过两个棘突之间的韧带，以评估植入物的正确尺寸；F. 随后将 Lobster® 装置放在支架上，通过扩张管插入；G. 前后位透视显示植入物位置正确，鞍部到达棘突；H. 确定装置位置正确后，即可打开机翼；I 和 J. 侧位透视和前后位透视显示 Lobster® 装置的位置正确，鞍部位于两个棘突之间；K 和 L. 计算机断层扫描的轴位和矢状位多平面重建（MPR）显示装置处于正确位置

表 19-6 关于棘突间装置（IPD）的文献

研究者	研究设计	被试人群	结 果
Zucherman 等（2005）[59]	• RCT，多中心，IPD（X-STOP®）vs. 非手术治疗	• 平均年龄：70 岁（IPD 组），69.1 岁（对照组） • 临床或影像学证实 1 个节段或 2 个节段的 DLSS • 坐姿可持续 50min，行走＞50 英尺 • 非手术治疗＞6 个月	• 根据 ZCQ[15,17] 和 SF-36[16] • 患者满意
Azzazi（2010）[60]	• RCT，单中心 • IPD（X-STOP®）vs. 手术（减压和关节融合术）	• 平均年龄：57 岁（IPD 组），56.3 岁（对照组） • 1 个节段或 2 个节段的 DLSS • DLSS + Ⅰ级滑脱 • 腿痛＞背痛 • 非手术治疗＞3 个月	• VAS 背痛 • VAS 腿痛 • ODI
Stromkvist（2013）[61]	• RCT，多中心 • IPD（X-STOP®）vs. 手术（减压）	• 平均年龄：67 岁（IPD 组），71 岁（对照组） • 有 NIC 和 MRI 证实 • 1 个节段或 2 个节段的 DLSS • 症状＞6 个月 • 1 级以下滑脱	• ZCQ • VAS 背痛 • VAS 腿痛 • SF-36
Davis（2013）[62]	• RCT，多中心 • IPD（Cofex®）vs. 手术（减压和关节融合术）	• 平均年龄：62.1 岁（IPD 组），64.1 岁（对照组） • 有 NIC 和 MRI 证实 • 1 个节段或 2 个节段的 DLSS • 背痛的 VAS＞50 • ODI＞20/50	• ZCQ • VAS 背痛 • VAS 腿痛 • ODI • SF-12
Moojen（2015）[63]	• RCT，多中心 • IPD（Cofex®）vs. 手术（减压）	• 平均年龄：66 岁（IPD 组），64 岁（对照组） • 有 NIC 和 MRI 证实 • 1 个节段或 2 个节段的 DLSS	• ZCQ • VAS 背痛 • VAS 腿痛 • McGill 疼痛问卷表 • RMQ • SF-36 • HADS • 往返行走试验
Lønne 等（2015）[64]	• RCT，多中心 • IPD（X-STOP®）vs. 手术（微创减压）	• 平均年龄 67 岁（IPD 组），67 岁（对照组） • 有 NIC 和 MRI 证实 • 1 个节段或 2 个节段的 DLSS • 1 级以下滑脱	• ZCQ • 数字疼痛量表 • ODI • EQ-5D • QALY

RCT. 随机对照试验；ZCQ. 苏黎世跛行问卷；SF-36. 生存质量评定量表（36 项）；DLSS. 退行性腰椎狭窄症；VAS. 视觉模拟评分法；ODI. Oswestry 功能障碍指数；NIC. 神经性间歇性跛行；MRI. 磁共振成像；EQ-5D. 欧洲五维生存质量量表；SF-12. 生存质量评定量表（12 项）；HADS. 医院焦虑和抑郁评分

良Pfirrmann分级3~6级）可能受益于椎间盘内富血小板血浆（PRP）治疗或干细胞治疗。对于更晚期的椎间盘退行性变（改良Pfirrmann分级7~8级）和（或）伴有疼痛性终板退行性改变，Modic分型为Ⅰ型或Ⅱ型的患者，可以进行椎基神经丛消融。

（一）富血小板血浆

富血小板血浆（platelet-rich plasma，PRP）是一种含有较高血小板含量的浓缩血浆（约为外周血血小板计数的400%）。PRP最初是通过离心法从血液中提取的，可以使用各种方案进行血浆中血小板数量的浓缩。到目前为止，PRP主要用于治疗软骨、韧带和肌腱的病变[70]。通过注射PRP，血小板α-颗粒释放多种生长因子，包括表皮生长因子、成纤维细胞生长因子、胰岛素样生长因子1（IGF-1）、血管内皮生长因子、转化生长因子（TGF-β）和血小板源性表皮生长因子[71]。其他的蛋白质、细胞因子和趋化因子也从血小板细胞质中的α-颗粒中释放出来。这些蛋白质和生长因子被激活后，参与复杂的生理过程，促进组织修复和再生[72]。

椎间盘内PRP注射促进患者病变椎间盘再生是一种相对较新的技术，并且仍然存在争议。体内和体外椎间盘内PRP注射的研究已经得出一些有前景的结果[12]。如TGF-β₁促进蛋白多糖的合成[73,74]，并刺激纤维环细胞增殖[75]。除了能促进Ⅰ型和Ⅱ型胶原合成外，TGF-β₁和IGF-1还能促进硫酸化糖胺聚糖的合成[76]。在一项临床试验中，14例退行性椎间盘疾病患者接受了椎间盘内PRP注射以缓解下腰痛。该项研究纳入的患者至少有一个腰椎间盘病变，并经MRI证实（大于Pfirrmann 3级），症状持续必须超过3个月。在透视引导下将PRP注射到髓核中心。注射PRP后未发现影像学异常，未观察到不良反应。注射后1个月的疼痛评分显著下降，且疼痛缓解持续整个观察期（6个月）。尽管如此，仍需要进行其他随机对照试验评估该方法的有效性[77]。

另一项涉及47例患者的随机对照试验显示，在椎间盘内注射PRP后，第8周疼痛明显缓解，第12个月功能明显改善[78]。悬浮在PRP中来源于脂肪组织的干细胞也被用于退行性椎间盘病变的治疗，目前已有多项临床试验正在进行，以探讨此类治疗方法的优势[79]。其他临床研究已显示出PRP的应用潜力，但需要随机对照试验全面评估此类治疗的效果[77, 80]。

（二）间充质干细胞

尽管间充质干细胞（MSC）椎间盘内注射的已公布数据量有限，但细胞治疗相关临床研究已经证明了采用多种干细胞注射策略具有良好效果[79, 81]。例如，基于对椎间盘源性背痛和退行性椎间盘病变患者的自体间充质干细胞注射治疗研究，接受该项治疗的患者在疼痛程度和功能方面均显示出显著改善，尽管椎间盘高度没有恢复，但椎间盘功能和水合作用有所改善[82]。此外，经皮注射后椎间盘内存有间充质干细胞已得到证实[83]。

类似情况也发生于自体椎间盘衍生软骨细胞的注射，虽然患者疼痛程度降低，椎间盘水合改善，但无椎间盘高度的恢复[84]。骨髓抽出物的成纤维细胞集落形成单位注射似乎也能显著缓解患者的椎间盘源性背痛[85]。椎间盘内注射MSC的纳入/排除标准尚未明确界定，主要依赖于MRI。例如，新的临床试验利用改良Pfirrmann分级确定纳入的患者（即改良Pfirrmann分级为3~6级的患者）[16]。

（三）椎基神经丛消融

椎基神经（basivertebral nerve，BVN）骨内消融是一种安全有效的缓解慢性轴性LBP（Modic Ⅰ型和Ⅱ型的终板退行性变）的微创治疗方法。椎间盘退行性变严重（改良 Pfirrmann 7~8 级），并有椎间盘源性疼痛的患者终板退行性变的发生率也很高，此类疾病可能是这种微创手术的适应证。

BVN 来自于窦椎神经，并可经灰交通支或直接与脊神经腹侧支相连接，其伴随着椎基血管穿过椎基静脉孔进入椎体中心，形成神经血管簇，并向上下椎体均匀发出分支，支配骨性终板。在有终板退行性变的患者中，终板内可见更高的神经分支密度[86]。通过对退行性变/椎间盘上方和下方的 BVN 的消融，可阻断经 BVN 的疼痛传入通路[80]。该技术具有 I 级证据的支持，包括两项随机对照试验，结果显示疼痛缓解和功能改善均有显著性统计学意义，疗效持续至少 24 个月[87]。

四、影像引导经皮椎间盘治疗技术

基于减小髓核体积的治疗机制，经皮切除技术主要用于治疗椎间盘的中小型突出。目前已有多种此类技术用于减少神经根的压迫/刺激，主要包括机械减压、热消融或化学消融等技术[49,88]。

经皮切除技术的适应证：MRI 证实椎间盘的中小型突出；椎间盘源性腰痛；坐骨神经痛或小腿疼痛，活动受限至少 6 周（腿部疼痛程度应大于背部疼痛）；特异性皮节疼痛分布；涉及单个神经根受累的神经系统表现（Lasègue 征阳性；腱反射、感觉、运动反应减弱）；保守治疗（卧床休息 6 周、镇痛药、消炎药、肌肉松弛药、理疗）后无显著改善（显著改善定义为视觉模拟评分法>3 分的任何疼痛减轻和活动能力改善）；在任何经皮椎间盘治疗技术之前进行的椎间盘造影，可刺激诱发患者的常见疼痛模式[54]。

禁忌证包括椎间盘脱垂（游离）、节段性不稳定（脊椎滑脱）、椎间孔或椎管狭窄、CT 或 MRI 偶然发现的无症状性椎间盘膨出、感染和（或）椎间盘炎，以及妊娠（必须避免胎儿的辐射暴露）[54]。

影像引导经皮椎间盘治疗可分为以下几类技术。

（一）机械性经皮椎间盘减压术

机械性经皮椎间盘减压术（percutaneous disk decompression，PDD）是利用物理学的阿基米德螺旋泵（Archimedes pump）原理切吸出小部分髓核。Dekompressor®（Stryker，Kalamazoo，MI，USA）是一个典型例子，该装置呈直径 1.5mm 的套管针状，前端为微型切吸刀，可通过 17G 套管针进入椎间盘后使用。该技术对椎间盘的退行性变无加速作用（图 19-6）[89]。

（二）激光经皮椎间盘减压术

经皮激光椎间盘减压术（percutaneous laser disk decompression，PLDD）是在透视引导下将光导纤维引入椎间盘，利用激光能量将小部分髓核气化（图 19-7）。PLDD 通过 18G 套管针将连接激光器的光导纤维置于髓核部位，所用激光器有数种类型，如 Nd:YAG 激光器、KTP 激光器、CO_2 激光器、Ho:YAG 激光器和二极管激光器。

激光经皮椎间盘凝固治疗（percutaneous laser disk coagulation therapy，PDCT）的特点是采用一种特殊的靶向激光源，即所谓等离子体光源（范围为 550~1800nm），将高温聚集于纤维尖端并呈典型圆顶状，形成的温度从 160℃（纤维中心）到 164℃（纤维周围 3mm），在纤维周围 3mm 以外的温度则低于 40℃，从而实现椎间盘的凝固、气化和减压。

增温性激光椎间盘减压术是采用 Ho:YAG 激光器，通过特殊的冷激光（平均温度<45℃）去

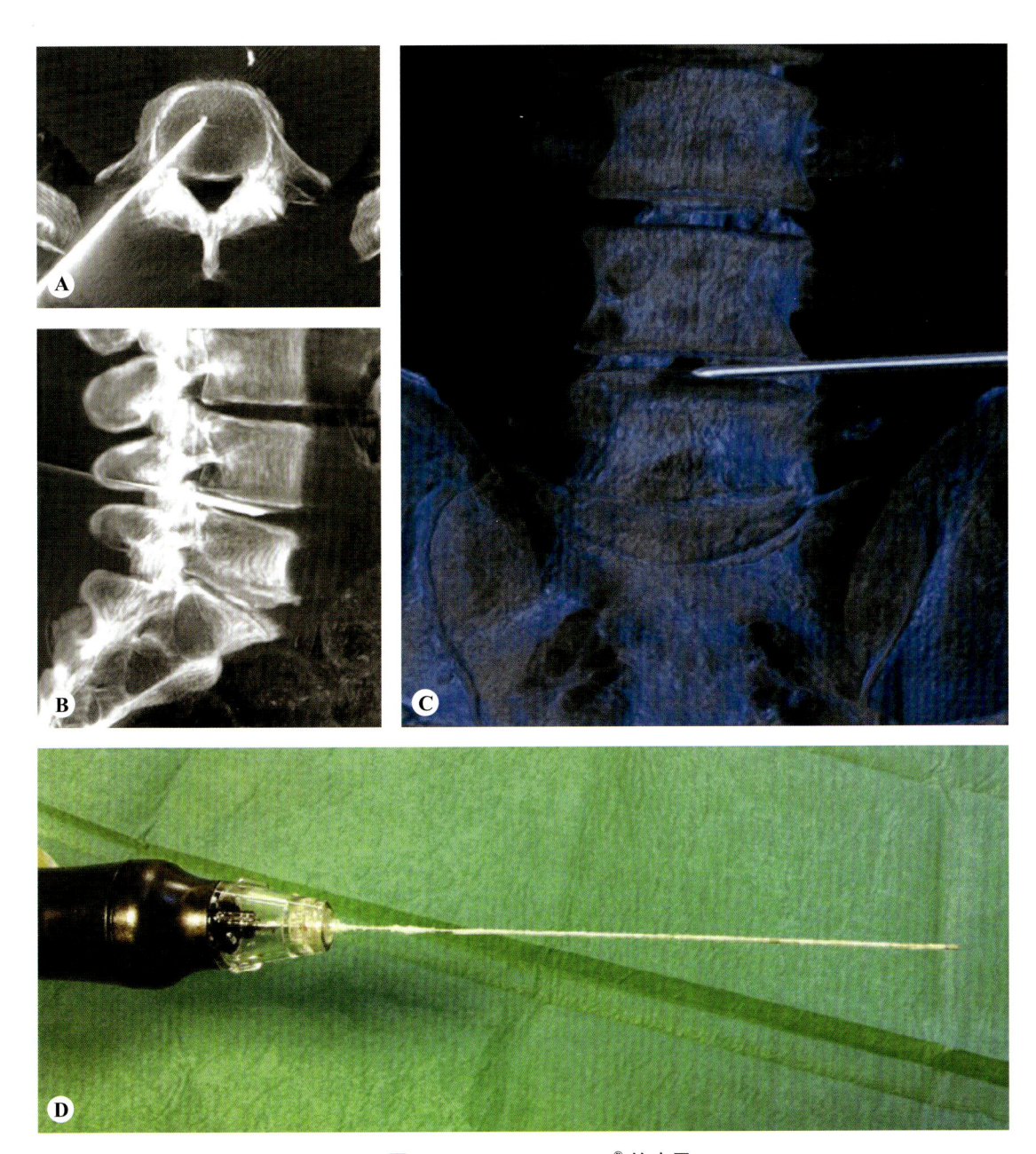

第 19 章 腰椎间盘退行性疾病和椎管狭窄症的经皮微创治疗
Minimally Invasive Percutaneous Treatment of Lumbar Disk Degeneration and Stenosis

▲ 图 19-6 Dekompressor® 的应用
A 和 B. CT 多平面重建（MPR）的轴位（A）和矢状位（B）图像显示该装置椎间盘内的置入；C. 冠状位 MPR 图像显示该装置抵达髓核中心的正确位置；D. 基于阿基米德螺旋泵物理原理切吸出小部分髓核的 Dekompressor® 装置

除部分椎间盘组织及髓核水分，避免损伤外周纤维环和存有成纤维细胞的解剖位置，以避免椎间盘塌陷。

（三）射频经皮椎间盘减压术

等离子体髓核成形（disk nucleoplasty，NP）装置（Coblation®，ArthroCare Spine，Sunnyvale，CA，USA）是通过聚焦高能量的射频消融在电极周围形成薄层等离子体，带电粒子运动可撞击破坏细胞核内的分子键，这是一个非热驱动的过程，可避免热损伤和组织坏死。

射频发生器通过两个电极（正电极位于椎间盘中心、负电极位于患者皮表）发出连续或脉冲射频电流导致目标组织坏死，连续射频

303

▲ 图 19-7 经皮激光椎间盘减压术

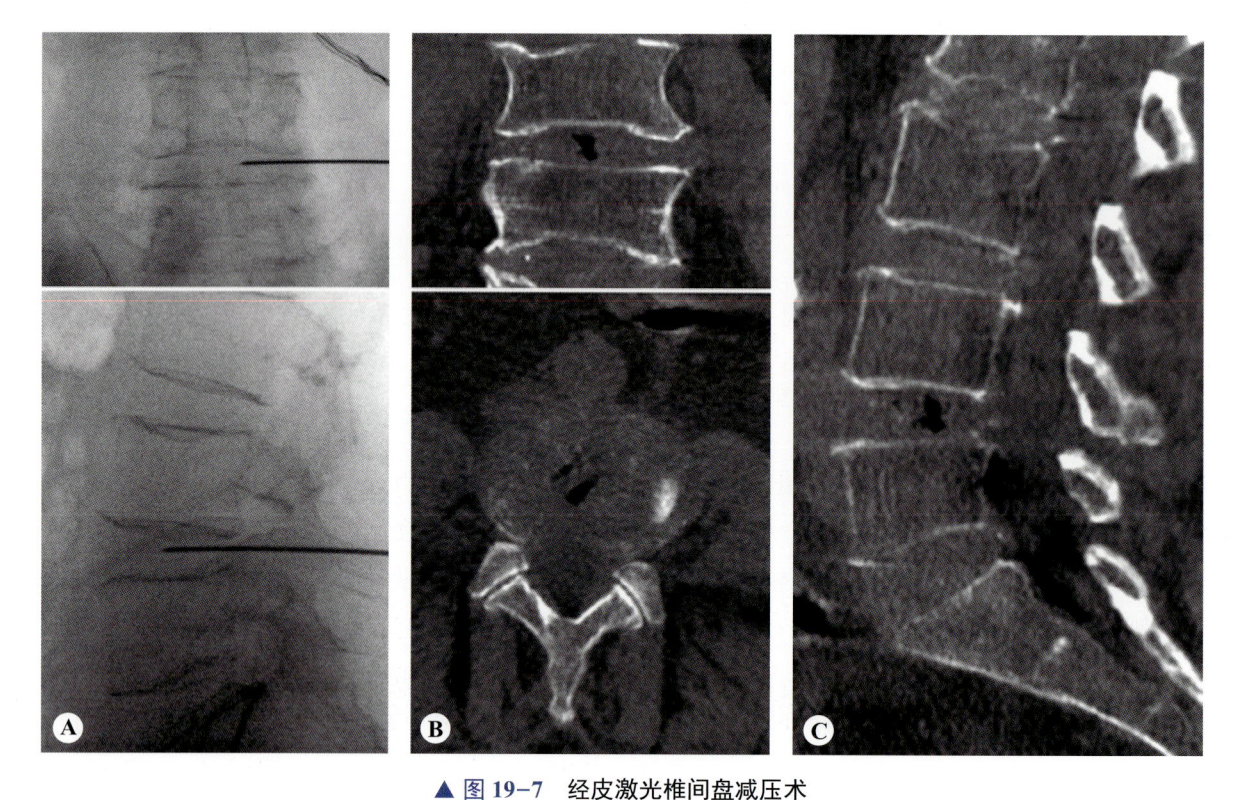

A. 前后位（上图）和矢状位（下图）透视图像显示穿刺针置入；B 和 C. 冠状位（B 上图）、轴位（B 下图）和矢状位（C）CT 图像显示透视引导光导纤维置入髓核所实现的髓核小部分汽化

（continuous radio frequency，CRF）是利用脉冲的恒定输出，产生高温效达 60～80℃，使神经组织凝固、毁损、失去生物活性；而脉冲射频（pulsed radiofrequency，PRF）由具有停顿间隔的短射频脉冲组成，在脉冲的间隙时间里组织的温度扩散，电极尖端温度不超过 42℃（组织坏死温度），具有镇痛作用。

量子分子共振椎间盘减压（quantum molecular resonance disk decompression，QMR）是一种新型射频技术，其集成由双极电极分配的不同频率高频交流电（基波分别为 4MHz、8MHz、12MHz、16MHz）破坏髓核组织的分子键，并不损伤邻近组织。

（四）化学椎间盘溶解术

凝胶乙醇化学椎间盘溶解制剂（DiscoGel®，Gelscom SAS, Champhol, France）的主要成分为乙醇和纤维素衍生物及对比剂（钨）。髓核内注射凝胶乙醇可导致椎间盘脱水而产生化学性减压作用，其基本机制是凝胶乙醇可致蛋白多糖和糖胺聚糖的分子断裂而发生降解，失去保水能力。

臭氧化学椎间盘溶解的治疗机制是臭氧对致痛介质产生氧化作用从而减少炎性反应。注射臭氧还可抑制胶原蛋白分子的合成和分泌，实现疼痛的快速缓解。此外，臭氧能直接作用于髓核的黏多糖，使髓核失水变性，减少椎间盘容量，并在解除椎间盘突出所致血管机械压迫和静脉淤滞的同时，通过增加氧合血液供应，改善局部微循环。

（五）椎间盘内电热疗法

椎间盘内电热疗法（intradiscal electrothermal therapy，IDET）是通过导引针将连接于发生器的

第 19 章 腰椎间盘退行性疾病和椎管狭窄症的经皮微创治疗
Minimally Invasive Percutaneous Treatment of Lumbar Disk Degeneration and Stenosis

加热导管放置于纤维环后部。加热导管邻近的纤维环组织产生的温度可达90℃，并持续17min，以实现神经纤维和伤害感受器的热凝固。

17G Crawford 穿刺针用于等离子体髓核成形（NP）、机械性经皮椎间盘减压（PDD）、量子分子共振椎间盘减压（QMR）和椎间盘内电热疗法（IDET），18G 或 21G Chiba 穿刺针用于激光经皮椎间盘减压术（PLDD），18G Chiba 穿刺针用于凝胶乙醇化学椎间盘溶解和 Ho:YAG 激光椎间盘消融，21G Chiba 穿刺针用于臭氧化学椎间盘溶解。

应在正侧位透视引导下进行椎间盘穿刺，以确保穿刺针尖抵达髓核中心部位。操作者在针尖穿过纤维环时可能会遇到轻度 / 坚韧的弹性阻力，患者可能在这个密集神经的支配区出现疼痛症状[54]。

最近的一项综述表明，机械性经皮椎间盘减压（PDD）和等离子体髓核成形（NP）的证据分级最佳，评分为 2B+[82]。PDD 系列研究在符合适应证的人群中显示出良好的临床结果，成功率高达 75%；NP 系列研究报道的成功率为 80%，并发症发生率为 1.8%[90]。其他技术主要由观察研究支持，证据分级评分在 0～2B±[89]。

PLDD 报道的成功率也很高（78%），患者的功能得到改善，疼痛得到即时和持续的显著缓解（随访 53 个月时高达 71%）。然而，与其他激光治疗技术相比，其并发症的发生率较高[91]。

最近的研究证明，激光经皮椎间盘凝固治疗（PDCT）对于保守治疗无效的颈椎和腰椎间盘突出是一种有效而安全的治疗方法[92]。

相关研究表明，Ho:YAG 激光治疗的疼痛缓解和生活质量改善成功率为 80%。此外，相较于采用非选择性激光的常规 PLDD，该技术输出的能量较小，具有较高的安全性。因此，建议对单节段病变的年轻患者采用 Ho:YAG 激光治疗[93]。

脉冲射频（PRF）治疗椎间盘源性下腰痛的疗效优于连续射频（CRF）；然而，其疗效随时间的推移而降低。治疗后 6 个月有 22.9% 的患者疼痛缓解 50%，而治疗后 12 个月仅有 13.1% 的患者疼痛缓解 50%。其他研究报道了靶区腰背根神经节（lumbar dorsal root ganglion，DRG）的脉冲射频（PRF）治疗慢性坐骨神经痛具有良好疗效[94]。

参考文献

[1] Otani K, Kikuchi S, Yabuki S, Igarashi T, Nikaido T, Watanabe K, Konno S. Lumbar spinal stenosis has a negative impact on quality of life compared with other comorbidities: an epidemiological cross-sectional study of 1862 community-dwelling individuals. ScientificWorldJournal. 2013; 2013: 590652.

[2] Abdi S, Datta S, Trescot AM, Schultz DM, Adlaka R, Atluri SL, et al. Epidural steroids in the management of chronic spinal pain: a systematic review. Pain Physician. 2007; 10(1): 185-212.

[3] Hoy D, March L, Brooks P, Blyth F, Woolf A, Bain C, et al. The global burden of low back pain: estimates from the Global Burden of Disease 2010 study. Ann Rheum Dis. 2014;73(6):968-74.

[4] Gaskin DJ, Richard P. The economic costs of pain in the United States. J Pain. 2012;13(8):715-24.

[5] Ravindra VM, Senglaub SS, Rattani A, Dewan MC, Härtl R, Bisson E, Park KB, Shrime MG. Degenerative lumbar spine disease: estimating global incidence and worldwide volume. Global Spine J. 2018;8(8):784-94.

[6] DePalma MJ, Ketchum JM, Saullo T. What is the source of chronic low back pain and does age play a role? Pain Med. 2011;12(2):224-33.

[7] Kalichman L, Cole R, Kim DH, Li L, Suri P, Guermazi A, Hunter DJ. Spinal stenosis prevalence and association with symptoms: the Framingham Study. Spine J. 2009;9(7): 545-50.

[8] Jensen MC, Brant-Zawadzki MN, Obuchowski N, Modic MT, Malkasian D, Ross JS. Magnetic resonance imaging of the lumbar spine in people without back pain. N Engl J Med. 1994;331(2):69-73.

[9] Keshari KR, Lotz JC, Link TM, Hu S, Majumdar S, Kurhanewicz J. Lactic acid and proteoglycans as metabolic markers for discogenic back pain. Spine (Phila Pa 1976).

2008;33(3):312-7.

[10] Antoniou J, Steffen T, Nelson F, Winterbottom N, Hollander AP, Poole RA, et al. The human lumbar intervertebral disc: evidence for changes in the biosynthesis and denaturation of the extracellular matrix with growth, maturation, ageing, and degeneration. J Clin Invest. 1996;98(4):996-1003.

[11] García-Cosamalón J, del Valle ME, Calavia MG, García-Suárez O, López-Muñiz A, Otero J, Vega JA. Intervertebral disc, sensory nerves and neurotrophins: who is who in discogenic pain? J Anat. 2010;217(1):1-15.

[12] Wang SZ, Rui YF, Tan Q, Wang C. Enhancing intervertebral disc repair and regeneration through biology: platelet-rich plasma as an alternative strategy. Arthritis Res Ther. 2013;15(5):220.

[13] Pezet S, McMahon SB. Neurotrophins: mediators and modulators of pain. Annu Rev Neurosci. 2006;29(1):507-38.

[14] Malik KM, Cohen SP, Walega DR, Benzon HT. Diagnostic criteria and treatment of discogenic pain: a systematic review of recent clinical literature. Spine J. 2013; 13(11): 1675-89.

[15] Pfirrmann CWA, Metzdorf A, Zanetti M, Hodler J, Boos N. Magnetic resonance classification of lumbar intervertebral disc degeneration. Spine (Phila Pa 1976). 2001;26(17):1873-8.

[16] Griffith JF, Wang YX, Antonio GE, Choi KC, Yu A, Ahuja AT, Leung PC. Modified Pfirrmann grading system for lumbar intervertebral disc degeneration. Spine (Phila Pa 1976). 2007;32(24):E708-12.

[17] Fardon DF, Williams AL, Dohring EJ, Murtagh FR, Gabriel Rothman SL, Sze GK. Lumbar disc nomenclature: version 2.0: recommendations of the combined task forces of the North American Spine Society, the American Society of Spine Radiology, and the American Society of Neuroradiology. Spine (Phila Pa 1976). 2014;39(24):E1448-65.

[18] Singh K, Samartzis D, Vaccaro AR, Nassr A, Andersson GB, Yoon ST, et al. Congenital lumbar spinal stenosis: a prospective, control-matched, cohort radiographic analysis. Spine J. 2005;5(6):615-22.

[19] Lee SY, Kim TH, Oh JK, Lee SJ, Park MS. Lumbar stenosis: a recent update by review of literature. Asian Spine J. 2015;9(5):818-28.

[20] Lee CK, Rauschning W, Glenn W. Lateral lumbar spinal canal stenosis: classification, pathologic anatomy and surgical decompression. Spine (Phila Pa 1976). 1988; 13(3):313-20.

[21] Buckwalter JA. Aging and degeneration of the human intervertebral disc. Spine (Phila Pa 1976). 1995; 20(11): 1307-14.

[22] Epstein JA, Epstein BS, Lavine LS, Carras R, Rosenthal AD, Sumner P. Lumbar nerve root compression at the intervertebral foramina caused by arthritis of the posterior facets. J Neurosurg. 1973;39(3):362-9.

[23] Schroeder GD, Kurd MF, Vaccaro AR. Lumbar spinal stenosis: how is it classified? J Am Acad Orthop Surg. 2016;24(12):843-52.

[24] Backstrom KM, Whitman JM, Flynn TW. Lumbar spinal stenosis-diagnosis and management of the aging spine. Man Ther. 2011;16(4):308-17.

[25] Kreiner DS, Shaffer WO, Baisden JL, Gilbert TJ, Summers JT, Toton JF, et al. North American Spine Society. An evidence-based clinical guideline for the diagnosis and treatment of degenerative lumbar spinal stenosis (update). Spine J. 2013;13(7):734-43.

[26] Rydevik B, Brown MD, Lundborg G. Pathoanatomy and pathophysiology of nerve root compression. Spine (Phila Pa 1976). 1984;9(1):7-15.

[27] Issack PS, Cunningham ME, Pumberger M, Hughes AP, Cammisa FP. Degenerative lumbar spinal stenosis: evaluation and management. J Am Acad Orthop Surg. 2012;20(8):527-35.

[28] Amundsen T, Weber H, Lilleas F, Nordal HJ, Abdelnoor M, Magnaes B. Lumbar spinal stenosis. Clinical and radiologic features. Spine (Phila Pa 1976). 1995;20(10):1178-86.

[29] Deer TR, Grider JS, Pope JE, Falowski S, Lamer TJ, Calodney A, et al. The MIST guidelines: the lumbar spinal stenosis consensus group guidelines for minimally invasive spine treatment. Pain Pract. 2019;19(3):250-74.

[30] Buy X, Gangi A. Percutaneous treatment of intervertebral disc herniation. Semin Intervent Radiol. 2010;27(2):148-59.

[31] Bischoff RJ, Rodriguez RP, Gupta K, Righi A, Dalton JE, Whitecloud TS. A comparison of computed tomography-myelography, magnetic resonance imaging, and myelography in the diagnosis of herniated nucleus pulposus and spinal stenosis. J Spinal Disord. 1993;6(4):289-95.

[32] Splendiani A, Perri M, Grattacaso G, Di Tunno V, Marsecano C, Panebianco L, et al. Magnetic resonance imaging (MRI) of the lumbar spine with dedicated G-scan machine in the upright position: a retrospective study and our experience in 10 years with 4305 patients. Radiol Med. 2016;121(1):38-44.

[33] Andreisek G, Imhof M, Wertli M, Winklhofer S, Pfirrmann CW, Hodler J, Steurer J, Lumbar Spinal Stenosis Outcome Study Working Group Zurich. A systematic review of semiquantitative and qualitative radiologic criteria for the diagnosis of lumbar spinal stenosis. AJR Am J Roentgenol. 2013;201(5):W735-46.

[34] Andreisek G, Hodler J, Steurer J. Uncertainties in the diagnosis of lumbar spinal stenosis. Radiology. 2011; 261(3): 681-4.

[35] Palmer WE. Spinal injections for pain management. Radiology. 2016;281(3):669-88.

[36] Marcia S, Zini C, Hirsch JA, Chandra RV, Bellini M. Steroids spinal injections. Semin Intervent Radiol. 2018; 35(4):290-8.

[37] Knezevic NN, Jovanovic F, Voronov D, Candido KD. Do corticosteroids still have a place in the treatment of chronic pain? Front Pharmacol. 2018;9:1229.

[38] Manchikanti L, Kaye AD, Manchikanti K, Boswell M, Pampati V, Hirsch J. Efficacy of epidural injections in the treatment of lumbar central spinal stenosis: a systematic review. Anesthesiol Pain Med. 2015;5(1):34-41.

[39] Manchikanti L, Buenaventura RM, Manchikanti KN, Ruan X, Gupta S, Smith HS, et al. Effectiveness of therapeutic lumbar transforaminal epidural steroid injections in managing lumbar spinal pain. Pain Physician. 2012;15(3):E199-245.

[40] Benyamin RM, Manchikanti L, Parr AT, Diwan S, Singh V, Falco FJ, Datta S, Abdi S, Hirsch JA. The effectiveness of lumbar interlaminar epidural injections in managing chronic low back and lower extremity pain. Pain Physician. 2012;15(4):E363-404.

[41] Manchikanti L, Cash KA, McManus CD, Pampati V, Fellows B. Results of 2-year follow-up of a randomized, double-blind, controlled trial of fluoroscopic caudal epidural injections in central spinal stenosis. Pain Physician. 2012;15(5):371-84.

[42] Manchikanti L, Cash KA, McManus CD, Damron KS, Pampati V, Falco FJE. A randomized, double-blind controlled trial of lumbar interlaminar epidural injections in central spinal stenosis: 2-year follow-up. Pain Physician. 2015;18(1):79-92.

[43] Ammendolia C, Stuber K, de Bruin LK, Furlan AD, Kennedy CA, Rampersaud YR, et al. Nonoperative treatment of lumbar spinal stenosis with neurogenic claudication: a systematic review. Spine (Phila Pa 1976). 2012;37(10):E609-16.

[44] Parr AT, Manchikanti L, Hameed H, Conn A, Manchikanti KN, Benyamin RM, et al. Caudal epidural injections in the management of chronic low back pain: a systematic appraisal of the literature. Pain Physician. 2012;15(3):E159-98.

[45] Manchikanti L, Cash KA, McManus CD, Pampati V, Benyamin RM. Thoracic interlaminar epidural injections in managing chronic thoracic pain: a randomized, double-blind, controlled trial with a 2-year follow-up. Pain Physician. 2014;17(3):E327-38.

[46] Lee JH, An JH, Lee SH. Comparison of the effectiveness of interlaminar and bilateral transforaminal epidural steroid injections in treatment of patients with lumbosacral disc herniation and spinal stenosis. Clin J Pain. 2009;25(3):206-10.

[47] Wilson-MacDonald J, Burt G, Griffin D, Glynn C. Epidural steroid injection for nerve root compression: a randomised, controlled trial. J Bone Joint Surg Br. 2005;87-B(3):352-5.

[48] Fukusaki M, Kobayashi I, Hara T, Sumikawa K. Symptoms of spinal stenosis do not improve after epidural steroid injection. Clin J Pain. 1998;14(2):148-51.

[49] Nam HS, Park YB. Effects of transforaminal injection for degenerative lumbar scoliosis combined with spinal stenosis. Ann Rehabil Med. 2011;35(4):514-23.

[50] Shim E, Lee JW, Lee E, Ahn JM, Kang Y, Kang HS. Fluoroscopically guided epidural injections of the cervical and lumbar spine. Radiographics. 2017;37(2):537-61.

[51] Provenzano DA, Narouze S. Sonographically guided lumbar spine procedures. J Ultrasound Med. 2013;32(7):1109-16.

[52] Van Boxem K, Cheng J, Patijn J, van Kleef M, Lataster A, Mekhail N, Van Zundert J. 11. Lumbosacral radicular pain. Pain Pract. 2010;10(4):339-58.

[53] Benyamin RM, Staats PS. MILD® is an effective treatment for lumbar spinal stenosis with neurogenic claudication: MiDAS ENCORE randomized controlled trial. Pain Physician. 2016;19(4):229-42.

[54] Kelekis AD, Somon T, Yilmaz H, Bize P, Brountzos EN, Lovblad K, et al. Interventional spine procedures. Eur J Radiol. 2005;55(3):362-83.

[55] Hirsch C, Breque C, Ragot S, Pascal-Mousselard H, Richer JP, Scepi M, Khiami F. Biomechanical study of dynamic changes in L4-L5 foramen surface area in flexion and extension after implantation of four interspinous process devices. Orthop Traumatol Surg Res. 2015;101(2):215-9.

[56] Richards JC, Majumdar S, Lindsey DP, Beaupré GS, Yerby SA. The treatment mechanism of an interspinous process implant for lumbar neurogenic intermittent claudication. Spine (Phila Pa 1976). 2005;30(7):744-9.

[57] Anderson PA, Tribus CB, Kitchel SH. Treatment of neurogenic claudication by interspinous decompression: application of the X STOP device in patients with lumbar degenerative spondylolisthesis. J Neurosurg Spine. 2006;4(6):463-71.

[58] Gala RJ, Russo GS, Whang PG. Interspinous implants to treat spinal stenosis. Curr Rev Musculoskelet Med. 2017;10(2):182-8.

[59] Zucherman JF, Hsu KY, Hartjen CA, Mehalic TF, Implicito DA, Martin MJ, Johnson DR 2nd, Skidmore GA, Vessa PP, Dwyer JW, Puccio ST, Cauthen JC, Ozuna RM. A multicenter, prospective, randomized trial evaluating the X STOP interspinous process decompression system for the treatment of neurogenic intermittent claudication: two-year follow-up results. Spine (Phila Pa 1976). 2005;30(12):1351-8.

[60] Azzazi A, Elhawary Y. Dynamic stabilization using X-Stop® versus transpedicular screw fixation in the treatment of lumbar canal stenosis; comparative study of the clinical outcome. Neurosurg Q. 2010;20(3):165-9.

[61] Strömqvist BH, Berg S, Gerdhem P, Johnsson R, Möller A, Sahlstrand T, et al. X-STOP® versus decompressive surgery for lumbar neurogenic intermittent claudication: randomized controlled trial with 2-year follow-up. Spine (Phila Pa 1976). 2013;38(17):1436-42.

[62] Davis RJ, Errico TJ, Bae H, Auerbach JD. Decompression and coflex interlaminar stabilization compared with decompression and instrumented spinal fusion for spinal stenosis and low-grade degenerative spondylolisthesis: two-year results from the prospective, randomized, multicenter, food and drug. Spine (Phila Pa 1976). 2013;38(18):1529-39.

[63] Moojen WA, Arts MP, Jacobs WC, van Zwet EW, van den Akker-van Marle ME, Koes BW, et al. Leiden The Hague Spine Intervention Prognostic Study Group (SIPS). IPD without bony decompression versus conventional surgical decompression for lumbar spinal stenosis: 2-year results of a double-blind randomized controlled trial. Eur Spine J. 2015;24(10):2295-305.

[64] Lønne G, Johnsen LG, Rossvoll I, Andresen H, Storheim K, Zwart JA, Nygaard ØP. Minimally invasive decompression versus X-STOP® in lumbar spinal stenosis: a randomized controlled multicenter study. Spine (Phila Pa 1976). 2015;40(2):77-85.

[65] Pintauro M, Duffy A, Vahedi P, Rymarczuk G, Heller J. Interspinous implants: are the new implants better than the last generation? A review. Curr Rev Musculoskelet Med. 2017;10(2):189-98.

[66] Manfre L, De Vivo AE, Al Qatami H, Own A, Ventura F, Zhou K, et al. Successful use of percutaneous interspinous spacers and adjunctive spinoplasty in a 9 year cohort of patients. J Neurointerv Surg. 2020;12(7):673-7.

[67] Nunley PD, Patel VV, Gorndorff D, Lavelle WF, Block JE, Geisler FH. Five-year durability of standalone interspinous process decompression for lumbar spinal stenosis. Clin Interv Aging. 2017;12:1409-17.

[68] Ghogawala Z, Dziura J, Butler WE, Dai F, Terrin N, Magge SN, et al. Laminectomy plus fusion versus laminectomy alone for lumbar spondylolisthesis. N Engl J Med. 2016;374(15):1424-34.

[69] Zini C, Bellini M, Masala S, Marcia S. Percutaneous interspinous spacer in spinal-canal-stenosis treatment: pros and cons. Medicina. 2019;55(7):1-9.

[70] Arora S, Agnihotri N. Platelet derived biomaterials for therapeutic use: review of technical aspects. Indian J Hematol Blood Transfus. 2017;33(2):159-67.

[71] Kon E, Filardo G, Di Martino A, Marcacci M. Platelet-rich plasma (PRP) to treat sports injuries: evidence to support its use. Knee Surg Sports Traumatol Arthrosc. 2011;19(4):516-27.

[72] Golebiewska EM, Poole AW. Platelet secretion: from haemostasis to wound healing and beyond. Blood Rev. 2015;29(3):153-62.

[73] Nishida K, Kang JD, Gilbertson LG, Moon SH, Suh JK, Vogt MT, et al. Modulation of the biologic activity of the rabbit intervertebral disc by gene therapy: an in vivo study of adenovirus-mediated transfer of the human transforming growth factor beta 1 encoding gene. Spine (Phila Pa 1976). 1999;24(23):2419-25.

[74] Müller T, Bain G, Wang X, Papkoff J. Regulation of epithelial cell migration and tumor formation by β-catenin signaling. Exp Cell Res. 2002;280(1):119-33.

[75] Gruber HE, Fisher EC, Desai B, Stasky AA, Hoelscher G, Hanley EN. Human intervertebral disc cells from the annulus: three-dimensional culture in agarose or alginate and responsiveness to TGF-β1. Exp Cell Res. 1997;235(1):13-21.

[76] Hayes AJ, Ralphs JR. The response of foetal annulus fibrosus cells to growth factors: modulation of matrix synthesis by TGF-β1 and IGF-1. Histochem Cell Biol. 2011;136(2):163-75.

[77] Akeda K, Ohishi K, Masuda K, Bae WC, Takegami N, Yamada J, et al. Intradiscal injection of autologous platelet-rich plasma releasate to treat discogenic low back pain: a preliminary clinical trial. Asian Spine J. 2017;11(3):380-9.

[78] Tuakli-Wosornu YA, Terry A, Boachie-Adjei K, Harrison JR, Gribbin CK, LaSalle EE, et al. Lumbar intradiscal platelet-rich plasma (PRP) injections: a prospective, double-blind, randomized controlled study. PM R. 2016;8(1):1-10; quiz 10.

[79] Pennicooke B, Moriguchi Y, Hussain I, Bonssar L, Härtl R. Biological treatment approaches for degenerative disc disease: a review of clinical trials and future directions. Cureus. 2016;8(11):e892.

[80] Levi D, Horn S, Tyszko S, Levin J, Hecht-Leavitt C, Walko E. Intradiscal platelet-rich plasma injection for chronic discogenic low back pain: preliminary results from a prospective trial. Pain Med. 2016;17(6):1010-22.

[81] Sakai D, Schol J. Cell therapy for intervertebral disc repair: clinical perspective. J Orthop Translat. 2017;9:8-18.

[82] Orozco L, Soler R, Morera C, Alberca M, Sánchez A, García-Sancho J. Intervertebral disc repair by autologous mesenchymal bone marrow cells: a pilot study. Transplantation. 2011;92(7):822-8.

[83] Prologo JD, Pirasteh A, Tenley N, Yuan L, Corn D, Hart D, et al. Percutaneous image-guided delivery for the transplantation of mesenchymal stem cells in the setting of degenerated intervertebral discs. J Vasc Interv Radiol. 2012;23(8):1084-8.e6.

[84] Meisel HJ, Siodla V, Ganey T, Minkus Y, Hutton WC, Alasevic OJ. Clinical experience in cell-based therapeutics: disc chondrocyte transplantation A treatment for degenerated or damaged intervertebral disc. Biomol Eng. 2007;24(1):5-21.

[85] Pettine KA, Murphy MB, Suzuki RK, Sand TT. Percutaneous injection of autologous bone marrow concentrate cells significantly reduces lumbar discogenic pain through 12 months. Stem Cells. 2015;33(1):146-56.

[86] Antonacci MD, Mody DR, Heggeness MH. Innervation of the human vertebral body: a histologic study. J Spinal Disord. 1998;11(6):526-31.

[87] Lorio M, Clerk-Lamalice O, Beall DP, Julien T. International Society for the Advancement of Spine Surgery Guideline—Intraosseous ablation of the basivertebral nerve for the relief of chronic low back pain. Int J Spine Surg. 2020;14(1):7002.

[88] Kelekis AD, Filippiadis DK, Martin JB, Brountzos E. Standards of practice: quality assurance guidelines for percutaneous treatments of intervertebral discs. Cardiovasc Intervent Radiol. 2010;33(5):909-13.

[89] Ong D, Chua NHL, Vissers K. Percutaneous disc decompression

for lumbar radicular pain: a review article. Pain Pract. 2016; 16(1):111-26.

[90] Ren DJ, Liu XM, Du SY, Sun TS, Zhang ZC, Li F. Percutaneous nucleoplasty using coblation technique for the treatment of chronic nonspecific low back pain: 5-year follow-up results. Chin Med J. 2015;128(14):1893-7.

[91] Gangi A, Dietemann JL, Ide C, Brunner P, Klinkert A, Warter JM. Percutaneous laser disk decompression under CT and fluoroscopic guidance: indications, technique, and clinical experience. Radiographics. 1996;16(1):89-96.

[92] Zini C, Notaro D, Sadotti G, Zini G, Monti L, Bellini M. Percutaneous intervertebral disc coagulation therapy (pdct) by plasma light: preliminary data from the first experience in Europe. Cardiovasc Intervent Radiol. 2020;43(1):94-102.

[93] Agarwal S, Bhagwat AS. Ho: Yag laser-assisted lumbar disc decompression: a minimally invasive procedure under local anesthesia. Neurol India. 2003;51(1):35-8.

[94] Van Boxem K, de Meij N, Patijn J, Wilmink J, van Kleef M, Van Zundert J, Kessels A. Predictive factors for successful outcome of pulsed radiofrequency treatment in patients with intractable lumbosacral radicular pain. Pain Med. 2016;17(7):1233-40.

第20章 脊髓血管介入技术
Vascular Spine Intervention

Ian A. Kaminsky 著

概述

在讨论脊髓血管病变的血管内治疗技术之前，有必要对诊断性脊髓血管造影（spinal angiography，SA）的一些基本原则进行回顾。在脊髓血管系统成像技术方面，诊断性脊髓血管造影是该系统成像技术的金标准。受过正规训练的人员进行 SA 检查具有安全保障，能提供远超出目前无创性断层成像技术所能呈现的有价值信息，为治疗干预奠定了良好基础。

一、诊断性脊髓血管造影

（一）适应证

脊髓血管造影的主要适应证包括脊柱血管畸形（spinal vascular malformation，SVM）、血管肿瘤的特征评估，以及复杂的主动脉或脊椎术前的脊髓供血动脉评估。脊髓血管造影在脊髓缺血的诊断和治疗中发挥着重要作用，但其应用价值目前尚未得到充分重视[1]。在大多数情况下，脊髓血管造影可以确定脊髓梗死的病因，而其他影像模式无法对此类病因进行全面评估。脊髓梗死的可能病因包括：血栓栓子事件，横膈脚、椎间盘突出、骨赘、胸内筋膜及其他病因导致的脊髓供血动脉受压。一项单中心回顾性研究结果显示，在经血管造影证实 SVM 的患者中，一半患者的 MRI 诊断为假阴性，约 2/3 患者的 MRI 未发现流速缓慢的脊髓动静脉瘘[2]。

（二）技术

具有可重复性的系统方法对于脊髓血管造影检查至关重要。患者取仰卧位，在手术台和床下管球之间放置 X 线显影刻度尺，前后位透视所显示的数字标记位于椎体右侧边缘稍外侧（图 20-1）。根据手术台上患者的旋转程度或可能的脊柱侧凸变化，调整探测器角度，使棘突位于双侧椎弓根中心，获得良好校准照射范围的影像，避免 X 线显影刻度尺标记的减影伪影而影响潜在病理情况的显示，并利用清晰的解剖中线确定血管结构的前后位置。然后用相应刻度尺标记椎体节段，并将包含椎体节段、对应刻度尺编号及相关血管造影次数的工作表扫描到医疗记录中，确保对每个椎体节段的审查，以减少由于重复照射和未充分校准所产生的辐射剂量。该工作表利于成像节段的交叉参考，简化了影像回顾观察的工作流程。应用此种方法可避免各椎体节段的重复照

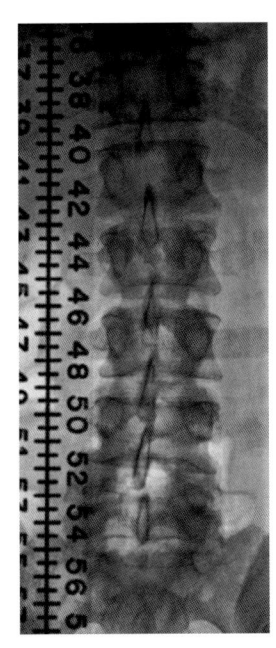

▲ 图 20-1　前后位透视图像显示 X 线显影刻度尺位于脊柱右缘稍外侧的恰当位置

射，标记错误或遗漏检查，此类疏忽可能会延误诊断和治疗，并导致潜在的灾难性后果[1, 3]。

经股动脉入路是最常用方法，肱动脉或桡动脉入路仅限于股动脉入路技术不可行的情况（髂股动脉闭塞、夹层等）。成人经股动脉入路最常使用的是 5F 导管鞘，而儿童则常用 4F 导管鞘。为适合于各节段血管，在许多情况下需要不止一种形状的导管来进行选择性插管。一个真正"完整"的脊髓血管造影需要评估整个脊髓的血供情况，导管的植入位置通常包括从 T_3 到 L_4 节段的双侧节间动脉（inter segmental arteries，ISA）、双侧髂内动脉（评估骶外侧动脉）、骶正中动脉、双侧锁骨下动脉、双侧甲状颈干、双侧肋颈干、颈动脉、双侧椎动脉和双侧颈总动脉（如有必要可选择颈内和颈外动脉导管置入）。在特殊的情况下，可进行局部脊髓血管造影，例如，在先前完整脊髓血管造影基础上进行 SVM 治疗的随访，或者在外科手术血管夹闭病变后确认病变已消除的随访。非选择性主动脉（猪尾导管，pigtail）造影可以确定插管困难的节间动脉（ISA）通畅

性，但不能排除源于该节段的 SVM[1, 4]。在无广泛性动脉粥样硬化改变和迂曲的情况下，可应用 Cobra 2 型导管（蛇形导管）选择性置管于 T_3 到 L_4 节段的双侧节间动脉和双侧髂内动脉。对于单侧股动脉入路的双侧髂内动脉插管，长度 8cm 的 0.038in 锥形成角导丝非常适用。

在无出血的情况下，应采用团注法给予患者静脉注射肝素（根据患者体质，3000～5000U），也可静脉注射胰高血糖素以减少肠蠕动，但应避免用于不稳定型胰岛素依赖型糖尿病患者[5]。校准照射范围可以减少辐射剂量并提高图像质量，照射视野应包括节间动脉起点、中心椎体、相应刻度尺编号和足以完全包括兴趣区造影血管的头尾范围。

如果技术使用不当，脊髓血管造影可显著增加患者和手术者的辐射剂量。增加检查床的高度并降低探测器或影像增强器可减少辐射剂量，选用新一代大规格显示屏可减少所需的放大倍数，进一步降低辐射剂量。具体地说，血管造影图像可占据大规格显示屏的一半，以利于术中影像观察。某些新一代的数字血管造影设备是通过数字化方法进行影像的一级放大，并不导致辐射剂量增加。斜位和侧位照射可明显增加辐射剂量，因此该类照射模式应在血管造影中慎用[6-9]。

随着非离子型碘对比剂的应用，大多数脊髓血管造影对比剂相关性疾病几乎消失[10]。然而，如果为试图查找节间动脉不断推注对比剂以实现导管尖端的"冒烟"，碘对比剂的使用很容易过量，从而可能导致对比剂肾病。Djindjian 及其同事率先报道了一种注射更低剂量对比剂而获得类似效果的技术，该技术要求在推送操作导管期间注意观察导管尖端形状，若发现导管尖端轻微变形，即意味着导管尖端已进入节间动脉开口，该技术的应用使得对比剂注射的唯一时机是实际进行血管造影期间[11]。在无显著动脉粥样硬化的情况下，该技术实用而有效，但在有大量动脉粥样

硬化斑块的情况下很容易误判——导管紧贴动脉粥样硬化斑块时，导管尖端也可出现轻微变形，但并不是导管尖端进入动脉开口所致。用低剂量对比剂实现完整检查的另一种方法是在血管造影中采用更稀释的对比剂，50%～75%浓度的对比剂可在大多数情况下（取决于患者体质）具有良好的诊断质量。若某一节段发现异常，则可在该处注射更高浓度对比剂进行确认。

对于SVM、脊髓缺血、肿瘤，以及其他病理生理状态的评估，应用平板计算机断层扫描（flat panel computed tomography，FPCT）和三维血管造影（three-dimensional angiography，3DA）等技术具有良好效果，但是相对于单板数字减影血管造影（digital subtraction angiography，DSA），此类技术可增加辐射剂量，因此，笔者建议谨慎使用。病变节段的选择性插管并进行增强FPCT或3DA，能够更好地探查脊髓梗死的病因；重点观察SVM的滋养血管和瘘管吻合，对于疾病的诊断和治疗非常有益[12-15]。

二、治疗性脊髓血管造影

（一）适应证

随着血管内技术、成像系统和栓塞剂的不断改进，脊髓血管造影已真正成为许多病变的主要治疗方法。SVM栓塞和脊柱脊髓肿瘤术前栓塞是其主要适应证。治疗部位邻近根髓动脉分支或其他危险吻合口可导致血管内栓塞技术存在安全隐患，对于此种情况可用血管栓塞弹簧圈标记由ISA发出的腰动脉或肋间动脉，以利于手术定位适当的脊柱节段。脊髓血管造影未来的潜在应用领域包括脊髓缺血（溶栓剂的递送）和肿瘤的化学治疗栓塞治疗[1]。

（二）技术

前期诊断性脊髓血管造影将提供介入治疗所需的适当血管通路和导管形状等必要信息。大多数病例可以使用5F鞘管和股动脉入路置入导丝进行手术，而很少需要选择上肢血管通路，这一点与诊断性SA脊髓血管造影类似[16]。在血管解剖存在扭曲而需要更大支撑力的情况下，可能需要一个6F系统。但在多个血管襻内进行微导管和微导丝推送的情况下，即便使用支撑力较大的6F系统，导丝也可能难以进入节间动脉（ISA）开口。在这种情况下，可以使用"伴行导丝（buddy wire）"技术，该技术是在与栓塞微导管相邻的导引导管中增加一根微导丝，并选择性送入腰动脉或肋间动脉，在导丝的支持下稳定导引导管，并向更远端推送微导管直至进入病变血管分支[1]。微导管的选择取决于治疗目标，如果使用液体栓塞剂，导管必须与相关的溶剂或油基对比剂兼容。如果使用可解脱弹簧圈，则需要一个内径足够大的导管容纳弹簧圈。此类选择在很大程度上是基于病变的类型和操作者所受的专业培训或经验。

（三）栓塞剂

在此需要重申，应根据病变类型选择最佳栓塞剂策略。仔细观察分析SVM或血管肿瘤的血管结构，若发现任何危险吻合或脊髓的直接供血动脉，则提示使用液体栓塞剂栓塞可能不安全。目前在美国有两种可用的液体栓塞剂，即2-氰基丙烯酸正丁酯（N-butyl 2-cyanoacrylate，NBCA）和乙烯-乙烯醇共聚物（Onyx®）。此两种栓塞剂适应证均为脑实质动静脉畸形的术前栓塞，而在脊髓节段均是以超适应证方式使用。有证据支持NBCA具有较低的再通率、较好的栓塞剂远端渗透、更短的栓塞形成过程，从而降低辐射暴露[17-20]。使用NBCA的手术也可以降低微导管滞留的风险[21]。

（四）病变治疗方案

经动脉入路的脊柱肿瘤术前栓塞，通常给予

颗粒、液体栓塞剂和（或）弹簧圈，可有效减少肿瘤的血液供应和术中失血量。另一种方式是直接穿刺的肿瘤栓塞，可以选用既容纳同轴微导管又无太多冗余空间的适当型号套管针（主要取决于微导管，通常选用18～20G）。此种同轴技术允许操作者在远离辐射源的位置注射液体栓塞剂，并可在注射器的活塞柄处感觉到经动脉栓塞常有的类似触觉。直接穿刺可使液体栓塞剂直接渗透入肿瘤床的微血管系统，使其营养血管明显闭塞[22]。液体栓塞剂也可通过经皮穿刺针直接注入肿瘤内进行栓塞。若需要栓塞的节段存在危险吻合，则可在肿瘤的主要供血分支中使用可解脱弹簧圈，该技术虽不如液体或颗粒栓塞剂有效，但其所具有的最大优势是在栓塞过程中可完全避免误栓的风险，且同样对切除有益。

对于不适宜开放性手术治疗的脊柱复杂性骨质病变，诸如可导致严重疼痛和潜在脊柱不稳定的侵袭性椎体血管瘤和血管过度生长的转移性实体瘤，经皮栓塞技术可发挥独特作用。经皮入路的唯一真正禁忌证是脊髓或神经根压迫，需要开放手术减压。骨性病变节段的局部机械性疼痛和（或）病理性压缩性骨折可能是此类经皮入路技术的主要适应证。前文所述的直接穿刺液体栓塞治疗虽然可以有效缓解疼痛，但不能解决潜在的脊柱不稳。笔者认为缓解退行性变所致疼痛并强化脊柱的最有效方法是病灶消融和椎体强化的联合治疗。射频消融术（radiofrequency ablation, RFA）联合后凸成形术或椎体成形术是撰写本章时最常见的联合方法。射频消融可消除消融区病变，加强局部病变控制，随后使用骨水泥以稳定已脆弱的脊柱。此种联合模式似乎与体外放射治疗具有协同作用，对于此种状况，也可以计划采用外照射疗法[23-25]。

硬膜和硬膜外的低流量脊髓血管畸形的首选治疗方案是液体栓塞剂治疗。在常见硬膜病变中，根髓动脉形成瘘管连接沿着穿出神经根袖分布的引流静脉，随后引流静脉的动脉化血流逆流入脊髓静脉的髓周静脉，通常为背侧脊髓静脉（图20-2）。在硬膜外型病变中，腹侧硬膜外动脉弓支常与邻近的腹侧硬膜外静脉丛形成连接。如果硬膜外静脉丛反流入脊髓静脉的髓周静脉，则可导致脊髓充血（图20-3）。延迟成像对于识别脊髓静脉中的缓慢逆行血流至关重要，在患者的硬膜外动静脉瘘（arteriovenous fistulas, AVF）整体病程进展中，可能存在一个中间阶段，该阶段虽存在来自动脉化硬膜外静脉丛的脊髓静脉充血，但没有明显髓周静脉系统的逆向流入征象。实现液体栓塞剂渗透到引流静脉近端部分，对于治疗此类病变至关重要（图20-4）。如果栓塞剂未达到引流静脉，病变保持通畅或复发的可能性很大。若节间动脉既供血于SVM又发出根髓动脉，则存在非靶向栓塞而导致脊髓梗死的风险，应首选开放手术治疗。

髓内脊髓动静脉畸形（arteriovenous malformations, AVM）和高流量髓周动静脉畸形的首选治疗方案是联合或不联合可解脱弹簧圈的液体栓塞剂治疗。脊髓动静脉畸形位于脊髓本身实质内，病变接受来自脊髓前、后动脉的单个或多个动脉分支供血（图20-5）。鉴于脊髓动静脉畸形栓塞导致脊髓缺血发生的高风险率，该治疗技术只应在绝对必要时（严重的脊髓出血、脊髓病恶化、瘫痪等）方可进行。在出血情况下，急性干预的目标应针对潜在出血源，如巢内动脉瘤应作为急性干预的目标。对该类型AVM的部分栓塞已被证明可降低重复出血风险，而接近完全性栓塞所导致严重并发症的风险率极高[26,27]。

高流量硬膜外动静脉瘘的首选治疗方案是采用可解脱弹簧圈治疗。此类高流量病变明显扩张的供血动脉和引流静脉可导致神经根或脊髓受压，应根据病变血管结构和症状的具体情况而选用经动脉入路或经静脉入路。为增强栓

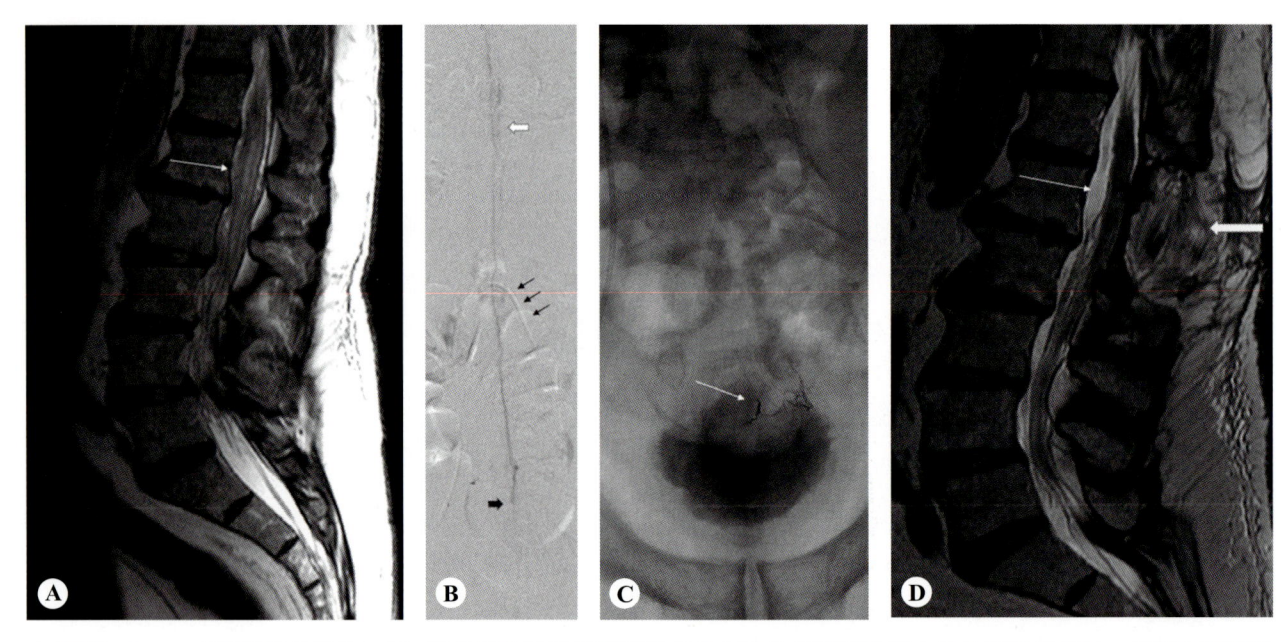

▲ 图 20-2　A. 术前腰椎矢状位 T_2WI 磁共振显示继发于静脉充血水肿的脊髓圆锥增大并呈高强度信号，周围有明显的血液流空信号（白细箭）；B. 数字减影血管造影图像显示导管经左髂总动脉（黑细箭）进入左髂内动脉，微导管尖端位于左侧骶神经孔下方的根髓支内，并伴有硬脊膜动静脉瘘（黑粗箭）引流静脉的立即显影，引流静脉到达圆锥水平（白粗箭）并继续向头侧延伸；C. 2- 氰基丙烯酸正丁酯（NBCA）栓塞后的未减影透视图像显示不透射线的栓塞材料到达引流静脉的近端（白细箭）并填充更近端的供血动脉；D. 栓塞术后 3 个月腰椎矢状位 T_2WI 磁共振显示先前治疗动静脉瘘失败的椎板切除术变化（白粗箭），患者脊髓病症状明显改善，圆锥和周围血管流空异常信号 / 水肿消失（白细箭）

塞的有效性和持久性，可以将液体栓塞剂添加于弹簧圈中。如果扩张静脉是压迫组织和结构的主要原因，瘘管口 / 引流静脉近端的精确靶向栓塞则可实现引流静脉的非动脉化和萎陷退化（图 20-6）。

三、并发症

（一）Access 数据库数据

脊髓血管造影动脉通路的并发症发生率主要引用自脑血管造影文献。据报道，腹股沟明显血肿的发生率似乎很高，高达 10.7%[28, 29]。该数据来自较早期的系列治疗数据，腹股沟血肿发生的高百分比与使用较粗大动脉鞘、高水平肝素化及患者年龄有关，大部分发生于 60 岁以上的患者[29, 30]。最近的最大单中心研究经验报道腹股沟血肿的风险为 1%[31]。股动脉假性动脉瘤的文献报道少见，发生率为 0.05%～0.55%[32]。穿刺入路部位的动脉夹层相当罕见，发生率仅为 0.4%[33]。由于此类病例的股动脉通路均为逆行，除非局部应用动脉鞘进行侵入性注射，或者有大量的导丝和导管操作导致假腔增大，动脉夹层通常并不限制血流而不需进一步处理。

（二）脊髓缺血

迄今为止，医源性脊髓缺血是诊断性和治疗性脊髓血管造影的最严重并发症。在脊髓血管造影开始时使用团注法静脉注射肝素，并在节间动脉内，特别是在发出根髓动脉的节间动脉内缓慢推进导管是诊断性脊髓血管造影预防脊髓缺血的最佳措施；在治疗性脊髓血管造影过程中，栓塞术前全面检查血管结构是最安全的方法。低流量动静脉瘘治疗的总体风险较低。当根髓动脉隐藏于 SVM 广泛分布的血管中或未被观察到时，则

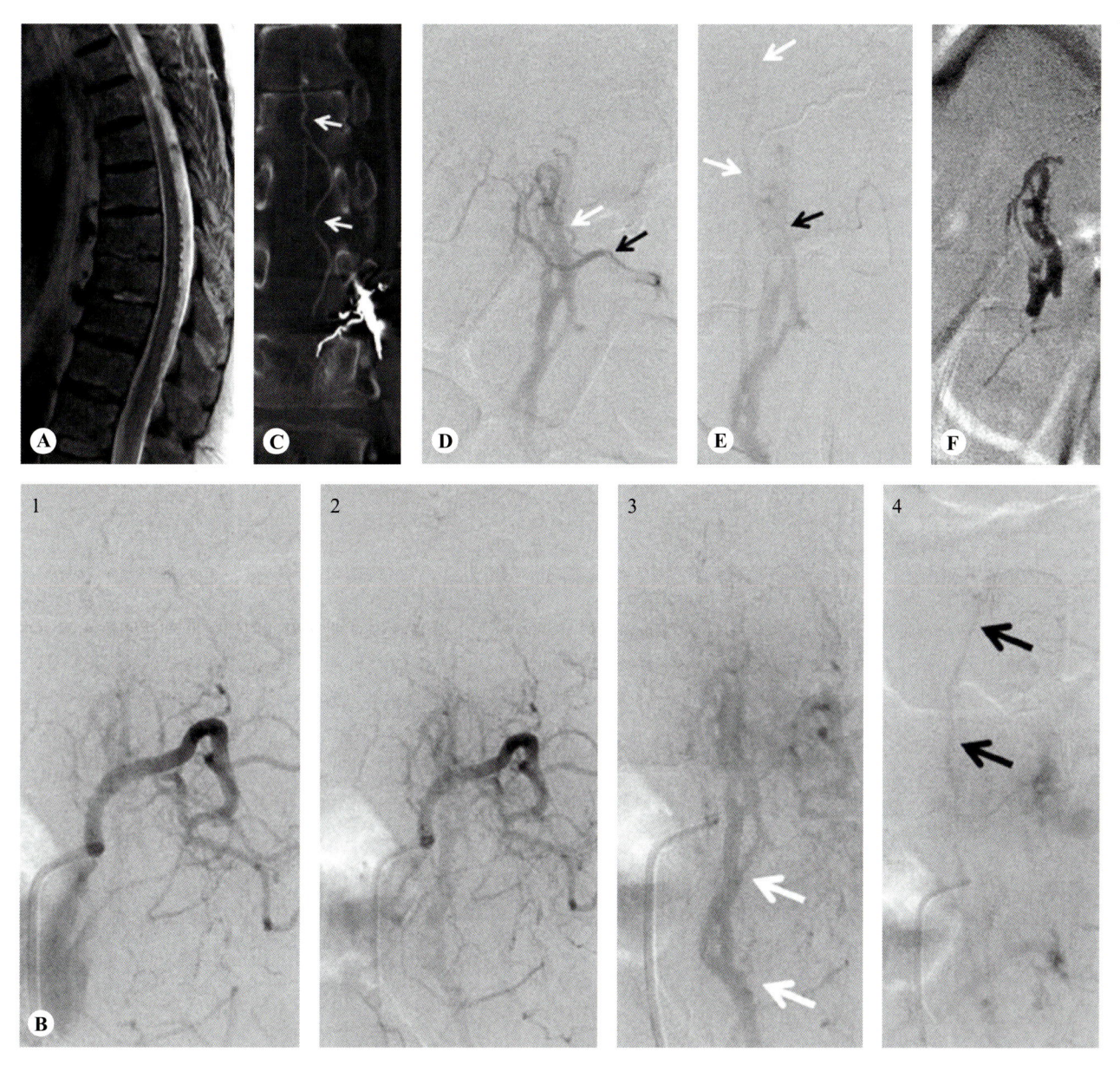

▲ 图 20-3 A. 术前胸椎矢状位 T₂WI 磁共振显示中胸段脊髓呈高信号，周围伴有血管流空信号，MRI 表现高度符合硬脊膜动静脉瘘（AVF）；B. 选择性节间动脉导管造影动脉早期到静脉晚期（动脉早期 1，静脉晚期 4）的图像显示右侧硬膜外静脉丛在动脉早期显影模糊，在静脉早期显影清晰（静脉早期 3，白箭），上行髓周静脉在静脉晚期显影清晰（4，黑箭）；C. 平板 CT 清晰显示反流的髓周静脉（白箭）；D. 超选择性微导管血管造影显示硬膜外 AVF 的供血分支（黑箭）和微导管最终远端位置（白箭）；E. 在微导管最终远端位置的 2- 氰基丙烯酸正丁酯（NBCA）栓塞导致硬膜外静脉丛（粗黑箭）和反流的髓周静脉显影变淡（白箭）；F. 未减影透视图像显示硬膜外静脉囊和反流髓周系统的 NBCA 铸型栓塞；术后患者症状消失

有可能发生此种并发症[34]。如前所述，病变位于髓内并由脊髓前后动脉供血的脊髓动静脉畸形易发生栓塞缺血，此类病例非靶点栓塞的风险很高。

（三）水肿

栓塞后，尤其是脊柱肿瘤栓塞后可发生广泛性软组织水肿。在脊柱有限空间内，液体栓塞剂

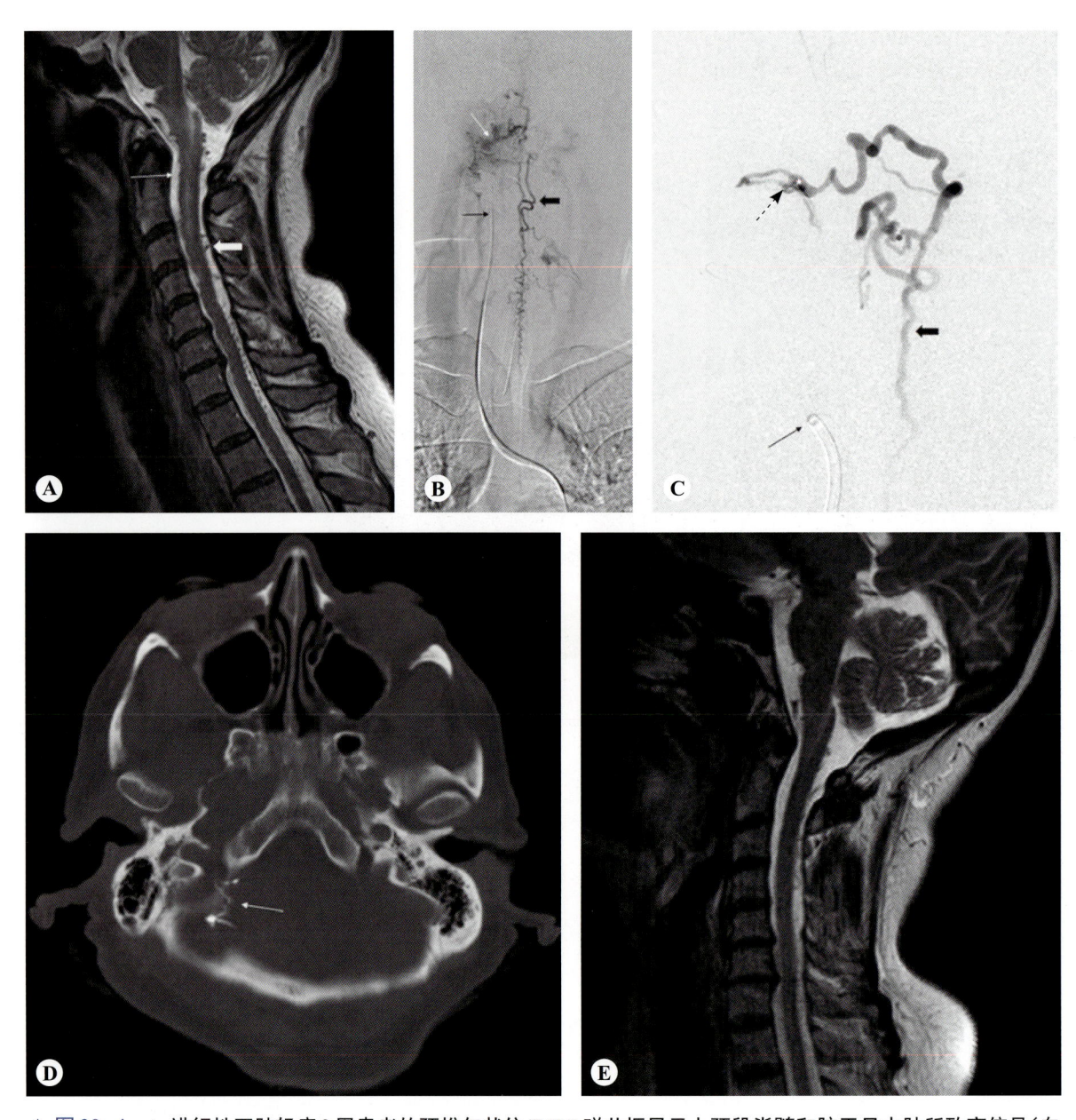

▲ 图 20-4 A. 进行性四肢轻瘫 3 周患者的颈椎矢状位 T$_2$WI 磁共振显示上颈段脊髓和脑干呈水肿所致高信号（白细箭），脊髓背侧明显的血管流空信号（白粗箭）；B. 数字减影血管造影（DSA）静脉早期显示位于右侧椎动脉远端的导管（黑细箭），位于右颈静脉孔附近的硬膜动静脉瘘（AVF）引流静脉近端（白细箭），异常动脉化的引流静脉沿脑干、颈髓（黑粗箭）向下延伸至上胸段；C. 2- 氰基丙烯酸正丁酯（NBCA）栓塞开始的即刻 DSA 显示位于右侧椎动脉远端的导管（黑细箭），邻近右侧颈静脉孔的栓塞用微导管尖端（虚箭），AVF 引流静脉（白星号）近端的显影迅速变淡，沿脑干表面下行引流静脉再次显影（黑粗箭）；D. CT 图像显示右侧颈静脉孔处动静脉畸形供血动脉和近端引流静脉内的高密度栓塞物质（白细箭）；E. 随访 6 周，MRI 显示脑干 / 脊髓异常信号和明显的血管流空信号几乎完全消失，患者完全康复

的促炎特性相关血流停滞，可加大肿瘤对脊髓或神经根的占位效应。在此种可能性存在的情况下，在手术开始时可静脉注射 10mg 地塞米松，然后每 6 小时静脉注射 4mg，持续 24h。病变术前栓塞后第二天的常规计划手术具有随后的减压作用，但若在栓塞后第二天未安排手术，并在采

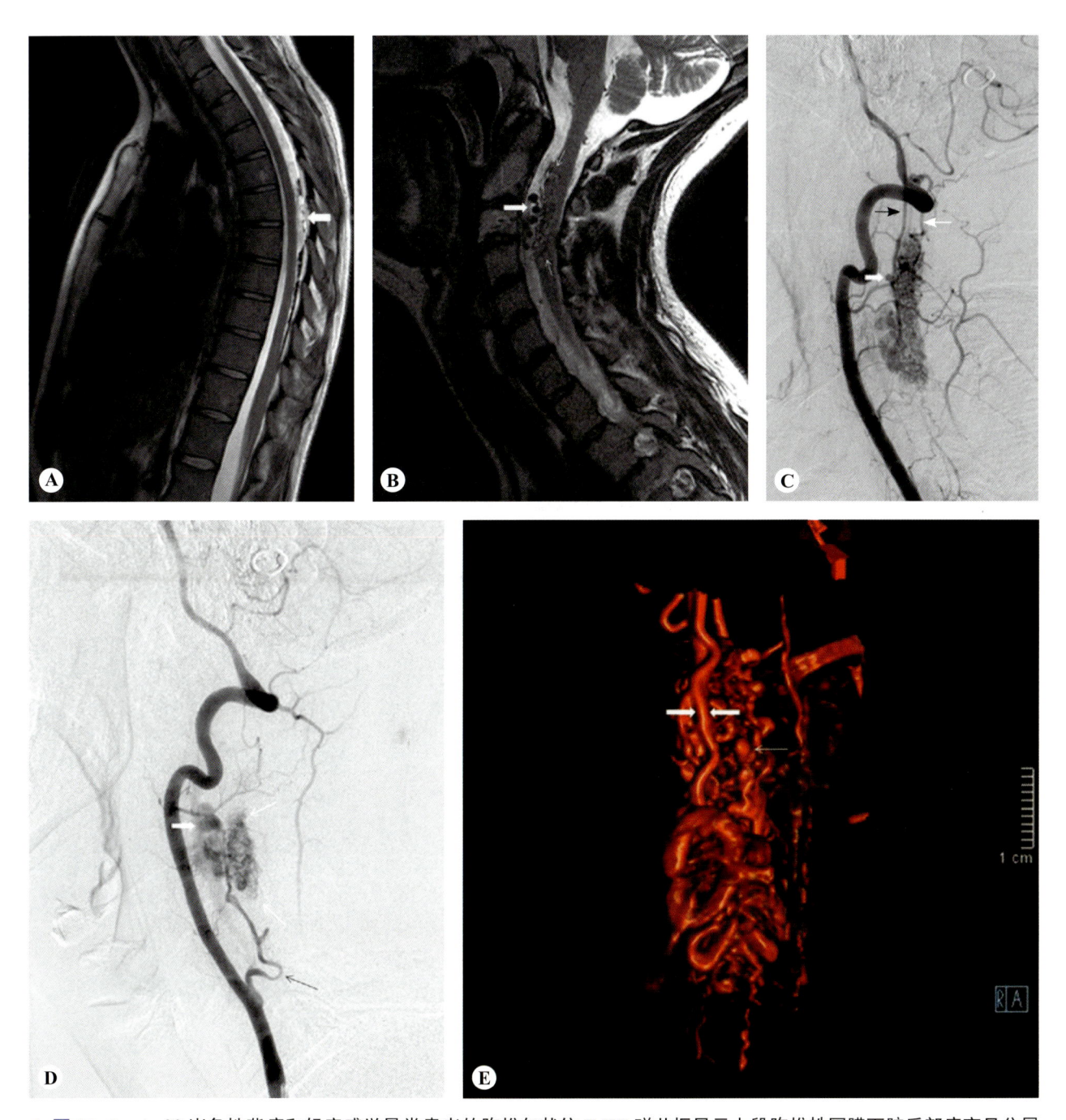

第 20 章 脊髓血管介入技术
Vascular Spine Intervention

▲ 图 20-5 A. 20 岁急性背痛和轻度感觉异常患者的胸椎矢状位 T₂WI 磁共振显示上段胸椎蛛网膜下腔后部病变呈分层状混合信号（白粗箭）；B. 颈椎矢状位 T₂WI 显示增大的脊髓内有血管流空信号（白细箭），脊髓正前方的蛛网膜下腔内有明显扩张的引流静脉（白粗箭），高度符合脊髓固有动静脉畸形（AVM）；C. 右侧椎动脉选择性导管数字减影血管造影（DSA）显示 AVM 的绝大部分血供来自椎 - 基底动脉交界处的右侧椎动脉近端发出的脊髓前动脉（黑细箭）和后动脉（白细箭），并发现 1 个二维 DSA 难以确定确切位置的微小动脉瘤（白粗箭）；D. 左侧椎动脉 DSA 显示 AVM 的其余部分血供来自颈膨大的动脉（黑细箭），并发现不同于快速明显显影引流静脉表现（粗白箭）的病巢显影（白细箭）；E. 右侧椎动脉造影三维 DSA 显示小动脉瘤位于病巢内（白细箭），邻近脊髓前动脉的供血支相邻（白粗箭），未发现其与其他血管有明确的直接连接，由于患者仅有轻度感觉异常而无其他神经功能障碍，考虑到严重并发症的可能性，未进行栓塞治疗而采取保守治疗

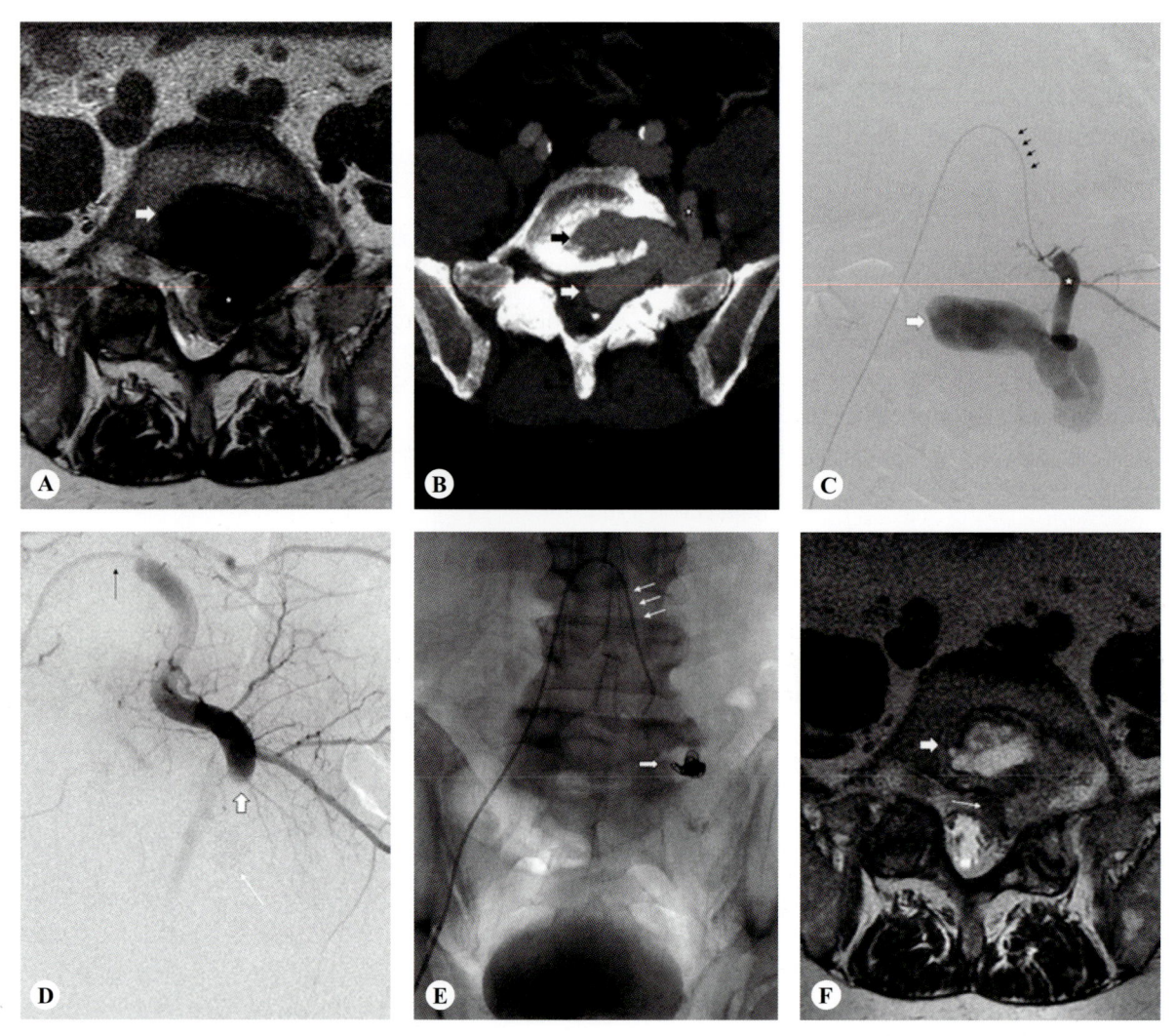

▲ 图 20-6 A. 背痛和腰神经根病加重患者的腰椎轴位 T_2WI 磁共振显示 1 个较大的血管流空信号区（白粗箭）侵蚀 L_5 椎体，其延伸至左侧椎间孔和中央管部分并具有占位效应（白星号）；B. 考虑病变由血管疾病所致，随后 CT 血管造影的发现与 MRI 相似，CT 图像显示高流量硬膜外动静脉瘘的骨内部分引流静脉（黑粗箭），椎间孔 / 中央管部分的引流静脉（白粗箭），源自节间动脉（ISA）的供血动脉远段（白星号）；C. 血管造影显示引导导管（黑细箭）位于明显扩张的 ISA 远端（白星号），骨内部分引流静脉有对比剂迅速填充（粗白箭）；D. 为实现引流静脉栓塞后的萎陷并缓解压迫症状，治疗采用弹簧圈联合 2- 氰基丙烯酸正丁酯（NBCA）封堵瘘管口，栓塞后的数字减影血管造影显示导管（黑细箭）、闭塞的供血动脉（白粗箭）、来自弹簧圈和 NBCA 栓塞的减影伪影（白细箭）；E. 栓塞后未减影透视像显示导管路径（白细箭），弹簧圈 /NBCA 铸型栓塞（白粗箭），L_5 椎体的侵蚀性改变；F. 栓塞后 3 个月随访的轴位 T_2WI 显示位于骨内部分（白粗箭）和椎间孔 / 中央管（白细箭）部分的引流静脉呈由间断性血栓形成所致的混合信号，占位效应减轻，患者背痛和神经根症状明显改善

用药物措施控制严重组织水肿失败的情况下，则需加快进行手术治疗。

（四）静脉血栓

SVM 引流静脉的血栓形成是病变部位栓塞成功的并发症[35]。此类引流静脉从动脉化扩张状态转变为正常静脉压状态，伴有血流停滞和缓慢流动，这是血栓形成的基础。此种并发症可立即发生，也可延迟发生，甚至数月后发生，预防此种并发症的最佳方法是手术过程中的全身肝素化，并在术后使用抗血小板或抗凝治疗[36]。笔者的做法是术前患者开始服用阿司匹林，术中患者肝素化，术后患者继续长期服用阿司匹林。在栓塞后静脉系统有明显扩张并广泛淤滞的情况下，24~48h持续输注肝素可能有助于避免正常脊髓静脉系统的急性逆行性血栓形成。

（五）供血血管损伤及其他

尽管罕见，但血管穿孔却是可能发生的一种严重并发症。小而弯曲的SVM供血动脉分支最易发生穿孔，硬膜内动脉分支发生的穿孔具有致命风险，在此类小而脆弱动脉内的微导丝细心操作至关重要。大多数的硬膜外动脉分支穿孔通过血管内途径的干预即可顺利控制，产生的主要不良后果是损失了进入病变的血管路径。辐射暴露和对比剂用量之前已经讨论，其他相关问题，如对比剂过敏的处理方法与其他所有对比剂过敏处理方法相同。

参考文献

[1] Gailloud P. Introduction to diagnostic and therapeutic spinal angiography. Neuroimaging Clin N Am. 2019;29(4):595-614.

[2] Sorte D, Wyse E, Orru E, Gailloud P. Initial MRI diagnosis in 132 cases of angiographically confirmed spinal vascular malformations. Society of NeuroInterventional Surgery 12th Annual Meeting Oral Abstracts. https://doi.org/10.1136/neurintsurg-2015-011917.14.

[3] Gutierrez SO, Kaminsky I, Marupudi NI, Narayanan S. Spinal vascular lesions. In: Kumar M, Kofke WA, Levine JM, Schuster J, editors. Neurocritical care management of the neurosurgical patient. Spinal vascular lesions. Edinburgh: Elsevier; 2018. p. 401-12.

[4] Gailloud P. Diagnostic inefficiency of nonselective spinal angiography (flush aortography) in the evaluation of the normal and pathological spinal vasculature. Curr Probl Diagn Radiol. 2016;45(3):180-4.

[5] Maglinte DD, Chernish SM. The optimal dose of glucagon: what is enough. Radiology. 1992;183(2):326-7.

[6] Pearl MS, Torok C, Wang J, Wyse E, Mahesh M, Gailloud P. Practical techniques for reducing radiation exposure during cerebral angiography procedures. J Neurointerv Surg. 2015;7(2):141-5.

[7] Mahesh M. Fluoroscopy: patient radiation exposure issues. Radiographics. 2001;21(4):1033-45.

[8] Gailloud P. A large display is a powerful tool to reduce radiation exposure during single-plane fluoroscopically guided procedures. AJR Am J Roentgenol. 2015; 204(4): W483-5.

[9] Gorham S, Brennan PC. Impact of focal spot size on radiologic image quality: a visual grading analysis. Radiography. 2010;16(4):304-13.

[10] Kendall B. Spinal angiography with iohexol. Neuroradiology. 1986;28(1):72-3.

[11] Djindjian R, Hurth M, Houdart E. Angiography of the spinal cord. Baltimore: University Park Press; 1970.

[12] Zellerhoff M, Scholz B, Ruehrnschopf EP, Brunner T. Low contrast 3D reconstruction from C-arm data. In: Proc. SPIE 5745, medical imaging 2005: physics of medical imaging, (20 Apr 2005). https://doi. org/10.1117/12.593433.

[13] Akpek S, Brunner T, Benndorf G, Strother C. Three-dimensional imaging and cone beam volume CT in C-arm angiography with flat panel detector. Diagn Interv Radiol. 2005;11(1):10-3.

[14] Chen J, Ethiati T, Gailloud P. Flat panel catheter angiotomography of the spinal venous system: an enhanced venous phase for spinal digital subtraction angiography. AJNR Am J Neuroradiol. 2012;33(10):1875-81.

[15] Pearl MS, Chen JX, Gregg L, San Millàn D, Belzberg A, Jallo G, Gailloud P. Angiographic detection and characterization of "cryptic venous anomalies" associated with spinal cord cavernous malformations using flat-panel catheter angiotomography. Neurosurgery. 2012;71(1 Suppl Operative):125-32.

[16] Orru E, Tsang COA, Klostranec JM, Pereira VM. Transradial approach in the treatment of a sacral dural arteriovenous fistula: a technical note. BMJ Case Rep. 2019; 12(3): e014834.

[17] Gokhale S, Khan SA, McDonagh DL, Britz G. Comparison of surgical and endovascular approach in management of spinal dural arteriovenous fistulas: a single center experience of 27 patients. Surg Neurol Int. 2014;5:7.

[18] Adamczyk P, Amar AP, Mack WJ, Larsen DW. Recurrence of "cured" dural arteriovenous fistulas after Onyx embolization. Neurosurg Focus. 2012;32(5):E12.

[19] Blackburn SL, Kadkhodayan Y, Ray WZ, Zipfel GJ, Cross DT 3rd, Moran CJ, Derdeyn CP. Onyx is associated with poor venous penetration in the treatment of spinal dural arteriovenous fistulas. J Neurointerv Surg. 2014;6(7): 536-40.

[20] Roccatagliata L, Kominami S, Krajina A, Sellar R, Soderman

M, Van den Berg R, et al. Spinal cord arteriovenous shunts of the ventral (anterior) sulcus: anatomical, clinical, and therapeutic considerations. Neuroradiology. 2017; 59(3): 289-96.

[21] Qureshi AI, Mian N, Siddiqi H, Qureshi MH, Malik AM, Rauf Afzal M, et al. Occurrence and management strategies for catheter entrapment with Onyx liquid embolization. J Vasc Interv Neurol. 2015;8(3):37-41.

[22] Elhammady MS, Wolfe SQ, Ashour R, Farhat H, Moftakhar R, Lieber BB, Aziz-Sultan MA. Safety and efficacy of vascular tumor embolization using Onyx: is angiographic devascularization sufficient? J Neurosurg. 2010; 112(5): 1039-45.

[23] Kojima H, Tanigawa N, Kariya S, Komemushi A, Shomura Y, Sawada S. Clinical assessment of percutaneous radiofrequency ablation for painful metastatic bone tumors. Cardiovasc Intervent Radiol. 2006;29(6):1022-6.

[24] Proschek D, Kurth A, Proschek P, Vogl TJ, Mack MG. Prospective pilot-study of combined bipolar radiofrequency ablation and application of bone cement in bone metastases. Anticancer Res. 2009;29(7):2787-92.

[25] Toyota N, Naito A, Kakizawa H, Hieda M, Hirai N, Tachikake T, et al. Radiofrequency ablation therapy combined with cementoplasty for painful bone metastases: initial experience. Cardiovasc Intervent Radiol. 2005;28(5):578-83.

[26] Gross BA, Du R. Spinal glomus (type II) arteriovenous malformations: a pooled analysis of hemorrhage risk and results of intervention. Neurosurgery. 2013;72(1):25-32; discussion: 32.

[27] Saliou G, Tej A, Theaudin M, Tardieu M, Ozanne A, Sachet M, et al. Risk factors of hematomyelia recurrence and clinical outcome in children with intradural spinal cord arteriovenous malformations. AJNR Am J Neuroradiol. 2014;35(7):1440-6.

[28] Olivecrona H. Complications of cerebral angiography. Neuroradiology. 1977;14(4):175-81.

[29] Dion JE, Gates PC, Fox AJ, Barnett HJ, Blom RJ. Clinical events following neuroangiography: a prospective study. Stroke. 1987;18(6):997-1004.

[30] Thomson KR, Thomson SM. Complications of cerebral angiography in a teaching hospital. Australas Radiol. 1986;30(3):206-8.

[31] Chen J, Gailloud P. Safety of spinal angiography: complication rate analysis in 302 diagnostic angiograms. Neurology. 2011;77(13):1235-40.

[32] Coley BD, Roberts AC, Fellmeth BD, Valji K, Bookstein JJ, Hye RJ. Postangiographic femoral artery pseudoaneurysms: further experience with US-guided compression repair. Radiology. 1995;194(2):307-11.

[33] Cox N. Managing the femoral artery in coronary angiography. Heart Lung Circ. 2008;17(4 Suppl):S65-9.

[34] Mascalchi M, Cosottini M, Ferrito G, Salvi F, Nencini P, Quilici N. Posterior spinal artery infarct. AJNR Am J Neuroradiol. 1998;19(2):361-3.

[35] Niimi Y, Berenstein A, Setton A, Neophytides A. Embolization of spinal dural arteriovenous fistulae: results and follow-up. Neurosurgery. 1997;40(4):675-82; discussion 682-3.

[36] Knopman J, Zink W, Patsalides A, Riina HA, Gobin YP. Secondary clinical deterioration after successful embolization of a spinal dural arteriovenous fistula: a plea for prophylactic anticoagulation. Interv Neuroradiol. 2010;16(2):199-203.

第 21 章 辐射暴露和防护
Radiation Exposure and Protection

Judy R. James　T. Michael Martin　Yun Liang　著

概述

放射防护对于介入放射工作的重要性不可低估。放射防护的过程应由一个专门团队管理，该团队成员应包括物理学专家、放射学专家、辐射安全专业管理人员、部门管理人员及放射技术员。任何放射暴露都可能对所有相关人员造成一定程度的危险，包括患者、医生、技术人员、护士，以及其他参与手术的工作人员。虽然患者和工作人员暴露于不同类型的辐射（即直接性和散射性），但某种类型暴露的减少势必也减少另一种类型的暴露。在最基本的层面上，通过适当的培训与合理的设备与 X 线源的管控，即可实现最大限度地减少暴露。放射防护的主要目标是平衡涉及辐射的所有程序的风险和收益，即保持良好的图像质量，同时最大限度地减少所有相关人员放射暴露。为了控制辐射暴露，政府相关部门制定了几项规定，以尽量减少因使用 X 线设备或 X 线源不当而造成的不良后果。

本章概述了在 X 线透视和计算机断层扫描（CT）引导脊柱介入治疗过程中所导致辐射暴露相关的众多风险，并特别强调了降低这些风险的重要性与方法。本章涵盖了医院管理辐射防护的不同规定、职业辐射防护技术的共识和患者安全指南，并介绍使用有效铅屏蔽的方法、适当及时地校准和检查设备，以及其他相关因素的收益。

一、透视引导脊柱手术和患者辐射剂量

脊柱介入手术在诊疗各种良恶性脊柱病变中的应用越来越广泛[1]。一些新兴的引导模式包括带有双平板透视和旋转平板锥形线束 CT（cone beam CT，CBCT）显著提高了引导脊柱手术的影像质量。透视通常有三种操作模式：实时透视、图像（采集）和系列图像序列，如数字减影血管造影（digital subtraction angiography，DSA）和 X 线电影照相术（cineradiography，CINE）。透视引导的介入手术辐射剂量取决于多种因素，通常差异较大[2,3]。主要因素包括诊断与治疗目的、病变解剖部位的复杂性、患者体型的大小、透视医师的经验、透视设备硬件/软件。这些综合因素决定了手术过程用时长短和患者、医生及工作人员的累积剂量。由于不同成像系统之间的差异，患者病变部位解剖和手术复杂性的不同，医生使用技术的不同，致使透视方案标准化生成具

有相当难度。

（一）成像技术

医生使用透视技术，包括一系列重复短脉冲X线生成的动态图像，用于在穿刺针和导管置入的同时实时观察和监测患者解剖结构。一个透视检查脉冲重复程序的帧频常为3～30帧/秒，主要用于对患者、穿刺针、导管或治疗部位的定位，因而不需要诊断级别的图像质量。由于采用非常低的管电流，单帧透视辐射量低于常规射线成像，但多帧采集（从每分钟180帧到1800帧的透视时间），总辐射剂量可能相当大，并远远高于简单放射检查的剂量。在介入手术过程中，医生经常需要采集和记录用于诊断评估的图像，此种选择性诊断图像采集的辐射剂量与常规单次射线成像相当。若透视医师需要进行复杂的采集，如DSA和CINE采集，预计患者所接受的辐射剂量更大。

（二）患者剂量估算

对于X线透视引导脊柱手术，主要关注的是进入皮肤表面的剂量，因为X线束可能会长时间照射同一区域，并在此种情况下，可能会出现确定性辐射效应（如红斑、脱毛等）。理论上可以使用辐射传感器直接测量皮肤剂量，例如热释光剂量计（thermoluminescence dosimeter，TLD）或金属氧化物半导体场效应晶体管（metal oxide semiconductor field effect transistor，MOSFET）剂量探测器或辐射敏感薄膜（Gafchromic™）剂量计放置在皮肤表面，评估进入皮肤表面的剂量[4-8]。然而，实际情况并非如此简单，由于对临床技术的干扰和缺乏实时数据，上述方法在临床环境中很大程度上并不切合实际；因此，通常是根据体模测试研究结果对进入皮肤表面剂量进行测量评估，相关部门已颁布多项法规和设备标准，以实时评估和降低实际应用中的皮肤剂量效应。

国际电子技术委员会（International Electrotechnical Commission，IEC）在2000年引入了"参考剂量（reference dose）"的概念[9]，可以简单地理解为在固定介入参考点（interventional reference point，IRP）的空气比释动能 [（air kerma，AK）单位为Gy] 通常缩写为AK_R。此外，自2006年以来，FDA要求每次透视实时测量、显示和记录AK_R及剂量面积乘积（dose area product，DAP）。美国电气制造商协会（National Electrical Manufacturers Association，NEMA）于2013年发布了XR27标准并定义了最低要求，以促进介入透视设备的质量控制（quality control，QC）[10]。根据该标准，每次透视过程都应生成辐射剂量结构化报告以记录相关的技术参数，包括透视检查时间、管电流和电压、DAP、AK_R和透视过程的管球方位/旋转角度。此类剂量报告示例见图21-1和图21-2。尽管AK_R并不等同于皮肤剂量，但其仍然提供了一个有用的实时指标。

相对于AK_R，皮肤峰值剂量（peak skin dose，PSD）往往被高估，因为其是在固定的参考点测量，并且没有考虑管球运动导致剂量入射点分散在皮肤表面的不同部位、反向散射、检查床移动、患者体型或其他因素。因此，在手术过程中使用AK_R评估皮肤峰值剂量是一种保守的方法。更精确实时评估皮肤峰值剂量的方法已被研发[11, 12]。较新的设备已应用改进的实时评估皮肤峰值剂量方法，集成几何形状和其他曝光参数确定患者皮肤表面被曝光区域[13, 14]。根据文献报道DAP和管球角度评估随机风险的有效剂量（ED）计算方法也在研发中[15, 16]。

Hoang等[17]对14例腰椎硬膜外类固醇注射（epidural steroid injection，ESI）手术的常规透视剂量参数进行了回顾性研究，基于所获得的临床参数制订类似临床队列的成像技术，对商用人体男性体模进行测试，用MOSFET剂量探测器获

第 21 章 辐射暴露和防护
Radiation Exposure and Protection

```
Patient Info:
Name:                                    Sex:        ID:
Patient Position: HFP                                11-Oct-19 13:21:37
 1    3D          FIXED     6sDCT Body         6s  60F/S  11-Oct-19 14:19:18
 A  90kV  240mA  3.5ms  0.0CL large 0.0Cu 48cm  1659.7μGym²  69.7mGy  82LAO   0CRA 396F
 2    3D          FIXED     6sDCT Body         6s  60F/S  11-Oct-19 14:28:38
 A  90kV  326mA  3.5ms  0.1CL large 0.0Cu 48cm  2144.5μGym²  90.1mGy  82LAO   0CRA 396F
 3    DR          FIXED     Single          *****  Single  11-Oct-19 14:35:46
 A  70kV  366mA 24.6ms  0.1CL small 0.0Cu 48cm    16.66μGym²   0.8mGy 180RAO   3CRA   1F
 4    DR          FIXED     Single          *****  Single  11-Oct-19 14:36:47
 A  70kV  387mA 29.2ms  0.1CL small 0.0Cu 48cm    20.94μGym²   1.1mGy 180RAO   3CRA   1F
 5    DR          FIXED     Single          *****  Single  11-Oct-19 14:40:11
 A  77kV  414mA 77.0ms  0.1CL small 0.0Cu 32cm    38.55μGym²   3.8mGy  80LAO   8CAU   1F
 6    DR          FIXED     Single          *****  Single  11-Oct-19 14:40:31
 A  73kV  413mA 77.2ms  0.1CL small 0.0Cu 32cm    34.03μGym²   3.3mGy  00LAO  13CRA   1F
 7    DR          FIXED     Single          *****  Single  11-Oct-19 15:02:41
 A  72kV  417mA 76.5ms  0.1CL small 0.0Cu 32cm    33.21μGym²   3.3mGy  83LAO  14CRA   1F

34    DR          FIXED     Single          *****  Single  11-Oct-19 16:17:11
 A  70kV  409mA 40.5ms  0.7CL small 0.0Cu 32cm    11.95μGym²   1.6mGy 178LAO   7CAU   1F
35    DR          FIXED     Single          *****  Single  11-Oct-19 16:17:31
 A  70kV  391mA 65.8ms  0.7CL small 0.0Cu 32cm    18.55μGym²   2.5mGy 174LAO   3CAU   1F

***Accumulated exposure data***                              11-Oct-19 16:19:57
Performing Physician                       Exposures: 35
Total Fluoro: 35.5min                      Total: 16354μGym²      1489mGy
 A    Fluoro: 35.5min   9267.6μGym²  1139mGy  Total: 16354μGym²   1489mGy
```

◀图 21-1 椎体成形术辐射剂量结构化报告示例

进行了包括 2 次锥形线束 CT 扫描的 35 个透视模式图像采集，记录每次 CT 和透视的管电流（mA）、曝光时间、管电压（kV）、采集模式和管球方向；整个曝光时间为 35.5min；该手术透视的剂量面积乘积（DAP）为 9267.6μGycm²，空气比释动能（AK）为 1139mGy，35 个序列图像采集的 DAP 总计为 16 354μGycm²，AK 总计为 1489mGy

Report status:	Complete
Cumulative fluoroscopy time:	16.1 min
Cumulative DAP (fluoroscopy):	115109 mGycm²
Cumulative DAP (exposure):	3774 mGycm²
Total DAP:	118883 mGycm²
Cumulative Air Kerma:	894.05 mGy
Total number of acquired runs:	7
Total number of acquired images:	7
Total number of acquired exposure images:	7

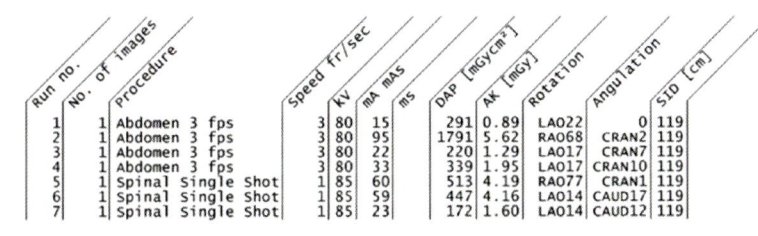

Run no.	No. of images	Procedure	Speed fr/sec	KV	mA mAS	ms	DAP [mGycm²]	AK [mGy]	Rotation	Angulation	SID [cm]
1	1	Abdomen 3 fps	3	80	15		291	0.89	LAO22	0	119
2	1	Abdomen 3 fps	3	80	95		1791	5.62	RAO68	CRAN2	119
3	1	Abdomen 3 fps	3	80	22		220	1.29	LAO17	CRAN7	119
4	1	Abdomen 3 fps	3	80	33		339	1.95	LAO17	CRAN10	119
5	1	Spinal Single Shot	1	85	60		513	4.19	RAO77	CRAN1	119
6	1	Spinal Single Shot	1	85	59		447	4.16	LAO14	CAUD17	119
7	1	Spinal Single Shot	1	85	23		172	1.60	LAO14	CAUD12	119

Skin dose by Area

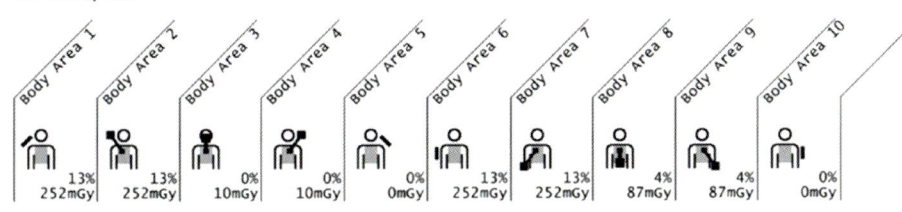

Body Area 1	Body Area 2	Body Area 3	Body Area 4	Body Area 5	Body Area 6	Body Area 7	Body Area 8	Body Area 9	Body Area 10
13% 252mGy	13% 252mGy	1% 10mGy	0% 10mGy	0% 0mGy	13% 252mGy	13% 252mGy	4% 87mGy	4% 87mGy	0% 0mGy

Cumulative Air Kerma Threshold per body area = 2000mGy

◀图 21-2 另一设备供应商的椎体成形术辐射剂量结构化报告示例

采用 2 种不同采集模式进行了 7 次透视；透视时间总计为 16.1min，透视的剂量面积乘积为 115 109μGycm²，7 次采集的剂量面积乘积为 3774μGycm²（译者注：原著表述有误，已修改）；参考点空气比释动能（AK）总计为 894.05mGy；该装置还提供了 AK 在不同身体部位的分布

得皮肤和器官吸收的剂量值。采用的 ESI 常规透视平均时间为 37s，测量的皮肤剂量为 32mGy，透视计算 ED 为 0.85mSv。Maino 等[18]根据 2009 年 7 月至 2016 年 10 月期间进行的手术剂量报告进行了剂量估算。手术包括经椎间孔硬膜外类固醇注射（transforaminal epidural steroid injection，TFESI）、神经根和小面关节阻滞。估算的 ED 中位数为每次注射 0.19mSv。Cohen 等进行了一项更大队列的回顾性研究，分析了 2012 年 1 月至 12 月期间进行的 6234 次脊柱注射，包括 9 种不同的手术[19]。基于非参数统计（自助法），计算每次注射剂量和每次注射时间的可信区间。该项研究提出了各个注射部位累积辐射皮肤剂量（单位:mGy）和暴露时间（单位:s）的初步参考水平。经腰椎椎间孔（13mGy、30s）、经颈椎经椎间孔（6mGy、49s）、骶椎硬膜外（12mGy、23s）、颈椎小面关节注射（3mGy、36s）、腰椎小面关节注射（9mGy、20s）、经椎板间注射（130mGy、39s）、腰椎射频消融去神经（7mGy、17s）、腰椎交感神经阻滞（21mGy、39s）、颈神经内侧支阻滞（2mGy、25s）、腰神经内侧支阻滞（4mGy、12s）和骶髂关节注射（18mGy、37s）。Dietrich 等[20]对透视引导 TFES 治疗的 449 例患者进行了一项前瞻性研究。TFESI 的平均有效剂量为 0.24mSv（±0.22），透视引导腰椎小面关节注射的平均有效剂量为 0.10mSv（±0.11）。上述研究结果一致表明，透视引导脊柱注射在确定性风险（皮肤剂量＜0.05Gy）和随机性风险（有效剂量≪1mSv）方面都是安全的，风险较低。

在透视引导椎体成形术或后凸成形术中，患者所接受辐射剂量较高，变化程度也大。Perisinakis 等研究显示后凸成形术的平均总透视时间为 10.1min（±2.2），患者的平均 ED 为 8.5～12.7mSv，性腺平均剂量为 0.04～16.4mGy[21]。Boszczyk 等[22]进行的一项双向透视研究显示，前后位的皮肤表面入射点剂量（ESD）平均为 0.32Gy，侧位为 0.68Gy。有效剂量（双向累计）平均为 4.28mSv。Li 等[23]最近的一项研究比较了单板和双板透视引导椎体成形术的剂量。监测每组患者和操作者的平均辐射剂量，并比较两组间的差异。单板透视组患者的平均辐射剂量为（1.97±1.20）mSv（95%CI，0.71～3.23），而双板透视组患者的平均辐射剂量为（0.95±0.34）mSv（95%CI，0.85～1.23）。这些研究显示，相较于接受脊柱阻滞术患者，接受椎体成形术或后凸成形术患者的辐射剂量更高且差异更明显。

研究显示脊髓栓塞术的辐射剂量极高[24]，需要密切关注确定性效应和随机效应。

二、CT 引导脊柱介入和患者辐射剂量

CT 技术在投入临床使用不久即应用于引导介入手术[25]。随着多排 CT（multidetector CT，MDCT）技术进步，既提高了 CT 扫描速度又降低了辐射剂量，CT 引导介入手术已被广泛用于诊断和治疗[1, 26-35]。CT 引导介入手术的主要优点包括密度和空间分辨率高、扫描时间短，能够提供断层及三维重建图像，精确显示病灶的解剖结构，监测穿刺针、导管和其他装置的位置。根据放射科医师的偏好、经验、辐射剂量、设备可用性，不同医疗机构可选择不同的设备。目前新一代 MDCT 扫描仪能够在更大的范围同时获得多层亚毫米图像，并具有多种高速图像重建方法，辐射剂量较常规 CT 显著降低，进一步提高了 CT 的脊柱介入手术利用率。常见的手术包括注射类固醇缓解下腰痛（硬膜外注射、神经根阻滞和小面关节阻滞）、脊柱病变骨活检、椎旁积液引流和椎管内引流[1, 26, 36, 37]。

（一）成像技术

CT 引导的手术通常分三个步骤：①进行定位扫描以识别解剖区域；②进行介入前规划扫描以确定目标器官；③多次采集目标位置的轴位图像以观察和验证穿刺针/导管位置。介入操作前需要进行螺旋扫描采集轴位、冠状位和矢状位的详细解剖图像，并依据此类图像来确定穿刺针的位置和角度。第三步扫描模式可采用下列模式之一：连续 CT 透视、间断 CT 透视或两者结合。连续 CT 透视（continuous CT fluoroscopy，CTF）是一种类似于常规透视的实时模式。患者所在扫描床的位置保持固定，在操作间的技术员脚踩踏板触发扫描，帧速通常为 8～10 帧/秒，也可采用间断性 CTF，以较低的帧速和更小的剂量获取间断性轴位图像[29]。间断性 CTF 与常规轴位扫描相似，为大多数医疗机构采用的标准 CT 介入模式，以 1～2 帧/秒的速度同时获得多个断层图像，医生可在手术过程中随时停止采集，总帧数取决于介入操作扫描时间。多层扫描提供了优越的体积覆盖，更利于穿刺针的准确定位。无论是使用连续还是间断 CTF 的图像采集期间，介入医师在穿刺/置管时应留在 CT 扫描间，并通过扫描间内显示器的图像跟踪穿刺针/导管的推进过程。

（二）患者剂量

关于 CT 引导的脊柱介入手术，大部分辐射剂量来自术前规划扫描和 CTF 扫描。一次或两次定位扫描（前后位或后前位）的剂量小于总剂量的 5%，而术前规划螺旋扫描剂量占总剂量的比例最大。规划 CT 扫描不需要诊断性图像质量，因此，常采用能够提供足够解剖细节的较低剂量扫描。CTF 的剂量差异很大，主要取决于实时 CTF 或间断性 CTF 模式的采用，以及手术透视的实际持续时间。与规划 CT 扫描相比，间断性 CTF 的剂量占总剂量的 10%～50%[38, 39]。

已发表的多项研究评估了 CT 引导脊柱介入治疗对患者的潜在风险。几项回顾性研究使用 CT 剂量报道（自 1996 年以来大多数医疗机构强制要求）评估确定性效应（皮肤辐射剂量）和随机效应（ED）。体积 CT 剂量指数（$CTDI_{vol}$）和剂量长度乘积（dose-length product，DLP）是手术完成后在 CT 报告中记录的两个参数，报告示例见图 21-3。Leng 等[38]基于 2008 年 3 月至 7 月期间接受 CT 引导介入手术的 571 例患者数据，包括脊柱手术的数据，研究患者的平均皮肤剂量和 ED 值，计算每个手术的平均皮肤剂量和 ED 值，结果显示不同类型手术的平均皮肤剂量显著差异，但均低于 2mGy（短暂性皮肤效应的最小剂量阈值）；不同手术类型的平均 ED 值也有显著差异，脊柱骨活检手术的 ED 值范围为 9～25mSv。Joemai 等[40]对 210 例 CT 引导介入手术，包括椎体成形术、脊柱活检和椎间盘造影进行了回顾性分析，结果显示椎体成形术的剂量明显高于其他大多数手术，椎体成形术的 ED 值>100mSv，而其他手术为 0～20mSv。Yang 等[41]基于 2012—2017 年的数据，统计了 CT 引导介入治疗的 9143 例成年患者的报道和辐射剂量数据，结果显示骨活检的体型特异性剂量估算值在 13～26mSv。Greffier 等[42]研究证实可以使用较小的辐射剂量进行脊柱或脊柱周围阻滞、椎体强化术和骨活检等介入手术，并将 ED 值控制在 1.9～11.5mSv。Guberina 等[43]研究发现 CT 引导脊柱手术的 ED 为 4.5～8.5mSv。Lazarus 等[44]基于 2012 年 12 个月期间的数据，对 994 次介入手术，包括 585 次 ESI、228 次神经根阻滞和 90 次小面关节阻滞进行回顾性研究，结果显示全部手术的平均时间为（454±305）s，DLP 平均为（75±61）mGy·cm，估算的 ED 值为（1±0.8）mSv。Hoang 等[17]对 42 次 CTF 引导下 ESI 进行了类似研究，估算的平均剂量为 0.45mSv。

#	扫描序列	扫描模式	剂量			
			mAs	kV	CTDI$_{vol}$（mGy）	DLP（mGy·cm）	体模类型（cm）
1	定位	预览		120	0.085	3	体部32
2	轴位序列	螺旋	53	120	3.3	61.7	体部32
3		CT透视…	30	120	2.4×7	16.8	体部32

▲ 图 21-3 硬膜外脊髓注射手术的 CT 剂量报告示例

报告列出定位扫描、术前规划螺旋扫描和间断性（扫描床静止）CT 透视序列的体积 CT 剂量指数（CTDI$_{vol}$）和剂量长度乘积（DLP），螺旋扫描的 DLP 最高

Dietrich 等[20] 基于 2009 年 10 月至 2016 年 4 月期间的数据，对透视或 CT 引导 TFESI 和小面关节注射进行了前瞻性研究，结果显示平均 ED 为 0.33mSv。上述研究清楚地表明，硬膜外注射患者接收的辐射剂量非常低，一般＜1mSv。手术类型的不同可导致辐射剂量差异很大，骨活检的剂量通常在 10～30mSv，而椎体成形术的剂量则可能更高。

（三）剂量比较：透视引导与 CT 引导手术

众所周知，透视引导手术的辐射暴露通常小于 CT 引导手术。透视引导手术皮肤表面的入射点辐射剂量平均＜1mGy/min，而 CT 引导手术进入皮肤表面的辐射剂量＞1mGy/s。这就是透视引导手术仍然是影像引导手术首选模式的主要原因之一，特别是对于复杂和持续时间较长的手术。

Hoang 等[17] 研究发现，透视引导 ESI 的估算 ED 值为 0.85mSv，而 CTF 引导的估算 ED 值为 0.45mSv。CTF 引导 ESI 辐射剂量的最大来源为手术前规划的腰椎 CT 扫描，术前规划 z 轴扫描 L$_2$～S$_1$ 范围的 ED 值为 2.90mSv，CTF 引导 ESI 的总 ED 值为 3.35mSv，大约相当于类似透视引导手术的 4 倍。Maino 等[18] 的研究结果显示 CT 引导手术剂量可高于透视引导手术的 8 倍。然而，一项采用 CT 新技术的研究表明，在 TFESI 手术中，透视和 CT 引导的剂量差异要小得多（约 35%），同时 CT 引导手术的剂量在不同患者之间差异也要小得多[20]。

三、参与手术工作人员的辐射剂量

医生、护士和技术人员的辐射暴露主要来自患者的散射辐射。与患者的剂量相似，在影像引导介入手术中，职业剂量的分布也很广泛。

放射诊断工作环境中的患者和工作人员是受辐射剂量影响的两类人群。累积在患者组织中的能量在很大程度上能导致随机效应。工作人员接受的职业剂量通常比患者在单个手术过程中接受剂量低几个数量级，但对于执行大量手术的工作人员可能有显著影响，特别是在没有遵守上述的屏蔽和其他可合理达到的尽量低（as low as reasonably achievable，ALARA）原则的预防措施情况下。

（一）透视引导手术的职业辐射剂量

Botwin 等[45] 对实施 TFESI 的脊柱介入医师的辐射暴露进行了研究，结果显示每次手术（共计 100 次手术）的四肢平均暴露量为 0.7mrem，

眼球晶状体为0.4mrem，佩戴在铅防护衣外的全身剂量计0.3mrem。在铅防护衣内未检测到辐射。对照国际放射防护委员会（International Commission on Radiological Protection，ICRP）的阈值限制[46]，这些剂量对实施TFESL的医生构成的风险非常低。Theocharopoulos等[47]研究了进行不同手术（髋关节、脊柱、后凸成形术和椎体成形术）的外科医师所接受的有效辐射剂量。该项研究基于影像引导骨科手术常用方案，采用对拟人体模的移动式C形臂透视装置曝光，结果显示在所有脊柱手术中，后凸成形术和椎体成形术的ED值最高，并发现即使身着铅防护衣、甲状腺防护围脖和铅护目镜，每次后凸成形术和椎体成形术的术者ED值仍为9.6mrem。因此，研究者提出对于定期进行后凸成形术和椎体成形术的外科医师，辐射诱发癌症的风险不可忽视。

（二）CT引导操作的职业辐射剂量

鉴于在CT定位扫描和术前CT扫描期间，医生和工作人员通常处于扫描间之外，散射辐射暴露只发生在CTF期间，一些研究评估了CT引导脊柱注射期间的相关医生剂量。Joemai等[40]基于手术医生、护士和技术人员所配备电子剂量计，对547次CT介入手术相关人员的职业辐射剂量进行了监测研究，结果显示介入放射医师的中位ED值为每次0.3mrem，辅助放射科医师和技师为每次0.04mrem，这些剂量明显低于年度职业的剂量限值。

一般来说，医生的剂量与患者的剂量成正相关。然而，Dietrich等[20]的一项研究表明，相对于CT引导穿刺，透视引导腰椎穿刺的患者辐射暴露较低，而医生的辐射暴露较高。目前尚无有关CT引导脊柱复杂手术的职业剂量公开数据。原因可能是由于担心潜在的高辐射剂量，此类手术尚未常规开展。

（三）透视和CT引导手术辐射剂量的最小化

影像引导介入手术的辐射暴露不可忽视，"可合理达到的尽量低（ALARA）"代表了减少患者和医生剂量的辐射实践规范。参与手术的工作人员有责任根据在ALARA原则降低患者的剂量。介入治疗中减少剂量的主要目标有三个方面：①遵循ALARA原则；②使用所需的最小辐射剂量；③获得清晰的高质量图像。

使患者辐射剂量最小化的ALARA原则是大小、距离和时间，即校准X线照射范围，增加X线管球焦点到皮肤或影像探测器距离，并减少曝光时间。国际原子能机构（International Atomic Energy Agency，IAEA）在10步方法中详细说明了这些主要技术[48]。值得注意的是，患者剂量减少技术同样适用于减少工作人员的职业暴露，因为患者的散射辐射量与患者剂量成正比，尽管散射辐射量通常为患者接受剂量的0.01%～0.1%。

在透视引导手术中，降低辐射剂量的通用技术包括最大限度地增加从管球到患者的距离，最小化从影像探测器到患者的距离，将X线束限制于靶区，将帧速降低到可接受的最低限度，降低X线曝光条件（管电流/管电压），使用C形臂旋转分散辐射的皮表入射点，限制射线照相采集的次数[49]。目前制造商在生产的X线透视设备内设置了自动曝光控制（automatic exposure control，AEC）系统，自动设定射线输出条件和剂量率。通过从业者和制造商的共同努力，AEC也在被不断地修订与完善。随着现代技术的进步，多种手术的辐射剂量也在大幅度减少，如图像降噪技术的进步使得手术辐射剂量减少50%以上而不损害图像质量[50,51]。

减少患者暴露的最有效步骤是源-表距（source-to-surface distance，SSD）最大化，即X线管球和患者之间的距离最大化。辐射剂量与距辐射源的距离的平方成反比；例如，将患者辐射皮表入射点的位置从45cm移至38cm，皮表入射点的剂量将增加40%以上。将患者的辐照位置从45cm处移动到38cm处，可使照射剂量增加40%以上。因此，必须最大限度地增加此距离。为控制这种影响，FDA将固定设备的SSD限制在至少38cm，移动和便携式设备的SSD限制在至少30cm。此外，对于正常透视模式，X线管输出限值为10R/min，对于高输出或"升压（boost）"模式，X线管输出限值为20R/min，需谨慎使用。在38cm的SSD上，消瘦体型患者的通常暴露率为1～2R/min，正常体型患者为3～5R/min，肥胖体质为8～10R/min。

虽然患者相对于X线源的定位很重要，但相对于影像探测器的位置同样重要。除非另有要求，影像探测器应尽可能靠近患者。影像探测器获取量的提高增加了几何放大率，反之AEC则驱动管球的输出。此外，患者与探测器之间距离的减小，可增加探测器对散射线的获取；患者与探测器距离的加大可显著增加参与手术工作人员的辐射剂量。恰当的射线准直是一种同样有效的技术，根据临床需要减小视野大小不仅可以减少患者和工作人员的剂量，还可以减少散射并提高图像质量。

应深入详细了解各供应商的设备参数和控制细节（如通用电气、飞利浦、西门子、东芝等），选择不同的剂量模式，如低剂量（减少患者剂量、增加影像噪声）、高剂量（增加患者剂量、减少图像噪声）、低帧频（减少患者剂量和减少帧频）等。在图像质量满足需求的情况下，建议使用低剂量模式和（或）较低的帧频。高剂量率模式可有助于肥胖体型患者或高清晰解剖结构观察，但不应常规使用。

应尽量调整射线皮表入射点的角度，通过不同方位观察靶区，以避免患者皮肤同一区域的重复暴露。肥胖体型患者或较厚身体部位均可增加光束衰减从而驱动AEC增加曝光剂量；同样，侧位和倾斜照射也可以增加皮表入射点的辐射剂量。照射视野尺寸和患者体型对于管球的旋转角度和次数具有重要影响，>22°～26°（最小）的角度可对辐射剂量产生显著影响[52]。

配备影像增强（Ⅱ）的旧型号透视设备对影像的物理放大（或"mag"模式）可以显著增加剂量。例如，将视野缩小2倍，剂量率将增加4倍；从12（32cm）切换到9（22cm）将使患者的相对皮表入射点剂量率增加200%以上。新型平板探测器通过数字/电子方式调整放大倍数，对放射剂量无影响。

最小化CINE"运行"次数、数字采集及DSA采集可减少曝光剂量。此类技术是基于高辐射剂量率而获取一系列低噪声高分辨率图像，每帧影像的数字采集和CINE采集的辐射剂量是透视检查的15倍，因而此类影像的采集和手术的时间可能是介入放射手术中患者辐射剂量的最大来源。

与患者相比，参与手术的工作人员在剂量减少技术可用性方面具有优势，因为工作人员能够身着防护装置。在介入治疗过程中，位于诊疗床边的工作人员必须身着铅防护衣、甲状腺防护围脖和含铅护目镜，可能进入主要治疗视野的手需要佩戴含铅手套。此类防护装置对全身和手的辐射防护能力分别达到90%和50%以上[47,53]。Paulson在一项研究中，通过放置剂量计于甲状腺防护围脖之外和手指，对57次脊柱穿刺注射和17次脊柱活检的医生所接受剂量进行监测，结果显示相对于身着铅防护衣医生，未身着铅防护衣医生每次手术的估计全身剂量高出1.7倍[29]。在CT透视期间，参与手术的工作人员应位于机架侧面，以避免散射辐射（图21-4）。最大化与患者的距离也减少手术者的辐射暴露。对于透视剂量的测量研究表明，来自在X线束进入患者身体方位的散射辐射最强烈。因此，在透视过程中，工作人员应位于探测器一侧，即患者身体的射线射出侧，而不是 X 线管球侧（图 21-4）。

常规 CT 检查的降低剂量通用技术均适用于 CT 引导介入手术。规划螺旋 CT 扫描剂量占介入手术总剂量的大部分，因此扫描区域应该严格限制在靶区脊柱节段，以图像质量可接受的最低限度模式进行扫描，并全程采用剂量自动调制。与透视所用 AEC 类似，依据 CT 辐射剂量参考水平（CT dose reference level），包括质量参考 mAs（quality reference mAs）、剂量指数（dose right index，DRI）、图像噪声指数（image noise index），以医生可接受图像质量的最低限度模式进行扫描。迭代重建已取代传统的滤波反投影作为标准 CT 图像重建。迭代方法[54, 55]显著降低了重建图像的噪声，对低剂量扫描图像噪声降低的效果更显著。剂量调制和迭代重建的结合显著减少了 CT 脊柱成像的辐射剂量[56, 57]。采用间断性 CTF 对于减少 CT 引导手术的总剂量也很重要，类似于低频脉冲透视的作用。

四、辐射生物学与辐射效应

电离辐射是作为电磁波传播的辐射，它携带足够的能量使电子与原子或分子分离，从而使它们电离（图 21-5）[58]。这种电离可以破坏分子内的化学键，影响细胞和组织，进而影响器官，最终影响整个身体。诊断放射学相关的辐射剂量和剂量率可发生这种程度的损伤。各种诊断程序所产生的辐射剂量范围很大（表 21-1），其中最大的辐射剂量通常来自于腹部和盆腔的增强 CT 扫描（约 20mSv）[59-62]。

（一）辐射对 DNA 的损伤

脱氧核糖核酸（DNA）包含细胞的遗传信息。DNA 是一种大分子，具有典型的双螺旋结构，由两条链组成，每条链由一个核苷酸序列组成。DNA 链由交替的糖基和磷酸基组成，核苷酸是 DNA 的一个亚基，由一个与磷酸基连接一个（脱氧核糖）及与之相连的"碱基"组成。任何对 DNA 的损伤都可能是致命的。辐射对细胞的损伤可由两种机制引起，辐射对 DNA 分子的直接电离作用和间接电离作用（图 21-6）[63]。

1. 电离辐射直接效应

在直接电离辐射作用中，射线与 DNA 分子的相互作用破坏了分子结构，能导致细胞损伤甚

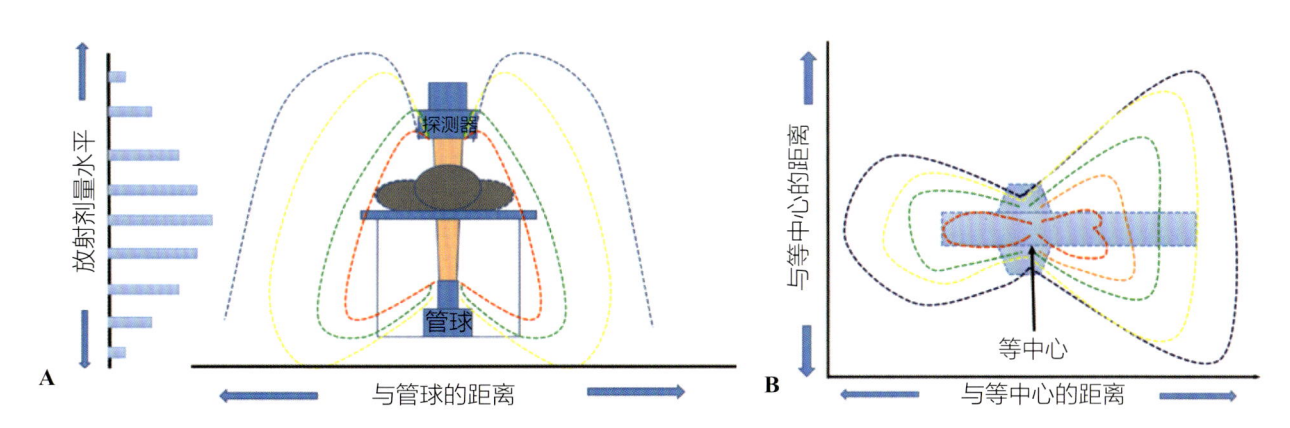

▲ 图 21-4 等剂量随着与患者距离的增加而减少

A. 用于介入手术的透视设备配置的 X 线管球和探测器（平板探测器或图像增强器）通常分别位于患者诊疗床下方和上方，在手术过程中，工作人员的辐射来自患者产生的散射，来自射线进入侧的患者背侧散射辐射（即管球侧）明显大于射线穿出的患者腹侧散射辐射；B. 阻挡散射强度的 CT 机架导致散射强度在机架的两侧呈哑铃形分布，散射强度随着 X 线进入患者的等中心距离的增加而降低

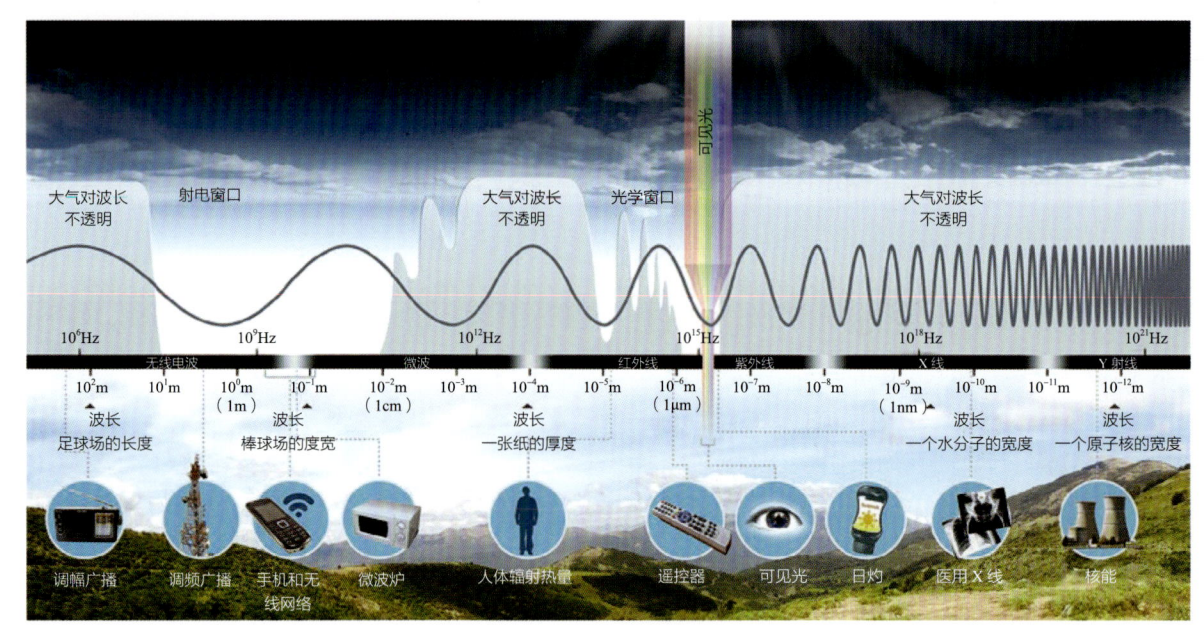

▲ 图 21-5　电磁波谱示例

引自 NASA，https://commons.wikimedia.org/wiki/File:Electromagnetic_spectrum_NASA_illustration.jpg.

表 21-1　各种诊断程序的代表性有效辐射剂量 [59-62]

检　查	有效剂量（mSv）
常规放射	
腰椎	0.5～1.8
胸部	0.007～0.05
计算机断层扫描（CT）	
头部	0.9～4.0
胸部	4～18
腹部	3.5～25
骨盆	3～10
颈椎	约 3
腰椎	约 6
介入性心脏病学	
冠状动脉造影	2～16
消融手术	6.6～59
经皮冠状动脉介入	7～57
心导管手术和支架置入术	7～15

至死亡，存活的受损细胞随后可能会诱发癌变或其他异常。该过程相互作用直接发生在粒子和细胞成分之间，没有中间步骤，被称为直接作用。此种类型 DNA 损伤主要由高 LET 辐射（如 α 粒子和中子）和高剂量辐射所致 [64-67]。

线性能量传输（linear energy transfer，LET）是带电离粒子转移到单位距离的能量 eV/cm，可用于量化电离辐射对生物标本的影响。辐射生物效应的大小与 LET 值有重要关系，在相同吸收剂量下射线 LET 值越大，其生物效应越大。高 LET 辐射粒子可以在很小的距离内沉积大量的能量，对生物具有更大的破坏性。高 LET 辐射粒子包括中子、质子和 α 粒子。高 LET 辐射引起的 DNA 损伤比低 LET 辐射剂量更难修复。

2. 电离辐射的间接效应

因为水是细胞和细胞中其他有机分子的主要成分，辐射与敏感目标附近的水分子相互作用而发生电离辐射间接效应的可能性大于直接效应。在电离辐射间接作用的过程中，能量被水分子吸收，从而形成离子对和活性氧代谢物，如羟基自

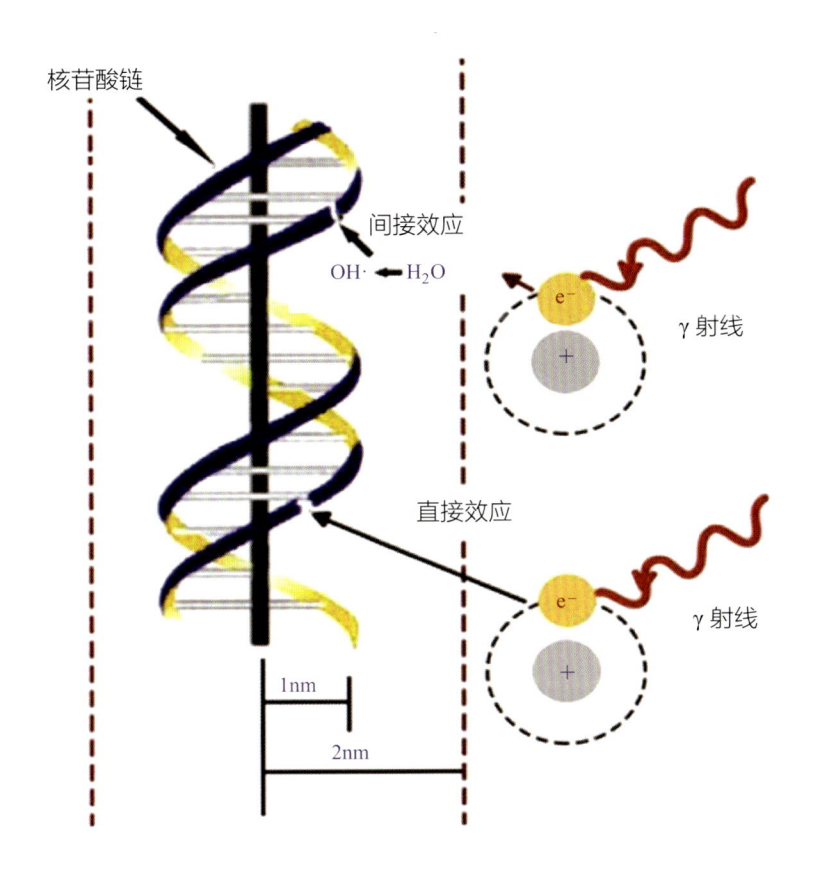

第 21 章 辐射暴露和防护
Radiation Exposure and Protection

◀ 图 21-6 直接或间接电离辐射引起的细胞损伤

经 Elsevier 许可转载，引自 Desouky et al[63]

由基（OH）。反过来，这些自由基与破坏细胞蛋白质的细胞原子和分子相互作用，并可能形成额外的自由基[64-67]。

由电离辐射产生的自由基的数量取决于总吸收剂量。间接损伤的影响通常由低 LET 辐射粒子所致，如光子辐射（X 线和 γ 射线、电子、β 射线）。低 LET 辐射（稀疏电离辐射）引起的生物损伤约有 2/3 是由间接作用所致，放射诊断过程主要发生电离辐射间接效应。

DNA 损伤是诊断辐射导致细胞死亡的主要原因。辐射暴露在 DNA 中产生广泛的损伤，例如单链断裂（single-strand break，SSB）、双链断裂（double-strand break，DSB）、碱基损伤、蛋白质 –DNA 交联和蛋白质 – 蛋白质交联。1～2Gy 剂量在细胞 DNA 中诱导的损伤数量约超过 1000 个碱基损伤，约 1000 个 SSB 和约 40 个 DSB。DNA 修复机制对于细胞从辐射中恢复十分重要，但未修复或错误修复的 DNA 损伤将导致暴露细胞发生突变或染色体损伤。细胞突变可能进一步导致癌症或遗传效应，严重的染色体损伤通常会导致细胞死亡。

辐射对哺乳动物细胞的损伤可分为三类：①致死性损伤（lethal damage，LD），不可逆和不可修复，导致细胞死亡；②潜在致死性损伤（potentially lethal damage，PLD），辐射损伤的组成部分，可以被辐照后环境条件所改变；③亚致死性损伤（sublethal damage，SLD），在正常情况下可以在数小时内修复，除非添加额外的 SLD（例如，第二个剂量辐射）。额外的 SLD 可以累积形成 LD。SLD 修复为在每次照射中间给予一定间隔的情况下，细胞存活率较同等剂量一次照射明显增加。

Bergonie 和 Tribondeau 定律指出，生物组织的放射敏感性与有丝分裂活性成正比，与细胞分化程度成反比。ICRP 第 60 和 103 号报道[46, 68]列出了组织器官加权因子（W_T），相较于均匀全身辐射，该因子有助于衡量特定器官或组织在全身各器官均匀受照情况下对全身健康的相对重要性。细胞周期有两个明确的时间段：有丝分裂期（M 期）和 DNA 合成期（S 期）。细胞周期的 S 和 M 部分由 DNA 合成前期（G_1）和 DNA 合成前期（G_2）两个间期分隔。基因组复制发生在 S 期，子细胞的有丝分裂繁殖发生在 G_2/M 期。辐射敏感性在整个细胞周期中不同：后期 S 期最具有抗辐射性，G_2/M 期最具有辐射敏感性，G_1 期处于中间位置。

若干希沃特（Sv）的辐射剂量可导致细胞损失。如果细胞失去了生殖完整性，即使物理上能存活下来，也通常被认为被辐射"杀死"。生殖完整性的丧失可通过细胞凋亡、坏死、有丝分裂困难或诱导衰老而发生。细胞凋亡或程序性细胞死亡通常可以自然发生，或者是在细胞环境损伤后发生。细胞坏死通常发生于在高剂量辐射后。

人类电离辐射生物效应又可分为躯体效应和遗传效应。躯体效应是指发生于受照个体本身的损伤效应，而遗传效应是指发生在受照个体后代身上的损伤效应。确定性效应都是躯体效应，而随机效应可以是躯体效应，也可以是遗传效应。确定性效应通常有一个与剂量相关的效应最小阈值和效应严重程度。而随机效应通常用线性无阈（linear-non-threshold，LNT）模型来描述，与过量的癌症诱导有关。

3. 确定性效应

此类效应表示辐射与其引起的不良反应之间的因果关系。确定性效应有一个阈值，低于这个阈值，效应就不会发生（图 21-7）。确定性效应可能发生在暴露后几小时或数天内（即早期皮肤反应），也可能发生在暴露后的数月或数年（晶状体白内障）[69-71]。成人组织和器官的急性、分段或长期慢性接触辐射暴露损伤的阈值剂量参见 Bushberg 和 Boone 的著作[58]。

辐射对正常组织的影响主要取决于功能和组织病理损害的结果。因此，可以根据暴露后临床症状出现的时间对组织的辐射损伤进行分类：急性效应（几周内的早期反应）和迟发效应（数月或数年后出现的反应）。

4. 急性效应

急性效应（acute effect）主要发生在细胞新陈代谢快的组织中，此类组织需要细胞分裂来维持器官的功能。呈现早期反应的组织包括骨髓、胃肠道和皮肤。约 2Gy（200rad）剂量的暴露可引起造血功能障碍综合征，包括全血细胞减少、

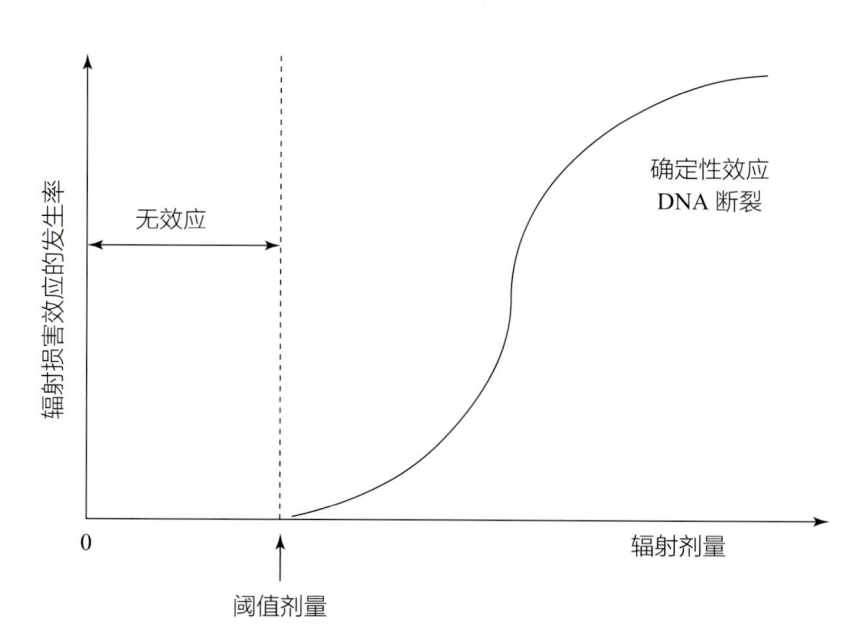

◀ **图 21-7 随剂量增加而反应程度加重的确定性效应**
如果剂量增加，效应的严重程度也随之加重；所有的急性效应和大多数组织的迟发效应都是确定性效应

感染和出血[72]。>6Gy（600rad）的中等剂量暴露可导致胃肠道反应综合征——脱水、电解质异常、胃肠道出血和暴发性小肠结肠炎，这种情况可在暴露后的数小时内发生[72]，>20~30Gy（2000~3000rad）的高剂量暴露可导致心血管和中枢神经系统综合征，并伴有难治性低血压和循环衰竭[72]。胃肠道综合征和神经血管综合征是不可逆的。

5. 迟发效应

在正常情况下，迟发效应（late effect）往往发生在实质细胞分裂很少或新陈代谢不活跃的器官中，如肝脏或肾脏和中枢神经系统或肌肉。迟发反应也可能发生在早期反应的组织中，如皮肤/皮下组织和肠道；然而，此类反应（皮下纤维化、肠腔狭窄）的性质与早期反应有很大的不同。在许多组织中，一种常见的迟发反应是组织纤维化和血管损伤的缓慢发展，这是一种在许多组织中常见的迟发反应，经常出现在放射治疗多年后的癌症患者中。

放射诊断水平辐射剂量常见的组织反应发生于男性和女性的皮肤、眼睛晶状体和生殖系统。

（二）辐射引起的皮肤反应

根据暴露水平，辐射引起的皮肤效应有多种表现形式。类似晒伤的早期短暂性红斑是最常见的症状，发生于照射后数小时内。由于皮肤的炎症反应，在潜伏期8~10天后，可能出现第二种更严重的红斑，呈鲜红色，局限于辐射部位，并伴有热感和瘙痒感。辐射引起的皮肤反应可根据暴露剂量划分：单次剂量>2Gy 皮肤出现的短暂红斑；剂量>7Gy 出现的全身性红斑；剂量为15~20Gy 出现的湿性脱屑和溃疡（图21-8）[73-77]。

（三）辐射诱发白内障发生

眼睛晶状体中含有透明晶状体纤维，晶状体囊内有少量分裂细胞。如果辐射损伤分裂上皮，则可出现晶状体混浊（白内障）。目前尚未发现受损细胞和异常纤维的清除机制。白内障形成的速度随暴露于慢性剂量和急性剂量而变化。从辐射暴露到白内障出现的时间从6个月到30年不等。辐射剂量对潜伏期有很大影响，一般来说，剂量越高，潜伏期越短。中等剂量的辐射可在少数个体中产生白内障，而暴露于单剂量2Gy 或更高剂量的个体发病率上升到100%[78, 79]。

随机效应

此类效应为偶然发生，主要包括致癌和遗传效应。随着个体剂量的增加，致癌或遗传效应发生的可能性也会增加。对于概率效应，效应发生

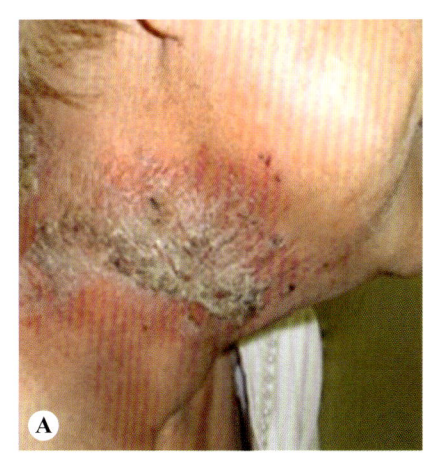

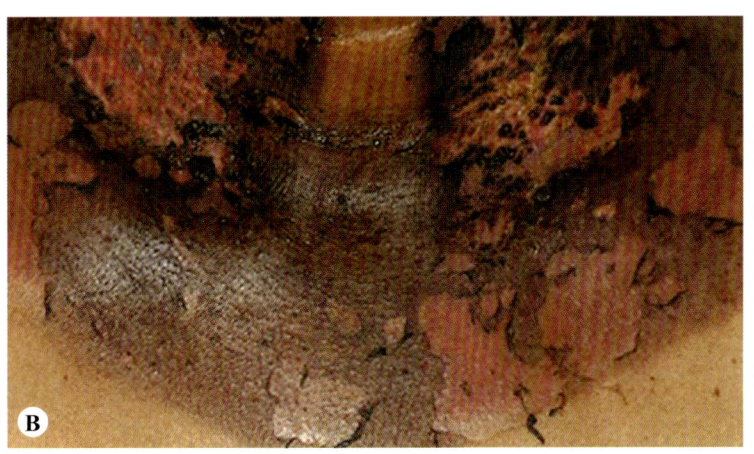

▲ 图21-8 放射性皮肤反应

A. 放射性皮炎：中度性红斑和鳞片干燥脱屑；B. 急性放射性皮炎伴融合性湿性脱屑（经 Elsevier 许可转载，引自 Hymes et al.[77]）

的概率是剂量的函数，但随机效应的严重程度不是剂量的函数（图 21-9）。假定随机效应不存在阈剂量，那么剂量再小也有发生随机效应的危险[80]。常规放射诊断辐射水平的主要的随机效应是致癌和遗传效应，均为迟发效应，此类效应在辐射暴露数年后才会出现。辐射随机效应的其他例子包括白血病和遗传效应，辐射随机效应通常具有潜伏期，暴露后白血病的最短潜伏期约为 2 年，随着时间的推移，风险在 10 年后达到峰值（大多数病例发生在前 15 年），此后下降（图 21-10）[81]。实体瘤的潜伏期比白血病长，潜伏期可为 10～60 年，甚至更长。

五、辐射安全法规和要求

与所有利用电离辐射的成像方式一样，辐射暴露限值和辐射安全要求对于为医生和工作人员、患者及公众提供安全的工作环境至关重要。不同于通常在联邦或国家层面实施的放射性物质法规，设备产生的电离辐射（例如 CT、透视）的具体法规和要求通常在州和（或）地方层面制定。虽然地方法规因各地具体情况和特定需求而异，但各地的中心理念大体相似。美国境外法规的一些重要差异将在本节的最后详细说明。

（一）职业辐射安全要求及监管依据

监管法规的制定，特别是临床人员的职业暴露限值，是基于对低水平电离辐射暴露的慢性效应的不完全理解。对于高水平的暴露和相应的效应，无论是确定性效应还是随机效应，都是相对明确并具有良好的统计相关性。对于较低水平的暴露，缺乏高可信度随机效应的统计相关性。根据来自科学机构，如 ICRP、美国国家研究理事会（National Research Council）等现有数据和指南，监管部门一致采用线性无阈（LNT）模型模拟辐射风险。

LNT 模型（图 21-11）表明，任何辐射暴露都会导致随机效应的风险增加，通常称为过度癌症诱导。该模型固有的假设是，随机效应没有阈值剂量，随机风险随辐射剂量线性增加[82, 83]。该理论促成了上述所谓的 ALARA 原则。基于 ALARA 原则进行成本受益分析，对不可避免的辐射暴露，在实际工作中应加以管理并尽可能最小化。ALARA 原则遵循证明、优化和限值的原则，确保从成本效益的角度调整暴露风险和任何相关风险的合理性。应对相关剂量减少技术和应用方法进行优化，如对工作人员的屏蔽或对患者的方案和设备调整。限值是应用辐射暴露的硬性

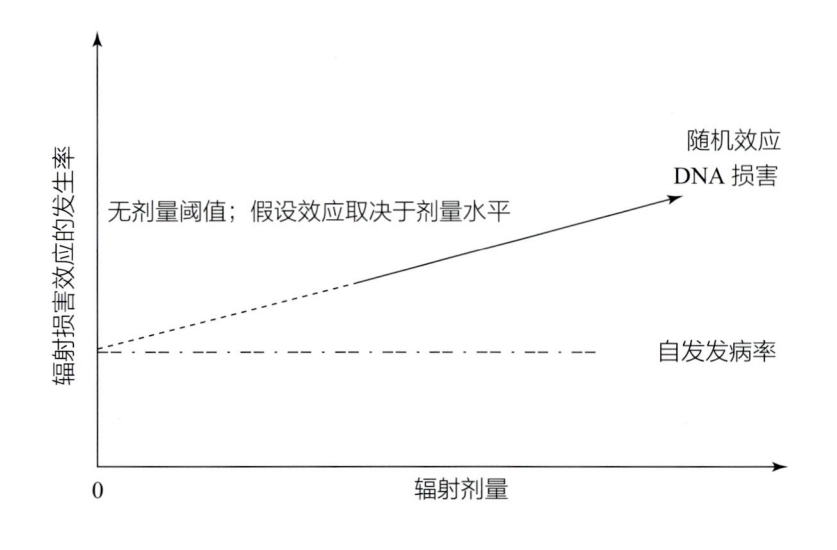

◀ 图 21-9 偶然发生的辐射随机效应，通常在没有剂量阈值水平的情况下发生，其概率与剂量成正比，其严重程度与剂量无关

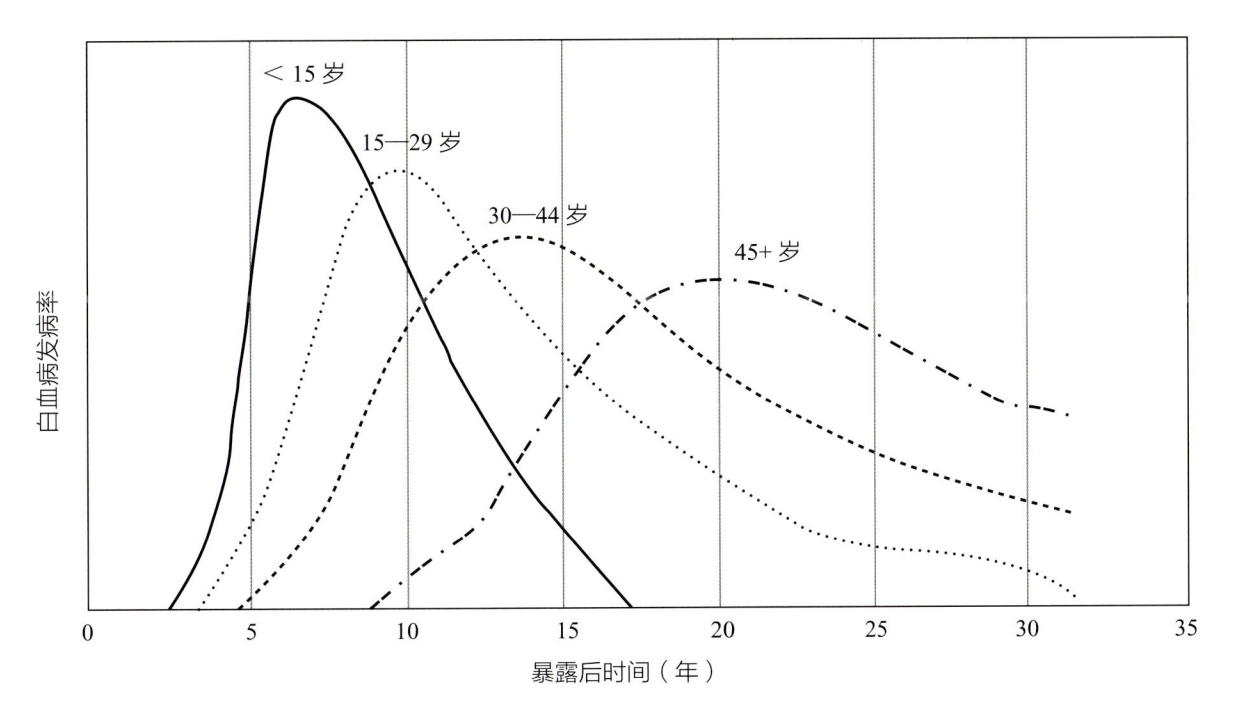

▲ 图 21-10 辐射随机效应与时间过程和潜伏期有关

原子弹幸存者暴露时的年龄和白血病（除慢性淋巴细胞性白血病）发病率 [81]

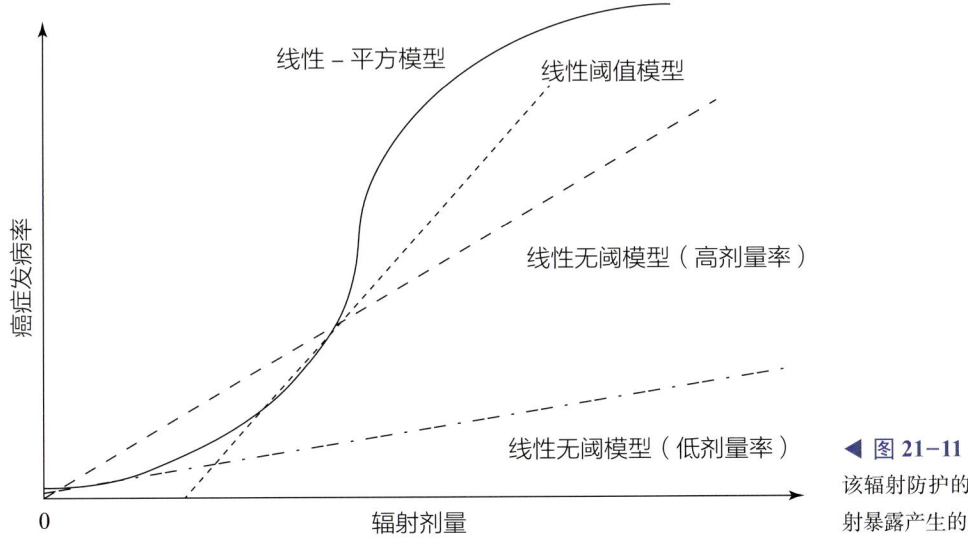

◀ 图 21-11 线性无阈（LNT）模型

该辐射防护的剂量反应模型用于评估电离辐射暴露产生的影响人体健康的随机效应 [82]

限制，在必要情况下，低于该限值的风险被认为是可接受的 [46]。

值得注意的是，LNT 模型和 ALARA 原则已经存在了几十年；然而，在过去的 10~20 年里，医学成像的应用和数据收集能力的增加导致模型在低剂量区域仅有较小的可信区间，甚至一些模型表明低剂量辐射对健康是有益的 [84-86]。然而，其他近期研究支持 LNT 模型 [19]。虽然尚未完全确定，但在 0~50mSv 内的低剂量下，现有的大量数据似乎趋向于更大的斜率，此类数据表明，低剂量下的随机风险可能不太明显。尽管监管机构对背离 LNT 模型的意见犹豫不决有多种原因，其最重要的原因是缺乏结论性数据，而且 LNT 模型在风险估计方面偏于保守[87]。

美国的年度全身暴露限值的设定使得实体瘤的过度癌症诱发风险低于 1%，白血病的诱发风险低于 0.1%[82]。除了设定年度全身暴露限值外，四肢、单个器官和眼睛晶状体的暴露同样设定了年度限值。许多州还设定了未成年人、妊娠期工作者和公众人群的年度暴露限值。负责监管放射性材料使用的美国核管理委员会（Nuclear Regulatory Commission，NRC）制订了年度暴露限值，已被采纳用于美国国家层面对产生辐射设备的监管。此外，为州和地方层级监管机构提供专业指导的辐射控制项目主管会议（Conference of Radiation Control Program Directors，CRCPD）已敦促各州和地方将 NRC 限值用于产生辐射设备的监管。虽然如此，一些州仍然遵守其他或过时的限值，如美国职业安全与健康管理局（Occupational Safety and Health Administration，OSHA）规定的限值。表 21-2 总结了这些限值[88-91]。

根据随机辐射风险的累积（或绝对）模型，监管部门每年或每季度修订职业辐射剂量限值。该模型假设后续辐射照射的随机效应是累加的。就生物修复过程而言，在相对较短的时间内（数小时至数天）多次暴露也是如此[87, 92]。然而，基于流行病学数据支持的 LNT 模型提示，在大时间框架应用的情况下，随机辐射风险遵循相对风险模型[93]。简单地说，相同解剖区域的第 n 次暴露与第一次暴露具有相同的辐射风险（给定相似的剂量），该模型适用于患者和工作人员的低水平暴露。

（二）国际法规

在美国境外工作的从业人员必须遵守其执业所在国家的辐射法规，并应向当地监管部门寻求帮助。在许多情况下，各国遵循与美国相似的标准；一般来说，国际原子能机构（IAEA）和 ICRP 等国际科学机构的建议与美国法规一致。一个重要的例外情况是欧盟（EU）成员国和采用欧盟指南的国家。欧盟指令 2013/59/欧洲原子能共同体（Euratom）"电离辐射防护"要求的年度职业限值显著降低（表 21-2）[89, 91]。对于许多医生来说，必须积极应用辐射防护方法来维持此类限值，尤其是在晶状体辐射暴露方面。

六、医疗机构和公众的辐射安全要求

除了对职业暴露个人的监管要求外，公众人群的年度暴露限值也有相关规定。公众人群包括在检查过程中未暴露于辐射的患者、探视者、医院供应商和服务人员，以及日常工作不涉及暴露于电离辐射的临床工作人员（如文员和清洁人员等）。不同于职业暴露的"辐射工作人员"，公众人群一般没有接受过关于辐射暴露风险的教育，无法根据 ALARA 原则进行风险效益分析。基于同理，公众人群也被限制于低水平的暴露，辐射引起的过度癌症诱发的随机风险应低于 0.1%[46]，公众人群的限值通常设定为每年 1mSv，任意 1h 内≤20μSv。在放射学和介入领域之外，医疗机构很容易实现此类限值。但是，在使用电离辐射的区域及其周围，可能需要出入控制和屏蔽设置以保持此类限值，此方面将在下一节深入讨论。

七、患者辐射安全要求

患者辐射暴露在政府层面没有强制或管制要求。医疗需求和检查的适当性决定了患者是否接受电离辐射，而在检查选择和认同期间，需要基于成本效益分析进行权衡。然而，应根据 ALARA 原则选择恰当技术方案，尽量减少患者的剂量并保持足够的图像质量。

表 21-2 美国和欧洲身体各部位的职业剂量限值 [88-91]

暴露的器官或组织	剂量限值（mSv）	时间段
美国核管理委员会（NRC）和辐射控制项目主管会议（CRCPD）限值		
全身	50	全年
单个器官	500	全年
皮肤或肢体	500	全年
眼晶状体	150	全年
胎儿	5	全年
未成年人（整个身体）	5	全年
美国职业安全与健康管理局（OSHA）限值		
全身	12.5	1个季度（全年 50mSv）
头部和躯干	12.5	1个季度（全年 50mSv）
活跃的造血器官	12.5	1个季度（全年 50mSv）
眼晶状体	12.5	1个季度（全年 50mSv）
性腺	12.5	1个季度（全年 50mSv）
四肢	187.5	1个季度（全年 750mSv）
全身皮肤	75	1个季度（全年 300mSv）
欧洲限值		
全身	20	全年
全身	50	特殊情况下的全年；5年动态平均值不得超过 20mSv
单个器官	不适用	不适用
皮肤或肢体	500	全年
眼晶状体	20	全年
眼晶状体	100	连续5年的总和；5年动态平均值不得超过 50mSv
胎儿	1	全年
未成年人（全身）	6	全年

改编自 Title 10 Code of Federal Regulations (10CFR Part20), Part 20 "Standards for Protection against Radiation," and European Agency for Safety and Health 2015. The limits vary depending on the affected part of the body.

延时或多次的介入治疗可能导致患者皮肤或器官剂量过多，明显超过职业限值。虽然多年后出现的随机风险需要重点考虑，但短期确定性效应，如红斑和脱毛，具有更直接的临床相关性。

皮表入射点的剂量＞2Gy 可导致短暂性红斑和脱毛，尽管对大多数患者来说，此情况更有可能发生在 4～5Gy[24] 剂量。尽管此种剂量水平在介入放射和心脏介入手术中经常发生，但在脊柱和疼痛介入手术中较为少见[94]。对于需要多次治疗的患者，在相当短的时间内（<6个月）累积剂量可达到15Gy或更高水平，因此需要在随后的18~24个月内进行积极随访，以治疗皮肤的辐射效应，如干燥和潮湿脱屑、坏死、溃疡等。由于这些可能性，美国联合委员会（Joint Commission）对6个月内同一区域皮肤剂量超过15Gy的患者进行警讯事件（sentinel event）分类[95]。警讯事件被定义为可导致患者死亡、永久伤害或严重临时伤害的患者安全事件（发生的主要原因与患者疾病自然过程或基本状况无关）。该事件并非暴露限值而是护理人员的检查要点，只有在降低发病率和死亡率的基础上，才能进一步考虑患者接触的电离辐射。超过限值水平的患者暴露可能需要进行根本原因分析或通告，以符合认证标准。

为了尽量减少警讯事件的数量，美国联合委员会（及许多州监管部门）制定了透视剂量通告规定，要求医疗机构设置剂量阈值（或参考）水平，以促进进一步审查和（或）患者评估。例如，单次手术中的患者累积剂量>1Gy的情况，必须向辐射安全委员会报告。超过3Gy的暴露应及时通知并指导患者对可能出现的轻度红斑进行自我评估和护理；若超过10Gy的暴露应进一步指导患者和随访，并通知介入放射医师，以评估可能导致警讯事件的任何进一步暴露的合理性。值得注意的是，这些工作和级别具有可变性，应在每个医疗机构酌情制订。所有剂量必须记入患者的医疗记录中，可能有确定性损伤的患者需要随访，医师或介入医师必须有透视的决定权。精确的皮肤剂量估计需要扩展计算，考虑多种变量，如透射因子、反向散射因子、C形臂旋转角等[11,12,52]。在许多医疗机构中，实际参考水平可设定为空气比释动能、DAP或透视时间的特定阈值，以利于诊室内实时获知[94,96]。2019年1月，美国联合委员会增加了辐射过量的警讯事件类别，涉及单个区域累积剂量超过15Gy的长时间透视。2006年6月以后生产的所有透视机必须测量并显示患者参考辐射剂量。

八、设备年度评估

美国放射学会（American College of Radiology，ACR）要求对所有透视和CT设备在安装后进行性能评估，以确保符合制造商的产品说明，并符合最大暴露和正常运行的规范。这些评估必须由有资质的医学物理专家（qualified medical physicist，QMP）或由相关州法律批准的临床工程师进行，此类评估需定期重复以确保长期一致性，每年必须至少进行一次。这些质量控制测试的最终目标是建立和保持性能标准，保证在最低合理的辐射剂量下，设备能提供适当的诊断图像质量，以利于诊断或介入研究。在可能影响设备成像性能或辐射输出的重大维修（例如，更换X线球管、滤线器、探测器）后也应进行类似评估。

年度透视设备评估方面的完整参数见表21-3[97]。根据设备的预期用途，对自动曝光控制器和手动曝光进行测试。在验收测试、性能评估或定期质量控制中进行的此类测试项目已被列入美国放射学院—美国医学物理学家协会（American College of Radiology-American Association of Physicists in Medicine，ACR-AAPM）的诊断医学物理性能监测技术标准[97]。

根据国家基准（如ACR剂量指数注册表），审核医疗机构的CT和透视剂量信息，对患者剂量指数进行定期审计。至少每年收集一次患者辐射剂量率及各方案的成像技术参数（kVp、mAs），并向放射科负责人报告。此外，大多数州政府要求将年度评估的技术参数（kVp、mAs和剂量率）的报告卡片放置于机器上，并与前一年参数进行比较，以确定任何潜在的设备故障。超过10%的偏差需要由临床工程师进行评估，并由

表 21-3　有资质医学物理师的年度透视设备评估检测[97]

1. 设备外观检查表
2. 设备组装的完整性
3. 警报和连锁装置的运行
4. 其他辐射安全功能
5. 方案的适当性（透视和采集）
6. 儿科方案和设备配置
7. 等中心位置
8. 辐射视野测量
9. 采集显示器的性能
10. 校准和射束准直
11. 管电压（kVp）的准确性和可重复性
12. 最小光束质量（半值层）
13. 自动剂量率的控制性能
14. 图像质量：系统高密度分辨率
15. 图像质量：系统低密度敏感度
16. 辐射指标显示的准确性
17. 影像接收器的空气比释动能率
18. "典型"成人患者和"典型"儿童患者（如果适用）的皮表入射点空气比释动能率
19. 患者皮表入射点最大空气比释动能率
20. 图像接收器性能
21. 图像伪影
22. 影像归档和通信系统的适配性

QMP 进行后续重新评估，物理学专家的详细测试结果报告（符合或不符合规定条目）应向管理层报告，并至少保存 3 年，以供监管和认证检查。

除了年度设备评估外，QMP 还将协助医疗机构理解和完善政策和制度，以评估需要长期辐射暴露的研究和治疗措施对患者、工作人员和医生造成的风险[49]。QMP 还将协助辐射安全办公室评估个人和公众人群可能受到透视或 CT 设备职业暴露所导致的辐射风险。

总结

本章阐述了透视和 CT 影像导引设备在脊柱介入治疗中的应用，特别强调了辐射暴露和防护原则。本章还总结了基于这些辐射暴露可能发生的各种生物学效应，包括与癌症风险相关模型。本章同时介绍了各种防护策略，以利于患者和工作人员免受辐射伤害。最终目标是为患者提供最少辐射剂量和高质量图像的诊断及介入治疗。降低患者辐射剂量与减少操作人员和工作人员的辐射剂量直接相关。

参考文献

[1] Manchikanti L, Pampati V, Falco FJ, Hirsch JA. Growth of spinal interventional pain management techniques: analysis of utilization trends and Medicare expenditures 2000 to 2008. Spine. 2013;38(2):157-68.

[2] Miller DC, Patel J. Smith CC; Spine Intervention Society's Patient Safety Committee. Fact finders for patient safety: radiation safety for interventional spine procedures. Pain Med. 2018;19(3):629-30.

[3] Bundy JJ, Chick JFB, Hage AN, Gemmete JJ, Srinivasa RN, Johnson EJ, et al. Contemporary interventional radiology dosimetry: analysis of 4,784 discrete procedures at a single institution. J Am Coll Radiol. 2018;15(9):1214-21.

[4] Balaguru D, Rodriguez M, Leon S, Wagner LK, Beasley CW, Sultzer A, Numan MT. Comparison of skin dose measurement using nanoDot® dosimeter and machine readings of radiation dose during cardiac catheterization in children. Ann Pediatr Cardiol. 2018;11(1):12-6.

[5] Meyer P, Regal R, Jung M, Siffert P, Mertz L, Constantinesco A. Feasibility of a semiconductor dosimeter to monitor skin dose in interventional radiology. Med Phys. 2001;28(10):2002-6.

[6] Glennie D, Connolly BL, Gordon C. Entrance skin dose measured with MOSFETs in children undergoing interventional radiology procedures. Pediatr Radiol. 2008;38(11):1180-7.

[7] Giordano BD, Baumhauer JF, Morgan TL, Rechtine GR. Cervical spine imaging using standard C-arm fluoroscopy: patient and surgeon exposure to ionizing radiation. Spine (Phila Pa 1976). 2008;33(18):1970-6.

[8] Giordano C, D'Ercole L, Gobbi R, Bocchiola M, Passerini F. Coronary angiography and percutaneous transluminal coronary angioplasty procedures: evaluation of patients'

maximum skin dose using Gafchromic films and a comparison of local levels with reference levels proposed in the literature. Phys Med. 2010;26(4):224-32.

[9] International Electrotechnical Commission. Medical electrical equipment, Part 2-43. Particular requirements for the safety of X-ray equipment for interventional procedures. IEC 60601-2-43; 2000.

[10] National Electrical Manufacturers Association. NEMA XR 27. X-ray equipment for interventional procedures user quality control mode. Rosslyn: National Electrical Manufactureres Association. 1 Jan 2013.

[11] Jones AK, Pasciak AS. Calculating the peak skin dose resulting from fluoroscopically guided interventions. Part I: methods. J Appl Clin Med Phys. 2011;12(4):231-44.

[12] Jones AK, Pasciak AS. Calculating the peak skin dose resulting from fluoroscopically-guided interventions. Part II: case studies. J Appl Clin Med Phys. 2012;13(1):174-86.

[13] Johnson PB, Borrego D, Balter S, Johnson K, Siragusa D, Bolch WE. Skin dose mapping for fluoroscopically guided interventions. Med Phys. 2011;38(10):5490-9.

[14] Rana V, Rudin S, Bednarek D. A tracking system to calculate patient skin dose in real-time during neurointerventional procedures using a biplane X-ray imaging system. Med Phys. 2016;43(9):5131-44.

[15] Compagnone G, Giampalma E, Domenichelli S, Renzulli M, Golfieri R. Calculation of conversion factors for effective dose for various interventional radiology procedures. Med Phys. 2012;39(5):2491-8.

[16] Le Heron JC. Estimation of effective dose to the patient during medical X-ray examinations from measurements of the dose-area product. Phys Med Biol. 1992;37(11):2117-26.

[17] Hoang JK, Yoshizumi TT, Toncheva G, Gray L, Gafton AR, Huh BK, et al. Radiation dose exposure for lumbar spine epidural steroid injections: a comparison of conventional fluoroscopy data and CT fluoroscopy techniques. AJR Am J Roentgenol. 2011;197(4):778-82.

[18] Maino P, Presilla S, Colli Franzone PA, van Kuijk SM, Perez RS, Koetsier E. Radiation dose exposure for lumbar transforaminal epidural steroid injections and facet joint blocks under CT vs. fluoroscopic guidance. Pain Pract. 2018;18(6):798-804.

[19] Cohen S, Liu A, Gurvitz M, Guo L, Therrien J, Laprise C, et al. Exposure to low-dose ionizing radiation from cardiac procedures and malignancy risk in adults with congenital heart disease. Circulation. 2018;137(13):1334-45.

[20] Dietrich TJ, Peterson CK, Zeimpekis KG, Bensler S, Sutter R, Pfirrmann CW. Fluoroscopy-guided versus CT-guided lumbar steroid injections: comparison of radiation exposure and outcomes. Radiology. 2019;290(3):752-9.

[21] Perisinakis K, Damilakis J, Theocharopoulos N, Papadokostakis G, Hadjipavlou A, Gourtsoyiannis N. Patient exposure and associated radiation risks from fluoroscopically guided vertebroplasty or kyphoplasty. Radiology. 2004;232(3):701-7.

[22] Boszczyk BM, Bierschneider M, Panzer S, Panzer W, Harstall R, Schmid K, et al. Fluoroscopic radiation exposure of the kyphoplasty patient. Eur Spine J. 2006;15(3):347-55.

[23] Li YY, Huang TJ, Cheng CC, Wu MH, Lee CY. Comparing radiation exposure during percutaneous vertebroplasty using one- vs. two-fluoroscopic technique. BMC Musculoskelet Disord. 2013;14:38.

[24] Miller DL, Balter S, Noonan PT, Georgia JD. Minimizing radiation-induced skin injury in interventional radiology procedures. Radiology. 2002;225(2):329-36.

[25] Alfidi RJ, Haaga J, Meaney TF, MacIntyre WJ, Gonzalez L, Tarar R, et al. Computed tomography of the thorax and abdomen; a preliminary report. Radiology. 1975;117(2):257-64.

[26] Gangi A, Dietemann J-L, Mortazavi R, Pfleger D, Kauff C, Roy C. CT-guided interventional procedures for pain management in the lumbosacral spine. Radiographics. 1998;18(3):621-33.

[27] Daly B, Templeton PA. Real-time CT fluoroscopy: evolution of an interventional tool. Radiology. 1999;211(2):309-15.

[28] Silverman SG, Tuncali K, Adams DF, Nawfel RD, Zou KH, Judy PF. CT fluoroscopy-guided abdominal interventions: techniques, results, and radiation exposure. Radiology. 1999;212(3):673-81.

[29] Paulson EK, Sheafor DH, Enterline DS, McAdams HP, Yoshizumi TT. CT fluoroscopy-guided interventional procedures: techniques and radiation dose to radiologists. Radiology. 2001;220(1):161-7.

[30] Carlson SK, Bender CE, Classic KL, Zink FE, Quam JP, Ward EM, et al. Benefits and safety of CT fluoroscopy in interventional radiologic procedures. Radiology. 2001;219(2):515-20.

[31] Froelich JJ, Ishaque N, Regn J, Saar B, Walthers EM, Klose KJ. Guidance of percutaneous pulmonary biopsies with real-time CT fluoroscopy. Eur J Radiol. 2002;42(1):74-9.

[32] Heyer CM, Brus LJ, Peters SA, Lemburg SP. Efficacy of CT-guided biopsies of the spine in patients with spondylitis-an analysis of 164 procedures. Eur J Radiol. 2012;81(3):e244-e9.

[33] Trumm CG, Pahl A, Helmberger TK, Jakobs TF, Zech CJ, Stahl R, et al. CT fluoroscopy-guided percutaneous vertebroplasty in spinal malignancy: technical results, PMMA leakages, and complications in 202 patients. Skelet Radiol. 2012;41(11):1391-400.

[34] Gupta AC, Yoo AJ, Stone J, Barr JC, Brook A, Tutton S, et al. Percutaneous sacroplasty. J Neurointerv Surg. 2012;4(5):385-9.

[35] Kim GR, Hur J, Lee SM, Lee HJ, Hong YJ, Nam JE, et al. CT fluoroscopy-guided lung biopsy versus conventional CT-

[36] Gold MM, Miller TS, Farinhas JM, Altschul DJ, Bello JA, Brook AL. Computed tomography-guided lumbar drain placement. J Neurosurg Spine. 2008;9(4):372-3.

[37] Toomayan GA, Major NM. Utility of CT-guided biopsy of suspicious skeletal lesions in patients with known primary malignancies. AJR Am J Roentgenol. 2011;196(2):416-23.

[38] Leng S, Atwell TD, Yu L, Mandrekar J, Lewis BD, Woodrum DA, McCollough CH. Radiation dose reduction for CT-guided renal tumor cryoablation. AJR Am J Roentgenol. 2011;196(5):W586-91.

[39] Kloeckner R, dos Santos DP, Schneider J, Kara L, Dueber C, Pitton MB. Radiation exposure in CT-guided interventions. Eur J Radiol. 2013;82(12):2253-7.

[40] Joemai RM, Zweers D, Obermann WR, Geleijns J. Assessment of patient and occupational dose in established and new applications of MDCT fluoroscopy. AJR Am J Roentgenol. 2009;192(4):881-6.

[41] Yang K, Ganguli S, DeLorenzo MC, Zheng H, Li X, Liu B. Procedure-specific CT dose and utilization factors for CT-guided interventional procedures. Radiology. 2018;289(1):150-7.

[42] Greffier J, Pereira FR, Viala P, Macri F, Beregi JP, Larbi A. Interventional spine procedures under CT guidance: how to reduce patient radiation dose without compromising the successful outcome of the procedure? Phys Med. 2017;35:88-96.

[43] Guberina N, Forsting M, Ringelstein A, Suntharalingam S, Nassenstein K, Theysohn J, et al. Radiation exposure during CT-guided biopsies: recent CT machines provide markedly lower doses. Eur Radiol. 2018;28(9):3929-35.

[44] Lazarus MS, Forman RB, Brook AL, Miller TS. Radiation dose and procedure time for 994 CT-guided spine pain control procedures. Pain Physician. 2017;20(4):E585-E91.

[45] Botwin KP, Thomas S, Gruber RD, Torres FM, Bouchlas CC, Rittenberg JJ, et al. Radiation exposure of the spinal interventionalist performing fluoroscopically guided lumbar transforaminal epidural steroid injections. Arch Phys Med Rehabil. 2002;83(5):697-701.

[46] The 2007 Recommendations of the International Commission on Radiological Protection. ICRP publication 103. Ann ICRP. 2007;37(2-4):1-332.

[47] Theocharopoulos N, Perisinakis K, Damilakis J, Papadokostakis G, Hadjipavlou A, Gourtsoyiannis N. Occupational exposure from common fluoroscopic projections used in orthopaedic surgery. J Bone Joint Surg Am. 2003;85(9):1698-703.

[48] International Atomic Energy Agency. Patient dose optimization in fluoroscopically guided interventional procedures: final report of a coordinated research project. IAEA-TECDOC-1641. Vienna, Austria: International Atomic Energy Agency; 2010.

[49] Mahesh M. National Council on radiation protectionand measurements. NCRP 168: its significance to fluoroscopically guided interventional procedures. J Am Coll Radiol. 2013;10(7):551-2.

[50] Söderman M, Holmin S, Andersson T, Palmgren C, Babić D, Hoornaert B. Image noise reduction algorithm for digital subtraction angiography: clinical results. Radiology. 2013;269(2):553-60.

[51] Dekker LR, van der Voort PH, Simmers TA, Verbeek XA, Bullens RW, van't Veer M, et al. New image processing and noise reduction technology allows reduction of radiation exposure in complex electrophysiologic interventions while maintaining optimal image quality: a randomized clinical trial. Heart Rhythm. 2013;10(11):1678-82.

[52] Pasciak AS, Jones AK. Does "spreading" skin dose by rotating the C-arm during an intervention work? J Vasc Interven Radiol. 2011;22(4):443-52.

[53] Synowitz M, Kiwit J. Surgeon's radiation exposure during percutaneous vertebroplasty. J Neurosurg Spine. 2006;4(2):106-9.

[54] Willemink MJ, de Jong PA, Leiner T, de Heer LM, Nievelstein RA, Budde RP, et al. Iterative reconstruction techniques for computed tomography part 1: technical principles. Eur Radiol. 2013;23(6):1623-31.

[55] Willemink MJ, Leiner T, de Jong PA, de Heer LM, Nievelstein RA, Schilham AM, et al. Iterative reconstruction techniques for computed tomography part 2: initial results in dose reduction and image quality. Eur Radiol. 2013;23(6):1632-42.

[56] Swanson JO, Alessio AM, White KK, Krengel WF, Friedman SD, Vining NC, et al. Spine computed tomography radiation dose reduction. Spine. 2015;40(20):1613-9.

[57] Gervaise A, Teixeira P, Villani N, Lecocq S, Louis M, Blum A. Dose optimization and reduction in musculoskeletal CT including the spine. In: Tack D, Kalra M, Gevenois P, editors. Radiation dose from multidetector CT. Berlin, Heidelberg: Springer; 2012. p. 369-87.

[58] Bushberg JT, Seibert JA, Leidholdt EM Jr, Boone JM. The essential physics of medical imaging. 3rd ed. Philadelphia: Lippincott Williams & Wilkins.Wolters Kluwer; 2012.

[59] Ait-Ali L, Andreassi MG, Foffa I, Spadoni I, Vano E, Picano E. Cumulative patient effective dose and acute radiation-induced chromosomal DNA damage in children with congenital heart disease. Heart. 2010;96(4):269-74.

[60] Fazel R, Krumholz HM, Wang Y, Ross JS, Chen J, Ting HH, et al. Exposure to low-dose ionizing radiation from medical imaging procedures. N Engl J Med. 2009;361(9):849-57.

[61] Mettler FA Jr, Huda W, Yoshizumi TT, Mahesh M. Effective doses in radiology and diagnostic nuclear medicine: a catalog. Radiology. 2008;248(1):254-63.

[62] Padmanabhan D, Shankar S, Chandrashekharaiah A, Deshpande S. Strategies to reduce radiation exposure in electrophysiology and interventional cardiology. US Cardiol Rev. 2019;13(2):117-22.

[63] Desouky O, Ding N, Zhou G. Targeted and nontargeted effects of ionizing radiation. J Radiat Res Appl Sci. 2015; 8(2):247-54.

[64] Juhl JH, Crummy AB. Paul and Juhl's essentials of radiologic imaging. Philadelphia: Lippincott; 1993.

[65] White SC, Pharoah MJ. Oral radiology: principles and interpretation. 7th ed. St. Louis: Mosby/Elsevier; 2014.

[66] Miles DA, Van Dis ML, Williamson GF, Jensen CW. Radiographic imaging for the dental team. 4th ed. Philadelphia: Elsevier; 2009.

[67] Hall EJ, Giaccia AJ. Radiobiology for the radiologist. 6th ed. London: Lippincott Williams & Wilkins; 2006.

[68] International Commission on Radiological Protection. Radiation protection. 1990 recommendations of the International Commission on Radiological Protection. ICRC 21(1-3). Oxford UK: Pergamon Press; 1991.

[69] Joiner MC, Van der Kogel AJ. Basic clinical radiobiology. 4th ed. London: Edward Arnold; 2009.

[70] Stewart F, Akleyev A, Hauer-Jensen M, Hendry J, Kleiman N, Macvittie T, et al. ICRP publication 118: ICRP statement on tissue reactions and early and late effects of radiation in normal tissues and organs-threshold doses for tissue reactions in a radiation protection context. Ann ICRP. 2012;41(1-2):1-322.

[71] Van der Kogel AJ, Joiner MC. The dose rate effect. In: Basic clinical radiobiology. 4th ed. London: Edward Arnold; 2009. p. 158-68.

[72] Clements BW, Casani JAP. Disasters and public health: planning and response. 2nd ed. Oxford UK/Cambridge MA: Butterworth-Heinemann; 2016.

[73] Balter S, Hopewell JW, Miller DL, Wagner LK, Zelefsky MJ. Fluoroscopically guided interventional procedures: a review of radiation effects on patients' skin and hair. Radiology. 2010;254(2):326-41.

[74] Chambers CE, Fetterly KA, Holzer R, Lin PJ, Blankenship JC, Balter S, Laskey WK. Radiation safety program for the cardiac catheterization laboratory. Catheter Cardiovasc Interv. 2011;77(4):546-56.

[75] Koenig TR, Wolff D, Mettler FA, Wagner LK. Skin injuries from fluoroscopically guided procedures: part 1, characteristics of radiation injury. Am J Roentgenol. 2001; 177(1):3-11.

[76] Bray FN, Simmons BJ, Wolfson AH, Nouri K. Acute and chronic cutaneous reactions to ionizing radiation therapy. Dermatol Ther (Heidelb). 2016;6(2):185-206.

[77] Hymes SR, Strom EA, Fife C. Radiation dermatitis: clinical presentation, pathophysiology, and treatment 2006. J Am Acad Dermatol. 2006;54(1):28-46.

[78] Bitarafan Rajabi A, Noohi F, Hashemi H, Haghjoo M, Miraftab M, Yaghoobi N, et al. Ionizing radiation-induced cataract in interventional cardiology staff. Res Cardiovasc Med. 2015;4(1):e25148.

[79] Loganovsky KN, Marazziti D, Fedirko PA, Kuts KV, Antypchuk KY, Perchuk IV, et al. Radiation-induced cerebro-ophthalmic effects in humans. Life (Basel). 2020;10(4):41.

[80] Hamada N, Fujimichi Y. Classification of radiation effects for dose limitation purposes: history, current situation and future prospects. J Radiat Res. 2014;55(4):629-40.

[81] Ishimaru T, Hoshino T, Ichimaru M, Okada H, Tomiyasu T, Tsuchimoto T, et al. Leukemia in atomic bomb survivors, Hiroshima and Nagasaki, 1 October 1950-30 September 1966. Radiat Res. 1971;45(1):216-33.

[82] National Research Council. Health risks from exposure to low levels of ionizing radiation: BEIR VII phase 2. Washington, DC: The National Academies Press; 2006. https://doi.org/10.17226/11340.

[83] NCRP. Report No. 136—Evaluation of the linear-nonthreshold dose-response model for ionizing radiation. Issued 4 Jun 2001. Bethesda: National Council on Radiation Protection and Measurements.

[84] Rossi HH. Sensible radiation protection. Health Phys. 1996;70(3):394-5.

[85] Simmons JA, Watt DE, Gooden DS. Radiation protection dosimetry: a radical reappraisal. Med Phys. 1999;26(9): 2047.

[86] Rithidech KN. Health benefits of exposure to low-dose radiation. Health Phys. 2016;110(3):293-5.

[87] Feinendegen LE, Cuttler JM. Biological effects from low doses and dose rates of ionizing radiation: science in the service of protecting humans, a synopsis. Health Phys. 2018;114(6):623-6.

[88] Conference of Radiation Control Program Directors (CRCPD). Suggested state regulations for control of radiation. Part D standards for protection against radiation. Frankfort: CRCPD, Mar 2003. https://cdn.ymaws.com/www.crcpd.org/resource/resmgr/docs/SSRCRs/dpart.pdf.

[89] United States Nuclear Regulatory Commission. NRC regulations title 10, Code of federal regulations. Part 20 standards for protection against radiation, 10 CFR 20. 21 May 1991. https://www.nrc.gov/reading-rm/doc-collections/cfr/part020/full-text.html. Page Last Reviewed/Updated 29 Dec 2020. Accessed 1 Jan 2021.

[90] United States Department of Labor. Occupational Safety and Health Administration. 1910.1096—Ionizing Radiation, Standard 1910.1096. https://www.osha.gov/laws-regs/regulations/standardnumber/1910/1910.1096. Accessed 1 Jan 2021.

[91] Council of the European Union. Council Directive 2013/59/EURATOM laying down basic safety standards for protection against the dangers arising from exposure

to ionising radiation, and repealing Directives 89/618/Euratom, 90/641/Euratom, 96/29/Euratom, 97/43/Euratom and 2003/122/Euratom. 5 Dec 2013.

[92] Frankenberg-Schwager M. Induction, repair and biological relevance of radiation-induced DNA lesions in eukaryotic cells. Radiat Environ Biophys. 1990;29(4):273-92.

[93] Miller DL, Balter S, Cole PE, Lu HT, Berenstein A, Albert R, et al. Radiation doses in interventional radiology procedures: the RAD-IR study part II: skin dose. J Vasc Interv Radiol. 2003;14(8):977-90.

[94] Durand DJ, Dixon RL, Morin RL. Utilization strategies for cumulative dose estimates: a review and rational assessment. J Am Coll Radiol. 2012;9(7):480-5.

[95] The Joint Commission. Radiation risks of diagnostic imaging and fluoroscopy. The Joint Commission Sentinel Event Alert 47. Oakbook Terrace: The Joint Commission, 24 Aug 2011. Revised Feb 2019.

[96] Metaxas VI, Messaris GA, Gatzounis GD, Tzortzidis FN, Konstantinou DT, Panayiotakis GS. Institutional (local) diagnostic reference levels in fluoroscopically guided spine surgery. Eur J Radiol. 2017;90:50-9.

[97] American College of Radiology/American Association Physics in Medicine. ACR-AAPM technical standard for diagnostic medical physics performance monitoring of fluoroscopic equipment. 2018 (CSC/BOC). Amended 2018. (Resolution 44) https://www.acr.org/-/media/ACR/Files/Practice-Parameters/Fluoro-Equip. pdf. Accessed 1 Jan 2021.